Neurologische Beatmungsmedizin

Martin Groß
(Hrsg.)

Neurologische Beatmungsmedizin

Auf der Intensivstation, in der Frührehabilitation, im Schlaflabor, zu Hause

Mit einem Geleitwort von Klaus Schäfer

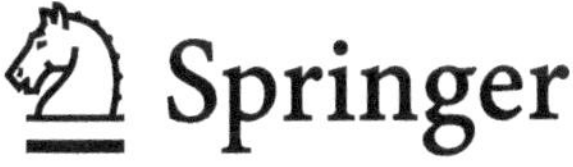

Hrsg.
Martin Groß
Klinik für Neurologische Intensivmedizin
und Frührehabilitation
Evangelisches Krankenhaus Oldenburg
Oldenburg, Deutschland

ISBN 978-3-662-59013-3 ISBN 978-3-662-59014-0 (eBook)
https://doi.org/10.1007/978-3-662-59014-0

Die Deutsche Nationalbibliothek verzeichnet diese Publikation in der Deutschen Nationalbibliografie; detaillierte bibliografische Daten sind im Internet über ▶ http://dnb.d-nb.de abrufbar.

Planung/Lektorat: Anna Kraetz

Springer ist ein Imprint der eingetragenen Gesellschaft Springer-Verlag GmbH, DE und ist ein Teil von Springer Nature.
Die Anschrift der Gesellschaft ist: Heidelberger Platz 3, 14197 Berlin, Germany

Geleitwort

Als existenzielle Bewegung des Lebens hat der Atem in allen Kulturen der Welt schon immer eine gleichzeitig praktische wie transzendentale Bedeutung gehabt. Im Chinesischen steht „Qi" für Atem und Energie. Es bezieht sich sowohl auf die Lebenskraft des einzelnen Körpers wie auch auf die Vitalität der Welt insgesamt. Die inzwischen auch im Westen praktizierten Übungen des Qigong haben das Ziel, durch eine Stärkung der Lebensenergie eine harmonische und gesunde körperliche Konstitution zu erlangen. Auch in der griechischen Antike existierte die Dualität von Atem und Geist. Philosophen und Mediziner verstanden „Pneuma" als göttlichen Hauch, der die Basis der physiologischen Vorgänge und damit der materiellen Lebenskraft war. Diese Vorstellung begleitet uns bis heute: In den westlichen Kulturen des 21. Jahrhunderts spielt die Atmung eine zentrale Rolle beim meditativen Abschalten vom Lärm der Welt mit dem Ziel, sich in einem spirituellen Sinn zu öffnen.

Vor diesem Hintergrund ist der Verlust der Fähigkeit, selbständig und ohne unbewussten eigenen oder bewussten fremden Impuls zu atmen, eine physische und psychische Bedrohung. Die Beatmungsmedizin wird genau in dieser Situation aktiv: Sie ist auf die Behandlung von Menschen spezialisiert, die ohne Unterstützung nicht ausreichend „Luft bekommen". Neben der traditionell mit Beatmungspatienten befassten Lungenheilkunde hat sich die neurologische Beatmungsmedizin als eigenständige hochspezialisierte Fachdisziplin zunehmend etabliert. Die Zahl der dauerhaft zu beatmenden Patientinnen und Patienten steigt und die wachsenden Aufgaben werden nur fachübergreifend und gemeinsam zu bewältigen sein.

Gleichzeitig nimmt die Komplexität der Erkrankung zu – Beatmungsmedizin erfordert daher fachliche Expertise, technische Unterstützung und interdisziplinäre Zusammenarbeit: Ärzte, Pflegepersonal, Atmungstherapeuten, Krankengymnasten, Psychologen und Sozialarbeiter sind nicht nur speziell ausgebildet, sondern erwerben mit ihrer täglichen praktischen Tätigkeit ein enormes Erfahrungswissen von der Diagnostik bis zur Angehörigenarbeit, von der Respiratorentwöhnung bis zum Trachealkanülenmanagement.

Dieses Buch bündelt nicht nur erstmals ein breites medizinisches, therapeutisches und pflegerisches Know-how der neurologischen Beatmungsmedizin. Es beschäftigt sich auch mit der Definition von Lebensqualität an der Schnittstelle von Intensivmedizin, Rehabilitation und Palliative Care. Und es zeigt durch den Beitrag einer betroffenen Patientin, dass ein chronisch-kritisch kranker Mensch, der „im eigenen Körper sozusagen lebendig einbetoniert ist", wie sie schreibt, noch Spaß und Freude am Leben haben kann. Das verdeutlicht die umfassende Bedeutung des Handelns in diesem Bereich: Es geht um mehr als eine situative therapeutische und technische Unterstützung es geht im Kern um die existenzielle und dauerhafte Stärkung der Lebensenergie. Neurologische Beatmungsmedizin ermöglicht in einem funktionell gestörten Körper den ungestörten Zugang der Seele zum Geist des Lebens.

Klaus Schäfer

Vorwort

» I have led a fairly normal life for the last 52 years despite ALS. (Stephen Hawking)

Texterstellung zwingt zur Konkretisierung und ein Buch zu einem in dieser Form noch nicht fokussierten Thema führt unweigerlich zu einer Positionsbestimmung. Die Entstehung des vorliegenden „Sammelbands" spiegelt deshalb geradezu modellhaft die Realität der neurologischen Beatmungsmedizin.

Bemerkenswert ist, dass der Anstoß zu diesem Projekt nicht von einem Mediziner[1] kam, sondern von meinem guten Freund Klaus Schäfer, einem Journalisten und Kommunikationsberater. Angesichts der hohen Dynamik der medizinischen und technischen Entwicklung in der Beatmungsmedizin regte er an, den Status quo aus multiprofessioneller Sicht zu formulieren, um für Akteure, Entscheider und Multiplikatoren im Gesundheitswesen eine in dieser Form nicht vorhandene wissenschaftlich fundierte Diskussions- und Handlungsbasis zu schaffen.

Das Ergebnis liegt dank des außerordentlich hohen Engagements aller Autorinnen und Autoren nun vor. Dafür bedanke ich mich sehr. Es ist dank intensiver Gespräche mehr geschehen, als die Texte zeigen können: Während der Arbeit an diesem Buch sind spannende Konzepte, Strategien und Gedanken entstanden, die gezeigt haben, dass wir alle in der neurologischen Beatmungsmedizin zwar auf einem durchaus hohen Niveau arbeiten, jedoch in vielerlei Hinsicht auch noch am Anfang stehen. Es gibt unterschiedliche Positionen, fachlich divergierende Auffassungen und weiteren Abstimmungsbedarf. Wir brauchen sicherlich noch einen langen Atem!

Aber – und das ist das Entscheidende – es gibt auch ein enormes Potenzial an Fachwissen und Erfahrungen. Auf dieser Basis sollte es gelingen, die neurologische Beatmungsmedizin bedarfsgerecht weiter zu entwickeln und schwersterkrankten Menschen fachlich exzellent und ethisch verantwortlich zu helfen.

Wichtig für die optimale Patientenversorgung und die fachliche Weiterentwicklung der Beatmungsmedizin ist die enge Zusammenarbeit der ärztlichen Disziplinen wie Neurologie, Neurochirurgie, Pneumologie, Anästhesiologie, Hals-Nasen-Ohren-Heilkunde, Schlaf- und Palliativmedizin, aber auch die enge Zusammenarbeit zwischen Ärzten, allen anderen mit der Patientenversorgung befassten Professionen, den Betroffenen und ihren Angehörigen.

1 Der einfacheren Lesbarkeit halber wird häufig allein die männliche Form verwendet, selbstverständlich ist die weibliche ebenso wie divers stets gleichberechtigt darin eingeschlossen.

In diesem Sinne empfinde ich diesen „Sammelband" nicht nur als das Ende vieler arbeitsreicher Monate, sondern vor allem als Ausgangspunkt eines standortübergreifenden und multiprofessionellen Dialogs.

Martin Groß
Oldenburg
im März 2020

Inhaltsverzeichnis

II Beatmung bei neurologischen Erkrankungen

Herausgeber- und Autorenverzeichnis

Über den Herausgeber

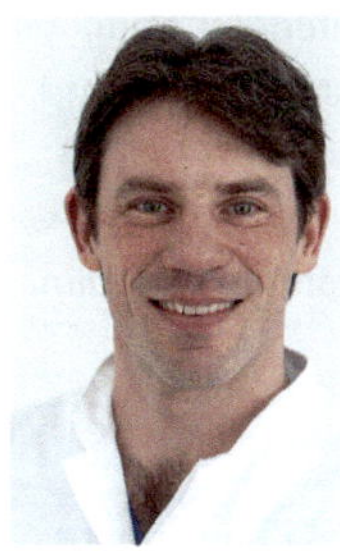

Dr. med. Martin Groß
ist Facharzt für Neurologie sowie Intensiv-, Schlaf-, Palliativ- und Notfallmediziner. Während seiner im Jahre 2001 begonnenen ärztlichen Weiterbildung war Dr. med. Martin Groß in neurologischen und pneumologischen Fachabteilungen tätig, unter anderem auf Intensivstationen beider Fachbereiche, in der neurologischen Frührehabilitation und im Schlaflabor. Von 2013 bis 2015 koordinierte er als leitender Oberarzt an der Helios Klinik Geesthacht den Aufbau einer neurologischen Beatmungs- und Frührehabilitationsstation für Kinder, Jugendliche und junge Erwachsene. Seit 2015 ist er Chefarzt der Klinik für Neurologische Intensivmedizin und Frührehabilitation und seit 2017 auch des Interdisziplinären Palliativzentrums am Evangelischen Krankenhaus Oldenburg. Dort realisierte Dr. Martin Groß den Aufbau eines neurologischen Beatmungszentrums, in dem Patienten im Rahmen der Akut-Intensivtherapie, der Beatmungsentwöhnung, der neurologischen Frührehabilitation sowie der Einleitung und Kontrolle einer außerklinischen Beatmung behandelt werden. Außerdem hat er die medizinische Leitung der Weiterbildung zum Atmungstherapeuten für die Deutsche Gesellschaft für pflegerische Weiterbildung am Standort Oldenburg inne.

Autorenverzeichnis

Dr. phil. Jana Alber
Klinik für Neurologische Intensivmedizin und Frührehabilitation, Evangelisches Krankenhaus Oldenburg, Oldenburg, Deutschland

Dr. med. Martin Bachmann
Beatmungszentrum, Asklepios Klinikum Harburg, Hamburg, Deutschland

Prof. Dr. phil. Birgit Behrisch
Katholische Hochschule für Sozialwesen Berlin, Berlin, Deutschland

Dr. med. Martin N. Bergold
Klinik für Anästhesiologie, Intensivmedizin und Schmerztherapie, Evangelisches Krankenhaus Oldenburg, Oldenburg, Deutschland

Prof. Dr. med. Christian Byhahn
Klinik für Anästhesiologie, Intensivmedizin und Schmerztherapie, Evangelisches Krankenhaus Oldenburg, Oldenburg, Deutschland

Gabriele Diehls
Klinik für Neurologische Intensivmedizin und Frührehabilitation, Evangelisches Krankenhaus Oldenburg, Oldenburg, Deutschland

Dr. med. Paul Diesener
Hegau Jugendwerk, Gailingen am Hochrhein, Deutschland

Jörg Dombrowski
Bereich Intensivpflege, Evangelisches Krankenhaus Oldenburg, Oldenburg, Deutschland

PD Dr. med. Johannes Dorst
Neurologische Universitätsklinik, RKU – Universitäts- und Rehabilitationskliniken Ulm, Ulm, Deutschland

Prof. Dr. med. Rainer Dziewas
Klinik für Neurologie mit Institut für Translationale Neurologie, Universitätsklinikum Münster, Münster, Deutschland

Prof. Dr. Andrea Erdélyi
Institut für Sonder- und Rehabilitationspädagogik, Carl von Ossietzky Universität Oldenburg, Oldenburg, Deutschland

Dörthe Fiedler
Bereich Intensivpflege, Evangelisches Krankenhaus Oldenburg, Oldenburg, Deutschland

Elisabeth Gerlach
Therapiezentrum, Evangelisches Krankenhaus Oldenburg, Oldenburg, Deutschland

Jan Grabowski
ALS-mobil e. V., Berlin, Deutschland

Dr. med. Benjamin Grolle
Altonaer Kinderkrankenhaus, Hamburg, Deutschland

Dr. med. Martin Groß
Klinik für Neurologische Intensivmedizin und Frührehabilitation und Interdisziplinäres Palliativzentrum, Evangelisches Krankenhaus Oldenburg, Oldenburg, Deutschland

Dr. Univ.-Teheran Nahid Hassanpour
Klinik für Neurologische Intensivmedizin und Frührehabilitation, Evangelisches Krankenhaus Oldenburg, Oldenburg, Deutschland

Birgit Hennig
Klinik für Neurologische Intensivmedizin und Frührehabilitation, Evangelisches Krankenhaus Oldenburg, Oldenburg, Deutschland

PD Dr. med. Sven
Hirschfeld Querschnittgelähmten-Zentrum, BG Klinikum Hamburg, Hamburg, Deutschland

Alf-Christoph Janeck
Klinik für Neurologie, Universitätsklinikum Ulm, Ulm, Deutschland

Tina Kahle
Therapiezentrum, Evangelisches Krankenhaus Oldenburg, Oldenburg, Deutschland

Stefan Kappel
Therapiezentrum, Evangelisches Krankenhaus Oldenburg, Oldenburg, Deutschland

Christine Keller
Glonn, Deutschland

Dr. med. Christina Lang
RKU – Universitäts- und Rehabilitationskliniken Ulm gGmbH, Ulm, Deutschland

Prof. Dr. med. Pia Lebiedz
Klinik für Innere Medizin und Internistische Intensivmedizin, Evangelisches Krankenhaus Oldenburg, Oldenburg, Deutschland

Christiane Lehmacher-Dubberke
AOK-Bundesverband, Berlin, Deutschland

Dr.-Ing. Myriam Lipprandt
Institut für Medizinische Informatik, Uniklinik RWTH Aachen, Aachen, Deutschland

Prof. Dr. med. Stefan Lorenzl
Klinik für Neurologie, Krankenhaus Agatharied, Hausham, Deutschland

Prof. Dr. med. Albert C. Ludolph
Klinik für Neurologie, Universitätsklinikum Ulm, Ulm, Deutschland

Prof. Dr. Dorothée Lulé
Klinik für Neurologie, Universitätsklinikum Ulm, Ulm, Deutschland

Thomas Müser
Therapiezentrum, Evangelisches Krankenhaus Oldenburg, Oldenburg, Deutschland

Dr. med. Christian Niggebrügge
Kath. Marien-Krankenhaus Lübeck, Lübeck, Deutschland

Dr. med. Kerstin Pelzer
Klinik für Neurologische Intensivmedizin und Frührehabilitation, Evangelisches Krankenhaus Oldenburg, Oldenburg, Deutschland

Prof. Dr. med. Marcus Pohl
VAMED Klinik Schloss Pulsnitz, Pulsnitz, Deutschland

Prof. Dr. med. Jens Rollnik
BDH-Klinik Hessisch-Oldendorf, Hessisch Oldendorf, Deutschland

Univ.-Prof. Dr. Rainer Röhrig
Institut für Medizinische Informatik, Uniklinik RWTH Aachen, Aachen, Deutschland

Nathalie Scheer-Pfeifer
Wäertvollt Liewen e. V., Bereldange, Luxemburg

Jean-Marc Scheer
Wäertvollt Liewen e. V., Bereldange, Luxemburg

Janna Schulte
Therapiezentrum, Evangelisches Krankenhaus Oldenburg, Oldenburg, Deutschland

Klaus Schäfer
Bonn, Deutschland

Dr. med. Christina Stuke
Department for Anaesthesia and Acute Pain, Bendigo Health, Bendigo, Australien

Dr. med. Oliver Summ
Klinik für Neurologische Intensivmedizin und Frührehabilitation und Interdisziplinäres Palliativzentrum, Evangelisches Krankenhaus Oldenburg, Oldenburg, Deutschland

Marziyeh Tajvarpour
Universitätsklinik für Neurologie, Evangelisches Krankenhaus Oldenburg, Oldenburg, Deutschland

Manfred Vavrinek
Deutsche Gesellschaft für pflegerische Weiterbildung „bR" würde ich, Bergen, Deutschland

Bahareh Vedadinezhad
Universitätsklinik für Neurologie, Evangelisches Krankenhaus Oldenburg, Oldenburg, Deutschland

Prof. Dr. med. Tobias Warnecke
Klinik für Neurologie mit Institut für Translationale Neurologie, Universitätsklinikum Münster, Münster, Deutschland

Anette Weigel
Therapiezentrum, Evangelisches Krankenhaus Oldenburg, Oldenburg, Deutschland

Andreas Wille
Klinik für Neurologische Intensivmedizin und Frührehabilitation und Interdisziplinäres Palliativzentrum, Evangelisches Krankenhaus Oldenburg, Oldenburg, Deutschland

PD Dr. med. Martin Winterholler
Klinik für Neurologie, Krankenhaus Rummelsberg, Schwarzenbruck, Deutschland

Abkürzungsverzeichnis

A.	Arteria, Arterie
AASM	American Academy of Sleep Medicine
ADEM	Akute disseminierte/demyelinisierende Enzephalomyelitis
AGA	Autoantigangliosidantikörper
AHI	Apnoe-Hypopnoe-Index
AIDP	Akute inflammatorische demyelinisierende Polyradikuloneuropahie
ALS	Amyotrophe Lateralsklerose
AMAN	Akute motorische axonale Neuropathie
AMSAN	Akute sensomotorische axonale Neuropathie
aPTC	Assistierte druckkontrollierte Beatmung, „assisted pressure controlled ventilation"
ARAS	Aszendierendes retikuläres aktivierendes System
ARDS	Akutes Lungenversagen, „acute restiratory distress syndrome"
ASV	Adaptive Servoventilation
ATC	Automatische Tubuskontrolle
BiPAP	Biphasic Positive Airway Pressure
BMI	Body Mass Index
CIM	Critical Illness Myopathie
CIP	Critical Illness Neuropathie
CMV	Mandatorische Beatmung, „controlled mandatory ventilation"
CO_2	Kohlendioxid
COPD	Chronisch obstruktive Lungenerkrankung
CPAP	Continuous Positive Airway Pressure
DA	Dosieraerosol
DGSM	Deutsche Gesellschaft für Schlafmedizin
DLCO	Diffusionskoeffizient
DPS	Elektrische Zwerchfellstimulation, „diaphragm pacing system"
EEG	Elektroenzephalogramm
EMG	Elektromyographie
EOG	Elektrookulographie
EPAP	Exspiratory Positive Airway Pressure
$etCO_2$	Endexspiratorische Kapnometrie
FAS	Flail-Arm-Syndrom
FEES	Flexible endoskopische Evaluation des Schluckakts
FLS	Flail-Leg-Syndrom
FSHD	Fazioskapulohumerale Muskeldystrophie
FTD	Frontotemporale Demenz
GBS	Guillain-Barré-Syndrom
GKS	Glukokortikosteroide
HFCWO	Hochfrequenz-Brustwand-Oszillation, „High-Frequency Chest Wall Oscillation"
IBM	Einschlusskörperchenmyositis, „Inclusion Body Myositis"
ICSD	International Classification of Sleep Disorders
ICUAW	Intensive Care Unit Aquired Weakness
IMV	Intermittierend-mandatorische Beatmungsform, „intermittend mandatory ventilation"
IPAP	Inspiratory Positive Airway Pressure
IPV	Intrabronchiale Perkussionsventilation
IVIg	Intravenöse Immunglobuline
Lig.	Ligamentum, Band
M.	Musculus, Muskel
mEBT	Modifizierter Evans Blue Test
MG	Myasthenia gravis
Mm.	Musculi, Muskeln
MMN	Multifokale motorische Neuropathie
MPG	Medizinproduktegesetz
N.	Nervus, Nerv
NIV	Nichtinvasive Beatmung
NREM	Non Rapid Eye Movement
O_2	Sauerstoff
OCST	Out of center sleep testing
ODI	Oxygen Desaturation Index
OHS	Obesitas-Hypoventilationssyndrom
Pa	Intraalveolärer oder intrapulmonaler Druck
$paCO_2$	Arterieller Kohlenstoffdioxidpartialdruck
paO_2	Arterieller Sauerstoffpartialdruck
pB	Atmosphärendruck
PCF	Maximal möglicher Hustenstoß, „peak cough flow"
pdi	Transdiaphragmaler Druck
PDT	Perkutane Dilatationstracheotomie

PECLA	Pumpless Extracorporeal Lung Assist
PEEP	Positive End-exspiratory Pressure
pes	Ösophagealer Druck
PG	Polygraphie
pga	Gastraler Druck
pia	Intraabdomineller Druck
PLS	Primäre Lateralsklerose
PMA	Progressive Muskelatrophie
ppl	Intrapleuraler oder intrathorakaler Druck
PS	Pressure Support
PSG	Polysomnographie
ptb	Transpulmonaler Druck
ptt	Transthorakaler Druck
QSL	Querschnittlähmung
RDI	Respiratory Disturbance Index
REI	Respiratory Event Index
REM	Rapid Eye Movement
RERA	Respiratory Effort Related Arousal
ret	Retard
SAE	Subkortikale arteriosklerotische Enzephalopathie, Morbus Binswanger
SBAS	Schlafbezogene Atmungsstörung
SBMA	Spinobulbären Muskelatrophie Typ Kennedy
SIMV	Synchronisierte intermittierend-mandatorische Beatmungsform, „synchronized intermittend mandatory ventilation"
SMA	Spinale Muskelatrophie
SNMG	Seronegativen Myasthenia gravis
sog.	Sogenannt
SWS	Slow Wave Sleep
$tcCO_2$	Transkutane Kapnometrie
u. a.	Unter anderem
u. U.	Unter Umständen
UARS	Upper Airway Resistance Syndrome
V.	Vena, Vene
V. a.	Verdacht auf
v. a.	Vor allem
VOR	Vestibulookulärer Reflex
z. B.	Zum Beispiel
z. T.	Zum Teil
z. N.	Zur Nacht

Geschichte der Beatmungsmedizin

Christina Stuke, Christian Niggebrügge und Martin Winterholler

M. Groß (Hrsg.), *Neurologische Beatmungsmedizin*, https://doi.org/10.1007/978-3-662-59014-0_1

Prolog

Intensivmedizin und Frührehabilitation sind in der heutigen Form ohne eine moderne Beatmungsmedizin nicht denkbar. Gleichzeitig sind Beatmungsverfahren heute für Tausende an neuromuskulären Erkrankungen leidende Menschen zur Selbstverständlichkeit geworden. Während die moderne Technik Alltag ist, hadern wir heute – nicht nur in der Medizin – oft mit deren Folgen. Mit dem nachfolgenden Kapitel möchten die Autoren zeigen, dass die Entwicklung der Beatmungsmedizin von einer Fülle von physiologischen Missverständnissen begleitet war, und nicht selten Sachzwänge und Zufälle entscheidende Weichen in der technischen Weiterentwicklung stellten. Das Kapitel stützt sich im Wesentlichen auf zwei Promotionsarbeiten und eine sehr ergiebige persönliche Quelle: Mein Dank richtet sich hier zunächst Bodo Hentschel, Techniker, Firmengründer und leidenschaftlicher Archivar der Beatmungsmedizin in Deutschland, er hat mit seiner Expertise wesentliche Anstöße zu diesem Kapitel gegeben. Die zwei genannten, sehr sorgfältig erstellten und umfangreichen Promotionsarbeiten, sind im „Netz" verfügbar, leider aber nicht peer-reviewed publiziert: es handelt sich hier um die Promotionsarbeiten von Christina Stuke (2009) und Christian Niggebrügge (2011).

1.1 Beatmungsmedizin im 19. und 20. Jahrhundert

Nachdem die Überdruckbeatmung per Blasebalg, im auslaufenden 18. Jahrhundert immer wieder bei Ertrinkungsnotfällen propagiert, verlassen wurde, dominierten manuelle Beatmungstechniken das 19. Jahrhundert. Apparative Entwicklungen fanden sich nur vereinzelt. Trotzdem gab es in dieser Zeit einzelne Protagonisten einer apparativen Überdruck- oder Wechseldruckbeatmung.

Hierzu gehörte der auch als Narkosepionier bekannte Londoner Chirurg John Snow (1813–1858). Dieser war in seiner chirurgischen Praxis geburtshilflich tätig und wurde dabei häufig mit asphyktischen Neugeborenen konfrontiert. Die Mund-zu-Mund-Beatmung wurde von ihm allerdings, aufgrund des damals postulierten hohen CO_2-Gehalts und dessen vermeintlicher Schädlichkeit, abgelehnt. Dies galt auch für den einfachen Blasebalg, da auch Snow die Überblähung der Lungen fürchtete. In einem Vortrag vor der Westminster Medical Society im Oktober 1841 stellte Snow einen Beatmungsapparat vor, der aus einer Kolbenluftpumpe bestand, die über einen Tubus in den Mund eingeführt wurde und nach Zuhalten der Nasenlöcher einen Sog auf die Lungen ausübte, diese also quasi „leer saugte". Nach Freigabe der Nasenlöcher sollten die Rückstellkräfte der Thoraxwand zu einer Wiederausdehnung der Lungen mit nachfolgender Inspiration über die Nase führen.

Ende des 19. Jahrhunderts wurde das Konzept der Überdruckbeatmung in Notfallsituationen durch den amerikanischen Chirurgen George Edward Fell (1849–1918) aus Buffalo, New York, erneut aufgegriffen und im Sinne erster Langzeitbeatmungen als quasi intensivmedizinische Maßnahme weitergeführt. Es handelte sich hier um eine künstliche Beatmung mittels Blasebalg über eine Tracheotomie, eine Methode, die er schon bei Tierversuchen an narkotisierten Hunden erfolgreich angewandt hatte. Am 23.07.1887 verwendete Fell erfolgreich seine Anordnung aus dem Tierlabor, um eine künstliche Beatmung an einem opiumintoxikierten Patienten durchzuführen (■ Abb. 1.1 und 1.2). Im Verlauf seiner Tätigkeit tendierte Fell zunehmend dazu, primär Gesichtsmasken anstelle der Tracheotomiekanülen zu verwenden, da diese „einfacher" zu handhaben waren und auch ohne vorherige Tracheotomie verwendet werden konnten. Obwohl Fell Erfolge von bis zu 78 h kontinuierlicher Beatmung in Fällen von Intoxikationen mit Morphin oder Opium vorweisen konnte und sich vielfach für seine Beatmungsmethode einsetzte, konnte sich diese nicht allgemein durchsetzen.

Dafür wurde seine Methode von Kollegen aufgegriffen und modifiziert. Hierzu gehörte

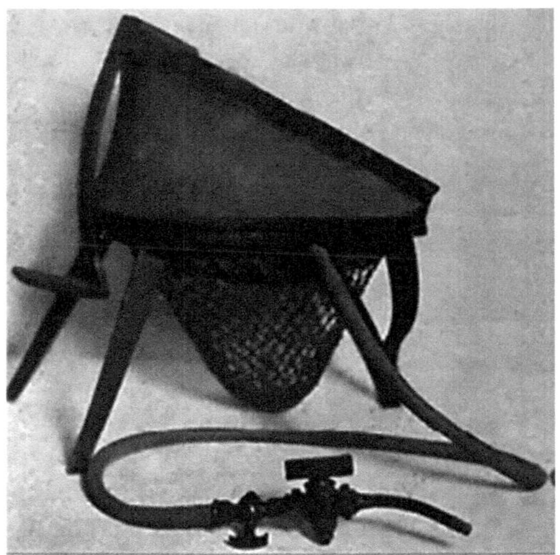

Abb. 1.1 Beatmungsapparat aus dem Tierlabor von G.E. Fell

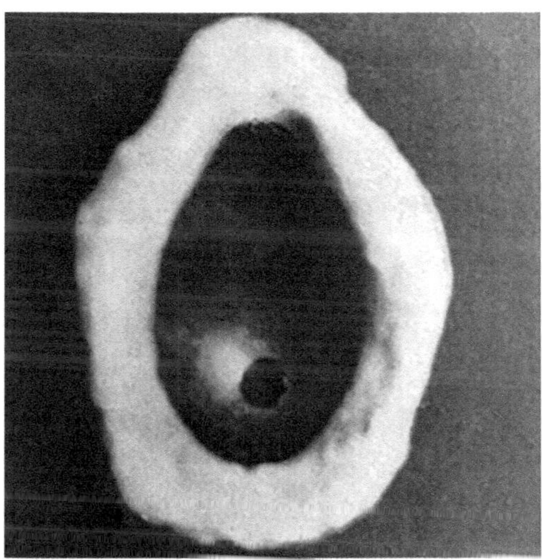

Abb. 1.2 Gesichtsmaske für das Beatmungsapparat von G.E. Fell

der New Yorker Pädiater Joseph O'Dwyer (1841–1898), der bereits ab 1880 begonnen hatte, einen Instrumentensatz zur direkten laryngealen Intubation von Kindern mit diphtherischen Krupp zu entwickeln. Dieses Intubationsset beinhaltete Metalltuben unterschiedlicher Größe, einen Mundsperrer, eine Einführhilfe und ein Instrument mit dem die Tuben wieder entfernt werden konnten. Später kombinierte O'Dwyer den Blasebalg von G.E. Fell mit seinen Trachealtuben, um eine Beatmung ohne Tracheotomie durchführen zu können. Dazu entwickelte er einen Konnektor für seine Metalltuben, an den seitlich der Verbindungsschlauch von dem Fuß-Blasebalg von G.E. Fell angeschlossen werden konnte (Abb. 1.3).

1907 erhielt Heinrich Dräger (1847–1917) aus Lübeck das Patent für ein in einem Koffer untergebrachtes, 23 kg schweres Wechseldruckbeatmungsgerät zur künstlichen Ventilation. Dieses kam insbesondere bei Feuer- und Minenunfällen zur Notfallbeatmung zum Einsatz. Aber auch Badeanstalten und Kreißsäle wurden nachfolgend hiermit ausgestattet. Heinrich Dräger hatte eine Ausbildung zum Uhrmacher absolviert. So setzte er für die Umschaltung zwischen Ein- und Ausatmung zur Steuerung des Beatmungsmusters im Prototyp ein modifiziertes Uhrwerk mit Kurvenscheibe ein. Die ersten Serienmodelle waren druckgesteuert. Später favorisierte er aber im Gegensatz zu andere zeitgenössischen Beatmungsgeräteherstellern,

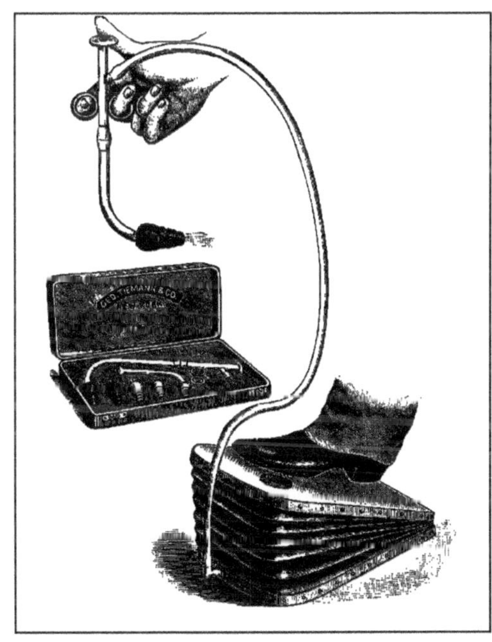

Abb. 1.3 Fell-O'Dwyer-Apparat (Aus: Trubuhovich 2009)

die eine druckgesteuerte Beatmung verwendeten, das auch in modernen Beatmungsgeräten eingesetzte zeitgesteuerte Beatmungsprinzip. Für einige Dekaden wurde der Pulmotor (◘ Abb. 1.4) sowohl in Europa, als auch in den USA von Feuerwehr und Polizei eingesetzt. Für ein halbes Jahrhundert fand sich die für Neonaten entworfene Version darüber hinaus auch in den meisten europäischen Kreissälen. Der Pulmotor verfügte schon über einen Kippschaltermechanismus, der alternierend die Klappenposition zu zwei ziehharmonikaähnlichen Beatmungsbeuteln änderte. Dadurch wurde alternierend Über- und Unterdruck aufgebaut. In der notfallmedizinischen Behandlung zumindest zum Teil erfolgreich, wurden die ersten beschrieben Überdruckverfahren von Klinikern – in Deutschland federführend von dem Chirurgen Ernst Ferdinand Sauerbruch (1875–1951) – bekämpft. Überdruckverfahren galten weithin als unphysiologisch und nicht wirksam.

Mitte des 19. Jahrhunderts, in einer Zeit, in der wissenschaftliche Kreise einer Überdruckbeatmung – vor allem durch Blasebälge – eher ablehnend gegenüber standen, wurde nach alternativen apparativen Beatmungsmöglichkeiten gesucht. Ähnlich wie auch bei den „manuellen Methoden" wurde nach einer Beatmungsform gesucht, die den natürlichen Atemabläufen möglichst nahe stand. Es entwickelte sich die Idee, auf den Brustkorb von außen einen gewissen subatmosphärischen Druck zu applizieren, um eine Inspiration hervorzurufen. Die Ausatmung erfolgte entweder durch Überdruckapplikation auf den Thorax, wie auch bei vielen manuellen Methoden, oder durch die elastischen Rückstellkräfte von Lunge und Brustwand. Grundsätzlich konnten zwei Arten von Beatmungsgeräten unterschieden werden.

Bei den sog. Tank-Respiratoren (◘ Abb. 1.5), im deutschsprachigen Raum auch unter dem Begriff „Eiserne Lunge"

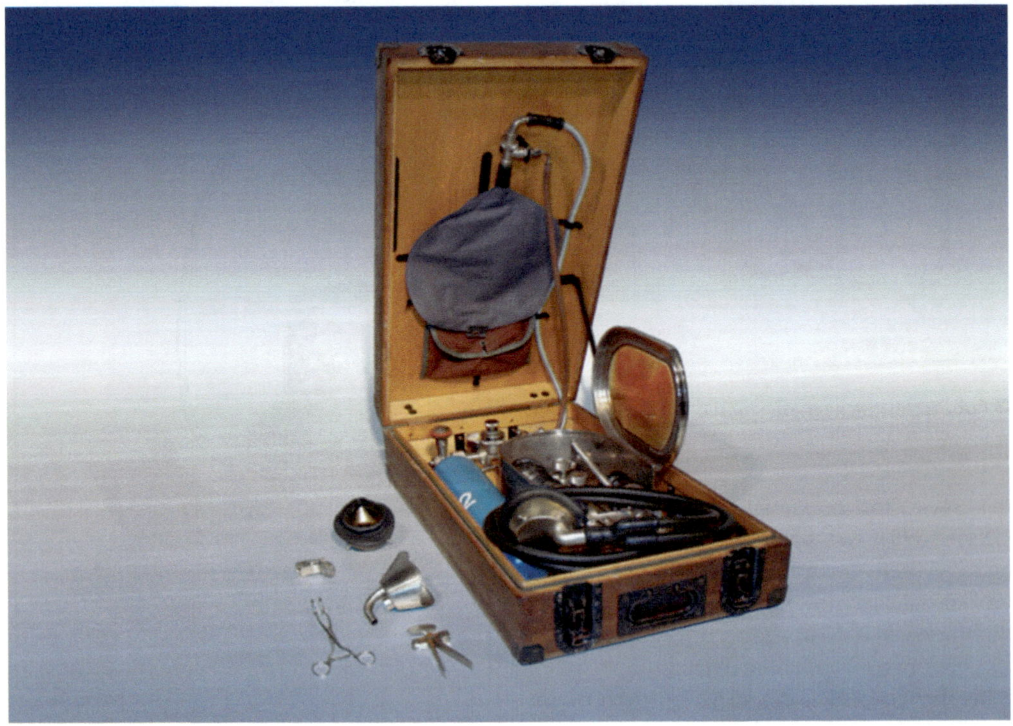

◘ **Abb. 1.4** Der Pulmonator (Mit freundl. Genehmigung der Drägerwerk AG & Co. KGaA, Lübeck)

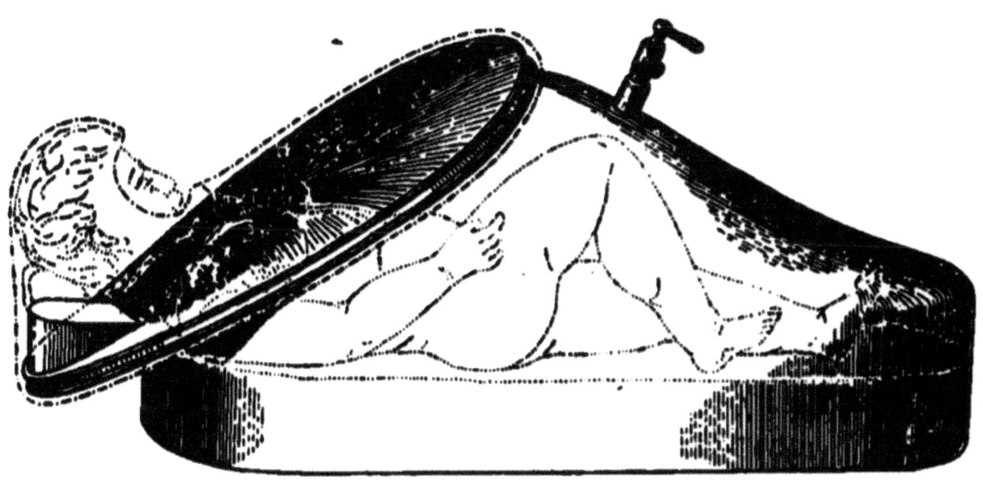

Abb. 1.5 Tank Respirator von Ingaz von Hauke, Wien 1876

bekannt, befand sich der gesamte Körper des Patienten mit Ausnahme von Kopf und Hals in einer Kammer, in der phasenweise Unterdruck herrschte.

Die Cuirass-Respiratoren (Abb. 1.6), die aus einer starren, kuppelförmigen Schale bestanden, umschlossen dagegen den Brustkorb und meistens auch den Bauchraum des Patienten und übten nur auf diesen Bereich einen Unterdruck aus. Der Antrieb zur Druckerzeugung war hierbei von der Rumpfhaube getrennt und mit dieser über einen flexiblen Schlauch verbunden (Abb. 1.7).

Nach zahlreichen Versuchen durch Eugene Joseph Woillez (1811–1882; Frankreich), Viktor Eisenmenger (1871–1946) und anderen erfolgten bei Poliopatienten in den 1930er Jahren erstmals Beatmungen mit den Cuirassen über einen längeren Zeitraum.

So kam das erste in größerem Umfang genutzte, technisch ausgereifte und kommerziell erhältliche, elektrisch betriebene

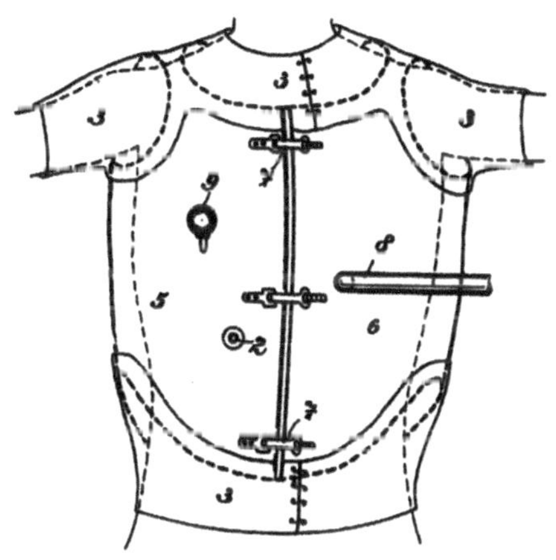

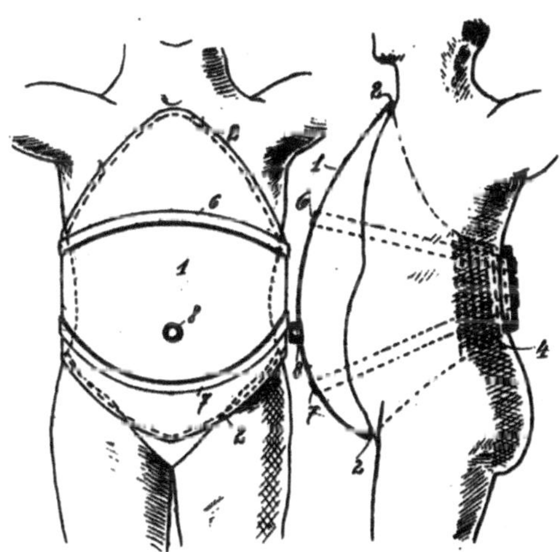

Abb. 1.6 Zirkulärer Cuirass. (Aus Eisenmengers Patentschrift, 1903)

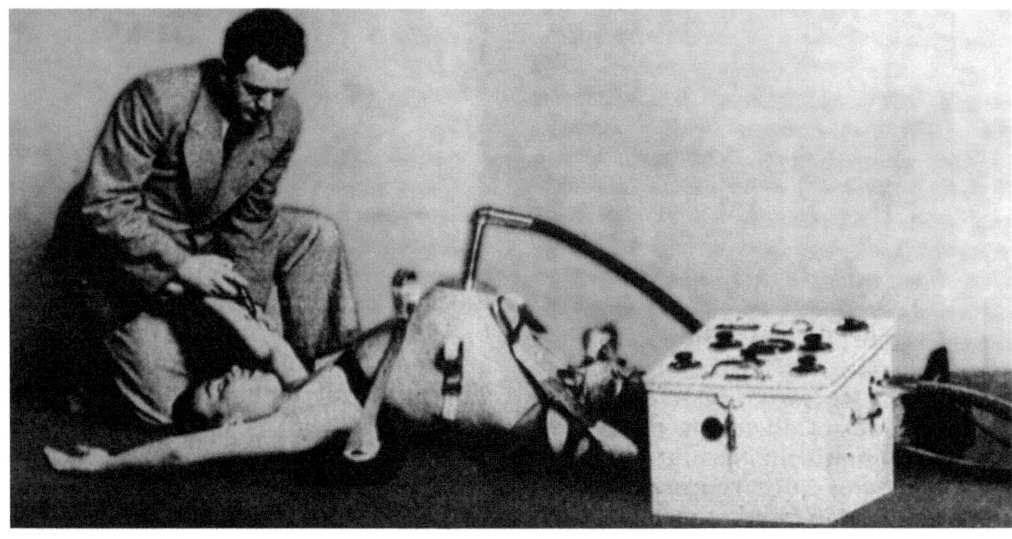

Abb. 1.7 Cuirass: Anwendung

Beatmungsgerät zur intermittierenden Negativdruckbeatmung im Zuge der ersten großen Poliomyelitisepidemien in Kalifornien Ende der 1920er Jahre auf.

Drinker (1894–1972) und Shaw (1886–1940) hatten sich im Rahmen ihrer Forschungen zur künstlichen Beatmung eingehend mit den bereits bekannten Methoden und Geräten befasst. Dazu gehörten neben der manuellen Methode nach Schäfer (1850–1935), deren Ventilationseffekt sie vor allem bei erschlafftem Muskeltonus für zu gering erachteten, auch Überdruckbeatmungsgeräte, namentlich der Lungmotor und der Pulmotor. Bei diesen wurde die Verwendung mit einer Gesichtsmaske beanstandet, gegen die sich die Patienten wehrten und somit eine adäquate Ventilation verhinderte.

Der von Drinker und Shaw entwickelte „Apparatus for the prolonged administration of artificial respiration" bestand aus einem zylindrischen Tank aus Metallblechen, der an einem Ende verschlossen war. Über die Öffnung am anderen Ende wurde der auf einer speziellen, mit Rollen versehenen Trage liegende Patient in den Tank geschoben, wobei der Kopf durch einen Gummikragen ragte, der mit dem am Ende der Trage befestigten Tankdeckel luftdicht verbunden war. Der Deckel wurde über mehrere Verschlüsse, die ursprünglich für Kühlschranktüren verwendet wurden, fest mit dem Tank verbunden. Über seitlich angebrachte Bullaugen konnten kleinere medizinische Instrumente wie Thermometer, Stethoskope oder Blutdruckmanschetten in den Tank geschleust werden. Mit zwei kleinen Industriegebläsen, ursprünglich für Staubsauger verwendet, wurde über einen motorgetriebenen, in der Frequenz regulierbaren Ventilmechanismus der für die Beatmung notwendige Unter- und Überdruck erzeugt. Diese Einheit zur Druckerzeugung befand sich außerhalb des Tanks und war mit diesem über einen Schlauch verbunden (Abb. 1.8). Es konnten positive wie negative Drücke von bis zu 60 cmH_2O aufgebaut werden, wobei die zur Beatmung eines durchschnittlichen Erwachsenen notwendigen Drücke bei 5–10 cmH_2O lagen. Nachdem der Tank-Respirator erfolgreich an curarisierten Katzen und später auch an Freiwilligen getestet worden war, erfolgte der erste klinische Einsatz vom 14.–19.10.1928 bei einem achtjährigen Mädchen mit Poliomyelitis und zunehmender respiratorischer Insuffizienz.

1931 stellte John Haven Emerson (1906–1997) eine verbesserte Version der „Iron

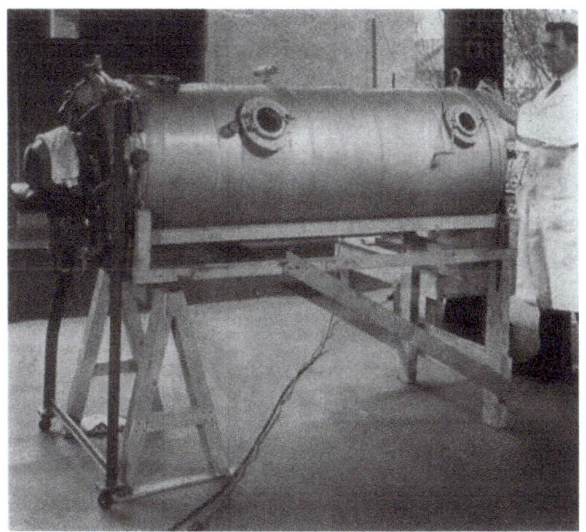

Abb. 1.8 „Iron Lung" in geschlossenem Zustand, 1929

Lung“ vor (■ Abb. 1.9). Diese war nicht nur leichter und einfacher zu handhaben, sondern arbeitete auch deutlich leiser. So verwendete Emerson zur Erzeugung der Druckveränderungen in seiner Maschine anstelle der Gebläse einen großen Lederbalg, der das Fußende des Tanks darstellte und über ein motorgetriebenes Gestänge in das Gehäuse hinein- oder aus diesem herausgedrückt wurde. Im Falle eines Stromausfalls oder bei einem Defekt des unter dem Tank befindlichen Motors, konnte der Lederbalg auch per Hand bedient werden und somit eine manuelle Beatmung erfolgen.

Weit verbreitet war der aus Sperrholz bestehende Tank-Respirator der Brüder Edward (1908–1987) und Donald Both (gest. 2005), der nach Ausbruch der australischen Poliomyelitisepidemie 1937 entwickelt wurde (■ Abb. 1.10).

Die erste in Deutschland hergestellte „Eiserne Lunge“ entstand zusammen mit den Ingenieuren der Deutschen Werft in Hamburg unter denkbar schwierigen Bedingungen innerhalb von nur drei Tagen aus einem Torpedorohr als Druckkammer und aus dem Blasebalg einer Feldschmiede, dem Getriebe eines Fischkutters und einem Elektromotor

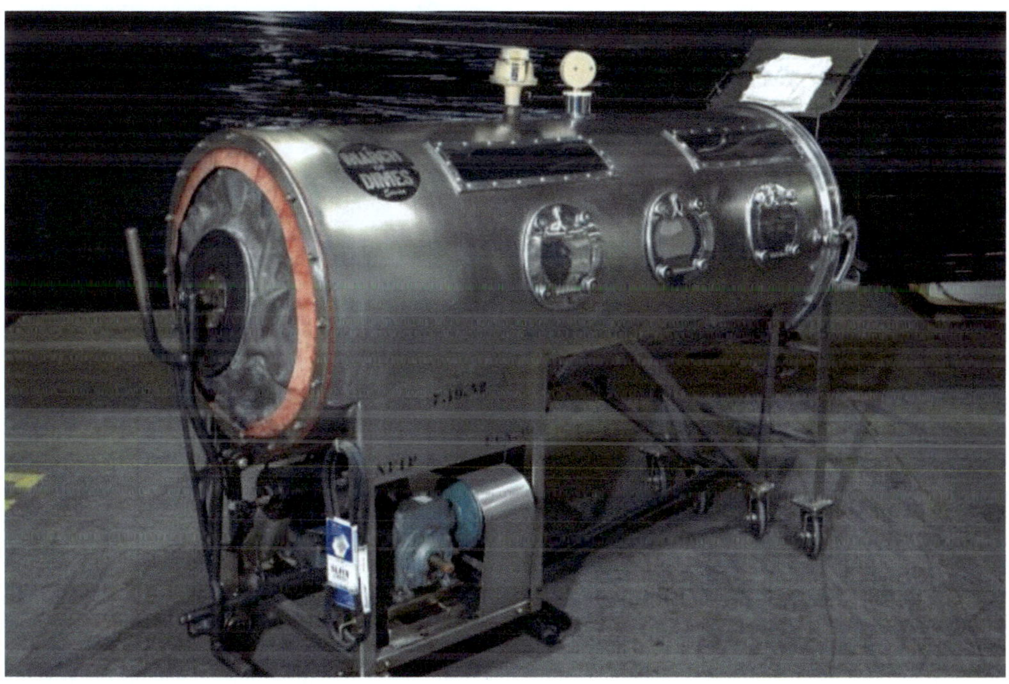

Abb. 1.9 Rückansicht von Emersons „Iron Lung" mit Blick auf Lederbalg und Antriebsgestänge

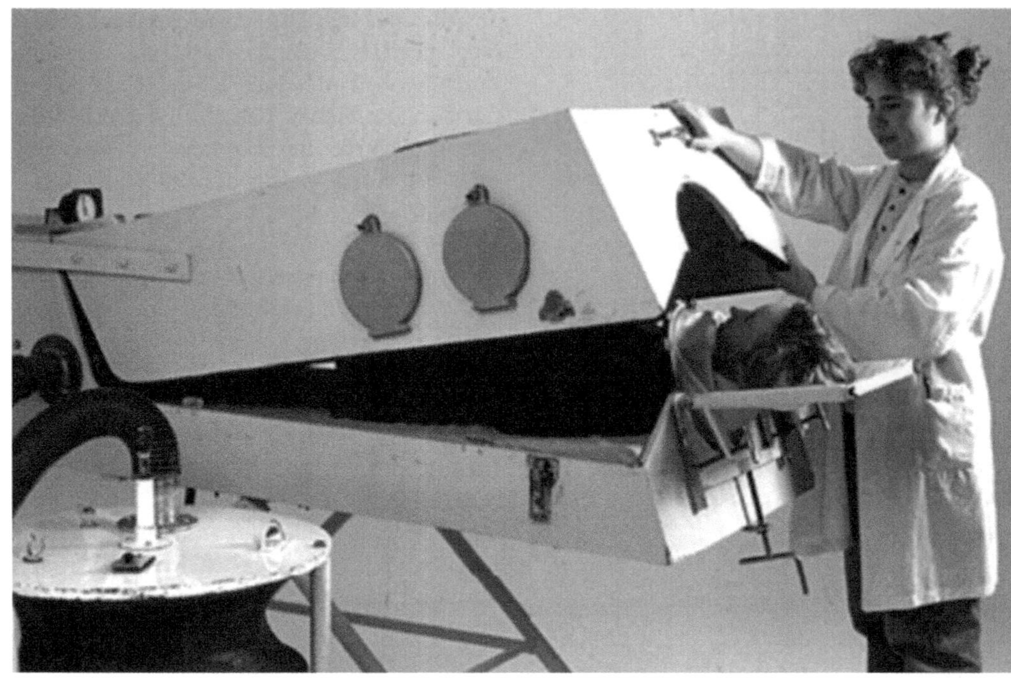

◘ **Abb. 1.10** „Alligator"-Design des Both-Respirators. Im Vordergrund der Blasebag des Antriebsmechanismus

als Antrieb (◘ Abb. 1.11). Fortlaufend verbessert sorgten diese „Eisernen Lungen" in den folgenden Jahren in Hamburg für eine deutliche Senkung der Letalität bei Atemlähmung (◘ Abb. 1.12). Ab 1949 wurde allerdings die Produktion auf der Deutschen Werft eingestellt, als diese wieder in den Schiffbau einstieg.

Cuirass-Respiratoren stellten eine echte Alternative zu den Tank-Respiratoren dar, da sie dem Patienten deutlich mehr Bewegungsfreiheit boten und einen besseren Zugriff für krankengymnastische und pflegerische Maßnahmen ermöglichten (◘ Abb. 1.13). Zudem bewirkten die Cuirass-Modelle keine relevante Kreislaufdepression sondern erhöhten vielmehr den venösen Rückstrom zum rechten Vorhof. Von Vorteil gegenüber den Tank-Respiratoren war auch ihr aus geringer Größe und Gewicht resultierender verringerter Platzbedarf verbunden mit einer hohen Portabilität.

Die Frage nach der Möglichkeit, Effizienz und letztlich auch langfristigen Wirksamkeit der invasiven Überdruckbeatmung, die in

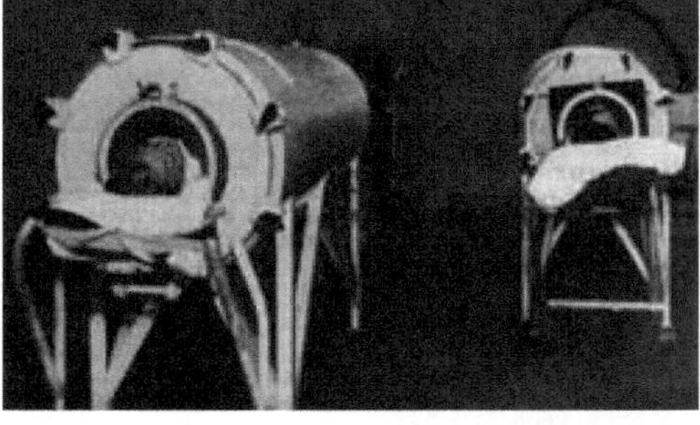

◘ **Abb. 1.11** Erste in Deutschland produzierte „Eiserne Lunge", 1947

Konkurrenz zu den dargestellten Unterdruckverfahren über Jahrzehnte ein Schattendasein gefristet hatte, wurde aber nicht in kontrollierten Studien oder akademischer Diskussion, sondern ein Wort am Krankenbett der 1952 von der großen Poliomyelitisepidemie in Kopenhagen Betroffenen entschieden:

Angesichts des Erstickungstods, der bei Befall der Atemmuskulatur bei Polio drohte, traten die zuvor geäußerten Bedenken

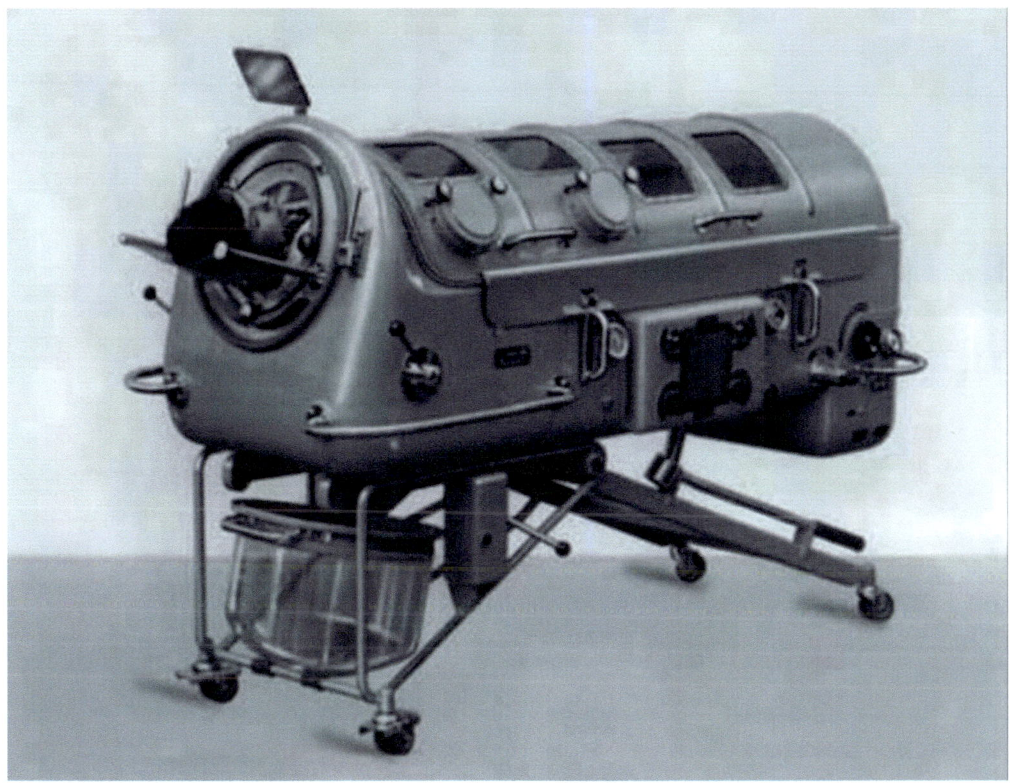

Abb. 1.12 Eiserne Lunge von Dräger, 1952

gegenüber der Überdruckbeatmung und dem hierfür erforderlichen invasiven Beatmungszugang in den Hintergrund. Im Blegdam Hospital Kopenhagens, dem Hauptzentrum der Epidemie, standen weniger als eine Hand voll Eiserner Lungen und weniger als ein Dutzend Rumpfrespiratoren zur Verfügung, als hier rund 2700 Patienten, von denen circa ein Drittel Lähmungserscheinungen aufwiesen, erkrankten. Nahezu alle atemgelähmten Patienten verstarben innerhalb von 72 h. H.C. Lassen (1900–1974) und B. Ibsen (1915–2007) griffen auf die intratracheale Beatmung über eine blockbare Trachealkanüle in Kombination mit einer manuellen Beutelbeatmung zurück. Nachfolgend wurde die überwiegende Anzahl der atemgelähmten Polioerkrankten in Kopenhagen von Hand mittels Beutel beatmet.

> Mehrere Wochen lang bedurften 40 bis 70 Patienten kontinuierlicher oder intermittierender Beutelbeatmung. Um dies durchführen zu können, beschäftigten wir täglich etwa 200 Medizinstudenten.

In der Folge wurde die Nachfrage nach modernen Respiratoren mit einer regen Entwicklung und Weiterentwicklung beantwortet. Nachdem 1953 mit dem „Poliomat“ der Firma Dräger die Klinikversion des Pulmotors eingeführt worden war, kamen 1955 von derselben Firma der Spiromat und ab 1959 der ebenfalls druckgesteuerte Assistor auf den Markt, der die Möglichkeit bot, Spontanatmung zu assistieren. Der Spiromat 661 verfügte als erster Ventilator über ein integriertes Druckwarnsystem bei Diskonnektion und erfüllte die Ansprüche

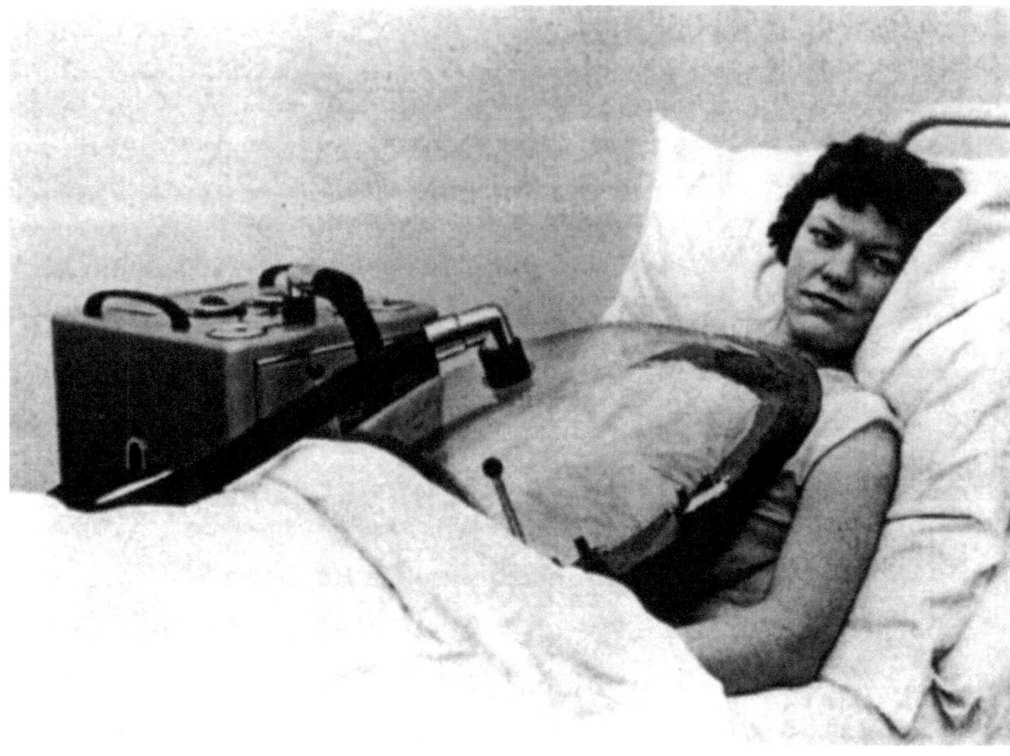

Abb. 1.13 Rumpf-Respirator (Cuirass, Fa. Dräger) im Einsatz, 1956

einer zeitgesteuerten, volumenkonstanten Beatmung. Die nächste Gerätegeneration zur Langzeitbeatmung waren die 1977 eingeführten „Universalventilatoren" UV-1 und UV-2. Sie übernahmen vom Spiromaten die konventionelle Balgbeatmung, bei der das Atemgas aus einem Balg des Beatmungsgeräts in die Lunge gedrückt wird. Steuerung und Überwachung erfolgten bei diesen Geräten jedoch bereits elektronisch. Über die ersten elektromagnetischen Ventile verfügte der 1982 eingeführte „Elektronikventilator" EV-A. Mit elektromagnetisch betriebenen Ventilen konnten Atemgasfluss und Beatmungsdruck exakt und schnell gesteuert werden. Der Einsatz von Mikrorechnern ermöglichte fortan bislang undenkbare Beatmungsmuster. Weiterhin wurde mit der EV-A erstmals ein grafisches Monitoring in die Beatmung eingeführt. Mit der Einführung der Evita-Reihe 1985 wurde die Computertechnologie in der Beatmung weiterentwickelt und eine weitere Anpassung der maschinellen Beatmung an die Spontanatmung ermöglicht. 1976 wurde der Trend zur Entwicklung der zeitgesteuerten und volumenkonstanten Beatmung auch für die Notfallmedizin mit dem heute noch verwendeten „Oxylog" eingeführt. Eine Vielzahl von Respiratoren auch anderer Hersteller durchlief zeitgleich eine ganz ähnliche Entwicklung wie die genannten der Firma Dräger. Im angloamerikanischen Raum wurde dieser Trend mit der Entwicklung der Bennett PR- und Bird-Respiratoren markiert.

Parallel entwickelten sich die Bemühungen um die nichtinvasive Maskenbeatmung: Eine Kooperation der französischen Arbeitsgruppe um Yves Rideau, A. Delaubier und Dominic Robert führte gemeinsam mit der amerikanischen Arbeitsgruppe um Augusta Alba und John R. Bach Anfang der 1980er Jahre in Frankreich Studien zur Behandlung von Patienten mit neuromuskulären Erkrankungen durch. Diese resultierten nicht nur in der Einführung der Nasenmasken 1982 in Europa, sondern 1983 auch in der ersten Publikation zur Anwendung der Nasenmasken in Kombination mit Überdruckventilatoren in der Therapie von Patienten mit Duchenne-Muskeldystrophie. Die nachfolgend seit den 1980er Jahren durchgeführten großen Fallbeschreibungen und kontrolliert-randomisierte Studien konnten nachweisen, dass nichtinvasive Beatmungszugänge und entsprechende Beatmungsverfahren den Gasaustausch und die Symptome von Patienten, Atemmuskelschwäche und daraus resultierendes respiratorisches Versagen positiv beeinflussen können. Parallel entwickelte sich die Technik des nichtinvasiven Beatmungszugangs: Nachdem seit 1985 in den USA Oronasalmasken mit Beißschiene verwendet und nachfolgend auch in Europa eingeführt worden waren, begann man in Deutschland ab hier fehlt ein Blanc 1987 auch mit der Herstellung von Individualmasken. Mittlerweile steht eine große Vielfalt an Beatmungsmasken zur Verfügung.

Literatur

Niggebrügge C (2011) Die Geschichte der Beatmung – Analyse und Neubewertung am Beispiel der Geschichte des „Pulmotor" Notfallbeatmungs- und Wiederbelebungsgeräts der Lübecker Drägerwerke. Inauguraldissertation, Lübeck

Stuke C (2009) Die historische Entwicklung der nichtinvasiven Positiv-Druck Ventilation in Deutschland bis 2008. Inauguraldissertation, Freiburg

Trubuhovich RV (2009) 19th century pioneering of intensive therapy in North America. Part 3: the Fell-O'Dwyer apparatus and William P Northrup. Crit Care Resusc 11(1):78–86

Atmung, Atemwegsmanagement und Beatmung

Inhaltsverzeichnis

Anatomie und Physiologie des Atemsystems

Pia Lebiedz

M. Groß (Hrsg.), *Neurologische Beatmungsmedizin*, https://doi.org/10.1007/978-3-662-59014-0_2

2

Das Atmungssystem der Säugetiere dient dem Austausch der Atemgase, was die Voraussetzung zum aeroben Stoffwechsel der Zellen ist. Bei der Lungenatmung wird das in die Lunge strömende Blut mit Sauerstoff (O_2) angereichert und das Kohlendioxid (CO_2) wird aus dem Blut eliminiert.

Zu unterscheiden von der Lungenatmung ist die sogenannte Zellatmung, welche die Verwendung von Sauerstoff zur Energiegewinnung in den Mitochondrien der Zellen beschreibt.

2.1 Anatomie

2.1.1 Atemwege

Anatomisch gliedert sich das Atemwegsystem in die oberen Atemwege und die unteren Atemwege. Zu den oberen Atemwegen gehören der Nasen-Rachen-Raum und Pharynx. Distal des Larynx beginnen die unteren Atemwege mit Luftröhre, Bronchialästen und Alveolen. Funktionell muss zwischen den nur luftleitenden Teilen des Atemwegsystems und den am Gasaustausch beteiligten Teilen (Alveolen) unterschieden werden. Die Teile des Atemsystems, welche nur gasleitend und nicht am Gasaustausch beteiligt sind, werden auch als Totraum bezeichnet.

Die Atemwege sind größtenteils mit speziellem respiratorischem Flimmerepithel ausgekleidet, welches die Aufgabe hat, die Atemwege von Schmutzpartikeln zu reinigen (mukoziliäre Clearance) und die Schmutzpartikel ebenso wie Schleim aus der Lunge zu befördern. Eingestreut finden sich v. a. im Bereich der oberen Atemwege lymphatische Strukturen (Waldeyer-Rachenring), welche eindringende Erreger abfangen sollen. Außerdem finden sich Zellen des neuroendokrinen Systems.

Die oberen Atemwege der Nase sind mit Schleimhäuten und Flimmerhärchen ausgekleidet. Diese dienen der Reinigung (z. B. Staubpartikel), der Anfeuchtung und Anwärmung der Atemgase. Die Mundschleimhäute sind nicht mit Flimmerepithelien ausgestattet und tragen daher deutlich weniger zur Reinigung, Anfeuchtung und Anwärmung der Atemluft bei. Chronische Atmung über den Mund kann daher zur Austrocknung der Atemwege führen.

Im Bereich des Pharynx trennen sich die Luft- und Nahrungswege. Der Larynxeingang wird durch die Epiglottis geschützt, welche sich normalerweise im Verlauf des Schluckakts über den Larynxeingang legt, um eine Aspiration von Nahrungsbestandteilen in die Trachea zu verhindern. Der Larynxeingang befindet sich ventral vom Ösophagus und beinhaltet die stimmbildende Glottis – die Stimmritze.

Empfindliche Rezeptoren im Bereich der unteren Atemwege führen reflektorisch zur Auslösung eines Hustenstoßes zur Reinigung und zur Entfernung von Fremdkörpern aus Lunge und Trachea. Der Hustenreflex wird im Hirnstamm reguliert. Husten kann zudem bewusst und willentlich induziert werden (Mutolo 2017).

Der Kehlkopf besteht aus Knorpeln, kleinen Muskeln, die die Knorpel gegeneinander bewegen, und Bindegewebe. Die größten Knorpel des Kehlkopfs sind der Schildknorpel und der Ringknorpel. Beide werden durch das Lig. cricothyroideum verbunden, welches z. B. im Rahmen einer Notfallkoniotomie eröffnet wird. Durch die rückströmende Luft aus der Lunge werden die Stimmbänder in Schwingung versetzt, was den Primärschall der Stimme verursacht. Die Muskulatur des Kehlkopfs (v. a. der M. vocalis) ermöglicht durch Veränderungen der Stellung der Stimmbänder die Lautbildung. Innerviert werden alle Kehlkopfmuskeln mit Ausnahme des M. cricothyreoideus durch den N. laryngeus recurrens, welcher Teil des N. vagus ist und sich auf Höhe der Thoraxapertur vom diesem trennt und zurück nach kranial zieht. Linksseitig läuft der N. laryngeus recurrens als Schlinge um den Aortenbogen, rechtsseitig um die A. subclavia und zieht dann entlang der Trachea zurück zum Kehlkopf.

Die häufigste Ursache für eine Parese des N. laryngeus recurrens ist eine intraoperative Verletzung, v. a. bei großen Halseingriffen (Neck Dissection) und Thyreoidektomie. Dabei kann es zu ein- oder beidseitigen

Verletzungen des Nervus recurrens kommen. Ein Recurrensausfall führt zu einer gleichseitigen Stimmbandparese, dieses bleibt unbeweglich. Klinisch manifestiert sich die einseitige Recurrensparese über Heiserkeit, Dysphonie und/oder Stridor. Eine beidseitige Recurrensparese kann zu einer ausgeprägten Engstellung der Stimmritze, im schlimmsten Fall mit der Notwendigkeit einer Tracheotomie/Koniotomie führen. Oft klagen die Patienten über Dyspnoe. Am häufigsten finden sich die Stimmlippen bei einer beidseitigen Parese in einer paramedianen Stellung (Reiter et al. 2015).

Auch neuromuskuläre Erkrankungen wie die amyotrophe Lateralsklerose, neurodegenerative Erkrankungen wie die Multisystematrophie vom Parkinson-Typ und Infarkte des Hirnstamms können Paresen der Stimmbänder verursachen, was eine Dyspnoe und einen insuffizienten Hustenstoß zur Folge hat.

Kaudal des Larynx schließt sich die Trachea an, welche sich an der Hauptcarina in den rechten und linken Hauptbronchus teilt. Der Abgang des rechten Hauptbronchus ist zumeist deutlich steiler und breiter als der des linken. Aspirierte Fremdkörper finden sich aus diesem anatomischen Grund häufiger im rechten als im linken Bronchialsystem. Chronische Speichelaspiration bei schwerer Dysphagie treten ebenfalls zumeist rechtsseitig auf. Im Verlauf teilen sich die luftleitenden Atemwege in Segmentbronchien, Bronchiolen (Bronchioli lobulares, terminales und respiratorii) und gehen im Verlauf in die Alveolargänge und schließlich in die Alveolen über.

Die rechte Lunge (Pulmo dexter) wird in 3 Lappen (Ober-, Mittel- und Unterlappen) und in 10 Segmente unterteilt (Segment 1–3 im Oberlappen, 4 und 5 im Mittellappen, 6–10 im Unterlappen). In der linken Lunge (Pulmo sinister) fehlt der Mittellappen und das Segment 7, da sich das Herz in diesem Bereich befindet. Der linke Lungenflügel ist anatomisch kleiner. In der linken Lunge bilden die Segmente 1–5 den Oberlappen, das Segment 6 und die Segmente 8–10 den Unterlappen.

Die Lungenbläschen im Versorgungsbereich eines Bronchiolus terminalis bilden die kleinste Lungeneinheit, den Azinus. Circa 10–14 Azini bilden ein Lungenläppchen (Lobulus). Der Gasaustausch findet auf der Ebene der Alveolen statt.

Der Aufbau der größeren und der kleineren luftleitenden Strukturen unterscheidet sich grundsätzlich. Die Trachea und die Haupt/Segmentbronchien bestehen aus einem starren System mit hufeisenförmig angeordneten Knorpelspangen. Während auf der Vorderseite die Knorpelspangen mit den Ligamenten liegen, befindet sich auf der Rückseite glatte Muskulatur und Bindegewebe.

Das elastische Gewebe zwischen den Knorpelspangen ist wichtig, damit sich der Luftröhrenschlauch beim Schlucken oder beim Bewegen des Kopfes dehnen und verschieben kann. Das System steht durchgehend unter Spannung, was einen Kollaps der großen Atemwege verhindert. Im Gegensatz dazu bestehen die Wände der Bronchioli aus glatter Muskulatur. Die Belüftung der Azini wird durch eine Kontraktion dieser glatten Muskulatur (Bronchokonstriktion) reguliert. Die Schleimhaut der Bronchien und Bronchioli sezerniert Flüssigkeit und Schleim (Clara-Zellen). Eine Kombination aus Hypersekretion, Inflammation und Bronchokonstriktion mit exspiratorischem Kollaps der Bronchien führt zu einer sog. Bronchoobstruktion, wie sie z. B. bei COPD und Asthma bronchiale auftritt (Dowell et al. 2014).

2.1.2 Aufbau der Alveolen

Der Durchmesser einer Alveole variiert zwischen 50 µm und 250 µm zwischen In- und Exspiration. Die Alveolen werden von Alveolarepithelzellen Typ I und II ausgekleidet.

- Alveolarepithelzellen Typ I sind flach ausgezogen und bilden eine kontinuierliche Lage.
- Alveolarepithelzellen Typ II sind größer und liegen einzeln in den Ecken der Alveolenwände (◘ Abb. 2.1).

2

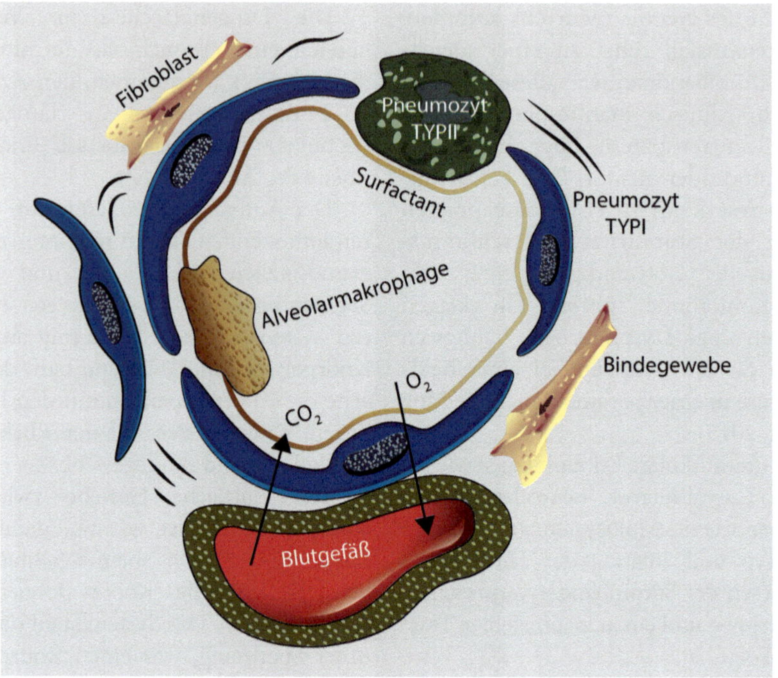

Abb. 2.1 Aufbau einer Alveole

Die Alveolarepithelzellen Typ II sezernieren den Proteinphospolipidfilm, der „Surfactant" genannt wird. Als grenzflächenaktive Substanz hält Surfactant die Oberflächenspannung der Alveolen aufrecht. Ein Mangel an Surfactant spielt eine entscheidende Rolle beim Atemnotsyndrom Frühgeborener und möglicherweise auch beim akuten Lungenversagen (ARDS) (Halliday 2008).

Die Immunantwort der Lunge wird durch die sog. Alveolarmakrophagen reguliert. Diese Makrophagen phagozytieren u. a. Staubpartikel und pathologisch ausgetretene Erythrozyten (Siderophagen, Herzfehlerzellen), sezernieren Zytokine und induzieren Immunantworten.

Die Azini sind von einem dichten Geflecht von Blutgefäßen (Lungenkapillaren) umgeben. Zwischen den Kapillaren und den Alveolen erfolgt der Gasaustausch durch Diffusion. Die Atemgase diffundieren durch die Alveolarepithelzellen, das subepitheliale Bindegewebe (Interstitium) und das Gefäßendothel. Die Alveolarmembran besteht aus dem Alveolarepithel, dem Interstitium und Kapillarendothel und ist normalerweise zwischen 0,2 µm und 1 µm dick.

Das oxygenierte Blut aus der Lunge wird über die Lungenvenen zum linken Vorhof transportiert.

Tritt Flüssigkeit aus den Lungenkapillaren in die Alveolen über, kommt es zu einem Lungenödem. Ein Lungenödem kann durch Erhöhung des Drucks im linken Vorhof (hydrostatisch) oder durch eine Leckage im Gefäßendothel (z. B. durch Zytokine bedingt) entstehen.

2.2 Physiologie der Atmung

Der wichtigste Atemmuskel ist das Zwerchfell (Diaphragma). Eine Kontraktion des Zwerchfells in Kombination mit der Interkostalmuskulatur, den Unterrippenmuskeln und der Atemhilfsmuskulatur (Mm. levatores costarum, Mm. scaleni, Mm. serrati anterior und posterior, Mm. pectorales major und minor, Mm. sternocleidomastoidei und M. erector spinae) führt zu einer Dehnung des Brustkorbs und über den negativ intrapleuralen Druck zu einer passiven Expansion des Lungengewebes, was den Inspirationshub auslöst. Die passive Exspiration erfolgt durch die elastischen Rückstellkräfte des Thorax. Die aktive Exspiration wird durch die Kontraktion der exspiratorischen Muskulatur (Mm. intercostales interni und intimi, Mm. subcostales) sowie der exspiratorischen Atemhilfsmuskeln eingeleitet (► Kap. 4).

Die Pleura visceralis bedeckt die Oberfläche der Lungen. Die Pleura parietalis kleidet die Thoraxhöhlen von innen aus. Zwischen den beiden Pleurablättern herrscht während der Inspiration ein Unterdruck, sodass beide Pleurablätter eng aneinander anliegen. Dringt Luft in diesen Pleuraspalt ein, z. B. durch Verletzung der Lungenstrukturen, kommt es zum sog. Pneumothorax. Bei Herzinsuffizienz sowie bei verschiedenen Entzündungen oder Tumoren kann es zu einem vermehrten Austritt von Flüssigkeit durch die Pleura visceralis in den Pleuraspalt kommen, so bilden sich Pleuraergüsse. Chronische Entzündungen können zu Verwachsungen zwischen Pleura parietalis und Pleura visceralis führen.

Durch die Aktivität der Atemmuskulatur wird der Atemzug ausgelöst, die Atemluft strömt durch den entstandenen Unterdruck durch die Atemwege bis zu den Alveolen, wo der Gasaustausch stattfindet. Die nicht am Gasaustausch teilnehmenden Teile des Atemwegsystems werden als „Totraum" bezeichnet, da sie Luft leiten, aber nicht an der Oxygenierung oder Decarboxylierung teilnehmen. Die Ventilation und Perfusion der Lungen in Kombination mit dem Diffusionsvorgang bestimmen den Gasaustausch.

Dabei beschreibt die „Ventilation" die Belüftung, also das Luftvolumen und die Strömungsgeschwindigkeit der Atemgase. Durch die Perfusion der Alveolen gelangt das O_2-arme und CO_2-reiche Blut vom rechten Herzen über die Pulmonalarterien zum Gasaustausch zur Alveolarmembran. Sauerstoff diffundiert von den Alveolen in die Lungenkapillaren. Das Kohlendioxid wird aus dem Blut eliminiert und in die Alveolen abgegeben (▣ Abb. 2.2), wo es durch den Atemgasstrom über die Atemwege abgeatmet wird. Die Diffusion zwischen Blut und Alveolen wird durch die Partialdruckdifferenz zwischen den beiden Strukturen reguliert.

Hierbei ist zu beachten, dass die Diffusionskapazität für Kohlendioxid an der Alveolarmembran etwa 10-mal höher ist als die

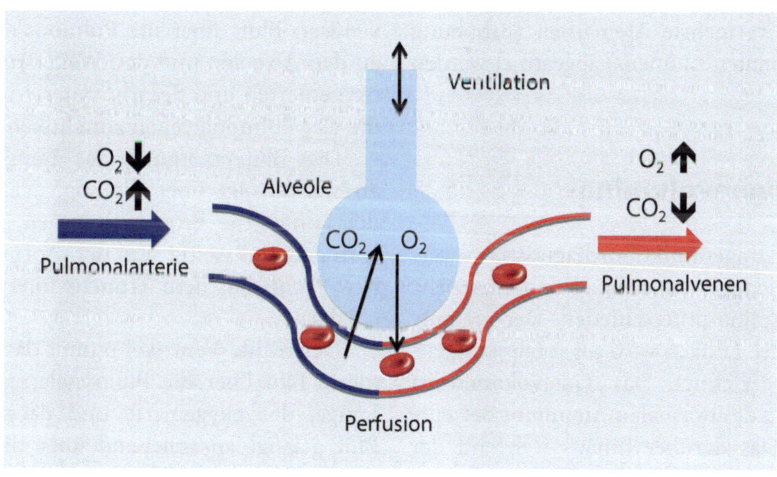

▣ **Abb. 2.2** Gasaustausch in den Alveolen

für Sauerstoff. Relevant ist außerdem die Diffusionsstrecke, welche z. B. bei interstitiellen Lungenerkrankungen (z. B. Lungenfibrose) verlängert sein kann. Maßgeblich für die Diffusionskapazität ist die Gesamtaustauschfläche, welche in einer gesunden Lunge enorm groß ist. Sie beträgt ca. 50–100 m^2. Die Kontaktzeit des Bluts an den Alveolarzellen beträgt normalerweise ungefähr 0,5 s und kann bei verschiedenen Erkrankungen verkürzt sein.

Ein suffizienter Atemgasaustausch hängt von der Perfusion, der Diffusionskapazität an der Alveolarmembran und der Ventilation ab. Dabei wird die O_2-Versorgung des Körpers überwiegend von der Perfusion, der inspiratorischen O_2-Konzentration, der Diffusionskapazität und den in den Alveolen herrschenden Drücken bestimmt. Der O_2-Bedarf des Körpers wiederum hängt von der aktuellen physischen Belastung des Menschen ab. Der O_2-Bedarf ist z. B. bei sportlicher Aktivität oder im Rahmen eines schweren Schocks erhöht. Unter Belastung kommt es zu einer erhöhten peripheren O_2-Ausschöpfung.

Die CO_2-Elimination wird einerseits über die Perfusion der Alveolen als auch über das Atemminutenvolumen gesteuert.

$$\textit{Atemminutenvolumen} = \textit{Tidalvolumen} \times \textit{Frequenz}$$

Ein vermehrter Verbrauch von Sauerstoff in der Peripherie führt im Gegenzug auch zu einer erhöhten CO_2-Produktion, was dann wiederum durch vermehrte Atemarbeit (Erhöhung des Atemminutenvolumens) abgeatmet werden muss.

2.2.1 Lungenvolumina

In der Lungenfunktionsdiagnostik werden verschiedene statische und dynamische Lungenvolumina unterschieden. Der gesamte Gasgehalt der Lungen wird als totale Lungenkapazität bezeichnet. Das Tidalvolumen ist das während des normalen Atemhubs bewegte Volumen. Das darüber hinaus während der tiefen Inspiration eingeatmete Volumen nennt man das inspiratorische Reservevolumen, nach forcierter Exspiration wird das exspiratorische Reservevolumen ausgeatmet. Das nach forcierter Exspiration noch in der Lunge verbleibende Volumen heißt Residualvolumen. Exspiratorisches Reservevolumen und Residualvolumen zusammen bilden die funktionale Residualkapazität (◘ Abb. 2.3).

Bei der Lungenfunktionsprüfung kann zusätzlich zu den Lungenvolumina und den dynamischen Flüssen der Transferfaktor oder Diffusionskoeffizient (DLCO) ermittelt werden. Er gibt einen Anhalt für die Diffusionskapazität über die Alveolarmembran (Hughes 2003). Vermindert ist dieser z. B. bei der Lungenfibrose.

Als Compliance der Lunge bezeichnet man die Dehnbarkeit im Sinne von Elastizität. Physikalisch ist die Compliance die Volumenänderung pro Druckänderung ($\Delta V/\Delta p$). Die Compliance der Lunge setzt sich zusammen aus der Compliance des Lungengewebes an sich und der des Thorax bzw. der den Thorax umgebenden Strukturen (Kutis, Subkutis, Muskulatur etc.). Bei den Ventilationsstörungen unterscheidet man zwischen obstruktiven und restriktiven Ventilationsstörungen (▶ Abschn. 2.3.1).

2.2.2 Perfusion

Die Lungenperfusion beschreibt den Fluss des venösen Bluts über die Pulmonalarterien bis zu den Alveolen und den Weitertransport des oxygenierten und decarboxylierten Bluts über die vier Pulmonalvenen zum linken Vorhof.

Die Blutversorgung des Lungengewebes an sich erfolgt über die sog. „Vasa privata" der Lunge, die Bronchialarterien. Diese entspringen linksseitig aus der Aorta thoracica bzw. rechts aus dem Truncus intercostobronchialis.

Der rechte Ventrikel pumpt das desoxygenierte Blut über die Pulmonalarterien in die Lunge, das oxygenierte und decarboxylierte Blut gelangt anschließend über die Lungenvenen zum linken Vorhof. Der rechte Ventrikel arbeitet im Gegensatz zu dem linken Ventrikel

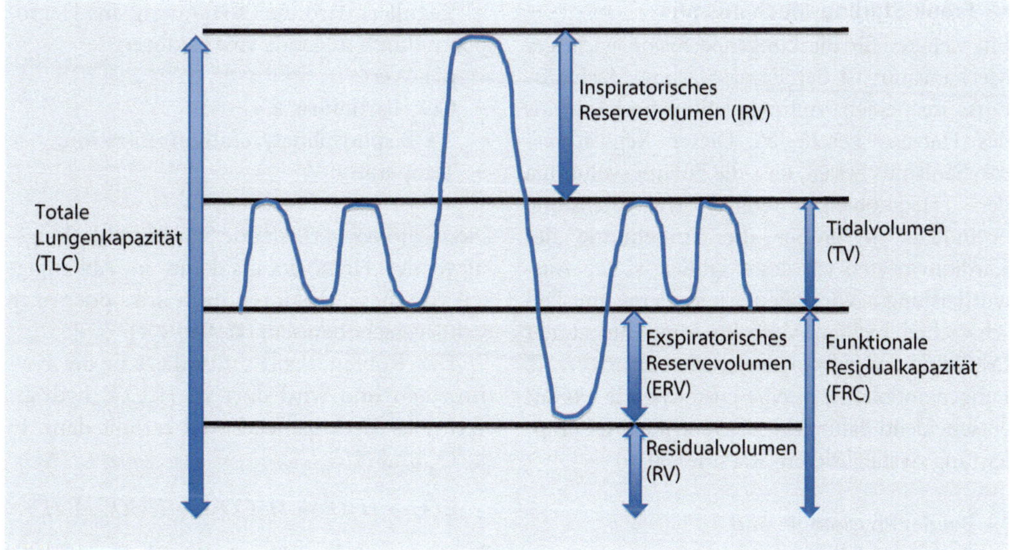

Abb. 2.3 Lungenvolumina

als Niedrigdrucksystem. Im rechten Ventrikel und den Pulmonalarterien liegt unter physiologischen Ruhebedingungen der mittlere Druck zwischen 21 mmHg und 25 mmHg. Mittlere Drücke über 25 mmHg werden als pulmonale Hypertonie bezeichnet. Eine pulmonale Hypertonie kann verschiedene Ursachen haben. Sie wird jedoch oft erst spät diagnostiziert und ist mit einer ungünstigen Prognose assoziiert (Lau et al. 2015).

Bedingt durch die Schwerkraft sind die basalen Abschnitte der Lunge meist besser perfundiert als die apikalen. Für verschiedene Lungenabschnitte gibt es unterschiedliche Normwerte für das Ventilations-Perfusions-Verhältnis (V/P):

- V/P in den apikalen Abschnitten ist >1,
- in den kaudalen Abschnitten <1.
- Durchschnittlich liegt der Quotient bei 0,8.

Euler-Liljestrand-Mechanismus

Die pulmonalarterielle Strombahn unterliegt einer Autoregulation, dem sog. Euler-Liljestrand-Mechanismus. Dieser Mechanismus beschreibt eine reflektorische Vasokonstriktion der pulmonalarteriellen Strombahn ausgelöst durch eine globale oder lokale Hypoxie, was so zu einer lokalen Erhöhung des Strömungswiderstands führt. Schlecht belüftete Anteile der Lunge (z. B. Atelektasen) werden durch diesen Effekt auch weniger perfundiert, was zu einer physiologischen Reduktion des intrapulmonalen Shuntvolumens führt.

Der Euler-Liljestrand-Mechanismus ist mit verantwortlich für die Entstehung einer sekundären pulmonal-arteriellen Hypertonie bei COPD und Asthma bronchiale. Eine chronische alveoläre Hypoxie, z. B. aufgrund eines häufigen Aufenthalts in großen Höhen (dort herrscht ein niedriger Luftdruck und O_2-Partialdruck) kann somit ebenfalls zur Entstehung einer chronischen pulmonal-arteriellen Hypertonie führen (Villafuerte und Corante 2016). Die Rezeptoren für die O_2-Detektion befinden sich in der glatten Muskulatur der Lungenarterien. Der genaue Signaltransduktionsmechanismus dieses Effekts ist nach wie vor ungeklärt. Vermutet wird die Beteiligung von reaktiven Sauerstoffspezies, Proteinkinasen, Phospholipasen, sarkoplasmatischen Kalziumkanälen, spannungsabhängigen Kaliumkanälen sowie L-Typ-Kalziumkanälen (Sommer et al. 2016).

Frank-Starling-Mechanismus

Ein weiterer für die Lungenperfusion wichtiger Mechanismus ist der Frank-Starling-Mechanismus, der einen Autoregulationsmechanismus des Herzens beschreibt. Dieser Regulationsmechanismus besagt, dass die Füllungsvolumina der Herzhöhlen deren Auswurfleistung beeinflusst. Je größer die Vordehnung der Kardiomyozyten ist, desto größer ist die Auswurfleistung. Vor allem bei dem muskelschwachen rechten Ventrikel kann bei akuter Erhöhung des pulmonalarteriellen Drucks (z. B. Lungenembolie) u. a. eine ausreichende Vorlast entscheidend dafür sein, die ventrikuläre Pumpleistung zu stabilisieren (Kaestner 2016).

Bei der Physiologie und Pathophysiologie der Perfusion und Ventilation ist zu beachten, dass es intrathorakal stets zu einer Übertragung von Drücken zwischen Herz-Kreislauf-System und der Lunge kommt. Erhöhte intrathorakale Drücke führen zu einer Reduktion des venösen Rückstroms zum Herzen und damit zu einer Reduktion der Vorlast des rechten Herzens. Außerdem wird die Nachlast des rechten Ventrikels erhöht. Im Gegenzug verstärken positive pulmonale Drücke jedoch den Abfluss aus dem linken Herzen in den Systemkreislauf (großen Blutkreislauf) und senken somit die Nachlast des linken Ventrikels.

2.2.3 Blutgase

Die Blutgase Sauerstoff und Kohlendioxid sind zu einem sehr geringen Anteil physikalisch im Blut gelöst, zum größten Teil werden sie in den Erythrozyten transportiert. Sauerstoff wird dabei ans Hämoglobin gebunden. Jedes Hämoglobinmolekül ist ein Tetramer und kann somit maximal 4 O_2-Moleküle transportieren. Maximal 1 % des Sauerstoffs wird physikalisch im Blut gelöst und transportiert.

Reguliert wird die O_2-Bindung ans Hämoglobin durch folgende vier Faktoren:

- pH-Wert,
- CO_2-Partialdruck,
- 2,3-Bisphosphoglyceratkonzentration,
- Temperatur.

Die sigmoidal verlaufende Sauerstoffbindungskurve des Hämoglobins kann in Abhängigkeit von diesen Faktoren nach links oder nach rechts verschoben sein (Abb. 2.4).

Das Kohlendioxid diffundiert in die Erythrozyten und wird dort zu H_2CO_3 hydratisiert. Das Hydrogencarbonat zerfällt dann in HCO_3 und H^+:

$$CO_2 + H_2O \leftrightarrow H_2CO_3 \leftrightarrow HCO_3^- + H^+$$

Der O_2- und der CO_2 -Austausch beeinflussen sich gegenseitig. Sauerstoffarmes Blut kann mehr Kohlendioxid aufnehmen als O_2-reiches Blut. Dieser Effekt wird nach seinem Erstbeschreiber als Haldane-Effekt bezeichnet. Dieser Effekt wirkt somit synergistisch: Wenn in der Peripherie mehr Sauerstoff ausgeschöpft wird, kann auch mehr Kohlendioxid rücktransportiert werden.

Viele chronische Erkrankungen führen zu Veränderungen der Ventilation, Perfusion und Diffusion. Physiologisch hat der Körper hierfür verschiedene Kompensationsmechanismen entwickelt. Respiratorisch und metabolisch bedingte Veränderungen des pH-Werts können sich gegenseitig kompensieren. Bei chronisch erhöhten CO_2-Werten im Blut (respiratorische Azidose) kommt es im Rahmen der metabolischen Kompensation zur Erhöhung des HCO_3^-, durch Rückresorption in den Nieren und vermehrte Ausscheidung von H^+, was dann zu einem Anstieg des Basenüberschusses und damit zum Wiederanstieg des pH-Werts führt (metabolische Kompensation). Es kann jedoch Stunden bis Tage dauern, bis dieser Kompensationsmechanismus greift. Umgekehrt kann eine metabolisch bedingte Azidose (z. B. Laktatazidose) durch eine Hyperventilation mit entsprechend vermehrtem Abatmen von Kohlendioxid respiratorisch kompensiert werden, oft ist das $paCO_2$ dann <30 mmHg.

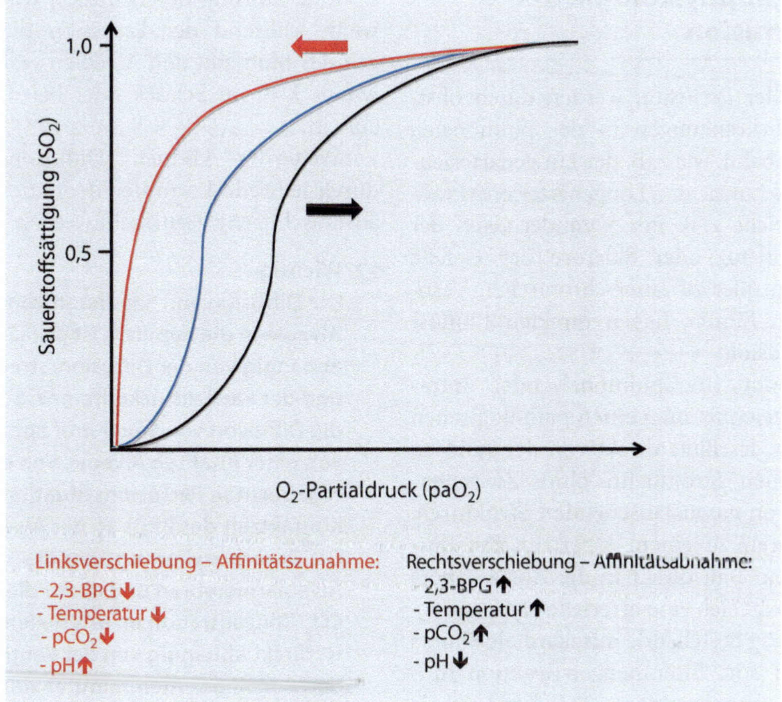

Abb. 2.4 Verschiebung der Sauerstoffbindungskurve

2.3 Pathophysiologie der Atmung

Bei der Pathophysiologie der Atmung muss zwischen Störungen der Ventilation, der Perfusion und der Diffusion unterschieden werden.

2.3.1 Pathophysiologie der Ventilation

Eine gestörte Ventilation kann intra- und extrapulmonale Ursachen haben:

- Zu den extrapulmonalen Ursachen zählen z. B. Erkrankungen der Muskulatur und der knöchernen Strukturen des Thorax (z. B. schwere Skoliose). Diese können zu einer restriktiven Ventilationsstörung und/oder zu einem Versagen der Atemmuskelpumpe führen.
- Zu den intrapulmonalen Ursachen der gestörten Ventilation gehören sowohl die Minderbelüftung (z. B. durch Atelektasen und Bronchialverlegungen) als auch Störungen im Vorgang der Exspiration zum Beispiel durch eine Bronchoobstruktion. Zu den obstruktiven Atemwegserkrankungen zählen z. B. die COPD und das Asthma bronchiale.

In diesem Sinne kann zwischen restriktiven (reduzierte Lungencompliance) und obstruktiven Ventilationsstörungen unterschieden werden. Während die Restriktion zu einer verminderten Dehnbarkeit der Lungen führt, verursacht die Obstruktion Probleme bei der Exspiration (verlängertes Exspirium) und führt zu einer Überblähung der Lunge (Air-Trapping). Dies kann sich wiederum durch erhöhte intrathorakale Drücke auf die Perfusion auswirkt.

2

2.3.2 Pathophysiologie der Perfusion

Störungen der Perfusion werden durch obstruierende Erkrankungen in der pulmonalen Gefäßstrombahn, wie z. B. der Lungenarterienembolie, verursacht. Lungenarterienerkrankungen, welche z. B. mit Veränderungen der Gefäßmuskulatur oder Sklerose der Gefäße einhergehen oder zu einer chronischen Vasokonstriktion führen, haben direkten Einfluss auf die Perfusion.

Als Shunt (intrapulmonal oder intrakardial) bezeichnet man einen pathologischen Kurzschluss des Bluts direkt von der venösen zur arteriellen Strombahn ohne Zwischenschaltung von gasaustauschenden Strukturen. Shunts führen zu einem Übertritt von desoxygeniertem Blut direkt in die Aorta, laborchemisch zeigt sich eine arterielle Hypoxie.

Langjährig bestehende intrakardiale Shunts können zur sog. Eisenmenger-Reaktion führen. Diese entsteht durch eine intrakardiale Flussumkehr nach langjährig bestehendem Links-Rechts-Shunt und werden verursacht durch eine pulmonale Hypertonie durch langjähriger Druck- und Volumenbelastung und gehen mit einer kompensatorische Hypertrophie des rechten Ventrikels einher.

2.3.3 Störungen der Diffusion

Die Diffusion an der Alveolarmembran erfolgt durch die Alveolarepithelzellen, das interstitielle Gewebe und das Kapillarendothel der Lungenkapillaren. Störungen der Diffusion werden durch Erkrankungen des Gefäßendothels (z. B. Vaskulitis), durch Vermehrung des interstitiellen Bindegewebes (z. B. Lungenfibrose), Lungeninfiltrationen oder durch Pathologien im Bereich der Alveolarzellen (z. B. Pneumonie, Lungenödem) verursacht.

Eine Störung der Diffusion tritt auch auf, wenn während der Perfusion die Kontaktzeit des Bluts mit den Alveolen verkürzt wird, wie es z. B. im Schock oder bei der Anämie auftritt.

Weiterhin können Diffusionsstörungen durch jedwede Form der Reduktion der Gasaustauschfläche verursacht werden.

Wichtig

Die Diffusion von Sauerstoff von der Alveole in die Kapillare ist primär abhängig von der Diffusionsstrecke und der Partialdruckdifferenz. Somit ist die Diffusion von Sauerstoff abhängig von einer intakten Alveole, von einer regelrechten Perfusionssituation und der Kontaktzeit des Bluts an der Alveole. Die Decarboxylierung über die Alveolarmembran und damit die CO_2-Konzentration im arteriellen Blut ist direkt abhängig von der Ventilation, deren Maß das Atemminutenvolumen ist. Entscheidend für die Ventilation ist die Funktion der Atempumpe. Grundsätzlich muss zwischen einer hyperkapnischen ventilatorischen respiratorischen Insuffizienz und einer hypoxischen pulmonalen respiratorischen Insuffizienz unterschieden werden.

Literatur

Dowell ML, Lavoie T, Solway J, Krishnan R (2014) Airway smooth muscle: a potential target for asthma therapy. Curr Opin Pulm Med 20:66–72

Halliday HL (2008) Surfactants: past, present and future. J Perinatol 28(1):47–56

Hughes JM (2003) The single breath transfer factor (Tl, co) and the transfer coefficient (Kco): a window onto the pulmonary microcirculation. Clin Physiol Funct Imaging 23:63–71

Kaestner M, Schranz D, Warnecke G, Apitz C, Hansmann G, Miera O (2016) Pulmonary hypertension in the intensive care unit. Expert consensus statement on the diagnosis and treatment of paediatric pulmonary hypertension. The European paediatric pulmonary vascular disease network, endorsed by ISHLT and DGPK. Heart 102(2):57–66

Lau EM, Humbert M, Celermajer DS (2015) Early detection of pulmonary arterial hypertension. Nat Rev Cardiol 12:143–155

Mutolo D (2017) Brainstem mechanisms underlying the cough reflex and its regulation. Respir Physiol Neurobiol 243:60–76

Reiter R, Pickhard A, Smith E, Hansch K, Weber T, Hoffmann TK, Brosch S (2015) Vocal cord paralysis–analysis of a cohort of 400 patients. Laryngorhinootologie 94:91–96

Sommer N, Strielkov I, Pak O, Weissmann N (2016) Oxygen sensing and signal transduction in hypoxic pulmonary vasoconstriction. Eur Respir J 47:288–303

Villafuerte FC, Corante N (2016) Chronic mountain sickness: clinical aspects, etiology, management, and treatment. High Alt Med Biol 17:61–69

Atemregulation

Martin Groß, Bahareh Vedadinezhad und Nahid Hassanpour

M. Groß (Hrsg.), *Neurologische Beatmungsmedizin*, https://doi.org/10.1007/978-3-662-59014-0_3

3

3.1 Grundlagen der Atemregulation

Martin Groß, Bahareh Vedadinezhad und Nahid Hassanpour

■■ Einleitung

Atmung und Atemregulation sind für das Überleben der Tiere und des Menschen unabdingbar. Der überwiegende Teil unseres Verständnisses der Atemregulation entstammt allerdings zurzeit noch Tierexperimenten. Frühe wegweisende Forschungsergebnisse zu Anatomie und Funktion der Atemregulation stammen von Loewy (1888), Markwald (1890) und Lumsden (1923). Seit der Jahrtausendwende gewinnt allerdings auch die Forschung am Menschen mit neuroradiologischen (Evans et al. 1999; Critchlex et al. 2015; Zhang et al. 2017), elektrophysiologischen (Dlouthy et al. 2015; Lacuey et al. 2017) und pathologischen Methoden (Lavezzi et al. 2004; Schwarzacher et al. 2011; Lavezzi et al. 2012; Herrick et al. 2017) zunehmend an Bedeutung.

Die zentrale Atemregulation ist ein hochkomplexes, lebenserhaltendes System, das kontinuierlich verschiedene Aufgaben miteinander abstimmen muss:

- Aufrechterhaltung des Gasaustauschs durch Steuerung von Inspiration und Exspiration,
- Anpassung der Atmung an die besonderen Erfordernisse bei körperlicher Aktivität,
- Sicherung des Atemwegs durch Koordination der Atmung mit Schutzreflexen wie Schlucken, Würgen, Husten und Niesen,
- Koordination der Atmung mit anderen Reflexen wie Gähnen,
- Koordination der Atmung mit Willküraktivitäten wie Sprechen, Pfeifen, Singen und Spielen von Instrumenten,
- Auswirkungen von Schmerz, Emotion, Körpertemperatur und Schwangerschaft auf die Atmung,
- Adaptation der Atmung an den Schlaf-Wach-Rhythmus (Pape et al. 2014).

3.1.1 Rhythmogenese

Das rhythmusgenerierende Atemzentrum ist in der Medulla oblongata lokalisiert (Ikeda et al. 2017). Es werden grundsätzlich drei Phasen des Atemzyklus unterschieden (■ Abb. 3.1):

- die inspiratorischen Phase und
- die postinspiratorische Phase sowie – bei gesteigertem Atemantrieb –
- die spät-exspiratorische Phase.

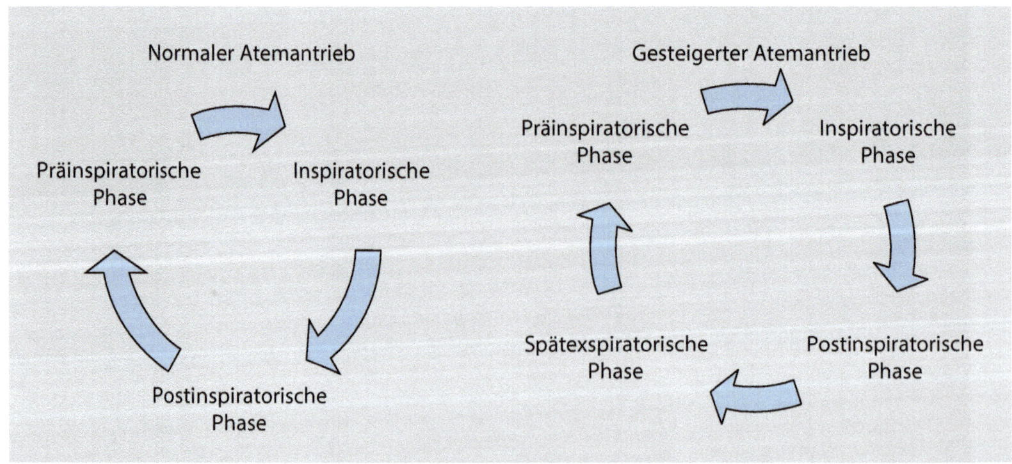

■ **Abb. 3.1** Phasen des Atemzyklus [Mod. nach Smith JC et al. (2013) Brainstem respiratory networks: building blocks and microcircuits. Mit freundl. Genehmigung von Elsevier]

Von einigen Autoren wird zusätzlich eine prä-inspiratorische Phase beschrieben (Subramanian und Holstege 2011; Subramanian und Holstege 2013; Okada et al. 2012; Oku et al. 2016; Ikeda et al. 2017; Barnett et al. 2018). Die Zusammenhänge zwischen den neuronalen Phasen der respiratorischen Rhythmogenese und der muskulären Aktivität sind hochkomplex und noch nicht eindeutig geklärt (Richter und Smith 2014).

Zur respiratorischen Rhythmogenese existieren zwei aktuelle Modelle (zur Anatomie ◘ Abb. 3.2):

1. Ikeda et al. beschrieben 2017, dass der Prä-Bötzinger-Komplex als inspiratorischer Schrittmacher und die parafaziale respiratorische Gruppe gemeinsam als zwei Oszillatoren inspiratorische und exspiratorische Aktivitäten produzieren, die durch andere Gehirnareale Hirnstamms wie Pons, Bötzinger-Komplex und Rückenmark moduliert werden.
2. Nach Anderson und Ramirez 2017 generieren der Prä-Bötzinger-Komplex und der postinspiratorische Komplex (PiCo), welcher rostral des Prä-Bötzinger-Komplexes und dorsomedial des Nucleus ambiguus gelegen ist, einen biphasischen Atemrhythmus aus Inspiration und post-Inspiration. Bei Anstieg des metabolischen Bedarfs wird der laterale parafaziale Kern hinzugeschaltet und ein dreiphasiger Atemrhythmus mit Inspiration, post-Inspiration und aktiver Exspiration resultiert (Anderson et al. 2016; Anderson und Ramirez 2017; Pisanski und Pagliardini 2018).

Tierexperimentell konnte gezeigt werden, dass neben Neuronen auch Astrozyten des Prä-Bötzinger-Komplexes zur respiratorischen Rhythmogenese beitragen, v. a. in Bezug auf die Adaptation an Situationen mit erhöhtem metabolischem Bedarf wie z. B. körperliche Belastung (Sheikhbahaei et al. 2018).

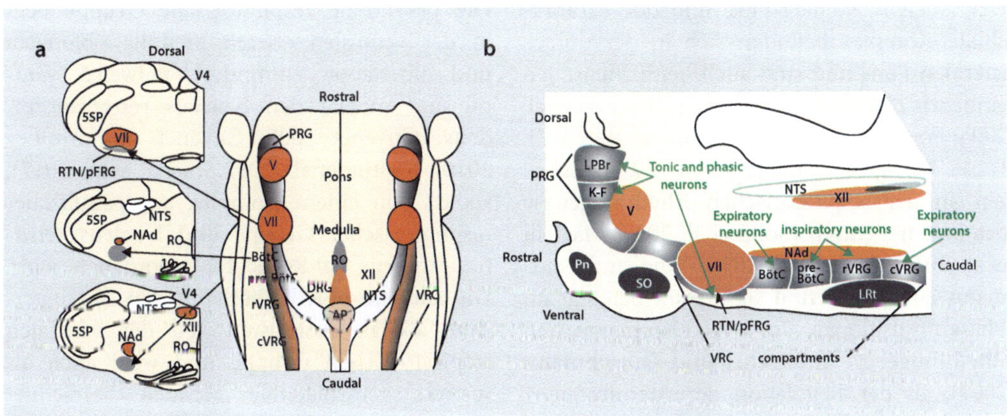

◘ **Abb. 3.2** Neuroanatomie der Atemregulation in der Pons und der Medulla oblongata (Aus: Smith et al. 2013, mit freundl. Genehmigung). Gehirn der Ratte mit Hirnstammschnitten. **a** transversal in mehreren Ebenen (*links*) und koronar (*rechts*) sowie **b** sagittal paramedian. *RTN/pFRG* Nucleus retrotrapezoideus/Parafaziale respiratorische Gruppe, *BötC* Bötzinger-Komplex, *pre BötC* Prä-Bötzinger-Komplex, *rVRG* rostrale ventrale respiratorische Gruppe, *cVRG* kaudale ventrale respiratorische Gruppe, *NTS* Nucleus tractus solitarius, *K-F* Nucleus Kölliker-Fuse, *LPBr* laterale parabrachiale Region als Teil des Parabrachialis-Komplexes, *V* motorischer Kern des N. trigeminus, *VII* motorischer Kern des N. fazialis, *XII* motorischer Kern des N. hypoglossus, *SO, IO* Nucleus olivaris superior und inferior, *NAd* dorsaler Anteil des Nucleus ambiguus, *V4* 4. Ventrikel, *VRC* ventrale respiratorische Gruppe

3.1.2 Anatomie

Das Atemzentrum ist nach aktuellem Verständnis in der Medulla oblongata und in der Pons lokalisiert (Ikeda et al. 2017; Jenkin et al. 2017; Zuperku et al. 2017; Barnett et al. 2018).

3.1.2.1 Pons und Medulla oblongata

In Pons und Medulla oblongata sind folgende an der Atemregulation beteiligte Strukturen identifiziert worden (◘ Abb. 3.2):

- Nucleus Kölliker-Fuse und Parabrachialis-Komplex (KF-PB) in der Pons,
- der Komplex aus parafazialer respiratorischer Gruppe und Nucleus retrotrapezoideus, die ventrale respiratorische Gruppe und der Nucleus tractus solitarius in der Medulla oblongata (Ikeda et al. 2017).

3.1.2.2 Nucleus Kölliker-Fuse und Parabrachialis-Komplex (KF-PB)

Der Nucleus Kölliker-Fuse und der Parabrachialis-Komplex befinden sich in der dorsolateralen Pons und sind auch beim Menschen eindeutig charakterisiert worden (Lavezzi et al. 2004; Yokota et al. 2015; Ikeda et al. 2017). Diese Kerngebiete interagieren mit medullären an der respiratorischen Rhythmogenese beteiligten Zentren (Song et al. 2012; Martelli et al. 2013; Ikeda et al. 2017; Yang und Feldmann 2018) und sind signifikant beteiligt an Phasentransitionen in der respiratorischen Rhythmogenese (Mörschel und Dutschmann 2009), an der Regulation der Atemfrequenz und der Koordination der Atmung mit dem Schlucken.

Der **Nucleus Kölliker-Fuse** interagiert außerdem mit dem Nucleus retrotrapezoideus als wichtigem Gebiet der zentralen Chemozeption und ist an der Umschaltung von der inspiratorischen zur postinspiratorischen Phase sowie wahrscheinlich bei gesteigertem Atemantrieb auch an der Umschaltung von der postinspiratorischen zur spätexspiratorischen Phase beteiligt (Dutschmann und Herbert 2006; Silva et al. 2016a; Jenkin et al. 2017; Barnett et al. 2018). Außerdem gibt es Hinweise, dass der Nucleus Kölliker-Fuse die Variabilität des Atemrhythmus reguliert (Dhingra et al. 2017).

Der **Parabrachialis-Komplex** spielt eine Schlüsselrolle in der Kontrolle der Atemfrequenz über Veränderungen der Exspirationsdauer (Zuperku et al. 2017). Des Weiteren spielen der Nucleus Kölliker-Fuse und der Parabrachialis-Komplex eine Rolle in der Koordination von Atmung und Schlucken (Bautista und Dutschmann 2014; Bonis et al. 2011; Bonis et al. 2013; Browaldh et al. 2016; Ikeda et al. 2017). Dabei beeinflusst der Nucleus Kölliker-Fuse den laryngealen Verschluss, den Tonus der oberen Atemwege und das Schlucken (Browaldh 2016).

3.1.2.3 Parafaziale respiratorische Gruppe/Nucleus retrotrapezoideus (pFRG/RTN)

Die parafaziale respiratorische Gruppe liegt in der ventralen oberen Medulla oblongata und überlappt zumindest teilweise ventral und medial den Nucleus retrotrapezoideus (Guyenet 2008; Guyenet und Mulkey 2010; Boutin et al. 2017; Ikeda et al. 2017), sodass von einem Komplex aus parafazialer respiratorischer Gruppe und Nucleus retrotrapezoideus (pFRG/RTN) gesprochen wird. Die kaudale pFRG überlappt den Bötzinger-Komplex als rostralsten Teil der ventralen respiratorischen Gruppe und wird auch als rostrale ventrolaterale Medulla bezeichnet (Ikeda et al. 2017). Der pFRG wird in aktuellen Modellen eine wichtige Rolle in der Generierung des Atemrhythmus und eine wichtige Rolle bei der Generierung der aktiven Exspiration zugeschrieben (Ikeda et al. 2017; Anderson und Ramirez 2017; Pisanski und Pagliardini 2018).

Die pFRG/RTN enthält vorwiegend präinspiratorische Neurone und dient als CO_2-sensitives Zentrum (Guyenet et al. 2012;

Takakura et al. 2013; Guyenet und Bayliss 2015; Moreira et al. 2016; Guyenet et al. 2016; Ikeda et al. 2017). Die beim Menschen noch nicht abschließend lokalisierten (Moreira et al. 2016) Neurone des RTN projizieren auf den Nucleus tractus solitarius und die gesamte ventrale respiratorische Gruppe (Rosin et al. 2006). Der RTN reguliert CO_2-abhängig den Atemwegswiderstand, die Atemtiefe sowie im ruhigen Wachzustand und im Non-REM-Schlaf auch die Atemfrequenz (Burke et al. 2015; Guyenet et al. 2016) und ist in ein Feedback-System mit dem Glomus caroticum eingebunden, welches den $paCO_2$ möglichst konstant hält (Guyenet et al. 2016, 2017).

Bei Mäusen führte eine Mutation im Paired-like homebox 2B *(PHOX2B)*-Gen schon in der Stunde nach Geburt zum Tod in zentraler Hypoventilation und es konnte bei Mäusen mit *PHOX2B*-Mutation eine massive Reduktion der Neurone des RTN nachgewiesen werden. Beim Menschen ist *PHOX2B* das krankheitsdefinierende Gen des primären zentralen Hypoventilationssyndroms („Undine-Syndrom") (Amiel et al. 2009; Moreira et al. 2016; Di Lascio et al. 2018). Das Fehlen von Neuronen des RTN liegt wahrscheinlich dem kongenitalen Hypoventilationssyndrom zugrunde (Guyenet et al. 2016). Entwicklungsstörungen des Nucleus retrotrapezoideus wurden in einer Studie auch bei 71 % der Fälle von plötzlichem unerklärtem intrauterinem Tod (SIUD) und plötzlichem Kindstod (SIDS) nachgewiesen, was wiederum auf die gestörte Chemorezeption zurückzuführen sein könnte (Lavezzi et al. 2012).

3.1.2.4 Ventrale respiratorische Gruppe (VRG) und Nucleus retroambigualis

Die Neuronen der bilateral angelegten ventralen respiratorischen Gruppe (VRG) erstrecken sich über fast die gesamte Länge der ventralen Medulla oblongata. Der **VRG** besteht von rostral nach kaudal aus: Bötzinger-Komplex (Bötc), Prä-Bötzinger-Komplex (Prä-Bötc), rostraler VRG und kaudaler VRG. Enge räumliche Beziehung zur VRG haben der **Nucleus ambiguus** und der **Nucleus retroambigualis** (Rybak et al. 2007; Smith et al. 2013). Die VRG hat eine essenzielle Rolle für die respiratorischen Rhythmogenese (Ikeda et al. 2017; Anderson und Ramirez 2017) und für die Generierung des motorischen Musters des Hustenreflexes (Mutolo 2017). Die VRG enthält exzitatorische und inhibitorische Neuronenpopulationen und verfügt über umfangreiche Afferenzen aus mit respiratorischer Aktivität verbundenen Hirnstammregionen inklusive der kontralateralen VRG und Nucleus tractus solitarius, aber auch von sensorischem und motorischem Kortex, Basalganglien, Zerebellum und Hypothalamus (Smith et al. 2013; Koshiya et al. 2014; Ikeda et al. 2017). Über prämotorische Netzwerke ist die VRG mit kranialen und spinalen Motoneuronen verbunden. Es finden sich vorwiegend inspiratorisch aktive Neurone im Prä-Bötzinger-Komplex und in der rostralen VRG sowie vorwiegend expiratorisch aktive Neurone im Bötzinger-Komplex und in der kaudalen VRG (Smith et al. 2013). Die kaudale VRG und wahrscheinlich auch der Bötzinger-Komplex sind am Hustenreflex beteiligt (Poliacek et al. 2008; Mutolo 2017).

Der **Prä-Bötzinger-Komplex** wurde vorwiegend bei Nagetieren, aber auch humanpathologisch beforscht (Schwarzacher et al. 2011). Der Prä-Bötzinger-Komplex hat eine zentrale Rolle in der respiratorischen Rhythmogenese (Balanyi et al. 2010; Anderson und Ramirez 2017; Ikeda et al. 2017; Baertsch et al. 2018; Vann et al. 2018) und Synchronisierung bilateraler Zwerchfellbewegungen (Wu et al. 2017) und verfügt über eine außerordentlich hohe Konnektivität: Er erhält Afferenzen aus anderen für die Atemregulation bedeutsamen Arealen in Pons und Medulla oblongata und projiziert zum kontralateralen Prä-Bötzinger-Komplex, zu bilateralen für die Atemregulation bedeutsamen medullären Arealen, des Weiteren zu Parabrachialis-Komplex, Nucleus Kölliker-Fuse, periaquäduktalem Grau, Hypothalamus und Thalamus (Bochorishvili et al. 2012; Koshiya et al. 2014;

Ikeda et al. 2017; Yang und Feldmann 2018). Wird er bei Ratten einseitig zerstört, kann der Atemrhythmus im Wachzustand noch aufrechterhalten werden, während es im Schlaf zu einer schwerwiegenden Störung der Atemregulation mit ca. 37 Apnoen und Hypopnoen pro Stunde kommt (McKay und Feldmann 2008).

Der **Nucleus retroambiguus** vermittelt – unter Kontrolle des mesenzephalen periaquäduktalen Graus und anderer höherer Hirnregionen – über prämotorische Interneurone Anpassungen der eupnoeischen Atmung an besondere Bedingungen wie Stimmbildungen, Niesen, Husten und Erbrechen (Subramanian und Holstege 2009; Subramanian et al. 2017).

3.1.2.5 Nucleus tractus solitarius

Auf Neurone des **Nucleus tractus solitarius** (NTS) in der dorsalen Medulla oblongata konvergieren alle Eingänge peripherer mit der Atmung befasster Mechano- und Chemosensoren und kommuniziert die Information an respiratorische Neurone in der Pons und der Medulla oblongata (Kubin et al. 2006; Alheid et al. 2011; Zoccal et al. 2014). Neurone des Nucleus tractus solitarii spielen eine essenzielle Rolle bei der Koordination respiratorischer mit sympathischen Antworten auf periphere kardiovaskuläre und pulmonale Eingänge wie Barozeptoren, pulmonale Dehnungsrezeptoren und periphere Chemosensoren (Zoccal et al. 2014). Des Weiteren wird im Nucleus tractus solitarius das sequenzielle pharyngeale Schlucken generiert (Bolser et al. 2015). Synaptische Interaktionen zwischen Nucleus tractus solitarii und Nucleus Kölliker-Fuse, der die laryngeale Adduktion und damit einen Schutz vor Aspiration vermittelt, vermitteln die Koordination von Atmung und Schlucken (Bautista und Dutschman 2014). Des Weiteren sind Neurone des kaudalen Nucleus tractus solitarii in die Modulation des Hustenreflexes eingebunden (Mutolo et al. 2014; Mutolo 2017; Cinelli et al. 2018). Überdies konnte bei Mäusen nachgewiesen werden, dass eine Zerstörung der *PHOX2B*-exprimierende Zellen des Nucleus tractus solitarius zu einer gestörten Atemantwort auf Kohlendioxid mit Abfall des Atemzugvolumens führt (Fu et al. 2017).

3.1.2.6 Weitere Regionen in Hirn und Rückenmark

Willkürliche Einflüsse auf das Atemmuster werden durch Afferenzen des **Kortex** vermittelt (Pape et al. 2014). Mittels fMRT konnte gezeigt werden, dass in die bewusste Kontrolle der Atmung der motorische, der supplementär-motorischer und der prämotorische Kortex eingebunden sind. Weiterhin können im Zusammenhang mit der bewussten Kontrolle der Atmung der anteriore und laterale insuläre Kortex, der Gyrus frontalis medius und das Striatum aktiviert werden (Evans et al. 1999; Critchlex et al. 2015). Außerdem integriert der präfrontale Kortex sensorische Informationen und kommuniziert diese an subkortikale Strukturen wie Hypothalamus und Amygdala sowie schlussendlich an das mesenzephale periaquäduktale Grau, welches wiederum den eupnoeischen Atemrhythmus den für das basale Überleben erforderlichen Bedürfnissen anpasst. Das mesenzephale periaquäduktale Grau kontrolliert u. a. Stimmproduktion, Husten, Niesen und Erbrechen über starke Projektionen zum Nucleus retroambiguus (Subramanian und Holstege 2014; Holstege 2014). An der Atemregulation ist auch das limbische System beteiligt (Bordoni et al. 2016; Horn und Waldron 1997).

Bei Menschen konnte unter Bedingungen der invasiven EEG-Ableitung und Elektrostimulation nachgewiesen werden, dass Amygdala und Hippocampus symptomatogene Zonen für apnoeische epileptische Anfälle sind und somit als Orte limbischer Kontrolle über die Respiration in Frage kommen (Dlouthy et a. 2015; Lacuey et al. 2017; Nobis et al. 2018). Tierexperimentelle Daten zeigen des Weiteren eine Modulation der hypoxischen Atemantwort durch hypothalamische

Neurone (Horn und Waldrop 1997; Corcoran et al. 2015; Zafar et al. 2018a, b; Fukushi et al. 2018). Auch zerebelläre Kerngebiete (Lutherer et al. 1989; Xu und Frazier 1995, 2002) sind an der Atemregulation beteiligt. Einige Regionen der medullären Raphe üben wahrscheinlich aktivierende Einflüsse auf die Atmung aus (Guyenet und Bayliss 2015). Zudem wurde tierexperimentell die hochzervikale respiratorische Gruppe mit auf respiratorische und metabolische Azidose sensitiven Interneuronen und Motoneuronen im Vorderhorn des zervikalen Myelons vom spinomedullären Übergang bis Segment C2 nachgewiesen (Oku et al. 2007; Ikeda et al. 2017).

Überdies konnte im Mausmodell gezeigt werden, dass die neokortikale neuronale Aktivität durch den respiratorischen Rhythmus beeinflusst wird, und es konnten Projektionen vom Prä-Bötzinger-Komplex zu noradrenergen Neuronen im Locus coeruleus nachgewiesen werden, welcher wiederum über dichte exzitatorische Projektionen zum Großteil des zerebralen Kortex verfügt und an kortikaler Aktivierung (Arousal), Aufmerksamkeit und Panik beteiligt ist. Somit könnte die Atmung nicht nur der Kontrolle übergeordneter Hirnareale unterworfen sein, sondern auch selbst die Funktion übergeordneter Hirnareale erheblich beeinflussen (Oken et al. 2006; Samuels und Szabadi 2008; Heck et al. 2016; Yackle et al. 2017).

3.1.2.7 Zentrale Rezeptoren

Die zentrale Chemorezeption für CO_2/H^+ ist am besten charakterisiert in Neuronen des Nucleus retrotrapezoideus (RTN), die wahrscheinlich die wichtigsten zentralen Chemozeptoren sind (Kumar et al. 2015; Guyenet und Bayliss 2015; Silva et al. 2016b; Guyenet et al. 2016; Souza et al. 2018). Des Weiteren wird diskutiert, dass die Raphékerne Raphé magnus und Raphé obscurus, der Nucleus tractus solitarius, der Locus coeruleus, der Prä-Bötzinger-Komplex, der Nucleus fastigialis und der Hypothalamus Chemorezeptoren enthalten könnten (Nattie und Li 2012; Teran et al. 2014; Guyenet und Bayliss 2015; Chowdhuri et al. 2017). Die Neurone des RTN sind für H^+-Ionen sensitiv, und ihre Aktivität wird durch Astrozyten moduliert (Guyenet et al. 2016; León et al. 2016; Sobrinho et al. 2017).

3.1.2.8 Periphere Rezeptoren

Sauerstoffempfindliche Sensoren im Glomus caroticum und Glomus aorticum

Die erste Gruppe peripherer, für die Atemregulation relevanter Sensoren, sind für den O_2-Partialdruck im arteriellen Blut sensible Chemorezeptoren im **Glomus caroticum** und **Glomus aorticum.** Das beim Menschen wichtigere Glomus caroticum liegt in der Karotisbifurkation. Über Afferenzen des **N. glossopharyngeus** gelangt die Informationen über den O_2-Partialdruck zum **Nucleus tractus solitarius** (Pape et al. 2014).

Sensible Innervation von Lunge und Thorax

Sensorische Informationen gelangen von den extrathorakalen Atemwegen über den **N. glosspharyngeus** und von den intrathorakalen Atemwegen und der Pleura über den **N. vagus** zum **Nucleus tractus solitarius.** Beiden Rezeptoren des Tracheobronchialsystems können elektrophysiologisch folgende Klassen unterschieden werden:

- langsam adaptierende Dehnungsrezeptoren,
- schnell adaptierende Dehnungsrezeptoren,
- C-Fasern-Rezeptoren (Dinh 2006; Kubin et al. 2006; Pape et al. 2014)

Zusätzlich dienen Informationen aus Propriozeptoren der Muskulatur und der Thoraxwand der Tonusregulation der Atemmuskulatur (Pape et al. 2014).

3

Hering-Breuer-Reflex

Der Hering-Breuer-Reflex ist kein Teil der normalen Atemregulation, sondern ein bei tiefer Inspiration (ab ca. 1 l) eintretender Schutzmechanismus vor Überdehnung des Lungenvolumens (Hamilton et al. 1988). Auslösender Reiz ist die Dehnung der Lunge während der Inspiration. Ab einem definierten Dehnungsgrad findet über Projektionen langsam adaptierender Dehnungsrezeptoren auf den Nucleus tractus solitarii, von dem aus wiederum Projektionen auf die ipsilaterale VRC und die KF-PB erfolgen, eine Hemmung der Inspiration und Verlängerung der Exspiration statt (Kubin et al. 2006; Dutschmann et al. 2014). Nach Yu (2016) ist allerdings eine multisensorische Auslösung des Hering-Breuer-Reflexes mit zusätzlicher Beteiligung deflationsaktivierter Sensoren möglich.

3.1.3 Physiologie und Pathophysiologie der Regulation von paO_2, $paCO_2$ und pH

Ziel der physiologischen Regulationsprozesse ist das Aufrechterhalten konstanter Werte für paO_2, $paCO_2$ und pH trotz variabler Rahmenbedingungen wie z. B. körperlicher Belastung, Infektionen oder Höhenadaptation.

3.1.3.1 Regulation des $paCO_2$

Der primäre Stimulus für den Atemantrieb ist der $paCO_2$. Bei steigenden $paCO_2$-Werten kommt es zu einem gesteigerten Atemantrieb und damit einer Erhöhung des Atemminutenvolumens. Dieser Vorgang kann experimentell dargestellt werden: Durch Beimischung von Kohlendioxid in die Einatemluft gesunder Probanden kann die **CO_2-Antwortkurve** (■ Abb. 3.3) generiert werden. Die Zunahme des Atemminutenvolumens beträgt bei hoher interindividueller Variabilität ca. 2–3 l/min pro mmHg (Larsen und Ziegenfuß 2013). Im Schlaf, bei COPD und bei neuromuskulären Erkrankungen tritt eine Abflachung und somit eine Verminderung des CO_2-bedingten Atemantriebs auf (Meurice et al. 1995; Annane et al. 1999; Browne et al. 2003). Auch Patienten mit Hirnstamminfarkten zeigen eine verminderte CO_2-Atemantwort (Schäfer et al. 1996).

3.1.3.2 Regulation des paO_2

Unter Hypoxämie-Bedingungen kommt es ab ca. 50 mmHg zu einer exponenziellen Steigerung des Atemantriebs und damit der Ventilation. Kommt es infolge der gesteigerten Ventilation zu einer Hypokapnie, nimmt der Atemantrieb wieder ab (Larsen und Ziegenfuß 2013).

> **Bei Patienten mit reduziertem $paCO_2$-getriggertem Atemantrieb aufgrund von chronischer Hyperkapnie (z. B. bei COPD, neuromuskulärer Erkrankung oder zentralem Hypoventilationssyndrom) ist der hypoxische Atemantrieb überwiegend. Wird dieser durch O_2-Gabe reduziert, kommt es zur akuten Hypoventilation bis zur lebensbedrohlichen Apnoe (Pape et al. 2014).**

3.1.4 Das normale und das abnorme Atemmuster

Bevor die normalen und abnormalen Atemmuster beschrieben werden, soll auf grundsätzliche Probleme bei der Diagnostik von Störungen des Atemmusters – insbesondere bei schwer neurologisch erkrankten Patienten – hingewiesen werden:

1. **Keine quantifizierbaren diagnostische Kriterien außerhalb der Schlafmedizin**
   Für die Diagnostik schlafbezogener Atmungsstörungen existieren in der Schlafmedizin exakte Definitionen. **Polygraphie** und **Polysomnographie** dienen der diagnostischen Sicherung, Quantifizierung und Einordnung von zentralen, obstruktiven und gemischten Apnoen sowie der Erfassung von Hypopnoen

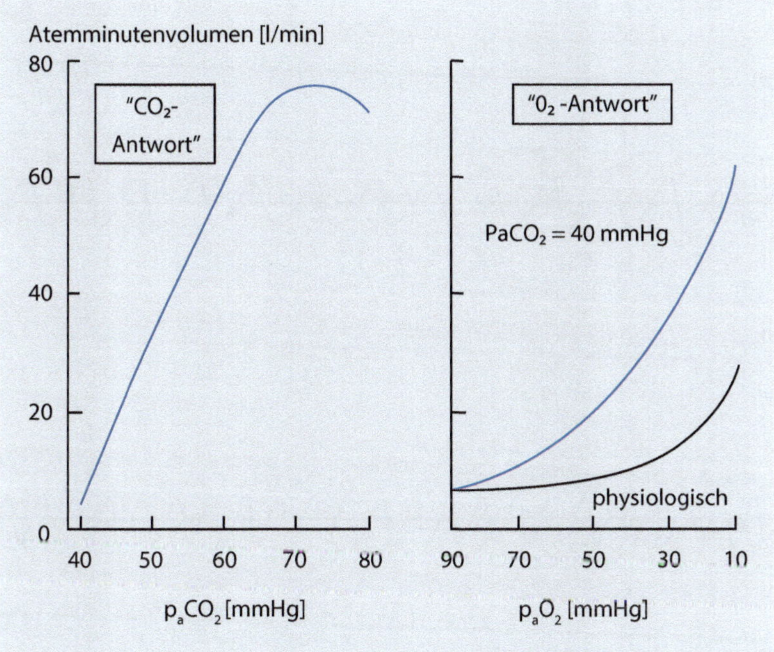

Abb. 3.3 Chemische Regulation der Atmung. Antwort der Ventilation auf Änderungen des arteriellen pCO_2 und des arteriellen pO_2. *Blaue Linie:* physiologische Antwortkurve, *schwarze Linie:* Antwortkurve bei konstantem alveolärem pCO_2. (Mod. nach: Larsen R, Ziegenfuß T (2013) Beatmung: Indikationen – Techniken – Krankheitsbilder. Springer, Heidelberg Berlin)

und der Cheyne-Stokes-Atmung (Berry et al. 2012). Diese Verfahren können aber auch den Verdacht auf schwerwiegendere Störungen des Atemmusters wie die Biot-Atmung und auf im Wachzustand bestehende Störungen erhärten. Obwohl abnorme Atemmuster schon seit langem aus der Klinik und aus Tierexperimenten bekannt sind, werden uneinheitliche und nicht quantifizierte Definitionen verwendet (Lumsden 1923; Wijdicks 2007; Whited und Graham 2017). Zudem liegen über den zeitlichen Verlauf schwerwiegender Atmungsstörungen nach Schädigung des Gehirns kaum wissenschaftlich gesicherte Erkenntnisse vor.

2. **Messtechnische Probleme**
   Bei schwer neurologisch Erkrankten sind die Polygraphie und die Polysomnographie schwierig einzusetzen, da sie mit einer Beatmungstherapie, einem Atemwegsinterface (Trachealkanüle, Maske) oder dem klinischen Zustand des Patienten (Unruhe, Kreislaufinstabilität) interferieren. Bei der Anwendung der **Polygraphie** bei trachealkanülierten Patienten muss zum Anschluss des Flusssensors ein Adapter verwendet werden, der nicht für alle Polygraphiegeräte verfügbar ist.

Die folgenden Atemmuster sind in der Literatur beschrieben worden (Abb. 3.4; Lumsden 1923; Wijdicks 2007; Bullock und Hales 2012; Whited und Graham 2017):

3.1.4.1 Eupnoe

Die Ruheatmung gesunder Erwachsener hat eine Frequenz von 12–20/min und nimmt mit dem Alter zu. Das Verhältnis von Inspirationszeit zu Exspirationszeit beträgt 1:1,5 bis 1:2 (Abb. 3.4a; Bullock und Hales 2012).

3

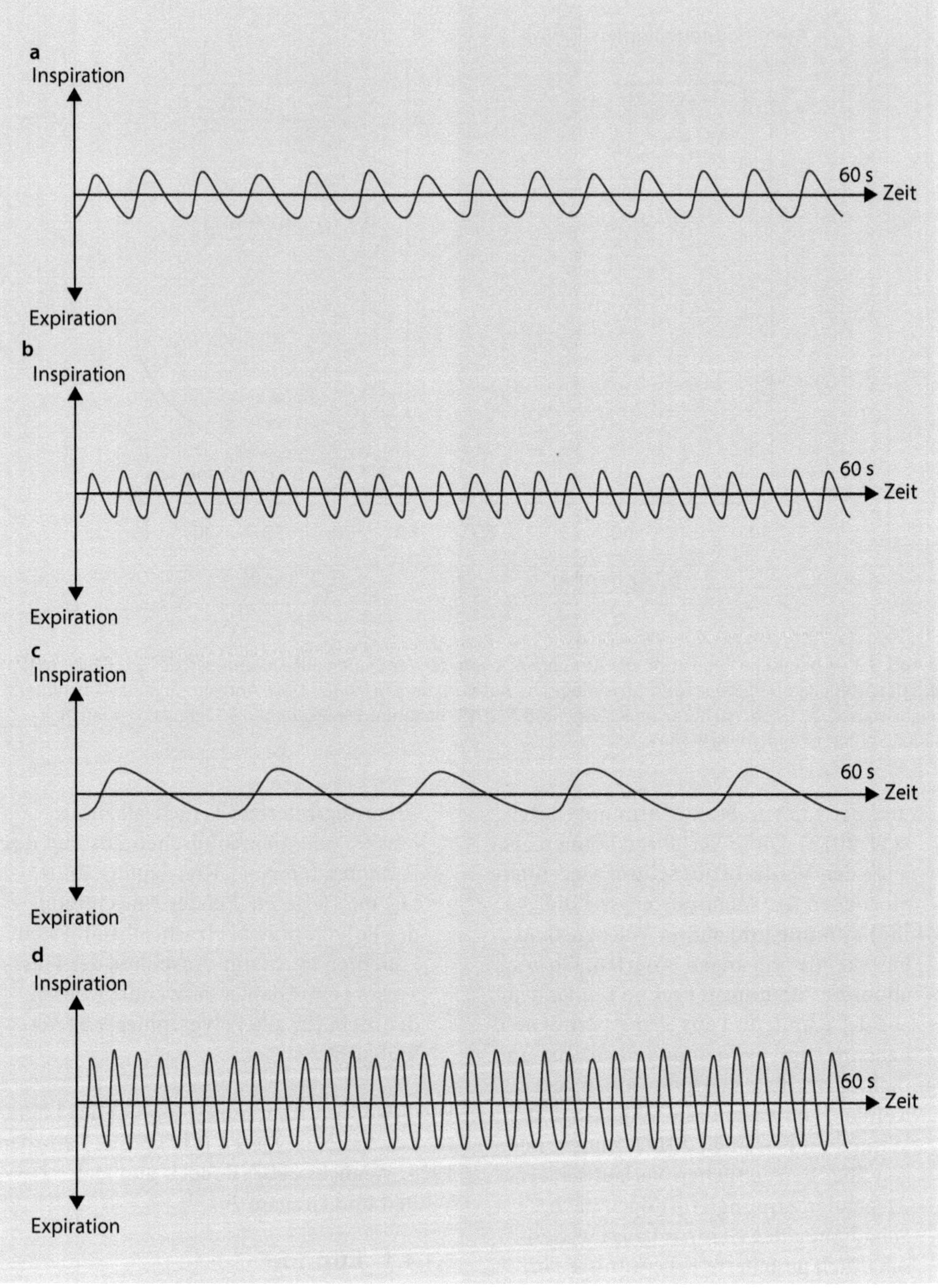

Abb. 3.4 Atemmuster. **a** Eupnoe, **b** Tachypnoe, **c** Bradypnoe, **d** Kussmaul-Atmung, **e** Apnoe und Hypopnoe, **f** Cheyne-Stokes-Atmung, **g** Biot-Atmung, ataktische Atmung und Cluster-Atmung, **h** apneustische Atmung

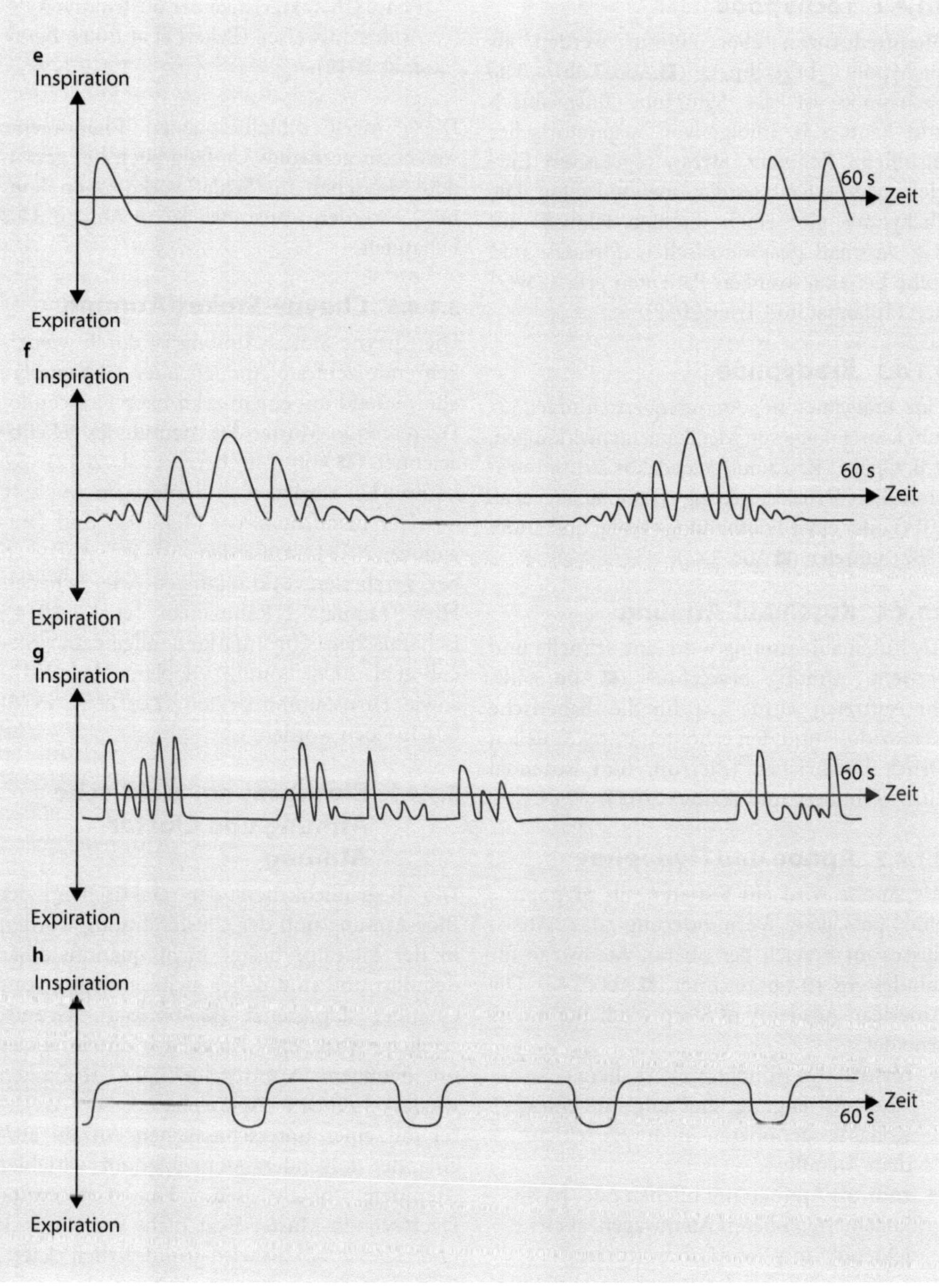

Abb. 3.4 (Fortsetzung)

3

3.1.4.2 Tachypnoe

Atemfrequenzen über 20/min werden als Tachypnoe bezeichnet (◘ Abb. 3.4b). Die Tachypnoe ist als Symptom unspezifisch und kann z. B. infolge von respiratorischer Insuffienz, Schmerz, Stress, vegetativen Entgleisungen oder Intoxikationen auftreten. Die Tachypnoe gibt einen direkten Hinweis auf das Ausmaß respiratorischen Stresses und sollte bei akut kranken Patienten erfasst werden (Tulaimat und Trick 2017).

3.1.4.3 Bradypnoe

Eine Bradypnoe mit Atemfrequenzen unter 12/min kann infolge von Medikamentenwirkungen, z. B. Opiate (Karcz und Papadakos 2013), intrakranieller Drucksteigerung (Rahmanian et al. 2014) oder einer Ponsblutung (Wong und Duffy 1982) auftreten (◘ Abb. 3.4c).

3.1.4.4 Kussmaul-Atmung

Als Kussmaul-Atmung wird eine schnelle und vertiefte Atmung bezeichnet (◘ Abb. 3.4d). Ihr Auftreten wurde u. a. für die diabetische Ketoazidose und den erhöhten intrakraniellen Druck beschrieben (Bjerrum und Rosendal 2015; Rehnberg und Walters 2017).

3.1.4.5 Apnoe und Hypopnoe

Als Apnoe wird ein Sistieren, als Hypopnoe eine passagere Verminderung des Atemflusses im Bereich der oberen Atemwege für mindestens 10 s bezeichnet (◘ Abb. 3.4e). Die American Academy of Sleep Medicine unterscheidet:

- **obstruktive Apnoen** mit erhaltener Atemanstrengung, aber aufgrund eines Kollapses der oberen Atemwege fehlendem Atemfluss,
- **zentrale Apnoen** mit offenen oder passiv kollabierten oberen Atemwegen, aber fehlender inspiratorischer Atmungsanstrengung und damit fehlender effektiver Ventilation,
- **gemischte Apnoen,** die als zentrale Apnoen beginnen und in der zweiten Phase Charakteristika der obstruktiven Apnoe aufweisen (Eckert et al. 2009; Berry et al. 2012).

Diese meist schlafbezogenen Phänomene, welche in geringem Umfang auch bei gesunden Menschen im Schlaf vorkommen können, werden ausführlich ► Abschn. 3.2.2 behandelt.

3.1.4.6 Cheyne-Stokes-Atmung

Die Cheyne-Stokes-Atmung ist durch wiederkehrende zentrale Apnoen oder Hypopnoen, alternierend mit einem zyklischen Crescendo-Decrescendo-Muster des Atemflusses gekennzeichnet (◘ Abb. 3.4f; Berry et al. 2012). Sie kommt bei kardialen Erkrankungen wie z. B. der Herzinsuffizienz vor (Terziyski und Draganova 2018). Außerdem ist ihr Auftreten bei zerebralen Erkrankungen wie Schädel-Hirn-Traumata (Rahmanian et al. 2014), ischämischen Hirninfarkten allgemein (Siccoli et al. 2008; Bonnin-Vilaplana et al. 2012) sowie Hirnstamminfarkten (Lee et al. 1976) beschrieben worden.

3.1.4.7 Biot-Atmung, ataktische Atmung und Cluster-Atmung

Die Begrifflichkeiten der ataktischen, der Biot-Atmung und der Clusteratmung wurden in der Literatur bisher nicht quantifizierbar definiert und sind daher nicht eindeutig voneinander abgegrenzt (◘ Abb. 3.4g). Grundsätzlich wird ein irreguläres Atemmuster mit häufigen, in unregelmäßigen Abständen wiederkehrenden Apnoephasen im Wechsel mit einer unterschiedlichen Anzahl aufeinander folgender Atemzüge mit variabler Atemtiefe beschrieben. Ein Crescendo-Decrescendo-Muster liegt nicht vor (Bullock und Hales 2012). Es wird grundsätzlich akzeptiert, dass dieser Atemtyp bei neurologischen Erkrankungen auftritt, jedoch ist die wissenschaftliche Datenlage nicht ausreichend (Rahmanian et al. 2014; Wijdicks 2007).

3.1.4.8 Apneustische Atmung

Die apneustische Atmung ist eine sehr seltene Störung des Atemmusters mit pathologisch verlängerter Pause in voller Inspiration (◘ Abb. 3.4h) (Stella 1938). Ihr Auftreten wurde bei bilateralen pontinen Infarkten beschrieben (Stewart et al. 1996).

3.2 Atmung und Schlaf

Martin Groß und Nahid Hassanpour

> Sleep remains one of the most mysterious yet ubiquitous animal behaviors. (Scammel et al. 2017)

Schlaf ist der letzte wichtige physiologische Prozess, über dessen Funktion es keinen Konsens gibt (Krueger et al. 2016; Nunn et al. 2016). Zirkadiane Rhythmen, Schlaf, Arousal und Atemregulation weisen komplexe und klinisch bedeutsame Interaktionen auf. Die Kenntnis dieser Interaktionen ist bedeutsam für das Verständnis der Atemregulation und der Auswirkungen neurologischer Erkrankungen auf die Atmung.

In diesem Kapitel werden zunächst die Grundbegriffe „zirkadiane Rhythmen", „Schlaf" und „Arousal" erläutert und anschließend deren Beziehung zur Atemregulation diskutiert.

3.2.1 Zirkadiane Rhythmen

> Zirkadiane Rhythmen sind autonome, innere, tägliche zeitgebundene Mechanismen, welche dem Organismus helfen, sich an externe zirkadiane Rhythmen anzupassen. (Wijnen und Young 2006)

Die evolutionäre Grundlage der zirkadianen Rhythmen ist die Rotation der Erde um die Sonne und der damit verbundene Wechsel des Lichts des Tags und der Dunkelheit der Nacht. Zirkadiane Rhythmen können von Einzellern wie z. B. Cyanobakterien über Pflanzen bis hin zum Menschen nachgewiesen werde (Mihalcescu et al. 2004; Bell-Pedersen et al. 2005; Wijnen und Young 2006; Bhadra et al. 2017; Fisk et al. 2018). Die der inneren Uhr zugrundeliegenden genetischen Regelkreise der inneren Uhr sind speziesübergreifend erhalten geblieben, auch wenn sich individuelle Komponenten unterscheiden, sodass von einer tiefen evolutionären Verankerung ausgegangen werden kann. Die zirkadianen Schrittmacher sind zwar zu einer ungefähren Messung der Zeit in der Lage, benötigen aber eine Synchronisation mit der Umwelt, deren wichtigster Faktor das Licht ist (Bhadra et al. 2017).

3.2.2 Schlaf

Schlaf ist behavioral definiert als ein reversibler Zustand reduzierter Reagibilität auf Sinnesreize und reduzierter Bewegung (Allada und Siegel 2008; Siegel 2008; Cirelli und Tonnoni 2008). Als weiteres Kriterium wird genannt, dass der Schlaf homöostatisch reguliert wird und somit ein Schlafentzug einen Rebound erzeugt (Siegel 2008). Bei vielen Tierarten wie z. B. Nematoden, Bienen, Fliegen, Fischen, Nagetieren und Vögel während des Zugs wurden lebenslang bestehende Wechsel zwischen Schlaf und Wachzustand nachgewiesen (Eban-Rothschild et al. 2018). Umstritten ist allerdings, ob alle Tiere schlafen (Siegel 2008; Cirelli und Tonnoni 2008; Krueger et al. 2016, Zielinski et al. 2016)

Mittels EEG können bei den meisten Säugetieren und Vögeln Wachzustand und Schlafstadien eindeutig klassifiziert werden (Toth und Barghava 2013). Die Messung von Schlaf und Schlaftiefe beim Menschen erfolgt anhand EEG-basierter Kriterien, die von der American Academy of Sleep Medicine (AASM) festgelegt wurden. Die AASM (Berry et al. 2018) beschreibt 4 Schlafstadien: N1, N2, N3 und R, welche mittels EEG-Ableitungen der Polysomnographie ermittelt werden (◘ Tab. 3.1 und ► Kap. 16). Die Schlafstadien N1, N2 und N3

3

Tab. 3.1 Schlafstadien

Stadium	EEG-Rhythmus	EEG-Graphoelemente	Motorik
N1	Vorwiegend niedrigamplitudige 4–7 Hz-Mischaktivität	**Vertexwellen**: scharf konturierte Wellen mit Dauer <0,5 s und Maximum über der Zentralregion	Langsame Augenbewegungen mit initialer Auslenkung meist >0,5 s Amplitude des Kinn-EMG variabel, oft niedriger als im Wachzustand
N2	Vorwiegend niedrigamplitudige 4–7 Hz-Mischaktivität	**K-Komplexe**: negative scharfe Welle mit sofort folgender positiver Komponente und Dauer ≥0,5 s **Schlafspindeln**: Serie von Wellen mit einer Frequenz von 11–16 Hz, Dauer ≥0,5 s und meist Maximum über der Zentralregion	In der Regel keine Augenbewegungen, bei wenigen Personen Persistieren langsamer Augenbewegungen Amplitude des Kinn-EMG variabel, oft niedriger als im Wachzustand, manchmal so niedrig wie im Stadium R
N3	≥20 % langsame Wellen mit Frequenz 0,5–2 Hz und Amplitude >75 µV über der Frontalregion	K-Komplexe und Schlafspindeln möglich	In der Regel keine Augenbewegungen Amplitude des Kinn-EMG meist niedriger als im Stadium N2, manchmal so niedrig wie im Stadium R
R	Vorwiegend niedrigamplitudige 4–7 Hz-Mischaktivität ähnlich N1, bei einigen Personen mehr α-Aktivität als in N1	**Sägezahnwellen**: Serie scharf konturierter oder triangulär konfigurierter, oft sägezahnartiger Wellen mit einer Frequenz von 2–6 Hz, auf welche oft REM folgen K-Komplexe und Schlafspindel möglich	Konjugierte, schnelle, irreguläre Augenbewegungen mit initialer Auslenkung in der Regel <0,5 s (Rapid eye movements, REM) Amplitude des Kinn-EMG in der Regel niedriger als in anderen-Schlafstadien, nie höher

werden zum Non-REM-Schlaf (NREM) zusammengefasst, das Stadium R wiederum bezeichnet den Rapid-Eye-Movement-Schlaf (REM), in dem es zu schnellen Augenbewegungen kommt.

Die zeitliche Abfolge der erreichten Schlafstadien und ggf. des Wachzustands lässt sich visuell darstellen, was als Schlafprofil bezeichnet wird (◘ Abb. 3.5). Die Schlafstadien folgen einem geordneten Ablauf, welcher sich im Laufe des Lebens verändert.

3.2.2.1 Arousal

Das schlaffördernde System und das arousalfördernde System hemmen einander reziprok und „sind die zwei Säulen, die den inneren Prozess des Schlafs mit der Außenwelt verbinden (Halász et al. 2004)." Der Begriff „Arousal" beschreibt im allgemeinen Sinn den Grad der Vigilanz und Aufmerksamkeit im Wachzustand und im engeren Sinne bei Säugetieren den Grad der Wachheit und der damit verbundenen motorischen Aktivierung und Responsivität auf sensible Reize (De Lecea et al. 2012).

Zum Arousalsystem gehören:

- Hypokretin-Neurone in der posterioren Region des lateralen Hypothalamus und der histaminerge Nucleus tuberomammilaris im posterioren Hypothalamus,
- die serotoninergen dorsalen Raphekerne, der cholinerge Nucleus pedunculopontinus und der ebenfalls cholinerge Nucleus

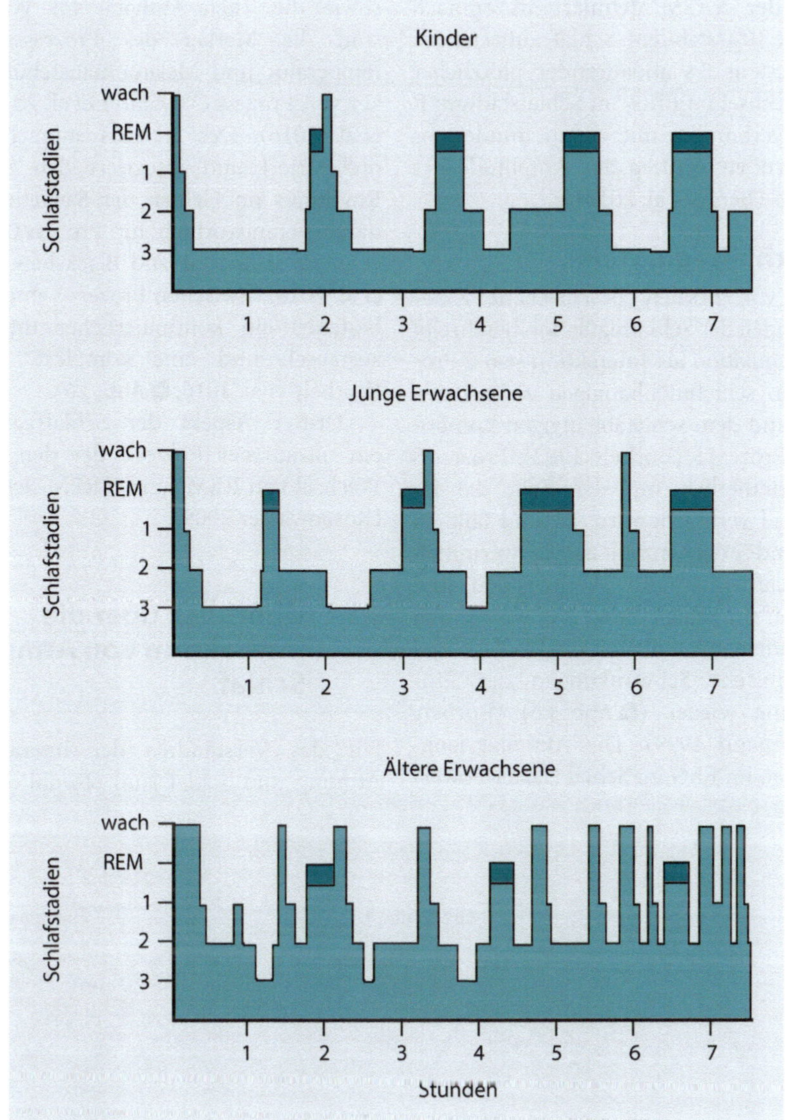

Abb. 3.5 Schlafprofil. (Mod. nach Chokroverty 2017)

tegmentalis posterolateralis im Mesenzephalon,

- die serotoninergen medianen Raphekerne, noradrenerge Neurone im Locus coeruleus, glutaminerge Neurone im Prä-Coeruleus-Areal und im Nucleus parabrachialis sowie Neuropeptid-S-Neurone in der Pons,
- serotoninerge Neurone in den kaudalen Raphekernen in der Medulla oblongata,
- cholinergicGABAerge, glutaminerge und cholinerge Neurone im basalen Vorderhirn (de Lecea et al. 2012; Edlow et al. 2012; Adori et al. 2015; Zielinski et al. 2016; Qui et al. 2016; de Cicco et al. 2017; Horner et al. 2017).

Das aus dem Schlaf heraus auftretende „Arousal" im engeren, schlafmedizinischen Sinne wird von der AASM definiert als einnach mindestens 10 s stabilem Schlaf auftretender und mindestens 3 s andauernder plötzlicher Frequenzwechsel im EEG, im Schlafstadium R zusätzlich verbunden mit einem mindestens 1 s andauernden Anstieg der Amplitude des Kinn-EMGs (Berry et al. 2018).

3.2.2.2 Schlafregulation

Das 1982 von Borbély beschriebene Zwei-Prozess-Modell der Schlafregulation beschreibt die Schlafregulation als Interaktion von 2 Prozessen, dem schlafunabhängigen zirkadianen Prozess C und dem schlafabhängigen homöostatischen Prozess S (Borbély 1982). Prozess S steigt kontinuierlich mit der Zeit, die im Wachzustand verbracht wird, an und fällt im Schlafzustand exponenziell ab. Er vermittelt die Einschlafneigung im Wachzustand und ihren Abbau im Schlaf. Prozess C wird durch einen zirkadianen Oszillator kontrolliert und gibt rhythmische Schwankungen der Einschlafneigung wieder (◘ Abb. 3.6) (Borbély und Achermann 1999). Die Aktivität langsamer Wellen im EEG im Schlaf (Delta-Power) sowie die Theta-Aktivität im Wachzustand sind die Marker des Prozess S, Körpertemperatur und Melatoninausschüttung Marker von Prozess C (Maurer et al. 2013; Borbély et al. 2016). Der Nucleus suprachiasmaticus orchestriert und integriert den zirkadianen Rhythmus im Gehirn der Säugetiere und ist damit verantwortlich für Prozess C (Mauerer et al. 2013; Bedont und Blackshaw 2015; Fisk et al. 2018). Zwischen Prozess S und Prozess C bestehen ein kontinuierlicher Informationsaustausch und eine komplexe Interaktion (Borbély et al. 2016; ◘ Abb. 3.6).

Dritter Aspekt der Schlafregulation ist ein ultradianer Prozess, der den zyklischen Wechsel von REM- und NREM-Schlaf steuert (Rosenwasser 2009).

3.2.3 Überblick über die Interaktion von Atmung und Schlaf

Für das Verständnis der Interaktion von Atmung und Schlaf sind sowohl Studien am

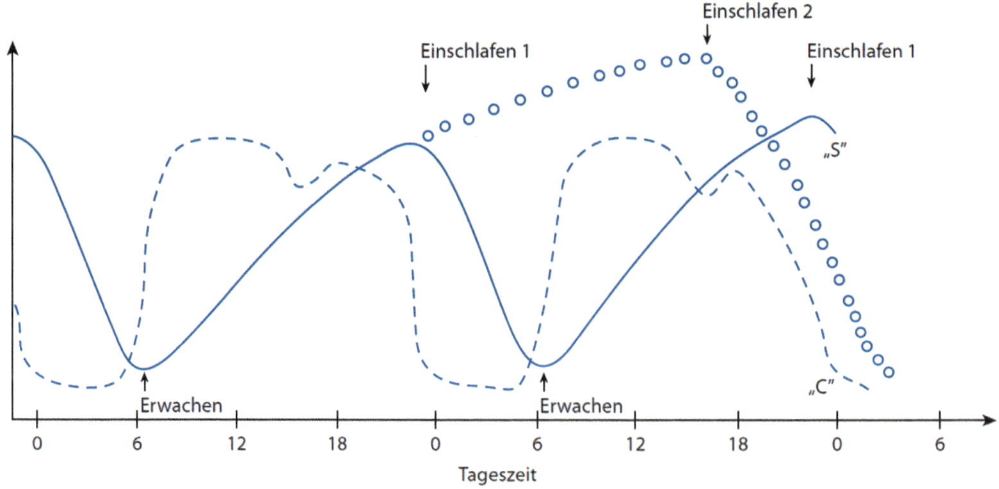

◘ **Abb. 3.6** Modell der Schlafregulation nach Borbély. *C:* Zirkadianer Grad der Wachheit. *S:* Endogener, in der Wachphase akkumulierender„Schlafstoff". Einschlafen erfolgt, wenn C niedrig und S hoch ist *(Einschlafen 1)*. Gepunktet: Verlauf von S, wenn eine Nacht nicht geschlafen wurde. Einschlafen dann typischerweise erst ab dem Nachmittag *(Einschlafen 2)* (Aus: Stuck BA, Mauerer T, Schlarb AA et al. (2018) Praxis der Schlafmedizin. Springer, Heidelberg Berlin)

Menschen als auch Tiermodelle von großer Bedeutung, deren Ergebnisse in die folgenden Abschnitte dieses Kapitels eingeflossen sind (Toth und Bhargava 2013). Viele Details zur Schlafregulation sind bisher unverstanden.

Der Schlaf führt gegenüber dem Wachzustand zu:

- einer Veränderung der Atemmechanik im Bereich der oberen Atemwege (► Kap. 16) und der Atempumpe (► Kap. 4) durch die liegende Position,
- einer Reduktion des Atemantriebs,
- einer Reduktion des Muskeltonus im Bereich der oberen Atemwege und der Atempumpe,
- Veränderungen des Atemmusters (Sowho et al. 2014; Rukhadze und Fenik 2018).

Der Einfluss des Schlafs auf Atemantrieb, Atemmuster und Muskeltonus ist schlafstadienabhängig (Orem und Kubin 2005).

3.2.3.1 Kohlendioxid, Sauerstoff und Ventilation

Der Anstieg des $paCO_2$ im Schlaf tritt bei normalen Individuen aufgrund eines reduzierten Atemantriebs, einer im Liegen verschlechterten Atemmechanik und eines verminderten Muskeltonus der Atempumpe auf (Brillante 2017).

Die hypoxische und die hyperkapnische Atemantwort sind im NREM-Schlaf gegenüber dem Wachzustand reduziert und am geringsten im REM-Schlaf (Douglas et al. 1982a, b; Spengler et al. 2000). Der $paCO_2$ steigt im Schlaf bis 3–7 mmHg über dem Wert im Wachzustand an (Choudary und Choudary 2009).

Das Atemminutenvolumen und das Tidalvolumen nehmen laut einigen Autoren vom Wachzustand über die Schlafstadien N2 und N3 bis zum REM-Schlaf (Stradling et al. 1985) bzw. vom NREM-Schlaf zum REM-Schlaf (Douglas et al. 1982c) ab. Allerdings zeigten andere Studien, davon eine größere mit 40 Probanden, dass zwar das Atemminutenvolumen aufgrund eines Abfalls des Tidalvolumens vom Wachzustand zum Schlaf hin um 14–19 % abfällt, jedoch zwischen den Werten für Atemminutenvolumen, Atemzugvolumen und Atemfrequenz in den einzelnen Schlafstadien kein signifikanter Unterschied besteht (Tabachnik et al. 1981; Krieger et al. 1990).

Den stärksten Trigger für Arousals stellt die Kombination aus Hyperkapnie und Hypoxie dar, gefolgt von der normoxischen Hyperkapnie. Hyperkapnische Arousals treten in der Regel bei einem Anstieg des $etCO_2$ von 10–15 mmHg über die Baseline auf. Die normokapnische Hypoxie wiederum ist der schwächste Trigger für Arousal (Berry und Gleeson 1997). Die CO_2-Schwelle für hyperkapnische Arousals ändert sich schlafstadienabhängig nur bei gesunden Männern, bei denen sie im REM am niedrigsten, im Stadium N2 höher und im Stadium N3 am höchsten ist, nicht aber bei gesunden Frauen (Berthon-Jones und Sullivan 1984). Tierexperimentell konnte gezeigt werden, dass hyperkapnische Arousals auch unabhängig von einem hyperkapniebedingt gesteigerten Atemantrieb auftreten können (Smith et al. 2017). Der Einfluss der Schwelle für hyperkapnische Arousals auf den $paCO_2$ im Schlaf ist noch unklar.

Die Verringerung der hyperkapnische Atemantwort im REM-Schlaf des Gesunden könnte dadurch mitbedingt sein, dass der Atemantrieb durch den Nucleus retrotrapezoideus im REM-Schlaf einen geringeren Einfluss ausübt als im NREM-Schlaf und im ruhigen Wachzustand (Burke et al. 2015; Guyenet 2014; Guyenet et al. 2016). Gut vereinbar mit dieser Theorie ist die Tatsache, dass beim kongenitalen zentralen Hypoventilationssyndrom die Hypoventilation im Non-REM-Schlaf stärker ist als im REM-Schlaf, bei dem eine Agenesie des Nucleus retrotrapezoideus eine Rolle spielen könnte (Huang et al. 2008; Moreira et al. 2016).

Schlafentzug reduziert die hyperkapnische Atemantwort und sollte daher bei Patienten mit drohender oder manifester ventilatorischer Insuffienz vermieden werden (Schiffmann et al. 1983; White et al. 1983).

3.2.3.2 Schlaf und Muskeltonus

Die Dilatatoren des Pharynx, namentlich der M. genioglossus, M. tensor und levator palatini sowie die Mm. sternothyroideus, thyrohyoideus, sternohyoideus und geniohyoideus, halten die oberen Atemwege offen (van Lunteren und Strohl 1986; Kubin 2016). Die Aktivität der Muskulatur der oberen Atemwege ist im Non-REM-Schlaf niedriger als im Wachzustand, wobei sie im Stadium N3 höher ist als im Stadium N2 und im REM-Schlaf am geringsten ist, sodass die Kollapsibilität der oberen Atemwege im Stadium N2 und im REM-Schlaf am höchsten ist (Koo et al. 2017; Carberry et al. 2016; Rukhadze und Fenik 2018). Hudgel et al. fanden allerdings bereits 1984, dass der durch die oberen Atemwege generierte Atemwegswiderstand im REM-Schlaf höher ist als im Schlafstadium N2. Dementsprechend finden sich bei Patienten mit obstruktivem Schlafapnoesyndrom im REM-Schlaf gehäuft Apnoen, deren Dauer zudem länger und deren assoziierte Desaturation tiefer ist als in anderen Schlafphasen (Sunnetcioglu et al. 2016). Beim Wiedereinschlafen nach einem Arousal kommt es bei Gesunden nicht zu einem Nachlassen der Aktivität der Dilatatoren des Pharynx oder einem Anstieg des Atemwegswiederstands (Jordan et al. 2015).

Plethysmographisch und oberflächenelektromyographisch wurde ermittelt, dass es während des NREM-Schlafs zur Zunahme der Aktivität der interkostalen Muskulatur und des Diaphragmas sowie des Beitrags der Thoraxwand zum Atemzugvolumen kommt, welche möglicherweise durch eine Kompensation des Anstiegs des Atemwegswiderstands bedingt ist. Im REM-Schlaf nimmt die Aktivität der Interkostalmuskulatur und der Beitrag der Thoraxwand zum Atemzugvolumen deutlich ab, während die Aktivität des Diaphragma zunimmt (Tabachnik et al. 1981). Stradling et al. bestätigten 1985 plethsmygraphisch, dass der diaphragmatische Beitrag zur Ventilation im Stadium N3 signifikant abfällt, im REM-Schlaf aber wieder dem Wachzustand entspricht. Dementsprechend tritt bei Zwerchfellparesen und neuromuskulären Erkrankungen v. a. bei Zwerchfellbeteiligung, wie dies beim Morbus Pompe der Fall ist, die ventilatorische Insuffizienz mit Anstieg des $paCO_2$ betont im REM-Schlaf auf, auch ist das Risiko für ein obstruktives Schlafapnoesyndrom bei Zwerchfellerkrankungen erhöht (Aboussouan 2015; O'Callaghan et al. 2016; Oruc et al. 2016; Boentert et al. 2016). An Ratten konnte gezeigt werden, dass unter Hyperkapniebedingungen im Schlaf – insbesondere im NREM-Schlaf – die aktiven Exspiration mit Einsatz der abdominellen Muskulatur eine wichtige Rolle zur Aufrechterhaltung des Atemminutenvolumens spielt (Leirão et al. 2018).

3.2.3.3 Atemregulation im Non-REM-Schlaf

Der Non-REM-Schlaf (NREM) umfasst die Stadien N1, N2 und N3 (Slow-Wave-Sleep). Es kommt nicht zu schnellen Augenbewegungen. Träume treten auch im NREM-Schlaf auf, entgegen der traditionellen Auffassung, dass nur im REM-Schlaf geträumt wird (Siclari et al. 2017). Gegenüber dem Wachzustand nehmen die Weite der oberen Atemwege, das Atemminutenvolumen, das Tidalvolumen und die inspiratorische Flussrate ab; der $paCO_2$ nimmt zu.

Die wichtigsten Non-REM-Schlaf generierenden Zellgruppen befinden sich im ventrolateralen präoptischen Areal (VLPO) im anterioren Hypothalamus (Sherin et al. 1996; Boes et al. 2018) und im basalen Vorderhirn (Xu et al. 2015). Beide Regionen enthalten im Non-REM-Schlaf aktive Neurone (Zielinski et al. 2016; Scammel et al. 2017). Das VPLO könnte zusätzlich am Prozess S beteiligt sein (Scammel et al. 2017). Neuere tierexperimentelle Daten weisen des Weiteren auf eine wichtige Rolle des mesopontinen Nucleus tegmentalis rostromedialis für den NREM-Schlaf hin (Yang et al. 2018). Außerdem befindet sich im parafazialen Areal ein medullärer Generator für Slow-wave-sleep (Stadium N3; Anaclet et al. 2014). Weiterhin haben wahrscheinlich kortikale neuronale

NO-Synthase (nNOS) exprimierende Zellen eine Rolle in der Regulation des Slow-Wave-Sleep (Morairty et al. 2013; Scammel et al. 2017; Gerashchenko et al. 2018).

Die Variabilität der Atemfrequenz ist im NREM-Schlaf niedriger als im REM-Schlaf und im Wachzustand und nimmt über die Schlafstadien N1, N2 und N3 kontinuierlich ab (Gutierrez et al. 2016).

In der ventralen respiratorischen Gruppe kommt es im NREM-Schlaf zu einer Abnahme der neuronalen Aktivität (Orem und Kubin 2005). Während es im REM-Schlaf von der Chemosensitivität unabhängige Atemantriebe gibt, hängt der Atemantrieb im NREM-Schlaf wesentlich von der zentralen Chemorezeption für Kohlendioxid im Nucleus retrotrapezoideus ab (Orem et al. 2005; Guyenet et al. 2016; Souza et al. 2018). Über die Interaktion der pontinen respiratorischen Gebiete mit dem NREM liegen kaum gesicherte wissenschaftliche Erkenntnisse vor: tierexperimentell wurden an Ziegen Hinweise gefunden, dass der Nucleus Kölliker-Fuse stadienabhängig „an der cholinerg moduolierten Kontrolle von Schlaf und Atmung beteiligt ist“ (Bonis et al. 1985; Forster et al. 2014).

Die Atmung im NREM-Schlaf ist charakterisiert durch abnehmende externe Einflüsse auf die medullären respiratorischen Neurone (Orem und Kubin 2005; Guyenet et al. 2016). Orem u. Kubin postulierten bereits 2005 auf der Basis vorangehender Studien, dass insbesondere aktivierende Einflüsse der Formatio reticularis, mit der bewussten Kontrolle assoziierter höherer Hirnregionen, aminergen Kerngebiete des Hirnstamms sowie hypothalamischer orexinenthaltenden Neurone im NREM-Schlaf nachlassen könnten. Dieses ist bisher nicht sicher durch Studien belegt worden.

3.2.3.4 Atemregulation im REM-Schlaf

Der REM-Schlaf ist gekennzeichnet durch schnelle Augenbewegungen und Träume, eine das Zwerchfell und die parasternale Interkostalmuskulatur aussparende Atonie der Skelettmuskulatur, eine gegenüber dem NREM-Schlaf erhöhte respiratorischer Variabilität und eine gegenüber dem NREM-Schlaf reduzierte hypoxische und hyperkapnische Atemantwort (Douglas et al. 1982a, b; Gutierrez et al. 2016; Yokoba et al. 2016). Das Atemminutenvolumen und das Tidalvolumen sind im REM-Schlaf tiefer als in den Schlafstadien N2 und N3 (Stradling et al. 1985; Douglas et al. 1982c).

Das aktuelle Modell der Generierung des REM-Schlafs geht davon aus, dass glutaminerge Neurone des Nucleus sublaterodorsalis im Tegmentum der Pons eine zentrale Rolle spielen; hinzu kommen modulatorische Einflüsse von cholinergen und monoaminergen Neuronen des Nucleus sublaterodorsalis. Zwischen dem Nucleus sublaterodorsalis und REM-supprimierenden Neuronen im ventrolateralen periaquäductalen Grau und lateralen pontinen Tegmentum (vlPAG/LPG) besteht eine reziproke Hemmung, was die Generierung des REM-Schlafs fördern könnte (Scammel 2017).

Deszendierende Projektionen der glutaminergen Neurone des Nucleus sublaterodorsalis könnten die Muskelatonie im REM-Schlaf verursachen, möglicherweise nach Umschaltung im α-Anteil des Nucelus gigantocellularis reticularis (GiA) und im ventralen Nucleus gigantocellularis reticularis (GiV) der ventromedialen Medulla oblongata (Clément et al. 2011; Arrigioni et al. 2016). Aszendierende Projektionen aus drei benachbarten pontomesenzephalen Regionen, dem Nucleus sublaterodorsalis tegmentalis, den laterodorsalen tegmentalen Nuclei und den pedunculopontinen Nuclei spielen wahrscheinlich eine wichtige Rolle für die kortikale Aktivierung im Wachzustand und im REM (Boucetta et al. 2014; Scammel 2017)

Medulläre Neurone im lateralen und dorsalen Nucleus paragigantocellularis, lateral und dorsal des GiV und GiA, könnten den REM-Schlaf durch eine Hemmung REM-Schlaf-supprimierender Neurone in der Pons, z. B. im Locus coeruleus und in der vlPAG/LPG, fördern (Scammel 2017).

Die neuronale Organisation des Hypothalamus ist hochkomplex (Lechan und Toni 2016), es konnten allerdings drei thalamische Einflüsse auf den REM-Schlaf identifiziert werden.

- Dorsomedial der ventrolateralen präoptischen Region (VLPO) liegt die erweiterte VLPO, deren GABEerge und galaninerge Neurone den REM-Schlaf wahrscheinlich durch Inhibition REM-Schlaf-supprimierender Neurone im Hirnstamm fördern (Scammel et al. 2017).
- Melaninkonzentrierendes Hormon (MCH) produzierende Zellen im lateralen und posterioren Hypothalamus innervieren den Nucleus sublaterodorsalis tegmentalis, sind im REM-Schlaf am aktivsten und ihre Aktivierung wiederum fördert den REM-Schlaf, vermutlich ebenfalls durch Inhibition REM-Schlaf-supprimierender Neurone im Hirnstamm (Hassani et al. 2009; Hong et al. 2011; Clément et al. 2012; Vetrivelan et al. 2016; Scammel 2017).
- Die Orexin-Neurone des lateralen Hypothalamus sind v. a. im Wachzustand aktiv und hemmen den REM-Schlaf, ihr Verlust z. B. bei Narkolepsie führt zu einer Dysregulation des REM-Schlaf mit Episoden von REM-Schlaf, Muskelatonie und Halluzinationen im Wachzustand (Leu-Semenescu et al. 2011; Scammel 2017).

Tierexperimentellen Arbeiten an Katzen zeigten, dass im REM-Schlaf die Aktivität inspiratorischer, spätinspiratorischeer, augmentierend-exspiratorischer und exspiratorischer respiratorischer Neurone der ventralen respiratorischen Gruppe moduliert wird (Orem 1985; Kubin 1992; Orem 1995). Die Auswirkungen hiervon sind jedoch nicht sicher klassifiziert, z. B. korrelierte die Aktivität augmentierender expiratorischer Zellen nicht mit der Expirationsdauer (Orem 1985). Im REM-Schlaf liegen also stadienabhängige Einflüsse auf die Rhythmogenese der Atmung vor (Orem 1995). Ebenfalls REM-Schlaf-assozierte Veränderungen wurden bei Katzen in respiratorischen Neuronen des Nucleus parabrachialis medialis (Sieck und Harper 1980) und im Parabrachialis-Komplex (Gilbert und Lydic 1990, 1994) gefunden.

Bezüglich des Atemantriebs durch den Nucleus retrotrapezoideus (RTN) fanden Burke et al. 2015 im Tiermodell an Ratten, dass der RTN im ruhigen Wachzustand und im NREM-Schlaf sowohl das Atemzugvolumen als auch die Atemfrequenz kontrolliert, im REM-Schlaf jedoch nur das Atemzugvolumen. Somit ist die hyperkapnische Atemantwort aufgrund der fehlenden Kontrolle durch den RTN über die Atemfrequenz reduziert. Die erhöhte Variabilität der Atemfrequenz im REM-Schlaf hängt nach tierexperimentellen Daten nicht von vagalen oder thorakalen Afferenzen ab (Foutz et al. 1979; Netick und Foutz 1980).

Literatur

Literatur Abschn. 3.1

Alheid GF et al (2011) Caudal nuclei of the rat nucleus of the solitary tract differentially innervate respiratory compartments within the ventrolateral medulla. Neuroscience 190:207–227

Amiel J et al (2009) PHOX2B in respiratory control: lessons from congenital central hypoventilation syndrome and its mouse models. Respir Physiol Neurobiol 168(1–2):125–132

Anderson TM et al (2016) A novel excitatory network for the control of breathing. Nature 536(7614):76

Anderson TM und Ramirez JM (2017) Respiratory rhythm generation: triple oscillator hypothesis. *F1000Research, 6.*

Annane D et al (1999) Mechanisms underlying effects of nocturnal ventilation on daytime blood gases in neuromuscular diseases. Eur Respir J 13(1):157–162

Baertsch NA et al (2018) The interdependence of excitation and inhibition for the control of dynamic breathing rhythms. Nat Commun 9(1):843

Balanyi K et al. (2010) Control of breathing by "nerve glue". *Sci Signal, 3*(147), pe41-pe41.

Barnett WH et al (2018) The Kölliker-Fuse nucleus orchestrates the timing of expiratory abdominal nerve bursting. J Neurophysiol 119(2):401–412

Bautista TG, Dutschmann M (2014) Ponto-medullary nuclei involved in the generation of sequential pharyngeal swallowing and concomitant protective laryngeal adduction in situ. J Physiol 592(12):2605–2623

Berry RB et al (2012) Rules for scoring respiratory events in sleep: update of the 2007 AASM manual for the scoring of sleep and associated events. J Clin Sleep Med 8(05):597–619

Bjerrum S, Rosendal F (2015) A rare case of tension pneumocephalus after head trauma. International J Surg Case R 6:300–302

Bochorishvili G et al (2012) Pre-Bötzinger complex receives glutamatergic innervation from galaninergic and other retrotrapezoid nucleus neurons. J Comp Neurol 520(5):1047–1061
Bolser DC et al (2015) Role oft he dorsal medulla in the neurogenesis of airway protection. Pulm Pharmacol Ther 35:105–110
Bonin-Vilaplana M et al (2012) Cheyne-stokes respiration in patients with first-ever lacunar stroke. Sleep Disord 2012:257890
Bonis JM et al (2011) The effects of lesions in the dorsolateral pons on the coordination of swallowing and breathing in awake goats. Respiratory Physiol Neurobiol 175(2):272–282
Bonis JM et al (2013) Contributions of the Kölliker-Fuse nucleus to coordination of breathing and swallowing. Respir Physiol Neurobiol 189(1):10–21
Bordoni B et al (2016) A review of analgesic and emotive breathing: a multidisciplinary approach. J Multi Healthc 9:97
Boutin RCT et al (2017) Cholinergic modulation of the parafacial respiratory group. J Physiol 595(4):1377–1392
Browaldh N et al (2016) The Kölliker-Fuse nucleus: a review of animal studies and the implications for cranial nerve function in humans. Eur Arch ORL 273(11):3505–3510
Browne HA et al (2003) Ageing does not influence the sleep-related decrease in the hypercapnic ventilatory response. Eur Respir J 21(3):523–529
Bullock S, Hales M (2012) Principles of Pathology. Pearson, Australia
Burke PG et al (2015) State-dependent control of breathing by the retrotrapezoid nucleus. J Physiol 593(13):2909–2926
Chowdhuri S et al (2017) Control of ventilation in health and disease. Chest 151(4):917–929
Cinelli E et al (2018) Inhibitory modulation of the cough reflex by acetylcholine in the caudal nucleus tractus solitarii of the rabbit. Respir Physiol Neurobiol 257:93–99
Corcoran AE et al (2015) Functional link between the hypocretin and serotonin systems in the neural control of breathing and central chemosensitivity. J Neurophysiol 114(1):381–389
Critchlex HD et al (2015) Slow breathing and hypoxic challenge: cardiorespiratory consequences and their central neural substrates. PLoS ONE 10(5):e0127082
Di Lascio S et al (2018) Structural and functional differences in PHOX2B frameshift mutations underlie isolated or syndromic congenital central hypoventilation syndrome. Hum Mutat 39(2):219–236
Dinghra RR et al (2017) Kölliker-Fuse nuclei regulate respiratory rhythm variability via a gain-control mechanism. Am J Physiol-Regul, Integr Com Physiol 312(2):R172–R188
Dinh QT (2006) Die sensible und sympathische Innervation bei allergischen Atemwegserkrankungen. Habilitationsschrift, Düsseldorf
Dlouthy BJ et al (2015) Breathing inhibited when seizures spread to the amygdala and upon amygdala stimulation. J Neurosci 35(28):10281–10289
Dutschmann M et al (2014) Learning to breathe: Habituation of Hering-Breuer inflation reflex emerges with postnatal brainstem maturation. Respiratory Physiol Neurobiol 195:44–49
Dutschmann M, Herbert H (2006) The Kölliker-Fuse nucleus gates the postinspiratory phase of the respiratory cycle to control inspiratory off-switch and upper airway resistance in rat. European J Neurosci 24(4):1071–1084
Eckert DJ et al (2009) Mechanisms of apnea. Prog Cardiovasc Dis 51(4):313–323
Evans KC et al (1999) Functional MRI localisation of central nervous system regions associated with volitional inspiration in humans. J Physiol 520(2):383–392
Fu C et al (2017) Chemosensitive Phox2b-expressing neurons are crucial for hypercapnic ventilatory response in the nucleus tractus solitarius. J Physiol 595(14):4973–4989
Fukushi I et al (2018) The role of the hypothalamus in modulation of respiration. Respir Physiol Neurobiol 265:172–179
Guyenet PG (2008) The 2008 Carl Ludwig lecture: retrotrapezoid nucleus, CO2 homeostasis, and breathing automaticity. J Appl Physiol 105(2):404–416. ► https://www.ncbi.nlm.nih.gov/pubmed/18535135
Guyenet PG et al (2012) The retrotrapezoid nucleus and breathing
Guyenet PG, Bayliss DA (2015) Neural control of breathing and CO2 homeostasis. Neuron 87(5):946–961
Guyenet PG, Mulkey DK (2010) Retrotrapezoid nucleus and parafacial respiratory group. Respir Physiol Neurobiol 173(3):244–255
Guyenet PG et al (2016) Proton detection and breathing regulation by the retrotrapezoid nucleus. J Physiol 594(6):1529–1551
Guyenet PG et al (2017) Interdependent feedback regulation of breathing by the carotid bodies and the retrotrapezoid nucleus. J Physiol 596(15):3029–3042
Hamilton RD et al (1988) The effect of lung inflation on breathing in man during wakefulness and sleep. Respir Physiol 73(2):145–154
Heck DH et al (2016) Breathing as a fundamental rhythm of brain function. Front Neural Circuits 10:115
Herrick KS et al (2017) Central hypoventilation in progressive supranuclear palsy. Movement Disord Clin Pract 4(1):42–45
Holstege G (2014) The periaqueductal gray controls brainstem emotional motor systems including respiration. Prog Brain Res 209:379–405

3

Horn EM, Waldrop TG (1997) Oxygen-sensing neurons in the caudal hypothalamus and their role in cardiorespiratory control. Respir Physiol 110(2–3):219–228

Ikeda K et al (2017) The respiratory control mechanisms in the brainstem and spinal cord: integrative views of the neuroanatomy and neurophysiology. Respir Physiol 110(2–3):219–228

Jenkin SE et al (2017) The Kölliker-Fuse nucleus acts as a timekeeper for late-expiratory abdominal activity. Neuroscience 348:63–72

Karcz M und Papadakos PJ (2013) Respiratory complications in the postanesthesia care unit: a review of pathophysiological mechanisms. *Canadian J Respir Ther: CJRT=Revue canadienne de la therapie respiratoire: RCTR, 49*(4), 21.

Koshiya N et al (2014) Anatomical and functional pathways of rhythmogenic inspiratory premotor information flow originating in the pre-Bötzinger complex in the rat medulla. Neuroscience 268:194–211

Kubin L et al (2006) Central pathways of pulmonary and lower airway vagal afferents. J Appl Physiol 101(2):618–627

Kumar NN et al. (2015) PHYSIOLOGY. Regulation of breathing by CO_2 requires the proton-activated receptor GPR4 in retrotrapezoid nucleus neurons. *Science, 348*(6240), 1255-1260.

Laceuy N et al (2017) Amygdala and hippocampus are symptomatogenic zones for central apneic seizures. Neurology 88(7):701–705

Larsen R, Ziegenfuß T (2013) Beatmung: Indikationen – Techniken – Krankheitsbilder. Springer, Heidelberg

Lavezzi AM et al (2004) Cytoarchitectural organization of the parabrachial/Kölliker-Fuse complex in man. Brain Dev 26(5):316–320

Lavezzi AM et al (2012) Developmental alterations of the respiratory human retrotrapezoid nucleus in sudden unexplained fetal and infant death. Auton Neurosc 170(1–2):12–19

Lee MC et al (1976) Respiratory rate and pattern disturbances in acute brain stem infarction. Stroke 7(4):382–385

León EJ et al (2016) Role of astrocytes in central respiratory chemoreception. In: von Bernhardi Rommy (Hrsg) *Glial cells in health and disease of the CNS.* Springer, Cham, S 109–145

Loewy A (1888) Beitrag zur Kenntnis der bei Muskeltätigkeit gebildeten Atemreize. Pflügers Arch 42, S 281

Lumsden T (1923) Observations on the respiratory centres in the cat. J Physiol 57(3–4):153–160

Lutherer LO et al (1989) Neurons of the rostral fastigial nucleus are responsive to cardiovascular and respiratory challenges. J Auton Ner Syst 27(2):101–111

McKay LC, Feldman JL (2008) Unilateral ablation of pre-Botzinger complex disrupts breathing during sleep but not wakefulness. Am J Respir Crit Care Med 178(1):89–95

Marckwald M (1890) Movements of respiration. Blackie & Son, Glasgow

Martelli D et al (2013) The emerging role of the parabrachial complex in the generation of wakefulness drive and its implication for respiratory control. Respiratory Physiol Neurobiol 188(3):318–323

Meurice JC et al (1995) Influence of sleep on ventilatory and upper airway response to CO2 in normal subjects and patients with COPD. Am J Respir Crit Care Med 152(5):1620–1626

Mörschel M, Dutschmann M (2009) Pontine respiratory activity involved in inspiratory/expiratory phase transition. Philos Trans R Soc B: Biol Sci 364(1529):2517–2526

Moreira TS et al (2016) Respiratory and autonomic dysfunction in congenital central hypoventilation syndrome. J Neurophysiol 116(2):742–752

Mutolo D et al (2014) Inhibitory control of the cough reflex by galanin receptors in the caudal nucleus tractus solitarii of the rabbit. Am J Physiol-Regul, Integr Comp Physiol 307(11):R1358–R1367

Mutolo D (2017) Brainstem mechanisms underlying the cough reflex and its regulation. Respir Physiol Neurobiol 243:60–76

Nattie E, Li A (2012) Central chemoreceptors: locations and functions. Compr Physiol 2(1):221–254

Nobis WP et al (2018) Amygdala-stimulation-induced apnea is attention and nasal-breathing dependent. Ann Neurol 83(3):460–471

Okada Y et al (2012) Preinspiratory calcium rise in putative pre-Bötzinger complex astrocytes. J Physiol 590(19):4933–4944

Oken BS et al (2006) Vigilance, alertness, or sustained attention: physiological basis and measurement. Clinical Neurophysiol 117(9):1885–1901

Oku Y et al (2007) Respiratory neuron group in the high cervical spinal cord discovered by optical imaging. NeuroReport 19(17):1739–1743

Oku Y et al (2016) Respiratory calcium fluctuations in low-frequency oscillating astrocytes in the pre-Bötzinger complex. Respir Physiol Neurobiol 226:11–17

Pape HC et al (2014) Physiologie. Thieme, Stuttgart

Pisanski A, Pagliardini S (2018) The parafacial respiratory group and the control of active expiration. Respir Physiol Neurobiol 265:153–160

Poliacek I et al (2008) Influence of microinjections of D, L-homocysteic acid into the Bötzinger complex area on the cough reflex in the cat. J Physiol Pharmacol: Official J Pol Physiol Soc 59(Suppl 6):585

Rahmanian A et al (2014) Effects of intracranial pressure monitoring on outcome of patients with severe traumatic brain injury; results of a historical cohort study. Bull Emerg Trauma 2(4):151

Rehnberg V, Walters E (2017) The life and work of Adolph Kussmaul 1822–1902: ‚Sword swallowers in modern medicine'. J Intensive Care Soc 18(1):71–72

Richter DW, Smith JC (2014) Respiratory Rhythm Generation In Vivo. Physiology 29(1):58–71

Rosin DL et al (2006) Afferent and efferent connections of the rat retrotrapezoid nucleus. J Comp Neurol 499(1):64–89

Rybak IA et al (2007) Spatial organization and state-dependent mechanisms for respiratory rhythm and pattern generation. Prog Brain Res 165:201–220

Samuels ER, Szabadi E (2008) Functional neuroanatomy of the noradrenergic locus coeruleus: its roles in the regulation of arousal and autonomic function part I: principles of functional organisation. Curr Neuropharmacol 6(3):235–253

Schäfer D et al (1996) Sleep and breathing disorders in patients with brain stem lesions. Wien Med Wochenschr 146(13–14):296–298

Schwarzacher SW et al (2011) Neuroanatomical characteristics of the human pre-Bötzinger complex and its involvement in neurodegenerative brainstem diseases. Brain 134(1):24–35

Sheikhbahaei S et al (2018) Astrocytes modulate brainstem respiratory rhythm-generating circuits and determine exercise capacity. Nat commun 9(1):370

Siccoli MM et al (2008) Central periodic breathing during sleep in 74 patients with acute ischemic stroke – neurogenic and cardiogenic factors. J Neurol 255(11):1687–1692

Silva JN et al (2016a) Inhibition of the pontine Kölliker-Fuse nucleus reduces genioglossal activity elicited by stimulation of the retrotrapezoid chemoreceptor neurons. Neuroscience 328:9–21

Silva JN et al (2016b) Neuroanatomical and physiological evidence that the retrotrapezoid nucleus/parafacial region regulates expiration in adult rats. Respir Physiol Neurobiol 227:9–22

Smith JC et al (2013) Brainstem respiratory networks: building blocks and microcircuits. Trends Neurosci 36(3):152–162

Sobrinho CR et al (2017) Fluorocitrate-mediated depolarization of astrocytes in the retrotrapezoid nucleus stimulates breathing. J Neurophysiol 118(3):1690–1697

Song G et al (2012) Kölliker-Fuse neurons send collateral projections to multiple hypoxia-activated and nonactivated structures in rat brainstem and spinal cord. Brain Struct Funct 217(4):835–858

Souza GMPR et al. (2018)

Stella G (1938) On the mechanism of production, and the physiological significance of „apneusis". The Journal of physiology 93(1):10–23

Stewart J et al (1996) Apneustic breathing provoked by limbic influences. Postgrad Med J 72(851):559–561

Subramanian HH, Holstege G (2011) Midbrain and medullary control of postinspiratory activity of the crural and costal diaphragm in vivo. J Neurophysiol 105(6):2852–2862

Subramanian HH, Holstege G (2009) The nucleus retroambiguus control of respiration. J Neurosci 29(12):3824–3832

Subramanian HH, Holstege G (2013) Stimulation of the Midbrain Periaqueductal Gray Modulates Preinspiratory Neurons in the Ventrolateral Medulla in the Rat In Vivo. J Comp Neurol 521(13):3083–3098

Subramanian HH, Holstege G (2014) The midbrain periaqueductal gray changes the eupneic respiratory rhythm into a breathing pattern necessary for survival of the individual and of the species. Prog Brain Res 212:351–384

Subramanian HH et al (2017) The physiological motor patterns produced by neurons in the nucleus retroambiguus in the rat and their modulation by vagal, peripheral chemosensory, and nociceptive stimulation. J Comp Neurol 526(2):229–242

Takakura AC et al (2013) Phox2b-expressing retrotrapezoid neurons and the integration of central and peripheral chemosensory control of breathing in conscious rats. Exp Physiol 99(3):571–585

Teran FA et al (2014) Serotonin neurons and central respiratory chemoreception: Where are we now? Prog Brain Res 209:207–233

Terziyski K, Draganova A (2018) Central sleep apnea with cheyne-stokes breathing in heart failure – from research to clinical practice and beyond. In: Islam Shahidul (Hrsg) *Heart failure: From Res Clin Practice*. Springer, Cham, S 327–351

Tulaimat A, Trick WE (2017) DiapHRaGM: A mnemonic to describe the work of breathing in patients with respiratory failure. PLoS ONE 12(7):e0179641

Vann NC et al (2018) Dbx1 pre-Bötzinger complex interneurons comprise the core inspiratory oscillator for breathing in unanesthetized adult mice. eNeuro 5(3). ► https://www.ncbi.nlm.nih.gov/pubmed/29845107

Whited L und Graham DD (2017) Abnormal Respirations. StatPearls [Internet]. StatPearls Publishing, Treasure Island (FL), 30 Jul. 2019. ► https://www.ncbi.nlm.nih.gov/books/NBK470309/

Wijdicks EFM (2007) Biot´s breathing. J Neurol Neurosurg Psychiatry 78(5):512–513

Wong SK, Duffy GP (1982) Surgical treatment of spontaneous pontine haematoma. J Roy Soc Med 75(3):206

Wu J et al (2017) A V0 core neuronal circuit for inspiration. Nat Comm 8(1):544

Xu F, Frazier DT (2002) Role of the cerebellar deep nuclei in respiratory modulation. Cerebellum 1(1):35

Xu F, Frazier DT (1995) Hypoxic respiratory responses attenuated by ablation of the cerebellum or fastigial nuclei. J Appl Physiol 79(4):1181–1189

Yackle K et al (2017) Breathing Control Cent Neurons that Promote Arousal in Mice. Science 355(6332):1411–1415

Yang CF, Feldmann JL (2018) Efferent projections of excitatory and inhibitory preBötzinger Complex neurons. J Comp Neurol 526(8):1389–1402

Yokota et al (2015) Respiratory-related Outputs of Glutamatergic, Hypercapnia-Responsive ParabrachS ial Neurons in Mice. J Comp Neurol 523(6):907–920

Yu J (2016) Deflation-activated receptors, not classical inflation-activated receptors, mediate the Hering-Breuer deflation reflex. J Comp Neurol 121(5):1041–1046

Zafar T et al (2018a) (I) A hypothalamo-midbrain-medullary pathway involved in the inhibition of the respiratory chemoreflex response induced by potassium cyanide in rodents. Neuropharmacology 128:152–167

Zafar T et al (2018b) (II) Respiratory chemoreflex response inhibition by dorsomedian hypothalamic nucleus activation in rats. Respir Physiol Neurobiol 247:188–191

Zhang J et al (2017) Alteration of Spontaneous Brain Activity After Hypoxia-Reoxygenation: A Resting-State fMRI Study. High Altitude Med Biol 18(1):20–26

Zoccal DB et al (2014) The nucleus of the solitary tract and the coordination of respiratory and sympathetic activities. Front Physiol 5:238

Zuperku EJ et al (2017) Characteristics of breathing rate control mediated by a subregion within the pontine parabrachial complex. J Neurophysiol 117(3):1030–1042

Literatur Abschn. 3.2

Berry RB et al, for the American Academy of Sleep Medicine (2018) The AASM manual for the scoring of sleep and associated events: Rules, terminology and technical specifications, Version 2.5. American Academy of Sleep Medicine, Darien, IL

Aboussouan LS (2015) Sleep-disordered breathing in neuromuscular disease. Am J Respir Crit Care Med 191(9):979–989

Adori C et al (2015) Exploring the role of neuropeptide S in the regulation of arousal: a functional anatomical study. Brain Struct Func 221(7):3521–3546

Allada R, Siegel JM (2008) Unearthing the Phylogenetic Roots of Sleep. Curr Biol 18(15):R670–R679

Anaclet C et al (2014) The GABAergic parafacial zone is a medullary slow wave sleep–promoting center. Nat Neurosci 17(9):1217

Arrigioni E et al (2016) The anatomical, cellular and synaptic basis of motor atonia during rapid eye movement sleep. J Physiol 594(19):5391–5414

Berthon-Jones M, Sullivan CE (1984) Ventilation and arousal responses to hypercapnia in normal sleeping humans. J Appl Physiol 57(1):59–67

Bedont JL, Blackshaw S (2015) Constructing the suprachiasmatic nucleus: a watchmaker's perspective on the central clockworks. Frontiers Syst Neurosci 9:74

Bell-Pedersen D et al (2005) Circadian rhythms from multiple oscillators: lessons from diverse organisms. Nat Rev Genet 6(7):544

Berry RB, Gleeson K (1997) Respiratory arousal from sleep. Sleep 20(8):654–675

Bhadra U et al (2017) Evolution of circadian rhythms: from bacteria to human. Sleep Med 35:49–61

Boentert M et al (2016) Sleep-disordered breathing and effects of noninvasive ventilation in patients with late-onset pompe disease. Sleep Med 35:49–61

Boes AD et al. (2018) Connectivity of sleep- and wake-promoting regions of the human hypothalamus observed during resting wakefulness. *Sleep*, *41*(9), zsy108.

Bonis JM et al (1985) A role for the Kolliker-Fuse nucleus in cholinergic modulation of breathing at night during wakefulness and NREM sleep. J Appl Physiol 109(1):159–170

Borbély AA (1982) A Two Process Model of Sleep Regulation. Hum Neurobiol 1(3):195–204

Borbély AA, Achermann P (1999) Sleephomeostasis and models of sleep regulation. J Biol Rhythms 14(6):557–568

Borbély AA et al (2016) The two-process model of sleep regulation: a reappraisal. J Sleep Res 25(2):131–143

Boucetta S et al (2014) Discharge Profiles across the Sleep-Waking Cycle of Identified Cholinergic, GABAergic, and Glutamatergic Neurons in the Pontomesencephalic Tegmentum of the Rat. J Neurosci 34(13):4708–4727

Brillante R (2017) Hypercapnia in Obstructive Sleep Apnea. Austin J Sleep Disord 4(1):1031

Bringmann M (2018) Sleep-active neurons: conserved motors of sleep. Genetics 208(4):1279–1289

Burke PG et al (2015) State-dependent control of breathing by the retrotrapezoid nucleus. J Physiol 593(13):2909–2926

Carberry JC et al (2016) Upper airway collapsibility (Pcrit) and pharyngeal dilator muscle activity are sleep stage dependent. Sleep 39(3):511–521

Chokroverty S (2017) Sleep disorders medicine. basic science, technical considerations and clinical aspects. Springer, New York

Choudhary SS, Choudhary SR (2009) Sleep effects on breathing and respiratory diseases. Lung India: Official Organ of Indian Chest Soc 26(4):117

Cirelli C, Tonnoni G (2008) Is sleep essential? PLoS Biol 6(8):e216

Clément O et al (2011) Evidence that neurons of the sublaterodorsal tegmental nucleus triggering paradoxical (REM) sleep are glutamatergic. Sleep 34(4):419–423

Clément O et al (2012) The lateral hypothalamic area controls paradoxical (REM) Sleep by means of descending projections to brainstem GABAergic neurons. J Neurosci 32(47):16763–16774

De Cicco V et al (2017) Trigeminal, Visceral and Vestibular Inputs May Improve Cognitive Functions by Acting through the Locus Coeruleus and the Ascending Reticular Activating System: A New Hypothesis. Front Neuroanat 11:130

De Lecea L et al (2012) Shining light on wakefulness and arousal. Biol Psychiatry 71(12):1046–1052

Douglas NJ et al (1982a) Hypercapnic ventilatory response in sleeping adults. Am Rev Respir Dis 126(5):758–762

Douglas NJ et al (1982b) Hypoxic ventilatory response decreases during sleep in normal me. Am Rev Respir Dis 125(3):286–289

Douglas NJ et al (1982c) Respiration during sleep in normal man. Thorax 37(11):840–844

Eban-Rothschild A et al (2018) Neuronal mechanisms for sleep/wake regulation and modulatory drive. Neuropsychopharmacology 43(5):937–952

Edlow BL (2012) Neuroanatomic connectivity of the human ascending arousal system critical to consciousness and its disorders. J Neuropathol Exp Neurol 71(6):531–546

Fisk AS et al (2018) Light and Cognition: Roles for Circadian Rhythms, Sleep, and Arousal. Front Neurol 9:56

Forster H et al (2014) Contributions of the pre-Bötzinger complex and the Kölliker-fuse nuclei to respiratory rhythm and pattern generation in awake and sleeping goats. Prog Brain Res 209:73–89

Foutz AS et al (1979) Sleep state effects on breathing after spinal cord transection and vagotomy in the cat. Respir Physiol 37(1):89–100

Gerashchenko D et al (2018) Sleep state dependence of optogenetically evoked responses in neuronal nitric oxide synthase-positive cells of the cerebral cortex. Neuroscience 379:189–201

Gilbert KA, Lydic R (1990) Parabrachial neuron discharge in the cat is altered during the carbachol-induced REM sleep-like state (DCarb). Neuroscience Lett 120(2):241–244

Gilbert KA, Lydic R (1994) Pontine cholinergic reticular mechanisms cause state-dependent changes in the discharge of parabrachial neurons. Integr Comp Physiol 266(1).R136–R150

Gutierrez G et al (2016) Respiratory rate variability in sleeping adults without obstructive sleep apnea. Physiol R 4(17):e12949

Guyenet PG (2014) Regulation of Breathing and Autonomic Outflows by Chemoreceptors. Comp Physiol 4(4):1511–1562

Guyenet PG et al (2016) Proton detection and breathing regulation by the retrotrapezoid nucleus. J Physiol 594(6):1529–1551

Halász P et al (2004) The nature of arousal in sleep. J Sleep Res 13(1):1–23

Hassani OK et al (2009) Melanin-concentrating hormone neurons discharge in a reciprocal manner to orexin neurons across the sleep–wake cycle. Proc Nat Acad Sci 106(7):2418–2422

Hong EY (2011) Differential distribution of melanin-concentrating hormone (MCH)- and hypocretin (Hcrt)-immunoreactive neurons projecting to the mesopontine cholinergic complex in the rat. Brain Res 1424:20–31

Horner L et al. (2017) Brain circuitry controlling sleep and wakefulness. *CONTINUUM: Lifelong Learn Neurol*, *23*(4), 955–972.

Huang J et al (2008) Effect of sleep stage on breathing in children with central hypoventilation. J Applied physiology 105(1):44–53

Hudgel DW et al (1984) Mechanics of the respiratory system and breathing pattern during sleep in normal humans. J Appl Physiol 56(1):133–137

Jordan AS et al (2015) Arousal from Sleep Does Not Lead to Reduced Dilator Muscle Activity or Elevated Upper Airway Resistance on Return to Sleep in Healthy Individuals. Sleep 38(1):53–59

Koo P et al (2017) Change in End-Expiratory Lung Volume During Sleep in Patients at Risk for Obstructive Sleep Apnea. J Clin Sleep Med 13(08):941–947

Krueger JM et al (2016) Sleep Function: Toward Elucidating an Enigma. Sleep Med Rev 28:46–54

Krieger J et al (1990) Breathing during sleep in normal middle-aged subjects. Sleep 13(2):143–154

Kubin L et al (1992) Behavior of VRG neurons during the atonia of REM sleep induced by pontine carbachol in decerebrate cats. Brain Res 592(1–2):91–100

Kubin L (2016) Neural control of the upper airway: respiratory and state-dependent mechanisms. Comp Physiol 6(4):1801–1850

Lechan RM und Toni R (2016) Functional Anatomy of the Hypothalamus and Pituitary. Endotext, South Dartmouth

Leirão et al (2018) Hypercapnia-induced active expiration increases in sleep and enhances ventilation in unanaesthetized rats. J Physiol 596(15):3271–3283

Leu-Semenescu S et al (2011) Hallucinations in narcolepsy with and without cataplexy: contrasts with Parkinson's disease. Sleep Med 12(5):497–504

Maurer et al (2013) Physiologische Grundlagen des normalen und gestörten Schlafs. In: Maurer S, Weeß S (Hrsg) Praxis der Schlafmedizin. Springer, Heidelberg

Mihalcescu I et al (2004) Resilient circadian oscillator revealed in individual cyanobacteria. Nature 430(6995):81

3

Morairty SR et al (2013) A role for cortical nNOS/NK1 neurons in coupling homeostatic sleep drive to EEG slow wave activity. Proc Nat Acad Sci 110(50):20272–20277

Moreira TS et al (2016) Respiratory and autonomic dysfunction in congenital central hypoventilation syndrome. J Neurophysiol 116(2):742–752

Netick A, Foutz AS (1980) Respiratory activity and sleep-wakefulness in the deafferented paralyzed cat. Sleep 3(1):1–12

Nunn CL et al (2016) Shining evolutionary light on human sleep and sleep disorders. Evol, Med, Pub Health 1:227–243

O'Callaghan C et al (2016) Adult-onset Pompe's disease presenting with insidious hypercapnic respiratory failure. Respirol case R 4(5):e00178

Orem JM (1985) Augmenting expiratory neuronal activity in sleep and wakefulness and in relation to duration of expiration. J Appl Physiol 85(4):1260–1266

Orem JM (1995) Central respiratory activity in rapid eye movement sleep: augmenting and late inspiratory cells (corrected). Sleep 17(8):665–673

Orem JM, Kubin L (2005) Respiratory physiology: central neural control. In: Kryger MH, Roth T, Dement WC (Hrsg) Principles and Practice of Sleep Medicine, 4. Aufl. Elsevier, Philadelphia, S 213–223

Orem JM et al (2005) Excitation of medullary respiratory neurons in REM sleep. Sleep 28(7):801–807

Oruc O et al (2016) Is polysomnographic examination necessary for subjects with diaphragm pathologies? Clinics 71(9):506–510

Qui MH et al (2016) Stimulation of the pontine parabrachial nucleus promotes wakefulness via extra-thalamic forebrain circuit nodes. Curr Biol 26(17):2301–2312

Rosenwasser AM (2009) Functional neuroanatomy of sleep and circadian rhythms. Brain Res Rev 61(2):281–306

Rukhadze I, Fenik VB (2018) Neuroanatomical basis of state-dependent activity of upper airway muscles. Front Neurol 9:752

Scammel TE et al (2017) Neural circuitry of wakefulness and sleep. Neuron 93(4):747–765

Schiffmann PL et al (1983) Sleep deprivation decreases ventilatory response to CO2 but not load compensation. Chest 84(6):695–698

Siegel JM (2008) Do all animals sleep? *31*(4), 208–213.

Sieck GE, Harper RM (1980) Pneumotaxic area neuronal discharge during sleep-waking states in the cat. Exp Neurol 67(1):79–102

Sherin JE et al (1996) Activation of ventrolateral preoptic neurons during sleep. Science 271(5246):216–219

Siclari F et al (2017) The neural correlates of dreaming. Nat Neurosci 20(6):872

Smith HR et al (2017) Dorsal Raphe Serotonin Neurons Mediate CO2-Induced Arousal from Sleep. J Neurosci 38(8):1915–1925

Souza GMPR et al (2018) Breathing regulation and blood gas homeostasis after near complete lesions of the retrotrapezoid nucleus in adult rats. J Physiol 596(13):2521–2545

Sowho M et al (2014) Sleep and respiratory physiology in adults. Clin Chest Med 35(3):469–481

Spengler CM et al (2000) An endogenous circadian rhythm of respiratory control in humans. J Physiol 526(3):683–694

Stradling JR et al (1985) Changes in ventilation and its components in normal subjects during sleep. Thorax 40(5):364–370

Sunnetcioglu A et al (2016) Obstructive sleep apnea related to rapid-eye-movement or non-rapid-eye-movement sleep: comparison of demographic, anthropometric, and polysomnographic features. Jornal Bras Pneumologia 42(1):48–54

Tabachnik E et al (1981) Changes in ventilation and chest wall mechanics during sleep in normal adolescents. J Appl Physiol 51(3):557–564

Toth LA, Bhargava P (2013) Animal models of sleep disorders. Comp Med 63(2):91–104

Vetrivelan R et al (2016) Melanin-concentrating hormone neurons specifically promote rapid eye movement sleep in mice. Neuroscience 336:102–113

van Lunteren E, Strohl KP (1986) The muscles of the upper airways. Clin Chest Med 7(2):171

White DP et al (1983) Sleep deprivation and the control of ventilation. Am Rev Respir Dis 128(6):984–986

Wijnen H, Young MW (2006) Interplay of circadian-clocks and metabolic rhythms. Ann Rev Genet 40:409–448

Xu M et al (2015) Basal forebrain circuit for sleep-wake control. Nat Neurosci 18(11):1641

Yang SR et al (2018) The rostromedial tegmental nucleus is essential for non-rapid eye movement sleep. PLoS Biol 16(4):e2002909

Yokoba M et al (2016) Parasternal intercostal and diaphragm function during sleep. J Appl Physiol 121(1):59–65

Zielinski MR et al (2016) Functions and Mechanisms of Sleep. AIMS Neurosci 3(1):67

Die Atempumpe und ihre Störungen

Martin Groß und Oliver Summ

M. Groß (Hrsg.), *Neurologische Beatmungsmedizin*, https://doi.org/10.1007/978-3-662-59014-0_4

4

■■ Einleitung

Die Atempumpe ist für das Überleben aller lungenatmenden Tiere und des Menschen unabdingbar. Sie generiert den inspiratorischen und exspiratorischen Luftfluss durch Veränderungen des intrathorakalen Drucks in Zusammenspiel mit der Weite der oberen Atemwege. Ihre Bestandteile sind der Thorax, die thorakale Muskulatur, das Zwerchfell, die abdominelle Muskulatur, die Atemhilfsmuskulatur und die Muskulatur der oberen Atemwege. Durch Erkrankungen der Thoraxwand, neuromuskuläre Erkrankungen und Erkrankungen, welche die Atempumpe indirekt beeinträchtigen, wird die Ventilation gestört und es kommt zum ventilatorischen Versagen mit Anstieg des $paCO_2$. Dieser ist im Schlaf und insbesondere im REM-Schlaf am ausgeprägtesten. Bei der Diagnostik von Störungen der Atempumpe spielen Spirometrie, Bodyplethysmographie und die bildgebende Darstellung des Zwerchfells eine wichtige Rolle. Bei ätiologisch nicht zu behebender ventilatorischer Insuffizienz kommt die Beatmungstherapie zum Einsatz, wodurch bei vielen Erkrankungen der Atempumpe die Überlebenszeit aber auch die Lebensqualität erheblich gesteigert werden können.

4.1 Thorax

Der Thorax ist überwiegend knöchern und setzt sich aus 12 Brustwirbeln mit den dazugehörigen Bandscheiben, 12 paarig angelegten Rippen und dem Sternum zusammen. Die ersten sieben Rippen sind über einen knorpeligen Anteil direkt, die Rippen acht bis zehn indirekt über einen knorpeligen Anteil mit dem Brustbein verbunden. Rippe elf und zwölf enden frei. Die Sternokostalgelenke verbinden Brustbein und Rippenknorpeln, die zwei Kostovertebralgelenke Rippen und Wirbelkörper, die Intervertebralgelenke die Wirbelbögen aneinandergrenzender Wirbel und die Bandscheiben die Wirbelkörper aneinandergrenzender Wirbelkörper (◘ Abb. 4.1).

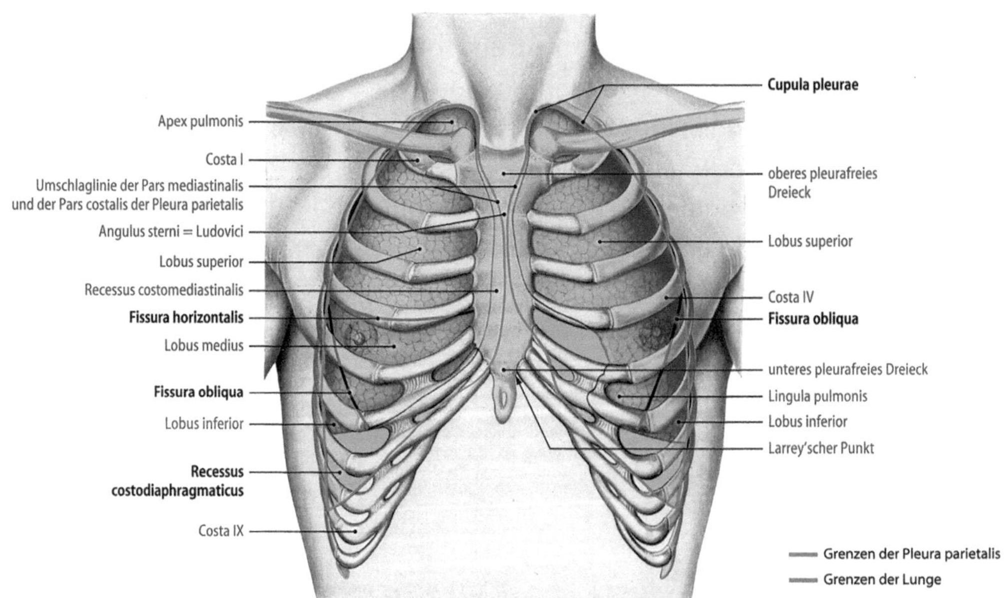

◘ **Abb. 4.1** Thorax. Ansicht von vorn. (Aus: Tillmann BN (2016) Atlas der Anatomie des Menschen. 3. Aufl. Springer, Heidelberg Berlin)

4.1.1 Die Muskulatur der Atempumpe

Die primäre Atemmuskulatur wird grundsätzlich bei Inspiration und aktiver Exspiration eingesetzt, während die Atemhilfsmuskulatur nur bei erhöhter Atemanstrengung eingesetzt wird (Sieck GC 2013). Die primäre Atemmuskulatur besteht aus dem Diaphragma, der Inter- und Subkostalmuskulatur, dem M. triangularis sterni sowie der Muskulatur der Bauchwand. Zur inspiratorisch aktiven Atemhilfsmuskulatur gehören der M. sternocleidimastoideus, die M. scaleni sowie der M. pectoralis major und minor (Sieck GC 2013; Wilson 2016).

4.1.1.1 Das Diaphragma

Das Diaphragma ist eine kuppelförmige 3–5 mm dicke Platte aus annähernd radial um das Centrum tendineum herum angeordneter Muskelfasern. Es wird unterteilt in:

- den Pars costalis mit Ursprung am Rippenbogen bzw. an den untersten sechs Rippen,
- den Pars lumbalis
  - medialer Teil mit Ursprung an den ersten drei Lendenwirbeln, den dazwischenliegenden Bandscheiben und den Lig. longitudinale anterius,
  - lateraler Teil mit Ursprung an der Psoas- und der Quadratusarkade und
- den Pars sternalis mit Ursprung an der hinteren Fläche des Processus xiphoideus sterni.

Das Diaphragma verfügt über drei Zwerchfellöffnungen:

- das Foramen venae cavae, durch welches die V. cava inferior und der Ramus phrenicoabdominalis des rechten N. phrenicus verlaufen,
- den Hiatus oesophageus, durch welchen der Ösophagus und die Trunci vagales anterior und posterior verlaufen und
- den Hiatus aorticus, durch welchen der Pars descendens aortae und der Ductus thoracicus verlaufen.

Es wird seitengetrennt innerviert durch den jeweiligen N. phrenicus aus dem Plexus cervicalis (C3–C5) (Ptok 2014). In der sog. Appositionszone liegt das Zwerchfell direkt der Thoraxwand an.

Das Zwerchfell balanciert durch seine Kurvatur und seinen Spannungszustand den intrapleuralen und den intraabdominellen Druck aus. Die inspiratorische Wirkung einer Verkürzung der Zwerchfellmuskulatur resultiert nicht nur aus dem Abstieg der Zwerchfellkuppeln. Es übt auch einen nach kranial gerichteten Zug auf den unteren Thorax aus, was zu einer nach kranial und lateral gerichteten Bewegung der unteren Rippen führt (Estenne und Troyer 1985; De Troyer 2011; Wilson 2016). Diese Kraft wird als „Insertional force" bezeichnet. Zusätzlich wirkt im Bereich der Appositionszone der intraabdominelle Druck direkt auf den Thorax und bewirkt eine nach kranial und lateral gerichtete Bewegung der Rippen, was als „Appositional force" bezeichnet wird (De Troyer und Wilson 2016, ◘ Abb. 4.4).

4.1.1.2 Die Interkostalmuskulatur

Die Interkostalmuskulatur verläuft zwischen benachbarten Rippen und ist dreischichtig aufgebaut aus den Mm. intercostales externi, den Mm. intercostales interni und intimi, von denen die letzten beiden in die gleiche Richtung verlaufen. Hinzu kommen die Mm. subcostales, welche Polymerisate der Mm. intercostales interni sind (◘ Abb. 4.2). Die Innervation erfolgt durch die Intercostalnerven (Aumüller et al. 2014). Die Aktivierung der kraniodorsalen externen Intercostalmuskulatur und der parasternalen Intercostalmuskulatur führt zur Inspiration, die Aktivierung der dorsokaudal gelegenen internen Intercostalmuskulatur zur Exspiration. Bei der aktiven Exspiration werden auch der M. triangularis sterni sowie die Muskulatur der Bauchwand, insbesondere der M. transversus abdominis und der M. obliquus internus eingesetzt (Wilson 2016).

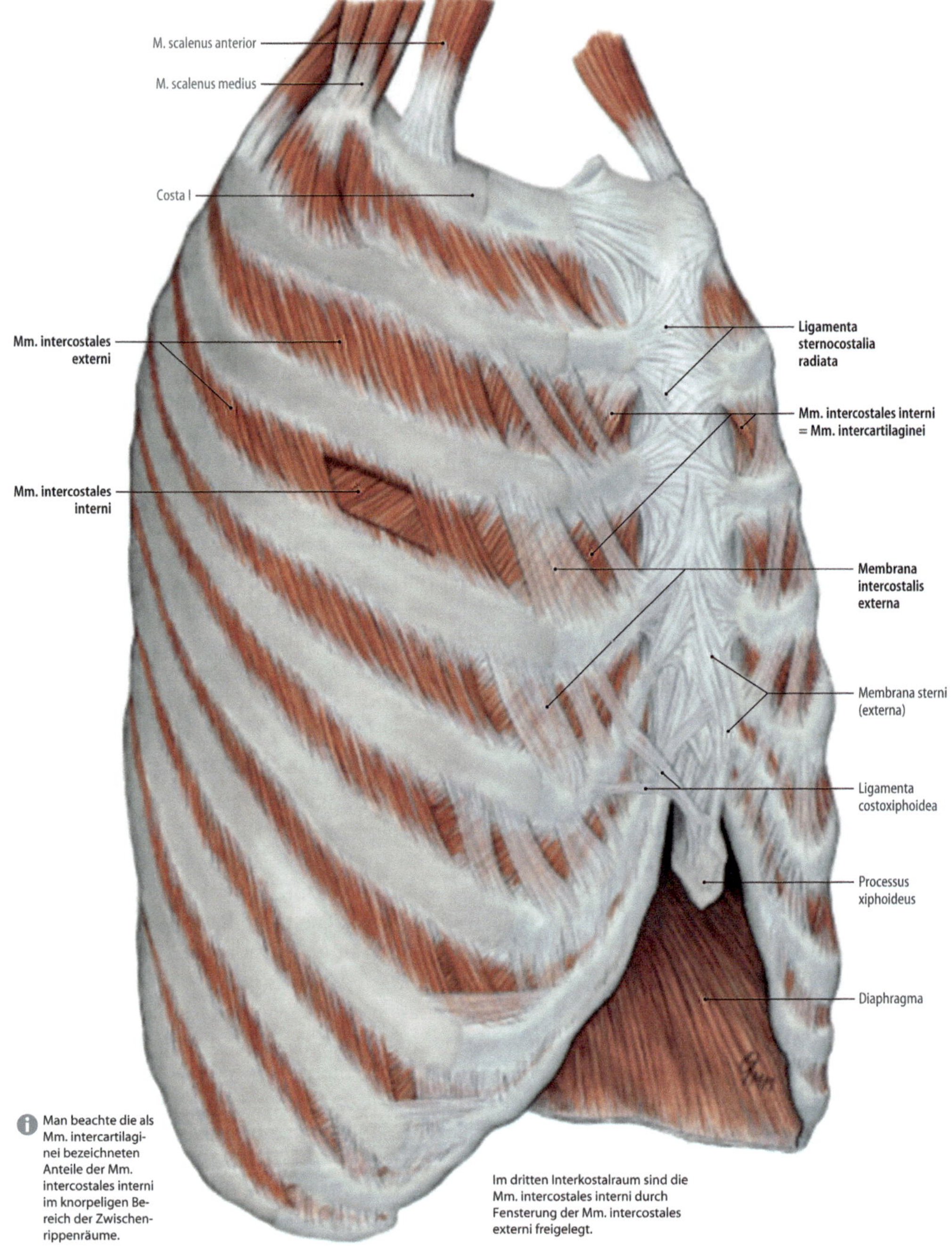

Abb. 4.2 Muskeln der Brustwand mit Diaphragma (Ansicht von vorne-seitlich). Im dritten Interkostalraum sind die Mm. intercostales interni durch die Fensterung der Mm. intercostales externi freigelegt. (Aus: Tillmann BN (2016) Atlas der Anatomie des Menschen. 3. Aufl. Springer, Heidelberg Berlin)

4.1.1.3 Die Muskulatur der Bauchwand

Die Exspiration ist bei ruhiger Atmung ein passiver durch die elastischen Rückstellkräfte von Lunge und Thorax bedingter Vorgang. Bei aktiver Exspiration und beim Husten wird die Muskulatur der Bauchwand aktiviert (Sieck GC 2013). Von den vier Lagen der Bauchwandmuskulatur – von außen nach innen: M. rectus abdominus, M. obliquus externus, M. transversus abdominis und M. obliquus internus – haben der M. transversus abdominis und der M. obliquus internus die größten mechanischen Vorteile in der Exspiration, indem sie den abdominellen Druck erhöhen, einen nach kaudal gerichteten Zug auf die Rippen ausüben und die Zwerchfellkuppeln nach kranial verschieben (Wilson 2016)

4.1.2 Die Muskulatur der oberen Atemwege

Die Inspiration muss mit der Dilatation der oberen Atemwege koordiniert werden, um den Atemwegswiderstand zu reduzieren und den inspiratorischen Luftfluss zu maximieren. Liegt der Druck im Pharynx unterhalb des Atmosphärendrucks, kann dieser sich verengen oder sogar wie beim obstruktiven Schlafapnoesyndrom kollabieren. Dilatatorisch in Bezug auf den Pharynx wirken der M. genioglossus, welcher die Zunge senkt und nach vorne bewegt (Sieck GC 2013). Ebenfalls wichtig zum Offenhalten der oberen Atemwege sind die einer nach posterior gerichteten Bewegung des Hyoids entgegenwirkenden Mm. sternothyroideus, thyrohyoideus, sternohyoideus und geniohyoideus (van Lunteren und Strohl 1986).

4.1.3 Grundprinzip der Atempumpe im Vergleich zum Herzen

Bei der Atempumpe handelt es sich um ein Niederdrucksystem, bei dem Einstrom und Ausstrom über den gleichen Weg erfolgen, im Gegensatz zum Herzen, bei welchem es sich um eine Durchflusspumpe mit Klappen handelt. Aufgrund der höheren Viskosität von Blut im Vergleich zu Luft muss das Herz im Vergleich zur Atempumpe die 20-fache Arbeit verrichten. Da die Atempumpe dem kompressiven Stress des Atmosphärendrucks ausgesetzt ist, muss sie eine starre Wand haben und den überwiegenden Teil der Atemarbeit durch Muskelkontraktion während der Inspiration leisten (Wilson 2016, ◘ Abb. 4.3).

4.1.4 Funktion der Atempumpe und Messung der Atemarbeit

Im Bereich der Atempumpe werden folgende Drücke beschrieben (Priewe und Tümmers 2007; Oczenski 2008; Larsen und Ziegenfuß 2013)

- Atmosphärendruck (pB),
- intraalveolärer oder intrapulmonaler Druck (pa),
- intrapleuraler oder intrathorakaler Druck (ppl),
- intraabdomineller Druck (pia),
- transthorakaler Druck: Differenz zwischen Atmosphärendruck und intrapleuralem Druck (ptt = ppl − pB)
- transpulmonaler Druck: Differenz zwischen intraalveolärem und intrapleuralem Druck (ptp = pa − ppl)
- transdiaphragmaler Druck = Differenz zwischen ösophagealem und gastralem Druck (pdi = pes − pga)

In der Inspiration kommt es durch die Aktivität der inspiratorischen Muskulatur der Atempumpe zur Erweiterung des Thorax und zur Kaudalbewegung des Zwerchfells. Der intraalveoläre Druck sinkt unter den Atmosphärendruck und der – durch die elastischen Rückstellkräfte des Lungengewebes bei ruhiger Atmung negative intrapleurale Druck – sinkt weiter ab. Infolgedessen strömt Luft in die Lunge ein. Die passive Exspiration erfordert

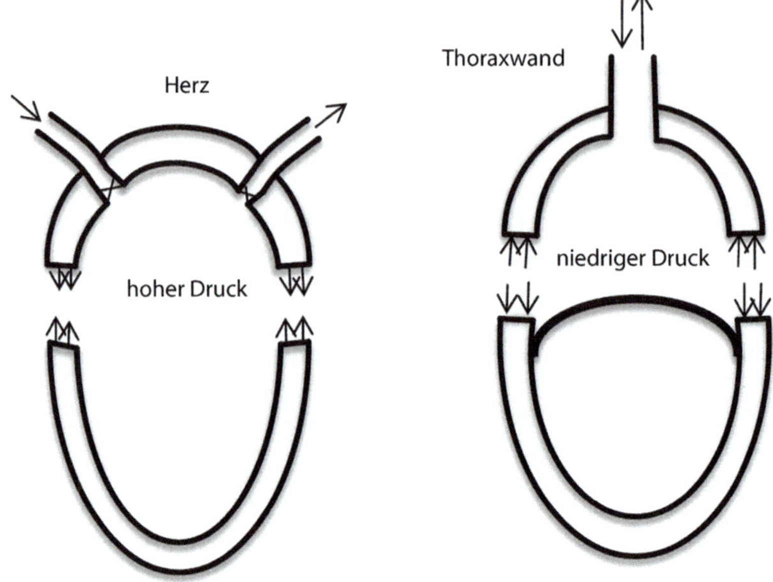

■ **Abb. 4.3** Vergleich zwischen der Funktion von Herz und Atempumpe. (Aus: Wilson T (2016) Respiratory Mechanics. Springer, Schweiz)

keine muskuläre Aktivität, sondern ist Folge der Rückstellkräfte von Lunge und Thorax. In der Exspiration steigt der intraalveoläre Druck über den Atmosphärendruck, der intrapleurale Druck steigt an, und Luft strömt aus der Lunge wieder aus (■ Abb. 4.4). Bei aktiver Exspiration und beim Husten wird neben der exspiratorische Muskulatur der Atempumpe die Bauchwandmuskulatur aktiviert. Letzteres unterstützt die Exspiration – wie oben beschrieben – durch eine

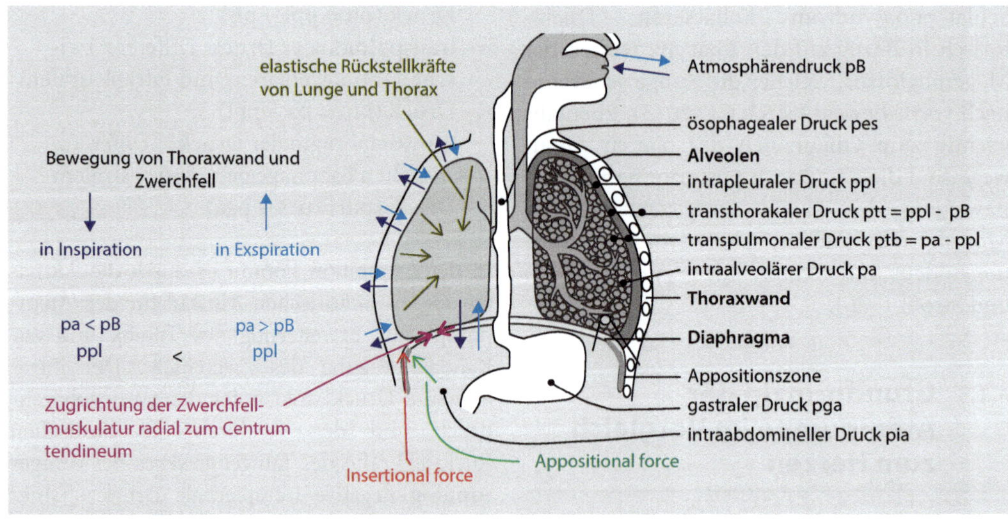

■ **Abb. 4.4** Funktion der Atempumpe und Drücke

Erhöhung des abdominellen Drucks, einen nach kaudal gerichteten Zug auf die Rippen und eine Verschiebung der Zwerchfellkuppeln nach kranial (Wilson 2016).

Der transdiaphragmale Druck (pdi) kann über einen Messkatheter gemessen werden, welcher den ösophagealen Druck (pes) und den gastralen Druck (pga) regisitriert (Wu et al. 2017). Mittels dem transdiaphragmalen Druck-Zeit-Produkt kann die Atemarbeit abgeschätzt werden (Patel et al. 2009).

4.2 Pathologische Zustände der Atempumpe

Ist der Körper nicht mehr fähig die Atemarbeit ausreichend zu verrichten, dann ist der Behandler in erster Linie damit konfrontiert die Ursache hierfür zu klären und dem Patienten eine geeignete Therapie anzubieten. Ein wesentlicher Aspekt ist es zwischen muskulärer Erschöpfung und Parese zu unterscheiden. Während ein Patient sich grundsätzlich unter entsprechender Beatmungstherapie und einem Weaningprotokoll wieder soweit erholen kann, dass die Atmung wieder eigenständig möglich ist (Rollnik et al. 2017), so ist dies im Falle der Parese von Teilen oder der gesamten Atemmuskulatur abhängig von der Prognose der Grunderkrankung (► Kap. 13).

4.2.1 Zwerchfellparese

Als wesentlicher Bestandteil der Atempumpe ist das Zwerchfell nicht nur aufgrund seiner Lage und Befestigung in seiner Funktion abhängig von Einflussfaktoren wie einer veränderten Geometrie des Brustkorbs und/oder Schwankungen des abdominellen oder intrathorakalen Drucks. Das Zwerchfell ist in seiner Funktion auch durch den besonderen Verlauf des N. phrenicus rechts- als auch linksseitig gefährdet. Kommt es zu einer Funktionseinschränkung des Zwerchfells aufgrund einer einseitigen Läsion des N. phrenicus, so resultiert eine mangelnde Kontraktilität in diesem Bereich mit einseitigem Zwerchfellhochstand. Dieser Zwerchfellhochstand kann zusätzlich die Entstehung basaler Atelektasen der betroffenen Seite bedingen. In der Atemmechanik zeigt sich bei einseitiger Paralyse des Zwerchfells, aufgrund der dann passiven Mitbewegung des Zwerchfells bei Inspiration, mit Abwärtsbewegung der nichtgelähmten Zwerchfellseite, hierdurch entstehendem negativem intrathorakalem Druck, eine passive kraniale Bewegung der paralytischen Seite. Dies wird als **paradoxe Atmung** bezeichnet.

Bei einer beidseitigen Zwerchfellparese besteht aufgrund der Druckverhältnisse des intrathorakalen und intraabdominellen Drucks eine kraniale Verlagerung des Zwerchfells. Durch das Aufsetzen und die resultierende Kaudalbewegung des paretischen Zwerchfells kann die Atmung für Patienten deutlich erleichtert sein, weshalb Patienten unter Beatmung auch von einer halbsitzenden Bettposition profitieren können. In der Diagnostik wird dieser Umstand auch genutzt, es zeigt sich eine deutliche Zunahme der inspiratorischen Vitalkapazität, wenn diese, nach vorheriger liegender Position eines Patienten mit Zwerchfelllähmung, beim sitzenden Patienten gemessen wird.

Diagnostisch zeichnet sich im Röntgenbild des Thorax in Inspirationsstellung eine Kranialverlagerung der betroffenen Zwerchfellkuppel ab, wobei der physiologisch etwas tiefere Stand der linken Zwerchfellkuppel berücksichtigt werden muss. Ob diese Verlagerung des Zwerchfells durch eine Funktionsminderung oder durch andere Ursachen (z. B. Pneumektomie) verursacht ist, kann im Weiteren mittels der oben genannten Messung der inspiratorischen Vitalkapazität im Liegen und im Sitzen verifiziert werden (► Abschn. 4.3). Als weitere Möglichkeit zu diesem etablierten Verfahren wurde zuletzt durch Koo et al. 2017 eine Messung des Verhältnisses des maximalen inspiratorischem zu maximalen expiratorischen Druck propagiert.

Außerdem ist die Beurteilung mittels Sonographie des Zwerchfells nichtinvasiv möglich, wobei die Zunahme der Zwerchfelldicke bei Inspiration als Maß der Funktionalität genutzt wird (Pinto et al. 2016).

Um eine Schädigung eines N. phrenicus in seinem Verlauf nachzuweisen steht einerseits das Mittel der Messung der motorischen Latenz des N. phrenicus zur Verfügung (Davis 1967), obschon hierfür kein guter Standard besteht. Um anatomische Ursachen einer Funktionseinschränkung, z. B. durch Tumoren, zu beurteilen, bietet sich die Durchführung einer kontrastmittelgestützten CT des Thorax und des Halsbereichs oder einer MRT an.

Die Ursachen einer Zwerchfellparese können vielfältiger Natur sein. Die häufigste Ursache ist eine traumatische Schädigung, sei es operativ bedingt oder durch andere Traumen. Weitere Ursachen sind Nervenkompressionen (z. B. durch Tumoren), die Schädigung im Rahmen einer autoimmunen oder infektiös entzündlichen Nervenschädigung, die Schädigung im Rahmen einer Neuropathie oder ohne erkennbare andere Erkrankung als Ursache der Zwerchfellschwäche.

Therapeutisch besteht in erster Linie, insbesondere bei nur vorübergehender Zwerchfellschwäche die nichtinvasive Ventilationstherapie im Vordergrund, wobei diese bei den meisten Fällen der einseitigen Zwerchfellparese aufgrund guter kompensatorischer Mechanismen nicht benötigt wird.

Eine einseitige Zwechfellparese mit resultierendem Hochstand kann außerdem auch offen thoraxchirurgisch durch eine Zwerchfellraffung behandelt werden. Im Anschluss ist

1. die Lunge der betroffenen Seite durch eine kaudalere Grundposition des Zwerchfells besser entfaltet und
2. wird das Ausmaß der paradoxen kranialen Bewegung der paretischen Seite bei Inspiration entgegengewirkt.

Dieses Verfahren bietet eine Möglichkeit die Ventilation des Patienten effizienter zu gestalten und hebt außerdem auch die Lebensqualität an (Celik et al. 2010; Gazala S 2012). Auch ein laparoskopisches Vorgehen ist möglich und führt ebenso zu sehr guten Ergebnissen, wenn dieses an geeigneten Patienten durchgeführt wird (Huttl et al. 2004).

Eine weitere Therapiemöglichkeit bei einseitiger oder beidseitiger Zwerchfellparese z. B. nach spinalem Trauma ist die Zwerchfellstimulation mittels eines implantierten Schrittmachers, wobei sich sowohl gute Ergebnisse kurzfristig, als auch in der langfristigen Therapie zeigen (Onders et al. 2014, 2018).

Bei der beidseitigen Zwerchfellparese, insbesondere im Rahmen neuromuskulärer Erkrankungen steht die Ventilationstherapie im Vordergrund und muss stadiengerecht in Zusammenschau mit den begleitenden Befunden (Dysphagie, Husteninsuffizienz) entsprechend nichtinvasiv oder mittels invasiver Beatmungstherapie über eine Trachealkanüle therapiert werden.

4.2.2 Pneumothorax

Die Beatmung eines Patienten mit Pneumothorax wirft besondere Fragen wie z. B. die nach dem optimalen PEEP bei der Beatmung von Patienten mit pulmopleuraler Fistel auf. Überraschenderweise ist die Erkenntnislage hier in Bezug auf die Evidenz für oder wider besondere Strategien dürftig. Entgegen häufiger Praxis ist ein konservatives Vorgehen beim traumatischen Pneumothorax ohne die Anlage von Thoraxdrainagen nicht nur vertretbar, sondern zeigt auch kein Nachteil gegenüber dem progressiven Verfahren solange kein Hämatothorax vorliegt (Walker et al. 2018) oder eine Drainage gelegt werden muss, um die Ventilation zu gewährleisten, wie z. B. beim Spannungspneumothorax (Tebb et al. 2010). Das konservative Vorgehen ist allerdings nur beim kleineren bis mittelgroßen Pneumothorax praktikabel. Der Zustand des Patienten sowie die Dynamik des Pneumothorax sind dann engmaschig zu erfassen. Ist ein Pneumothorax erkannt, so eignet sich die Ultraschalluntersuchung des Thorax zur raschen Darstellung der Pathologie. Eine Quantifizierung des Pneumothorax mittel

Röntgenaufnahme des Thorax ist nicht sicher möglich, hierfür sollte ein Thorax-CT erfolgen (Engdahl et al. 1993).

Ist eine Beatmung des Patienten notwendig, so sollte nach wie vor eine Versorgung des Patienten mit Thoraxdrainagen erfolgen – aufgrund des Risikos der Entstehung eines Spannungspneumothorax (Johnson 1996). Es hat sich gezeigt, dass auch unter den beatmeten Patienten ein Teil im Verlauf keine Thoraxdrainage benötigen würde (Barrios et al. 2008), diese Patientin sind jedoch bisher nicht sicher zu identifizieren, sodass diese Beobachtung keine direkte Auswirkung auf unser Handeln hat.

Die mechanische Ventilation selbst stellt ein Risiko für die Entstehung eines Pneumothorax dar. Dies ist insbesondere bei Patienten mit bestehenden Lungenpathologien der Fall (Hsu und Sun 2014). Um das Risiko der Entstehung von Spontanpneumothoraces zu vermeiden, sollten nach Möglichkeit grundsätzlich lungenprotektive Beatmungsparameter angewendet werden.

4.2.3 Offenes Abdomen

Bei der Beatmung von Patienten mit einem offenen Abdomen wird der PEEP kontrovers diskutiert. Ein PEEP von 10 cmH_2O und ein Tidalvolumen von 7 ml/kgKG zeigten im Rahmen der lungenprotektiven Beatmung während mindestens 2-stündiger Operation bei Patienten mit offenem Abdomen positive Effekte auf die arterielle O_2-Sättigung, die über mehrere postoperative Tage anhielten. Es traten auch weniger Pathologien im Thoraxröntgenbild zutage (Severgnini et al. 2013).

Tierexperimentelle Daten von Lefrant et al. hingegen zeigen unter der Beatmung mit PEEP (12 cmH_2O verglichen mit 0 cmH_2O) einen verminderten hepatischen und renalen Blutfluss sowie einen verminderten Blutfluss in den Karotiden. Der mittlere arterielle Blutdruck war ebenso, wie auch die Herzfrequenz vermindert, dies war unabhängig von der kardialen Pumpleistung (Lefrant et al. 2002).

4.2.4 Intraabdominelle Druckerhöhung

Bei intraabdomineller Druckerhöhung (>12 mmHg) oder dem intraabdominellen Kompartmentsyndrom (>20 mmHg) gilt es bei der Beatmung insbesondere jene Fehler zu vermeiden, welche die abdominelle Situation zusätzlich negativ beeinflussen können. Der PEEP hat hier über mehrere Wege einen negativen Einfluss auf die abdominelle Situation, da er einerseits den thorakal-venösen Druck erhöht, wodurch der venöse Rückfluss aus dem Abdomen erschwert und der venös-transvasale Druck erhöht wird. Durch das Extravasat wird wiederum der intraabdominelle Druck weiter erhöht. Der kompensatorische Abfluss von Lymphe ist allerdings ebenfalls durch den erhöhten intrathorakalen Druck erschwert, sodass hier keine ausreichende Kompensation möglich ist (Hedenstierna und Larsson 2012; Lattuada und Hedenstierna 2006).

Inwieweit die Beatmung in Bauchlage, wie sie z. B. bei der Beatmung von Patienten im „acute restiratory distress syndrome" (ARDS) zur Verwendung kommt, einen Einfluss auf den intraabdominellen Druck hat und umgekehrt ist bisher nicht abschließend geklärt (Kirkpatrick et al. 2010).

Zur Behandlung der intraabdominellen Druckerhöhung wird in der akuten Situation und perioperativ außerdem die Behandlung mit neuromuskulären Blockern empfohlen (Bjorck und Wanhainen 2014), wodurch eine unmittelbare Beatmungspflichtigkeit entsteht. Auf diese Weise soll einerseits direkt der intraabdominelle Druck durch die Muskelrelaxation der Bauchmuskulatur sinken, andererseits der Wiederverschluss des Abdominalraums erleichtert werden (Abouassaly et al. 2010; Bjorck und Wanhainen 2014).

4.2.5 COPD

Die chronisch obstruktive Atemwegserkrankung hat über mehrere Mechanismen Auswirkungen auf die Funktion der

4

Atempumpe. Die Obstruktion bewirkt, dass es zu einer relativen Überblähung der Lunge kommt, welche wiederum die Thoraxkonfiguration dahingehend ändert, dass über die Zeit ein sog. Fassthorax entsteht. Die Atemmuskulatur muss gegen erhöhte Widerstände aufkommen, da die Lunge auch in Ruhe schon stärker gedehnt ist, wodurch der elastische Widerstand steigt, zusätzlich im Verlauf der Erkrankung die Elastizität der Lunge abnimmt und damit der Widerstand steigt und überdies auch noch der maximale Luftfluss limitiert wird (Barreiro et al. 2015).

Die veränderte Konfiguration des Thorax hat auch Folgen für die Funktion des Zwerchfells. Hierbei wird das Zwerchfell in seiner Funktion beeinträchtigt indem es durch die veränderte relative Position, mit resultierender Abflachung der Zwerchfellkuppel, nicht mehr die optimale Kraft zur Inspiration aufbringen kann (De Troyer 1997).

Die COPD hat unmittelbare Auswirkungen auf die Muskulatur, hierbei ist nicht nur die Atemmuskulatur, sondern auch die Muskulatur der Extremitäten betroffen, wobei hier lediglich auf die Atemmuskulatur eingegangen wird. Die Atemmuskulatur ist aufgrund der bereits genannten Mechanismen mit resultierendem Air-Trapping mit einer erhöhten Atemarbeit belastet (Dos Santos Yamaguti et al. 2008) und es finden kompensatorische Anpassungen statt. Betreffs des Diaphragmas wurde in Studien nachgewiesen, dass der Anteil langsam kontrahierender Fasern steigt, die Kapillarisation der Muskelfasern stärker ausgeprägt ist, die Sarkomere kürzer sind als bei Kontrollgruppen. Diese Adaptationen vermögen zwar die Atemtätigkeit mittelfristig aufrecht zu halten, im langfristigen Verlauf überwiegen dann jedoch auch bei der Atemmuskulatur Faktoren, welche die Funktion einschränken. Hierfür ist bei den fortschreitenden Veränderungen der Atempumpe und des Lungengewebes die steigende Atemarbeit mit vermehrt auftretendem oxidativem Stress, Proteolyse, aufgrund der hohen Belastung ein vermindert stattfindender anaboler Metabolismus und schließlich auch die Apoptose überbeanspruchter Zellen verantwortlich (Barreiro et al. 2015; McKenzie et al. 2009).

4.2.6 Kyphoskoliose

Die Veränderungen im Thoraxwandaufbau haben in der Regel in der Kindheit ihren Beginn und sind in unterschiedlichem Ausmaß progredient. Die zugrundeliegende Drehung und Kippung der Wirbelkörper hat zur Folge, dass im Seitenvergleich Bereiche mit eng- oder weiterstehenden Rippen bestehen. Entsprechend ist die im Thorax der Thoraxwand folgende Lunge in Bereichen gestaucht oder vorgedehnt. Hier entstehen im Verlauf atelektatische und dystelektatische Bereiche der Lunge. Dies hat Konsequenzen auf die pulmonale Luftzirkulation und somit auch auf die hämodynamische Perfusion. In Abhängigkeit der Ausprägung einer Skoliose ist die Vitalkapazität vermindert. Die Rigidität des Thorax nimmt mit zunehmendem Alter zu (Caro und Dubois 1961).

Die Frage, mittels welcher Beatmungsstrategie in der nächtlichen Heimbeatmung diesen pathologischen Veränderungen am besten gerecht zu werden ist, ist aufgrund mangelnder kontrollierter Studien weiterhin nicht hinreichend geklärt. Die reine Ausdehnung der Beatmungszeiten verbessert die Lungenfunktion nicht, bzw. es gibt keine hinreichende Datenlage, um eine optimale tägliche Beatmungsdauer festlegen zu können (Buyse et al. 2003). In der Studie von Budweiser et al. wurde 2006 ein assistiver Beatmungsdruck von >15 cmH_2O als outcomeverbessernd beschrieben, hier wurden jedoch Anpassungen der Atemfrequenz erst vorgenommen, wenn der Ziel-pCO_2 nicht mit der zugrundeliegenden Atemfrequenz und per Druckunterstützung garantiertem Atemzugvolumen von 10 ml/kgKG erreicht werden konnte. Es wurden also keine strikt lungenprotektiven Maßgaben, wie z. B. aus der Beatmung von ARDS-Patienten bekannt, angelegt.

Die Patienten profitieren von einer nächtlichen außerklinischen Beatmung: Vitalkapazität, Blutoxygenierung und eine ggfs. vorhandene Hapertension bessern sich. (Schlenker et al. 1997). Das Nichterreichen von pCO2-Werten <50 mmHg einen Monat nach Beginn der Heimbeatmung wurde als negativer Prädiktor für die Mortalität lungengerüsterkrankter Patienten identifiziert (Marti et al. 2010). Ein positiver PEEP oder EPAP („expiratory positive airway pressure") scheint zur Deacarboxylierung bei der nichtinvasiven Beatmung von Patienten mit restriktiver Ventilationsstörung nicht indiziert zu sein (Shneerson und Simonds 2002), ein positiver EPAP korrelierte negativ mit der Reduktion des pCO_2 (Budweiser et al. 2006).

4.2.7 Adipositas

Die Adipositas nimmt weltweit zu. Daten aus den USA zeigen hierbei insbesondere eine überproportionale Zunahme der Gruppe derer mit einem Body Mass Index (BMI) >30 (Sturm 2007). Patienten mit Adipositas weisen bezüglich der Lungenmechanik eine Reihe pathologischer Veränderungen auf, welche die Ventilation beeinträchtigen. Adipositas geht mit einer verminderten Compliance der Brustwand, einer erhöhten Resistance des Respirationstrakts, einer resultierenden erhöhten Atemarbeit und außerdem einem verminderten Lungenvolumen einher (Piper und Grunstein 2010).

Besonders schwer betroffen sind Patienten welche unter dem „Obesitas-Hypoventilationssyndrom" (OHS) leiden. Diese haben einen BMI $\geq 30\ kg/m^2$, und weisen außerdem eine pathologische CO_2-Retention, eine Oxygenierungsstörung und Atmungsstörungen während des Schlafs auf. Die Atemmuskulatur scheint insbesondere in der Gruppe der OHS-Patienten betroffen zu sein. Die Atmung ist insbesondere in Rückenlage beeinträchtigt, da hier die abdominellen Massen ein mechanisches Atemerschwernis im Sinne einer höheren Belastung des Zwerchfells darstellen (Sharp et al. 1986). Patienten mit einem OHS haben begleitend deutlich häufiger eine COPD und weisen einen pulmonalen Hypertonus auf.

Zur Therapie nächtlicher Hypoxie und Hyperkapnie, welche aufgrund obstruktiver und atemregulatorischer Beeinträchtigungen auftreten, wird zur Therapie der obstruktiven Ereignisse vornehmlich eine nächtliche Heimbeatmung mit positivem PEEP initiiert. Selbst die Anwendung von nächtlicher CPAP- oder BiPAP-Therapie über wenige Tage ist imstande den Gasaustausch signifikant zu verbessern (Chouri-Pontarollo et al. 2007).

Besteht eine verminderte Oxygenierung des arteriellen Bluts, so ist bei einem bestehenden OHS grundsätzlich die O_2-Gabe indiziert, wobei hier vorsichtig agiert werden muss, um nicht durch die O_2-Gabe bei gleichzeitig langzeitig bestehender Hyperkapnie, die Atemstimulation über O_2-Rezeptoren zu reduzieren und somit eine möglicherweise fatale Hyperkapnie mit pH-Entgleisung zu provozieren.

Weiterhin gilt die Gewichtsreduktion als wesentlicher Faktor zur Behandlung eines OHS, für die chirurgischen Verfahren zur Gewichtsreduktion und deren positive Auswirkung auf den Gasaustausch und die Atemregulation sowie weitere Faktoren ist die Wirkung inzwischen belegt (Greenburg et al. 2009).

4.3 Diagnostik der Atempumpe

4.3.1 Parameter der Lungenfunktion

Die totale Lungenkapazität (TLC) bezeichnet das gesamte Gasvolumen in der Lunge nach maximaler Inspiration, das Residualvolumen (RV) wiederum das Gasvolumen in der Lunge nach maximaler Exspiration.

Die inspiratorische Vitalkapazität (IVC) ist das Volumen, welches von der maximalen Exspiration bis zur maximalen Inspiration eingeatmet werden kann, die exspiratorische Vitalkapazität (EVC) wiederum das Volumen, welches von der maximalen Inspiration bis zur maximalen Exspiration ausgeatmet werden kann. Wenn die Exspiration forciert – d. h. mit maximaler Geschwindigkeit – stattfindet, wird die forcierte Vitalkapazität (FVC) gemessen (■ Abb. 4.5).

Das Atemzugvolumen (AZV) wird bei normaler, ruhiger Inspiration und Exspiration gemessen. Das exspiratorische Reservevolumen (ERV) bezeichnet das Volumen, welches von normaler Exspiration bis zur maximalen Exspiration zusätzlich ausgeatmet werden kann, das inspiratorische Reservevolumen (IRV) jenes, welches nach normaler Inspiration zusätzlich bis zur maximalen Inspiration eingeatmet werden kann.

4.3.1.1 Spirometrie und Vitalkapazität

Die Messung der Vitalkapazität erfolgt mittels Spirometrie oder Bodyplethysmographie. In der Regel kommt die portable Spirometrie zum Einsatz. Bei neuromuskulären Erkrankungen mit ausgeprägten bulbären Paresen kommt eine Maske zum Einsatz, da der Mund nicht mehr fest um das Mundstück des Spirometers geschlossen werden kann. Patienten mit Trachealkanüle werden unter Einsatz eines Adapters über die Trachealkanüle gemessen.

Bei der Diagnostik von Störungen der Atempumpe spielt die Vitalkapazität eine wichtige Rolle. Im Verlauf progredienter neuromuskulärer Erkrankungen fällt sie kontinuierlich ab, wobei Werte unter 80 % der Norm als pathologisch betrachtet werden (Boentert und Young 2016). Für die amyotrophe Lateralsklerose (ALS) konnte gezeigt werden, dass die forcierte Vitalkapazität und die langsame exspiratorische Vitalkapazität (EVC) eng miteinander korrelieren und im Erkrankungsverlauf in ähnlicher Weise abfielen (Pinto und de Carvalho 2017). Bei primären Myopathien lässt eine inspiratorische Vitalkapazität (IVC) von <60 % der Norm eine schlafbezogene Atmungsstörung, eine IVC von <40 % der Norm eine kontinuierliche schlafbezogene Hypoventilation und eine IVC von <25 % ein tagsüber bestehendes respiratorisches Versagen erwarten (Ragette et al. 2002).

Die FVC fällt beim Wechsel vom Sitzen zum Liegen bei Gesunden um maximal 19 %, bei Patienten mit restriktiven Lungenerkrankungen um nicht mehr als 24 % und bei Patienten mit obstruktiven Lungenerkrankungen um nicht mehr als 38 % ab (95 %-Konfidenzinterfall). Somit sollte ein Abfall der FVC beim Wechsel vom Sitzen ins Liegen >25 % bzw. bei obstruktiven Lungenerkrankungen >35 % Anlass zu weiteren diagnostischen Maßnahmen bezüglich der Zwerchfellfunktion geben (Allen et al. 1985). Bei neuromuskulären Erkrankungen spricht ein Abfall der Vitalkapazität um 25 % zwischen der Messung in aufrechter und liegender Position für eine Zwerchfellparese (Fromageot et al. 2001), bei Orthopnoe wird oft ein Abfall >30 % beobachtet (Bach 2017).

Bei symptomatischen Patienten mit neuromuskulären Erkrankungen stellt eine rasche Abnahme der Vitalkapazität um mehr als 10 % der Ausgangswerts eine Indikation zur Einleitung einer Beatmungstherapie dar (Windisch et al 2017). Laut Bach (2017) benötigt sogar jeder eindeutig symptomatische Patient mit neuromuskulärer Erkrankung und reduzierter, im Liegen gemessener Vitalkapazität den Versuch einer nächtlichen nichtinvasiven Beatmung, um die Symptome zu lindern.

Eine weitere Rolle spielt die Spirometrie bei der Abgrenzung gegenüber obstruktiven Lungenerkrankungen, wobei das forcierte exspiratorische Einsekundenvolumen (FEV_1) und der Tiffaneau-Index (FEV_1/FVC; ■ Abb. 4.5), die forcierten exspiratorischen Flüsse (FEF_{25}–FEV_{75}) sowie die Konfiguration der Fluss-Volumen-Kurve bewertet werden.

4.3.1.2 Bodyplethysmographie, totale Lungenkapazität, Residualvolumen und Atemwegswiderstand

Alle mittels Spirometrie zu bestimmenden diagnostischen Parameter sind auch mittels Bodyplethysmographie bestimmbar. Darüber hinaus können mittels der nur bodyplethysmographisch zu bestimmenden Parameter

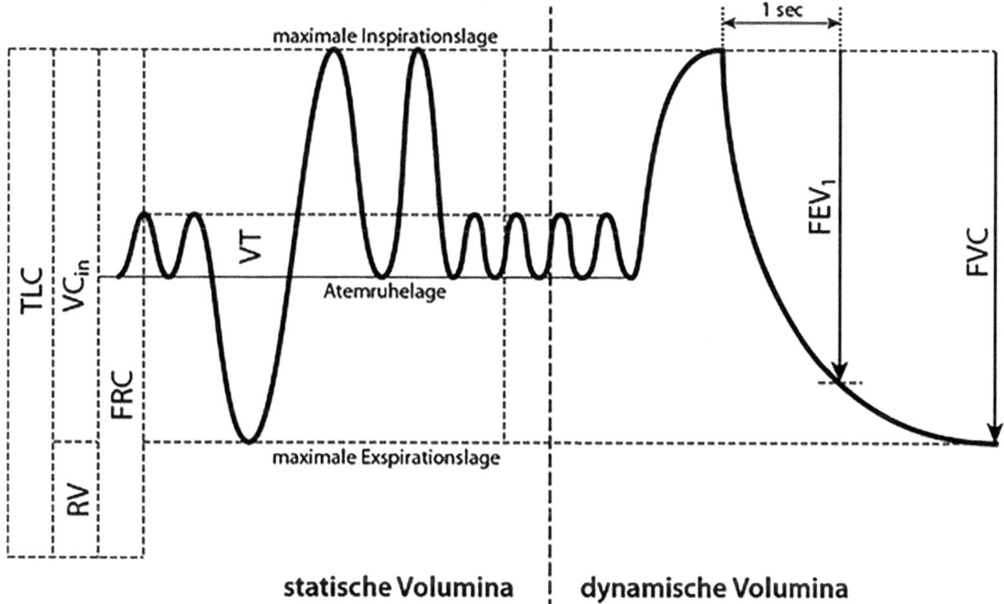

Abb. 4.5 Lungenfunktionsparameter. *IVC* inspiratorische Vitalkapazität, *FVC* forcierte Vitalkapazität, *TLC* totale Lungenkapazität, *RV* Residualvolumen, *FEV$_1$* forciertes exspiratorisches Einsekundenvolumen, FRC funktionelle Residualkapazität. (Mod. nach Buess et al. (2016) Medizintechnik. Springer, Heidelberg Berlin)

der totalen Lungenkapazität, des Residualvolumens und des Atemwegswiderstands obstruktive Lungenerkrankungen wie die COPD und das Asthma bronchiale sicher abgegrenzt werden. Obstruktive Lungenerkrankungen können zu einer Überblähung der Lunge führen. Dann wird zwar eine sekundär erniedrigte Vitalkapazität gemessen, jedoch ist diese nicht Zeichen einer restriktiven Lungenerkrankung oder einer Insuffizienz der Atempumpe, weswegen auch von einer „Pseudorestriktion" gesprochen wird. Ein erhöhter Atemwegswiderstand ergibt ebenfalls direkte Hinweise auf eine vorliegende Obstruktion der Atemwege. Die Bodyplethysmographie lässt jedoch eine sichere Abgrenzung gegenüber obstruktiven Lungenerkrankungen zu (Abb. 4.6)

4.3.1.3 Peak Cough Flow (Hustenspitzenfluss)

Der Peak Cough Flow wird während eines maximal kräftigen Hustenstoßes bestimmt (Kabitz et al. 2014). Es wird eine Nasenklemme verwendet und die Bestimmung kann mit einem Peak-Flow-Meter oder einem Spirometer erfolgen. Techniken des assistierten Hustens zur Bestimmung des assistierten Peak Cough Flow werden ► Abschn. 7.1 erörtert. Bei trachealkanülierten Patienten ist die Messung nicht aussagekräftig.

Der Peak Cough Flow beträgt bei gesunden Erwachsenen >360 l/min (Gregg und Nunn 1973; Leiner et al. 1963). Für Patienten mit stabiler ALS konnte gezeigt werden, dass ein Peak Cough Flow <255 l/min ein Prädiktor für eine manifeste Husteninsuffizienz

4

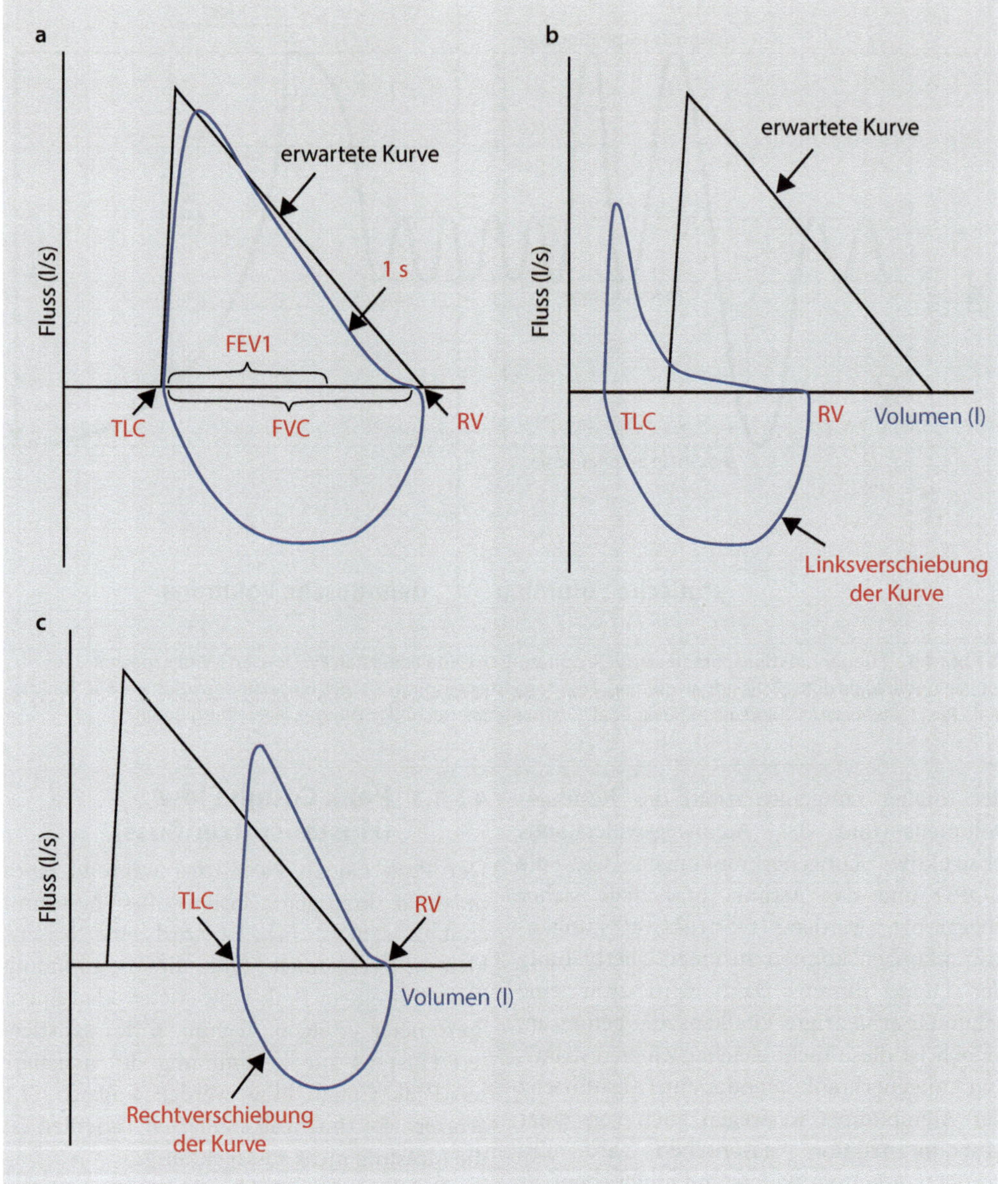

Abb. 4.6 Restriktion und Pseudorestriktion. **a** normale Fluss-Volumen-Kurve, **b** obstruktive Ventilationsstörung mit Verschiebung der Fluss-Volumen-Kurve nach links, erhöhter totaler Lungenkapazität *(TLC)*, erhöhtem Residualvolumen *(RV)* und etwas erniedrigter forcierter Vitalkapazität *(FVC)*, „Pseudorestriktion", **c** echte restriktive Ventilationsstörung mit Verschiebung der Fluss-Volumen-Kurve nach rechts, erniedrigter totaler Lungenkapazität *(TLC)*, erniedrigtem Residualvolumen *(RV)* und erniedrigter forcierter Vitalkapazität *(FVC)*. (Mod. nach Altag A et al. (2016) Pulmonary Function Tests in Clinical Practice. Springer, Cham)

bei respiratorischen Infekten ist (Sancho et al. 2007). Nach Leitlinie „Nichtinvasive und invasive Beatmung als Therapie der chronischen respiratorischen Insuffizienz“ stellt ein Peak Cough Flow <270 l/min eine Indikation für spezielle Techniken des Sekretmanagements wie Air-Stacking, manuell assistiertes Husten und den mechanischen Insufflator-Exsufflator dar (Windisch et al. 2017).

Selbst bei nicht mehr messbar niedrigem assistierten Peak Cough Flow ist mittels NIV und Anwendung des mechanischen Insufflator-Exsufflators bei einigen Patienten mit ALS ein nichtinvasives Management und damit ein Vermeiden der Tracheotomie möglich. Lediglich eine Desaturation <95 % für >24 h trotz NIV und Anwendung des mechanischen Insufflator-Exsufflators stellt eine klare Indikation für eine Tracheotomie zur Verlängerung des Überlebens dar (Bach et al. 2004).

Allerdings stellte eine wegweisende randomisierte, kontrollierte Studie von Bourke et al. (2006) heraus, dass NIV nur bei bulbär nicht schwer betroffenen Patienten mit ALS das Überleben und die Lebensqualität verbessern kann, während bei bulbär schwer betroffenen Patienten sich das Überleben und die Lebensqualität, gemessen mit dem SF-36 Mental Component Summary, nicht verbesserten. Allerdings trat auch bei bulbär schwer betroffenen Patienten eine Besserung schlafbezogener Symptome auf.

Für die ALS und andere neuromuskuläre Erkrankungen kann somit geschlussfolgert werden, dass der optimale Zeitpunkt für die Tracheotomie anhand der wissenschaftlichen Datenlage nicht bestimmt werden kann. Ein reduzierter Peak Cough Flow kann somit die Indikationsstellung für spezielle Techniken des Sekretmanagements erhärten, kann jedoch nur in sehr eingeschränktem Umfang für die Indikationsstellung zur Tracheotomie herangezogen werden.

4.3.2 Kohlendioxidmonitoring mittels Blutgasanalyse, transkutaner und endtidaler Kapnometrie

Eine Insuffizienz der Atempumpe führt zu einer alveolären Hypoventilation und somit zu einem Anstieg des $paCO_2$. Bei akutem Versagen der Atempumpe, was auch als „ventilatorisches Versagen“ bezeichnet wird, steigt das $paCO_2$ an und es tritt eine respiratorische Azidose mit Abfall des pH infolge der Konversion von Wasser in Kohlensäure auf. Bei chronischem Versagen der Atempumpe wird Bikarbonat retiniert, was als metabolische Kompensation der respiratorischen Azidose bezeichnet wird (Huttmann et al. 2014; Windisch et al. 2017).

Die arterielle **Blutgasanalyse** ist der Goldstandard des Kohlendioxidmonitorings, jedoch ergibt auch eine technisch sauber durchgeführte kapilläre Blutgasanalyse bei suffizienter dermaler Perfusion akkurate pCO_2-Werte (Huttmann et al. 2014). Ein erhöhter morgendlicher Base Excess ist ein Prädiktor der nächtlichen Hypoventilation (Boentert et al. 2018).

Die **endexspiratorische Kapnometrie** ($etCO_2$) erfasst den CO_2-Partialdruck im ausgeatmeten Gasgemisch am Ende der Ausatmung und benötigt einen invasiven Atemwegszugang. Aufgrund des physiologischen Totraums liegt das endtidal gemessene $etCO_2$ 2–5 mmHg unter dem $paCO_2$ (Siobal 2016). Bei Erkrankungen, die das Verhältnis von Ventilation zu Perfusion verändern, wie der COPD oder der Lungenembolie, ist die Abweichung des $etCO_2$ vom $paCO_2$ größer (Kartal et al. 2011; Van Marcke et al. 2015; Schwarz 2017).

Bei der **transkutanen Kapnometrie** ($tcCO_2$) messen Hautelektroden das Kohlendioxid, welches durch die Haut in den Sensor diffundiert. Durch eine lokale Erwärmung wird die Hautdurchblutung verbessert, sodass die Messwerte sich dem $paCO_2$ annähern (Huttmann et al. 2014).

Endtidale und transkutane Kapnometrie sind kontinuierliche Messverfahren, für die der Patient ebenfalls nicht geweckt werden muss (Huttmann et al. 2014). Somit kann das bei Erkrankungen der Atempumpe typischerweise im REM-Schlaf auftretende Maximum des pCO_2 erfasst werden, was wiederum die Erkennung der ventilatorischen Insuffizienz im Frühstadium ermöglicht. Außerdem dient die transkutane Kapnometrie der Optimierung der NIV (Chhajed 2016). Für das CO_2-Monitoring bei Weaningpatienten, v. a. bei Patienten mit COPD, hat sich überdies das $tcCO_2$ als akkurater erwiesen als das $etCO_2$, nicht jedoch bei Patienten mit schwerem Schädel-Hirn-Trauma (Rosier et al. 2014; Schwarz 2017).

4.3.3 Polygraphie und Polysomnographie

Polygraphie und Polysomnographie dienen der schlafmedizinischen Diagnostik im Allgemeinen und der Diagnostik von schlafbezogenen Atmungsstörungen im Speziellen (► Kap. 16), wobei die Polygraphie bei Erkrankungen der Atempumpe in der Regel ausreichend ist. Die Verfahren sind in Bezug auf neuromuskuläre Erkrankungen der Atempumpe relevant, da diese oft mit zusätzlichen schlafbezogenen Atmungsstörungen einhergehen. 45,6 % Patienten mit ALS zeigten z. B. in einer Studie von Boentert et al. (2018) einen erhöhten Apnoe-Hypopnoe-Index als Hinweis für ein Schlafapnoesyndrom. Zudem wurde nachgewiesen, dass es allein durch das Initiieren einer nichtinvasiven Beatmung über eine Mund-Nasen-Maske zu einer Obstruktion der oberen Atemwege kommen kann (Schellhas et al. 2018). Somit ist die polygraphische Kontrolle einer nichtinvasiven Beatmung zur Erkennung von unter Beatmung bestehenden Obstruktionen der oberen Atemwege obligat.

4.3.4 Manometrische Verfahren

Die manometrischen Verfahren gehören nicht zur für die Indikationsstellung einer Beatmungstherapie unabdingbaren Diagnostik (Bach 2017), sie können aber in die klinische Routine integriert werden.

Manometrische Messungen erfolgen unter Verwendung einer Nasenklemme. Die globale inspiratorische bzw. exspiratorische Atemmuskelkraft kann mittels Messung des **maximalen inspiratorischen (pImax) bzw. exspiratorischen (pEmax) Mundverschlussdrucks** abgeschätzt werden. Der Patient wird hierbei aufgefordert, gegen ein geschlossenes System mit maximaler Kraft ein- bzw. auszuatmen, wobei die Einatmung in der Regel vom Residualvolumen aus (pImaxRV) und die Ausatmung von der TLC aus erfolgt. Es erfolgt eine Messung des Spitzenwerts ($pImax_{peak}RV$) oder des Plateaudrucks, welcher über 1 s aufrechterhalten werden kann ($pImax_{1.0}RV$) (Kabitz et al. 2014).

Der **Mundverschlussdruck 0,1 s nach Inspirationsbeginn (p0,1)** wird durch kurzen Verschluss eines Ventils während ruhiger Atmung gemessen. Er ist bei gesteigerter Last der Inspirationsmuskeln und gesteigertem Atemantrieb erhöht (Kabitz et al. 2014).

Die **respiratorische Kapazität** errechnet sich aus p0,1/pImax. Sie ist vom Lungenvolumen unabhängig und ermöglicht daher auch bei Patienten mit erhöhtem Lungenvolumen und daraus resultierender ungünstiger Atemmechanik wie z. B. bei COPD eine isolierte Betrachtung der atemmuskulären Beanspruchung, wobei Werte von >4,5 % erhöht sind und Werte ab 20–25 % für ein drohendes Versagen der muskulären Atempumpe sprechen (Kabitz et al. 2014).

Eine weitere manometrische Methode stellen die **Sniff-Drücke (Sn-p)** dar, welche bei einem mit geschlossenem Mund durchgeführten nasalen „kurzen, scharfen inspiratorischen Atemmanöver" entweder **nasal (Sn-p_{na})** oder **transdiaphragmal (Sn-p_{di})** mittels eines Ballonkatheters ermittelt werden können.

- Der **Sn-p_{na}** ist zur Messung der Kraft der Inspirationsmuskulatur geeignet, wenn keine „gestörte pleurale Druckübertragung" vorliegt, wie sie bei laryngealen oder nasaopharyngealen Pathologien und COPD auftritt.
- Der **Sn-p_{di}** ist unabhängiger von der pleuralen Druckübertragung (Kabitz et al. 2014).

Die **Twitch-Drücke (Tw-p),** bei denen eine supramaximale bilaterale anteriore Magnetstimulation des N. phrenicus erfolgt, sind der Goldstandard der Messung der Kraftentwicklung des Zwerchfells. Ihre Aufzeichnung kann am Mund (Tw-p_{mo}) und mittels eines Ballonkatheters (Tw-p_{di}) erfolgen (Kabitz et al. 2014; Kokatnur und Rudrappa 2018). Die Methode ist jedoch aufwändig, für den Patienten belastend und wird daher in der klinischen Routine selten verwendet (Kokatnur und Rudrappa 2018).

Die einzelnen Messverfahren und weitere Messmethoden sind ausführlich in den Empfehlungen der Deutschen Atemwegsliga zu „Messung der Atemmuskelfunktion" dargestellt, deren Lektüre ausdrücklich empfohlen werden kann (Kabitz et al. 2014).

4.3.4.1 Maximale Insufflationskapazität und Lungeninsufflationskapazität

Die **maximale Insufflationskapazität (MIC)** wird mittels Air-Stacking (► Abschn. 7.1) ermittelt: Der Patient erhält ausgehend vom Residualvolumen mittels eines Beatmungsbeutels über „ein Mundstück oder ein nasales Interface" Luft, ohne zwischenzeitlich auszuatmen, bis zur maximalen Luftfüllung der Lunge, die er mit geschlossener Glottis halten kann. Anschließend erfolgt die Exspiration in ein Spirometer (Chatwin et al. 2017; Kang und Bach 2000). Die MIC erfasst die oropharyngeale und bulbäre Muskelfunktion sowie die thorakopulmonale Compliance (Kang und Bach 2000).

Die **Lungeninsufflationskapazität (LIC)** ist das maximale vom Patienten tolerierte Volumen, welches passiv, d. h. ohne dass der Patient die Glottis schließen muss, von extern mit einem Beatmungsbeutel appliziert werden kann. Hierfür muss ein Ventil verwendet werden, welches nur die Inspiration zulässt (Chatwin et al. 2017). Die Messung von LIC, MIC und VC lassen eine Quantifizierung der bulbären Dysfunktion bei neuromuskulären Erkrankungen zu, wobei „MIC minus VC invers mit LIC minus MIC" korreliert ist (Bach et al. 2008).

Der Applikation der maximalen Insufflationskapazität und der Lungeninsufflationskapazität im Sinne einer **Lungeninflationstherapie** kommt außerdem bei neuromuskulären und Rückenmarkserkrankungen atmungstherapeutische Bedeutung im Sinne eines Erhalts des Range-of-Movement von Lunge und Thoraxwand zu (Bach und Gonçalves 2006; Bach et al. 2008). Bereits kurzfristig kann die Compliance der Lunge bei Patienten mit ALS Parese des Diaphragma durch supramaximale Insufflation über ein Mundstück verbessert werden (Lechtzin et al. 2006). Insbesondere neuromuskuläre Patienten mit niedriger Vitalkapazität profitieren von der Lungeninflationstherapie, wobei bei schwerer bulbärer, insbesondere glottischer Dysfunktion mittels LIC eine signifikant ausgeprägtere Distension der Lunge erreicht werden kann, als mittels MIC (Bach et al. 2008). Die Lungeninflationstherapie kann bei neuromuskulären Patienten die MIC trotz grundsätzlich progredienten Erkrankungsverlaufs verbessern, was wiederum zu einem verbesserten Hustenstoß führt (Kang und Bach 2000a, b). Je größer der Unterschied zwischen VC und MIC ist, desto höher der durch das MIC-Manöver generierbare assistierte Hustenspitzenfluss, was wiederum die Patienten vor respiratorischen Komplikationen schützt. Bei neuromuskulären Patienten mit einer Vitalkapazität <1500 ml sind daher maximale

Insufflationen zur Verbesserung des Peak Cough Flow sehr wichtig (Kang und Bach 2000b). Air-Stacking verbessert auch den Hustenspitzenfluss bei Patienten mit zervikalen Rückenmarksverletzungen (Jeong und Yoo 2015).

4.3.5 Beurteilung des Zwerchfells mittels Röntgen, Fluoroskopie und Sonographie

Bei Gesunden befindet sich im **Thoraxröntgenbild** (p.a.) die rechte Zwerchfellkuppel auf Höhe der vorderen fünften Rippe und der hinteren zehnten Rippe, die linke Zwerchfellkuppe einen Interkostalraum tiefer. Durch den negativen intrathorakalen Druck kommt es bei einer Zwerchfellparese zum Zwerchfellhochstand. Eine rechtsseitige Zwerchfellparese führt dazu, dass der Abstand zwischen beiden Zwerchfellen mehr als zwei Interkostalräume beträgt, während eine linksseitige Zwerchfellparese dazu führt, dass beide Zwerchfelle auf gleicher Höhe stehen. Bei bilateraler Zwerchfellparese stehen beide Zwerchfellkuppeln höher und basale Atelektasen können auftreten. Sie ist im Thoraxröntgenbild schwieriger zu diagnostizieren (Kokatnur und Rudrappa 2018).

In der **Durchleuchtung** kommt im Normalfall in der Inspiration ein Abstieg der Zwerchfellkuppel um einen Interkostalabstand zur Darstellung. Der im Liegen durchzuführende Sniff-Test mit verschärfter Einatmung durch die Nase („Schniefen") führt zu einer Verstärkung der Abwärtsbewegung des Zwerchfells. Ein paretisches Hemidiaphragma wird sich dabei nicht nach kaudal bewegen oder zeigt eine paradoxe Bewegung nach kranial (Kokatnur und Rudrappa 2018).

In der **Sonographie** kommt das Zwerchfell im M-Mode als hyperechogene Linie zur Darstellung, welche während der Inspiration an Dicke zunimmt (Koknatur und Rudrappa 2018; Fayssoil et al. 2018). Die untere Grenze des Normbereichs für die Dicke des Diaphragmas auf dem Niveau der FRC wurde mit 0,15 cm ermittelt (Boon et al. 2013), niedrigere Werte sprechen für eine Diaphragmaparese (Koknatur und Rudrappa 2018), ebenso wie eine Zunahme der Diaphragmadicke <20 % bei der Inspiration vom FRC-Niveau bis zur TLC (Sarwal et al. 2013; Koknatur und Rudrappa 2018; Fayssoil et al. 2018). Des Weiteren spricht eine Exkursion des Zwerchfells während des Atemzyklus <3,7 cm bei Frauen und <4,7 cm bei Männern für eine Diaphragmaparese (Kantarci et al. 2004; Kokatnur und Rudrappa 2018). Bei der Duchenne-Muskeldystrophie tritt allerdings eine Zunahme der Dicke des Diaphragmas als Zeichen der Pseudohypertrophie auf (De Bruin et al. 1997, Fayssoil et al. 2018). Dies weist darauf hin, dass die Dicke des Diaphragmas bei Muskelerkrankungen kein verlässlicher Indikator einer Zwerchfellparese ist.

4.3.6 Weitere Methoden

Ein umfangreiches Spektrum weitere Methoden der Diagnostik der Atempumpe wurden wissenschaftlich evaluiert: Hierzu gehören u. a. die Phrenikus-Neurographie bei der ALS (Kwon et al. 2015; Jenkins et al. 2016), die Magnetresonanztomographie beim Morbus Pompe (Wen et al. 2015; Mogalle et al. 2016) und die mittels einer speziellen nasogastralen Sonde gemessene elektrische Zwerchfellaktivität (EAdi) bei Weaningpatienten (Barwing et al. 2013) sowie kritisch kranken Patienten (Ferreira et al. 2017).

4.3.7 Empfehlungen

Während die Funktion und die Mechanik der Atempumpe komplex ist und ein umfangreiches Spektrum diagnostischer Methoden zur Verfügung steht, sind die Indikationen für Beatmung und Sekretmanagement bei Erkrankungen der Atempumpe mittels einiger diagnostischer Basismethoden zu klären (Windisch et al. 2017; Bach 2017):

- Klinischer Befund (Dyspnoe, Tachypnoe, Orthopnoe, paradoxe Atmung, bulbäre Symptomatik, Glottisparese/Dysphonie, Dysphagie, abgeschwächter Hustenstoß, Sekretretention),
- Pulsoxymetrie,
- Blutgasanalyse,
- transkutane Kapnometrie,
- endtidale Kapnometrie (bei invasivem Atemwegszugang),
- spirometrische Bestimmung der Vitalkapazität in aufrechter und liegender Körperposition,
- Peak Cough Flow,
- Polygraphie.

Literatur

Abouassaly CT et al (2010) Postoperative neuromuscular blocker use is associated with higher primary fascial closure rates after damage control laparotomy. J Trauma Acute Care Surg 69(3):557–561

Allen SM et al (1985) Fall in vital capacity with posture. Br J Dis chest 79:267–271

Aumüller G et al (2014) Duale Reihe Anatomie. Thieme, Stuttgart

Bach JR (2017) Noninvasive respiratory management of patients with neuromuscular disease. Ann Rehabil Med 41(4):519

Bach JR, Gonçalves MR (2006) Pulmonary rehabilitation in neuromuscular disorders and spinal cord injury. Rev Port de Pneumologia 12(1):S27–S44

Bach JR et al (2004) Oximetry and indications for tracheotomy for amyotrophic lateral sclerosis*. Chest 126(5):1502–1507

Bach JR et al (2008) Lung insufflation capacity in neuromuscular disease. Am J Phys Med Rehabil 87(9):720–725

Barreiro E et al (2015) Guidelines for the evaluation and treatment of muscle dysfunction in patients with chronic obstructive pulmonary disease. Arch Bronconeumol (English Edition) 51(8):384–395

Barrios C et al (2008) Successful management of occult pneumothorax without tube thoracostomy despite positive pressure ventilation. Am Surg 74(10):958–961

Barwing J et al (2013) Electrical activity of the diaphragm (EAdi) as a monitoring parameter in difficult weaning from respirator: a pilot study. Crit Care 17(4):R182

Bjorck M, Wanhainen A (2014) Management of abdominal compartment syndrome and the open abdomen. Eur J Vasc Endovasc Surg 47(3):279–287

Boentert M, Young P (2016) Schlaf und Atmung bei neuromuskulären Erkrankungen. Klin Neurophysiol 47(03):151–162

Boentert M et al (2018) Prevalence of sleep apnoea and capnographic detection of nocturnal hypoventilation in amyotrophic lateral sclerosis. J Neurol Neurosurg Psychiatry 89(4):418–424

Boon AJ et al (2013) Two-dimensional ultrasound imaging of the diaphragm: quantitative values in normal subjects. Muscle Nerve 47(6):884–889

Bourke SC et al (2006) Effects of non-invasive ventilation on survival and quality of life in patients with amyotrophic lateral sclerosis: a randomised controlled trial. Lancet Neurol 5(2):140–147

Budweiser S et al (2006) Impact of ventilation parameters and duration of ventilator use on non-invasive home ventilation in restrictive thoracic disorders. Respiration 73(4):488–494

Buyse B et al (2003) Treatment of chronic respiratory failure in kyphoscoliosis: oxygen or ventilation? Eur Respir J 22(3):525–528

Caro CG, Dubois AB (1961) Pulmonary function in kyphoscoliosis. Thorax 16(3):282

Celik S et al (2010) Long-term results of diaphragmatic plication in adults with unilateral diaphragm paralysis. J cardiothorac surg 5(1):111

Chatwin M et al (2017) Airway clearance techniques in neuromuscular disorders: a state of the art review. Respir Med 136:98–110

Chhajed PN (2016) Utility of transcutaneous capnography for optimization of non-invasive ventilation pressures. J Clin Diagn Res: JCDR 10(9):OC06

Chouri-Pontarollo N et al (2007) Impaired objective daytime vigilance in obesity-hypoventilation syndrome: impact of noninvasive ventilation. Chest 131(1):148–155

Davis JN (1967) Phrenic nerve conduction in man. J Neurol Neurosurg Psychiatry 30(5):420

De Bruin PF et al (1997) Diaphragm thickness and inspiratory strength in patients with Duchenne muscular dystrophy. Thorax 52(5):472–475

De Troyer A (1997) Effect of hyperinflation on the diaphragm. Eur Respir J 10(3):708–713

De Troyer A (2011) The action of the canine diaphragm on the lower ribs depends on activation. J Appl Physiol 111(5):1266–1271

De Troyer A, Wilson TA (2016) Action of the diaphragm on the rib cage. J Appl Physiol 121(2):391–400

Dos Santos Yamaguti WP et al (2008) Air trapping: the major factor limiting diaphragm mobility in chronic obstructive pulmonary disease patients. Respirology 13(1):138–144

Engdahl O et al (1993) Chest radiograph–a poor method for determining the size of a pneumothorax. Chest 103(1):26–29

Estenne M, De Troyer A (1985) Relationship between respiratory muscle electromyogram and

4

rib cage motion in tetraplegia. Am Rev Respir Dis 132(1):53–59

Fayssoil A et al (2018) Diaphragm: pathophysiology and ultrasound imaging in neuromuscular disorders. J neuromuscul Dis 5(1):1–10

Ferreira JC et al (2017) Neurally Adjusted Ventilatory Assist (NAVA) or Pressure Support Ventilation (PSV) during spontaneous breathing trials in critically ill patients: a crossover trial. BMC Pulm Med 17(1):139

Fromageot C et al (2001) Supine fall in lung volumes in the assessment of diaphragmatic weakness in neuromuscular disorders. Arch Phys Med Rehabil 82(1):123–128

Gazala S et al (2012) Diaphragmatic plication offers functional improvement in dyspnoea and better pulmonary function with low morbidity. Interact CardioVasc Thorac Surg 15(3):505–508

Greenburg DL et al (2009) Effects of surgical weight loss on measures of obstructive sleep apnea: a meta-analysis. Am J Med 122(6):535–542

Gregg I, Nunn AJ (1973) Peak expiratory flow in normal subjects. Br Med J 3(5874):282–284

Hedenstierna G, Larsson A (2012) Influence of abdominal pressure on respiratory and abdominal organ function. Curr Opin Crit Care 18(1):80–85

Hsu CW, Sun SF (2014) Iatrogenic pneumothorax related to mechanical ventilation. World J Crit Care Med 3(1):8

Huttl TP et al (2004) Laparoscopic diaphragmatic plication: long-term results of a novel surgical technique for postoperative phrenic nerve palsy. Surg Endosc Other Interv Tech 18(3):547–551

Huttmann SE et al (2014) Techniques for the Measurement and Monitoring of Carbon Dioxide in the Blood. Ann Am Thorac Soc 11(4):645–652

Jenkins JA et al (2016) Phrenic nerve conduction studies as a biomarker of respiratory insufficiency in amyotrophic lateral sclerosis. Amyotrophic Lateral Scler Frontotemporal Degeneration 17(3–4):213–220

Jeong JH, Yoo WG (2015) Effects of air stacking on pulmonary function and peak cough flow in patients with cervical spinal cord injury. J Phys Ther Sci 27(6):1951–1952

Johnson G (1996) Traumatic pneumothorax: is a chest drain always necessary? Emerg Med J 13(3):173–174

Kabitz HJ et al (2014) Messung der Atemmuskelfunktion. Pneumologie 68(05):307–314

Kang SW, Bach JR (2000a) Maximum insufflation capacity. Chest 118(1):61–65

Kang SW, Bach JR (2000b) Maximum insufflation capacity: vital capacity and cough flows in neuromuscular disease. Am J Phys Med Rehabil 79(3):222–227

Kantarci F et al (2004) Normal diaphragmatic motion and the effects of body composition: determination with M-mode sonography. J Ultrasound Med 23(2):255–260

Kartal M et al (2011) The value of ETCO2 measurement for COPD patients in the emergency department. Eur J Emerg Med 18(1):9–12

Kirkpatrick AW et al (2010) Clinical review: Intra-abdominal hypertension: does it influence the physiology of prone ventilation? Crit Care 14(4):232

Kokatnur L, Rudrappa M (2018) Diaphragmatic Palsy. Diseases 6(1):16

Koo P et al (2017) The maximal expiratory-to-inspiratory pressure ratio and supine vital capacity as screening tests for diaphragm dysfunction. Lung 195(1):29–35

Kwon S et al (2015) Usefulness of phrenic latency and forced vital capacity in patients with ALS with latent respiratory dysfunction. Clin Neurophysiol 126(7):1421–1426

Larsen R, Ziegenfuß T (2013) Beatmung. Springer, Berlin

Lattuada M, Hedenstierna G (2006) Abdominal lymph flow in an endotoxin sepsis model: influence of spontaneous breathing and mechanical ventilation. Crit Care Med 34(11):2792–2798

Lechtzin N et al (2006) Supramaximal inflation improves lung compliance in subjects with amyotrophic lateral sclerosis. Chest 129(5):1322–1329

Lefrant JY et al (2002) Regional blood flows are affected differently by PEEP when the abdomen is open or closed: an experimental rabbit model. Canadian Journal of Anesthesia 49(3):302

Leiner GC et al (1963) Expiratory peak flow rate: standard values for normal subjects. Use as a clinical test of ventilatory function. Am Rev Respir Dis 88(5):644–651

Marti S et al (2010) Predictors of mortality in chest wall disease treated with noninvasive home mechanical ventilation. Respir Med 104(12):1843–1849

McKenzie DK et al (2009) Respiratory muscle function and activation in chronic obstructive pulmonary disease. J Appl Physiol 107(2):621–629

Mogalle K et al (2016) Quantification of diaphragm mechanics in pompe disease using dynamic 3D MRI. PLoS ONE 11(7):e0158912

Oczenski W (2008) Atem und Atemhilfen. Thieme, Stuttgart

Onders RP et al (2014) Extended use of diaphragm pacing in patients with unilateral or bilateral diaphragm dysfunction: a new therapeutic option. Surgery 156(4):776–786

Onders RP et al (2018) Completed FDA feasibility trial of surgically placed temporary diaphragm pacing electrodes: A promising option to prevent and treat respiratory failure. Am J Surg 215(3):518–521

Patel DS et al (2009) Work of breathing during SIMV with and without pressure support. Arch Dis Child 94(6):434–436

Pinto S, de Carvalho M (2017) Correlation between forced vital capacity and slow vital capacity for the assessment of respiratory involvement in amyotrophic lateral sclerosis: a prospective study. Amyotrophic Lateral Scler Frontotemporal Degeneration 18(1–2):86–91

Pinto S et al (2016) Ultrasound for assessment of diaphragm in ALS. Clin Neurophysiol 127(1):892–897

Piper AJ, Grunstein RR (2010) Big breathing: the complex interaction of obesity, hypoventilation, weight loss, and respiratory function. J Appl Physiol 108(1):199–205

Priewe J, Tümmers D (2007) Kompendium Vorklinik – GK1. Springer, Heidelberg

Ptok M (2014) Zwerchfell: Aufbau und Zwerchfelldurchtrittsstellen. Sprache Stimme Gehör 38:45–46

Ragette R et al (2002) Patterns and predictors of sleep disordered breathing in primary myopathies. Thorax 57(8):724–728

Rollnik JD et al (2017) Prolonged weaning during early neurological and neurosurgical rehabilitation: S2k guideline published by the Weaning Committee of the German Neurorehabilitation Society (DGNR). Der Nervenarzt 88(6):652–674

Rosier S et al (2014) The accuracy of transcutaneous PCO2 in subjects with severe brain injury: a comparison with end-tidal PCO2. Respir Care 59(8):1242–1247

Sancho J et al (2007) Predictors of ineffective cough during a chest infection in patients with stable amyotrophic lateral sclerosis. Am J Respir Crit Care Med 175(12):1266–1271

Sarwal A et al (2013) Neuromuscular ultrasound for evaluation of the diaphragm. Muscle Nerve 47(3):319–329

Schellhas V et al (2018) Upper airway obstruction induced by non-invasive ventilation using an oronasal interface. Sleep and Breathing 22(3):781–788

Schlenker E et al (1997) Effect of noninvasive ventilation on pulmonary artery pressure in patients with severe kyphoscoliosis. Medizinische Klinik (Munich, Germany: 1983) 92:40–44

Schwarz SB (2017) Continuous non-invasive PCO2 monitoring in weaning patients: transcutaneous is advantageous over end-tidal PCO2. Respirology 22(8):1579–1584

Severgnini P et al (2013) Protective mechanical ventilation during general anesthesia for open abdominal surgery improves postoperative pulmonary function. Anesthesiol: J Am Soc Anesthesiol 118(6):1307–1321

Sharp JT et al (1986) Diaphragmatic responses to body position changes in obese patients with obstructive sleep apnea. Am Rev Respir Dis 133(1):32–37

Shneerson JM, Simonds AK (2002) Noninvasive ventilation for chest wall and neuromuscular disorders. Eur Respir J 20(2):480–487

Sieck GC et al (2013) Mechanical properties of respiratory muscles. Compr Physiol 3(4):1533–1567

Siobal MS (2016) Monitoring exhaled carbon dioxide. Respir Care 61(10):1397–1416

Sturm R (2007) Increases in morbid obesity in the USA: 2000–2005. Public Health 121(7):492–496

Tebb ZD et al (2010) An argument for the conservative management of small traumatic pneumathoraces in populations with high prevalence of HIV and tuberculosis: an evidence-based review of the literature. Int J Emerg Med 3(4):391

Van Lunteren E, Strohl KP (1986) The muscles of the upper airways. Clin Chest Med 7(2):171

Van Marcke C et al (2015) CO2 measurement for the early differential diagnosis of pulmonary embolism-related shock at the emergency department: a case series. Respir Med Case Rep 16:106–108

Walker SP et al (2018) Conservative management in traumatic pneumothoraces: an observational study. Chest 153(4):946–953

Wen S et al (2015) Lung MRI and impairment of diaphragmatic function in Pompe disease. BMC Pulm Med 15(1):54

Wilson TA (2016) Respiratory mechanics. Springer, Basel

Windisch W et al (2017) Nichtinvasive und invasive Beatmung als Therapie der chronischen respiratorischen Insuffizienz – Revision 2017. Pneumologie 64(04):207–240

Wu W et al (2017) Transdiaphragmatic pressure and neural respiratory drive measured during inspiratory muscle training in stable patients with chronic obstructive pulmonary disease. Int J Chronic Obstructive Pulm Dis 12:773

Grundlagen der Beatmung

Pia Lebiedz

M. Groß (Hrsg.), *Neurologische Beatmungsmedizin,* https://doi.org/10.1007/978-3-662-59014-0_5

5.1 Beatmung

Eine Beatmung kommt zur Anwendung, wenn die Spontanatmung des Patienten insuffizient ist. Unter einer Beatmung versteht man die Applikation externer Beatmungsdrücken und Gasflüsse auf die Lunge. Durch die Einstellung von Drücken, Volumina und Atemgasgemischen mit verschiedenem O_2-Gehalt werden die Oxygenierung und Decarboxylierung gesteuert. Beatmung kann grundsätzliche invasiv oder nichtinvasiv erfolgen.

- Bei der invasiven Beatmung werden Atemwegshilfen verwendet, die entweder in der Trachea (z. B. Endotrachealtuben, Trachealkanüle) oder supraglottisch (z. B. Larynxtuben, Larynxmasken) positioniert werden.
- Bei der nichtinvasiven Beatmung erfolgt die Applikation von Drücken via Nasen-, Mund-Nasen-Maske oder Beatmungshelm von außen auf die Atemwege.

Es wird unterschieden zwischen der kontrollierten Beatmung und der assistierten Beatmung.

Indikationen für eine maschinelle Beatmung sind eine respiratorische Insuffizienz (hypoxisch oder hyperkapnisch), eine schwere neurologische Beeinträchtigung mit Ausfall der Schutzreflexe oder zentraler Atemregulationsstörung, die Notwendigkeit einer Atemwegssicherung als Schutz vor Aspiration (z. B. unter Reanimation) oder die Notwendigkeit der maschinellen Übernahme der Atemtätigkeit während einer Narkose mit Muskelrelaxierung.

5.2 Absaugung

Unter maschineller invasiver Beatmung, v. a. mit Analgosedierung, ist die Atemwegstoilette im Sinne von Husten eingeschränkt bis aufgehoben. Daher müssen die Sekrete der Atemwege abgesaugt werden. Dies erfolgt entweder intermittierend über einen Absaugkanal oben am Endotrachealtubus oder über eine geschlossene Absaugung, welche fest zwischen Tubus und Beatmungsschlauchsystem integriert ist. Die geschlossene Absaugung hat den Vorteil, dass der Atemweg nicht geöffnet werden muss (z. B. bei infektiösen Atemwegserkrankungen) und dass der positiv endexpiratorische Druck (PEEP) nicht im Rahmen des Druckverlusts beim Öffnen des Atemwegs reduziert wird. Dies ist v. a. bei aggressiver Beatmung und Lungenversagen relevant. Es gibt Endotrachealtuben und Trachealkanülen, die eine subglottische Absaugungsmöglichkeit direkt integriert haben. Das bedeutet, dass es einen zusätzlichen Absaugungskanal direkt subglottisch, oberhalb des Cuffs gibt, über den das dort angesammelte Sekret aus den oberen Atemwegen abgesaugt werden kann. Der Einsatz von subglottischen Absaugungen kann die Rate der ventilatorassoziierten Pneumonie senken (Lacherade et al. 2010), da es die Mikroaspiration neben dem Cuff reduziert.

5.3 Beatmungsgeräte

5.3.1 Aufbau von Beatmungsgeräten

Moderne Intensivbeatmungs- und Narkosebeatmungsgeräte haben Zugang zu einem O_2- und einem Druckluftanschluss und werden in der Regel über die Druckluft, also „pneumatisch" betrieben. An den Geräten kann zwischen 21 % Sauerstoff im inspiratorischen Atemgas (FiO_2), entsprechend der normalen Raumluft, und reinem O_2 (FiO_2 100 %) jedwede Mischung gewählt werden.

Transport- und Heimbeatmungsgeräte werden elektrisch über Turbinen betrieben und beatmen mit Raumluft, bei Bedarf kann dem inspiratorischen Beatmungsgas zusätzlich Sauerstoff zugeführt werden. Auch einige der modernen Intensivrespiratoren arbeiten mit Turbinenantrieb und Raumluft. Diese Maschinen haben nur noch einen O_2-Anschluss. Sinn hierbei ist, dass auch diese Geräte direkt zum Patiententransport verwendet werden können, sodass der Patient nicht an ein spezielles Transportbeatmungsgerät angeschlossen werden muss.

Inspiratorisch wird das Atemgas unter Beachtung der Regelgrößen (► Abschn. 5.3.2) zugeführt, während der Exspiration wird das abgeatmete Gas zurück zur Beatmungsmaschine transportiert und dann an die Umgebungsluft abgegeben oder es tritt patientennah über eine Leckage bzw. ein gesteuertes Ausatemventil aus.

Das Beatmungszubehör (Schlauchsystem) ist entweder Einmalmaterial oder desinfizierbares Mehrwegmaterial. Die Beatmungsgeräte geben jeweils die applizierten wie auch die gemessenen Drücke, Volumina, Flüsse und teilweise auch Widerstände an. Sensoren und Messzellen wie Fluss-, O_2- und auch CO_2-Sensoren können ausgetauscht und kalibriert werden.

Zwischen Beatmungsschlauch und Tubus kann ein Filter platziert werden, der der Anfeuchtung und dem Wärmeerhalt der Atemgase dient und den Keimtransport aus den Atemwegen zurück zum Respirator verhindert. Solche Filter werden als HME (Heat and Moisture Exchanger)-Filter bezeichnet. Moderne Beatmungsfilter wirken als HME- und Bakterien-/Virenfilter. Auf den HME-Filter wird verzichtet bei speziellen Indikationen, wie schwierigen Sekretverhältnissen, sehr aggressiven Beatmungsdrücken oder hohen Flow-Raten mit einer zwischengeschalteten aktiven Atemgasbefeuchtung.

5.3.2 Regelgrößen am Respirator

Neben Beatmungsdrücken und Volumina werden die Atemfrequenz, die inspiratorische O_2-Konzentration und das In- zu Exspirationsverhältnis (I:E) reguliert. Über einen Trigger (Volumen-, Druck- oder Flusstrigger) kann der Patient auch in assistierten Beatmungsformen maschinell unterstützte Atemzüge erhalten.

Eine kontrollierte Beatmungsform gibt Atemfrequenz und Atemdrücke (bzw. Atemvolumina) ebenso wie In-/Exspirationszeiten vor. Eine assistierte Beatmung unterstützt eigene Atembemühungen des Patienten über bestimmte Trigger. Diese Triggerung geht vom Patienten aus und wird entweder über Druckänderungen im Schlauchsystem im Rahmen der Atembemühung des Patienten ausgelöst (Drucktrigger) oder entsprechend über Änderungen von Volumina oder Flow (Volumen- bzw. Flowtrigger).

Heutzutage wird bei fast allen Beatmungsformen ein positiv endexspiratorischer Druck (PEEP) angewendet, der einen Kollaps der Alveolen während der Exspiration verhindert und somit Scherkräfte, die beim regelmäßigen Wiedereröffnen der Alveolen entstehen würden, verhindert.

Bei der **druckkontrollierten Beatmung** werden ein inspiratorischer Druck und ein p_{max} (Abbruchdruck) vorgegeben. Der inspiratorische Druck (p_{insp}) ist der Druck, der während der Inspiration in den Atemwegen herrscht. Die Druckdifferenz zwischen PEEP und p_{insp} wird als effektiver Beatmungsdruck oder „Driving Pressure" (Δp) bezeichnet und bestimmt in Abhängigkeit von der Dehnbarkeit der Lunge (Compliance) das Tidalvolumen (Atemzugvolumen). Der p_{max} hingegen ist der Spitzendruck, bei dessen Erreichen die Inspiration abgebrochen wird.

Bei der **volumenkontrollierten Beatmung** wird ein bestimmtes Tidalvolumen vorgegeben, ein P_{max}, bei dessen Erreichen die Inspiration abgebrochen wird, muss ebenfalls eingestellt werden. Bei der Flow-kontrollierten Beatmung kommt es entsprechend beim Erreichen eines bestimmten Atemgasflusses zum Switch von In- auf Exspiration.

Die meisten Respiratoren zeigen im Display eine Druck- und eine Flowkurve an (■ Abb. 5.1).

Zumeist bieten die Beatmungsgeräte die Möglichkeit, eine sog. „Rampe" einzustellen. Diese „Rampe" entspricht der Steilheit des Druckanstiegs, also der Druckänderung pro Zeiteinheit. ■ Abb. 5.2 zeigt Beispiele für eine flache bzw. eine steile Rampe.

Bei den verschiedenen Bezeichnungen für Beatmungsformen (BiPAP, BiLevel etc.) muss beachtet werden, dass die Bezeichnungen oftmals herstellerspezifisch sind, da einheitliche Standardisierungen fehlen. Die Beatmungsformen können daher unterschiedlich benannt

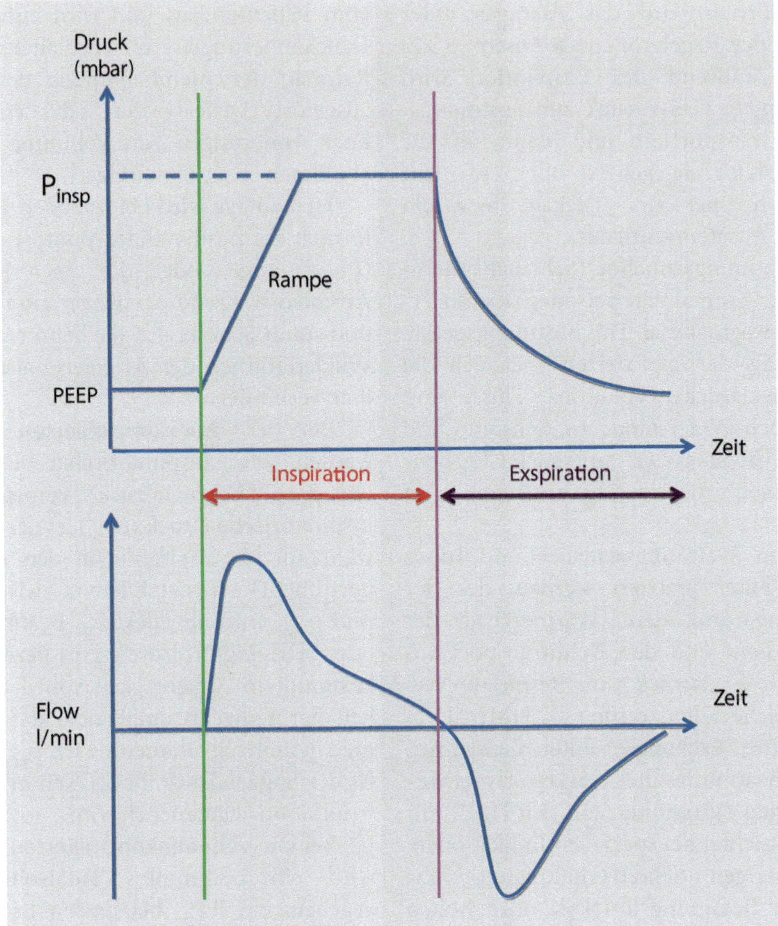

Abb. 5.1 Druck- und Flow-Kurven während der Beatmung

sein, auch wenn sie dieselben Stellgrößen bezeichnen.

Stellgrößen zur Beeinflussung der Oxygenierung sind die inspiratorische O2-Konzentration (FiO_2) und der PEEP. Das Atemminutenvolumen, welches das Produkt aus Atemfrequenz/min und Tidalvolumen ist, reguliert die Decarboxylierung.

5.4 Air-Trapping

Kommt es im Rahmen der Exspiration jeweils zu einer inkompletten Exspiration, baut sich durch die in den Atemwegen verbleibende Luft (Air-Trapping) ein sog. intrinsischer PEEP oder auch Auto-PEEP auf.

Eine inkomplette Exspiration entsteht u. a. durch eine zu kurze Exspirationszeit, z. B. im Rahmen einer exspiratorischen Bronchoobstruktion. Nicht selten muss bei obstruktiven Ventilationsstörungen das In- und Exspirationsverhätnis auf 1:2–1:3 verlängert werden. Auch eine zu hohe Atemfrequenz kann zu einer inkompletten Exspiration führen. Unter Betrachtung der Flow-Kurve sollte darauf geachtet werden, dass die Flow-Kurve zum Ende der Exspiration wieder bis zur „Nulllinie“ (0 l/min) zurückgeht (Abb. 5.3).

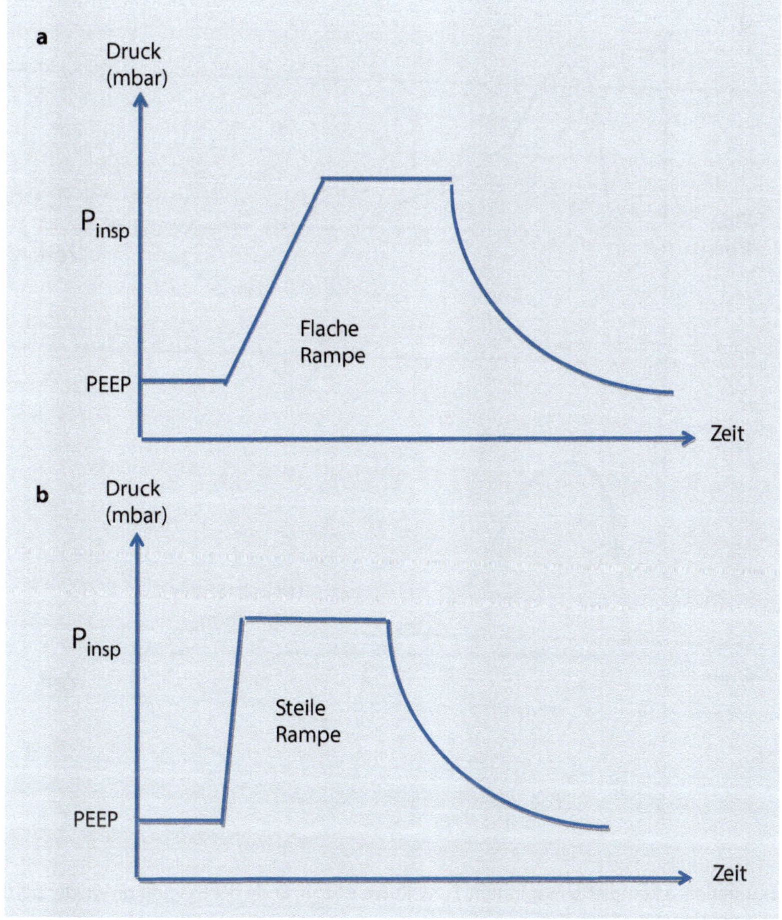

Abb. 5.2 Druckanstiegsrampe. **a** flache Druckanstiegsrampe, **b** steile Druckanstiegsrampe

5.5 Formen der Beatmung

Grundsätzlich wird zwischen invasiver und nichtinvasiver Beatmung (NIV) unterschieden.

5.5.1 Nichtinvasive Beatmung

Die nichtinvasive Beatmung erfolgt zumeist über eine Maske, welche die Nase, Mund und Nase oder das Gesicht vom Kinn bis zur Stirn (Full-Face-Maske) einschließt. Eine Alternative ist der Beatmungshelm (◘ Abb. 5.4). Mund-Nasen- oder Full-Face-Masken müssen fest auf dem Gesicht des Patienten befestigt werden, um Leckagen zu minimieren. Die Befestigungen üben einen entsprechenden Druck aus, der vom Patienten nicht selten als unangenehm empfunden wird.

Bei der NIV ist eine Leckage nie komplett zu verhindern. Bei der Anpassung der NIV ist es wichtig, vorsichtig und kontrolliert vorzugehen, damit der Patient sich an die Drücke und Gasflüsse gewöhnen kann.

▪▪ Indikationen und Kontraindikationen

NIV-Indikationen:

- primär hyperkapnische Lungenversagen bei COPD oder neuromuskuläre

5

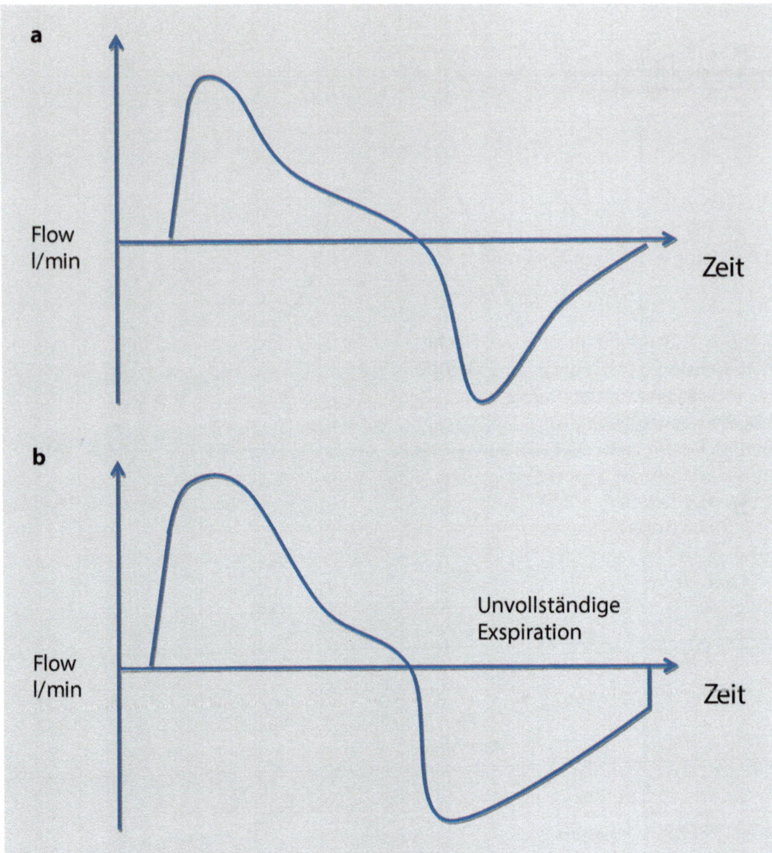

Abb. 5.3 Exspiration. **a** komplette Exspiration, Flow-Kurve ist zum Ende der Exspiration wieder bei 0 l/min (LPM), **b** inkomplette Exspiration

Erkrankungen ohne schwere bulbäre Störung,
- kardiales Lungenödem mit Ausschluss eines kardiogenen Schocks,
- respiratorisches Versagen bei immunsupprimierten Patienten und
- zentrales sowie das gemischtes Schlafapnoesyndrom.

NIV-Kontraindikationen:
- Fehlende Spontanatmung,
- fehlende Schutzreflexe,
- Verlegung der oberen Atemwege,
- GI-Blutung, Ileus,
- mangelnde Kooperationsfähigkeit,
- Schockzustände,
- laufende Reanimation,
- Polytrauma.

Vor- und Nachteile

Der Vorteil der NIV ist die fehlende Notwendigkeit einer Sedierung, die geringere Rate an ventilatorassoziierten Pneumonien und ausbleibende Druckläsionen im Bereich der oberen Atemwege (z. B. Zunge), der Glottis und der Trachea.

Nachteile sind der fehlende Aspirationsschutz und Druckläsionen im Gesicht nach längerer Dauer der NIV-Beatmung. Ein weiterer Nachteil der NIV ist, dass die Beatmungsdrücke nicht nur auf die Atemwege, sondern auch auf den Pharynx, den

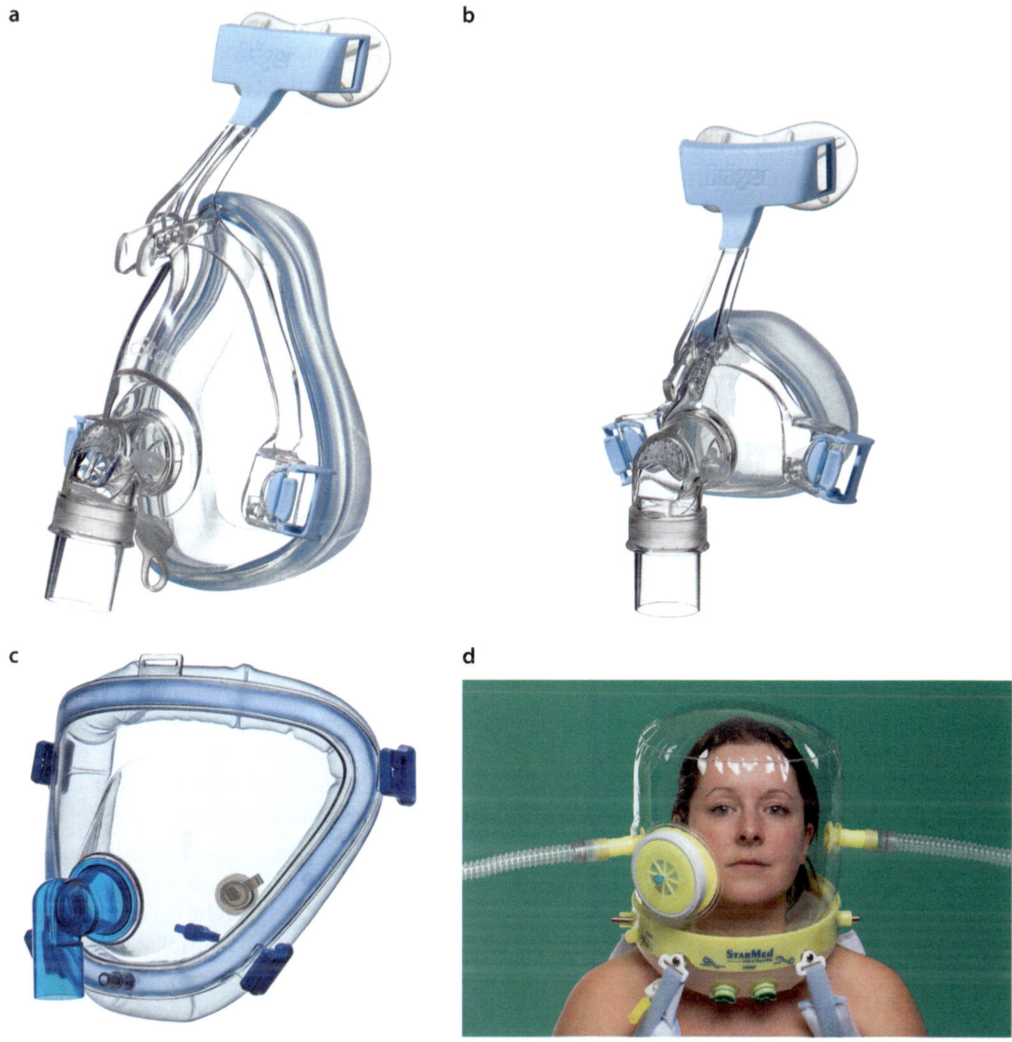

Abb. 5.4 Verschiedene Formen der NIV-Masken. **a** Mund-Nase-, **b** Nasen- und **c** Full-Face-Maske (Mit freundl. Genehmigung der Fa. Dräger), **d** Beatmungshelm (Mit freundl. Genehmigung der Fa. Intersurgical)

Ösophagus und den Magen wirken. Bei der Full-Face-Maske und dem Beatmungshelm wird außerdem Druck auf die Augen und beim Helm auch auf die Ohren des Patienten ausgeübt. Nahrungsaufnahme und Trinken unter NIV ist nur bei der reinen Nasenbeatmung (zumeist verwendet bei obstruktivem Schlafapnoesyndrom, OSAS) möglich.

Bei Patienten, die längerer NIV-Zeiten bedürfen, sollte die Anlage einer Magensonden diskutiert werden, da hierüber Luft aus dem Magen-Darm-Trakt nach extern abgeleitet werden kann und das Risiko für eine Aspiration und einen induzierten Meteorismus reduziert werden kann.

5.5.2 Invasive Beatmung

Eine invasive Beatmung erfolgt über einen Endotrachealtubus oder über eine Trachealkanüle. In einigen Fällen, z. B. während einer kurzdauernden Operation, kann die Beatmung auch über supraglottische Atemwegshilfen erfolgen, wie Larynxmaske oder Larynxtubus (◘ Abb. 5.5). Diese supraglottischen Atemhilfen finden auch im prähospitalen Rettungsdienst, z. B. unter Reanimation oder bei schwieriger endotrachealer Intubation Anwendung. Ist nach Einleitung einer Narkose oder unter Reanimation weder eine suffiziente Beatmung über Maske oder über supraglottische Atemwegshilfen noch eine endotracheale Intubation möglich („cannot intubate, cannot ventilate"), besteht die Indikation zur Notfallkoniotomie oder Notfalltracheotomie.

Indikationen für eine invasive Beatmung über Endotrachealtuben sind Zustände, in denen ein Schutz vor Aspiration notwendig ist (z. B. bestimmte OP in Bauchlagerung, Polytrauma, Reanimation etc.). Eine weitere Indikation ist ein schweres respiratorisches Versagen (schweres ARDS). Endotrachealtuben und Trachealkanülen werden in der Trachea mit einem luftgefüllten Ballon, dem sog. „Cuff", geblockt, sodass die Atemwege verschlossen werden, was einen guten, wenn auch nicht 100 %igen Aspirationsschutz ermöglicht. Der geblockte Cuff birgt jedoch das Risiko, in der Trachealschleimhaut Druckstellen zu hinterlassen und zu Ulzerationen zu führen.

5.5.2.1 Tracheotomie

Bei länger dauernder invasiver Beatmung sollte über die Anlage eines Tracheostomas nachgedacht werden. Es gibt grundsätzlich zwei Möglichkeiten: Die chirurgische Tracheotomie und die perkutane Punktionstracheotomie.

Bei der **chirurgischen Tracheotomie** wird durch Fixierung der Haut nach innen ein epithelialisiertes Stoma gebildet, welches zu einem dauerhaft offenen Kanal bis in die Trachea führt. Für Patienten, die dauerhaft ein Tracheostoma benötigen (z. B. Heimbeatmung, Laryngektomie) ist dies die Methode der ersten Wahl.

Auf der Intensivstation wird zur Langzeitbeatmung hingegen meist ein **passageres Tracheostoma** über eine Punktion von außen in Seldinger-Technik unter bronchoskopischer Sicht und nachfolgende Dilatation angelegt. Diese Technik wird Bougierungs- oder perkutane Dilatationstracheotomie (PDT) genannt. Vorteil dieser Methode ist die einfache und relativ komplikationsarme bettseitige Durchführung durch den Intensivmediziner. Nach Beendigung der Beatmung kann die perkutan eingebrachte Kanüle ohne weitere chirurgische Maßnahmen gezogen werden. Vorteil der perkutanen gegenüber der chirurgischen Methode ist ein besseres kosmetisches Ergebnis mit geringer Narbenbildung nach Extraktion und eine geringere Infektionsrate (Brass et al. 2016). Die Gefahr bei der PDT liegt v. a. in einer frühzeitigen Dislokation. Kommt es kurz nach PDT zu einer Dislokation der Kanüle, kann die Replatzierung erschwert sein, wenn sich die Gewebeschichten gegeneinander verschieben und den Zugang zur Trachea

a

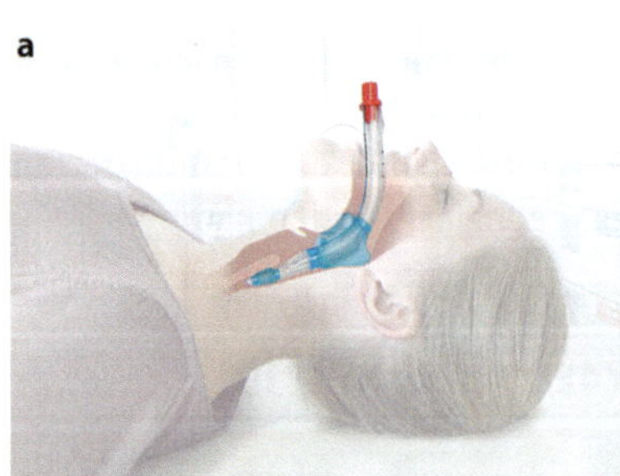

b

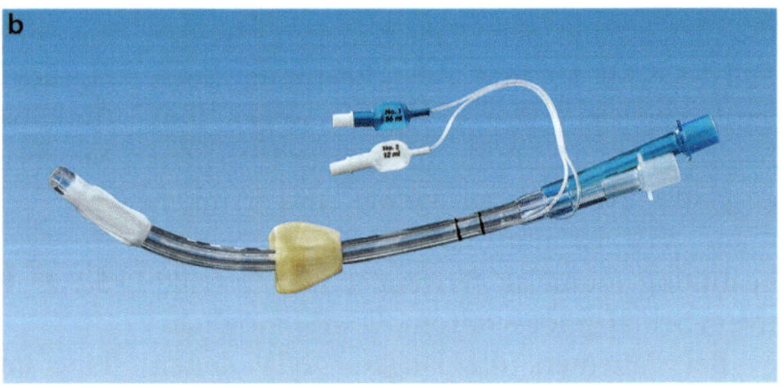

◘ **Abb. 5.5** Supraglottische Atemwegshilfen. **a** Larynxtubus im menschlichen Querschnitt (Mit freundl. Genehmigung der Fa. VBM Medizintechnik GmbH), **b** Kombitubus (Mit freundl. Genehmigung der Fa. Medtronic)

verschließen. Mehrere Tage nach Bougierungstracheotomie kommt es zur Ausbildung eines stabilen Kanals, sodass eine Replatzierung bei akzidenteller Dislokation deutlich einfacher möglich ist.

5.5.3 Beatmungsformen

▪▪ Mandatorisch

Bei der mandatorischen Beatmung (CMV, „controlled mandatory ventilation"), welche entweder druck- (PC-CMV) oder volumenkontrolliert (VC-CMV) sein kann, übernimmt der Respirator die gesamte Atmung. Eigenaktionen des Patienten werden nicht zugelassen und nicht unterstützt. Die Beatmung ist maschinengetriggert, maschinenbegrenzt und komplett maschinell gesteuert. Die Umschaltung von In- auf Exspiration ist zeitlich gesteuert.

Bei der intermittierend-mandatorischen Beatmungsform (IMV, „intermittend mandatory ventilation") werden neben vorgegebenen kontrollierten Beatmungshüben Spontanaktionen des Patienten maschinell unterstützt.

Werden diese mit den Atembemühungen des Patienten synchronisiert spricht man von SIMV („synchronized intermittend mandatory ventilation"). Hierbei werden bestimmte Atemhübe garantiert, zwischendurch kann der Patient spontan atmen. Die vorgegebenen maschinellen Atemhübe werden vom Patienten getriggert, damit sie nicht in einen für den Patienten ungünstigen Abschnitt des spontanen Atemzugs fallen. Bleibt die Atembemühung des Patienten aus, wird der mandatorische Atemzug nach Ablauf einer gewissen Zeitspanne appliziert.

▪▪ Assistiert-kontrolliert

Bei der assistiert kontrollierten (A/C) Beatmung kann der Patient selbst einen maschinellen Atemhub auslösen. Falls das unterbleibt, wird dies nach Ablauf einer bestimmten Zeit kontrolliert von dem Respirator übernommen.

▪▪ Assistiert

Bei der assistierten Beatmung, welche in aller Regel druckkontrolliert erfolgt, erhält der Patient auf einen definierten Trigger eine maschinelle Druckunterstützung, welche den eigenen Atemzug unterstützt.

▪▪ Spontan

Bei der reinen Spontanatmung wird die inspiratorische Atembemühung des Patienten nicht maschinell unterstützt, aber der Respirator kann z. B. exspiratorisch ein bestimmtes Druckniveau (PEEP) beibehalten und/oder Atemwegswiderstände bei Spontanatmung über künstliche Atemwege wie Endotrachealtuben oder Trachealkanülen ausgleichen (automatische Tubuskompensation, ATC).

5.5.4 Gängige Beatmungsmodi

5.5.4.1 CPAP („continous positive airway pressure")

Bezeichnet den Druck, der maschinell gehalten und dauerhaft während In- und Exspiration nicht unterschritten wird, also den PEEP. Eine reine CPAP-Therapie bedeutet eine isolierte Applikation von Druck und ggf. Flow auf die Atemwege ohne Triggerung und ohne maschinelle inspiratorische Unterstützung. Somit handelt es sich nicht um eine Beatmung im eigentlichen Sinne, die inspiratorischen Atembewegungen werden ohne Unterstützung allein vom Patienten bestimmt. Eine reine CPAP-Therapie ist indiziert bei intakter Atemmuskelpumpe und einem führend hypoämischen respiratorischen Problem, wie es z. B. bei einem kardialen Lungenödem vorliegt. In diesem Fall wird durch die Applikation eines PEEP und eines FiO_2 ein positiver Druck auf die Alveolen ausgeübt, was dem Übertritt von Flüssigkeit aus den Lungenkapillaren und dem Interstitium in die Alveolen entgegenwirkt und atelektatische Alveolen wieder öffnen kann. Ferner wird durch die alveoläre

Druckerhöhung der O_2-Transfer von den Alveolen in die Lungenkapillaren gefördert.

Eine Hyperkapnie ist kaum durch reine CPAP-Therapie zu therapieren, auch wenn das Wiedereröffnen von Atelektasen in geringem Ausmaß der Hyperkapnie entgegenwirken kann.

CPAP kann nichtinvasiv via Maske oder invasiv über Tubus oder Trachealkanüle appliziert werden.

5

5.5.4.2 BiLevel-Beatmung

Bei der BiLevel-Beatmung (auch Duopap, BIPAP, CPAP-ASB o. ä. genannt) wird zusätzlich zum PEEP inspiratorisch ein oberer Druck durch den Respirator vorgegeben. Die Differenz zwischen inspiratorischem und endexspiratorischem Druck bestimmt in Abhängigkeit von der Lungencompliance das Tidalvolumen. Wird ein vorgegebener maximaler Atemwegsdruck (p_{max}) überschritten, wie es z. B. bei akuter Atemwegsverlegung oder auch beim Husten oder Pressen vorkommt, wird der Atemhub abgebrochen. Eine BiLevel-Beatmung ist indiziert bei hyperkapnischem oder globalem respiratorischem Versagen und bei tief analgosedierten Patienten. Eine BiLevel-Beatmung kann sowohl nichtinvasiv als auch invasiv angewendet werden.

Die BiLevel-Beatmung kann entweder kontrolliert mit Vorgabe einer Atemfrequenz und eines I:E-Verhältnises erfolgen oder sie wird über einen bestimmten Trigger durch den Patienten ausgelöst. In diesem Fall wird keine feste Atemfrequenz vorgegeben, die Atembemühungen gehen allein vom Patienten aus, auch das I:E-Verhältnis wird vom Patienten gewählt. Diese Beatmungsform wird als assistierte Spontanatmung (z. B. CPAP-ASB) bezeichnet. Eine Kombination aus der CPAP-ASB und vorgegebener Frequenz wird z. B. als BIPAP-ASB bezeichnet.

Die druckkontrollierte, druckbegrenzte Beatmung ist die am häufigsten auf deutschen Intensivstationen angewendete Beatmungsform.

5.5.4.3 CMV („continous mandatory ventilation")

Die durchgehend kontrollierte Ventilation mit einem vorgegebenen Tidalvolumen wird z. B. intraoperativ in tiefer Narkose mit Muskelrelaxation angewendet.

5.5.5 Andere Beatmungsformen

Durch zahlreiche Studien und technische Neuerungen wurden verschiedene neue Beatmungsformen etabliert. Eine davon ist die **adaptiert-unterstützte Beatmung (ASV, „adaptive support ventilation").** Hierbei wird unter der ständigen Möglichkeit der Spontanatmung maschinell sichergestellt, dass der Patient ein ausreichendes, voreingestelltes Atemminutenvolumen (AMV) bekommt. Eingestellt wird das Ziel-AMV anhand des idealen und nicht des reellen Körpergewichts und wird an den aktuellen Bedarf adapticrt. Wenn 100 % das „ideale AMV" in Ruhe darstellt, ist es möglich, dass der Patient im schweren Schock z. B. 140 % seines idealen AMV benötigt. Dieses wird supportiv appliziert. Der Patient kann die Tidalvolumina – unter Beachtung einer lungenprotektiven Beatmung –, die Atemfrequenz und das I:E-Verhältnis selbstständig wählen. Ein maximaler oberer Druck als Abbruchgrenze verhindert ein Barotrauma.

Eine andere Beatmungsform, die zum Zwecke der lungenprotektiven Beatmung entwickelt wurde, ist die HFOV, die sog. **Hochfrequenz-Oszillations-Ventilation.** Bei der HFOV wird ein positiver Atemwegsdruck durch einen hochfrequenten, oszillierenden Gasfluss gehalten. Der Gasaustausch erfolgt überwiegend über Diffusion. Die HFOV-Beatmung in der Therapie des ARDS wurde jedoch weitestgehend wieder verlassen, da große randomisierte Studien keinen Überlebensvorteil bei ARDS-Patienten belegen konnten (Ferguson et al. 2013).

5.6 Weaning

Unter Weaning versteht man die Entwöhnung von der Beatmung. Zahllose Studien haben verschiedene Formen des Weaning analysiert. Generell wird ein Weaning durchgeführt, indem die Analgosedierung reduziert oder beendet wird, die Beatmungsdrücke und das FiO_2 schrittweise reduziert und im Verlauf assistierte Beatmungsmodi angewendet und Spontanatemversuche durchgeführt werden. Ein Patient, der ausreichend lange spontan und ohne nennenswerte Druckunterstützung atmen kann und in einem entsprechend guten neurologischen Zustand ist (Husten, Schlucken, Vigilanz ausreichend), kann in aller Regel extubiert bzw. dekanüliert werden.

5.7 Versorgung beatmeter Intensivpatienten

5.7.1 Lagerung

Die Lagerung von beatmeten Intensivpatienten kann einen entscheidenden Einfluss auf den Krankheitsverlauf haben.

Generell wird eine 30°-Oberkörperhochlagerung zur kardialen Entlastung, Hirnödemprophylaxe bei neurologischen und neurochirurgischen Patienten und zur Reduktion der Rate an Mikroaspirationen sowie der Vorbeugung einer ventilatorassoziierten Pneumonie empfohlen.

Bei Fällen von schwerem Lungenversagen wird eine intermittierende Bauchlagerung empfohlen, da aktuelle Studien gezeigt haben, dass diese Maßnahme das Outcome der Patienten positiv beeinflusst (Guérin et al. 2013). Der entscheidende Mechanismus ist die Reduktion von Atelektasen in den abhängigen Teilen der Lunge. Bei strikter Rückenlagerung sind diese überwiegend dorsobasal zu finden. Auch eine Seitenlagerung oder 135°-Lagerung kann unter maschineller Beatmung sinnvoll sein.

5.7.2 Analgosedierung

Zur Einleitung und Aufrechterhaltung einer invasiven Beatmung über einen orotrachealen Zugang ist eine Narkose bzw. eine Analgosedierung notwendig. Eine längerfristige kontrollierte Beatmung unter Analgosedierung und v. a. unter Muskelrelaxierung führt zu einer Atrophie der Atemmuskulatur. Verschiedene Studien haben gezeigt, dass eine tägliche Unterbrechung der Sedierung (Wake up call; Kress et al. 2000) bzw. eine Beatmung komplett ohne Sedierung die Beatmungsdauer verkürzen (Strøm et al. 2010), die Intensiv- und Gesamtmortalität senken und die Rate an Critical Illness Polyneuropathien reduzieren kann.

5.7.3 Pathophysiologie der Beatmung

Eine künstliche Beatmung, wie sie heutzutage auf allen Intensivstationen durchgeführt wird, ist vom Grundprinzip her unphysiologisch.

Die physiologische Atemmechanik führt über die Aktivierung der Atemmuskulatur zu einem negativen intrapleuralen Druck, worüber es zu einer passiven Dehnung des Lungengewebes kommt, was den Atemzug auslöst (■ Abb. 5.6). Unter Beatmungsbedingungen sind diese Drücke umgekehrt, d. h. die künstlich via Maske oder Tubus in die Atemwege eingebrachten Drücke führen über einen positiven intrapleuralen und transpulmonalen Druck zur Dehnung des Thorax von innen nach außen (■ Abb. 5.7).

Unter künstlicher Beatmung wird daher das Lungengewebe unphysiologischen schädlichen Einwirkungen ausgesetzt. Es kann zu einer Druck- und auch zu einer Volumenschädigung kommen (Baro- und Volutrauma). Aktuelle Studien haben gezeigt, dass v. a. die Scherkräfte, welche durch die Druckdifferenz zwischen In- und Exspiration bedingt sind, der sog. effektive Beatmungsdruck oder „Driving Pressure“, den

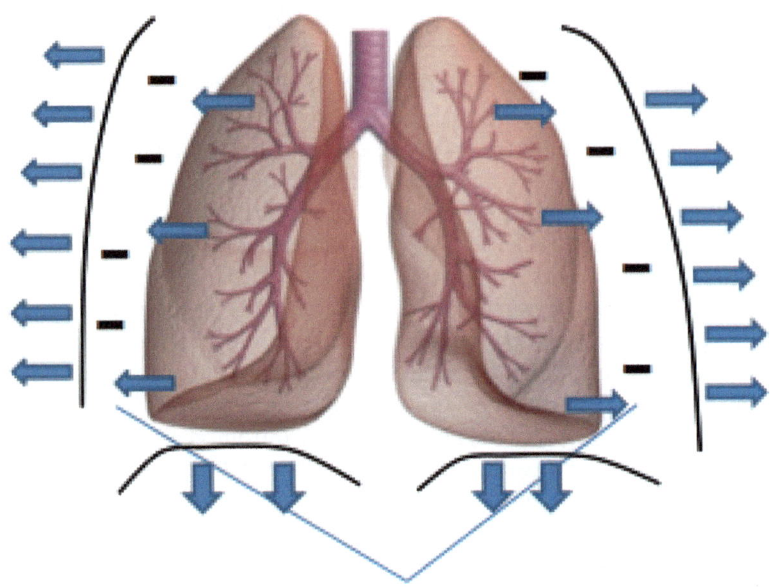

Abb. 5.6 Physiologische Spontanatmung

entscheidenden lungenschädigenden Faktor darstellt (Amato et al. 2015).

Ein wichtiger Parameter ist außerdem der transpulmonale Druck. Dieser entspricht dem Druck in den Alveolen abzüglich des intrapleuralen Drucks: $p_{transpulmonal} = p_{Alveolen} - p_{Pleura}$.

Der transpulmonale Druck ist daher maßgeblich für die Offenheit der peripheren Lungenabschnitte (Alveolen und Bronchioli). Ein zu niedriger transpulmonaler Druck führt zur Ausbildung von Atelektasen.

Auch eine möglicherweise notwendige Analgosedierung kann zu schädlichen Nebenwirkungen (z. B. Critical Illness Polyneuropathie) führen. Künstliche Atemwege über Endotrachealtuben oder Trachealkanülen sind mit der Entwicklung von respiratorassoziierten Infektionen (VAP, ventilatorassoziierte Pneumonie) und mit einer Schädigung der Atemwege, z. B. durch Entstehung von Druckulzerationen in der Trachea, durch den Cuff vergesellschaftet.

Vorrangiges Ziel einer Beatmung sollte daher sein, diese möglichst wenig invasiv zu betreiben und nur so lange wie unbedingt notwendig durchzuführen.

Zusätzlich zu den oben genannten Risiken, kann eine maschinelle Beatmung auch direkte Schäden an der Lungenstruktur auslösen. So kann es durch Überblähung der Lungen v. a. bei Vorschädigung des Lungengewebes zu einem Einriss desselben kommen, was dann zu einem Pneumothorax führt. Da es unter Beatmungsbedingungen durch den positiven Atemwegsdruck selbst bei kleineren Lungenverletzungen rasch zu einem Spannungspneumothorax kommen kann, müssen unter Beatmung auch kleine Pneumothoraces stets mit einer Thoraxdrainage versorgt werden. Bei einem Einriss der medialen Lungenstrukturen kann es zum Eindringen von Luft ins Mediastinum kommen, was als Pneumomediastinum bezeichnet wird.

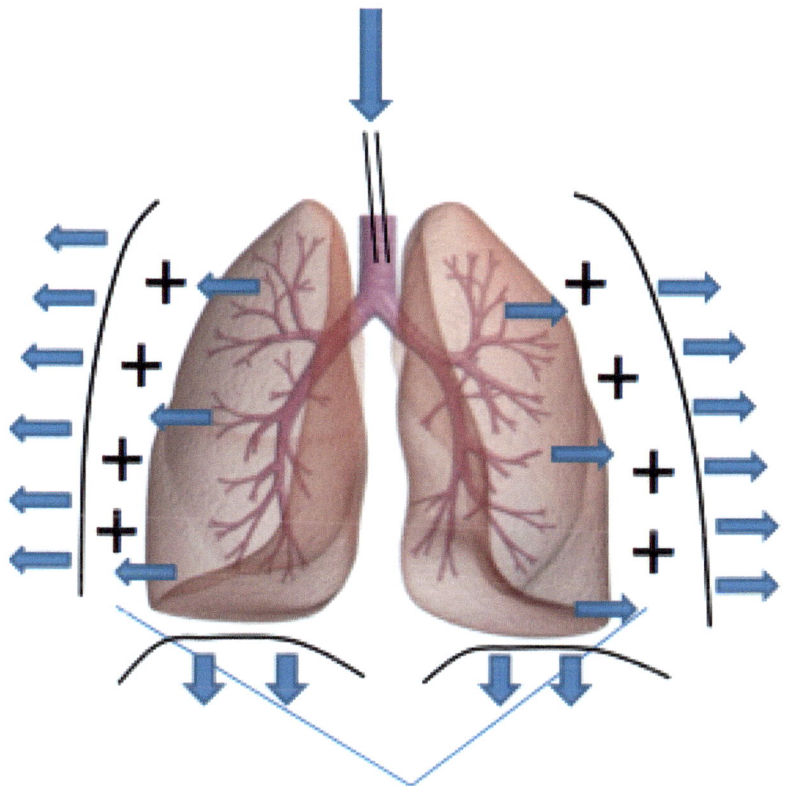

Abb. 5.7 Atemmechanik unter Beatmung

Moderne Strategien wie NIV nach frühzeitiger Extubation oder die High-Flow-O_2-Therapie zielen daher auf eine Intubationsvermeidung bzw. auf eine Reduktion der Dauer der invasiven Beatmung.

Aus aktuellen Studien ist bekannt, dass eine Hyperoxygenierung mit einer schlechteren Prognose assoziiert ist. Zugrunde liegen direkte Schädigungen der Alveolen ebenso wie sekundäre Effekte durch eine Störung des Ventilations-Perfusions-Verhältnisses über den Euler-Liljestrand-Mechanismus. Folglich sollte der Ziel-paO_2 nicht über 90–100 mmHg liegen.

5.7.4 Einfluss der Beatmung auf Herz-Kreislauf-System, Nieren- und Splanchnikusdurchblutung

Der Druck, der auf die Lungen ausgeübt wird, überträgt sich direkt auf alle intrathorakalen Strukturen. Das bedeutet, dass der venöse Rückfluss zum Herzen und damit die Vorlast reduziert und die Nachlast des rechten Ventrikels erhöht ist. Der intraabdominelle Druck steigt an. Unter Beatmung kommt es zu einer Einschränkung der Nierenfunktion, u. a. durch die Zunahme des intraabdominellen Drucks, die Reduktion des HZV, die verminderte Sekretion von atrialem natriuretischem Hormon und einen antidiuretischen Effekt durch Zunahme der sympathoadrenergen Nierenefferenzen. Auch die Leber- und Splanchnikusdurchblutung sind aufgrund des reduzierten HZV und des erhöhten intraabdominellen Drucks vermindert.

5

Ferner kommt es bei Überblähung der Lunge oder großen Tidalvolumina zu einem vagal vermittelten Abfall der Herzfrequenz und einer Vasodilatation, was auch zu einer Reduktion des Herz-Zeit-Volumens führt. Der positive intrathorakale Druck vermindert die Nachlast des linken Ventrikels.

Literatur

Amato MB, Meade MO, Slutsky AS, Brochard L, Costa EL, Schoenfeld DA, Stewart TE, Briel M, Talmor D, Mercat A, Richard JC, Carvalho CR, Brower RG (2015) Driving pressure and survival in the acute respiratory distress syndrome. N Engl J Med 372:747–755

Brass P, Martin H, Ladra A, Ladra J, Wrzosek A (2016) Percutaneous techniques versus surgical techniques for tracheostomy. Cochrane Database Syst Rev 7:CD008045

Ferguson ND, Cook DJ, Guyatt GH, Mehta S, Hand L, Austin P, Zhou Q, Matte A, Walter SD, Lamontagne F, Granton JT, Arabi YM, Arroliga AC, Stewart TE, Slutsky AS, Meade MO, OSCILLATE Trial Investigators, Canadian Critical Care Trials Group (2013) High-frequency oscillation in early acute respiratory distress syndrome. N Engl J Med 368:795–805

Guérin C, Reignier J, Richard JC, Beuret P, Gacouin A, et al. PROSEVA Study Group (2013) Prone positioning in severe acute respiratory distress syndrome. N Engl J Med 368:2159–2168

Kress JP, Pohlman AS, O'Connor MF, Hall JB (2000) Daily interruption of sedative infusions in critically ill patients undergoing mechanical ventilation. N Engl J Med 342:1471–1477

Lacherade JC, De Jonghe B, Guezennec P, Debbat K, Hayon J, Monsel A, Fangio P, Appere de Vecchi C, Ramaut C, Outin H, Bastuji-Garin S (2010) Intermittent subglottic secretion drainage and ventilator-associated pneumonia: a multicenter trial. Am J Respir Crit Care Med 182:910–917

Strøm T, Martinussen T, Toft P (2010) A protocol of no sedation for critically ill patients receiving mechanical ventilation: a randomised trial. Lancet 375:475–480

Schlucken und Schluckstörungen

Rainer Dziewas und Tobias Warnecke

Dieses Kapitel wurde modifziert und ergänzt nach: Dziewas R, Glahn J (2015) Dysphagiemanagement. In: Schwab S, Schellinger P, Werner C, Unterberg A, Hacke W (Hrsg.) NeuroIntensiv. Springer, Berlin Heidelberg.

M. Groß (Hrsg.), *Neurologische Beatmungsmedizin*, https://doi.org/10.1007/978-3-662-59014-0_6

6

Einleitung

In der Intensivmedizin stellen Schluckstörungen ein außerordentlich häufiges und prognostisch bedeutsames Symptom dar. Studien auf internistischen oder anästhesiologischen/chirurgischen Intensivstationen zeigten, dass sich bei 50–70 % aller Patienten eine Schluckstörung nachweisen ließ (Ajemian et al. 2001; Skoretz et al. 2010; Kim et al. 2015). In einer aktuellen Untersuchung an neurologischen Intensivpatienten fand sich sogar eine Dysphagieinzidenz von über 90 %, die bei der Hälfte der Betroffenen bis zum Entlassungszeitpunkt persistierte (Macht et al. 2013). Unter klinischen Gesichtspunkten besonders relevant ist die in verschiedenen Studien replizierte Beobachtung, dass Schluckstörungen bei Intensivpatienten häufig höhergradig sind und bei 10–20 % der Patienten mit stillen Aspirationen einhergehen (Ajemian et al. 2001; Barquist et al. 2001; El Solh et al. 2003). Unabhängig von dem jeweils betrachteten Diagnosespektrum ist die Schluckstörung bei Intensivpatienten ein bedeutender Prädiktor für Komplikationen, insbesondere Aspirationspneumonien, Malnutrition und Reintubationen, und eine entscheidende Determinante der Krankenhausverweildauer und des Outcome (Peterson et al. 2010; Macht et al. 2011; Brodsky et al. 2017; Schefold et al. 2017).

> **Unabhängig von der Patientenklientel stellen Schluckstörungen ein sehr häufiges und prognostisch relevantes Symptom auf Intensivstationen dar.**

6.1 Physiologie des Schluckakts

Der Schluckakt dient dem Transport von Speichel und Nahrung von der Mundhöhle in den Magen unter gleichzeitigem Schutz der Atemwege. Obwohl der Schluckakt willentlich eingeleitet werden kann, läuft er meist unbewusst ab. Im Wachzustand schluckt der gesunde Mensch außerhalb der Mahlzeiten in Abhängigkeit von der Speichelproduktion etwa einmal pro Minute, im Tiefschlaf sistieren Speichelfluss und Schlucken nahezu vollständig.

Insgesamt erfordert der stereotyp erscheinende, aber hoch komplexe Schluckakt die bilaterale, koordinierte Aktivierung und Inhibition von mehr als 25 Muskelpaaren in Mundhöhle, Rachen, Kehlkopf und Speiseröhre. Hieran sind fünf Hirnnerven ebenso wie die Ansa cervicalis (C1–C3) beteiligt (Dodds 1989). Der Schluckakt wird üblicherweise in vier Abschnitte unterteilt.

In der **oralen Vorbereitungsphase** wird die Nahrung zerkaut und mit Speichel gemischt. Das Gaumensegel (Velum palatinum) ist gesenkt und schließt gemeinsam mit der Zunge die Mundhöhle ab (velolingualer Abschluss), um zu verhindern, dass Speisematerial vorzeitig in den mittleren Rachenabschnitt (Oropharynx) gelangt. Der Luftweg ist offen, Rachen (Pharynx) und Kehlkopf (Larynx) befinden sich in Ruhestellung. Gegen Ende formt die Zunge einen Speisebolus und hält ihn im vorderen bis mittleren Gaumenbereich rundherum umschlossen.

In der **oralen Phase** befördert die Zunge den Bolus mittels sequenzieller Wellenbewegungen am harten Gaumen entlang in den Oropharynx. Die Lippen sind dabei geschlossen, die Wangen tonisiert, sodass ein leichter Unterdruck in der Mundhöhle den Transport erleichtert. Das Ende dieser ebenfalls willkürlich ablaufenden Phase markiert die Triggerung des Schluckreflexes (◘ Abb. 6.1).

Die **pharyngeale Phase** ist nicht mehr willentlich steuerbar und beginnt mit Auslösung des Schluckreflexes. Zu Beginn der reflektorischen Bewegungskette hebt sich das Velum, um den Nasopharynx abzuschließen und eine nasale Regurgitation des Speisebreis zu verhindern. Die Atmung sistiert kurzzeitig, meist in der Exspirationsphase. Eine schnelle, kolbenartige Rückwärtsbewegung der Zungenbasis drückt den Bolus in den Hypopharynx. Zeitgleich heben sich Hyoid und Larynx nach superior-anterior, was zu einer Erweiterung des Hypopharynx führt

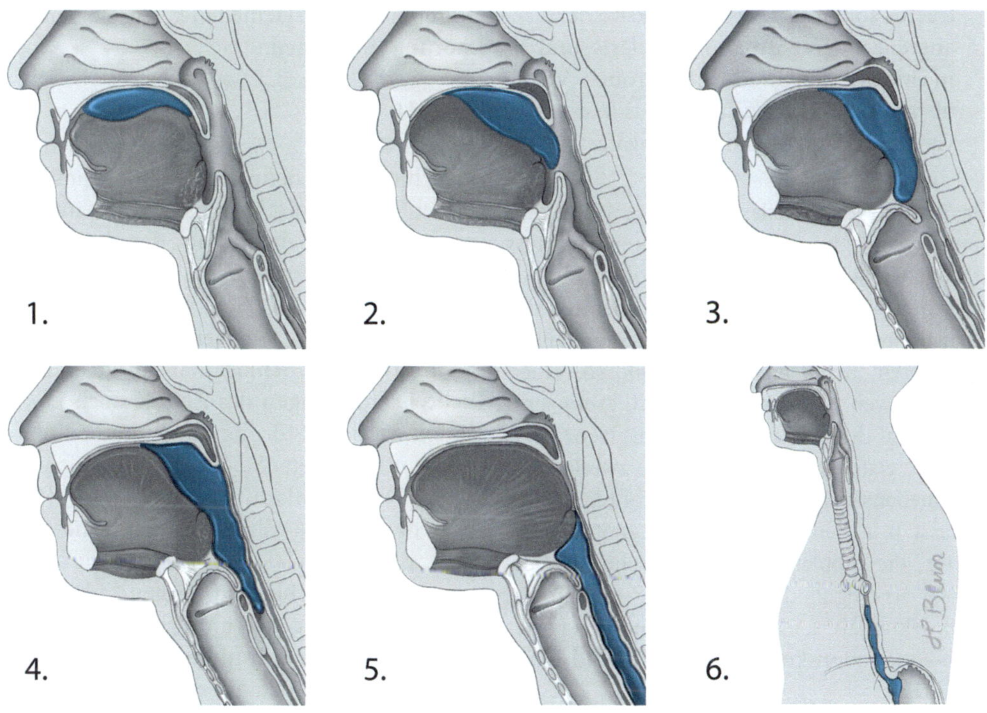

Abb. 6.1 Phasen des Schluckakts (*1* orale Vorbereitungsphase, *2* orale Phase, *3–5* pharyngeale Phase, *6* ösophageale Phase). (Illustration: Heike Blum, Münster; Aus: Dziewas und Glahn (2015), mit freundl. Genehmigung)

und die durch Relaxation eingeleitete Öffnung des oberen Ösophagussphinkters unterstützt. Zum Schutz der Atemwege vor Aspiration schließt sich die Glottis, die Epiglottis legt sich, dem Druck des Zungengrunds bei der Aufwärtsbewegung nachgebend, über den Larynxeingang. Der Bolus gleitet über die Epiglottis und die Sinus piriformes, wobei er durch sequenzielle Kontraktionen der Pharynxmuskulatur schlundabwärts transportiert wird.

Wenn die Kontraktionswelle den oberen Ösophagussphinkter erreicht, erlangt dieser seinen Dauertonus zurück und die **ösophageale Phase** beginnt. Hyoid und Larynx sind in ihre Ruheposition zurückgekehrt. Der nasopharyngeale Abschluss ist wieder geöffnet, sodass die Atmung fortgesetzt werden kann. Durch eine primäre peristaltische Welle wird der Speisebrei in den Magen befördert. Lokale Dehnungsreize in der Speiseröhre lösen im Anschluss eine sekundäre peristaltische Reinigungswelle aus.

Das präzise Muster sequenzieller Kontraktion und Inhibierung der verschiedenen am Schluckakt beteiligten Muskeln wird durch ein im Hirnstamm lokalisiertes Schluckzentrum gesteuert. Es lässt sich in drei funktionelle Ebenen gliedern (Broussard und Altschuler 2000):

- Periphere Afferenzen und absteigende kortikale Signale bilden die Eingangsebene des Schluckzentrums.
- Mit den motorischen Hirnnervenkernen sind die Neuronen der Ausgangsebene verbunden.
- Als Organisationsebene ist eine Gruppe von Interneuronen zwischengeschaltet, die den eigentlichen „Central Pattern Generator“ (CPG) des Schluckakts bildet. Er gliedert sich in eine „Dorsal Swallowing Group“ (DSG), gelegen im Nucleus

tractus solitarius (NTS) respektive der angrenzenden Formatio reticularis, und in eine „Ventral Swallowing Group“ (VSG) oberhalb des Nucleus ambiguus in der ventrolateralen Medulla oblongata.

Das grundlegende Reflexmuster des Schluckens kann zwar ohne supramedullären Einfluss erzeugt werden, jedoch erhalten unter physiologischen Bedingungen die Schluckzentren des Hirnstamms vielfältige Signale von dem supramedullären Schlucknetzwerk, das so einen koordinativen Einfluss auf die Initiierung und den Ablauf des Schluckakts nimmt. Neuroanatomisch erstreckt sich dieses Netzwerk über verschiedenste Regionen des Großhirns und umfasst u. a. den primären sensomotorischen Kortex, die supplementär motorischen Areale, den Gyrus cinguli, das frontale Operculum, die Insel, sekundäre sensible Areale und den parietalen Assoziationskortex (Warnecke und Dziewas 2013).

6

> **Der Schluckakt wird in vier Phasen unterteilt: orale Vorbereitungsphase, orale Phase, pharyngeale Phase und ösophageale Phase. Die Steuerung des Schluckakts ist komplex. An ihr sind sowohl ein supramedulläres Schlucknetzwerk als auch ein im Hirnstamm lokalisiertes Schluckzentrum beteiligt.**

6.2 Ätiopathogenese der Dysphagie auf der Intensivstation

Die Ursachen der Dysphagie bei Intensivpatienten lassen sich in drei ätiologische Kategorien differenzieren:

I. die der Intensivtherapie bedürftige (neurologische) Hauptdiagnose,
II. (neurologische) Komorbiditäten,
III. Folgen der Intensivtherapie.

Gerade bei Patienten auf der neurologischen Intensivstation ist hierbei mit einer Kombination verschiedener Ätiologien der Störung zu rechnen.

▪▪ Ad I.

Wie in ◘ Abb. 6.2 dargestellt, beeinträchtigen verschiedene neurologische Krankheitsbilder, die typischerweise eine intensivmedizinische Behandlung der betroffenen Patienten erforderlich machen, die Funktionalität des Schlucknetzwerks oder der nachgeschalteten Nerven und Muskeln. So führen z. B. Schlaganfälle und entzündliche Erkrankungen des ZNS je nach Lokalisation zu einer Störung der supramedullären oder medullären Steuerung des Schluckakts. Das Guillain-Barré-Syndrom (GBS) und die Critical Illness Neuropathie (CIP) bzw. die Critical Illness Myopathie (CIM) verursachen Schluckstörungen über eine Beeinträchtigung der motorischen und sensiblen Hirnnervenfunktion. Erkrankungen der Schluckmuskulatur selbst, wie sie bei entzündlichen Myositiden zu beobachten sind, führen ebenso wie Störungen der neuromuskulären Übertragung schließlich zu einer myogenen Dysphagie.

▪▪ Ad II.

Neben Dysphagien, die durch die den Intensivaufenthalt bedingende Hauptdiagnose verursacht sind (z. B. akuter Schlaganfall, GBS, Hirnstammenzephalitis), spielen in diesem Kontext aber auch Komorbiditäten eine Rolle, die Ursache einer präexistenten Dysphagie sein können. Zu nennen ist hier ein großes Spektrum an neurodegenerativen (z. B. Morbus Parkinson, Morbus Alzheimer), neurovaskulären (Schlaganfall, SAE) oder neuromuskulären Erkrankungen (Polymyositis, ALS). Auch wenn diese Erkrankungen bei einem spezifischen Patienten den Status einer Nebendiagnose haben und die intensivmedizinische Behandlung z. B. wegen einer Urosepsis oder einem Myokardinfarkt erfolgte, wird die Therapie häufig durch die unter der kritischen Erkrankung und deren

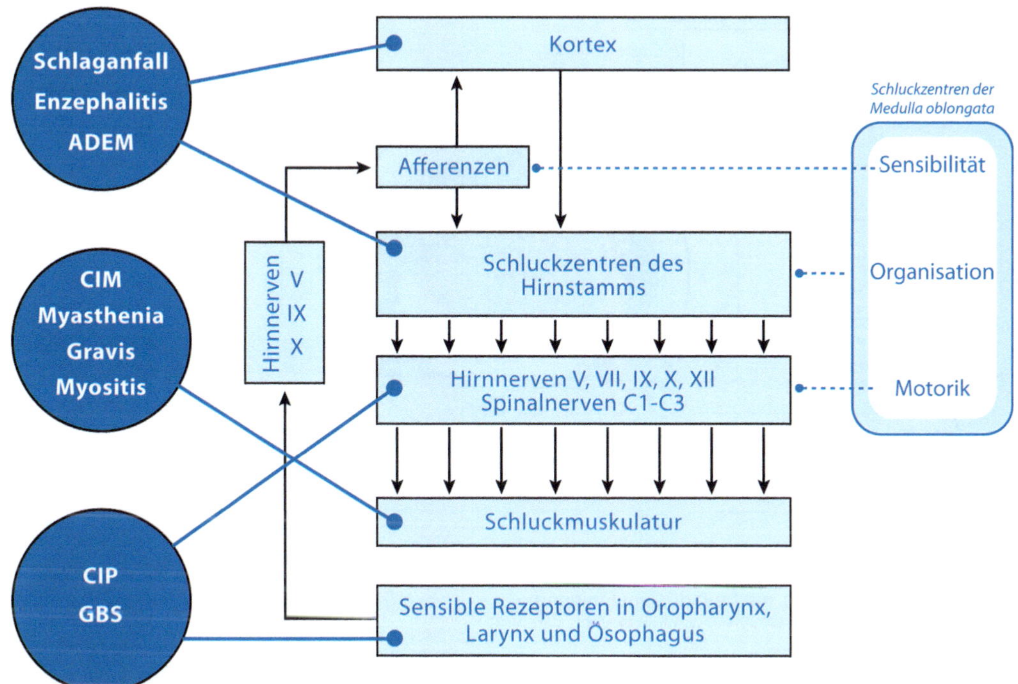

Abb. 6.2 Neurologische Hauptdiagnose und neuroanatomische Lokalisation der Störung des Schlucknetzwerks. *ADEM* akute disseminierte Enzephalomyelitis, *CIM* Critical Illness Myopathie, *CIP* Critical Illness Neuropathie, *GBS* Guillain-Barré-Syndrom. (Illustration: Heike Blum, Münster; Aus: Dziewas und Glahn (2015), mit freundl. Genehmigung)

Behandlung dekompensierenden Dysphagie beträchtlich erschwert.

Ad III.

Schluckstörungen auf der Intensivstation werden aber auch durch die Behandlung selbst und weitere konkrete Umgebungsbedingungen verursacht. Wie in Abb. 6.3 dargestellt, sind hier sechs Pathomechanismen zu differenzieren (Macht et al. 2013).

- So können der Endotrachealtubus und die Trachealkanüle aber auch Larynxmasken, nasogastrale Sonden und Absaugkatheter zu verschiedenen Verletzungen des Pharynx, Larynx oder Ösophagus führen (Dziewas und Ludemann 2002). Neben Schleimhautarrosionen sind hier Stimmlippenläsionen, Aryknorpelluxationen, Zungenschwellungen sowie durch Kompression hervorgerufene Funktionsstörungen des N. laryngeus recurrens und des N. lingualis zu nennen (Scheel et al. 2016) (Abb. 6.4).
- Zum zweiten entwickeln Intensivpatienten häufig eine Schwäche der Schluckmuskulatur. Neben der oben schon erwähnten CIP und CIM, die mit teilweise langwierigen Dysphagien assoziiert sind, ist bei Intensivpatienten mit Langzeitbeatmung auch eine Inaktivitätsatrophie der Schluckmuskulatur zu beobachten.
- Als dritter Mechanismus kommt die Entwicklung einer oropharyngealen und laryngealen Sensibilitätsstörung in Betracht. Ursächlich hierfür sind einerseits beeinträchtigte sensible Afferenzen auf dem Boden einer CIP, andererseits tragen lokale Schleimhautödeme zu einer Störung der sensiblen Rückkopplung bei.

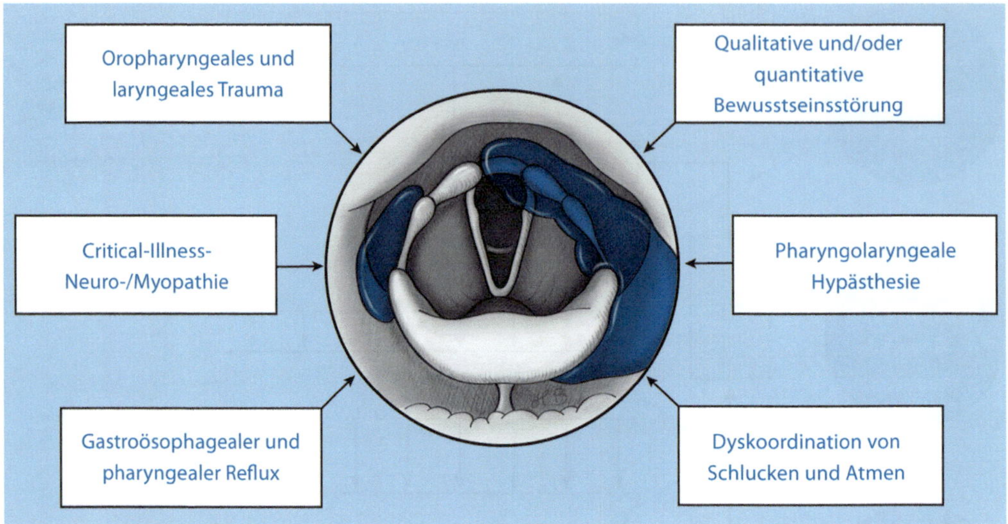

Abb. 6.3 Ursachen von Schluckstörungen auf der Intensivstation. (Illustration: Heike Blum, Münster; Aus: Dziewas und Glahn (2015), mit freundl. Genehmigung)

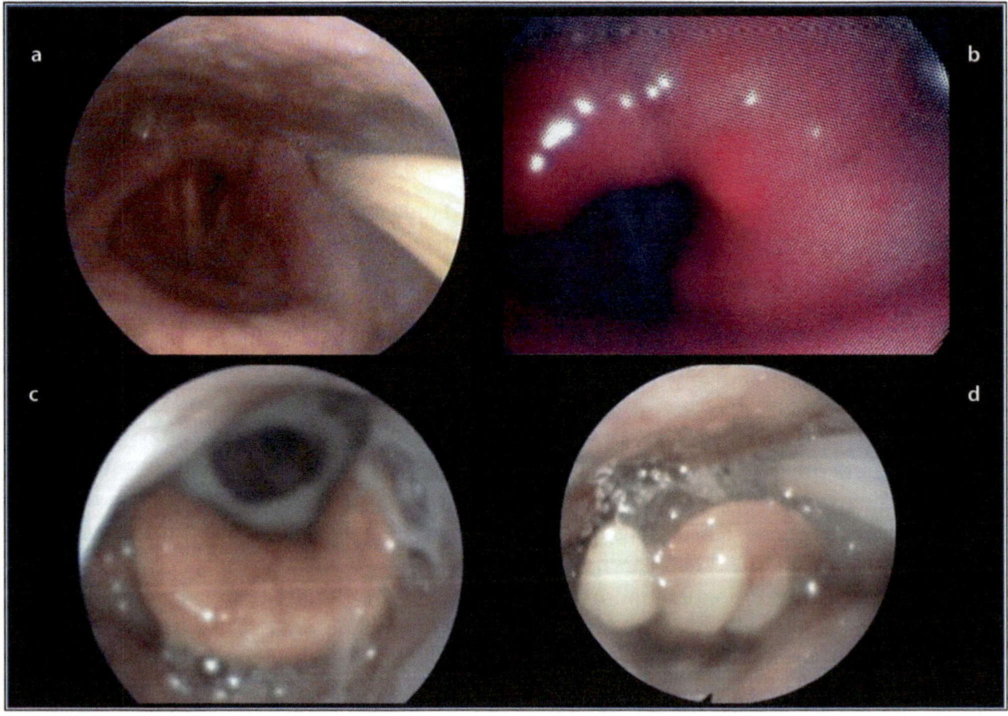

Abb. 6.4 Endoskopische Befunde beim Intensivpatienten. **a** leichtgradiges Ödem der linken Aryregion; **b** ausgeprägtes Larynxödem; **c** Sekretretentionen im Aditus laryngis; **d** akzidentell in den Aditus laryngis dislozierte Zahnprothese bei einem tracheotomierten Patienten

- Darüber hinaus sind viertens qualitative und quantitative Bewusstseinsstörungen, entweder als Effekt sedierender Medikation oder auf dem Boden eines Delirs, an der Entwicklung einer Dysphagie beim Intensivpatienten beteiligt. So konnte in einer aktuellen Studie festgestellt werden, dass nicht voll orientierte Patienten ein um etwa ein Drittel höheres Aspirationsrisiko haben als nicht orientierungsgestörte Patienten (Leder et al. 2009). Zudem ist zu berücksichtigen, dass Patienten mit einer reduzierten Vigilanz oder einer delirbedingt eingeschränkten Kooperationsfähigkeit kaum in der Lage sind, an einer Schlucktherapie teilzunehmen und von dieser zu profitieren.
- Neben den genannten Störungen, die zu einer Beeinträchtigung des oropharyngealen Schluckakts führen, kommt fünftens dem gastroösophagealen Reflux beim kritisch kranken Patienten eine entscheidende Bedeutung zu. Dieser wird grundsätzlich durch eine Flachlagerung des Patienten, den Einsatz hoher Sedativadosen sowie die enterale Ernährung über eine Magensonde begünstigt (Metheny 2006; Metheny et al. 2006). Neben der unzureichenden Versorgung mit Nährstoffen stellt der Reflux v. a. über die dadurch bedingte Aspirationsneigung eine Gefährdung der Patienten dar.
- Schließlich ist als sechster Pathomechanismus der Dysphagie beim kritisch Kranken die hier häufig anzutreffende Dyssynchronizität des Atemzyklus und des Schluckakts zu nennen. Unter physiologischen Bedingungen werden auf Ebene des Hirnstamms Schlucken und Atmen nicht unabhängig voneinander gesteuert, sondern eng verzahnt koordiniert. Hierbei wird der Schluckakt regelhaft in die Exspirationsphase des Atemzyklus integriert. Während und für eine kurze Zeit nach dem Schlucken sistiert die Atmung (sog. Schluckapnoe), anschließend wird der Exspirationszyklus beendet, bevor die nächste Inspiration beginnt (Boden et al. 2009). Dieser zusätzliche Schutz vor Aspirationen ist nun insbesondere bei Patienten mit respiratorischer Beeinträchtigung und begleitender Tachypnoe erheblich eingeschränkt, da in dieser Situation sowohl die Dauer der Schluckapnoe reduziert als auch die angesprochene Koordination von Atemzyklus und Schluckakt gestört ist (Shaker et al. 1992; Gross et al. 2009).

Die Dysphagie des Intensivpatienten ist ein ätiologisch heterogenes Störungsbild. Die vielfältigen Ursachen lassen sich in drei Kategorien differenzieren. So können die mit der Intensivtherapie assoziierten (neurologischen) Hauptdiagnose, spezifische (neurologische) Komorbiditäten und die konkreten Folgen der Intensivtherapie selbst hauptursächlich für die Beeinträchtigung des Schluckakts sein. Bei vielen Patienten ist allerdings mit einer Kombination verschiedener Ätiologien zu rechnen.

6.3 Dysphagiediagnostik

Wie oben dargestellt spielen auf der Intensivstation Schluckstörungen aufgrund ihrer Häufigkeit, der Akuität ihres Auftretens und ihrer nicht selten schwerwiegenden, das Outcome der Patienten mitbestimmenden Komplikationen eine besondere Rolle. Durch eine adäquate Diagnostik soll dieses Störungsbild so präzise und zeitnah wie möglich detektiert werden. Auf Basis der erhobenen Befunde sind dann entsprechende Behandlungsstrategien festzulegen. Diese betreffen

1. Maßnahmen zur Atemwegssicherung (Intubation, Tracheotomie, Dekanülierung),
2. das Ernährungsmanagement (orale Ernährung, Ernährung über Magensonde, PEG-Anlage) und

3. rehabilitative Behandlungsansätze (z. B. Einübung kompensatorischer Techniken, Einsatz von Stimulationsverfahren).

In diesem Abschnitt werden die auf der Intensivstation anwendbaren Modalitäten der Dysphagiediagnostik vorgestellt sowie spezifische Problemkonstellationen erläutert.

6.3.1 Aspirationsscreening

Das Ziel des Aspirationsscreenings besteht darin, mit einfachen Mitteln schnell und möglichst zuverlässig aspirationsgefährdete Patienten zu identifizieren, um prophylaktische Maßnahmen einzuleiten und eine weiterführende Diagnostik zu planen. Inzwischen ist eine Vielzahl von Screeningprotokollen publiziert, die sich v. a. hinsichtlich der zu verwendenden Flüssigkeitsmenge unterscheiden. Bei diesen Wassertests wird der Patient aufgefordert, die jeweils vorgesehene Menge Wasser zu schlucken, während der Untersucher auf klinische Aspirationszeichen (Änderung der Stimmqualität, Husten, Stridor) achtet (Cassier-Woidasky et al. 2012). Allerdings weisen diese Tests in verschiedenen Studien eine unzureichende Sensitivität und/oder Spezifität auf (Bours et al. 2009; Lynch et al. 2017). Zudem werden methodenbedingt insbesondere stille Aspirationen, die sich gerade bei den kritisch kranken Patienten auf der Intensivstation häufig finden, mit Hilfe des Aspirationsscreenings nicht detektiert (Noordally et al. 2011).

Schließlich ist zu berücksichtigen, dass bei vielen Intensivpatienten ein Wassertest aufgrund ihres klinischen Zustands nicht durchführbar ist. So gelten eine schwere Vigilanzstörung, ein instabiler kardiopulmonaler Status, ein pulmonaler Infekt, Anzeichen einer bereits stattgehabten Aspiration, fehlende Spontanschlucke und ein fehlender willkürlicher Hustenstoß, alles Bedingungen, die sich häufig bei Intensivpatienten finden, als Kontraindikation für die Testdurchführung (Prosiegel und Weber 2010). Trotz dieser Limitationen im Hinblick auf Aussagekraft und Durchführbarkeit wird ein insbesondere von speziell geschulten Pflegekräften durchgeführtes Aspirationsscreening heute als ein wichtiger Bestandteil des multiprofessionellen Dysphagiemanagements auf der Intensivstation angesehen (See et al. 2016; Christensen und Trapl 2017).

Als Sonderfall des Aspirationsscreenings hat der sog. „modifizierte Evans Blue Test" (**mEBT**, Evans Blue Dye Test) zur Untersuchung von Trachealkanülenträgern Einzug in die Praxis gehalten (Peruzzi et al. 2001). Zur Testdurchführung wird zunächst die Trachealkanüle entblockt. Anschließend erhält der Patient oral kleine Mengen mit Speisefarbe angefärbte Flüssigkeit und ggf. auch weitere Nahrungskonsistenzen. Nach dem Schluckakt wird überprüft, ob sich als Aspirationszeichen transstomatal gefärbte Bolusanteile absaugen lassen. Auch wenn dieses Vorgehen aufgrund des geringen personellen und logistischen Aufwands in der Praxis weit verbreitet ist, war es in mehreren Studien durch eine unzureichende Sensitivität mit bis zu 50 % falsch negativer Befunde charakterisiert (Brady et al. 1999; Donzelli et al. 2001; Peruzzi et al. 2001), was auch in einer aktuellen Metaanalyse bestätigt wurde (Bechet et al. 2016). In Anbetracht dieser Studienlage ist der mEBT als Screeninginstrument einzustufen, das genutzt werden kann, um die weiterführende apparative Evaluation (► Abschn. 6.3.3) zu steuern. Die ausschließliche Verwendung des mEBT zur Beurteilung der Dekanülierbarkeit wird nicht empfohlen.

6.3.2 Klinische Schluckuntersuchung

Die klinische Schluckuntersuchung durch einen entsprechend geschulten Logopäden stellt sicher die am häufigsten zum Einsatz kommende diagnostische Modalität zur Evaluation der Dysphagie beim Intensivpatienten dar. Standardelemente dieser Untersuchung, die sich in den meisten Protokollen finden, sind die Anamnese, die differenzierte Untersuchung der oropharyngealen Strukturen sowie Schluckversuche mit verschiedenen Konsistenzen (Warnecke und Dziewas 2013). Ähnlich wie für das Aspirationsscreening (▶ Abschn. 6.3.1) dargestellt, wird die Sensitivität, Spezifität und Reliabilität der klinischen Schluckuntersuchung allerdings durch eine Vielzahl von Studien in Frage gestellt (McCullough et al. 2000, 2001). In Übereinstimmung mit diesen nicht auf den intensivmedizinischen Kontext fokussierten Beobachtungen konnte in einer prospektiven Untersuchung an 25 tracheotomierten Intensivpatienten für die klinische Schluckuntersuchung lediglich eine Sensitivität von 66 % bei einer Spezifität von 91 % für die Detektion von Aspirationen gezeigt werden (Hales et al. 2008). Hieraus ergibt sich, dass das Dysphagiemanagement auf der Intensivstation nicht allein mit Hilfe der klinischen Schluckuntersuchung gesteuert werden kann.

6.3.3 Flexible endoskopische Evaluation des Schluckakts (FEES)

Bei der FEES wird zur direkten Visualisierung des Schluckakts ein flexibles Naso-Pharyngo-Laryngoskop transnasal in den Pharynx eingeführt. Mit Hilfe der FEES soll ein umfassendes Bild von der pharyngealen Phase des Schluckakts gewonnen werden. Im Einzelnen sollen pathologische Bewegungsmuster identifiziert, die Effektivität und Sicherheit des Schluckvorgangs beurteilt, für den betreffenden Patienten geeignete Nahrungskonsistenzen bzw. Ernährungsformen, festgelegt und der Einsatz von Schlucktechniken im Einzelfall evaluiert werden.

Aus der Datenlage geht hervor, dass die FEES eine außerordentlich verträgliche und sichere Untersuchung ist. So mussten von 6000 Untersuchungen nur 222 (3,7 %) auf Wunsch des Patienten vorzeitig abgebrochen werden (Langmore 2001). Als häufigste Nebenwirkung wird selbstlimitiertes Nasenbluten mit einer Häufigkeit von ca. 1 % berichtet, das Auftreten vasovagaler Synkopen und Laryngospamus lag bei 0,03 % (Aviv et al. 2000, 2001; Cohen et al. 2003). Diese Ergebnisse konnten an einem Kollektiv akuter Schlaganfallpatienten reproduziert werden. Auch wenn die Rate an selbstlimitiertem Nasenbluten mit 6 % höher lag als in den anderen Studien angegeben, waren hier keinerlei schwerwiegende Nebenwirkungen zu verzeichnen und auch die erfassten vegetativen Reaktionen in Form von Herzfrequenz und Blutdruckschwankungen waren mild ausgeprägt (Warnecke et al. 2009b). Inzwischen haben zahlreiche Studien gezeigt, dass die FEES im Vergleich zum historischen Goldstandard, der röntgenbasierten videofluoroskopischen Untersuchung des Schluckakts (VFSS = Videofluoroscopic swallowing study) mindestens gleichwertig in der Detektion kritischer Befunde wie Aspirationen oder Residuen ist (Wu et al. 1997; Kelly et al. 2006, 2007). Die FEES ist zudem äußerst reliabel, was durch eine Interrater-Übereinstimmung von über 90 % in verschiedenen Studien unterstrichen wird (Leder et al. 1998; Dziewas et al. 2008). Die wesentlichen alltagspraktischen Vorteile der FEES gegenüber der VFSS gerade im intensivmedizinischen Kontext sind aber v. a. darin zu sehen, dass

- diese Untersuchung am Patientenbett erfolgen kann und auch motorisch stark eingeschränkte, bettlägerige oder wenig kooperative Patienten untersuchbar sind,
- die Möglichkeit zu kurzfristigen und im Bedarfsfalle häufigen Verlaufsuntersuchungen besteht und
- auch das oropharyngeale Sekretmanagement und die pharyngo-laryngeale Sensibilität einfach und direkt beurteilt werden können (Langmore 2017; Sakakura et al. 2017).

Dem konkreten, steuernden Einfluss, den die FEES auf das Dysphagiemanagement auf der Intensivstation haben kann, widmete sich eine umfangreiche Observationsstudie (Hafner et al. 2008). Über einen Zeitraum von

45 Monaten wurden hier bei 553 Patienten auf mehreren Intensivstationen eines Krankenhauses der Maximalversorgung insgesamt 913 endoskopische Schluckuntersuchungen durchgeführt. Aufgrund des Ergebnisses der FEES wurden 6,3 % der Patienten zum Schutz der Atemwege tracheotomiert, 49,7 % erhielten eine Magensonde und 13,2 % eine PEG zur Sicherstellung der enteralen Ernährung. Ein oraler Kostaufbau war bei 30,7 % der Patienten möglich.

Zudem zeigte sich in zwei weiteren Studien an akuten Schlaganfallpatienten, dass der endoskopische Nachweis einer Speichelaspiration ein starker Prädiktor für die Notwendigkeit einer späteren Intubation ist (Dziewas et al. 2008; Warnecke et al. 2009a). Dieser Befund unterstreicht die Notwendigkeit einer frühzeitigen endoskopischen Dysphagiediagnostik bei kritisch kranken Patienten.

Der FEES kommt gerade bei der Dysphagiediagnostik auf der Intensivstation eine herausgehobene Bedeutung zu. Ihre wesentlichen Vorzüge gegenüber dem röntgenbasierten Verfahren, der VFSS, sind, dass sie bettseitig erfolgen kann, dass Verlaufsuntersuchungen auch kurzfristig und häufig ohne eine Patientengefährdung möglich sind und dass sie eine Beurteilung des Sekretmanagements und der pharyngo-laryngeale Sensibilität zuverlässig erlaubt.

6.4 Diagnostische Algorithmen für das Dysphagiemanagement auf der Intensivstation

In diesem Abschnitt werden Algorithmen für das Dysphagiemanagement des nichtintubierten und des tracheotomierten Patienten vorgestellt.

6.4.1 Der nichtintubierte Patient

Bei dem nichtintubierten Patienten auf der Intensivstation liefert die Dysphagiediagnostik wichtige Bausteine für die Auswahl der Ernährungsform und steuert zudem weitere protektive und rehabilitative Maßnahmen. Auch wenn es bisher keine, in prospektiven Studien evaluierte, Protokolle gibt, versucht der in ◘ Abb. 6.5 dargestellte, die Vor- und Nachteile der einzelnen diagnostischen Modalitäten berücksichtigende, Algorithmus, das bisher vorhandene Wissen in pragmatische Handlungsempfehlungen umzusetzen. Insbesondere berücksichtigt dieser Vorschlag die eingeschränkte Aussagekraft des Aspirationsscreenings und der klinischen Schluckuntersuchung und weist daher der endoskopischen Diagnostik eine entsprechend zentrale Rolle zu.

Konkret wird nach diesem Algorithmus zunächst geprüft, ob der Patient überhaupt grundsätzliche Voraussetzungen für eine orale Ernährung, wie z. B. eine ausreichende Vigilanz und Rumpfstabilität erfüllt. Ist dies der Fall, wird anschließend überpüft, ob Risikofaktoren für eine Dysphagie zu eruieren sind. Wie in ► Abschn. 6.3 ausgeführt werden hier neben der Hauptdiagnose auch Komorbiditäten berücksichtigt. Der oben ebenfalls angesprochene Aspekt der durch die Intensivtherapie selbst hervorgerufenen Dysphagie wird mit Hilfe des Kriteriums der Intubationsdauer (<24 h) operationalisiert. Liegen in diesem Sinne keine Risikofaktoren für eine Dysphagie vor, zu denken ist hier z. B. an einen nach einem unkomplizierten operativen Eingriff zügig extubierten Patienten, so genügt aus diagnostischer Sicht die Durchführung eines Aspirationsscreenings. Bleibt dieses unauffällig, kann der Patient oralisiert werden. Finden sich hingegen auf einer der beschriebenen Stufen Indikatoren für das Vorliegen einer Dysphagie, sollte eine klinische Schluckuntersuchung durch einen Logopäden sowie eine FEES erfolgen. Mit Hilfe diesen Untersuchungen wird dann entschieden, ob

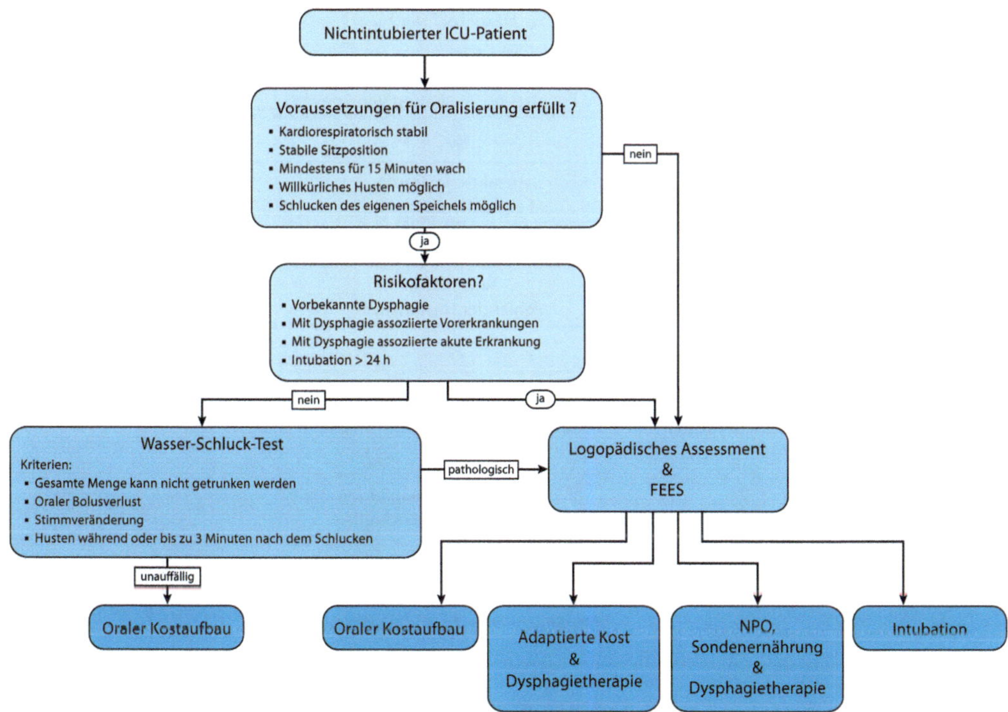

Abb. 6.5 Dysphagiemanagement beim nichtintubierten Patienten auf der Intensivstation. (Mod. nach Macht et al. (2013); Aus: Dziewas und Glahn (2015), mit freundl. Genehmigung)

der Patient eine – möglicherweise konsistenzadaptierte – orale Ernährung erhalten kann, eine Ernährung über eine Magensonde benötigt oder ob eine Intubation zur Atemwegssicherung zu erwägen ist.

> **Das Dysphagiemanagement auf der Intensivstation stellt hohe Anforderungen an die Kooperationsfähigkeit des multiprofessionellen Teams. Pflegekräfte, Therapeuten und Ärzte müssen eng zusammenarbeiten, um für jeden Patienten die richtige Balance zwischen Aspirationsprävention auf der einen und zügigem oralem Kostaufbau auf der anderen Seite zu finden.**

6.4.2 Der tracheotomierte Patient

Die Tracheotomie, insbesondere das minimalinvasive Dilatationsverfahren, stellt mittlerweile eine Standardprozedur auf den meisten Intensivstationen dar, sodass heute die Mehrheit der langzeitbeatmeten Patienten über diesen Atemwegszugang ventiliert wird. Nach erfolgreicher Entwöhnung von dem Respirator ist im nächsten Schritt regelhaft zu prüfen, ob auch eine Entfernung der Trachealkanüle möglich ist. Aufgrund der beschriebenen Limitationen der klinischen Verfahren sollte die Beurteilung der Schluckfunktion in diesem Kontext vorwiegend mit Hilfe der FEES erfolgen (Warnecke und Dziewas 2013). Um die Zuverlässigkeit und Reproduzierbarkeit der endoskopischen Untersuchung zu erhöhen, bietet sich auch hier ein standardisiertes, schrittweises Vorgehen an (Abb. 6.6).

Nach Reinigung des Pharynx durch Absaugen wird zunächst die Trachealkanüle entblockt. Anschließend werden Ausmaß und Lokalisation der Speichelretentionen beurteilt und die spontane Schluckfrequenz

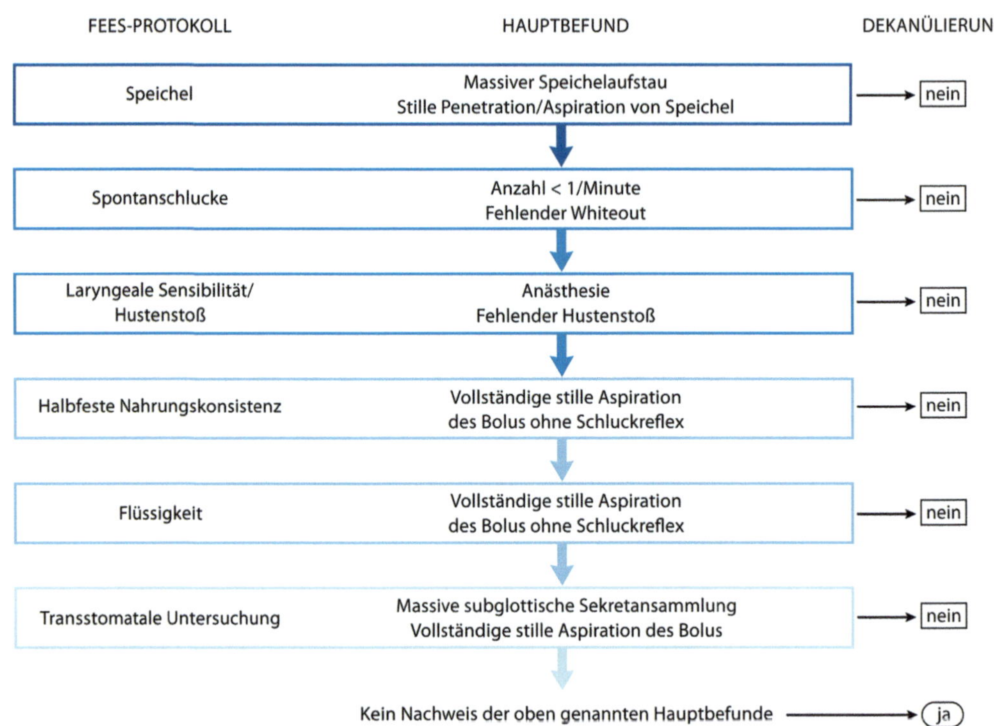

Abb. 6.6 Endoskopie-basierter Dekanülierungsalgorithmus. (Mod. nach Warnecke et al. (2013); Aus: Dziewas und Glahn (2015), mit freundl. Genehmigung)

beobachtet. Um einen möglichst exakten Eindruck von dem Sekretmanagement des Patienten zu gewinnen und insbesondere die Menge des nachlaufenden Speichels sowie die hierdurch ausgelösten Schutzmechanismen genau zu evaluieren, sollte auf diesen Untersuchungsschritt ein Zeitraum von 2–4 min verwandt werden. Für den Fall, dass ein massiver Speichelaufstau mit stiller Penetration oder Aspiration zu beobachten ist, kann die Trachealkanüle nicht entfernt werden und sollte wieder geblockt werden. Kommt es nicht zu einem massiven Nachlaufen des Speichels und liegt die spontane Schluckfrequenz bei weniger als 1/min bzw. ergeben sich aufgrund eines fehlenden „White out" starke Hinweise auf eine ausgeprägte Pharynxparese, so sollte die Trachealkanüle ebenfalls in situ verbleiben. Allerdings ist nun wie auch bei den folgenden Schritten eine phasenweise Entblockung zur Wiederherstellung des physiologischen Luftstroms mit dem Ziel einer Besserung pharyngealer und laryngealer Sensibilitätsstörungen möglich.

Im nächsten Schritt wird die laryngeale und pharyngeale Sensibilität untersucht, indem verschiedene anatomische Regionen wie z. B. Rachenhinterwand, Zungengrund, Aryknorpel, Plica aryepiglottica und laryngeale Epiglottis, vorsichtig mit dem Endoskop berührt werden. Lässt sich hierdurch keinerlei motorische Reaktion provozieren, so ist von einer schweren Sensibilitätsstörung auszugehen und eine Dekanülierung daher zurückzustellen. Hustet oder schluckt der Patient oder zeigen sich wenigstens reflektorische Bewegung wie eine Adduktion der Aryknorpel oder eine Pharynxwandkontraktion, so wird in den nächsten Schritten der eigentliche Schluckakt untersucht. Hierzu erhält der Patient zunächst eine halbfeste Nahrungskonsistenz, z. B. Pudding. Wird der komplette

Schluckbolus vollständig und ohne Auslösung von Schutzreflexen aspiriert, ist die Dekanülierung zurückzustellen. Gelingt es dem Patienten hingegen, den Bolus zumindest partiell zu schlucken, wird im anschließenden Untersuchungsschritt Flüssigkeit teelöffelweise getestet. Auch hier spricht eine vollständige Bolusaspiration gegen eine Entfernung der Trachealkanüle. Wird demgegenüber ein zumindest partiell suffizienter Schluckakt ausgelöst, kann die Trachealkanüle für den letzten Untersuchungsschritt, die transstomatale Untersuchung, entfernt werden.

Hierbei wird das Endoskop durch das Tracheostoma in die subglottische Trachea eingeführt, sodass der Untersucher von unten auf den Kehlkopfeingang blickt (Donzelli et al. 2001). Von dieser Position aus können intradeglutitive Aspirationen, die bei der transnasalen Videoendoskopie zum Zeitpunkt des sog. „White out" auftreten und so dem Untersucher möglicherweise entgehen, direkt nachgewiesen werden, zudem lassen sich subglottische strukturelle Atemwegshindernisse, die einer Dekanülierung entgegen stehen könnten, so detektieren. Bleibt auch dieser letzte Untersuchungsschritt ohne Nachweis einer Speichel- oder massiven Nahrungsbolusaspiration, so kann die Trachealkanüle entfernt werden.

Die Anwendung dieses Algorithmus bei 100 tracheotomierten, vom Beatmungsgerät entwöhnten neurologischen Intensivpatienten ermöglichte bei mehr als der Hälfte die sichere Dekanülierung (Warnecke et al. 2013). Im weiteren Behandlungsverlauf musste lediglich ein Patient rekanüliert werden. Bemerkenswert war zudem, dass die klinische Schluckuntersuchung, die die Parameter Vigilanz, Kooperationsfähigkeit, Schlucken von Speichel, Hustenstoß sowie Menge des aus der Trachealkanüle abgesaugten Sekrets berücksichtigte, nur bei 27 Patienten die Entfernung der Trachealkanüle ermöglicht hätte.

> **Die Anwendung eines FEES-basierten Dekanülierungsalgorithmus ermöglicht die rasche und sichere Entfernung der Trachealkanüle bei Intensivpatienten, die vom Beatmungsgerät entwöhnt und respiratorisch stabil sind.**

Literatur

Ajemian MS, Nirmul GB, Anderson MT, Zirlen DM, Kwasnik EM (2001) Routine fiberoptic endoscopic evaluation of swallowing following prolonged intubation: implications for management. Arch Surg 136:434–437

Aviv JE, Kaplan ST, Thomson JE, Spitzer J, Diamond B, Close LG (2000) The safety of flexible endoscopic evaluation of swallowing with sensory testing (FEESST): an analysis of 500 consecutive evaluations. Dysphagia 15:39–44

Aviv JE, Kaplan ST, Langmore SE (2001) The safety of endoscopic swallowing evaluations. In: Langmore SE (Hrsg) Endoscopic evaluation and treatment of swallowing disorders. Thieme, Stuttgart, S 235–242

Barquist E, Brown M, Cohn S, Lundy D, Jackoski J (2001) Postextubation fiberoptic endoscopic evaluation of swallowing after prolonged endotracheal intubation: a randomized prospective trail. Crit Care Med 29:1710–1713

Bechet S, Hill F, Gilheaney O, Walshe M (2016) Diagnostic accuracy of the modified Evan's blue dye test in detecting aspiration in patients with tracheostomy: a systematic review of the evidence. Dysphagia 31(6):721–729

Boden K, Cedborg AI, Eriksson LI, Hedström HW, Kuylenstierna R, Sundman E, Ekberg O (2009) Swallowing and respiratory pattern in young healthy individuals recorded with high temporal resolution. Neurogastroenterol Motil 21:1163–e1101

Bours GJJW, Speyer R, Lemmens J, Limburg M, de Wit R (2009) Bedside screening tests vs. videofluoroscopy or fiberoptic endoscopic evaluation of swallowing to detect dysphagia in patients with neurological disorders: a systematic review. JAN 65:477–493

Brady S, Hildner C, Hutchins B (1999) Simultaneous videofluoroscopic swallow study and modified Evans blue dye procedure: an evaluation of blue dye visualization in cases of known aspiration. Dysphagia 14:146–149

Brodsky MB, Huang M, Shanholtz C, Mendez-Tellez PA, Palmer JB, Colantuoni E, Needham DM (2017) Recovery from dysphagia symptoms after oral endotracheal intubation in acute respiratory distress syndrome survivors. A 5-year longitudinal study. Ann Am Thorac Soc 14(3):376–383

Broussard DL, Altschuler SM (2000) Brainstem viscerotopic organization of afferents and efferents involved in the control of swallowing. Am J Med 108(Suppl 4a):79S–86S

6

Cassier-Woidasky AK, Nahrwold J, Glahn J (2012) Pflege von Patienten mit Schlaganfall; von der Stroke Unit bis zur Rehabilitation. Kohlhammer, Stuttgart

Christensen M, Trapl M (2017) Development of a modified swallowing screening tool to manage post-extubation dysphagia. Nurs Crit Care 23(2):102–107

Cohen MA, Setzen M, Perlman PW (2003) The safety of flexible endoscopic evaluation of swallowing with sensory testing in an outpatient otolaryngology setting. Laryngoscope 113:21–24

Dodds WJ (1989) Physiology of swallowing. Dysphagia 3:171–178

Donzelli J, Brady S, Wesling M, Craney M (2001) Simultaneous modified Evans blue dye procedure and video nasal endoscopic evaluation of the swallow. Laryngoscope 111:1746–1750

Dziewas R, Glahn J (2015) Dysphagiemanagement. In: Schwab S, Schellinger P, Werner C, Unterberg A, Hacke W (Hrsg) NeuroIntensiv. Springer, Berlin, S 108–114

Dziewas R, Ludemann P (2002) Hypoglossal nerve palsy as complication of oral intubation, bronchoscopy and use of the laryngeal mask airway. Eur Neurol 47(4):239–243

Dziewas R, Warnecke T, Oelenberg S, Teismann I, Zimmermann J, Kraemer C, Ritter M, Ringelstein EB, Schabitz WR (2008) Towards a basic endoscopic assessment of swallowing in acute stroke – development and evaluation of a simple dysphagia score. Cerebrovasc Dis 26:41–47

El Solh A, Okada M, Bhat A, Pietratoni C (2003) Swallowing disorders post orotracheal intubation in the elderly. Intensive Care Med 29:1451–1455

Gross RD, Atwood CW, Ross SB, Olszweski JW, Eichhorn KA (2009) The coordination of breathing and swallowing in chronic obstructive pulmonary disease. Am J Respir Crit Care Med 179:559–565

Hafner G, Neuhuber A, Hirtenfelder S, Schmedler B, Eckel HE (2008) Fiberoptic endoscopic evaluation of swallowing in intensive care unit patients. Eur Arch Otorhinolaryngol 265:441–446

Hales PA, Drinnan MJ, Wilson JA (2008) The added value of fibreoptic endoscopic evaluation of swallowing in tracheostomy weaning. Clin Otolaryngol 33:319–324

Kelly AM, Leslie P, Beale T, Payten C, Drinnan MJ (2006) Fibreoptic endoscopic evaluation of swallowing and videofluoroscopy: does examination type influence perception of pharyngeal residue severity? Clin Otolaryngol 31:425–432

Kelly AM, Drinnan MJ, Leslie P (2007) Assessing penetration and aspiration: how do videofluoroscopy and fiberoptic endoscopic evaluation of swallowing compare? Laryngoscope 117:1723–1727

Kim MJ, Park YH, Park YS, Song YH (2015) Associations between prolonged intubation and developing post-extubation dysphagia and aspiration pneumonia in non-neurologic critically Ill patients. Ann Rehabil Med 39(5):763–771

Langmore SE (2001) Endoscopic evaluation and treatment of swallowing disorders. Thieme, Stuttgart

Langmore SE (2017) History of fiberoptic endoscopic evaluation of swallowing for evaluation and management of pharyngeal dysphagia: changes over the years. Dysphagia 32(1):27–38

Leder S, Suiter DM, Lisitano Warner H (2009) Answering orientation questions and following single-step verbal commands: effect on aspiration status. Dysphagia 24:290–295

Leder SB, Sasaki CT, Burrell MI (1998) Fiberoptic endoscopic evaluation of dysphagia to identify silent aspiration. Dysphagia 13:19–21

Lynch YT, Clark BJ, Macht M, White SD, Taylor H, Wimbish T, Moss M (2017) The accuracy of the bedside swallowing evaluation for detecting aspiration in survivors of acute respiratory failure. J Crit Care 39:143–148

Macht M, Wimbish T, Clark BJ, Benson AB, Burnham EL, Williams A, Moss M (2011) Postextubation dysphagia is persistent and associated with poor outcomes in survivors of critical illness. Crit Care 15:R231

Macht M, Wimbish T, Bodine C, Moss M (2013) ICU-acquired swallowing disorders. Crit Care Med 41:2396–2405

McCullough GH, Wertz RT, Rosenbeck JC, Mills RH, Ross KB, Ashford JR (2000) Inter- and intrajudge reliability of a clinical swallowing examination of swallowing in adults. Dysphagia 15:58–67

McCullough GH, Wertz RT, Rosenbek JC (2001) Sensitivity and specificity of clinical/bedside examination signs for detecting aspiration in adults subsequent to stroke. J Commun Disord 34:55–72

Metheny NA (2006) Preventing respiratory complications of tube-feedings: evidence-based practice. Am J Crit Care 15:360–369

Metheny NA, Clouse RE, Chang CH, Stewart BJ, Oliver DA, Kollef MH (2006) Tracheobronchial aspiration of gastric contents in critically ill tube-fed patients: frequency, outcomes, and risk factors. Crit Care Med 34:1007–1015

Noordally SO, Sohawon S, De Gieter M, Bellout H, Verougstraete C (2011) A study to determine the correlation between clinical, fiber-optic endoscopic evaluation of swallowing and videofluoroscopic evaluations of swallowing after prolonged intubation. Nutr Clin Pract 26:457–462

Peruzzi W, Logemann JA, Currie D, Moen S (2001) Assessement of aspiration in patients with tracheostomies: comparison of the bedside colored dye assessment with videofluoroscopic examination. Respir Care 46:243–247

Peterson SJ, Tsai AA, Scala CM, Sowa DC, Sheean PM, Braunschweig CL (2010) Adequacy of oral intake in critically ill patients 1 week after extubation. J Am Diet Assoc 110(3):427–433

Prosiegel M, Weber S (2010) Dysphagie. Diagnostik und Therapie. Springer, Berlin

Sakakura K, Tazawa M, Otani N, Takagi M, Morita M, Kurosaki M, Chiyoda T, Kanai Y, Endo A, Murata T, Shino M, Yokobori Y, Shirakura K, Wada N, Chikamatsu K (2017) Impact of a multidisciplinary round visit for the management of dysphagia utilizing a Wi-Fi-based wireless flexible endoscopic evaluation of swallowing. Ann Otol Rhinol Laryngol 126(1):47–53

Scheel R, Pisegna JM, McNally E, Noordzij JP, Langmore SE (2016) Endoscopic assessment of swallowing after prolonged intubation in the ICU setting. Ann Otol Rhinol Laryngol 125(1):43–52

Schefold JC, Berger D, Zurcher P, Lensch M, Perren A, Jakob SM, Parviainen I, Takala J (2017) Dysphagia in mechanically ventilated ICU patients (DYnAMICS): a prospective observational trial. Crit Care Med 45(12):2061–2069

See KC, Peng SY, Phua J, Sum CL, Concepcion J (2016) Nurse-performed screening for postextubation dysphagia: a retrospective cohort study in critically ill medical patients. Crit Care 20(1):326

Shaker R, Li Q, Ren J, Townsend WF, Dodds WJ, Martin BJ, Kern MK, Rynders A (1992) Coordination of deglutition and phases of respiration: effect of aging, tachypnea, bolus volume, and chronic obstructive pulmonary disease. Am J Physiol 263:G750–G755

Skoretz SA, Flowers JL, Martino R (2010) The incidence of dysphagia following endotracheal intubation: a systematic review. Chest 137:665–673

Warnecke T, Ritter M, Kroger B, Oelenberg S, Teismann I, Heuschmann PU, Ringelstein EB, Nabavi DG, Dziewas R (2009a) Fiberoptic endoscopic dysphagia severity scale predicts outcome after acute stroke. Cerebrovasc Dis 28:283–289

Warnecke T, Teismann I, Oelenberg S, Hamacher C, Ringelstein EB, Schabitz WR, Dziewas R (2009b) The safety of fiberoptic endoscopic evaluation of swallowing in acute stroke patients. Stroke 40:482–486

Warnecke T, Dziewas R (2013) Neurogene Dysphagien. Diagnostik und Therapie. Kohlhammer, Stuttgart

Warnecke T, Suntrup S, Teismann IK, Hamacher C, Oelenberg S, Dziewas R (2013) Standardized endoscopic swallowing evaluation for tracheostomy decannulation in critically ill neurologic patients. Crit Care Med 41(7):1728–1732

Wu CH, Hsiao TY, Chen JC, Chang YC, Lee SY (1997) Evaluation of swallowing safety with fiberoptic endoscope: comparison with videofluoroscopic technique. Laryngoscope 107:396–401

Sekretmanagement

Martin Bachmann und Martin Groß

M. Groß (Hrsg.), *Neurologische Beatmungsmedizin*, https://doi.org/10.1007/978-3-662-59014-0_7

7.1 Sekretmanagement bei neuromuskulären Erkrankungen

Martin Bachmann

Ein suffizientes Sekretmanagement ist die wichtigste Voraussetzung für eine erfolgreiche Beatmungstherapie bei neurologischen Erkrankungen. Dies betrifft in der Regel die Gruppe der neuromuskulären Erkrankungen mit Beteiligung der Atmungsmuskulatur oder die hohe Querschnittlähmung. Im Rahmen dieser Erkrankungen kommt es zu einem Kraftverlust der inspiratorischen und exspiratorischen Muskulatur. Daraus resultieren zwei wesentliche Problematiken:

1. Hypoxämisches Versagen durch verminderte Sekretclearance mit
   - vermindertem Hustenstoß,
   - reduzierter inspiratorischer Kapazität,
   - Atelektasenbildung,
   - Pneumonien,
   - Sekretverhalt/-verlegung sowie einem
   - gestörtem Verhältnis von Ventilation zu Perfusion in verlegten Lungenabschnitten.
2. Ventilatorische Insuffizienz mit Beatmungspflichtigkeit.

Eine akute, vitale Gefährdung der betroffenen Patienten ist immer bedingt durch das hypoxämische Versagen im Rahmen einer Sekretretention und deren Folgen, nicht durch die ventilatorische Insuffizienz. Aus diesem Grund kommt dem Sekretmanagement bei diesen Erkrankungen eine lebenswichtige Bedeutung zu. Zur Durchführung eines effektiven Sekretmanagements ist eine differenzierte Analyse der zugrundeliegenden Problematik notwendig, um die therapeutische Strategie festzulegen. Zur Auswahl stehen medikamentöse, apparative und manuelle Maßnahmen.

Bei den neurologischen Erkrankungen mit Beteiligung der Atmungsmuskulatur steht die muskuläre Husteninsuffizienz mit sowohl mangelhaftem Sekrettransport als auch unzureichender Sektretelimination im Vordergrund. Aus diesem Grund muss auch das Hauptaugenmerk auf dem Erhalt bzw. der Herstellung eines suffizienten Hustenstoßes als wesentliche Maßnahme liegen. In der Folge werden Diagnostik und stufenweise Therapie der Sekretretention bei Erkrankungen mit einer durch neuromuskuläre Erkrankung reduzierten Hustenstoß bedingten Störung der Sekretclearance beschrieben (◘ Abb. 7.1). Zu beachten ist, dass alle diese Maßnahmen nur bei Patienten mit rein muskulär bedingter Husteninsuffizienz durchzuführen sind. Liegt z. B. eine strukturelle Lungenerkrankung vor, insbesondere mit instabilem Tracheobronchialsystem, so sind die genannten Techniken nicht effektiv und u. U. aufgrund von möglichen Komplikationen gefährlich.

7.1.1 Diagnostik der muskulären Husteninsuffizienz

Hauptziel ist es, zum richtigen Zeitpunkt die adäquaten Maßnahmen in die Wege zu leiten, um die Lebensqualität der Patienten zu verbessern, Komplikationen zu verhindern und das Leben zu verlängern.

Sieht man die Patienten in einer frühen Phase der Erkrankung, so steht die Anamnese an erster Stelle. Es werden Symptome einer bestehenden bzw. drohenden Husteninsuffizienz erfragt, d. h. ob und in welcher Ausprägung und in welcher Situation Schwierigkeiten bestehen, Sekrete abzuhusten oder ob rezidivierende bronchopulmonale Infekte auftreten. Luftnot im flachen Liegen weist auf eine relevante Schwäche des Zwerchfells hin. Apparativ wird die inspiratorische Vitalkapazität im Sitzen und im Liegen gemessen. Sinkt die Vitalkapazität unter 30–40 % des Soll, so ist mit einer Symptomatik bzgl. der Husteninsuffizienz zu rechnen. Eine Differenz der VC von >20 % zwischen Sitzen und Liegen spricht für eine beginnende Schwäche der Zwerchfellmuskulatur (► Kap. 4).

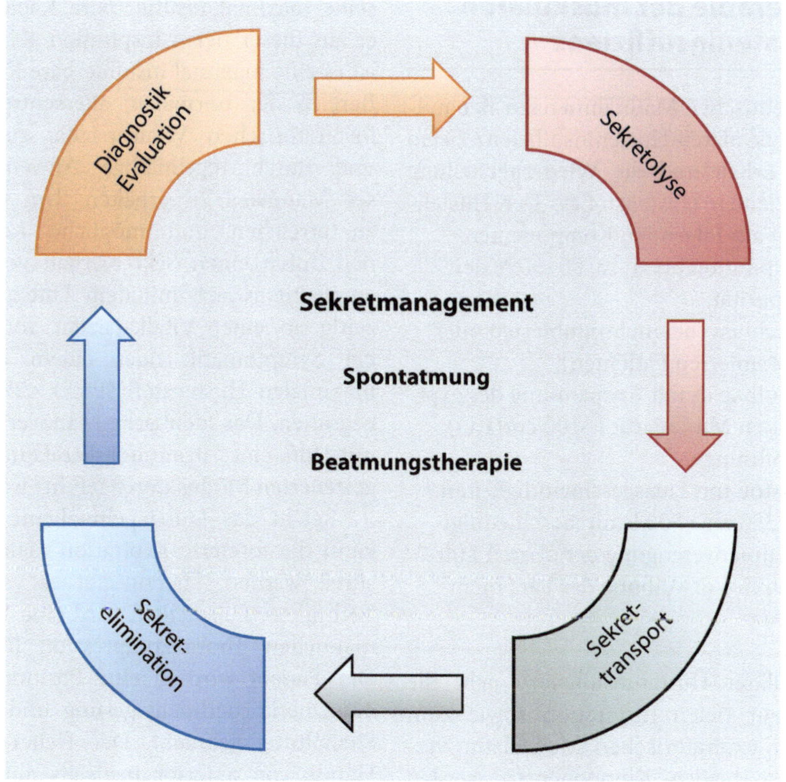

Abb. 7.1 Strukturiertes Sekretmanagement. (Beatmungszentrum Hamburg-Harburg 2013)

Mit Hilfe eines Peak-flow-Messgeräts kann der maximal mögliche Hustenstoß („Peak Cough Flow", PCF) direkt gemessen werden. Der Patient hustet in dieses Gerät hinein. Der von drei Werten maximal gemessene Wert ergibt den maximalen Hustenstoß. Liegt dieser Wert unterhalb von 270 l/min, so ist innerhalb eines Jahres mit einem Krankenhausaufenthalt im Rahmen eines akuten respiratorischen Versagens zu rechnen (Alsherbini et al. 2018).

Eine O_2-Sättigung <95 % bei normalem pCO_2 weist auf eine Sekretproblematik hin, vorausgesetzt es liegt keine zusätzliche Erkrankung vor, die den Gasaustausch beeinträchtigt, z. B. eine schwere Lungen- oder Herzerkrankung.

Diese Diagnostik sollte zu einem frühen Zeitpunkt begonnen und im Verlauf regelmäßig kontrolliert werden, auch wenn noch keine beeinträchtigende Symptomatik vorliegt. Die Therapie kann dann stufenweise angepasst werden.

Häufig liegt bei diesem Vorgehen der Beginn des Sekretmanagements vor dem Beginn einer Beatmungstherapie.

Besteht eine relevante Bulbärsympromatik, meist im Rahmen einer amyotrophen Lateralsklerose, so haben die Patienten in der Regel größere Probleme mit supraglottischem Sekret als mit bronchopulmonalem Sekret. Die Symptomatik bzgl. Luftnot und Luftnotattacken kann u. U. ähnlich sein, erfordert aber andere Therapiemaßnahmen.

7.1.2 Therapie der muskulären Husteninsuffizienz

Die therapeutischen Maßnahmen zur Behandlung der muskulären Husteninsuffizienz zielen auf einen Erhalt und die Wiederherstellung eines suffizienten Hustenstoßes. Der Hustenstoß besteht aus folgenden Komponenten:

- tiefe Inspiration bis zu ca. 80–90 % der Vitalkapazität,
- Glottisschluss (bei nichtintubierten oder tracheotomierten Patienten),
- Druckaufbau durch Anspannung der expiratorischen Muskulatur (>100 cmH_2O),
- Glottisöffnung,
- Hustenstoß mit Flussgeschwindigkeiten von ca. 350 bis >500 l/min beschleunigt durch Lumenverengung der oberen Luftwege durch Vorwölbung der Pars membranacea.

Bei muskulärer Husteninsuffizienz geht die Fähigkeit zur tiefen Inspiration sowie zum Einsatz der expiratorischen Muskulatur verloren. Diese beiden Komponenten werden durch apparative und manuelle Hilfen wiederhergestellt.

Eine regelrechte Glottisfunktion ist für alle in der Folge beschriebenen Maßnahmen bei nichtinvasivem Zugangsweg Voraussetzung.

7.1.2.1 Luftstapeln (Air-Stacking)

Als erstes Manöver muss wieder eine tiefe Inspiration ermöglicht werden. Dies gelingt durch das sog. Luftstapeln (Air-Stacking) mittels eines Ambubeutels, einer Gänsegurgel und einem Mundstück oder einer Maske. Der Patient atmet so tief er kann eigenständig ein, hält die Luft an (Glottisschluss) und bekommt dann mittels Ambubeutel über Maske oder Mundstück weitere Luft portionsweise insuffliert (Glottisöffnung) ohne die bisher insufflierte Luft zwischenzeitlich wieder auszuatmen (Glottisschluss). Erreicht er auf diesem Weg seine maximal insufflierbare Kapazität, kann er aus dieser tiefen Inspiration abhusten. Ziel ist es eine maximal insufflierbare Kapazität im Bereich der normalen, altersentsprechenden inspiratorischen Vitalkapazität zu erreichen und durch regelmäßige Anwendung dieses Manövers zu erhalten. Um dieses Ziel zu erreichen und mögliche Komplikationen durch einen Sekretverhalt vorzubeugen, empfiehlt es sich mit dem Luftstapeln frühzeitig ab einer Vitalkapazität von 40–50 %, bei Symptomatik oder einem reduzierten maximalen Hustenstoß (PCF) <270 l/min zu beginnen. Das identische Manöver kann auch mit Hilfe eines Beatmungsgeräts im volumengesteuerten Modus durchgeführt werden.

Reicht das Luftstapeln alleine nicht aus, kann die forcierte Expiration manuell unterstützt werden. Hierzu gibt es verschiedene Techniken. Beispielhaft wird eine Version der manuellen Thoraxkompression beschrieben. Der Patient wird in eine Position zwischen 45°-Oberkörperhochlagerung und aufrechter Sitzhaltung gebracht. Der Helfer legt seine Hände von anterior beidseits auf der anterobasalen Thoraxwand (parasternal) auf (◼ Abb. 7.2). Gleichzeitig mit dem Hustenstoß aus der tiefsten Inspiration des Patienten nach dem Luftstapelmanöver führt der Helfer eine kräftige, ruckartige Thoraxkompression in Richtung Wirbelsäule durch. Wichtig sind die gute Koordination mit dem Hustenstoß, am besten nach einem einheitlichen Kommando (z. B. Zählen bis 3), und die Durchführung direkt nach der tiefsten Inspiration. Für ein erneutes Manöver ist zuvor wieder eine maximale Insufflation mittels Luftstapeln erforderlich. Die Vorteile der Technik des Luftstapelns in Kombination mit manueller Thoraxkompression sind einfache Durchführbarkeit, früher Beginn, gute Anlernbarkeit von Hilfspersonal oder Angehörigen, Kostengünstigkeit und Erhalt der Mobilität. Der erreichbare maximale Hustenstoß mittels Luftstapeln („assisted Peak Cough Flow") sollte in regelmäßigen Abständen gemessen werden.

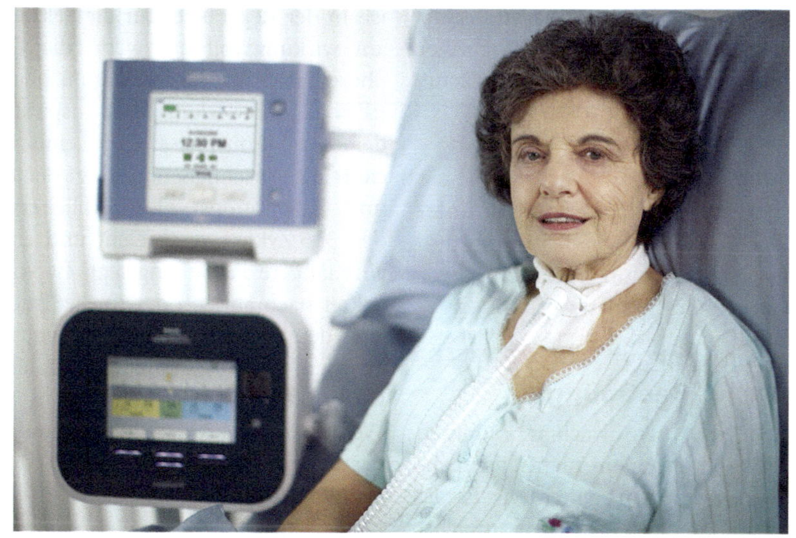

Abb. 7.2 CoughAssist unter invasiver Beatmung mit manueller Unterstützung. (Mit freundl. Genehmigung der Philips GmbH Respironics)

7.1.2.2 Mechanischer Insufflator-Exsufflator (MIE, Hustenmaschine)

Ein Abfall des assistierten maximalen Hustenstoßes unter 270 l/min oder eine nicht mehr ausreichende klinische Wirksamkeit des Luftstapelns machen die Ausweitung der Maßnahmen erforderlich. In dieser Situation kommt eine Hustenmaschine, der sog. Insufflator-Exsufflator zum Einsatz. Das Gerät verfügt wie in einem Beatmungsgerät über eine Turbine mit deren Hilfe ein positiver Druck in den Atemwegen appliziert werden kann. Weiterhin kann dieser positive Druck schlagartig in einen negativen Druck (Sog) umgewandelt werden, sodass eine tiefe Inspiration und Exspiration mit maximal möglichem Fluss unter maschineller Hilfe ermöglicht werden.

Zur Geschichte

Der Insufflator-Exsufflator wurde schon 1953 erfunden (Cof-flator, OEM Co.), hat sich allerdings aufgrund der schwierigen Bedienung nicht durchgesetzt. Ab dem Ende der 1950er Jahre entwickelten sich die Tracheotomie, die endotracheale Absaugung und die Bronchoskopie zu den Standards des Sekretmanagements. Der Insufflator-Exsufflator verschwand quasi vom Markt. Vorwiegend neuromuskulär erkrankte Patienten waren gezwungen sich anders zu helfen. So wird von einigen nichtinvasiv beatmeten Patienten berichtet, die sich durch Luftstapeln mit Hilfe eines Beatmungsgeräts tiefe Inspirationen applizierten, um anschließend unterstützt durch den Sog eines Staubsaugers effektiver abzuhusten. Erst 1993 wurde der Insufflator-Exsufflator von der Firma J.H. Emerson in einem neuen Design produziert und auf den Markt gebracht. In der Folge haben zahlreiche Untersuchungen und Veröffentlichungen, insbesondere von John Bach in den USA, die Effektivität des Geräts eindrucksvoll gezeigt. Insbesondere wurde gezeigt, dass der Einsatz des Insufflator-Exsufflators Intubationen und Tracheotomien reduzieren kann, Extubation früher oder überhaupt ermöglicht und Bronchoskopien vermeiden hilft (Bach et al. 2014, 2015; Bach 2017). Seit dem Jahr 2001 ist der Insufflator-Exsufflator (CoughAssist, Fa. J.H. Emerson) auch in Deutschland auf dem Markt und wird zunehmend in spezialisierten

Zentren und in der Versorgung außerklinisch beatmeter, aber auch intensivpflichtiger Patienten mit muskulärer Hustenschwäche, eingesetzt.

▪▪ Anwendung

Es muss zwischen Anwendung unter invasiver oder nichtinvasiver Beatmung und zwischen der Akutsituation oder dem chronischen Setting unterschieden werden.

7.1.2.3 Invasive Beatmung

Das Vorgehen bei einem wachen Patienten unterscheidet sich von einem nicht ansprechbaren und/oder sedierten Patienten. Es ist notwendig einem wachen Patienten zunächst das Vorhaben und Prozedere zu erklären.

Der Insufflator-Exsufflator wird anstelle des Beatmungsschlauchs an der Trachealkanüle konnektiert. Der Patient muss dann synchron mit der Maschine maximal einatmen, um dann aus der tiefen Inspiration abzuhusten. Zeitgleich mit dem Hustenstoß muss die Maschine in die Expiration gehen, sodass der Hustenstoß durch den expiratorischen Sog unterstützt wird. Zu Beginn werden niedrigere in- und expiratorische Drücke gewählt (<20 mbar), damit der Patient zunächst das Prinzip versteht und lernt optimal mitzuarbeiten. Anschließend werden die Drücke soweit erhöht bis eine ausreichende Effektivität erreicht werden kann. Dabei ist die zugrundeliegende Erkrankung zu berücksichtigen.

Standardmäßig sollte ein inspiratorischer Druck von maximal 35 cmH_2O gewählt werden. Bei klinischer Notwendigkeit kann zum Erreichen einer suffizienten Sekretmobilisation auch ein höherer in- und expiratorischer Druck gewählt werden. Eine akute oder chronische strukturelle Lungenerkrankung sollte vorher ausgeschlossen sein.

In der Anfangsphase empfiehlt sich eine Bedienung im manuellen Modus, da so am schnellsten und besten eine optimale Synchronisation von maschineller Unterstützung und Hustenbemühungen des Patienten zu erreichen ist. In der Regel ist es für die Sekretentfernung am wirkungsvollsten, wenn die Expirationsphase länger als die Inspirationsphase ist (z. B. I:E = 1:2). Zwischen der Inspirations- und der Expirationsphase liegt eine Pause von ca. 1–2 s. Anschließend erfolgt der nächste In- und Exspirationszyklus. Üblicherweise werden 3–5 Zyklen verabreicht und anschließend eine längere Pause eingelegt. Ist vorher schon Sekret nach außen oder in die Trachealkanüle bzw. den Tubus befördert worden, wird unterbrochen, um dieses zu entfernen, anschließend wird mit dem nächsten Zyklus fortgesetzt. Wenn kein Sekret mehr vorhanden ist und der Patient dies bestätigt, wird das Abhusten beendet.

Bei invasiv beatmeten Patienten ohne Spontanatmungskapazität muss die Maßnahme gut vorbereitet werden und stets darauf geachtet werden, dass die Patienten genügend „Luft" bekommen. Vor Beginn muss die Absaugung bereitgelegt werden, sodass sie sofort einsetzbar ist, wenn es zu einer Verlegung des Beatmungstubus oder der Trachealkanüle durch Sekret kommt. Zwischendurch und nach dem Absaugen muss der Patient an die Beatmung genommen werden. Die Zeiten einer Unterbrechung der Beatmung und der Wechsel zwischen Insufflator-Exsufflator und maschineller Beatmung müssen möglichst kurz bzw. übergangslos gehalten werden, damit der Patient keine Luftnot während der Prozedur bekommt. Für die Durchführung dieser Maßnahme sind in der Anfangs- und Akutphase zwei Personen notwendig. Mit zunehmender Routine des Patienten kann der Insufflator-Exsufflator auf den automatischen Modus umgestellt werden. Dies hat den Vorteil, dass die Prozedur von einer Person durchgeführt werden kann. Die Parameter des Geräts sollten nach den Bedürfnissen des Patienten eingestellt werden, sodass eine optimale Koordination zwischen Patient und Maschine erreicht wird.

Mögliche Einstellungen des Insufflator-Exsufflators für die invasive Beatmung sind in ◘ Tab. 7.1 aufgeführt.

Tab. 7.1 Invasive Beatmung

	Beginn	Ziel
Inspiratorischer Druck	20 mbar	30(–40) mbar
Expiratorischer Sog	20 mbar	40(–50) mbar
Beatmungsmodus	Manuelle Bedienung	Ggf. Automatikmodus
I:E-Verhältnis	1:2	1–2 s Inspiration, 2–4 s Exspiration
Pause zwischen den Zyklen		1–2 s

Tab. 7.2 Nichtinvasive Beatmung

	Beginn	Ziel
Inspiratorischer Druck	20 mbar	40(–60) mbar
Expiratorischer Sog	20 mbar	40(–60) mbar
Beatmungsmodus	Manuelle Bedienung	Ggf. Automatikmodus, 1–2 s Inspiration
I:E-Verhältnis	1:2	1–2 s Inspiration, 2–4 s Exspiration
Pause zwischen den Zyklen		1–2 s

Eine weitere Steigerung des Hustenstoßes kann durch eine manuelle Assistenz erreicht werden. Diese kann an verschiedenen Positionen appliziert werden. Entweder von abdominell mit einer Unterstützung der Zwerchfellbewegung nach kranial parallel zum maschinell synchronisierten Hustenstoß oder durch thorakale Kompression in verschiedenen Positionen ebenfalls immer synchron zum Hustenstoß (Abb. 7.2).

7.1.2.4 Nichtinvasive Beatmung

Die Applikation erfolgt über eine Mund-Nasen-Maske. Das initiale Vorgehen entspricht dem bei der invasiven Beatmung, insbesondere muss die Prozedur dem Patienten sehr genau erklärt werden, da dessen Mitarbeit entscheidend für den Erfolg ist. Die angestrebten Drücke sowohl inspiratorisch als auch exspiratorisch sollten, sobald der Patient das Prinzip verstanden hat, maximal hoch sein, denn nur so lässt sich ein ausreichender Effekt erzielen (Tab. 7.2). Der Patient muss lernen mit der Maschine maximal tief einzuatmen, die Glottis zu schließen und synchron mit dem Umschalten der Maschine auf Sog abzuhusten. Für diesen Vorgang hat es sich bewährt laute und immer gleiche Kommandos zu geben (z. B. Zählung von 1–3), damit eine optimale Synchronisation erreicht wird. Besteht keine ausreichende Spontanatmungsfähigkeit z. B. bei 24-stündiger nichtinvasiver Beatmung muss der Patient zwischendurch wieder an die Beatmungsmaschine genommen werden. Nach Erlangung einer entsprechenden Routine kann auf den automatischen Modus übergegangen werden, wobei für die Applikation einer manuellen Assistenz eine zweite Person notwendig ist, da die Maske mit einer Hand gehalten werden müssen (Abb. 7.3).

In der Akutsituation, meist im Rahmen eines pulmonalen Infekts, sind zur Entfernung des Sekrets in der Regel mehrere Zyklen (3–5) notwendig. Unter Umständen ist eine Anwendung in kurzen Abständen während der ersten Stunden nach Aufnahme erforderlich (alle 5–15 min). Dieses Vorgehen ist extrem zeit- und personalaufwendig, kann aber helfen, eine Intubation und evtl. nachfolgende

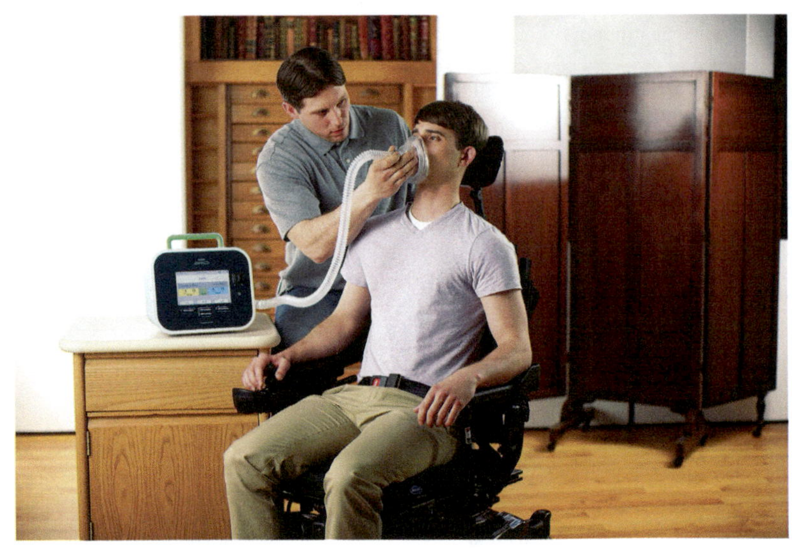

Abb. 7.3 CoughAssist bei nichtinvasiver Beatmung mit manueller Unterstützung. (Mit freundl. Genehmigung der Philips GmbH Respironics)

Langzeitbeatmung zu verhindern. Grundsätzlich muss der der Insufflator-Exsufflator bedarfsorientiert eingesetzt werden. Chronische Patienten sollten mindestens vier Anwendungen pro Tag mit jeweils 3–5 Zyklen erhalten, auch wenn keine Sekrete zu Tage gefördert werden. Dies hat eine gute prophylaktische Wirkung, trainiert Patienten sowie Helfer und erhält eine ausreichende Thoraxwandmobilität.

Die nichtinvasive Durchführung dieser Techniken ist an eine ausreichende bulbäre Funktion gebunden, d. h. an einen suffizienten Glottisverschluss.

▪▪ Komplikationen

Insgesamt treten bei sachgerechter Anwendung des Insufflator-Exsufflator wenig Komplikationen auf. Wie bei allen Formen der nichtinvasiven Positivdruckbeatmung kann es bei der Anwendung via Maske/Mundstück zu Aerophagie, einer Verschlechterung einer Refluxkrankheit und zu einem z. T. unangenehmen Druckgefühl in den Ohren kommen. Unerwünschte hämodynamische Effekte, wie Herzrhythmusstörungen, Blutdruckschwankungen oder kardiale Dekompensationen sind ausgesprochen selten beschrieben worden. Es ist allerdings wichtig, sich vor der Anwendung über die kardiale Situation des Patienten ein Bild zu machen und ggf. mit einer größeren Vorsicht vorzugehen. Auch die Gefahr eines Pneumothorax unter der richtigen Anwendung des Insufflator-Exsufflators ist sehr gering, aber nicht sicher ausgeschlossen (Austin et al. 2016). In zwei großen Arbeiten mit insgesamt 2650 Patienten und einer insgesamt sehr häufigen Anwendung, auch an Patienten mit Lungenemphysem, kam es zu keinem einzigen Pneumothorax (Assouline et al. 2014; Auger et al. 2017).

▪▪ Verordnung

Der Insufflator-Exsufflator besitzt eine Hilfsmittelnummer, sodass er regulär verordnet werden kann. Eine Verordnung sollte nur nach klinischem Nachweis einer ausreichenden Effektivität unter regulärer Anwendung, einer Sicherstellung der korrekten ambulanten Anwendung inkl. der Schulung des Hilfspersonals und nach der Ausschöpfung aller anderen vorzuschaltenden Maßnahmen zum

Sekretmanagement durch ein Zentrum mit der entsprechenden Expertise erfolgen.

Die Verordnung muss sich auf ein bestimmtes Gerät beziehen sowie im Detail auf die nachgeschalteten Schläuche, Filter und Gänsegurgeln. Dieses Vorgehen beruht auf der Tatsache, dass es z. T. sehr große Leistungsunterschiede zwischen den Insufflator-Exsufflatoren gibt, die inzwischen auf dem Markt sind. Ebenfalls ändert sich der am Patienten applizierte Druck/Sog erheblich mit der Länge des verwendeten Schlauchs, zwischengeschalteter Filter oder Gänsegurgeln (abgewinkelt oder nicht-abgewinkelt). Für die verordnete Konstellation ist die Effektivität nachzuweisen. Wird ein anderes Gerät oder ein anderer Aufbau verwendet, so ändert sich die Leistung und damit die Effektivtät u. U. erheblich, sodass das Risiko einer nicht ausreichenden Wirkung besteht. Es muss also eine komplett neue Einstellung in dem verordnenden Zentrum erfolgen und die Effektivität für die neue Konstellation nachgewiesen werden.

7.1.2.5 Einschränkung der bulbären Funktion

Bei einer relevanten Einschränkung der bulbären Funktion lassen sich die oben genannten Maßnahmen zum Abhusten von Bronchialsekret nicht oder nur bedingt über einen kurzen Zeitraum effektiv durchführen. Aufgrund der fehlenden Fähigkeit die Stimmritzenöffnung zu koordinieren und der Problematik einer häufig paradoxen Stimmritzenbewegung bei Applikation eines externen Beatmungsdruck ist meist eine tiefe Inspiration mit Hilfe des Insufflator-Exsufflators nicht möglich. Weiterhin kann die Stimmritze nicht fest geschlossen werden, um die Luft zu halten und einen hohen expiratorischen Druck vor dem Abhusten aufzubauen. Die Koordination der externen Luftinsufflation mit der Stimmritzenöffnung kann bei modernen Geräten durch Einstellung eines inspiratorischen Triggers verbessert werden. Gleichzeitig sollte bei diesen Patienten ein niedrigerer Sog eingesetzt werden.

Falls kein Sekretmanagement mittels Verbesserung des Hustenstoßes notwendig (kein endobronchiales Sekret) oder durchführbar ist, können lediglich medikamentöse Maßnahmen zur Reduktion der Speichelproduktion durchgeführt oder die Sekrete abgesaugt werden.

Medikamentöse Reduktion der Speichelproduktion

- Ipratropiumbromid DA 3 × 2 Hub jeweils buccal
- Ipratropiumbromid Inhalationslösung 1 Hub 3-mal täglich buccal mit dem Finger aufgetragen
- Scopolamin-Pflaster alle 3 Tage
- Amytriptilin beginnend mit 25 mg ret z. N., Steigerung auf 75 mg ret z. N.
- Pirenzepin 2 × 50 mg p.o.

Die fachgerechte Injektion von Botulinumtoxin in die Speicheldrüsen oder die Bestrahlung der Speicheldrüsen sind weiter Optionen. Dabei ist zu bedenken, dass beide Maßnahmen in Wirkung und Dosis schwer zu steuern sind. Die Wirkung von Botulinumtoxin hält über ca. 3 Monate an und die Bestrahlung ist irreversibel, neben der Tatsache, dass erst ganz vereinzelte Daten und Erfahrungen zu dieser Therapie vorliegen.

7.1.3 Sekretolyse und Sekrettransport

7.1.3.1 Oszillierende Therapien

Die entscheidende Voraussetzung für eine Entfernung des Bronchialsekrets ist eine Lösung und Mobilisation des Sekrets aus den peripheren Atemwegen heraus in das zentrale Bronchialsystem, von wo aus es dann entfernt werden kann. Unter physiologischen

Bedingungen ist für diesen Prozess die Zilienfunktion maßgeblich verantwortlich (Al-Khaled et al. 2016; Alsherbini et al. 2018). Zur maschinellen Unterstützung dieses Vorgangs versucht man das Sekret endobronchial in hochfrequente Schwingung zu versetzen. Die Theorie dahinter besteht in der Annahme, dass es durch die Schwingungen zu einer Lösung des Sekretes von der Bronchialwand kommt sowie zu einer Verringerung der Viskosität. Eine Kombination mit Maßnahmen zur Sekretelimination muss immer dann erfolgen, wenn gleichzeitig eine muskuläre Husteninsuffizienz besteht, da die wesentliche Wirkung der endobronchialen Oszillation im Bereich der Sekretolyse und dem Sekrettransport liegt und nicht in der Elimination.

Es existieren derzeit zwei wesentliche Prinzipien:

- Zum einen die Hochfrequenz-Brustwand-Oszillation und zum anderen
- die hochfrequente Überlagerung der Atmung unter Einbeziehung erwärmter und befeuchteter Atemgase (IPV-Therapie).

Hochfrequenz-Brustwand-Oszillation

▪▪ Prinzip

Das für die Hochfrequenz-Brustwand-Oszillation (HFCWO, „High-Frequency Chest Wall Oscillation") eingesetzte Gerät besteht aus zwei Komponenten:

- Einem Generator, der einen Luftdruckimpuls in verschiedenen Intensitäten und mit unterschiedlichen Frequenzen erzeugt und
- einer aufblasbaren Weste, die dem Brustkorb eng anliegt.

Die beiden Komponenten sind durch zwei großlumige Schläuche, die die Luftdruckimpulse übertragen, verbunden. Durch das Aufblasen der Weste erfolgt zunächst eine Thoraxkompression, wird die Luft dann wieder abgelassen (Dekompression), dehnt sich der Thorax physiologischerweise wieder aus. Eine schnelle und entsprechend intensive Abfolge derartiger extern induzierter Brustwandbewegungen bewirkt einen wechselnden endobronchialen Luftfluss im Sinne von „Luftschwingungen". Diese führen zu einer Lösung des Sekrets aus den tieferen Atemwegen und einen Transport nach kranial, abhängig von der Wahl der Frequenzen, der Dauer der Kompression und Dekompression sowie der Stärke der Kompression.

▪▪ Indikationen

Die HFCWO kann in verschiedenen Situationen eingesetzt werden, die mit einer verstärkten Sekretretention, damit verbundener Atelektasenbildung und Entstehung von pulmonalen Infektionen verknüpft sind.

Diese Situation kann bei beatmeten und intermittierend beatmeten Patienten (invasiv oder nichtinvasiv) sowohl im stationären, akuten Setting wie auch im ambulanten, chronischen Setting vorliegen. Aber auch nicht beatmete oder nicht mehr beatmete Patienten können sehr gut von dem Einsatz eines solchen leicht zu applizierenden Geräts profitieren. Unter den neurologischen Krankheitsbildern sind es v. a. die neuromuskulären Erkrankungen, bei denen eine Indikation für den Einsatz dieser Therapien bestehen kann.

▪▪ Anwendung

Der Vorteil dieser Methode ist eine einfache, unkomplizierte Applikation. Bei den verschiedenen Systemen stehen einmal oder mehrfach anwendbare Westen zur Verfügung. Zunächst wird die Weste dem Patienten angelegt, anschließend werden die Schläuche mit der Weste und dem Gerät verbunden (◘ Abb. 7.4).

Vor dem Start des Geräts werden Therapiedauer, Impulsintensität, -dauer und -frequenz festgelegt. Als grundsätzliche Orientierung gilt (◘ Tab. 7.3):

- Je höher die Impulsintensität, desto besser erreichen die Oszillationen auch tiefere Regionen. → Cave: Toleranzentwicklung.

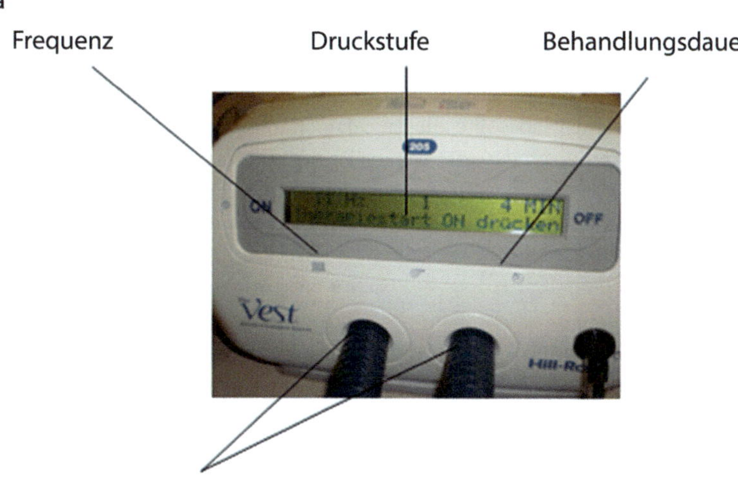

b

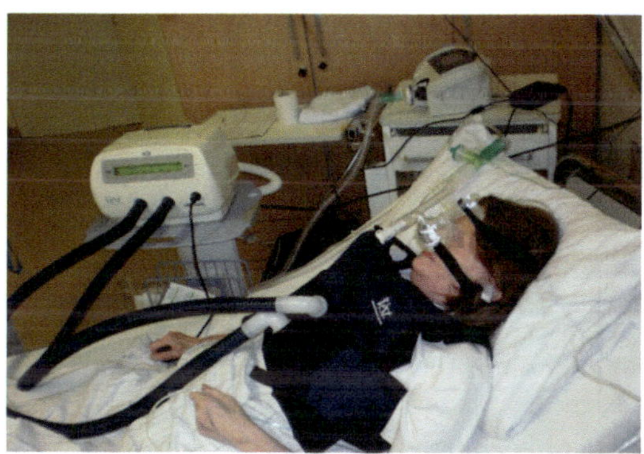

Abb. 7.4 Hochfrequenz-Brustwand-Oszillation. **a** Gerät, **b** Anwendung unter nichtinvasiver Beatmung

Tab. 7.3 Mögliche Grundeinstellungen zum Beginn der Therapie

	Sekretolyse	Sekrettransport
Frequenz	15–20 Hz	10 Hz
Behandlungsdauer	5–15 min	5–15 min
Druckstufe	5–10	5–10

- Je höher die Impulsfrequenz, desto effektiver löst sich das Sekret in der Tiefe. → Cave: Toleranzentwicklung.
- Niedrigere Frequenzen und die damit verbundene Verlängerung der Entlastungsphase bewirken einen besseren Transport nach kranial/zentral.
- Letztendlich müssen alle Parameter individuell an den Patienten, dessen Grunderkrankungen, die subjektive Toleranz und den besten Effekt angepasst werden.

Unter invasiver Beatmung muss immer eine Absaugbereitschaft gegeben sein. Bei der nichtinvasiven Beatmung muss dem Patienten immer die Möglichkeit des Abhustens ermöglicht werden. Hier empfiehlt sich, wenn möglich, die Verwendung einer Nasen-Maske. Wird eine Mund-Nasen-Maske benutzt, so muss diese zum Abhusten nach Bedarf hochgehoben oder abgesetzt werden. Wird zusätzlich ein Insufflator-Exsufflator zur Sekretentfernung (▶ Abschn. 7.1.2.2) angewendet, so sollte dieser nach Bedarf intermittierend eingesetzt werden. In der Regel wird das Sekret erst einige Minuten (ca. 5–30 min) nach der Anwendung abgehustet oder alternativ entfernt.

▪▪ Kontraindikationen

- **Absolute Kontraindikationen**
  - Nicht stabile Kopf-/Hals-/Thorax- und Wirbelsäulenverletzungen
  - Hämodynamische Instabilität
  - Intrakranieller Druck >20 mbar
- **Relative Kontraindikationen**
  - Situation in der ein erhöhter intrakranieller Druck vermieden werden muss
  - Kürzlich erfolgter Eingriff an der Wirbelsäule oder akute Verletzung der Wirbelsäule
  - Bronchopleurale Fistel
  - Kardial bedingtes Lungenödem
  - Große Pleuraergüsse oder -empyeme
  - Lungenembolie
  - Rippenfrakturen mit oder ohne Thoraxinstabilität
  - Operationswunden oder heilendes Gewebe oder kürzlich verpflanztes Hauttransplantat am Thorax
  - Unkontrollierter Hypertonus
  - Kürzlich erfolgter Ösophaguseingriff
  - Aktive oder kürzlich überstandene starke Hämoptyse
  - Unkontrollierter Zustand der Atemwege mit Aspirationsrisiko
  - Hautemphysem
  - Kürzlich verabreichte Epidural-/Spinalinfusion oder -anästhesie
  - Verbrennungen, Verbrühungen, offene Wunden und Hautinfektionen am Thorax
  - Transvenöser oder subkutaner Herzschrittmacher
  - V. a. Lungentuberkulose
  - Lungenstauchung
  - Akute, obstruktive Ventilationsstörung
  - Osteoporose oder Osteomyelitis der Rippen
  - Blutgerinnungsstörungen
  - Schmerzen in der Brustwand

Die häufigste Komplikation besteht in einer Beeinträchtigung der Hämodynamik durch die hochfrequenten intermittierenden Thoraxkompressionen.

▪▪ Verordnung

Das Gerät hat eine Hilfsmittelnummer und kann regulär verordnet werden. Eine Verordnung sollte aber nur nach klinischem Nachweis einer ausreichenden Effektivität unter regulärer Anwendung, einer Sicherstellung der korrekten ambulanten Anwendung inkl. der Schulung des Hilfspersonals und nach der Ausschöpfung aller anderen vorzuschaltenden Maßnahmen zum Sekretmanagement erfolgen.

IPV-Therapie

Die intrabronchiale Perkussionsventilation (IPV) ist eine sehr wirkungsvolle Möglichkeit der Sekretlösung und des Sekrettransports und besteht in der intrabronchialen Applikation von oszillierenden „Luftstößen“, die den normalen Atemzügen aufgelagert werden. Auf diesem Weg wird ebenfalls eine Luftschwingung erreicht, die, so die Theorie, zu einer Lösung des Sekrets und zu einer Abnahme dessen Viskosität führt.

7.1.4 Minitracheotomie

Bestehen trotz der genannten Maßnahmen weiterhin Probleme mit der Sekretelimination aus den zentralen Atemwegen, die regelmäßige invasive Interventionen im Sinne von Bronchoskopien oder transnasalen, endobronchialen Absaugungen erforderlich machen, so kann eine Minitrachealkanüle (Minitrach, Fa. Portex) gelegt werden. Diese Trachealkanüle dient alleine der Absaugung von Tracheobronchialsekret. Aufgrund der geringen Beeinträchtigung der Patienten können Absaugungen regelmäßig und falls erforderlich häufig durchgeführt werden.

Die Anlage der kleinen Trachealkanüle erfolgt unter videobronchoskopischer Kontrolle analog einer perkutanen Dilatationstracheotomie. Zu empfehlen ist die Punktion 2–3 Trachealspangenzwischenräume unterhalb des Kehlkopfs bzw. Lig. thyreoideum. An dieser Stelle kann die Kanüle komplikationslos über längere Zeit liegen bleiben. Die Minitrachealkanüle bietet einen effektiven Zugang zu den Atemwegen, erspart Bronchoskopien, ist wenig beeinträchtigend für die Patienten. Sprechen und Schlucken sowie die Durchführung einer nichtinvasiven Beatmung sind ungehindert möglich, die Kanüle kann jederzeit entfernt werden und im Notfall kann eine intratracheale O_2-Applikation über die Kanüle verabreicht werden. Zu beachten ist, dass es bei sehr zähem Sekret Schwierigkeiten geben kann, das Sekret über den dünnen Absaugkatheter abzusaugen. Die Kanüle kann sich mit Sekret verlegen oder es kann sich endotracheal ein z. T. borkiger Sekretverhalt an der Kanüle bilden, der dann wiederum eine Einengung des Tracheallumens bewirken kann.

Die Minitrachealkanüle sollte bei Vorliegen einer muskulären Husteninsuffizienz immer mit Hustenhilfen kombiniert werden, damit das Sekret in den absaugbaren Bereich gebracht wird.

7.2 Sekretmanagement bei zerebralen Erkrankungen

Martin Groß

Einleitung

Seit langem bekannt ist, dass neuromuskuläre Erkrankungen durch Husteninsuffizienz und Dysphagie mit Speichelaspiration aufgrund von Paresen der Muskulatur von Pharynx, Larynx und Atempumpe zu Sekretretention und Pneumonien führen (Plowman et al. 2016). Effektive Maßnahmen wie der Einsatz des mechanischen Insufflator-Exsufflators, Injektionen von Botulinumtoxin in die Speicheldrüsen und funktionelle Dysphagietherapie sind seit langem in der Behandlung dieser Patienten etabliert. Patienten mit Erkrankungen des Gehirns leiden trotz unterschiedlicher Pathophysiologie an analogen klinischen Symptomen: Alle Patienten in der Aufwachphase nach schwerem Schädel-Hirn-Trauma und 93 % der neurologischen Intensivpatienten leiden an einer Dysphagie (Macht et al. 2013; Bremare et al. 2016). Die Schluckstörung nach Extubation ist ein unabhängiger Prädiktor der Mortalität, welche wiederum mit dem Schweregrad der Schluckstörung ansteigt: Bei mittelschwerer oder schwerer Dysphagie nach Extubation ist das Pneumonierisiko ca. 5-fach und die Mortalität sogar mehr als 10-fach erhöht (Macht et al. 2011; Schefold et al. 2017).

In einer Pilotstudie konnte auch eine reduzierte Auslösbarkeit des Hustenreflexes bei Patienten mit Schädel-Hirn-Trauma im Vergleich zu gesunden Kontrollen nachgewiesen werden (Silverman et al. 2016). Bei neurochirurgischen Patienten ist außerdem der induzierte Hustenspitzenfluss („Peak Cough Flow") ein Prädiktor für die Erfolgswahrscheinlichkeit der Dekanülierung (Chan et al. 2010), wobei der willkürliche Hustenspitzenfluss akkurater als der induzierte Hustenspitzenfluss ist (Duan et al. 2014). Infolge von Dysphagie mit Speichelaspiration und Husteninsuffizienz kann nun bei zerebral erkrankten Patienten ähnlich wie bei neuromuskulären Patienten eine Sekretretention auftreten, welche wiederum in Pneumonien resultieren und die Entfernung einer Trachealkanüle – wenn vorhanden – unmöglich machen (Perin et al. 2017). Einerseits kann zum Sekretmanagement die endotracheale Intubation oder die Tracheotomie notwendig sein, andererseits begünstigt das Vorhandensein eines endotrachealen Tubus oder einer Trachealkanüle Husteninsuffizienz und Dysphagie (Winck et al. 2015; Kim et al. 2015). Zusätzlich verstärken oft pulmonale Erkrankungen wie eine COPD mit vermehrter bronchialer Sekretbildung und aufgrund ziliärer Dysfunktion erschwertem Sekrettransport die Sekretretention (Austin et al. 2016).

Nachfolgend wird aus bekannten Pneumonierisikofaktoren, der Pathophysiologie der Sekretretention und bereits etablierten Maßnahmen des Managements der Dysphagie, der Speichelaspiration und der Husteninsuffizienz ein strukturiertes Sekretmanagement für neurologischen Beatmungspatienten abgeleitet.

7.2.1 Pneumonierisiko

Bei neurologischen Beatmungspatienten mit Erkrankungen des Gehirns treffen oft wichtige Pneumonierisikofaktoren zusammen:

- Störung der Schutzreflexe wie Husten und Schlucken (Mosconi et al. 1991; Macht et al. 2011),
- Beatmung >24 h (Mosconi et al. 1991),
- Veränderung der Immunantwort durch die zerebrale Erkrankung (Busl 2018),
- höheres Lebensalter (Bauer et al. 2000),
- längere Analgosedierung (Cui et al. 2018).

Daher benötigen neurologische Beatmungspatienten ein optimales Sekretmanagement, um Atelektasen, Pneumonien, akute Sekretverhalte und Atelektasen zu verhindern und die Mortalität zu senken.

7.2.2 Lagerung und Frühmobilisation

Lagerung und Frühmobilisation gehören zu den grundsätzlichen Prinzipien der Therapie akut und chronisch kritisch kranker, insbesondere beatmeter Patienten. Beide Faktoren spielen in der Prophylaxe und Therapie pulmonaler Komplikationen sowie in der Respiratorentwöhnung eine wichtige Rolle (Schönhofer et al. 2014).

7.2.2.1 Lagerung

Bei Patienten mit ARDS (paO_2/FiO_2 <150) verbessert die Bauchlagerung das Überleben. Die komplette Bauchlagerung sollte bei diesen Patienten, wenn Kontraindikationen wie z. B. manifester Schock, Wirbelsäuleninstabilität und offenes Abdomen fehlen, für >16 h täglich durchgeführt werden. Bei schweren zerebralen Läsionen muss der potenzielle Vorteil der Bauchlagerung gegen das Risiko eines Hirndruckanstiegs abgewogen werden. Bei beatmeten Patienten mit unilateraler Lungenschädigung kann die 90°-Seitenlagerung den Gasaustausch verbessern, wobei in der Regel die gesunde Lunge unten gelagert wird („good lung down"). Intubierte Patienten werden zur Verringerung des gastroösophagealen Refluxes bevorzugt 20–45° oberkörperhochgelagert (Bein et al. 2015). Weaningphasen mit Diskonnektion vom Respirator sollten möglichst im Sitzen erfolgen, um die Atemarbeit zu reduzieren und die Effizienz des Hustens zu verbessern (Schönhofer et al. 2014). Die flache Rückenlage und die Trendelenburg-Lagerung sollten vermieden werden (Bein et al. 2015).

7.2.2.2 Frühmobilisation

Frühmobilisation bezeichnet die spätestens 72 h nach Aufnahme auf der Intensivstation beginnende Mobilisation. Hierfür kommen passive (Durchbewegen, Kipptisch, Stehbrett, Mobilisation in den Lagerungsstuhl), assistiert-aktive und aktive physiotherapeutische Verfahren zum Einsatz. Das Bettfahrrad kann sowohl passiv als auch aktiv eingesetzt werden. Für die Frühmobilisation konnten – bei verschiedenen Patientenkollektiven – positive Effekte auf die Behandlungsdauer auf der Intensivstation, die Beatmungsdauer, die Muskelkraft, die Pneumonierate, die Gehstrecke und die funktionelle Unabhängigkeit nachgewiesen werden (Bein et al. 2015). Alle Intensivpatienten ohne Kontraindikationen sollten täglich mindestens 2 × 20 min Frühmobilisation erhalten. Die Belastung wird kontinuierlich von der passiven über die assistiert-aktive hin zur aktiven Frühmobilisation aufgebaut (Schönhofer et al. 2014; Bein et al. 2015). Während der Mobilisation müssen Blutdruck, Herzfrequenz, SpO_2 und Beatmungsparameter überwacht werden. Jede Institution sollte ein Protokoll verwenden, in dem die Voraussetzungen, Methoden und Abbruchkriterien der Frühmobilisation standardisiert sind (Bein et al. 2015).

7.2.3 Trachealkanülen mit subglottischer Absaugung

Aufgrund des erhöhten Risikos für eine Speichelaspiration könnten zerebral erkrankte Patienten besonders von Trachealkanülen mit subglottischer Absaugung profitieren. Die subglottische Absaugung ermöglicht die Absaugung von Sekret oberhalb des Cuffs eines invasiven Atemwegszugangs und vermindert so die Mikroaspiration von Speichel am Cuff der Trachealkanüle vorbei. Metaanalysen kamen zu dem Ergebnis, dass durch die Verwendung subglottischer Absaugungen die Rate beatmungsassoziierter Pneumonien vermindert werden kann (Muscedere et al. 2011; Wang et al. 2015; Mao et al. 2016). Bisherige bei beatmeten Intensivpatienten erhobene Daten konnten keine Überlegenheit der kontinuierlichen subglottischen Absaugung mittels spezieller Absauggeräte und der intermittierenden manuellen subglottischen Absaugung demonstrieren (Wen et al. 2017; Seguin et al. 2018). Die Verwendung eines Protokolls zur Dokumentation der Mengen des subglottisch abgesaugten Sekrets ermöglicht die indirekte Beurteilung der Dysphagie und die Verlaufsbeurteilung.

7.2.4 Diagnostik und Therapie von Dysphagie und Speichelaspiration

Diagnostik und Therapie der Dysphagie werden umfassend im ► Kap. 6 behandelt. Zusammenfassend erfolgt die Diagnostik von Schluckstörungen mittels Analyse der Schluckfrequenz, Dysphagiescreening, fiberendoskopischer Schluckdiagnostik (FEES) und Röntgenkinematographie des Schluckakts (Crary et al. 2014; Al-Khaled et al. 2016; Palli et al. 2017). Funktionelle Dysphagietherapie führt beim akuten und subakuten Schlaganfall zu einer reduzierten Rate von Atemwegsinfektionen und einer Verbesserung der Dysphagie (Carnaby et al. 2006; Bath et al. 2018). Wenn aufgrund von Aspirationsgefahr bei neurologischer Erkrankung trotz Kostanpassung und funktioneller Dysphagietherapie keine suffiziente orale Ernährung und Flüssigkeitsgabe erfolgen kann, muss eine nasale Magensonde gelegt werden, welche bei Persistenz der Problematik in eine perkutane Ernährungssonde (meist PEG oder PEJ) umgewandelt werden sollte (George et al. 2017). Eine besonders frühe PEG-Anlage innerhalb der ersten 7 Tage ist allerdings bei Schlaganfallpatienten wegen der Assoziation mit einer erhöhten Sterblichkeit und einem schlechteren Outcome kontraindiziert (Dennis et al. 2005).

Eine Speichelaspiration kann nicht nur durch eine Verbesserung der Schluckfunktion, sondern auch durch eine Verminderung der Speichelsekretion vermindert werden. Bei Gesunden werden täglich 0,5–1,5 l Speichel produziert (Iorgulescu 2009). Zur Reduktion der Speichelproduktion kommen anticholinerg wirkende systemische Pharmaka wie Glycopyrrolat, Scopolamin oder Amitriptylin zum Einsatz (Steffen et al. 2018).

Daten von neurologisch erkrankten Kindern und Erwachsenen zeigen das Potenzial der Injektion von Botulinumtoxin in die Speicheldrüsen, die Pneumonierate bei chronischer Speichelaspiration zu senken (Raval und Elliott 2008; Faria et al. 2015). Insbesondere bei ausbleibender Wirkung der systemischen anticholinergen Therapie oder Nebenwirkungen wie Eindickung des Bronchialsekrets stellt die ultraschallgesteuerte Gabe von Botulinumtoxin in die Glandula parotis und die Glandula submandibularis eine effektive Behandlungsoption dar (z. B. Botulinumtoxin Typ A je 10 Einheiten in die Glandula parotis beidseits und je 15 Einheiten in die Glandula submandibularis beidseits), die bei Langzeitverläufen allerdings ca. alle 3 Monate wiederholt werden muss (Steffen et al. 2018). Eine neuere Studie berichtete eine effektive Dosis von insgesamt 100 Einheiten Incobotulinumtoxin A, injeziert in die Glandula parotis und submandibularis beidseits (Pagan et al. 2018).

Die Myasthenia gravis stellt eine wichtige Kontraindikation der anticholinergen Therapie dar. Für die amyotrophe Lateralsklerose als neuromuskuläre Erkrankung konnte eine Studie zeigen, dass eine Bestrahlung der Speicheldrüsen die Speichelsekretion effektiv senken kann, jedoch wird dieses Verfahren nicht flächendeckend angeboten (Assouline et al. 2014).

7.2.5 Diagnostik und Therapie von Hustenstörungen

Die objektive Diagnose von Hustenstörungen erfolgt mittels der Messung des „Peak Cough Flow" (PCF), welche jedoch noch keinen Eingang in die klinische Routine gefunden hat. Der zu messende Hustenstoß kann von mitarbeitsfähigen Patienten willkürlich ausgelöst werden, bei nicht mitarbeitsfähigen Patienten kann eine Induktion des Hustens z. B. durch den mechanischen Reiz eines Absaugkatheters erfolgen (Chan et al. 2010; Bai und Duan 2017). Für die Messung kann ein Peak-Flow-Meter, ein tragbares Spirometer oder das Beatmungsgerät verwendet werden (Winck et al. 2015; Bai und Duan 2017). Die Messung des PCF sollte standardisiert und im Zusammenhang mit Dekanülierung oder Extubation regelmäßig stattfinden, damit die Ergebnisse aussagekräftig sind (Winck et al. 2015). Als Prädiktoren für eine erfolgreiche Extubation oder Dekanülierung wurden ein PCF > 160 l/min, gemessen am Mund, oder >60 l/min, gemessen am Endotrachealtubus oder an der Trachealkanüle, angegeben (Winck et al. 2015). Bei nicht mitarbeitsfähigen Patienten werden in der klinischen Routine allerdings zumeist lediglich die Intensität des Hustens beim Absaugen, die Absaugfrequenz und die Sekretmenge beurteilt (Coplin et al. 2000; Weber 2017).

Bei der Therapie der Husteninsuffizienz muss der insuffiziente Hustenstoß durch atmungstherapeutische Techniken oder apparativ unterstützt werden, um eine effektive tracheobronchiale Sekretclearance zu gewährleisten (▶ Kap. 12). Bei der mechanischen Insufflation-Exsufflation wird über ein Gerät zunächst ein hoher positiver Insufflationsdruck über Maske oder Trachealkanüle appliziert, anschließend wird direkt auf einen negativen Exsufflationsdruck umgeschaltet und es entsteht ein exspiratorischer Luftfluss, durch den tracheobronchiales Sekret mobilisiert und – ggf. mit Hilfe anschließenden Absaugens – aus den Atemwegen entfernt wird (◘ Abb. 7.2 und 7.3). Diese Therapie ist „State-of-the-Art" bei Husteninsuffizienz aufgrund von neuromuskulären Erkrankungen und Querschnittlähmungen.

Obwohl aus der Pathophysiologie eindeutig hervorgeht, dass eine apparative Verbesserung des PCF die tracheobronchiale Sekretclearance verbessert und damit für das Überleben entscheidend sein kann (Bach 2003), gelang der Nachweis des Benefits für neuromuskulären Erkrankungen in qualitativ hochwertigen randomisiert-kontrollierten Studien bisher nicht (Auger et al. 2017; Morrow et al. 2013). Auch eine Metaanalyse bezüglich des Einsatzes der mechanischen Insufflation-Exsufflation beim Weaning und der Extubation kritisch kranker Patienten kam zu dem Schluss, dass die mechanische Insufflation-Exsufflation zwar sicher, die bisherige Evidenz für ihren Einsatz aber niedrig, ist (Rose et al. 2017). Da nun bei zerebralen Erkrankung ähnlich wie bei neuromuskulären Erkrankungen und Querschnittlähmungen eine Husteninsuffizienz vorliegt, sollte bei Husteninsuffizienz v. a. mit Sekretretention der Einsatz der mechanischen Insufflation-Exsufflation erwogen werden, wenn keine Kontraindikationen wie ein Lungenemphysem, Thoraxdrainagen, Rippenfrakturen oder ein Zustand nach Operation an Herz, Lunge oder Thorax vorliegen.

Wichtig ist eine regelmäßige Anwendung, welche um zusätzliche Applikation im Bedarfsfall bei akuter Sekretretention ergänzt werden sollte. Außerdem sollte eine ausreichende Intensität der Therapie, insbesondere ein ausreichend hoher Insufflationsdruck von mindestens 30 cmH_2O und eine ausreichend lange Insufflationszeit von mindestens 1,5 s verwendet werden. Zudem ist zu berücksichtigen, dass abhängig vom Modell des mechanischen Insufflator-Exsufflators und vom verwendeten Zubehör stark unterschiedliche Ausatemspitzenflüsse generiert werden (Schütz et al. 2016).

7.2.6 Beatmungszugang und Indikationen zur Tracheotomie

Schluckstörung, insbesondere mit Speichelaspiration, und Hustenstörung sind die wichtigsten Ursachen der bei neurologischen Beatmungspatienten häufigen Sekretretention (Groß 2017). Eine Kombination aus Aspiration und Hustenstörung begünstigt die Sekretretention besonders, da einerseits Material aspiriert wird und dieses andererseits nicht effektiv abgehustet werden kann und somit im Tracheobronchialsystem verbleibt (Groß 2017). Pulmonale Erkrankungen können die Sekretretention verstärken.

Einer Aspiration von Nahrung und Flüssigkeit kann durch funktionelle Dysphagietherapie, Anpassung der Kost sowie Anlage einer Ernährungssonde entgegengewirkt werden. Das Vorliegen einer Speichelaspiration hingegen kann jedoch eine Tracheotomie erforderlich machen (Warnecke et al. 2008). Kommt eine mäßige bis schwere Hustenstörung hinzu, ist die Sicherung der Atemwege mittels Tracheotomie in aller Regel zur Senkung des Pneumonierisikos und Vermeidung lebensbedrohlicher Sekretretentionen unvermeidlich (◘ Abb. 7.5).

Eine korrekt indizierte Tracheotomie beim intubierten Patienten mit ischämischem Hirninfarkt, intrazerebraler Blutung oder Subarachnoidalblutung mit einem SETscore >10 (◘ Tab. 7.4) geht gegenüber der Extubation mit einer kürzeren Intensivverweildauer und Beatmungsdauer einher (Alsherbini et al. 2018). Als Prädiktor für die Notwendigkeit der Tracheotomie wurde des Weiteren für Patienten, die nach supratentorieller intrazerebrale Blutung intubiert und beatmet werden mussten, der TRACH-Score entwickelt (Szeder et al. 2010; ◘ Tab. 7.5). Die frühe Tracheotomie bis zum 10. Behandlungstag senkt bei Patienten mit dekompressiver Kraniektomie

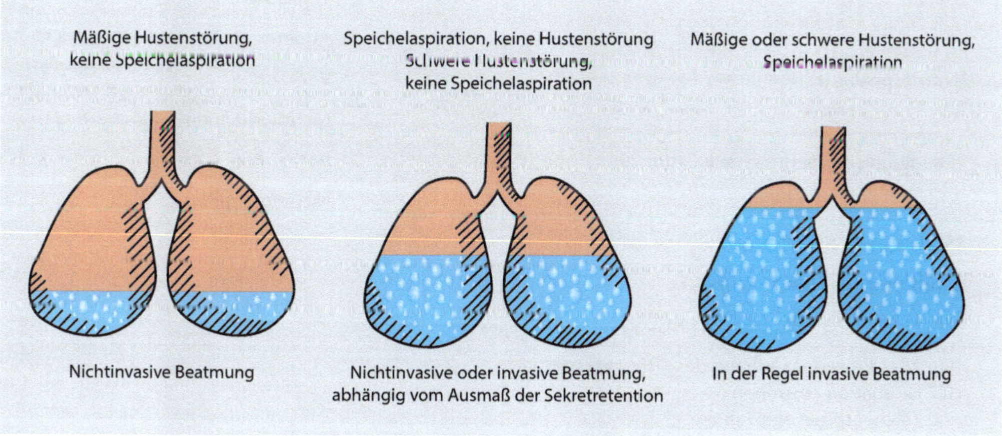

◘ **Abb. 7.5** Hustenstörung, Speichelaspiration und Beatmungszugang

Tab. 7.4 SETscore. (Mod. nach Schönenbergeret al. 2016; Alsherbini et al. 2018)

Gebiet der Evaluation	Situation	Punkte
Neurologische Funktion	Dysphagie	4
	Beobachtete Aspiration	3
	GCS bei Aufnahme < 0	3
Neurologische Läsion	Hirnstamm	4
	Zerebellum mit Raumforderung	3
	Ischämischer Infarkt >$^{2}/_{3}$ des Mediaterritoriums	4
	Intrazerebrale Blutung mit Volumen >25 ml	4
	Diffuse Läsion	3
	Hydrozephalus mit EVD-Indikation	4
Allgemeine Organfunktion/Prozeduren	(Neuro)chirurgische Intervention	2
	Respiratorische Komorbidität	3
	paO_2/F_iO_2 <150	2
	Apache-II-Score >20	2
	Sepsis	3

GCS Glasgow-Koma-Skala
Die Gesamtsumme ist der SET-Score. In jeder Kategorie zählt der schlechteste Wert oder Befund innerhalb der ersten 24 h nach Krankenhausaufnahme. Hirndrucksonden, externe Ventrikeldrainagen oder angiographische Verfahren werden nicht als chirurgische Eingriffe gezählt, größere allgemeinchirurgische Operationen hingegen schon

Tab. 7.5 TRACH-Score. (Mod. nach Szender et al. 2010)

Ermittlung von RScale anhand radiologischer Befunde		
Ort (O)	Thalamus	2
	Anderer	0
Hydrozephalus (H)	Vorhanden	1,5
	Nichtvorhanden	0
Verlagerung des Septum pellucidum (S)	Vorhanden	3
	Nichtvorhanden	3
RScale = O + H + S		
Ermittlung des TRACH-Score		
TRACH-Score = 3 + RScale − (0,5 × GCS^{3})		
Klinisches Prozedere anhand des TRACH-Score: <0,7 Extubation anstreben >2,0 Tracheotomie empfohlen		

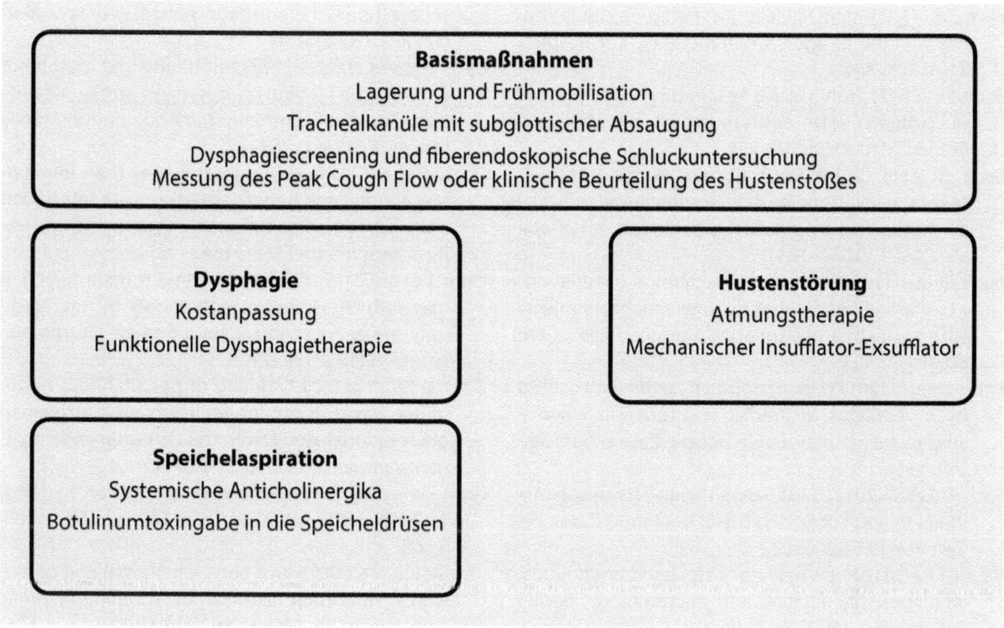

Basismaßnahmen
Lagerung und Frühmobilisation
Trachealkanüle mit subglottischer Absaugung
Dysphagiescreening und fiberendoskopische Schluckuntersuchung
Messung des Peak Cough Flow oder klinische Beurteilung des Hustenstoßes

Dysphagie
Kostanpassung
Funktionelle Dysphagietherapie

Hustenstörung
Atmungstherapie
Mechanischer Insufflator-Exsufflator

Speichelaspiration
Systemische Anticholinergika
Botulinumtoxingabe in die Speicheldrüsen

Abb. 7.6 Maßnahmenbündel zum strukturierten Sekretmanagement

aufgrund von Schlaganfall die Beatmungsdauer und die Intensivverweildauer (Catalino et al. 2018).

Zusammenfassung

In Organisationseinheiten, die neurologische Beatmungspatienten betreuen, sollten Maßnahmenbündel zum strukturierten Sekretmanagement implementiert werden. Basismaßnahmen stellen die Lagerung, Frühmobilisation, Verwendung von Trachealkanülen mit subglottischer Absaugung, die standardisierte Dysphagiediagnostik und die klinische Beurteilung des Hustenstoßes dar. Alle dysphagischen Patienten sollten eine Kostanpassung und eine funktionelle Dysphagietherapie. erhalten. Bei Speichelaspiration kann zunächst eine systemische anticholinerge Therapie erfolgen, bei Versagen der systemischen anticholinergen Therapie eine ultraschallgesteuerte Gabe von Botulinumtoxin in die Speicheldrüsen. Patienten mit Hustenstörung sollten Atmungstherapie und bei Fehlen von Kontraindikationen eine mechanische Insufflation-Exsufflation erhalten (Abb. 7.6).

Literatur

Al-Khaled M et al (2016) Dysphagia in patients with acute ischemic stroke: early dysphagia screening may reduce stroke-related pneumonia and improve stroke outcomes. Cerebrovasc Dis 42(1–2):81–89

Alsherbini K et al (2018) Predictors for tracheostomy with external validation of the Stroke-Related Early Tracheostomy Score (SETscore). Neurocrit Care 30(1):185–192

Assouline A et al (2014) Radiation therapy for hypersalivation: a prospective study in 50 amyotrophic lateral sclerosis patients. Int J Radiat Oncol Biol Phys 88(3):589–595

Auger C et al (2017) Use of mechanical insufflation-exsufflation devices for airway clearance in subjects with neuromuscular disease. Respir Care 62(2):236–245

Austin V et al (2016) COPD and stroke: are systemic inflammation and oxidative stress the missing links? Clin Sci (Lond) 130(13):1039–1050

Bach JR (2003) Mechanical insufflation/exsufflation: has it come of age? A commentary. Eur Respir J 21(3):385–386

Bach JR (2017) Noninvasive respiratory management of patients with neuromuscular disease. Ann Rehabil Med 41(4):519–538

Bach JR et al (2014) Decanulation of patients with severe respiratory muscle insufficiency: efficacy of mechanical insufflation-exsufflation. J Rehabil Med 46(10):1037–1041

Bach JR et al (2015) Efficacy of mechanical insufflation-exsufflation in extubating unweanable subjects with restrictive pulmonary disorders. Respir Care 60(4):477–483

Bai L, Duan J (2017) Use of cough peak flow measured by a ventilator to predict re-intubation when a spirometer is unavailable. Respir Care 62(5):566–571

7

Bath PM et al (2018) Swallowing therapy for dysphagia in acute and subacute stroke. Cochrane Database Syst Rev 10:CD000323

Bauer TT et al (2000) Ventilator-associated pneumonia: incidence, risk factors, and microbiology. Semin Respir Infect 15(4):272–279

Bein T et al (2015) Lagerungstherapie und Frühmobilisation zur Prophylaxe oder Therapie von pulmonalen Funktionsstörungen. ► https://www.awmf.org/uploads/tx_szleitlinien/001-015l_S2e_Lagerungstherapie_Frühmobilisation_pulmonale_Funktionsstörungen_2015-05.pdf. Zugegriffen: 01. Dez. 2018

Bremare A et al (2016) Swallowing disorders in severe brain injury in the arousal phase. Dysphagia 31(4):511–520

Busl KM (2018) Nosocomial infections in the Neurointensive Care Unit. Neurol Clin 35(4):785–807

Carnaby G et al (2006) Behavioural intervention for dysphagia in acute stroke: a randomised controlled trial. Lancet Neurol 5(1):31–37

Catalino MP et al (2018) Early versus late tracheostomy after decompressive craniectomy for stroke. J Intensive Care 6:1

Chan LY et al (2010) Peak flow rate during induced cough: a predictor of successful decannulation of a tracheotomy tube in neurosurgical patients. Am J Crit Care 19(3):278–284

Coplin WM et al (2000) Implications of extubation delay in brain-injured patients meeting standard weaning criteria. Am J Respir Crit Care Med 161(5):1530–1536

Crary MA et al (2014) Spontaneous swallow frequency compared with clinical screening in the identification of dysphagia in acute stroke. J Stroke Cerebrovasc Dis 23(8):2047–2053

Cui JB et al (2018) Risk factors for early-onset ventilator-associated pneumonia in aneurysmal subarachnoid hemorrhage patients. Braz J Med Biol Res 51(7):e6830

Dennis MS et al (2005) Effect of timing and method of enteral tube feeding for dysphagic stroke patients (FOOD): a multicentre randomised controlled trial. Lancet 365(9461):764–772

Duan J et al (2014) Voluntary is better than involuntary cough peak flow for predicting re-intubation after scheduled extubation in cooperative subjects. Respir Care 59(11):1643–1651

Faria J et al (2015) Salivary botulinum toxin injection may reduce aspiration pneumonia in neurologically impaired children. Int J Pediatr Otorhinolaryngol 79(12):2124–2128

George BP et al (2017) Timing of percutaneous endoscopic gastrostomy for acute ischemic stroke: an observational study from the US nationwide inpatient sample. Stroke 48(2):420–427

Groß M (2017) Sekretretention. In: Keller S (Hrsg) Außerklinische Intensivpflege. Elsevier, München, S 368

Iorgulescu G (2009) Saliva between normal and pathological. Important factors in determining systemic and oral health. J Med Life 2(3):303–307

Kim YK et al (2015) Improved dysphagia after decannulation of tracheostomy in patients with brain injuries. Ann Rehabil Med 39(5):778–785

Macht M et al (2011) Postextubation dysphagia is persistant and associated with poor outcomes in survivors of critical illness. Crit Care 15(5):R231

Macht M et al (2013) Post-extubation dysphagia is associated with longer hospitalization in survivors of critical illness with neurologic impairment. Crit Care 17(3):R119

Mao Z et al (2016) Subglottic secretion suction for preventing ventilator-associated pneumonia: an updated meta-analysis and trial sequential analysis. Crit Care 20(1):353

Morrow B et al (2013) Mechanical insufflation-exsufflation for people with neuromuscular disorders. Cochrane Database Syst Rev. ► https://doi.org/10.1002/14651858.CD010044.pub2

Mosconi P et al (1991) Epidemiology and risk factors of pneumonia in critically ill patients. Intensive Care Unit Group for infection control. Eur J Epidemiol 7(4):320–327

Muscedere J et al (2011) Subglottic secretion drainage for the prevention of ventilator-associated pneumonia: a systematic review and meta-analysis. Crit Care Med 39(8):1985–1991

Pagan et al (2018) Long-term efficacy and safety of incobotulinumtoxin A treatment for sialorrhea in Parkinson's disease and other neurological conditions. Neurology 92(15 Supplement)

Palli C et al (2017) Early dysphagia screening by trained nurses reduces pneumonia rate in stroke patients: a clinical intervention study. Stroke 48(9):2583–2585

Perin C et al (2017) Parameters influencing tracheostomy decannulation in patients undergoing rehabilitation after severe Acquired Brain Injury (sABI). Int Arch Otorhinolaryngol 21(4):382–389

Plowman EK et al (2016) Voluntary cough airflow differentiates safe versus unsafe swallowing in amyotrophic lateral sclerosis. Dysphagia 31(3):383–390

Raval TH, Eliott CA (2008) Botulinum toxin injection to the salivary glands for the treatment of sialorrhea with chronic aspiration. Ann Otol Rhinol Laryngol 117(2):118–122

Rose L et al (2017) Cough augmentation techniques for extubation or weaning critically ill patients from mechanical ventilation. Cochrane Database Syst Rev. ► https://doi.org/10.1002/14651858.CD011833.pub2

Schefold JC et al (2017) Dysphagia in Mechanically Ventilated ICU Patients (DYnAMICS): a prospective observational trial. Crit Care Med 45(12):2061–2069

Schönenberger S et al (2016) The SETscore to predict tracheostomy need in cerebrovascular neurocritical care patients. Neurocrit Care 25(1):94–104

Schönhofer B et al (2014) S2k-Leitlinie Prolongiertes Weaning. Pneumologie 69(10):595–607

Schütz A et al (2016) Comparison of different mechanical insufflator-exsufflator systems by measurement of the Peak Exspiratory Flow (PEF). Pneumologie 71(3):166–172

Seguin P et al (2018) Effect of continuous versus intermittent subglottic suctioning on tracheal mucosa by the mallinckrodt taperguard evac oral tracheal tube in Intensive Care Unit ventilated patients: a prospective randomized study. Indian J Crit Care Med 22(1):1–4

Silverman E et al (2016) Preliminary evidence of reduced urge to cough and cough response in four individuals following remote traumatic brain injury with tracheostomy. Can Respir J 2016:1–8

Steffen A et al. (2018) S2k-Leitlinie Hypersalivation. ► https://www.awmf.org/uploads/tx_szleitlinien/017-075l_S2k_Hypersalivation_2018-11.pdf. Zugegriffen: 05. Nov. 2019

Szeder V et al (2010) The TRACH score: clinical and radiological predictors of tracheostomy in supratentorial spontaneous intracerebral hemorrhage. Neurocrit Care 13(1):40–46

Wang R et al (2015) Subglottic secretion drainage for preventing ventilator-associated pneumonia: a meta-analysis. Chin Nurs Res 2(2–3):55–60

Warnecke T et al (2008) Fiberoptic endoscopic dysphagia severity scale predicts outcome after acute stroke. Cerebrovasc Dis 28(3):283–289

Weber T (2017) Organisation der Atmungstherapie. In: Keller C (Hrsg) Außerklinische Intensivpflege. Elsevier, München

Wen Z et al (2017) Continuous Versus intermittent subglottic secretion drainage to prevent ventilator-associated pneumonia: a systematic review. Crit Care Nurse 37(5):e10–e17

Winck JC et al (2015) The value of cough peak flow measurements in the assessment of extubation or decannulation readiness. Rev Port Pneumol 21(2):94–98

Nichtinvasive und invasive Beatmungszugänge

Martin Bachmann, Janna Schulte und Elisabeth Gerlach

M. Groß (Hrsg.), *Neurologische Beatmungsmedizin*, https://doi.org/10.1007/978-3-662-59014-0_8

Tab. 8.1 Vor- und Nachteile der einzelnen Maskentypen

Maskentyp	Vorteile	Nachteile
Nasenmasken	Besserer Sitz	Mundleckage
	Größere Auswahl	Trockener Mund-Rachen-Raum
	Weniger Beklemmungsgefühl	Nächtlicher Speichelfluss aus dem Mund
	Atem durch den Mund möglich	Verstopfte Nase
	Husten besser möglich	
Mund-Nasen-Masken (Full-Face-Maske)	Keine Mundleckage	Eher Beklemmungsgefühl
	Effektivere Befeuchtung	Kleinere Auswahl
	Bessere Druckeinstellung	Mehr Leckageprobleme
		Mehr Druckstellen
Total-Face-Masken	Keine Auflage an den kritischen Stellen	Diskomfort
		Maskensitz
		Leckage
Nose-Pillow-Masken	Keine Auflage an den kritischen Stellen	Naseneingang empfindlich
	Weitgehend freies Gesicht	Begrenzter Druck
		Leckage

8

Einleitung

Unter dem Beatmungszugang versteht man den Weg über den die Beatmungstherapie am Patienten durchgeführt wird, d. h. die Verbindung von Beatmungssystem und Patient. Grundsätzlich muss zwischen nichtinvasiven und invasiven Beatmungszugängen unterschieden werden. Der erste etablierte Beatmungszugang war über ein Mundstück bei einem neuromuskulär Erkrankten 1952 in Form einer Heimbeatmungstherapie in den USA. Zu gleicher Zeit wurde in Kopenhagen die erste Tracheotomie bei einer an Poliomyelitis erkrankten jungen Patientin durchgeführt. Aufgrund der Unversehrtheit, der einfacheren Durchführbarkeit, der geringeren Komplikationen und der besseren Lebensqualität ist die nichtinvasive Beatmung bis auf wenige Ausnahmen der invasiven Beatmung vorzuziehen. Jeder Beatmungszugang bei neuromuskulär Erkrankten muss individuell ausgewählt werden, da Vor- und Nachteile gegeneinander abgewogen werden müssen (Tab. 8.1).

8.1 Nichtinvasive Beatmungszugänge

Martin Bachmann

8.1.1 Masken

Für die nichtinvasive Beatmung stehen uns Nasenmasken, Nasen-Mund-Masken (Full-Face-Maske), Ganzgesichtsmasken (Total-Face) oder Mundstücke zur Verfügung (Abb. 8.1). In der Regel werden heutzutage konfektionell gefertigte Masken verwendet.

a

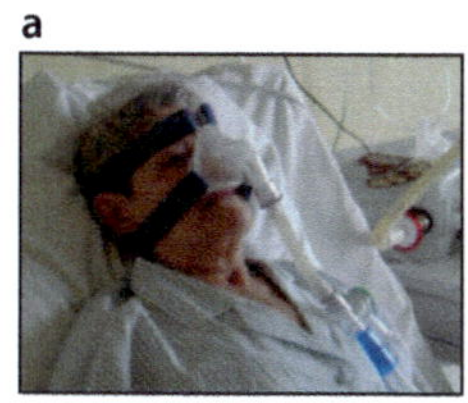

b

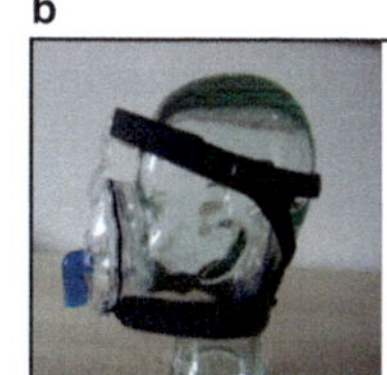

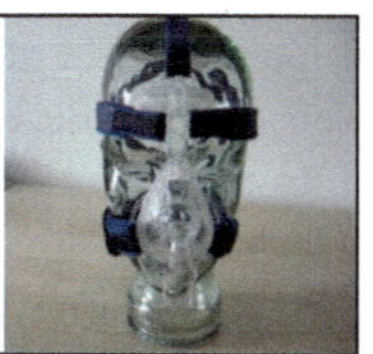

c

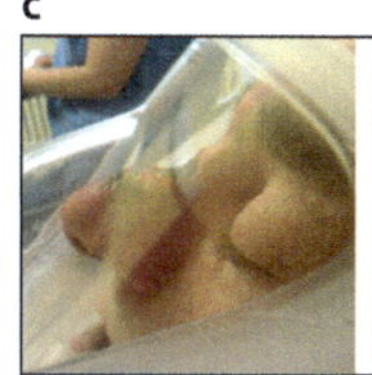

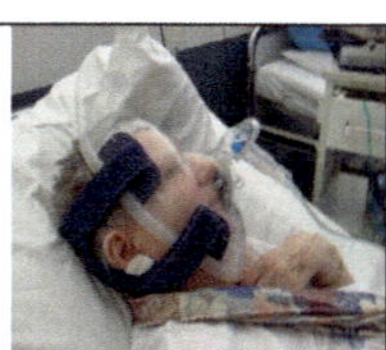

d

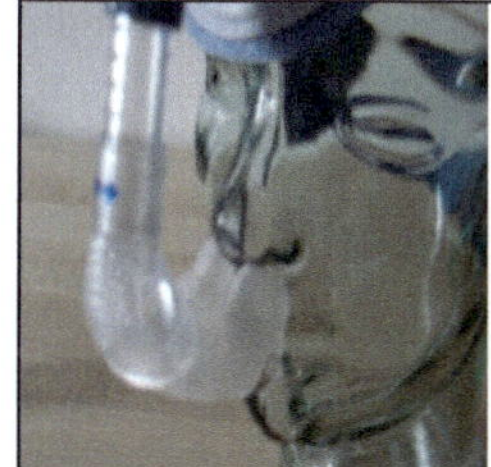

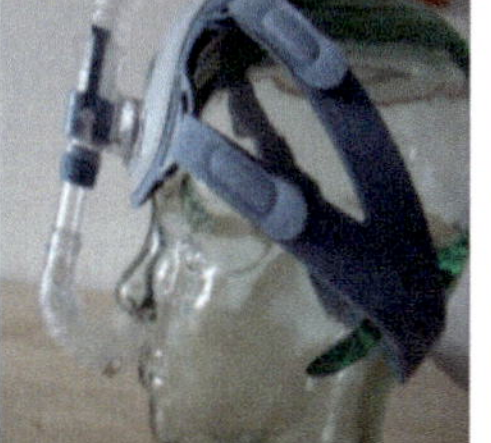

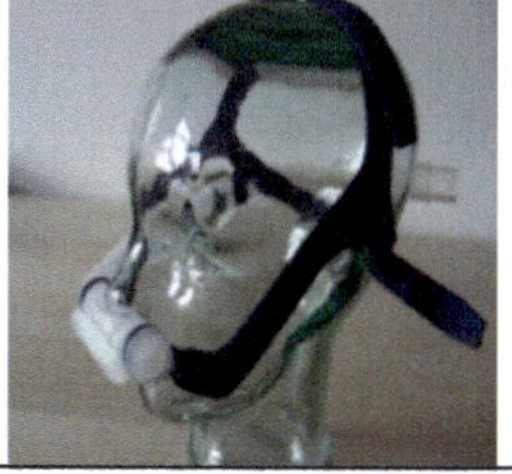

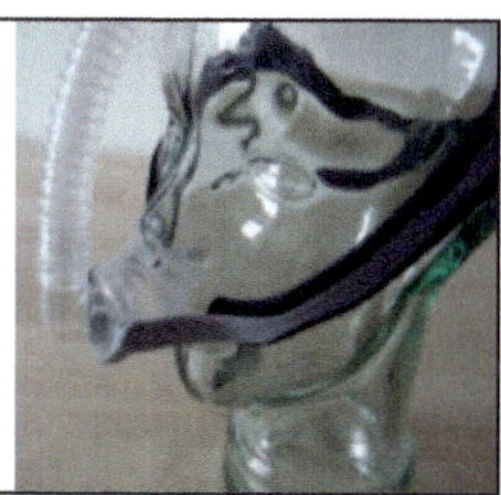

Abb. 8.1 Nichtinvasive Beatmungszugänge. **a** Nasenmasken, **b** Mund-Nasen-Masken, **c** Total-Face-Masken, **d** Nose-Pillow-Masken

In Ausnahmefällen, falls keine geeignete Maske gefunden werden kann oder bei langen Beatmungszeiten, werden individuell angefertigte Masken eingesetzt.

Für die **Maskenauswahl** und deren **Anpassung** gelten einige Grundsätze:

- Die Größe sollte so klein wie möglich und so groß wie nötig gewählt werden.
- Schon bei dem initialen Aufsetzen sollten keine Druckstellen spürbar sein.
- Maske mit gleichmäßigem Andruck aufsetzen und festziehen.
- Kein zu festes Anziehen der Maske → bei persisiterenden Leckagen: Wechsel der Maske.
- Auf exakten Sitz der Maske am Nasenrücken achten.
- Die Maske wird durch die vorgesehenen Halterungen, z. B. Stirnhalterung, in Position gehalten.
- Möglichst wenig Druck auf dem Nasenrücken und im Bereich der Nasolabialfalten.
- Anleitung zum eigenständigen Auf- und Absetzen der Maske sowie zur Korrektur des Maskensitzes.
- Stufenweises Vorgehen nach strengem Algorithmus (Abb. 8.2) vor dem Wechsel zur nächsten Maske.

Der Patient sollte für sich lernen **Probleme** mit der Maske zu **erkennen** und aufgefordert werden diese zu **äußern,** damit sie **korrigiert** werden können. Ein häufiger Fehler liegt darin, dass nicht genügend Zeit und Mühe in diese Schritte investiert wird. Die Folge

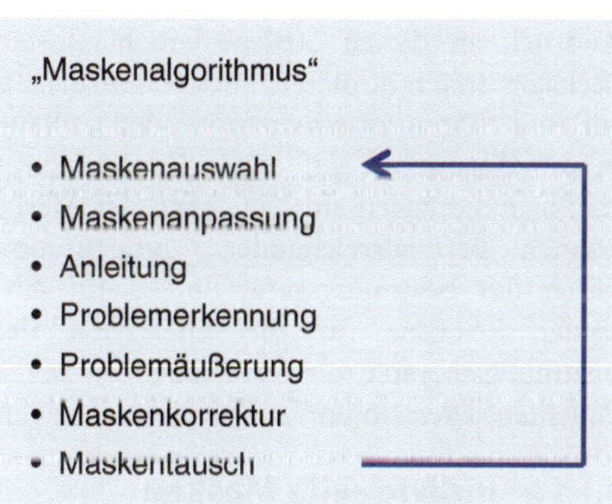

Abb. 8.2 Maskenalgorithmus

sind Maskenfehlsitze mit entsprechenden Problemen, die die Therapiemöglichkeiten und die Lebensqualität der Patienten einschränken. Maskenprobleme im Laufe der Therapie gehören zu den schwerwiegendsten Problemen, die nicht selten zu einer Therapieincompliance, einem Therapieabbruch oder einem unnötigen Wechsel zu einer invasiven Beatmung führen.

8.1.1.1 Maskenprobleme

Die häufigsten Maskenprobleme sind Druckstellen, Leckagen sowie Angst- und Beklemmungsgefühle unter der Maske. Druckstellen finden sich bei Full-Face- oder Total-Face-Masken deutlich häufiger als bei Nasenmasken, da diese aufgrund der größeren Auflagefläche fester angezogen werden müssen, um die gleiche Dichtigkeit zu erreichen. Ebenso verhält es sich mit den Leckagen. Auch sind die Angst- und Beklemmungsgefühle bei den großen Masken, die über Nase und Mund gehen deutlich ausgeprägter, sodass diesbezüglich immer über einen Wechsel zur Nasenmaske nachgedacht werden sollte.

Die Lokalisation der Druckstellen ist in der Regel im Bereich der Nasenwurzel, des Nasenrückens und im Bereich der Nasolabialfalten, am häufigsten bedingt durch falsches Aufsetzen der Maske, zu festes Anziehen und „Fixierung" der Maske durch starken Andruck an diesen Stellen. Die häufigsten Leckagen treten im Bereich des Nasenrückens auf und führen zu einem störenden Luftzug in die Augen mit ggf. einer Konjunktivitis als Folge. Leckagen am Unterrand der Maske können bei ausreichender Kompensation durch das Beatmungsgerät und damit fehlender Relevanz für die Effektivität der Beatmungstherapie toleriert werden, da sie die Patienten selten stören.

8.1.1.2 Individuelle Masken

Neuromuskuläre Erkrankungen mit Beteiligung der Atmungsmuskulatur sind im Verlauf progredient, sodass es zu immer ausgedehnteren Beatmungszeiten kommt bis hin zum Verlust der Spontanatmungsfähigkeit mit 24-stündiger nichtinvasiver Beatmung. Um diese Patienten ausreichend sicher beatmen zu können, ist es meist notwendig ihnen eine individuelle Maske anzufertigen (◘ Abb. 8.3). Diese verrutscht weniger, ist komfortabler und kleiner, hat eine höhere Dichtigkeit und erlaubt meist das Tragen einer Brille. Erfahrungsgemäß sitzen individuell angefertigte Nasenmasken deutlich besser als Mund-Nasen-Masken, da diese aufgrund des beweglichen Unterkiefers verrutschen können und dann entsprechende Leckagen aufweisen. Aus diesem Grund sollte immer die Anfertigung einer individuellen Nasenmaske angestrebt werden. Damit erhält man dem Patienten auch die Möglichkeit zu sprechen, unter der Beatmung zu essen und über Luftstapeln (Air-Stacking) abzuhusten. Zusätzlich ist eine Nasenmaske für die Patienten viel sicherer, da diese im Falle einer Respiratordysfunktion über den Mund atmen können. Es kann auf aufwändigere Baumaßnahmen verzichtet werden, wie z. B. Integration eines Ventils zur Spontanatmung oder einer „Reißleine" zur selbstständigen Maskenentfernung bei u. U. plegischen Patienten. Zur Ermöglichung aller Vorteile der individuellen Nasenmaske müssen die Patienten auf eine Beatmung mit Ventilsteuerung („nonvented") eingestellt werden, da auf eine PEEP-Einstellung gänzlich verzichtet werden muss. Das Beatmungsgerät sollte über die Möglichkeit

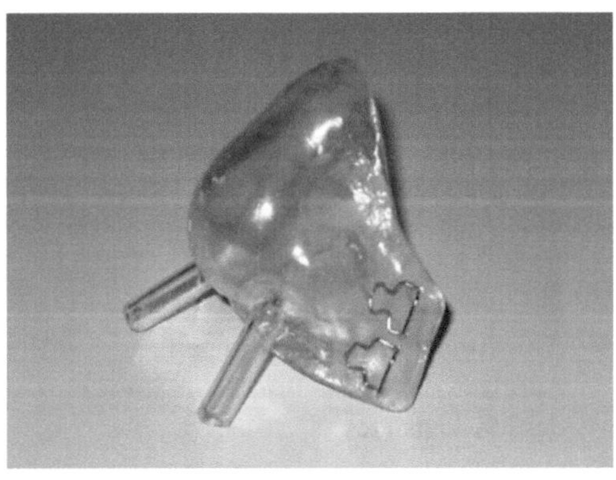

◘ **Abb. 8.3** Individuelle Nasenmaske

der Einstellung mehrerer Beatmungsmodalitäten verfügen (u. a. Luftstapeln, Tag-/Nachtbeatmung).

8.1.2 Mundstücke

Die Beatmung über ein Mundstück ist die älteste Form des Beatmungszugangs bei neuromuskulären Erkrankungen (◘ Abb. 8.4). Dieser Zugang ist ausgesprochen hilfreich bei ausgedehnten Beatmungszeiten am Tage. Er bietet den Patienten die Möglichkeit intermittierend das Gesicht frei zu haben und die Gesichtshaut zu entlasten. Falls die Patienten das Mundstück nicht selbstständig halten können, muss dieses durch einen Haltearm neben dem Mund fixiert werden, sodass es selbstständig vom Patienten in und aus dem Mund genommen werden kann. Das Beatmungsgerät muss speziell auf diese Beatmung eingestellt werden, in der Regel volumengesteuert und ohne PEEP. Die Verwendung eines Beatmungsgerätes mit der Option der Programmierung mehrerer Beatmungsmodalitäten sowie die Verwendung eines Systems mit Ventilsteuerung ist notwendig. Der PEEP ≥ 2 bei einem Beatmungssystem mit kontinuierlicher CO_2-Auswaschung („vented") wird von den meisten Patienten als unangenehm empfunden, insbesondere bei Positionierung direkt neben dem Mund. Der volumengesteuerte Modus bietet dem Patienten die Möglichkeit zu jeder Zeit ohne Umstellung des Beatmungsgeräts mit Hilfe eines Air-Stacking-Manövers abzuhusten.

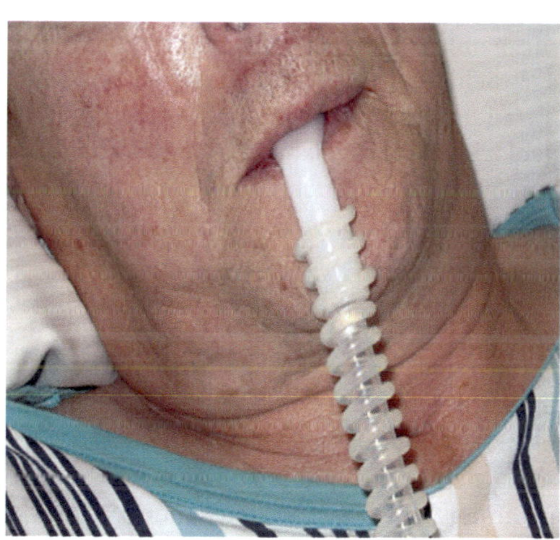

◘ **Abb. 8.4** Mundstück

8.2 Trachealkanülenmanagement

Janna Schulte

Ziel des Trachealkanülenmanagements ist es, den Patienten von der Trachealkanüle zu entwöhnen, die Spontanatmung und den Schutz der Atemwege zu fördern und eine Dekanülierung anzustreben (Singh et al. 2017). Dieser scheinbar einfache Schritt erfordert eine nahezu perfekte Koordination der Gehirn-, Schluck-, Husten-, Phonations- und Atemmuskulatur (Garuti et al. 2014).

Um das Aspirationsrisiko vor der Dekanülierung einschätzen zu können, ist eine angemessene Beurteilung der oben genannten Faktoren notwendig. Des Weiteren sind fortgeschrittenes Alter, Adipositas, schlechter neurologischer Status, Sepsis und hartnäckige Sekrete Faktoren, die eine Dekanülierung erschweren oder verhindern können (Schmidt et al. 2011).

Bevor mit dem oralen Kostaufbau und dem therapeutischen Entblocken begonnen werden kann, bedarf es einer umfassenden Diagnostik der Schluckfunktionen, die spezifische Fachkenntnisse und Zeit benötigt (Prosiegel et al. 2012; ► Kap. 6). In Abhängigkeit von den Ergebnissen der Schluckfunktionstestung ist ein weiteres Verfahren, das diagnostisch bildgebende, zu empfehlen (► Abschn. 6.3). Die beiden wichtigsten bildgebenden Verfahren sind die VFSS (Videofluoroscopic Swallowing Study) und die FEES (funktionelle endoskopische Evaluation des Schluckens) (► Abschn. 6.3 und ◘ Abb. 8.5).

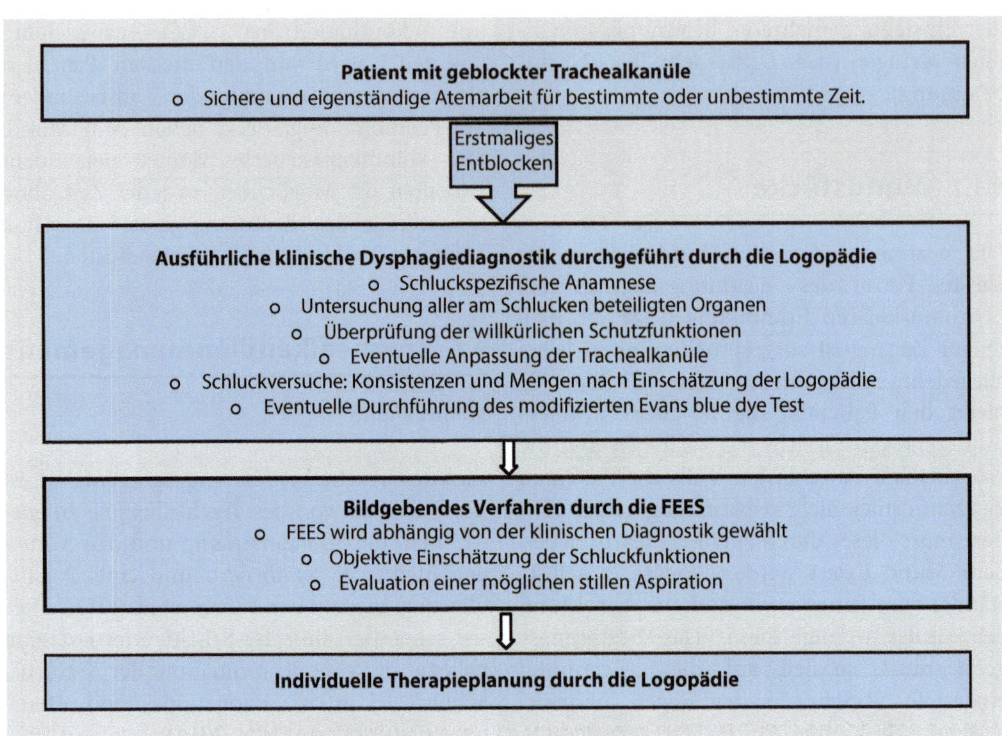

Abb. 8.5 Trachealkanülenalgorithmus auf der neurologischen Intensivstation

8

8.2.1 Trachealkanülenmanagement und oraler Kostaufbau

Der Hauptaspekt eines oralen Kostaufbaus bei tracheotomierten Patienten ist neben der sicheren Atmung eine ausreichende und effektive Schluckfunktion. Eine ausführliche Dysphagiediagnostik ist vor Beginn unabdingbar (Heidler et al. 2015). Ein langzeitbeatmeter, kritisch kranker Patient unterliegt einem erhöhten Risiko, eine Dysphagie zu entwickeln (Bordon et al. 2011; Brown et al. 2011).

Der Aufbau der oralen Kost wird häufig im Zusammenhang mit der Fragestellung diskutiert, ob die Trachealkanüle entblockt, geblockt sein soll oder doch vorab eine Dekanülierung stattfinden muss. Studien belegen, dass der Kostaufbau nur mit entblockter Trachealkanüle erfolgen sollte. Donzelli et al. (2005) und Terk et al. (2007) weisen nach, dass eine Trachealkanüle keinen negativen Einfluss auf die Schluckfunktionen ausübt und sich somit nicht auf die Biomechanik des Schluckens auswirkt. So stützt sich Schlaegel (2009) auf die physiologischen Veränderungen, welche eine länger liegende, geblockte Trachealkanüle verursacht und empfiehlt, auf Schluckversuche bei geblockter Trachealkanüle zu verzichten, weil diese keine diagnostische Aussagekraft hätten.

Im Hinblick auf die Diagnostik raten Prosiegel und Weber (2010) zum Einsatz des Evans Blue Dye Test (▶ Abschn. 6.3). Des Weiteren knüpfen sie Schluckversuche bei entblockter Trachealkanüle an Voraussetzungen wie den Ausschluss einer Aspirationspneumonie, eine ausreichende Schluckfrequenz und Vigilanz.

Eine geblockte Trachealkanüle verursacht Einschränkungen der Sensibilität. Es ist anzunehmen, dass olfaktorische und gustatorische Reize nur eingeschränkt oder gar nicht wahrgenommen werden können und es damit zu einem ungenügenden Schluckakt kommt (Frank 2008).

Davies und Thompson (2004) fanden heraus, dass Patienten mit einer geblockten Trachealkanüle eine längere Kontraktion der pharyngealen Muskulatur und demnach ein erhöhtes Aspirationsrisiko vorweisen. Diese These stützt Harkin (2004), der bei aspirierenden tracheotomierten Patienten stets „Nil per os" empfiehlt, weil er eine Vigilanzminderung und demnach eine eingeschränkte Wahrnehmung voraussetzt. Andere Studien unterstützen die Aussage, dass ein Kostaufbau erst nach Dekanülierung stattfinden darf. Seidl et al. (2005) evaluierten im Rahmen einer Studie zur Spontanschluckrate, ob sich die verbesserten Schluckfunktionen nicht auf den verbesserten neurologischen Status zurückführen lassen, sondern auf die Dekanülierung. Konradi et al. (2011) sowie Seidl et al. (2005) wiesen Ähnliches nach, nämlich, dass die Trachealkanüle einen negativen Effekt auf das Schlucken habe und dass sich die Schluckfunktionen erst nach einer Dekanülierung oder nach dem Entblocken gebessert hätten.

8.2.2 Auswahl der optimalen Trachealkanüle

Die Auswahl eines passenden Trachealkanulenmodells sollte immer im interdisziplinären Austausch stattfinden (Schimandl 2017; Frank 2008). Es bedarf einer umfassenden Diagnostik der Atmungsleitung und der Schluckfunktion sowie einer genauen Patientenbeobachtung und klarer Therapieziele (Schimandl 2017; Schwegler 2016). Trachealkanülen gibt es von vielen Anbietern in unzähligen Kombinationen. Sie unterscheiden sich in ihren Merkmalen, wie z. B. Innen- und Außendurchmesser, subglottische Absaugung und Krümmung. Laut Hess und Altobelli (2014) erlaubt dieses breite Spektrum an Trachealkanülen eine optimale Versorgung des Patienten. Allerdings kann eine zu große Auswahl auch Verwirrung schaffen. Da das Trachealkanülenmanagement ein interdisziplinäres Anliegen ist, müssen alle im Team informiert und im Umgang sicher sein. Das Basismodell der einfachen Trachealkanüle mit Cuff und ohne subglottische Absaugung, welche in der Intensivmedizin verbreitete Anwendung findet, soll nicht weiter erläutert werden, sondern es wird nachfolgend auf spezielle, der Patientensituation angepasste Kanülen eingegangen.

8.2.2.1 Geblockte Trachealkanülen mit subglottischer Absaugung

Im Kontext der Tracheotomie und zu Beginn des stationären Aufenthalts wird im Regelfall eine Trachealkanüle mit Cuff eingesetzt. Ein geblockter Cuff wirkt wie ein „Ballon", der um die Außenkanüle gespannt und mit einem „Entblockungsschlauch" nach außen verbunden ist. Ziel des Cuffs ist es, ein Hindernis zu schaffen, um den Luft- und Sekretaustausch zwischen dem unteren und dem oberen Atemweg zu verhindern und das Risiko einer Aspirationspneumonie zu reduzieren. Indikationen für eine Trachealkanüle mit Cuff sind die invasive Beatmung, eine wesentliche Speichelaspiration, Dysphagiepatienten mit erhöhtem Brechrisiko sowie atemtherapeutische oder sekretmobilisierende Maßnahmen, wie z. B. die Anwendung des mechanischen Insufflator-Exsufflators (Schwegler 2016).

Allerdings darf ein geblockter Cuff nicht als 100 %-iger Aspirationsschutz betrachtet werden. Schon kleine Mengen dünnflüssiger Konsistenz und Speichel können trotz korrekter und stabiler Blockung in die unteren Atemwege gelangen (Winklmaier 2009; Winklmaier et al. 2006).

8.2.2.2 Subglottische Absaugung

Das subglottische Absaugen ist ein fester Bestandteil des Trachealkanülenmanagements. Das Auftreten einer Speichelaspiration trotz geblockten Cuffs kann signifikant reduziert werden. Diesbezüglich liegen Studien sowie Metaanalysen vor (Valles et al. 1995; Dezfulian et al. 2005; Lacherade et al. 2010; Wang et al. 2012). Die subglottischen Absaugung wurde in die Empfehlung der Kommission für Krankenhaushygiene und Infektionsprävention (KRINKO) am Robert-Koch-Institut (2013) hinsichtlich der Prävention nosokomialer beatmungsassoziierter Pneumonien aufgenommen.

Als Beispiel für geblockte Trachealkanülen mit subglottischer Absaugung sei die Kanüle „Tracoe vario“ genannt (◘ Abb. 8.6). Sie ist zudem MRT-geeignet und in ihrer Länge verstellbar. Die Längenverstellbarkeit kann auch nachteilig sein, da es zum unwillkürlichen Lösen des Verstellhebels kommen kann.

8.2.2.3 Trachealkanülen mit Fensterung und Innenkanüle

Auch Trachealkanülen mit Innenkanülen sind nicht genormt und nicht mit der Größe der Trachealkanülen ohne Innenkanüle zu vergleichen. Das Lumen, das der beatmete oder auch nicht beatmete Patient zum Atmen zur Verfügung hat, ist stark reduziert (Schwegler 2016). Gefensterte Trachealkanülen in diesem Sortiment bestehen aus unflexiblem Material und sind mit subglottischer Absaugung versehen (◘ Abb. 8.7 und 8.8). Vorteil der Fensterung ist die vereinfachte Atemumstellung während des Entblockens.

8.2.2.4 Trachealkanüle ohne Cuff

Im fortgeschrittenen und erfolgreichen Verlauf des Trachealkanülenmanagements kann unter bestimmten Voraussetzungen eine Trachealkanüle ohne Cuff verwendet werden. Diese Trachealkanüle ist MRT-geeignet, formstabil und ermöglicht das endotracheale Absaugen. Voraussetzungen sind ein sicheres Sekretmanagement, eine suffiziente Beatmung bei entblockter Trachealkanüle sowie atemtherapeutische und sekretmobilisierende Maßnahmen.

8.2.2.5 Spezialkanülen

Eine weitere blockbare Trachealkanüle ist eine mit einem sog. „High-pressure“-Cuff. Diese ist so konstruiert, dass der Cuff im

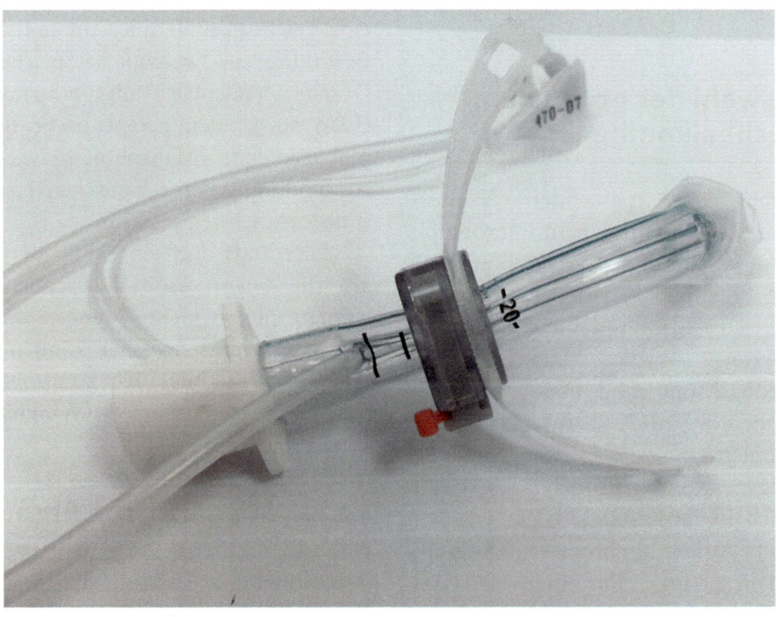

◘ Abb. 8.6 Tracoe vario. (Mit freundl. Genehmigung der Tracoe medical GmbH)

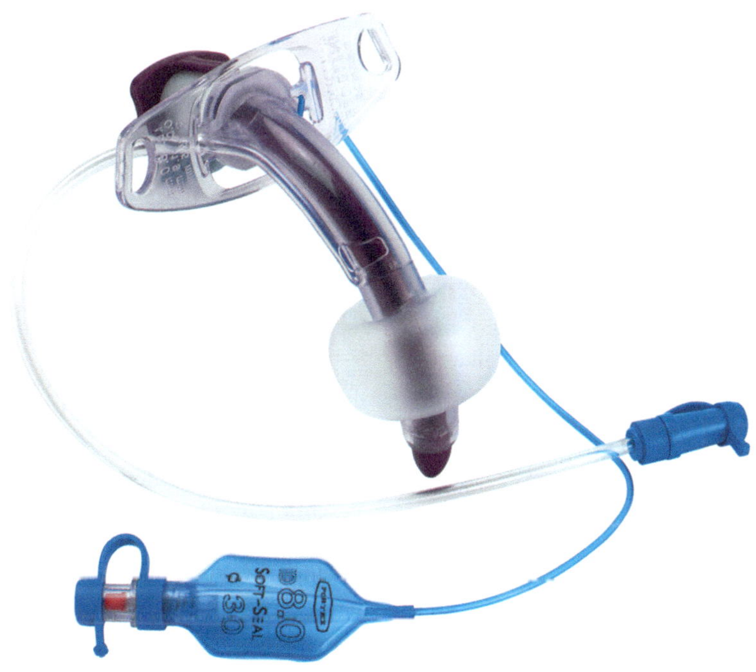

Abb. 8.7 Portex Blue Line. (Mit freundl. Genehmigung der Smith Medical)

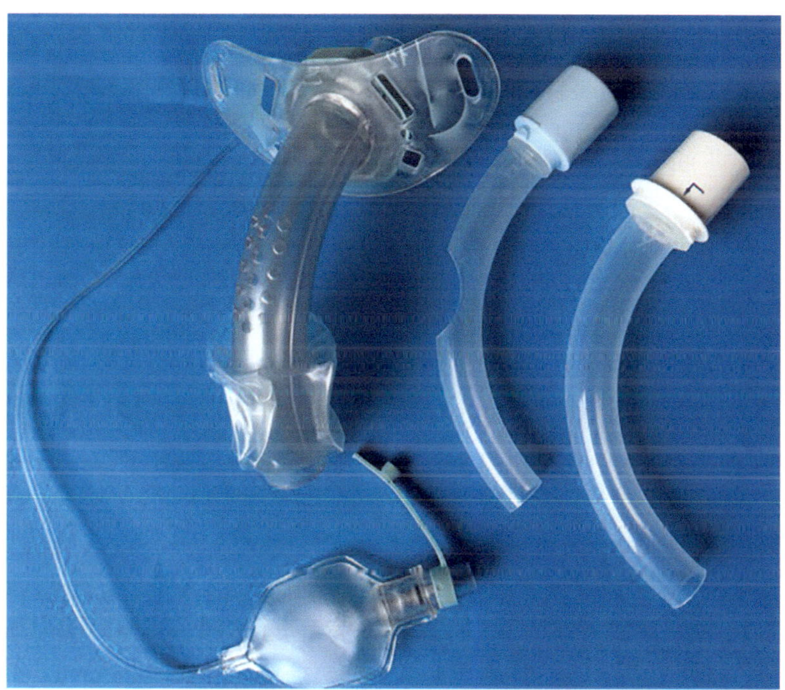

Abb. 8.8 Tracoe Twist. (Mit freundl. Genehmigung der Tracoe medical care)

entblockten Zustand vollständig faltenfrei ist und eng am Trachealkanülenrohr anliegt. Die Kanüle verfügt nicht über eine subglottische Absaugung, ist aus weichem Silikonmaterial geformt, MRT-geeignet und erlaubt eine mehrfache Wiederaufbereitung (◘ Abb. 8.9).

Eine Besonderheit ist, dass der Cuff mit Wasser und nicht mit Luft geblockt wird. Die Füllmenge ist individuell anzupassen und beträgt zwischen 5 und 10 ml.

Dikeman und Kazandijian (1995) untersuchten PVC- und Silikon-Trachealkanülen und fanden heraus, dass Silikon einen angenehmeren Tragekomfort mit sich bringt (◘ Abb. 8.9). Neben dem Material spielen Krümmung und Größe bei den Standard- wie auch Spezialkanülen eine große Rolle. Jedoch sind Größe, Kanülendurchmesser und Krümmungswinkel nicht genormt und variieren von Hersteller zu Hersteller.

Vor allem der Trachealkanülendurchmesser gibt maßgeblich vor, wie viel Atemarbeit geleistet werden muss. Mullins, Templer und Allen (1993) ermittelten in einer Studie an der Trachealkanüle Shiley, dass der respiratorische Wiederstand im Falle der Größe 4 bei 11,47 H_2O/l/s und im Vergleich im Falle der größeren Größe von 10 bei 0,69 H_2O/l/s liegt.

Allerdings bedeutet dies nicht, dass eine größere Trachealkanüle die bessere Wahl ist. Sie erleichtert dem Patienten das Atmen, kann aber das therapeutische Entblockungsmanagement behindern. Nach dem Entblocken

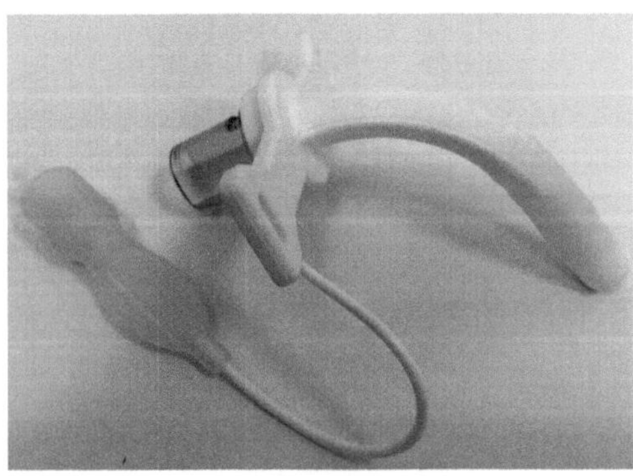

◘ **Abb. 8.9** Bivona TTS. (Mit freundl. Genehmigung der Smiths Medical)

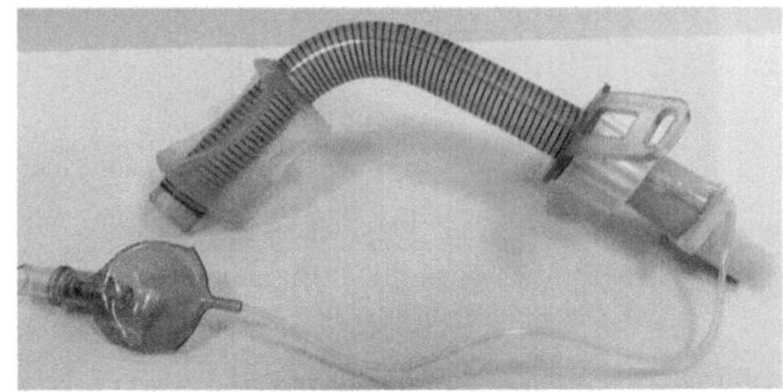

◘ **Abb. 8.10** Tracoe vario XL. (Mit freundl. Genehmigung der Tracoe medical GmbH)

der Kanüle könnte der Zwischenraum von Trachea und Kanülenwand so gering sein, dass die Atemluft nicht oder kaum in Richtung Larynx strömen kann, was eine eingeschränkte Phonation und Sensibilität zur Folge hätte.

Eine weitere Spezialtrachealkanüle ist eine in Extralänge (XL; ◘ Abb. 8.10). Diese Trachealkanüle mit extra langem distalem Ende wird bei Patienten eingesetzt, die eine Tracheomalazie oder Trachealstenose aufweisen. Ziel dieser Trachealkanüle ist es, den instabilen und/oder verengten Atemweg freizuhalten. Diese Trachealkanüle ist in PVC und Silikon erhältlich, hat keine subglottische Absaugung und ist aufgrund der inneren Metallspirale nicht MRT-geeignet. Von der Option der Längenverstellbarkeit profitieren Patienten mit einem sehr dicken Hals.

Eine weitere Spezialtrachealkanüle weist besondere Merkmale auf, welche das Sprechen unter Beatmung ermöglichen. Diese werden in ► Abschn. 8.3 näher erläutert.

8.3 Sprechen unter invasiver Beatmung

Elisabeth Gerlach und Janna Schulte

8.3.1 Körperstrukturelle und -funktionelle Grundlagen

Gegenüber einem nasal oder oral eingeführten Tubus sind die Risiken und körperfunktionellen

Auswirkungen einer Trachealkanüle deutlich geringer (Pandian et al. 2015). Da jedoch die Blockung unterhalb des Larynx liegt, ist der Weg des exspiratorischen Luftstroms an die Glottis sowie die Artikulatoren durch eine geblockte Kanüle abgeschnitten. Betroffene können folglich nicht stimmhaft sprechen und ihre Sensibilität in den laryngealen, pharyngealen, oralen und nasalen Räumen ist in Ermangelung der Verwirbelung der Atemluft reduziert. Daraus resultierend werden olfaktorische und gustatorische Reize lediglich reduziert empfunden und der Schluckakt hypofrequent getriggert. Darüber hinaus trägt der Eingriff der Stomaanlage zu Dysphagien bei, da es vielfach zu Beeinträchtigungen der Larynxelevation und folglich des Atemwegsverschlusses durch die Epiglottis kommt (Frank 2008; Gilony et al. 2005; Heffner 2005).

8.3.2 Psychische Auswirkungen

Da die verbale Kommunikation stark eingeschränkt ist und alternative Methoden wie die Verwendung von Buchstaben- und Bildtafeln sowie Computer, die manuell oder über Augenbewegungen bedient werden, in ihrer Effizienz und emotionalen Wirkung nicht mit dem natürlichen Sprechakt zu vergleichen sind, kommt es zu erheblichen Belastungen (ten Hoorn et al. 2016). Die häufig fehlschlagenden Kommunikationsversuche der Betroffenen sowie das Empfinden ungenügend informiert zu werden, führen zu emotionalen Belastungen und zur Frustration (Guttormson et al. 2015). Die psychischen Auswirkungen reichen in einigen Fällen bis hin zu Ängsten, dem Gefühl situativer Sinnlosigkeit sowie einem Identitätsverlust und in einigen Fällen sogar Depressionen (Freeman-Sanderson et al. 2016). Hinzu kommt die veränderte Wahrnehmung des Körperschemas durch die Trachealkanüle und deren Auswirkungen sowie die vielfach notwendige professionelle Unterstützung in der alltäglichen Versorgung (Singh et al. 2017). Aus diesen vielfach beschriebenen Beeinträchtigungen der Lebensqualität invasiv beatmeter Menschen resultiert die Empfehlung das Sprechen zu ermöglichen (Callegari et al. 2015).

8.3.3 Sprechen und orale Ernährung während der invasiven Beatmung über eine Trachealkanüle

Menschen, die nicht von der maschinellen Atemunterstützung entwöhnt werden können, bedürfen einer Optimierung der kommunikativen Optionen, um den vorangehend beschriebenen Schwierigkeiten entgegenzuwirken. Voraussetzung für Sprechversuche während der invasiven Beatmung sind intakte artikulatorischen Fähigkeiten und die Toleranz einer partiellen Leckage von Atemluft seitens des Betroffenen sowie ein Respirator mit entsprechenden Anpassungsoptionen. Kontraindikation ist eine schwerste Dysphagie, die durch fortwährende Aspiration und ausgeprägte Sekretretention gekennzeichnet ist.

Grundlegend sind zwei Methoden zur Atemumleitung über die oberen Atemwege zu differenzieren:

- das Entblocken der Trachealkanüle und damit verbunden ggf. der Einsatz eines Sprechventils sowie
- der Einsatz von geblockten Trachealkanülen mit speziellen Eigenschaften zur exspiratorischen Atemumstellung (Eberhard 2015).

Ein Algorithmus zur Entscheidungsfindung für eine dieser beiden Optionen ist in ◘ Abb. 8.11 dargestellt. Im oberen Bereich der Darstellung sind die notwendigen Voraussetzungen seitens des Betroffenen aufgeführt. Das Bestehen einer Schluckstörung sowie deren konkrete Symptomatik sind wegweisend für das weitere Vorgehen. Die Aspiration des Speichels ist als entscheidender Faktor zu betrachten, da sie als Prädiktor für erhebliche gesundheitliche Beschwerden bis hin zum Entwickeln von Pneumonien und

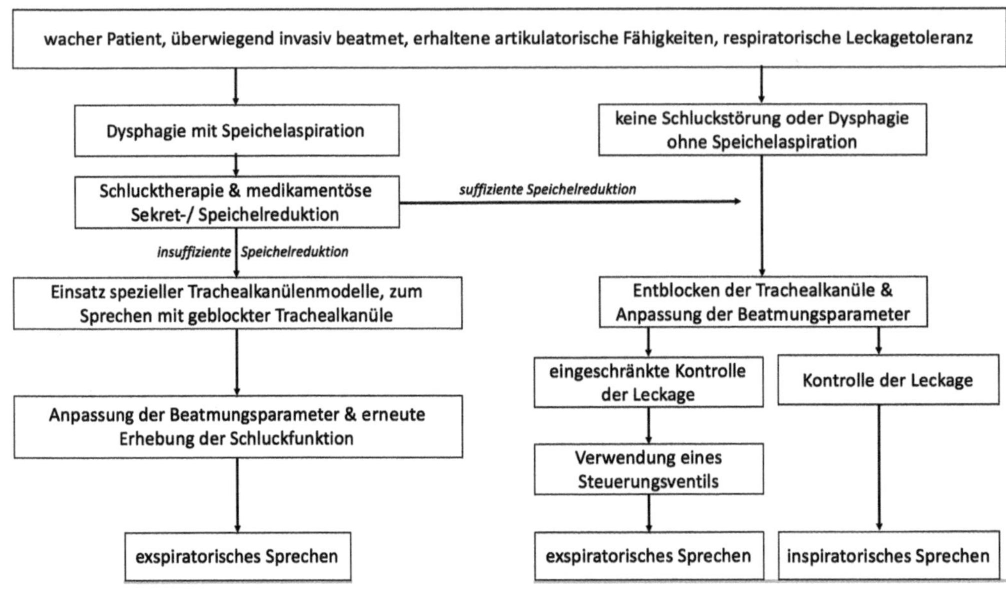

Abb. 8.11 Algorithmus zur Anpassung des Sprechens während der invasiven Beatmung über eine Trachealkanüle

8

lebensbedrohliche Sekretretentionen gilt (Rosenbek et al. 1996).

Als klinisches Verfahren zur Beurteilung des Schluckakts ist der modifizierte Evans Blue Dye Test geeignet. Der Speichel des Betroffenen wird während dieser Untersuchung mit Lebensmittelfarbe versehen und durch regelmäßiges endotracheales Absaugen wird überprüft, ob dieser in die unteren Atemwege unterhalb der Glottis eindringt. Dieses Vorgehen hat jedoch eine geringe Spezifität (Belafsky et al. 2003; Heffner 2005). Objektive Aussagen ermöglicht die transnasale fiberendoskopische Evaluation des Schluckakts (FEES). Basierend auf dieser Erhebung ist zudem eine Klassifikation des Aspirationsausmaßes sowie der reflektorischen Schutzmechanismen anhand der Penetrations-Aspirations-Skala möglich (DGN 2015; Rosenbek et al. 1996).

Wird durch eines oder beide der vorangehend beschriebenen Verfahren ein hohes Risiko der Speichelaspiration belegt, sind entsprechende schlucktherapeutische und medikamentöse Interventionen notwendig, um das Ausmaß zu reduzieren. Hierzu sind Wirkstoffe wie Glycopyrronium oder transdermal anzuwendendes Scopolamin geeignet. Eine längerfristig wirksame Option ist die Injektion von Botulinumtoxin in die Speicheldrüsen, welche alle 2–3 Monate zu wiederholen ist (Deutsche Gesellschaft für Hals-, Nasen- Ohrenheilkunde, Kopf- und Halschirurgie 2013; Verma und Steele 2006). Sofern eine ausreichende Reduktion des Aspirationsausmaßes gelingt oder diese nicht vorliegt, kann die Trachealkanüle während der invasiven Beatmung entblockt werden. Während des Anpassungsprozesses ist ein entsprechendes Monitoring der Vitalparameter sowie des Gasaustauschs durch einen Mediziner zu gewährleisten. Außerdem ist eine Begleitung der Betroffenen durch mit der Methode erfahrene Logopäden, im Optimalfall in interdisziplinärer Zusammenarbeit mit Atmungstherapeuten, sicherzustellen, um die Koordination von Atmung, Schlucken und Sprechen unter den veränderten Bedingungen mit dem Patienten optimieren. Bei entblocktem Sprechen und erschwerter

Kontrolle der Atemluftleckage ist der Einsatz eines speziellen Steuerungsventils (z. B. Passy Muir, Primedi-Phon-Vent) zur Fazilitierung der Atemumleitung notwendig.

Einige Menschen reagieren besonders sensibel auf kleinste Manipulationen an ihrer Trachealkanüle oder das umgebende Gewebe ist besonders druckempfindlich. Um trachealen Reizungen und Ulzerationen vorzubeugen, ist der Einsatz einer flexiblen Kanüle aus weichem Material zu empfehlen, deren Cuff im entblockten Zustand möglichst keinen oder lediglich einen geringen Atemwegswiderstand verursacht (z. B. Bivona TTS; ◘ Abb. 8.9).

Sofern es zur persistierenden Speichelaspiration kommt und die vorangehend genannten Methoden zu deren Reduktion wirkungslos oder kontraindiziert sind, ist der Einsatz von speziellen Sprechkanülen mit Cuff sinnvoll. Versuche über subglottische Absaugungen Luft zum Zweck der Phonation zu applizieren, führen lediglich bei ¾ der Betroffenen zum Erfolg (ten Hoorn et al. 2016). Diverse Studien belegen die Praktikabilität und Effektivität des Trachealkanülenmodells „BLOM", das eine partielle exspiratorische Atemumleitung mittels einer speziellen Innenseele ermöglicht (ten Hoorn et al. 2016; Kunduk et al. 2010; Leder et al. 2013). Es handelt sich um eine Trachealkanüle mit einer Fensterung und austauschbaren Innenseelen. Zum Zweck der partiellen exspiratorischen Atemumleitung wird eine weiche Innenseele gewählt. Während der Inspirationsphasen verschließt diese die Fensterung der umgebenden Kanüle. Durch den Luftstrom der Ausatmung wird die Innenseele verschlossen und komprimiert, sodass ein Großteil der Luft über das Fenster der Außenkanüle in den Larynx und an die Artikulatoren gelangt (Kunduk et al. 2010; Leder et al. 2013). Für Betroffene ist die Abhängigkeit vom maschinell bestimmten Atemrhythmus, während des Sprechens zunächst gewöhnungsbedürftig. Es bedarf einiger Übung, bis die Koordination des Atem-Sprech-Rhythmus sicher gelingt. Einige Betroffene berichten, dass sie ihren Stimmklang bei der Anwendung von „Blom" als verändert sowie ihr Sprechen als resonanzärmer und in der Lautstärke als schwankend wahrnehmen.

Wichtig

Wegweisende Informationen für die Entscheidungsfindung hinsichtlich des Sprechens unter invasiver Beatmung liefert eine FEES.
Schwerste Dysphagien, mit kontinuierlicher Speichelaspiration und dessen Pooling im laryngealen und pharyngealen Bereich sind eine Kontraindikation für Sprechversuche während der invasiven Beatmung.
Schluckstörungen ohne oder mit geringer Speichelaspiration lassen das Sprechen unter Beatmung anhand der vorgestellten Methoden zu.
Über die individuelle Anpassung der Beatmungsparameter hinaus erfordert die Koordination des Sprechens intensiver Anleitung.

8.3.4 Anpassung der Beatmungsparameter

Neuromuskuläre Erkrankungen führen häufig zur schweren respiratorischen Insuffizienz, die lediglich durch eine kontinuierliche maschinelle Atemunterstützung therapiert werden kann.

Sprechen bei entblockter Trachealkanüle Durch das Entblocken der Trachealkanüle kommt es zu einem partiellen Druckverlust, der sog. Leckage von Atemluft, die an die Glottis dringt und so das Phonieren ermöglicht. Aufgrund des Druckverlusts müssen bei druckgesteuerter Beatmung in der Regel der inspiratorische und exspiratorische Druck angehoben werden. Außerdem kann die Verlängerung der Inspirationszeit die Phonation fazilitieren, wenn kein Steuerungsventil verwendet wird.

Sprechen bei geblockter Trachealkanüle Während der Anwendung des Trachealkanülenmodells „Blom“ ist zu beachten, dass keine kontinuierliche Leckage zustande kommt. Lediglich während der Exspirationsphasen wird die filigrane Innenseele der Kanüle verschlossen und komprimiert, sodass ein geringer Luftstrom in die oberen Atemwege entweicht. Um eine resonanzreiche und ausreichende Dauer der Phonation zu erzielen bedarf es in der Regel der Erhöhung der Beatmungsdrücke sowie der Exspirationszeit.

Alarmeinstellungen des Beatmungsgeräts Aufgrund der Leckage beim Sprechen unter Beatmung kann es – abhängig vom eingesetzten Beatmungsgerät und Schlauchsystem – zu fehlerhaft bemessenen Maximalwerten für das Atemzugvolumen und das Atemminutenvolumen kommen. Eine Belästigung des Patienten und des Umfelds durch Alarmtöne ist daher in der Regel nur durch Anpassung der Alarmeinstellungen bis zur vollständigen Deaktivierung dieser Alarme zu vermeiden. Konsequenz ist dann aus Gründen der Patientensicherheit die durchgängige Beaufsichtigung durch geschulte Personen.

8

Literatur

Literatur zu Abschn. 8.2

Bordon A, Bokhari R, Sperry J, Testa D, Feinstein A, Ghaemmaghami V (2011) Swallowing dysfunction after prolonged intubation: analysis of risk factors in trauma patients. Am J Surg 202:679–682

Brown CV, Hejl K, Mandaville AD, Chaney PE, Stevenson G, Smith C (2011) Swallowing dysfunction after mechanical ventilation in trauma patients. J Crit Care 26:108.e9–108.e13

Davis LA, Thompson SS (2004) Characteristics of dysphagia in elderly patients requiring mechanical ventilation. Dysphagia 19(1):7–14

Dezfulian C, Shojania K, Collard HR, Kim HM, Matthay MA, Saint S (2005) Subglottic secretion drainage for preventing ventilator-associated pneumonia: a meta-analysis. Am J Med 118(1):11–18

Dikeman KJ, Kazandjian MS (1995) Communication and swallowing management of tracheostomized and ventilator-dependent adult. Singular Publishing Group, San Diego

Donzelli J, Brady S, Wesling M et al (2005) Effects of removal of the tracheostomy tube on swallowing during the Fiberoptic Endoscopic Exam of the Swallow (FEES). Dysphagia 20:283–289

Frank U (2008) Die Behandlung tracheotomierter Patienten mit schwerer Dysphagie – Eine explorative Studie zur Evaluation eines interdisziplinären Interventionsansatzes. Universitätsverlag, Potsdam

Garuti G, Reverberi C, Briganti A, Massobrio M, Lombardi F, Lusuardi M (2014) Swallowing disorders in tracheostomised patients: a multidisciplinary/multiprofessional approach in decannulation protocols. Multidiscip Respir Med 9(1):36

Harkin H (2004) Decannulation. In: Russell C, Matta B (Hrsg) Tracheostomy. A multiprofessional handbook. Greenwich Medical Media, London, S 255–268

Heidler M-D, Bidu L, Friedrich N, Völler H (2015) Oralisierung langzeitbeatmeter Patienten mit Trachealkanüle. Med Klin – Intensivmed Notfallmed 110:55–60

Hess DR, Altobelli NP (2014) Tracheostomy tubes. Respir Care 59(6):956–971

Kommission für Krankenhaushygiene und Infektionsprävention (KRINKO) beim Robert Koch-Institut (2013) Prävention der nosokomialen beatmungsassoziierten Pneumonie. Empfehlung der Kommission für Krankenhaushygiene und Infektionsprävention (KRINKO) beim Robert Koch-Institut. Bundesgesundheitsbl 56(11):1578–1590

Konradi JK, Tremel K, Welschold S (2011) Effects of difficult therapeutic interventions on spontaneous swallowing frequency for tracheotomized patients. In: 1st NeuroRehabilitation Congress, Meran, October

Lacherade JC, De Jonghe B, Guezennec P, Debbat K, Hayon J, Monsel A et al (2010) Intermittent subglottic secretion drainage and ventilator-associated pneumonia: a multicenter trial. J Respir Crit Care Med 182(7):910–917

Mullins JB, Templer JW, Kong J, Davis WE, Hinson J (1993) Airway resistance and work of breathing in tracheostomy tubes. Laryngoscope 103(12):1367–1372

Prosiegel M, Weber S (2010) Dysphagie. Diagnostik und Therapie. Springer Verlag, Berlin

Prosiegel M, Allescher H, Bartolome G, Beilenhoff U, Dziewas R, Fehodoroff K et al. (2012, August 2015) Leitlinie „Neurogene Dysphagie“. ► http://www.dgn.org/leitlinien/2433-II-91-2012-neurogene-dysphagien. Zugegriffen: 15. Dez. 2017

Schimandl D (2017) Trachealkanülenmanagement. Atemwegs-und Lungenkrankheiten. Diagn Ther 43(5):231–236

Schlaegel W (2009) Das Trachealkanülenmanagement in der neurologischen Rehabilitation. Int J Neurorehabilitation 15:171–177

Schmidt U, Hess D, Bittner E (2011) To decannulate or not to decannulate: a combination of readiness for the floor and floor readiness? Crit Care Med 39(10):2360–2361

Schwegler H (2016) Trachealkanülenmanagement. Dekanülierung beginnt auf der Intensivstation. Schulz Kirchner, Idstein

Seidl RO, Nusser-Müller-Busch R, Ernst A (2005) The influence of tracheotomy tubes on the swallowing frequency in neurogenic dysphagia. Otolaryngol Head Neck Surg 132(3):484–486

Singh RK, Saran S, Baronia AK (2017) The practice of tracheostomy decannulation-a systematic review. J Intensive Care 5:38

Terk AR, Lederer SB, Burrell MI (2007) Hyoid bone and laryngeal movement dependent upon presence of a tracheotomy tube. Dysphagia 22:89–93

Valles J, Artigas A, Rello J, Bonsoms N, Fontanals D, Blanche L et al (1995) Continuous aspiration of subglottic secretions in preventing ventilator-associated pneumonia. Ann Intern Med 122(3):179–186

Wang F, Bo L, Tang L, Lou J, Wu Y, Chen F et al (2012) Subglottic secretion drainage for preventing ventilator-associated pneumonia: an updated meta-analysis of randomized controlled trials. J Trauma Acute Care Surg 72(5):1276–1285

Winklmaier U (2009) Dysphagien bei Patienten mit Trachealkanülen. In: Seidl S, Stanschus S (Hrsg) Dysphagie-Diagnostik und Therapie. Schulz-Kirchner, Idstein, S 217–252

Winklmaier U, Wust K, Schiller S, Wallner F (2006) Leakage of fluid in different types of tracheal tubes. Dysphagia 21(4):237–242

Literatur zu Abschn. 8.3

Belafsky PC, Blumenfeld L, LePage A, Nahrstedt K (2003) The accuracy of the modified Evan's blue dye test in predicting aspiration. Laryngoscope 113:1969–1972

Callegari J, Windisch W, Storre JH (2015) Überleitung in die außerklinische invasive Beatmung. Intensivmedizin up2date 11:321–331

Deutsche Gesellschaft für Hals-, Nasen- Ohrenheilkunde, Kopf- und Halschirurgie (2013) Leitlinie der Deutschen Gesellschaft für Hals-, Nasen- Ohrenheilkunde, Kopf- und Halschirurgie- Hypersalivation. ▶ http://www.awmf.org/uploads/tx_szleitlinien/017-075l_S2k_Hypersalivation_2013-02.pdf. Zugegriffen: 28. Jan. 2018

Deutsche Gesellschaft für Neurologie (DGN) (2015) Leitlinien für Diagnostik und Therapie in der Neurologie- Neurogene Dysphagien. ▶ https://www.dgn.org/images/red_leitlinien/LL_2014/PDFs_Download/030111_DGN_LL_neurogene_dysphagien_final.pdf. Zugegriffen: 26. Dez. 2016

Eberhard B (2015) Sprechen mit Trachealkanüle. Intensiv 23(5):246–249

Frank U (2008) Die Behandlung tracheotomierter Patienten mit schwerer Dysphagie- Eine explorative Studie zur Evaluation eines interdisziplinären Interventionsansatzes, 1. Aufl. Universitätsverlag Potsdam, Potsdam

Freeman-Sanderson AL, Togher L, Elkins MR, Phioos PR (2016) Quality of life improves with return of voice in tracheostomy patients in intensive care: An observational study. J Crit Care 33:186–191

Gilony D, Bilboa D, Blumstein T, Murad H, Talmi YT, Kronenberg J, Wolf M (2005) Effects of tracheostomy on well- being and body- image perceptions. Otolaryngol Head Neck Surg 133:366–371

Guttormson JL, Bremer KL, Jones RM (2015) "Not being able to talk was horrid!": a descriptive correlational study of communication during mechanical ventilation. Intensive Crit Care Nurs 31(3):179–186

Heffner JE (2005) REVIEW SERIES: organization of care for people in long- term artificial ventilation-Management of the chronically ventilated patient with a tracheostomy. Chron Respir Dis 2:151–161

Kunduk M, Appel K, Tunc M, Alanoglu Z, Alkis N, Dursun G, Ozgursoy OB (2010) Preliminary report of laryngeal phonation during mechanical ventilation via a new cuffed tracheostomy tube. Respir Care 55(12):1661–1670

Leder SB, Pauloski BR, Rademaker AW, Grammer T, Dikeman K, Kazandjian M, Mendes J, Logemann JA (2013) Verbal communication for the ventilator-dependent patient requiring an inflated tracheostomy tube cuff: a prospective, multicenter study on the Blom tracheostomy tube with speech inner cannula. Head Neck 35:505–510

Pandian V, Thompson CB, Feller- Kopman D, Mirski MA (2015) Development and validation of a quality of life questionnaire for mechanically ventilated intensive care unit patients. Crit Care Med 43(1):142–148

Rosenbek JC, Robbins JA, Roecker EB, Coyle JL, Wood JL (1996) A penetration- aspiration scale. Dysphagia 11(93):98

Singh RK, Saran S, Baronia, AK (2017) The practice of tracheostomy decannulation-a systematic review. J Intensive Care 5:38

ten Hoorn S, Elbers PW, Girbes AR, Tuinman PR (2016) Communicating with conscious and mechanically ventilated critically ill patients: a systematic review. Bio Med Central Crit Care 20:333. ▶ https://ccforum.biomedcentral.com/articles/10.1186/s13054-016-1483-2. Zugegriffen: 12. Juni 2017

Verma A, Steele J (2006) Botulinum toxin improves sialorrhea and quality of living in bulbar amyotrophic lateral sclerosis. Muscle Nerve 34(2):235–237

Atemwegsmanagement bei Notfallpatienten

Martin N. Bergold und Christian Byhahn

M. Groß (Hrsg.), *Neurologische Beatmungsmedizin*, https://doi.org/10.1007/978-3-662-59014-0_9

Einleitung

Die Wahrscheinlichkeit, auf Intensivstationen oder High Dependency Units mit Problemen im Atemwegsmanagement konfrontiert zu werden, liegt deutlich höher als im OP. Eine landesweite Erfassung von Zwischenfällen in Großbritannien zeigte, dass sich etwa 20 % aller kritischen Gesamtereignisse beim Atemwegsmanagement in diesen Bereichen ereigneten. Dies ist ein immenser Anteil, wenn man bedenkt, wie viele Patienten täglich im OP intubiert oder mit einem supraglottischen Atemweg versorgt werden und wie viele auf einer Intensivstation. Die britischen Daten beziffern das Risiko für einen schwerwiegenden Zwischenfall mit tödlichem Ausgang oder dauerhafter Behinderung auf der Intensivstation um den Faktor 30–70 höher als im OP (Cook et al. 2011).

Hierzu tragen verschiedenste Faktoren bei, die bisweilen unveränderbar sind und so hingenommen werden müssen, in der Mehrzahl jedoch modifiziert oder sogar eliminiert werden könnten (Übersicht).

Begünstigende Faktoren für Probleme im Atemwegsmanagement

- **Unveränderbar**
  - Schwerstkranke Patienten
  - Zugang zum Kopf oftmals erschwert (Geräte, Kabel, Schläuche)
  - Vorbereitung häufig suboptimal (dringliche oder Notfallintervention)
- **Veränderbar/beseitigbar**
  - Equipment häufig erheblich schlechter als im OP
  - Trainings- und Erfahrungsstand des Personals im Atemwegsmanagement
  - Mangelnde Kenntnis der Krankengeschichte
  - Geringer Umsetzungsgrad von Atemwegsalgorithmen, insbesondere auf nichtanästhesiologisch geführten Intensivstationen

In einer Punktprävalenzstudie betrug unter allen Patienten, die an diesem Tag auf über 250 britischen Intensivstationen behandelt wurden, der Anteil solcher mit bekannten oder erwartet schwierigen Atemwegen 6,3 %. Statistisch bedeutet dies, dass sich pro 15 Intensivpatienten einer mit einem schwierigen Atemweg befindet. Dennoch existierten nur für 20 % dieser Patienten spezifische Pläne zum Atemwegsmanagement. Von den nachts und am Wochenende im Dienst befindlichen Ärzten gaben 73 % an, unerfahren in der Notfallintubation sowie im Management dislozierter Trachealkanülen zu sein (Astin et al. 2012). Vor dem Hintergrund dieses sorglosen Umgangs mit und der mangelnden Sensibilität für diese Problematik verwundern die eingangs dargestellten Zahlen nicht.

9.1 Maskenbeatmung und endotracheale Intubation

Kritisch kranke Patienten leiden häufig unter Gasaustauschstörungen, haben aufgrund von Pleuraergüssen oder Atelektasen verminderte pulmonale Gasspeicher und verfügen oftmals über eine deutlich geringere Apnoetoleranz als gesunde Patienten im OP. Zudem muss das Atemwegsmanagement häufig unter Zeitdruck oder gar notfallmäßig erfolgen. Einer suffizienten Präoxygenierung kommt daher elementare Bedeutung zu. Diese kann mithilfe eines Intensivrespirators mit 100 % Sauerstoff über eine dichtsitzende Gesichtsmaske vorgenommen werden. Zunehmende Verbreitung findet die O_2-Verabreichung über spezielle nasale Kanülen mit einem hohen

Fluss (HFNO; high flow nasal oxygen bzw. THRIVE; transnasal humidified rapid-insufflation ventilatory exchange) und hat sich als hocheffizient erwiesen (Patel und Mouraei 2015; Mir et al. 2017).

Falls es der Zustand des Patienten erlaubt, sollte eine solche Präoxygenierung für mindestens zwei Minuten durchgeführt werden. Nach Narkoseeinleitung und unmittelbar darauffolgender Gabe eines schnellwirkenden Muskelrelaxans in adäquater Dosierung erfolgt eine Zwischenbeatmung über die Gesichtsmaske, vorzugsweise mithilfe eines Intensivrespirators im druckkontrollierten Modus. Bei nicht nüchternen Patienten muss eine sorgfältige Risikoabwägung zwischen einem potenziell erhöhten Aspirationsrisiko unter Maskenbeatmung und der realen Gefahr einer Hypoxie bei verminderter Apnoetoleranz erfolgen. Eine vorsichtige Zwischenbeatmung mit einem verantwortungsvoll gewählten Drucklimit scheint gegenüber einer längeren Apnoephase insgesamt betrachtet, die risikoärmere Variante darzustellen.

Am Monitor, der sich zumeist im Rücken des Intubateurs befindet und so für diesen nicht unmittelbar sichtbar ist, sollte ein sättigungsmodulierter Herzfrequenzton eingestellt werden. Eine kontinuierliche Kapnographie ist obligat. Der Verzicht auf die Kapnographie kann im Schadensfall als grober Behandlungsfehler bewertet werden.

9.2 Direkte oder indirekte Laryngoskopie

Die Komplikationsrate während der endotrachealen Intubation korreliert mit der Anzahl der Intubationsversuche steigt und steigt mit dem dritten Versuch sprunghaft an (Mort 2004). Ein hoher Intubationserfolg bereits beim ersten Versuch – der sog. First-pass-success (FPS) – ist daher anzustreben.

Die Daten einer Vielzahl klinischer Untersuchungen aus der Intensiv- (Noppens et al. 2012; deJong et al. 2014; Lakticova et al. 2015) und Notfallmedizin (Hossfeld et al. 2015) zeigen klar einen höheren FPS bei Verwendung der indirekten bzw. Videolayngoskopie. Dieser Unterschied war selbst dann noch vorhanden, wenn es sich um erfahrene Intubateure handelte.

Somit erscheint die häufig gelebte Strategie, zunächst primär direkt zu laryngoskopieren und ein Videolaryngoskop bestenfalls als Rückfallebene bei Problemen vorzuhalten, nicht mehr zeitgemäß. Eine Intubation auf der Intensivstation soll daher bereits primär mit dem bestmöglichen Equipment und somit mit einem Videolaryngoskop vorgenommen werden. Hierbei sollte das System vorgehalten werden, das auch in der klinischen Routine zum Einsatz kommt.

Videolaryngoskope bedienen sich nicht intuitiv, sondern ihre Anwendung muss erlernt werden. Dies gilt insbesondere für den Einsatz stark gebogener Spatel, die zwar eine meist exzellente Sicht auf die Glottis erlauben. Aufgrund der Divergenz zwischen optischer und anatomischer Achse kann jedoch die Platzierung des Tubus extrem schwierig sein. Die Vorhaltung stark gekrümmter Laryngoskopspatel erfordert daher zwingend das Erlernen dieser Technik in der klinischen Routine. Besteht diese Möglichkeit nicht oder nur eingeschränkt, z. B. auf nicht anästhesiologisch geführten Intensivstationen, sollten hier Videolaryngoskope mit Macintosh-ähnlichen Spateln vorgehalten werden (◘ Abb. 9.1).

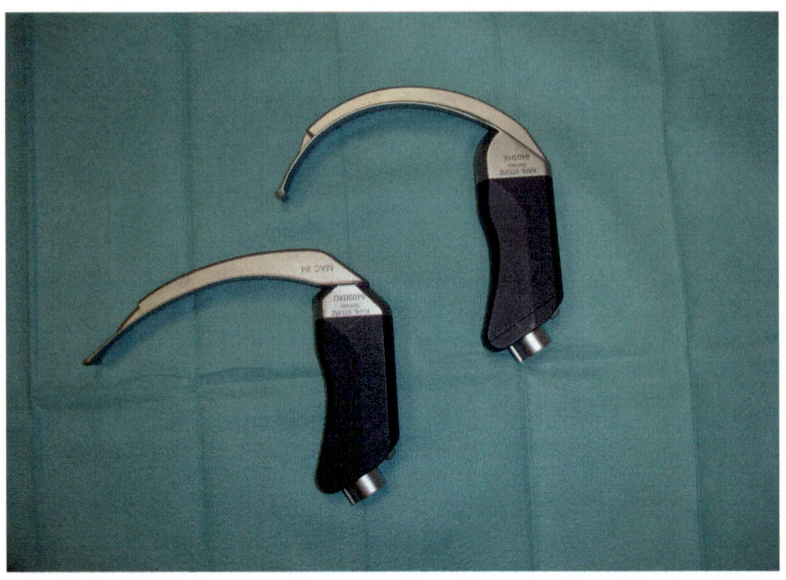

Abb. 9.1 C-MAC-Videolaryngoskop mit Macintosh-Spatel der Größe 4 *(unten)* sowie den stark gekrümmten D-Blade *(oben)*

9.3 Vorgehen beim unerwartet schwierigen Atemweg

Sowohl die Leitlinie der Deutschen Gesellschaft für Anästhesiologie und Intensivmedizin (DGAI) zum Management des erwartet und unerwartet schwierigen Atemwegs, wie auch die der britischen Difficult Airway Society (DAS), welche sich auf den unerwartet schwierigen Atemweg fokussiert, sind nicht auf den OP beschränkt, sondern gleichermaßen auch auf der Intensivstation anwendbar (Piepho et al. 2015; Frerk et al. 2015).

Beide Leitlinien verfolgen prinzipiell eine identische, stets vorwärtsgerichtete Grundstrategie. Nach einem erfolglosen Intubationsversuch muss zunächst die Frage beantwortet werden, ob der Patient mit der Maske beatmet werden kann.

Lautet die Antwort „nein", liegt ein akuter Notfall vor und es muss ein Hilferuf erfolgen. Die Atemwegssicherung erfolgt nun über einen supraglottischen Atemweg (Larynxmaske oder Larynxtubus) der 2. Generation (Abb. 9.2). Ist auch hierüber keine Oxygenierung des Patienten möglich, muss die Atemwegssicherung invasiv per Koniotomie vorgenommen werden (Abb. 9.3). Während in den DAS-Leitlinien hierfür nur noch die chirurgische Technik empfohlen wird, äußert sich die DGAI-Leitlinie zur Technik der Koniotomie nicht. Der Tenor beider Leitlinien ist jedoch der, dass der Umgang mit der individuell vorgehaltenen Technik regelmäßig am Phantom oder Tiermodell trainiert werden muss.

Ist hingegen eine Oxygenierung des Patienten mithilfe der Maskenbeatmung möglich, kann ein zweiter Intubationsversuch vorgenommen werden. Damit dieser jedoch erfolgversprechender ist, müssen Modifikationen vorgenommen werden, z. B. Veränderung der Lagerung, anderer Laryngoskopspatel, etc. Ein dritter Versuch der Atemwegssicherung erfolgt nun – falls noch nicht primär angewendet – mit einem Videolaryngoskop, einer flexiblen oder starren Optik oder mithilfe eines supraglottischen Atemwegs.

Im Gegensatz zur elektiven Atemwegssicherung im OP, auf die die DGAI-Leitlinie primär fokussiert, ist die darin aufgeführte letzte Option, nämlich ein Ausleiten der

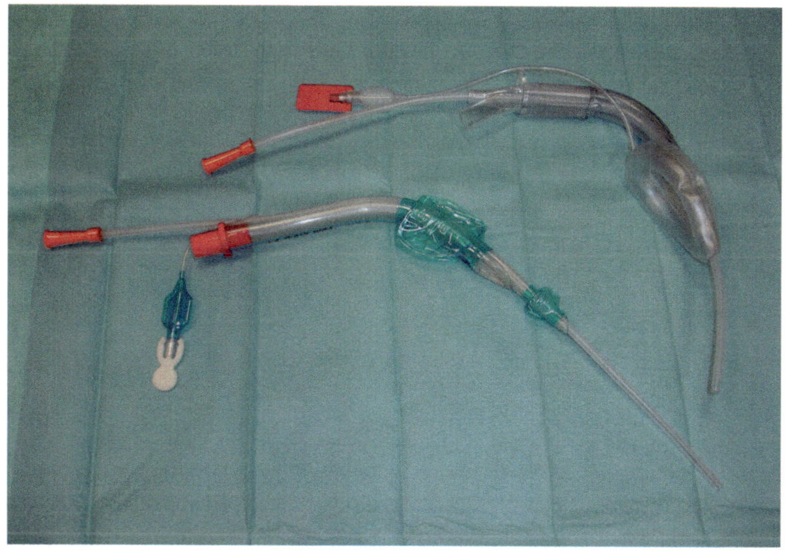

Abb. 9.2 Supraglottische Atemwege der zweiten Generation. Larynxmaske Supreme *(oben)* und Larynxtubus Suction Disposable *(unten)*

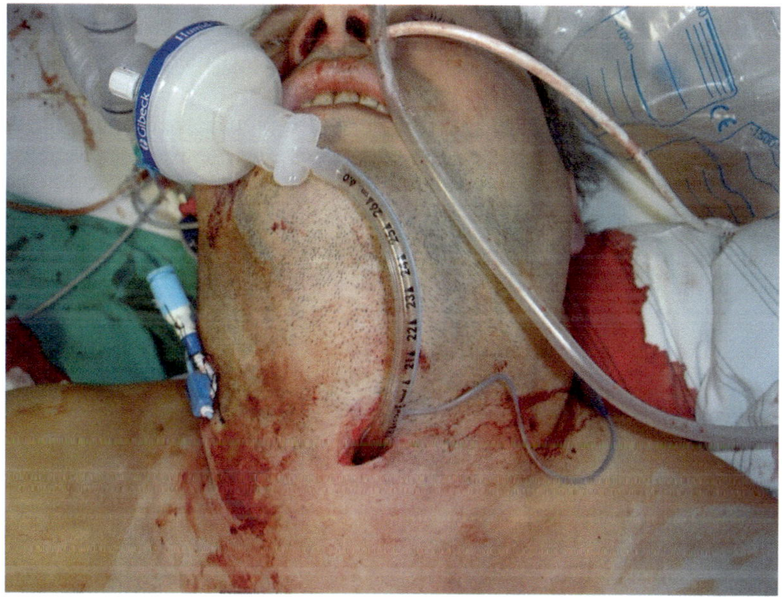

Abb. 9.3 Chirurgische Koniotomie auf der Intensivstation. (Aus: Humpich M, Byhahn C (2011) Invasives Atemwegsmanagement – Update 2011. Anästhesiol Intensivmed Notfallmed Schmerzther 46: 608–615; mit freundl. Genehmigung)

Narkose und das Überführen des Patienten zurück in die Spontanatmung, auf der Intensivstation typischerweise nicht umsetzbar, da es sich nicht um elektive, sondern zumeist um dringliche oder notfallmäßige Intubationen handelt. Insofern sollte auch hier die Schaffung eines chirurgischen Atemwegs in Erwägung gezogen werden.

9.4 Dislokation und Wechsel von Trachealkanülen

Die Tracheotomie ist einer der häufigsten chirurgischen Eingriffe auf der Intensivstation. Unterschieden werden muss zwischen der klassischen offen-chirurgisch angelegten Tracheotomie und der Punktionstracheotomie.

- Beim chirurgischen Verfahren wird die Tracheavorderwand hufeisenformig inzidiert und dann mit der Kutis vernäht. Das Tracheostoma ist somit unmittelbar stabil. Der Wechsel einer Trachealkanüle ist technisch einfach und jederzeit gefahrlos möglich.
- Da bei einer Punktionstracheotomie das Gewebe lediglich aufdilatiert und nicht geschnitten wird, legen sich nach dem Entfernen der stabilisierenden Trachealkanüle aufgrund der Eigenelastizität der Gewebe die verschiedenen Gewebeschichten kulissenartig übereinander und machen eine unmittelbare Rekanülierung innerhalb der ersten etwa 7–10 Tage nach Tracheotomie schwierig und sogar unmöglich. Keinesfalls darf die – initial noch für eine Weile bestehende – Öffnung in der Kutis dahingehend missinterpretiert werden, dass sich die tieferliegenden Gewebeschichten analog verhalten.

Der Versuch einer notfallmäßigen Rekanülierung über ein dilatativ angelegtes Tracheostoma innerhalb der ersten 7 Tage ist daher obsolet. Kommt es zu einer Dislokation oder einem Problem, das eine Entfernung der Trachealkanüle erfordert, so ist der Patient orotracheal zu intubieren. Nach erfolgter Sicherung der Atemwege mithilfe des Endotrachealtubus kann nun – unter Zuhilfenahme eines flexiblen Bronchoskops sowie zumeist eines neuen Tracheotomiesets – eine quasi elektive Rekanülierung erfolgen.

> **Der Versuch einer notfallmäßigen Rekanülierung innerhalb der ersten Woche nach einer Punktionstracheotomie gelingt meist nicht und stellt einen ärztlichen Behandlungsfehler dar!**

9.5 Endoskopische Intubation

Rationale einer Intubation mithilfe eines flexiblen Videoendoskops oder einer flexiblen Fiberoptik ist die Platzierung eines Endotrachealtubus unter kontinuierlicher indirekter Sicht bei erhaltener und suffizienter Spontanatmung. Insofern ist der Begriff „Wachintubation" irreführend. Von zentraler Bedeutung ist eine exzellente Schleimhautanästhesie der gesamten Atemwege. Nur so wird der Patient ausreichend kooperativ und entspannt sein. Eine (Analgo)sedierung erfolgt optional. Die Indikation hierfür stellt der erwartet schwierige Atemweg dar, bei dem auch die Intubation mithilfe eines Videolaryngoskops nicht aussichtsreich erscheint, z. B. bei angelegtem Halo-Fixateur, stenosierenden Tumoren im Bereich der oberen Atemwege sowie bei anderweitig auffälliger Anatomie (z. B. ausgeprägter M. Bechterew).

Die Insufflation von Sauerstoff kann über eine einfache Gesichtsmaske, aus der seitlich ein Stück ausgeschnitten wurde, um Passage von Tubus und Bronchoskop zu ermöglichen, eine spezielle Endoskopiemaske oder über den Arbeitskanal des Bronchoskops erfolgen. Diese Technik „bläst" zwar Sekrete gewissenmaßen von der Spitze der Optik weg, jedoch ist ein Absaugen, wenn es benötigt wird, hierbei nicht möglich.

Exemplarisch für viele Möglichkeiten eine fiberoptische Intubation durchzuführen, wird eine solche in nachfolgender Übersicht skizziert.

Durchführung einer Intubation unter Spontanatmung mithilfe eines flexiblen Bronchoskops

- Xylometazolin-Nasentropfen in beide Nasenlöcher tropfen
- Primäres Vorgehen durch das linke Nasenloch (ist bei den meisten Menschen das weitere)
- Zweimalige Lokalanästhesie von Nase, Zungengrund und Pharynx mit jeweils 5–7 ml 2 %igem Lidocain, das fein zerstäubt werden muss (z. B. MADic Atomizer oder Enk Fiberoptic Atomizer)
- Transkrikoidale Injektion von 2–3 ml Lidocain 2 % nach Punktion des Lig. cricothyroideum mit einer ausreichend dimensionierten Kanüle (z. B. Größe 1) zur Anästhesie von Trachea und Larynx
- Auswahl des Endotrachealtubus, dessen Innendurchmesser nur wenig mehr als der Außendurchmesser des Bronchoskops betragen sollte, um das Spiel zwischen Bronchoskopschaft und Tubusspitze zu minimieren (z. B. Bronchoskopaußendurchmesser 5,0 mm und Tubusinnendurchmesser von 6,5 mm)
- Einführen des Endotrachealtubus durch das linke Nasenloch bis in den Hypopharynx (ca. 13 cm)
  - Vorteile:
    - Patient gibt an, ob die Lokalanästhesie ausreichend ist
    - Schutz der flexiblen Optik vor Verschmutzung durch Blut, Sekrete oder Feststoffe (vulgo: Popel)
    - Anatomische Passagehindernisse werden im Vorfeld erkannt (rechte Nasenhälfte anästhesieren und Tubus auf dieser Seite einführen → misslingt auch dies, muss eine orale Intubation vorgenommen werden)
  - Nachteil:
    - Induktion einer Schleimhautblutung (Abwarten)
- Passage des Tubus mit der flexiblen Optik. Klassischerweise erhält man einen direkten Blick auf den Larynxeingang. Ist dies nicht der Fall, sollte der Tubus unter bronchsoskopischer Sicht etwas zurückgezogen werden
- Einbringen der flexiblen Optik in die Trachea bis kurz vor die Bifurkation
- Vorschieben des Tubus über das Bronchoskop und Entfernen desselben
- Blocken des Tubuscuffs
- **Cave:** Der Tubuscuff darf niemals geblockt werden, solange sich das Bronchoskop noch im Tubus befindet und dessen Lumen verlegt! Der Patient bekommt keine Luft und kann sogar ein Unterdrucklungenödem entwickeln
- Erneute Verifikation der trachealen Tubusslage durch Kapnographie

9.6 Vermeidung von Komplikationen

Durch proaktives Handeln können viele Komplikationen in ihrer Schwere abgeschwächt oder sogar gänzlich vermieden werden. Hierzu gehört zunächst einmal die deutlich sichtbare Kennzeichnung von Intensivpatienten mit einem schwierigen Atemweg. Dies kann z. B. durch einen Eintrag in einem Cave-Feld des täglichen Anordnungsbogens erfolgen, elektronisch im PDMS hinterlegt werden oder mithilfe eines farbigen Bettschildes vorgenommen werden (◘ Abb. 9.4). Ferner ist es elementar, dass allen Teammitgliedern die beim jeweiligen Patienten geplante Lösungsstrategie bekannt ist, falls Probleme auftreten.

Darüber hinaus sind die Erstellung eines den individuellen Gegebenheiten der Station

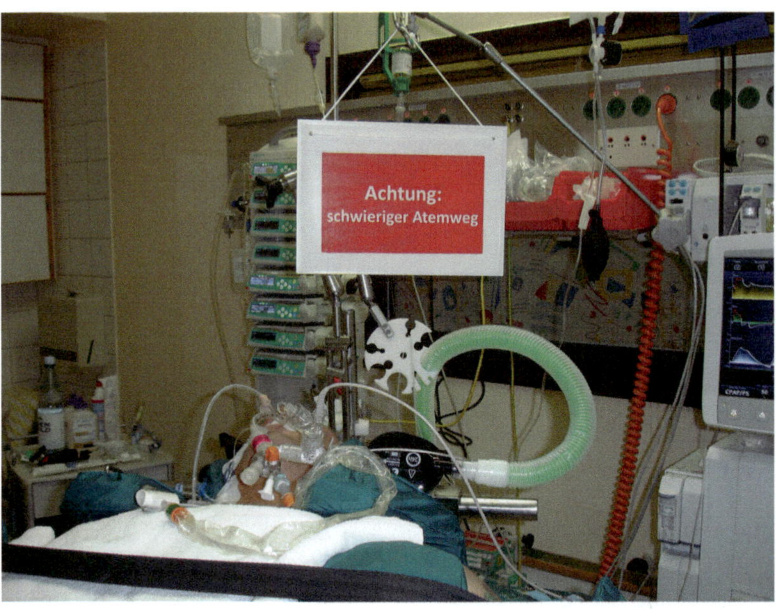

Abb. 9.4 Bettseitige Kennzeichnung eines Patienten mit schwierigem Atemweg auf der Intensivstation

und des Hauses angepassten Atemwegsalgorithmus und das regelmäßige Training desselben Grundpfeiler eines verantwortungsbewussten und vorausschauenden Atemwegsmanagements auf der Intensivstation.

Literatur

Astin J, King EC, Bradley T, Bellchambers E, Cook TM (2012) Survey of airway management strategies and experience of non-consultant doctors in intensive care units in the UK. Br J Anaesth 109:821–825

Cook TM, Woodall N, Harper C, Benger J (2011) Major complications of airway management in the UK: results of the Fourth National Audit Project of the Royal College of Anaesthetists and the Difficult Airway Society. Part 2: intensive care and emergency departments. Br J Anaesth 106:632–642

De Jong A, Molinari N, Conseil M, Coisel Y, Pouzeratte Y, Belafia F, Jung B, Chanques G, Jaber S (2014) Video laryngoscopy versus direct laryngoscopy for orotracheal intubation in the intensive care unit: a systematic review and meta-analysis. Intensive Care Med 40:629–639

Frerk C, Mitchell VS, McNarry AF, Mendonca C, Bhagrath R, Patel A, O'Sullivan EP, Woodall NM, Ahmad I (2015) Difficult Airway Society 2015 guidelines for management of unanticipated difficult intubation in adults. Br J Anaesth 115:827–848

Hossfeld B, Frey K, Doerges V, Lampl L, Helm M (2015) Improvement in glottic visualisation by using the C-MAC PM video laryngoscope as a first-line device for out-of-hospital emergency tracheal intubation: an observational study. Eur J Anaesthesiol 32:425–431

Lakticova V, Koenig SJ, Narasimhan M, Mayo PH (2015) Video laryngoscopy is associated with increased first pass success and decreased rate of esophageal intubations during urgent endotracheal intubation in a medical intensive care unit when compared to direct laryngoscopy. J Intensive Care Med 30:44–48

Mir F, Patel A, Iqbal R, Cecconi M, Nouraei SAR (2017) A randomised controlled trial comparing transnasal humidified rapid ventilatory exchange (THRIVE) pre-oxygenation with facemask pre-oxygenation in patients undergoing rapid sequence induction of anaesthesia. Anaesthesia 72:439–443

Mort TC (2004) Emergency tracheal intubation: complications associated with repeated laryngoscopic attempts. Anesth Analg 99:607–613

Noppens RR, Geimer S, Eisel N, David M, Piepho T (2012) Endotracheal intubation using the C-MAC®

video laryngoscope or the Macintosh laryngoscope: a prospective, comparative study in the ICU. Crit Care 16:R103

Patel A, Nouraei SAR (2015) Transnasal humidified rapid-insufflation ventilatory exchange (THRIVE): a physiological method of increasing apnea time in patients with difficult airways. Anaesthesia 70:323–329

Piepho T, Cavus E, Noppens R, Byhahn C, Dörges V, Zwissler B, Timmermann A (2015) S1-Leitlinie Atemwegsmanagement. Anästh Intensivmed 56:505–523

Atmungstherapie

Manfred Vavrinek, Alf-Christoph Janeck, Tina Kahle und Dörthe Fiedler

M. Groß (Hrsg.), *Neurologische Beatmungsmedizin*, https://doi.org/10.1007/978-3-662-59014-0_10

10

10.1 Neurologische Beatmungsmedizin in der atmungstherapeutischen Ausbildung

Manfred Vavrinek

2005 wurden in Deutschland 325.963 Patienten in Kliniken beatmet, 2010 waren es 369.730. Dies ist ein Zuwachs von 13,4 %. Die Beatmungsstunden stiegen im gleichen Zeitraum um 31,7 % von 46.332.140 auf 61.035.542. Die Zahl der Patienten, die länger als 24 h beatmet wurden stieg um 22,7 % von 184.969 auf 227.029. 2005 wurde die Hälfte aller Beatmungspatienten weniger als 33 h gesamt beatmet. 2010 lag dieser, auf die Patientenzahl berechnete Wert bereits bei 44 h (Biermann und Geissler 2013). Dem subjektiven Empfinden vieler „Beatmungsmediziner" nach, sind diese Zahlen bis heute weiter rasant gestiegen.

Im außerklinischen Bereich, also im Bereich der Heimbeatmung, stehen so detaillierte Zahlen nicht zur Verfügung. Laut einer Stellungnahme der Deutschen Interdisziplinären Gesellschaft für Außerklinische Beatmung (DIGAB e. V.) von 2015 verzeichnete Deutschland zwischen 2003 und 2015 einen Anstieg der invasiv beatmeten Patienten von 500 auf 15.000. Dies ist eine Verdreißigfachung in nur 12 Jahren. Diese Zahl unterscheidet allerdings nicht zwischen intermittierend und dauerhaft beatmeten Patienten.

Dieser deutliche Anstieg der Beatmungsstunden und die gleichzeitige Verschiebung der Beatmungszeiten in den Bereich der Langzeitbeatmung sollte Anlass sein, neben vielen weiteren Maßnahmen auch das Berufsbild des Atmungstherapeuten in Deutschland weiter zu etablieren. In Nordamerika und in den skandinavischen Ländern ist der Atmungstherapeut seit Jahren nicht mehr aus der Therapie von beatmeten oder tracheotomierten Patienten wegzudenken. Deutschland hinkt hier leider weit hinterher.

Als erste Organisation bot die Deutsche Gesellschaft für Pneumologie und Beatmungsmedizin e. V. DGP 2005 die Weiterbildung in Deutschland an. Bis heute finden jährlich mehrere Schulungen an verschiedenen Standorten statt. Seit 2010 bietet auch die Deutsche Gesellschaft für pflegerische Weiterbildung DGpW die Weiterbildung zum Atmungstherapeuten an. Im Gegensatz zur DGP lässt die DGpW neben examinierten Pflegekräften und Physiotherapeuten auch Logopäden und Ergotherapeuten zu. Heute werden Atmungstherapeuten nicht nur auf Intensivstationen, in Schlaflaboren und in Weaningzentren gebraucht. Mindestens ebenso wichtig ist deren Einsatz in Rehabilitationseinrichtungen, in logopädischen Praxen, bei außerklinischen Intensivpflegediensten und bei Homecare Providern. Speziell bei den zuletzt genannten Einrichtungen sind Atmungstherapeuten mit ganz verschiedenen Grundausbildungen gefragt.

In einem europaweiten Vergleich stellen Menschen mit einer neurologischen Erkrankung mit 41,4 % die zweitgrößte Patientengruppe in der außerklinischen Versorgung dar. Zum Vergleich: Obstruktive Erkrankungen 50,1 %, restriktive Erkrankungen 17,1 % (Masefield et al. 2017). Stellvertretend für die vielen neurologischen Krankheitsbilder, die zur Beatmungspflicht führen können, seien hier nur die ALS, eine hohe Querschnittlähmung und die verschiedenen Formen der Muskeldystrophie genannt. Größtmögliche Kenntnisse der neurologischen Gegebenheiten und der Pathophysiologie sind die Voraussetzung für eine erfolgreiche atmungstherapeutische Therapie. Ein fertig ausgebildeter Atmungstherapeut sollte in der Lage sein, sehr genau zwischen pulmologischen und neurologischen Patienten zu differenzieren und seine Therapie darauf einstellen können.

In der Ausbildung zum Atmungstherapeuten muss deshalb der Neurologie ein ebenso hoher Stellenwert eingeräumt werden wie der Pneumologie. Dies kann nicht nur durch eine stundenmäßige Erhöhung der neurologischen Themen erreicht werden. Auch muss das Augenmerk auf der Expertise der Referenten liegen. Dies stellt die Bildungsträger vor eine große Herausforderung. So muss z. B. ein Referent zum

Thema „neurologische Beatmung“ nicht nur über einen großen klinischen Erfahrungsschatz verfügen, sondern auch die Gegebenheiten im außerklinischen Setting gut kennen. Ein Großteil der neurologischen Themen sollte von erfahrenen Neurologen unterrichtet werden. Aber auch Logopäden mit atmungstherapeutischer Zusatzqualifikation können z. B. beim Thema „Dysphagie“ viel zu einem breit gefächerten Unterricht auf hohem Niveau beitragen.

10.2 Indikationsstellung und Ressourcenmanagement der Atmungstherapie in großen Organisationseinheiten

Alf-Christoph Janeck

Der Einsatz von fachweitergebildeten Atmungstherapeuten erfolgt nach individuellen Gegebenheiten der verschiedenen Kliniken und Institutionen. Spezifische Tätigkeitsbeschreibungen existieren bislang nur innerhalb der Kliniken. Eine allgemein gültige Grundlage fehlt. Speziell für die atmungstherapeutische Betreuung neurologischer Patienten liegen nur sehr wenige Studien vor (Kareus et al. 2008). In der Fachwelt unbestritten ist die Bedeutung der multiprofessionellen Betreuung neurologischer Patienten (Traynor et al. 2003; Chio et al. 2006). In diesem Zusammenhang ist der Einsatz von Atmungstherapeuten sinnvoll und hilfreich. In Deutschland gibt es dazu bislang nur sehr wenig Literatur (Schwabbauer 2014; Karg et al. 2004; Karg 2017).

Ausgehend von der Vorstellung eines Patienten als selbstbestimmter, aktiver Teil und Zentrum der multiprofessionellen Betreuung ergibt sich folgendes Bild (◘ Abb. 10.1):

10.2.1 Indikationsstellung der Atmungstherapie

10.2.1.1 Kompetenzen

Die Atmungstherapie arbeitet unter Supervision eines in der Beatmung erfahrenen Arztes. Die Atmungstherapie ersetzt nicht den Arzt. Die Diskussion um die Delegation ärztlicher Tätigkeiten im Bereich der Atmungstherapie ist obsolet; in Institutionen mit einer etablierten Atmungstherapie wird die Beatmung von Atmungstherapeuten eingestellt, überwacht, modifiziert und dokumentiert. Die Aufgabe des Arztes bleibt neben der Diagnostik die Anordnung und Kontrolle der Beatmung. Eine präzisierte gesetzliche Grundlage zu den Aufgabengebieten der Atmungstherapeuten gibt es derzeit in Deutschland noch nicht. Prinzipiell ist eine enge gemeinsame Abstimmung aller Maßnahmen entscheidend für eine hohe Behandlungsqualität und Patientenzufriedenheit.

10.2.1.2 Technische Ausstattung

▪▪ Vorhaltung und Verwaltung von geeigneten Beatmungsgeräten und Zubehör

Bei der mittlerweile großen Anzahl verschiedener Beatmungsgeräte sollte sich eine Klinik auf wenige verschiedene Geräte beschränken. Dadurch kann sichergestellt werden, dass bei den Anwendern ausreichend Erfahrung im Umgang mit den Geräten vorliegt. Andererseits sollten selbst im unwahrscheinlichen Fall eines Lieferengpasses oder Rückrufs der Industrie noch geeignete Geräte zur Verfügung stehen. Eigene Klinikgeräte sind notwendig, können aber fallweise durch Leihgeräte kurzfristig ergänzt werden.

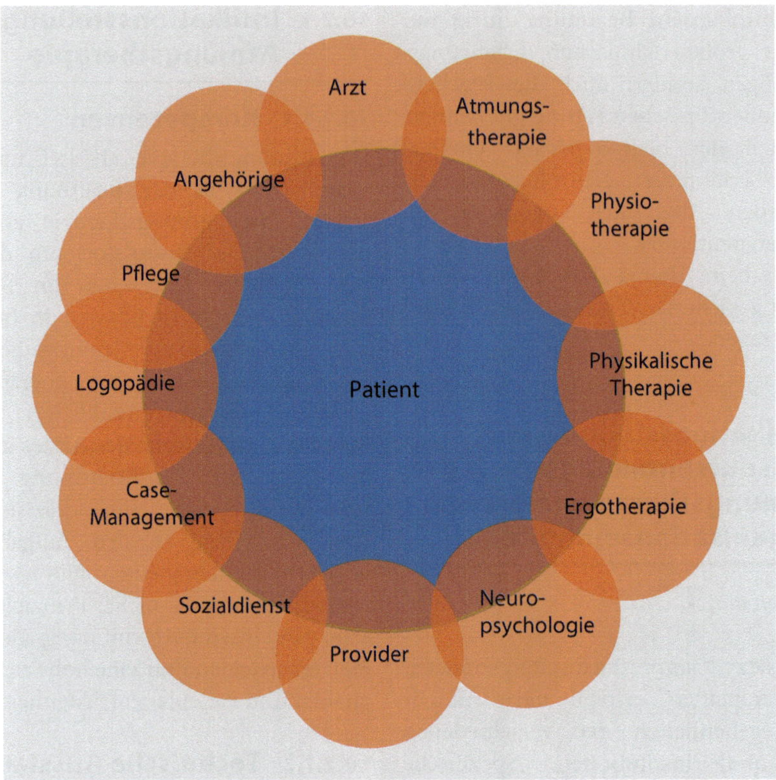

Abb. 10.1 Multiprofessionelle Betreuung neurologischer Patienten

▪▪ Einstellung der Beatmungsparameter nach Diagnostik, Klinischer Einschätzung und Komfortbedarf der Patienten

Die Einstellung langzeitbeatmeter Patienten orientiert sich an deren individuellen Bedürfnissen. Die notwendigen Einstellungen und deren Modifikationen können sich im Einzelfall sehr langwierig gestalten. Dabei liegt ein möglichst langfristig stabiler Verlauf bei guter Compliance im Fokus.

▪▪ Einfache Wartungsarbeiten an den Beatmungsgeräten

Monatliche Filterwechsel innerhalb der Geräte, das Auslesen der Beatmungszeiten und Einstellungen dürfen ausschließlich von nach dem Medizinproduktegesetz (MPG) eingewiesenen Personen durchgeführt werden. Die regelmäßigen Wechsel von Filtern und Schläuchen können Pflegekräfte durchführen.

10.2.1.3 Organisation

▪▪ Casemanagement in Bezug auf die atem- und beatmungsrelevanten Belange der Patienten

Die Atmungstherapeuten können einen wichtigen Beitrag zum gesetzlich vorgeschriebene Entlassmanagement und einer möglichst reibungslosen Pflegeüberleitung leisten (GKV-VSG 2015). Dabei sollte nicht nur der originär atmungstherapeutische Bereich, sondern die gesamte Hilfsmittelversorgung beachtet werden.

▪▪ Absprache mit den Geräteprovidern

Jeder Patient hat das Recht, selbst einen Geräteprovider auszuwählen. Dabei können ihn Atmungstherapeuten unterstützen. Rechtzeitige Kontaktaufnahme mit dem Provider erleichtert allen Beteiligten das

Entlassmanagement und die Überleitung in die Häuslichkeit oder eine Facheinrichtung.

▪▪ Teilnahme an multiprofessionellen Besprechungen

Wöchentliche, zeitlich und umfänglich festgelegte Besprechungstermine erleichtern den Austausch zwischen den einzelnen Berufsgruppen. Dort können Interventionen abgestimmt, festgelegt und evaluiert werden. Die Teilnahme der Atmungstherapeuten an jeder Visite ist zeitraubend und eventuell entbehrlich. Bei kurzfristig notwendigem Klärungsbedarf aktueller Fragen ist der direkte kollegiale Austausch unverzichtbar.

10.2.1.4 Schulung

▪▪ Planung, Organisation und Durchführung von Schulungen für Ärzte, Pflegende, Therapeuten

Gerade in großen Organisationseinheiten sind regelmäßige Schulungsmaßnahmen wichtig aufgrund von Fluktuation von Mitarbeitern, stetig steigendem Kompetenz- und Wissensbedarf und häufig auftauchenden Neuerungen. Die Schulungen können z. B. Workshops, Impulsvorträge, Gerätespielstunden, Journal Clubs oder ganze Weiterbildungen im Sinne einer beatmungsrelevanten Basisqualifikation für neue oder weniger erfahrene Mitarbeiter sein.

▪▪ Teilnahme an Firmenschulungen nach MedGBetrV

Für die Atmungstherapeuten von großer Bedeutung ist die Teilnahme an Firmeneinweisungen für Medizingeräte jeder Art. Zumeist haben diese Einweisungen nur eine begrenzte Gültigkeit und müssen regelmäßig erneuert werden. Prinzipiell darf ohne eine solche Firmeneinweisung keine weitere qualifizierte Schulung für andere Personen durchgeführt werden (MedGBetrV). Für die Einweisung anderer Personen ist es auch erforderlich, dass der Atmungstherapeut Medizinproduktebeauftragter ist, wenn er nicht durch den Hersteller des Medizinprodukts die Schulung zur „befugten Person" erhalten hat.

▪▪ Schulung von Patienten und Angehörigen

Die Schulung von Patienten und Angehörigen kann individuell oder in kleinen Gruppen durchgeführt werden. Um auf spezielle Beatmungssituationen eingehen zu können ist meistens eine Einzelschulung notwendig. Wiederholungen dieser Schulungen während des stationären Aufenthalts sind zumindest für Patienten nötig.

▪▪ Schulung von externen Pflegeanbietern

Die Schulung von externen Pflegeanbietern kann als Angebot für nachversorgende Einrichtungen bei speziellen Krankheitsbildern hilfreich sein. Im Sinne des Entlassmanagements kann die sektorenübergreifende Qualität gesichert werden und sogar der Drehtüreffekt vermieden werden. Genauso können primär hausinterne Schulungen auch veröffentlicht und für Interessenten anderer Institutionen angeboten werden.

10.2.1.5 Begleitung

▪▪ Täglicher Kontakt mit stationären Patienten

Neurologische Patienten profitieren meistens von festen Bezugspersonen, um sich auf eine notwendige Beatmungstherapie einlassen zu können. Regelmäßigkeit und kontinuierliche Begleitung durch immer gleiche Bezugspersonen ermöglicht eine Stärkung des Vertrauens und erleichtert somit die notwendige, aber häufig unangenehme Therapieinterventionen.

▪▪ Weaning

Weaning bei neurologischen Patienten bedeutet nicht zwangsläufig die endgültige Entwöhnung von der Beatmung. Häufiger als bei pneumologischen Krankheitsbildern ist es notwendig, schon in der Frühphase des stationären Aufenthalts eine nichtinvasive oder invasive Langzeitbeatmung anzubahnen. Auch die Umwandlung von invasiver zu nichtinvasiver Beatmung und vice versa ist im Einzelfall möglich und sinnvoll (▶ Kap. 7 und 13).

Palliative Beatmung

Abhängig von der Grunderkrankung kann es indiziert sein, eine Beatmung auch in der letzten Phase des Lebens fortzuführen. Die Einstellung der Beatmung sollte sich dann in erster Linie am Befinden der Patienten orientieren. Sehr häufig bevorzugen diese Patienten deutlich höhere Beatmungsdrücke, als Labor und Klinik nahe legen. Das Gefühl der tieferen Atmung durch eine größere Thoraxexkursion erzeugt eine reduzierte Dyspnoe, eine Hypokapnie ist ggf. zu akzeptieren. Der Einsatz von Opiaten ist zusätzlich sinnvoll und meistens unerlässlich (Schöch und Müller 1994).

Beratung von Patienten und Angehörigen

Der Beratung von Patienten und ihren Angehörigen kommt bei der Arbeit der Atmungstherapeuten eine große Bedeutung zu. Ausreichend Zeit und Zuwendung ist dabei entscheidend. Es gibt Belege dafür, dass gut informierte Patienten eine bessere Beatmungstoleranz haben (Kareus 2008). Speziell Patienten, die eine elektive Beatmung erhalten, profitieren von ausführlichen Beratungsgesprächen.

10.2.1.6 Durchführung atmungstherapeutischer Maßnahmen

Die Durchführung atmungstherapeutischer Maßnahmen erfordert hohe Sachkenntnis. Dazu können ganz unterschiedliche Einzelmaßnahmen notwendig sein. Als Beispiel sei hier die Mobilisation beatmeter Patienten genannt. Dies kann im Einzelfall bedeuten, dass ein invasiv beatmeter ALS-Patient mit Ehefrau, Pflegekraft und Atmungstherapeut eine Runde auf dem Stationsflur spazieren geht.

Sekretmanagement

Sekretmanagement ist eine der wichtigsten Aufgaben der Atmungstherapie. Das endotracheale Absaugen bei invasiv beatmeten Patienten sollten neben den Atmungstherapeuten auch die anderen beteiligten Professionen beherrschen. Bei nichtinvasiv und invasiv beatmeten Patienten mit Husteninsuffizienz ist der Einsatz eines mechanischen Insufflator-Exsufflators (▶ Kap. 7) gleichermaßen erforderlich. Darüber hinaus sind Lagerungsdrainagen zur schwerkraftunterstützten Sekretelimination aus bestimmten Lungenarealen hilfreich. Prinzipiell kann jedes Lungensegment drainiert werden.

Spezielle physiotherapeutische Maßnahmen wie Thoraxmobilisation oder Ausstreichungen der Interkostalräume werden auch von den Atmungstherapeuten angewandt. Einfachere physiotherapeutische Maßnahmen wie die Vertiefung der Atmung durch Flankenatmung können auch gut in andere Maßnahmen integriert werden.

Trachealkanülenmanagement

Die Auswahl einer geeigneten Trachealkanüle kann angesichts der immer größer werdenden Menge unterschiedlicher Kanülentypen schwierig sein. Im klinischen Setting sollte bei gesicherter Indikation zur invasiven Langzeitbeatmung rechtzeitig eine für den einzelnen Patienten gut passende Kanüle gewählt werden. Mehrere Versuche können erforderlich sein, wenn z. B. die Siebung einer Sprechkanüle nicht optimal innerhalb der Trachea steht (▶ Abschn. 8.3). Diese Tätigkeit wird häufig von den Atmungstherapeuten durchgeführt und muss vom Arzt verordnet sein. Langzeitbeatmete Patienten haben meistens operativ angelegte Stomen, dilatativ tracheotomierte Patienten finden sich viel seltener. Ob ein primär dilatativ angelegtes Stoma in ein operatives umgewandelt werden soll, kann nur individuell in Abhängigkeit von der Stabilität des Tracheostomas und der Praktikabilität des Trachealkanülenwechsels entschieden werden.

▪▪ Inhalationen und Atemgaskonditionierung

Der Inhalationstherapie kommt bei neurologischen Patienten nicht die gleiche Bedeutung wie bei pneumologischen Patienten zu. Allerdings können Inhalationen hilfreich sein bei sehr zähem Trachealsekret oder einer Neigung einzelner Patienten zu Laryngo- oder Bronchospasmen. Die Medikamentenapplikation mittels Mesh- oder Ultraschallvernebler erreicht die tiefen Bronchien. Druckluftvernebler erreichen aufgrund der größeren Teilchengröße nur die oberen Atemwege. Oft wird nur mit Kochsalzlösung inhaliert. Der Einsatz hypertoner salinischer Lösungen zum Inhalieren kann im Einzelfall nützlich sein. Patienten mit vorbestehenden Lungenerkrankungen und einer entsprechenden Medikation sollten ihre bisherige Therapie fortführen. Häufig ist bei neurologischen Patienten aber die Anpassung der Devices (z. B. Spacer) notwendig. Manchmal fehlt es an der Kraft oder öfter an der Koordination. Die Auswahl der geeigneten Devices ist eine typische Aufgabe für den Atmungstherapeuten.

10.2.1.7 Diagnostik

▪▪ Kapnographie

Die Durchführung und Auswertung einer transdermalen Kapnographie ist im Rahmen einer elektiven NIV sehr hilfreich und erspart den Patienten häufige Blutgasanalysen. Die Kapnographie eignet sich auch zur Verlaufskontrolle bereits etablierter Beatmungen.

▪▪ Polygraphie

Bei Verdacht auf zentrale oder auch obstruktive Ventilationsstörungen sollte eine Polygraphie durchgeführt werden. Dafür ist nicht zwingend ein Aufenthalt im Schlaflabor notwendig. Die Polygraphie kann auch mit tragbaren Geräten auf Station durchgeführt werden. Dabei werden der Atemfluss (Flow), die O_2-Sättigung, die Bewegung von Thorax und Abdomen erfasst (▶ Kap. 16). Eine detaillierte Auswertung kann von erfahrenen Atmungstherapeuten durchgeführt werden.

▪▪ Spirometrie

Die Spirometrie kann sehr einfach bettseitig durch den Atmungstherapeuten zur Messung von Vitalkapazität aufrecht und in liegender Position, peak flow oder „Peak Cough Flow" erfolgen. Routinemäßig sollten bei Patienten mit neuromuskulären Erkrankungen diese Messungen durchgeführt werden, um rechtzeitig eine drohende respiratorische Insuffizienz, eine Husteninsuffizienz sowie eine Parese des Diaphragmas zu erkennen (▶ Kap. 4). Die Bodyplethysmographie ist v. a. bei pneumologischen Patienten notwendig.

▪▪ Labor (BGA)

Laboranalysen haben in neurologischen Kliniken einen großen Stellenwert. Zur gesicherten Beurteilung der respiratorischen Situation eines Patienten ist eine BGA häufig unerlässlich. Sie dient der Einstellung einer Beatmung und deren Verlaufskontrolle. Unerheblich ist dabei die Art der Beatmung. Auch nichtinvasive Beatmungen sollten mit regelmäßigen BGA-Kontrollen überwacht werden. Während auf Intensivstationen überwiegend arterielle BGAs gemacht werden, können diese auf Normalstationen meist durch kapilläre (BGAs) ersetzt werden (▶ Kap. 4).

▪▪ Radiologie

Atmungstherapeuten sollten über Kenntnisse in der Befundung von Röntgen oder CT/MRT-Bildern verfügen.

10.2.1.8 Dokumentation

▪▪ Dokumentation der Geräte

Gerätedokumentation dient in erster Linie der gesetzlichen Vorgaben durch MedGBetrVÜbersichtlichkeit. Betriebsstunden und

Einsatzdauer können ausgelesen werden. Darüber hinaus können die notwendigen Wartungsintervalle erfasst werden.

■■ Dokumentation der Beatmung der Patienten

Unbestritten ist die Notwendigkeit einer korrekten, umfassenden und zeitnahen Dokumentation. Der Dokumentationsaufwand in Kliniken ist in den letzten Jahren immer weiter angestiegen. Häufig finden sich Doppeldokumentationen in Kurve plus Krankenhausinformationssystem. Dazu möchte jede Berufsgruppe ihre spezifischen Dokumentationen etablieren. Assessmentinstrumente, Berichte, Vitalparameter, Beatmungsparameter, Laborergebnisse und vieles mehr erschweren den schnellen Überblick.

10.2.2 Ressourcenmanagement der Atmungstherapie

Derzeit (2018) gibt es in Deutschland zirka 750 Atmungstherapeuten. Die meisten arbeiten in pneumologischen und neurologischen Kliniken sowie in Weaningzentren. Die bislang noch sehr geringe Anzahl an qualifizierten Atmungstherapeuten wirft die Frage nach ihrem möglichst effizienten Einsatz auf. Die immer weiter steigende Zahl von langzeitbeatmeten Patienten macht den Einsatz von Atmungstherapeuten in entsprechenden Institutionen immer wichtiger. Die Kliniken setzen bislang eigene Rahmenbedingungen für den Einsatz von Atmungstherapeuten.

- Häufig sind sie als Einzelperson unter ärztlicher Leitung für eine große Zahl von Patienten zuständig. Hohe Arbeitsbelastung erschwert eine individualisierte Patientenbetreuung.
- Eine andere Variante ist der Einsatz von kleinen Teams von Atmungstherapeuten, die in enger Absprache mit einem erfahrenen Facharzt selbständig agieren. Dies ermöglicht gegenseitige Vertretung und Unterstützung. Die Behandlungsqualität und Patientenzufriedenheit sind dabei hoch einzuschätzen. Üblich sind feste Arbeitszeiten, Bereitschaftsdienste an Wochenende oder Feiertagen wären bei entsprechenden Teamgrößen von zwei oder drei Personen kaum realisierbar.
- Eine dritte Möglichkeit ist die feste Zuordnung von Atmungstherapeuten zu bestimmten Stationen oder Bereichen. Dabei sind die Atmungstherapeuten in den normalen Schichtdienst eingebunden. Dies kann im Einzelfall Vorteile bringen. Beispielhaft sei eine genaue Beobachtung des Schlafverhaltens von Patienten genannt. Nachteile sind die fehlende Möglichkeit gegenseitiger Unterstützung und des Austauschs sowie die Gefahr, dass Ressourcen der Atmungstherapie in die Stationsressourcen einfließen und damit verloren gehen. Von der letzten Variante ist daher abzuraten.

Die Ausbildung von Atmungstherapeuten geschieht bislang über die Deutsche Gesellschaft für Pneumologie (DGP) und den Privatanbieter DGpW in Zusammenarbeit mit der Steinbeis-Hochschule Berlin. Lediglich in Mecklenburg-Vorpommern existiert eine Prüfungsordnung für eine Fachweiterbildung für Intensiv-, Anästhesie und Atmungstherapie. Sonst finden sich – noch – keine staatlichen Fachweiterbildungen.

Die Anerkennung der Atmungstherapeuten in den Kliniken ist allgemein hoch, dies spiegelt sich aber nur zum Teil in einer entsprechenden Bezahlung wieder. Allerdings taucht der Begriff Atmungstherapie bereits in den ersten Tarifverträgen auf und erlaubt einen Ausblick auf zukünftige Entwicklungsmöglichkeiten.

Fazit
- Die Atmungstherapie ist nicht der Alleinversorger beatmeter neurologischer Patienten. Die Limitierungen der Tätigkeiten ergeben sich aus organisatorischen, gesetzlichen und berufsständischen Vorgaben.
- Die Atmungstherapie bildet eine wichtige Schnittstelle zwischen den verschiedenen involvierten Professionen.
- Die Atmungstherapie arbeitet selbständig und eigenverantwortlich unter Supervision eines Facharztes.
- Die Atmungstherapie unterstützt den Arzt durch Vorbereitung und Durchführung von diagnostischen Maßnahmen inklusive einer ersten Einschätzung und Empfehlung.
- Die Atmungstherapie stellt Beatmungsgeräte und Hustenassistenten nach Maßgabe eines Arztes ein.
- Die Atmungstherapie wählt nach verschiedenen Gesichtspunkten (individuelle Passform von Masken, geeignete Trachealkanüle, Kosten etc.) geeignete Beatmungsinterfaces aus.

10.3 Atmungstherapeutische Schulung in der neurologischen Akutmedizin und Frührehabilitation

Tina Kahle

Einleitung

Therapeutenteams in der neurologischen Akutmedizin und Frührehabilitation betreuen beatmete Patienten mit schwersten akuten neurologischen und neurochirurgischen Erkrankungen. Durch die Multimorbidität vieler Patienten ist häufig die Nebendiagnose einer respiratorischen Erkrankung vorhanden. Diese Patienten entwickeln oft gravierende respiratorische Probleme. Sie können tracheotomiert und beatmet sein. Viele benötigen ein intensives Sekretmanagement.

Therapeutenteams sollten neben den berufsspezifischen Fähigkeiten, Kompetenzen im Umgang mit tracheotomierten und beatmeten Patienten erwerben. Damit gehören auch Kenntnisse zur Sekretolyse, Sekretmobilisation und Sekretentfernung dazu. Grundkenntnisse über die Tracheotomie, Trachealkanülen und Zubehör sowie evtl. auftretende Komplikationen sind unabdingbar. Es wird Hintergrundwissen für Notfallsituationen benötigt. Ein sehr großer Teil der Patienten ist in diesem frühen Stadium der Erkrankungsphase noch beatmet. Das Wissen um Inhalte zum Thema, wie Physiologie und Pathophysiologie der Atmung, Beatmung, Beatmungsmodi und Schulungen von Beatmungsgeräten sowie Zubehör spielen eine zentrale Rolle, damit die eigentliche berufsspezifische Therapie auch unter Beatmung bzw. angemessen während beatmungsfreien Intervallen stattfinden kann. Beispielsweise muss bei manchen invasiv beatmeten Patienten das Gehen und das Sprechen trainiert werden. Eingewiesene Therapeuten können Trachealsekret absaugen Beatmungsprofile verändern und benötigen nicht die Hilfe einer Pflegekraft. Verschiedene Ansätze der Atemtherapie sollten als Handwerkszeug selbstverständlich sein.

Im Erkrankungsverlauf gewinnen neben akut- und intensivmedizinischen Konzepten frührehabilitative Konzepte zunehmend an Bedeutung: „Frührehabilitation ist die frühestmöglich einsetzende kombinierte akutmedizinische und rehabilitationsmedizinische Behandlung von Krankenhauspatienten verschiedener medizinischer Fachgebiete mit einer akuten Gesundheitsstörung und relevanter Beeinträchtigung von Körperfunktionen und Strukturen, Aktivitäten und Partizipation gemäß der ICF" („International Classification of Functioning,

Disability and Health"; Beyer et al. 2015). Die Atmung hat auch in dieser Phase der Erkrankung einen hohen Stellenwert.

10.3.1 Delegation ärztlicher Tätigkeiten

Physiotherapie, Ergotherapie, Logopädie sind Fachberufe im Gesundheitswesen. Tätigkeiten wie das endotracheale Absaugen, die Anwendung von mechanischen Insufflatoren-Exsufflatoren (MIE; ◘ Abb. 10.2) und das Arbeiten mit Beatmungsgeräten werden nicht während der Ausbildung vermittelt. Die Qualifikation für die oben genannten Tätigkeiten können die Beschäftigten dieser Berufsgruppen durch hausinterne Schulung atmungstherapeutischer Inhalte erhalten. Innerhalb einer abschließenden Evaluation überzeugt sich der verantwortliche Arzt von den erworbenen Kenntnissen. In diesem Rahmen kann eine Delegation der genannten Tätigkeiten an nichtärztliche Mitarbeiter aus den Bereichen der Physiotherapie, Logopädie und Ergotherapie erfolgen.

10.3.1.1 Haftung, Berufshaftpflichtversicherung und Verpflichtung zur Evaluation

> Die Haftung für delegierte Tätigkeiten liegt beim delegierenden Arzt sowie bei Pflichtverletzung ebenfalls beim geschulten Mitarbeiter/in. (Bundesärztekammer 2008).

Damit wird auf die Durchführungsverantwortung des Therapeuten hingewiesen (grob fahrlässig oder mit Vorsatz). Voraussetzung für die verantwortungsvolle Delegation ist die

10

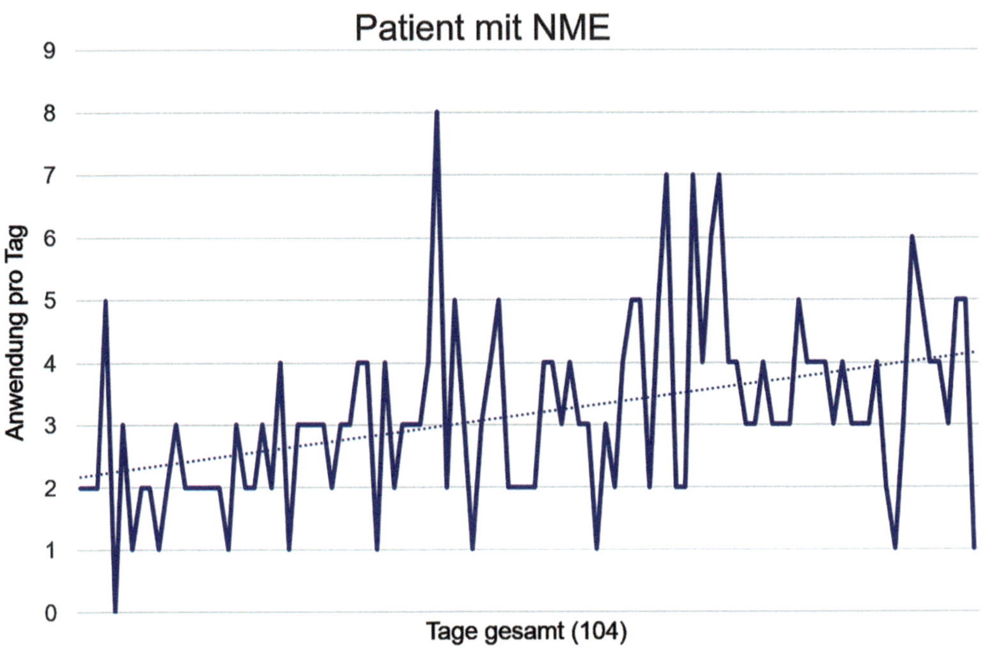

◘ Abb. 10.2 Anwendung eines mechanischen Insufflator-Exsufflators

zum Erhalt der Fähigkeiten regelmäßig durchgeführte und korrekt dokumentierte Schulung der Mitarbeiter. Zur Etablierung atmungstherapeutischer Inhalte in ein medizinisch versorgendes Team sind verbindliche Teilnahmen der Beschäftigten an den angebotenen Schulungen nötig. Es empfiehlt sich daher, Schulungsabschnitte schriftlich in einem Schulungsnachweis und einer Teilnehmerliste zu dokumentieren. Der Schulungsstand sollte regelmäßig vom verantwortlichen Arzt oder in Delegation überprüft werden, nicht zuletzt, um die Lehrinhalte anzupassen. Beispielsweise können geschulte Therapeuten verpflichtet werden, regelmäßig an einer atmungstherapeutischen Schulung teilzunehmen und somit ihren Kenntnisstand zu erweitern und zu festigen.

10.3.2 Aufbau von Schulungskonzept und Voraussetzungen

Eine gute Möglichkeit ist es, Schulungen in ein Zertifikatsystem mit atmungstherapeutischen Inhalten einzubinden. Voraussetzung ist die Bereitschaft der ärztlichen Leitung zur Schulung sowie der therapeutischen Leitung für das Einrichten von Schulungszeiten innerhalb der Arbeitszeit. Die Verfügbarkeit eines Schulungsraums mit der Ausstattung für Präsentationen sowie ausreichend Platz für praktisches Üben ist selbstverständlich. Patientenvorstellungen und patientenbezogene Informationen fördern das Verständnis für die Thematik und die Motivation der Mitarbeiter.

Die Wissensvermittlung und das Erlernen von Handlungsabläufen sind an Mitarbeiter therapeutischer Berufe gerichtet, welche sowohl hohe Kompetenzen in ihren fachspezifischen Bereichen durch jahrelange Berufserfahrung und Weiterbildung erworben haben, als auch an Berufsanfänger. Hausinterne Standards sollten in schriftlicher Form und für alle zugänglich in der Einrichtung vorhanden sein. Um den Bedürfnissen der Beschäftigten, der Lehrenden und natürlich auch der Patienten gerecht zu werden, sind Anpassungen der Schulung an die Gegebenheiten der jeweiligen stationären Einrichtung nötig. Eine gute Kommunikationskultur und Informationsaustausch innerhalb aller Berufsgruppen wirkt sich positiv auf die Umsetzung aus.

10.3.2.1 Beispiel für die Umsetzung

Im Folgenden wird das Schulungssystem der Klinik für Neurologische Intensivmedizin und Frührehabilitation am Evangelischen Krankenhaus Oldenburg als Beispiel der Umsetzung dargestellt (◻ Abb. 10.3). Grundlagen sind ein Zertifikatssystem für hochspezialisierte oder technisch anspruchsvolle Maßnahmen sowie ein regelmäßiger Journal Club.

Das erste Zertifikat „Absaugen tracheotomierter Patienten“ und das zweite Zertifikat „Anwendung des mechanischen Insufflator-Exsufflators“ bauen aufeinander auf. Danach kann der Mitarbeiter sowohl das Zertifikat „Trachealkanülenwechsel“ als auch Zertifikat „Therapie beatmeter Patienten“ erwerben. Geräteeinweisungen nach Medizinproduktegesetz sind Bestandteile. Am Ende der Schulung zum jeweiligen Zertifikat steht die praktische und theoretische Überprüfung der Kenntnisse durch den Chefarzt oder einen von ihm benannten Vertreter (◻ Abb. 10.4).

Die Kenntnisse der Beschäftigten werden in einer einmal monatlich stattfindenden hausinternen Schulung (Journal-Club) gefestigt und vertieft. Im Rahmen dieser Schulung findet ein interprofessioneller Austausch statt und berufsspezifische Therapiekonzepte sowie neue Produkte/Hilfsmittel bzgl. Atmung, Beatmung, Trachealkanüle und Kommunikation werden vorgestellt.

▪▪ Zertifikat „Absaugen tracheotomierter Patienten“

Es werden Kenntnisse der Anatomie, Physiologie und Pathophysiologie der oberen und unteren Atemwege vermittelt. Eine

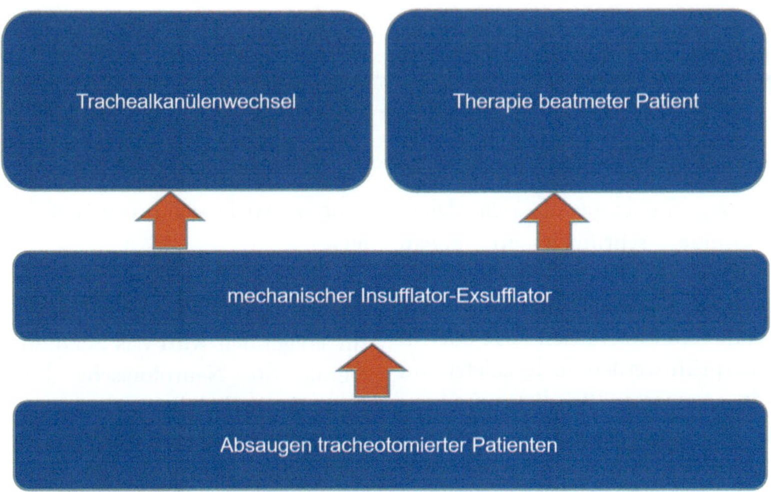

Abb. 10.3 Schulungssystematik

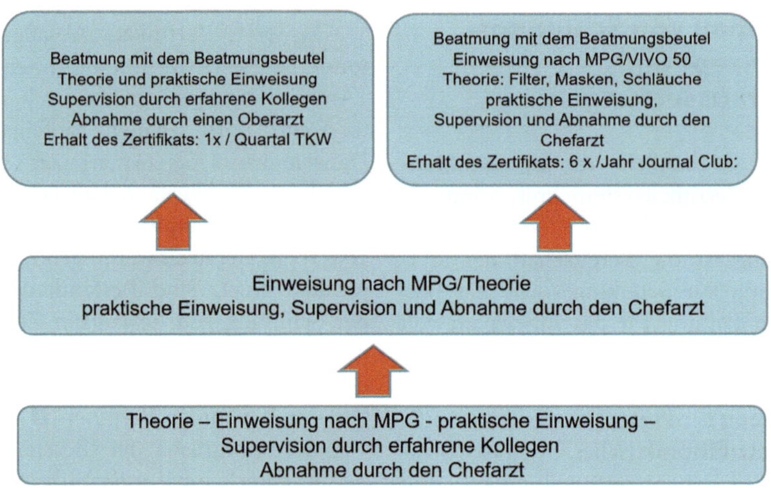

Abb. 10.4 Zertifikate

10

Einführung über Trachealkanülen, Absaugsysteme und Katheter sowie das Verhalten in einer Notfallsituation schließt sich an. Es folgt die Einweisung in die Absaugsysteme nach Medizinproduktegesetz (MPG) sowie die praktische Anleitung in das endotracheale Absaugen im offenen und geschlossenen System nach hausinternem Standard. Danach wird das endotracheale offene und geschlossene Absaugen unter Supervision erfahrener Kollegen durchgeführt. Abschließend erfolgt die Abnahme der Durchführung durch den Chefarzt.

Lernergebnis: Die Mitarbeiter/innen erkennen, wenn ein tracheotomierter Patient endotracheal abzusaugen ist. Sie führen das endotracheale Absaugen nach dem hausinternen Standard durch. In einer Notfallsituation handeln sie nach einem Ablaufplan.

■■ Zertifikat „Anwendung des mechanischen Insufflators-Exsufflators"

Die Mitarbeiter/innen erhalten eine Einweisung nach MPG in einen mechanischen Insufflators-Exsufflator (MIE), sie lernen Schlauchsysteme, Filter und die Anwendungsmöglichkeit des MIE über die Trachealkanüle und Maske kennen. Physiologie und Pathophysiologie des Hustens, Sekretolyse und Sekretmobilisation jedoch auch die Begriffe wie neurogene Dysphagie, Hypersalivation und Aspiration werden begleitend bei der praktischen Abnahme erläutert.

Lernergebnis: Die geschulten Therapeuten/innen setzten den MIE in ihrer Therapie nach ärztlicher Verordnung ein.

■■ Beatmen mit dem Beatmungsbeutel

Aufbau, Funktion und pragmatische Inbetriebnahme, Verwendung von Sauererstoff und Technik der manuellen Beatmung, Frequenz und Atemzugvolumen werden in diesem Teil der Mitarbeiterschulung vermittelt. Beatmen mit dem Beatmungsbeutel wird dem Zertifikat „Trachealkanülenwechsel" (Notfallsituation) und dem Zertifikat „Therapie beatmeter Patient" zugeordnet.

Lernergebnis: Die Kollegen führen eine manuelle Beatmung mit dem Ambubeutel bei Patienten in einer Notfallsituation durch.

■■ Zertifikat „Trachealkanülenwechsel"

Inhalte sind Tracheotomie und ihre Anlageformen sowie mögliche Komplikationen. Verschiedene Trachealkanülen, Platzhalter, Indikation und Ablauf eines Trachealkanülenwechsels (TKW) in einer Standard- und Notfallsituation werden veranschaulicht. Die Mitarbeiter erfahren, welches Equipment und welche Vorrausetzungen für die Begleitung eines Patienten mit Trachealkanüle außerhalb der Station vorhanden und erfüllt sein müssen. Darauf folgt die praktische Einweisung nach hausinternem Standard, hiernach die dreimalige ärztliche Supervision eines TKW und die Abnahme durch einen leitenden Oberarzt oder den Chefarzt (■ Abb. 10.5). Das Zertifikat behält seine Gültigkeit, wenn sich die Mitarbeiter in regelmäßigen Abständen bei einem TKW begleiten lassen.

Lernergebnis: Die Mitarbeiter beatmen in einer Notfallsituation den Patienten mit dem Ambubeutel manuell, ggf. wechseln sie die Trachealkanüle.

■■ Zertifikat „Therapie beatmeter Patient"

Begonnen wird mit einer Einweisung nach MPG in ein exemplarisches Heimbeatmungsgerät. Verschiedene Schlauchsysteme, Filter und deren Funktion, der korrekte Einbau in das Beatmungssystem, Wechselintervalle und Dokumentation werden erläutert. Physiologie und Pathophysiologie der Atmung und Beatmung, oberer Druck, PEEP, kontrollierte, assistierte, unterstützte Beatmung, Trigger und Flow, ebenfalls spezielle Einstellungen der Beatmung bei neuromuskulären Erkrankungen und COPD sowie Applikation von Sauerstoff sind Inhalte der ärztlichen Supervision bei der Therapie eines beatmeten Patienten. Das Zertifikat behält seine Gültigkeit durch eine regelmäßige Teilnahme am Journal-Club.

Lernergebnis: Die geschulten Therapeuten führen ihre berufsspezifische Therapie mit einem invasiv beatmeten Patienten bzw. mit einem Patienten im Weaning durchführen. Sie nehmen für Phonationsübungen und Mobilisation Profilwechsel vor und setzten sie wieder zurück.

■■ Journal Club

Die Komplexität der Erkrankungen neurologischer Beatmungspatienten führt dazu, dass die Anforderungen an therapeutische Berufsgruppen wachsen. Eine effiziente therapeutische Betreuung und die Verbesserung der Arbeitsabläufe machen die Übernahme ärztlicher Tätigkeiten erforderlich. Der Journal-Club ist eine regelmäßig stattfindende interne Fortbildungsveranstaltung, in welcher Inhalte aus den einzelnen Zertifikaten wiederholt werden und das Wissen der Mitarbeiter vertieft wird. Bei

Schulungsnachweise				
Name:			**Geb.:**	
Berufsgruppe:				
Zertifikat / Einweisung / Supervision	Datum	Einweiser Druckschrift	Einweiser HZ	Therapeut HZ
Zertifikat "Absaugung tracheotomierter Patienten"				
Teil 1: Anat., Physiol., Atemstörung, Notfall				
Teil 2: Einweisung n. MPG				
wandständiger Absauger				
mobiler Absauger				
Accuvac				
Teil 3: prakt. Anleitung Absaugen offen endotracheal				
Einw. n. MPG: Monitor GE Carescape B 450				
Teil 3: Supervision endotracheale Absaugung				
Supervision endotracheale Absaugung				
Supervision endotracheale Absaugung				
Supervision und Abnahme durch CA				
Zertifikat "Insufflator/Exsufflator"				
Teil 1: Einweisung n. MPG: Nippy Clearway				
Beatmungstechnik (Schläuche, Masken, Filter)				
Teil 2: Supervision und Abnahme durch CA				
Zertifikat "Trachealkanülenwechsel""				
Teil 1: Theorie TKW / sicherer Patiententransport				
Teil 2: praktische Anleitung TKW				
Teil 3: Supervision Trachealkanülenwechsel				
Supervision Trachealkanülenwechsel				
Supervision Trachealkanülenwechsel				
TKW Supervision und Abnahme durch ltd.OA o. CA				
Teil 4: Beatmen mit dem Beatmungsbeutel				
Zertifikat "Therapie beatmeter Patient"				
Teil 1: Einweisung n. MPG: VIVO 50				
Teil 2: Therapie unter Supervision durch CA				
Therapie unter Supervision durch CA				
Therapie unter Supvision CA				
Teil 3: Beatmen mit dem Beatmungsbeutel				
Teil 4: Journal Club 6x/Jahr	Teilnehmerliste			

Abb. 10.5 Schulungsnachweise

Patienten- und Therapievorstellungen können die Mitarbeiter Themen aufgreifen und ihren Wissenstand vertiefen.

Lernergebnis: Die Beschäftigten erweitern ihre Kenntnisse Sie tauschen ihre Erfahrungen aus.

Fazit

Ein standardisiertes Schulungsprogramm verbessert die Versorgung neurologischer Beatmungspatienten im Krankenhaus. Es kann durch Atmungstherapeuten in Zusammenarbeit mit Ärzten, pflegerischen und therapeutischen Berufsgruppen organisiert und durchgeführt werden. Das Therapiekonzept der Beatmung muss von allen Teammitgliedern umgesetzt werden und erfordert Kompetenz und Engagement. Pathophysiologische Zusammenhänge müssen verstanden werden. Patienten mit neurologischen Erkrankungen, welche eine technologieabhängige Versorgung haben, profitieren von der Betreuung durch ein fachkundiges Team. Es ermöglicht ihnen Partizipation. Die Patienten haben eine höhere Bereitschaft bei Verschlechterung der Erkrankungssituation frühzeitig wieder in die Klinik zu kommen, wenn sie wissen, dass sie qualifiziert betreut werden.

10.4 Atmungstherapie bei neurologischen Beatmungs- und Intensivpatienten

Dörthe Fiedler

Die neurologischen Beatmungs- und Intensivpatienten Patienten lassen sich in drei Gruppen einteilen:

1. Patienten mit neuromuskulären Erkrankungen (NME),
2. Patienten mit zerebralen Erkrankungen,
3. Patienten mit Querschnittlähmungen.

Diese Erkrankungen können auch kombiniert auftreten. Die drei Gruppen unterscheiden sich bezüglich des Sekretmanagements und des Weaningpotenzials.

10.4.1 Neuromuskuläre Erkrankungen

Der wache kooperative Patient mit einer neuromuskulären Erkrankung, z. B. amyotrophe Lateralsklerose (ALS) kann jeder einzelnen behandelnden Berufsgruppe – Ärzte, Pflege, Atmungstherapeuten, Logopäden, Physio- und Ergotherapeuten – den Erfolg oder Misserfolg der Behandlung mitteilen. Zusätzlich können durch den Atmungstherapeuten Schmerzäußerungen, Schwierigkeiten beim Abhusten oder Erschöpfung registriert werden.

Paresen der Einatemmuskulatur führen zu einer ventilatorischen Insuffizienz und Husteninsuffizienz, Paresen von Ausatemmuskulatur und Glottis in erster Linie zu einer Husteninsuffizienz. Paresen der zum Schlucken benötigten Muskulatur haben eine Dysphagie, im schlimmsten Falle mit Speichelaspiration zur Folge.

Das größte Problem dieser Patientengruppe ist der erst **abgeschwächte** und dann im weiteren Krankheitsverlauf häufig **fehlende Hustenstoß.** Dieses lässt sich mit einer „Peak Cough Flow“ (PCF-)Messung gut darstellen. Dabei sollte beachtet werden, dass die Messungen immer im Sitzen **und** im Liegen durchgeführt werden müssen, da häufig eine Zwerchfellparese vorhanden ist und die Kraft im Sitzen noch ausreichend ist, aber nachts im Liegen nicht mehr für die tracheobronchiale Sekretclearance ausreicht. Normwerte dafür sind (Schulz 2016):

- PCF >360 l/min: ausreichender Hustenstoß
- PCF <250–270 l/min: verminderter Hustenstoß
- PCF <160 l/min: schwergradig verminderter Hustenstoß

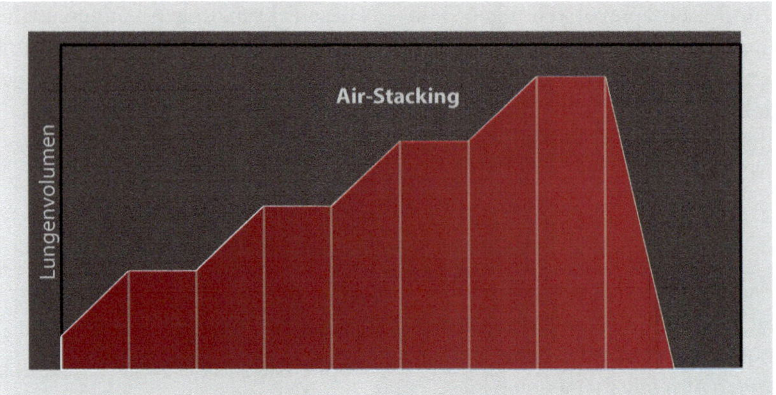

Abb. 10.6 Air-Stacking

Die Sekretolyse (Sekretlösung) wird durch Inhalationen mit isotoner oder hypertoner Kochsalzlösung unterstützt und die Sekretexpektoration (Abhusten) durch Air-Stacking (▶ Kap. 4), Vibrationsmassagen und manueller oder mechanischer Hustenassistenz.

Unter Air-Stacking versteht man das sog. „Luftstapeln" (Abb. 10.6; ▶ Kap. 4). Dabei werden mit Hilfe eines Beatmungsbeutel über ein Mundstück oder eine Nasenmaske mehrere Atemhübe appliziert, die der Patient halten muss, um somit das inspiratorische Volumen vor dem Hustenstoß zu vergrößern (nur bei vorhandenem Glottisschluss möglich) (siehe auch Kapitel „Die Atempumpe und ihre Störungen").

Wichtig ist es, die verschiedenen Verfahren miteinander zu kombinieren, um die Gefahr der Pneumonie zu senken.

Heute gehört der Verwendung eines mechanischen Insufflator-Exsufflators mittlerweile zum Goldstandard in der Versorgung von neuromuskulären Erkrankungen mit Husteninsuffizienz und kann sehr individuell an den Patienten angepasst werden. Empfohlene Starteinstellparameter nach eigener SOP sind:

Insp.Druck	Exsp.Druck	Insp.Zeit	Exsp.Zeit	Pause	Zyklen[a]	Wiederholungen
30–40 cmH_2O	−40/−50 cmH_2O	1,5–2,0 s	1,5–2,0 s	1,5–2,0 s	3	Bis Sekret eliminiert ist

[a]Ein Zyklus besteht aus Inspiration/Pause/Exspiration

Allerdings führt bei nichttracheotomierten Patienten mit ausgeprägter bulbärer Beteiligung der Sog des mechanischen Insufflator-Exsufflators zum expiratorischen Atemwegskollaps, was die Wirksamkeit beeinträchtigt Auf stark negative Drücke >20 cmH_2O muss daher bei bulbär verlaufenden neuromuskulären Erkrankungen in der Regel verzichtet werden.

Trotz der individuell unterschiedlichen Krankheitsverläufe lässt sich grundsätzlich feststellen, dass eine invasive Beatmung bei neuromuskulär erkrankten Patienten umso länger heraus gezögert werden kann, je besser das Sekretmanagement gelingt.

Wenn eine invasive Beatmung aufgrund z. B. verstärkter bulbärer Symptome doch erfolgen muss, kann diesen Patienten ein größtmöglicher Komfort ermöglicht werden, indem man sehr sorgfältig die richtige Trachealkanüle auswählt und mit ihnen das Sprechen unter Beatmung trainiert.

Das Ziel ist, ihnen so lange wie möglich die Kommunikationsfähigkeit zu erhalten (► Abschn. 8.3 und ► Kap. 23).

Nicht mehr sprechen zu können, ist für diese kognitiv klaren Patienten häufig der größte Verlust von Lebensqualität.

10.4.2 Erkrankungen des Gehirns

Je nachdem welche Region im Gehirn von der Schädigung betroffen ist, können verschiedene zentrale neurologische Störungen auftreten:

- Patienten mit einer **Vigilanzminderung** sind kognitiv häufig nicht in der Lage einfache Atemübungen korrekt auszuführen. Es entfallen viele Trainingsmöglichkeiten wie z. B. Flutter, Acapella, Triflow oder auch das Cornet für diese Patientengruppe, da sie nicht aktiv an ihrem Sekretmanagement mitarbeiten bzw. keinerlei Rückmeldung geben können.
- Eine weitere Einschränkung sind die häufigen **mittelschweren bis schweren Dysphagien** (► Siehe Kap. 6). Dieses hat zur Folge, dass neurologische Intensivpatienten häufig mit einer Trachealkanüle versorgt werden müssen, v. a. bei Kombination der Dysphagie mit einer Husteninsuffizienz. Die diagnostische Untersuchung erfolgt mit Hilfe einer sog. FEES (Fiberoptic endoscopic evaluation of swallowing). Je nach Sekretmenge sollte man auf eine Trachealkanüle mit subglottischer Absaugmöglichkeit wechseln.
- Der **Hustenstoß** ist ein wichtiger Schutzreflex. Ist dieser reduziert oder fehlt er völlig, kommt es zu einer mangelnden tracheobronchialen Sekretclearance (Reinigung) und dadurch bedingt zu einer Sekretretention. Deshalb können diese Patienten häufig nicht dekanüliert werden, obwohl das Weaning bereits abgeschlossen ist.

Hinzu kommt bei Patienten mit zentral neurologischen Störungen häufig ein längerer Aufenthalt auf der Intensivstation mit unterschiedlichen Konsequenzen wie Kreislaufinstabilität, Immobilität, Gewichtsverlust und Muskelabbau. Dieser reduzierte Allgemeinzustand erschwert das Weaning zusätzlich.

Die problematische Kombination aus Vigilanzminderung, Dysphagie, reduziertem/fehlendem Hustenstoß und dem Verbleiben einer Trachealkanüle bedeutet, dass Patienten regelmäßige Inhalationen mit NaCl (isoton/hyperton) und Medikamente zur Sekretreduktion wie z. B. Glycopyrrolat oder Botulinumtoxin Applikation direkt in die Speicheldrüsen bekommen müssen, um eine Sekretretention und ggf. Aspirationspneumonie im weiteren Verlauf zu vermeiden. Auch der Einsatz eines mechanischen Insufflator-Exsufflators mit den oben bereits für neuromuskuläre Erkrankungen angegebenen Einstellungen ist bei vigilanzgeminderten, tracheotomierten Patienten praktikabel und empfehlenswert (► Abschn. 7.2). In einer eigenen Untersuchung zeigte sich, dass die Tidalvolumina unter mechanischer Insufflation-Exsufflation trotz exakt den gleichen Einstellungen der verwendeten Drücke sehr unterschiedlich sind (◘ Abb. 10.7). Somit müssen die verwendeten Drücke individuell angepasst werden.

10.4.3 Kombinierte Erkrankung von Gehirn und peripherem Nervensystem

Viele Patienten erleiden nach Unfällen, Stürzen, Hirnblutungen, Schlaganfällen, schweren Schädel-Hirn-Traumata (SHT), hypoxischen Hirnschäden sowie Sepsis und Multiorganversagen eine sog. Critical-Illness-Polyneuropathie/-Myopathie (CIP/CIM). Hierbei entwickeln sie schwere schlaffe, atrophische Lähmungen, welche alle Extremitäten sowie

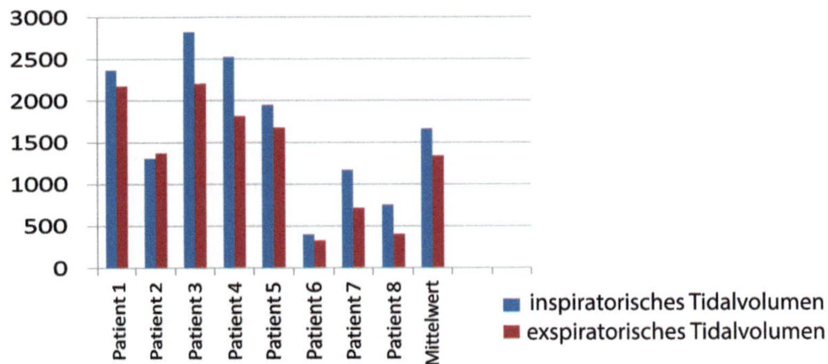

Abb. 10.7 Tidalvolumina unter mechanischer Insufflation-Exsufflation (MIE)

das Zwerchfell betreffen können und bei beatmeten Intensivpatienten häufig die Entwöhnung vom Respirator (Weaning) verzögert. Für diese Patienten gelten sowohl die Therapieprinzipien für Erkrankungen des Gehirns als auch für neuromuskuläre Erkrankungen.

10.4.4 Querschnittlähmung

Die Behandlung querschnittgelähmter Patienten sollte in einem Querschnittgelähmtenzentrum erfolgen.

Bei Patienten mit einer Querschnittlähmung ist das Sekretmanagement und Weaning sehr von der Höhe des Querschnitts bzw. der Ausprägung der Lähmung abhängig. Je höher das Lähmungsniveau, desto größer ist der Einfluss auf die an der Atmung beteiligten Muskulatur (Bauchmuskulatur, Zwerchfell, Interkostalmuskulatur, Atemhilfsmuskulatur). Aufgrund von eingeschränkter Mobilität und vermehrter Sekretbildung durch vegetative Störungen (Sympathikus/Parasympathikus) steigt das Pneumonierisiko. Für ein gutes Sekretmanagement stehen auch bei diesen Patienten die Inhalationstherapie (isoton/hyperton), Air-Stacking, EzPAP, ein überall leicht **e**insetz**b**arer **p**ositiver **A**temwegsdruck (positive airway **p**ressure), oder auch der mechanische Insufflator-Exsufflator zur Verfügung. Die Kooperation zwischen Atmungs- und Physiotherapeuten ist wünschenswert, da auch die passive Bewegung der Extremitäten und die Positionslagerung (z. B. Halbmondlagerung) zur besseren Belüftung der Lunge (Atelektasenprophylaxe) und einer besseren Sekretmobilisation führen. Bei ausreichendem Hustenstoß und Erhalt der Spontanatmung kann die Versorgung über eine NIV-Maske erfolgen. Eine Sekretretention, insbesondere aufgrund eines insuffizienten Hustenstoßes, kann eine invasive Beatmung erforderlich machen (▶ Kap. 14).

Tetraplegiker leiden außerdem zu >60 % an einem obstruktiven Schlafapnoesyndrom (OSAS, Wijesuriya et al. 2018), was mittels Polygraphie, ggf. auch unter nichtinvasiver Beatmung, geklärt werden kann.

Aufmerksamkeit sollte bei querschnittgelähmten Patienten auch der Darmtätigkeit gelten. Darmträgheit und vermehrte Darmgase können zu einem Zwerchfellhochstand führen, was wiederum zum Absinken des Atemzugvolumens und Abnahme der Vitalkapazität führt. Somit gehören eine ausgewogene Ernährung, aber auch eine ausreichende Trinkmenge (Sekretolyse) und ggf. adäquate Medikation zur Therapie querschnittgelähmter Patienten.

10.4.5 Anforderungen an eine patientengerechte individuelle Therapie

Atmungstherapie auf einer neurologischen Intensivstation bedeutet, dass die Patienten sehr individuell betrachtet werden sollten, um zu erkennen, wo sie im Rahmen Ihrer Möglichkeiten gefordert und gefördert werden können. Hierfür bedarf es eines gut kommunizierenden, interdisziplinären Teams, welches immer wieder reflektieren muss, ob sich die Bedürfnisse bzw. Zielsetzungen des Patienten geändert haben, um darauf entsprechend zu reagieren. Dafür hat sich eine wöchentliche Konferenz mit allen Therapeuten (Atmungstherapeut, Logopäden, Physio-, Ergotherapeuten), der Pflege und den Ärzten bewährt, in der jeder einzelne Patient besprochen und Ziele für die nächste Woche festgelegt werden. In diese Konferenzen sollte auch der Sozialdienst eingebunden werden, der nochmals eine weitere Brücke zu den Angehörigen bildet, v. a. wenn es um die weitere Versorgung Zuhause, in einer Pflegeeinrichtung oder z. B. die Verlegung in ein Querschnittgelähmtenzentrum geht.

Literatur

Literatur zu Abschn. 10.1

Bartolome G, Schröter-Morasch H (2014) Schluckstörungen: Diagnostik und Rehabilitation. Elsevier, München

Schulz K (2016) Pneumologie Lehrbuch für Atmungstherapeuten. Thieme, Stuttgart

Wijesuriya NS et al (2018) Genioglossus reflex responses to negative upper airway pressure are altered in people with tetraplegia and obstructive sleep apnoea. J Physiol 596(14):2853–2864

Literatur zu Abschn. 10.2

Chio A, Bottacchi E, Buffa C, Mutani R, Mora G (2006) Positive effects of tertiary centres for amyotrophic lateralsclerosis on outcome and use of hospital facilities. Piemonte and Valle d'Aosta Register for amyotrophic lateral sclerosis. J Neurol Neurosurg Psychiatry 77:948–950

Gesetz zur Verbesserung der Rechte von Patientinnen und Patienten (PRG Patientenrechtegesetz), 20.02.2013 (selbstbestimmter Patient siehe Grafik)

Gesetz zur Stärkung der Versorgung in der gesetzlichen Krankenversicherung (GKV-Versorgungsstärkungsgesetz – GKV-VSG), 16.07.2015 (gesetzliche Anforderung an das Entlassmanagement)

Kareus SA, Kagbein S, Rudnicki SA (2008) The importance of a respiratory therapist in the ALS clinic. Amyotroph Lateral Scler 9:173176 (Departments of Neurology, and Respiratory Care Services, University of Arkansas for Medical Sciences, Little Rock, Arkansas, USA)

Karg O (2017) Der Weg zum Atmungstherapeuten in Deutschland – Status quo und Entwicklungsperspektiven. Pneumologie 71

Karg O, Bonnet R, Magnussen H, Köhler D, Geiseler J, Haidl P, Mäder I, Schuche B (2004) Respiratory Therapist – Atmungstherapeut – Einführung eines neuen Berufsbildes. Pneumologie 58:854–857

Medizinproduktebetriberverordnung MedGBetrV, Bundesminisgterium der Jusitz und Verbraucherschutz

Schöch H, Müller MZ (1994) Juristische Stellungnahme zur Sterbehilfe bei amyotropher Lateralsklerose. Med Ethik 40:321–326

Schwabbauer N (2014) Der Atmungstherapeut im Team der Intensivstation. Med Klin Intensivmed Notfmed 109:191–195

Traynor BJ, Alexander M, Corr B, Frost E, Hardiman O (2003) Effect of a multidisciplinary amyotrophic lateral sclerosis (ALS) clinic on survival: a population based study. J Neurol Neurosurg Psychiatry 74:1258–1261

Literatur zu Abschn. 10.3

Beyer J et al (2015) Positionspapier zur Fachübergreifenden Frührehabilitation. Phys Med Rehab Kuror 25(05):260–280

▶ http://www.bundesaerztekammer.de/aerzte/gesundheitsfachberufe/delegation-aerztlicher-leistungen/. Zugegriffen: 4. Jan. 2018

Literatur zu Abschn. 10.4

Biermann A, Geissler A (2013) Beatmungsfälle und Beatmungsdauer in deutschen Krankenhäusern Eine Analyse von DRG-Anreizen und Entwicklungen in der Beatmungsmedizin September 2013. Technische Universität Berlin

▶ http://www.digab.de/startseite/neuigkeiten/detailansicht/?tx_ttnews%5Btt_news%5D=38&cHash=039186c1ab8257b93cca90fd9064d74b. Zugegriffen: 20. Febr. 2018

Masefield S et al (2017) Attitudes and preferences of home mechanical ventilation users from four European countries. ERJ Open Res 3(2):00015-2017. Published online 2017 Jun 23. ▶ https://doi.org/10.1183/23120541.00015-2017

Patientensicherheit und Risikomanagement

Rainer Röhrig und Myriam Lipprandt

M. Groß (Hrsg.), *Neurologische Beatmungsmedizin*, https://doi.org/10.1007/978-3-662-59014-0_11

11.1 Patientensicherheit und Risikomanagement

Beatmungspflichtige Patientinnen und Patienten unterliegen besonderen Gefahren. Ein Ausfall, eine Fehlfunktion oder die Fehlbedienung eines Beatmungsgerätes kann binnen kurzer Zeit zur Hypoxie und damit zu irreversiblen Schäden oder dem Tod führen. Daraus resultieren unterschiedliche Anforderungen an die Konstruktion und Herstellung von Beatmungsgeräten, aber auch an den Betrieb und die Anwendung von Beatmungsgeräten sowie das Umfeld der Anwendung.

11.1.1 Definitionen

Patientensicherheit wird als „Abwesenheit unerwünschter Ereignisse" definiert (Schrappe 2018, S. 234 ff.). Dabei ist ein unerwünschtes Ereignis (UE, engl. Adverse Event, AE) ein „unbeabsichtigtes negatives Ergebnis, das auf die Behandlung zurückgeht und nicht der bestehenden Erkrankung geschuldet ist." (Schrappe 2018, S. 234 ff.). Unerwünschte Ereignisse können vermeidbar (preventable AE) oder unvermeidbar (unpreventable AE) sein.

11

Ein Fehler ist ein „Nichterreichen eines geplanten Handlungsziels oder Anwendung eines falschen Plans." (Schrappe 2018, S. 234 ff.). Führt ein Fehler zu einem Schaden, dann ist dies ein vermeidbares unerwünschtes Ereignis. Kann der Schaden noch vermieden werden oder tritt der Schaden durch glückliche Umstände nicht ein, dann spricht man von einem „Beinaheschaden" oder „Near Miss" (Schrappe 2018, S. 234 ff.). Ein kritisches Ereignis (Critical Incident) kann in ein unterwünschtes Ereignis münden oder dessen Eintrittswahrscheinlichkeit erhöhen (Schrappe 2018, S. 234 ff.)

Als Risiko bezeichnet man die Kombination aus der Eintrittswahrscheinlichkeit und dem Ausmaß eines möglichen Schadens. Das Risikomanagement beschäftigt sich mit der Identifikation und Analyse, sowie mit der Bewertung, der Kontrolle und Überwachung von Risiken. Hierzu sollte in Gesundheitseinrichtungen ein entsprechender Prozess etabliert werden, der bei Veränderungen in Hochrisikobereichen bzw. bei Bekanntwerden von kritischen oder unerwünschten Ereignissen durchlaufen wird (Neuhaus et al. 2015; Schrappe 2018, S. 62). Dabei gilt es, die identifizierten Risiken durch Schutzmaßnahmen so zu gestalten, dass die Eintrittswahrscheinlichkeit oder das Ausmaß eines denkbaren Schadens soweit minimiert werden, dass das verbleibende Restrisiko akzeptabel ist.

11.1.2 „To Err is Human" – Zahlen über Unerwünschte Ereignisse

Vor 20 Jahren wurde mit dem Bericht „To Err is Human" (IOM Institute of Medicine 1999) zum ersten Mal auf das Problem von Fehlern in der Medizin und deren Bedeutung für die Patientensicherheit aufmerksam gemacht. Dies war die Geburtsstunde zahlreicher Initiativen, wie z. B. das Aktionsbündnis Patientensicherheit (APS) in Deutschland.

Im Deutschen Krankenhausreport 2014 wurde für das Jahr 2011 geschätzt, dass bei 5–10 % der Fälle ein unerwünschtes Ereignis (UE), bei 2–4 % der Fälle ein vermeidbares UE, bei 1 % der Fälle ein Behandlungsfehler und bei 0,1 % ein tödlicher Fehler auftrat (Geraedts 2014). Auch wenn solche Zahlen auf der Basis von Hochrechnungen und Schätzungen umstritten sind (Richter-Kuhlmann 2014), lassen sie doch die Dimension erahnen. Vergleichbare Zahlen zur Epidemiologie von kritischen Ereignissen, unerwünschten Ereignissen und Behandlungsfehlern im Bereich der außerklinischen Beatmung liegen nach Kenntnis der Autoren nicht vor. Die Rahmenbedingungen in der ambulanten Intensivpflege und der medizinischen Versorgung lassen aber vermuten, dass die Zahlen mindestens so hoch wie im stationären Bereich sind, auch wenn sich dies bei der Auswertung von Fehlermeldesystemen nicht direkt nachvollziehen lässt.

11.1.3 Patientensicherheit – eine gemeinsame Aufgabe von Herstellern, Betreibern und Anwendern

Die Hersteller sind gesetzlich dazu angehalten, ihre Produkte möglichst sicher zu gestalten[1]. Allerdings lassen sich nicht alle Risiken durch die Konstruktion (inhärente Sicherheit, Safety by Design), bzw. durch technische Schutzmaßnahmen hinreichend minimieren. Es bleiben Anforderungen an Anwender (z. B.: Fachwissen, Kenntnisse über das Gerät, manuelle Fähigkeiten), an die Umgebung (z. B. Beleuchtung, elektromagnetische Verträglichkeit, Feuchtigkeit, IT-Schnittstellen) und an die Prozesse, in denen das Produkt eingesetzt wird. Dies muss der Hersteller in der Gebrauchsanweisung darlegen. Die Anwender dürfen das Produkt nur anwenden, wenn sie in das entsprechende Produkt eingewiesen wurden (§ 4 MPBetreibV (Bundesministerium der Justiz 2018b)). Die Aufgabe des Betreibers ist es, die vorgebenden Rahmenbedingungen einschließlich der Qualifikation und der Einweisung der Anwender sicherzustellen.

Kommt es zu einem Fehler, so unterscheidet man zwischen reinen Produktfehlern, reinen Anwenderfehlern und Anwendungsfehlern. Bei Anwendungsfehlern liegt eine Kombination aus einer Fehlbedienung eines Produktes sowie einem Produktmangel vor. Dabei deuten wiederholte Fehlbedienungen auf einen Produktmangel im Bereich der Gebrauchstauglichkeit hin.

In einer Studie von Lange et al. waren 109 von 184 an das BfArM gemeldete alarmassoziierte Vorkommnisse auf fehlerhafte Handlungen der Anwender zurückzuführen, hinzu kommen 58 nicht eindeutige Meldungen, die ebenfalls eher auf fehlerhafte Handlungen als auf reine Produktfehler zurückzuführen sind (Lange et al. 2017). Damit ist weniger als jeder zehnte Fehler (16 von 184) ursächlich auf einen reinen Produktfehler zurückzuführen. Aufgrund der geringen Melderaten ist keine Hochrechnung auf die tatsächlichen Zahlen möglich, wobei ein noch höherer Anteil an menschlichen Fehlern zu erwarten ist, da die gesetzliche Meldepflicht nur für Anwendungs- und nicht für Anwenderfehler gilt (§ 2 und § 3 (1 u 2) MPSV (Bundesministerium der Justiz 2018a)) (Röhrig et al. 2017).

Fazit Diese Zahlen verdeutlichen die Relevanz einer qualifizierten Einweisung. Es ist darüber hinaus zu diskutieren, in wie weit die heutige Einweisungspraxis in Form von Frontalvorträgen für komplexe sicherheitskritische Medizinprodukte wie Beatmungsgeräte adäquat ist. Besser wäre sicher eine Form der Einweisung, bei der die technisch-theoretische Schulung mit einem Simulationstraining ergänzt werden würde. Dabei könnten kritische Handlungsabläufe am Patientensimulator realitätsnah eingeübt werden. Allerdings zeigen Studien, dass solche Trainings regelmäßig wiederholt werden müssen (Morgan et al. 2009), was sehr zeit- und kostenintensiv ist, vor allem aber auch auf die eingeschränkte Verfügbarkeit des Personals in der Versorgung Auswirkungen hat. Entsprechende Untersuchungen zum Effekt von Simulationstrainings zur Förderung der Kompetenzen des Personals in der außerklinischen Heimbeatmung liegen nach Kenntnis der Autoren nicht vor. Dies könnte aber ein Ansatz zur Verbesserung der Patientensicherheit in der Praxis sein.

1 Die Gesetzgebung befindet sich derzeit im Umbruch: Ab dem 26 Mai 2020 ist die EU-Medizinprodukteverordnung (EU-Verordnung 2017/745) gültig. Bis dahin gilt in Deutschland das Medizinprodiuktegesetz (MPG) mit nachgeordneten Verordnungen als Umsetzung der EU-Medizinprodukte Richtlinie 93/42/EWG.

11.1.4 Fehlerkultur und Fehlermeldesysteme

Fehlerkultur Die epidemiologischen Untersuchungen zur Patientensicherheit zeigen, dass Fehler in der medizinischen Versorgung alltäglich sind. Um Fehlerquellen zu minimieren ist es erforderlich, diese zu kennen, zu analysieren und entsprechende korrektive und vorbeugende Maßnahmen zu ergreifen („Aus Fehlern lernen"). Die offene Kommunikation von Fehlern setzt jedoch eine Fehlerkultur voraus, die von der Leitung der Gesundheitseinrichtung kommuniziert, strukturell aufgebaut und in der Praxis gelebt werden muss. Dabei gilt es zum einen, das Personal für kritische Ereignisse zu sensibilisieren. Zum anderen muss eine Kultur des Respekts entwickelt werden, in der die Betroffenen über Fehler sprechen können, ohne persönliche Konsequenzen fürchten zu müssen.

Fehlermeldesysteme Um den Schutz der Meldenden zu gewährleisten, wurden Fehlermeldesysteme, sogenannte Critical Incident Reporting Systeme (CIRS) eingeführt, die eine anonyme Meldung ermöglichen und heute in nahezu allen Kliniken zur Verfügung stehen. Darüber hinaus gibt es auch öffentliche Systeme wie das CIRSmedical[2]. Die Berichte werden dort von einem Expertenteam einer systematischen Fehleranalyse unterzogen. Daraufhin werden entsprechende Handlungsempfehlungen an die Meldenden gegeben und – bei gegebener Relevanz – über die Fachgesellschaften sowie entsprechende Zeitschriften verbreitet. Ein Ausbau der Systeme bzw. eine verstärkte Nutzung in der ambulanten Intensiv- und Beatmungspflege wäre wünschenswert.

Kommt es zu kritischen Ereignissen aufgrund einer Fehlfunktion, eines Anwendungsfehlers aufgrund ergonomischer Merkmale oder durch Mängel an der Gebrauchsanweisung eines Medizinproduktes zu einem Behandlungsfehler (oder hätte es zu einem solchen Fehler kommen können), so spricht man von einem Vorkommnis[3]. Für Vorkommnisse, die einen schweren oder irreversiblen Schaden zur Folge hatten oder dazu hätten führen können, gilt eine Meldepflicht an die zuständige Behörde. Insgesamt muss man feststellen, dass es sowohl bei den freiwilligen Meldungen an die CIRS als auch bei den gesetzlich vorgeschriebenen Vorkommnis-Meldungen eine eklatante Untererfassung gibt. Dies bedeutet leider, dass qualifizierte Fehlermeldungen eher die Ausnahme sind.

Weitere Aspekte Insbesondere im Falle eines vermeidbaren unerwünschten Ereignisses, also eines fehlerbedingten Schadensfalls, gibt es weitere Aspekte zu beachten. Zum einen treten hier Schuldgefühle und Selbstzweifel bei den Verursachern auf, die zu einer behandlungsbedürftigen Krise führen können („Second Victim") (Wu 2000). Hinzu kommen Ängste und Unsicherheiten im Hinblick auf eventuelle juristische sowie berufliche Konsequenzen. Um der Fürsorgepflicht gegenüber Mitarbeitern nachzukommen, aber auch um die Interessen der Gesundheitseinrichtung und Aspekte der Patientensicherheit wahren zu können, ist ein möglicher Lösungsansatz, sogenannte „Rapid Response Teams" zu installieren. Diese interdisziplinären, speziell geschulten Teams unterstützen die betroffenen Mitarbeiter im Falle eines Patientenschadens (Scott et al. 2010).

2 ► www.CIRSmedical.de

3 Aktuell gibt es eine Übergangsphase im Medizinprodukterecht von dem nationalen Medizinproduktegesetz (MPG) und nachfolgenden Verordnungen (insb. MPBetreibV, MPSV) zur Europäischen Medizinprodukteverordnung (EU-Verordnung 745/2017). Da sich die Definitionen von Vorkommnissen und den Meldepflichten leicht unterscheiden, wird an dieser Stelle nur auf die wesentlichen Punkte eingegangen. Die genauen Definitionen sollten den entsprechenden Gesetzestexten entnommen werden.

Ein installiertes „Rapid Response Team" ist im Idealfall niederschwellig zu informieren und kann auch bei kritischen Ereignissen und Vorkommnissen ohne Patientenschaden eine wertvolle Unterstützung bei der Meldung und Analyse von Fehlern und potenziellen Schadensquellen sein.

11.2 Monitoring

Eine der wichtigsten Maßnahmen für die Patientensicherheit bei der Versorgung von kritisch kranken Patienten ist die kontinuierliche Überwachung der Patienten, das Monitoring. Unter Monitoring versteht man im Allgemeinen die Überwachung von Prozessen, in der Medizin im Besonderen die technische Überwachung von Vitalparametern eines Patienten. Der Zweck des Monitorings kann in zwei relevante Bereiche unterteilt werden:

1. die Darstellung des aktuellen Zustands des Patienten, ggf. auch im Verlauf, als Informationsquelle für diagnostische oder therapeutische Entscheidungen sowie
2. die Lenkung der Aufmerksamkeit (durch ein Alarmsignal) der Anwender (Pfleger, Ärzte) auf einen kritischen Zustand hin, der potenziell eine dringliche Handlung durch den Anwender erfordert (Alarmzustand).

Während der Anwender im ersten Fall aktiv Informationen zusammenträgt, so wird er im zweiten Fall durch den Monitor auf ihm nicht bekannte Informationen gestoßen. Der Vitaldatenmonitor stellt damit nicht nur eine der wichtigsten Maßnahmen zur Beherrschung des Risikos einer (plötzlichen) Verschlechterung oder Gefährdung von Patienten dar, er hat damit auch einen relevanten Einfluss auf das Verhalten der Anwender (Pflegekräfte, Ärzte) bzw. des gesamten Teams. Daher muss die Nutzung und der Betrieb von Vitaldatenmonitoren und anderen alarmierenden Systemen immer im Kontext des gesamten soziotechnischen Systems betrachtet werden.

11.2.1 Risiken durch Vitaldatenmonitoring

Das US-Amerikanische Emergency Care Research Institute führt regelmäßig Patientenschäden, bei denen Probleme im Umgang mit alarmierenden Systemen maßgeblich begünstigend waren, in den Top 10 der „Health Technology Hazards" auf (ECRI INSTITUTE 2011). Die Ursachen für Alarm-, bzw. Monitoring-assoziierte UE sind vielfältig (Lange et al. 2017; Wilken et al. 2017). Im Folgenden werden zwei sicherheitsrelevante Aspekte des Monitorings bzw. von alarmierenden Systemen diskutiert, die nicht unabhängig voneinander sind. Es lohnt sich jedoch, diese einzeln zu betrachten.

▪ Alarm Fatigue

Das Phänomen der Alarm Fatigue ist definiert als Desensibilisierung des medizinischen Personals durch eine hohe Anzahl von Alarmen ohne Handlungskonsequenz, einschließlich der resultierenden Folgen (Cvach 2012; Graham und Cvach 2010; Wilken et al. 2017). Die Ursachen für eine Alarm Fatigue sind vielfältig, ebenso die Auswirkungen (Wilken et al. 2017). Man kann auf Intensivstationen von 150–300 Alarmen pro Tag und Patient ausgehen. Davon haben bis zu 95 % keine Handlungskonsequenz (Gorges et al. 2009; Imhoff und Kuhls 2006; Siebig et al. 2010).

Die Ursachen für die falsch positiven Alarme reichen von mangelnder Qualität des Verbrauchsmaterials (z. B. Kontaktprobleme bei EKG-Elektroden durch falsche Lagerung/Ablauf der Haltbarkeit) über eine nicht an den Patienten angepasste Überwachung (zu viele Parameter, nicht angepasste Alarmgrenzen), eine nicht ausreichende Funktionalität oder Gebrauchstauglichkeit von Monitoren und Monitoring-Zentralen bis hin zu nicht ausreichend geschultem Personal (Wilken et al. 2017). Die hohe Alarmbelastung wirkt sich negativ auf die Gesundheit von Patienten und Personal aus. Die Desensibilisierung des Personal führt zum Ausbleiben einer adäquaten Reaktion auf Alarmzustände und ist damit begünstigender Faktor oder sogar Ursache für unerwünschte Ereignisse bzw. Patientenschäden (Wilken et al. 2017).

Daher sollte in allen Bereichen, in denen alarmgebende Systeme (neben dem Monitoring vor allem Beatmungsgeräte und Spritzenpumpen) eingesetzt sind, ein Alarmmanagementkonzept entwickelt und umgesetzt werden. Kern des Konzeptes ist eine Reflektion, bei welchen Patienten welche Parameter mit welchen Grenzen zu überwachen sind. Technisch kann dies unterstützt werden, indem in den Geräten Patientenprofile hinterlegt werden. Entscheidend aber sind die geschulten und zum Nachlesen verfügbaren Regeln, bzw. Arbeitsanweisungen. Die Einhaltung, aber auch die Umsetzbarkeit und der Erfolg dieser Regeln sollte in regelmäßigen Abständen überprüft werden, im Idealfall auf der Basis einer Analyse von Gerätedaten (Wilken et al. 2019).

▪ Verteilte Alarmsysteme und erlernte Sorglosigkeit

Während sich auf einer Intensivstation allein durch den Personalschlüssel und die baulichen Voraussetzungen immer eine qualifizierte Pflegekraft in Hörweite der primären Alarmgeber (z. B. Beatmungsgerät, Spritzenpumpe) befindet, ist dies auf einer Normalstation oder in Pflegeeinrichtungen meist nicht sicherzustellen. In diesem Fall entsteht der Bedarf nach einem technischen System, das die Informationen des patientennahen Medizingeräts zu dem sich außerhalb der Hörweite tätigen Pflegepersonals überträgt. Auf dem Markt sind die unterschiedlichsten Systeme erhältlich. Hinsichtlich der Patientensicherheit gilt es jedoch, die Funktionalität und Technik kritisch in Bezug zur intendierten Verwendung und des gegebenen Kontextes zu setzen.

So kann durch ein System, mit dem z. B. über eine App auf einem mobilen Geräte (Smart Phone) die Einstellungen und die aktuellen Messwerte von Vitaldatenmonitor und Beatmungsgerät dargestellt werden, der ein oder andere Laufweg vermieden werden. Das System hat in diesem Fall ausschließlich die Aufgabe der Informationsübermittlung. Der Anwender hingegen muss nur noch auf das System schauen und die Information schließlich bewerten. Kommt es zu einem Übertragungsfehler (z. B. „Funkloch in der WLAN-Ausleuchtung“), so erkennt dies der Anwender und kann darauf reagieren.

Wenn ein solches System jedoch den Anwender durch ein Alarmsignal auf einen kritischen Zustand des Patienten bzw. eine Situation mit einem akuten Handlungsbedarf hinweist, dann verschiebt sich die Verantwortung von dem Anwender hin zur Technik. Der Anwender wird sich innerhalb kürzester Zeit auf die Alarmfunktion des mobilen Endgerätes verlassen, selbst wenn die Hersteller darauf hinweisen, dass das Gerät „nicht alarmiert“ oder „nur Hinweise gibt“ und nur „zusätzliche Sicherheit“ bieten soll. Durch die Erfahrung vieler richtig weitergeleiteter Alarme tritt der Effekt der erlernten Sorglosigkeit auf: Die Anwender blenden trotz Schulung das Wissen um die nicht gegebene Zuverlässigkeit und die damit verbundenen Risiken aus und ändern ihr Verhalten, in dem sie sich z. B. mit der falsch gewähnten Sicherheit häufiger außerhalb der Hörweite der primären Alarmgeber aufhalten. Um hier kritische Ereignisse zu vermeiden, müssen alle verteilten Alarmsysteme über die Eigenschaft verfügen, im Fehlerfall (z. B. Gerät außerhalb der Funkabdeckung, Übertragungsprobleme vom Beatmungsgerät zum Monitor, bzw. der Zentrale, etc.) den Anwender auf das Nichtfunktionieren des Systems aufmerksam zu machen (technischer Alarm, wobei technische Alarme dieser Kategorie immer wie „rote Alarme“ mit Hinweis auf eine lebensbedrohliche Situation zu werten sind, da man ja „blind“ ist und keine Information über den Patientenzustand hat) (s. a. Röhrig und Kaiser 2014).

Den Autoren sind zahlreiche Berichte über kritische Situationen und unerwünschte Ereignisse durch einen ausbleibenden Alarm bekannt, eigentlich aus jeder ihnen bekannten Installation nicht sicherer verteilter Alarmsysteme. Trotzdem finden sich in den Fehlermeldesystemen wie CIRSmedical oder in den Vorkommnismeldungen an die Bundesoberbehörde nur sehr wenige Fehlermeldungen. Spricht man die Personen, die über solche Vorkommnisse berichten, auf die Meldepflicht an, sind es verschiedene Ängste, die diese vor einer offiziellen Meldung abhalten (s. Fehlerkultur).

Fazit Wenn man den Einsatz eines verteilten Alarmsystems plant, sollte dies in einem gemeinsamen Projekt mit Anwendern (Pflegekräfte, Ärzte), Medizintechnik und Risikomanagement besprochen werden. Dabei sollte die Technik hinsichtlich Zuverlässigkeit und Verhalten im Fehlerfall geprüft und bewertet werden sowie niederschwellige Angebote für die (anonyme) Meldung von Fehlern (Critical Incidents, Vorkommnisse) geschaffen und die Mitarbeiter darauf hingewiesen werden.

Literatur

Bundesministerium der Justiz (2018a) Medizinprodukte-Sicherheitsplanverordnung vom 24. Juni 2002 (BGBl. I S. 2131), die zuletzt durch Artikel 7 der Verordnung vom 29. November 2018 (BGBl. I S. 2034) geändert worden ist

Bundesministerium der Justiz (2018b) Medizinprodukte-Betreiberverordnung in der Fassung der Bekanntmachung vom 21. August 2002 (BGBl. I S. 3396), die zuletzt durch Artikel 9 der Verordnung vom 29. November 2018 (BGBl. I S. 2034) geändert worden ist

ECRI INSTITUTE (2011) Top 10 technology hazards for 2012. The risks that should be at the top of your prevention list. Health Devices 40(11):358–373

Cvach M (2012) Monitor alarm fatigue: an integrative review. Biomed Instrum Technol 46(4):268–277. ► https://doi.org/10.2345/0899-8205-46.4.268

Graham KC, Cvach M (2010) Monitor alarm fatigue: standardizing use of physiological monitors and decreasing nuisance alarms. Am J Crit Care 19:28–34

Geraedts M (2014) Das Krankenhaus als Risikofaktor (Kapitel 2.4). In: Klauber J, Geraedts M, Friedrich J, Wasem J (Hrsg) Krankenhausreport 2014. Schattauer GmbH, Stuttgart, S 8. ISBN 978-3-7945-2972-8

Gorges M, Markewitz BA, Westenskow DR (2009) Improving alarm performance in the medical intensive care unit using delays and clinical context. Anesth Analg 108:1546–1552

Imhoff M, Kuhls S (2006) Alarm algorithms in critical care monitoring. Anesth Analg 102:1525–1537. ► https://doi.org/10.1213/01.ane.0000204385.01983.61

IOM Institute of Medicine (1999) To err is human. Building a safer health system. Committee on Quality of Health Care in America, Institute of Medicine, National Academy of Science, Hrsg. Kohn LT, Corrigan JM, Donaldson MS. Institute of Medicine, Washington

Lange K, Nowak M, Neudörfl C, Lauer W (2017) Umgang mit Patientenmonitoren und ihren Alarmen: Vorkommnismeldungen liefern Hinweise auf Probleme mit Gerätewissen. Z Evid Fortbild Qual Gesundhwes 125:14–22. ► https://doi.org/10.1016/j.zefq.2017.05.028

Morgan P, Tarshis J, LeBlanc V, Cleave-Hogg D, DeSousa S, Haley MF, Herold-McIlroy J, Law JA (2009) Efficacy of high-fidelity simulation debriefing on the performance of practicing anaesthetists in simulated scenarios. Br J Anaesth 103(4):531–537. ► https://doi.org/10.1093/bja/aep222

Neuhaus C, Röhrig R, Hofmann G, Klemm S, Neuhaus S, Hofer S, Thalheimer M, Weigand MA, Lichtenstern C (2015) Patientensicherheit in der Anästhesie -Multimodale Strategien für die perioperative Versorgung. Anaesthesist 64(12):911–926. ► https://doi.org/10.1007/s00101-015-0115-6

Richter-Kuhlmann E (2014) Patientensicherheit: Gefährliche Zahlenspielchen. Dtsch Arztebl 111(5):A-147/B-127/C-123

Röhrig R, Hoffmann F, Lipprandt M (2017) Patientensicherheit ist in einem soziotechnischem System eine gemeinsame Aufgabe. Z Evid Fortbild Qual Gesundhwes 125:1–2. ► https://doi.org/10.1016/j.zefq.2017.07.002

Röhrig R, Kaiser J (2014) Kunden, die einen Sekundäralarm gekauft haben, kauften auch W-LAN-Kabel und Volleyballschläger – Rechtliche und medizinische Problematik von „Sekundäralarmen“. Anaesthesist 63(6):514–516. ► https://doi.org/10.1007/s00101-014-2336-5

Schrappe S (2018) APS-Weißbuch Patientensicherheit. MWV Medizinisch Wissenschaftliche Verlagsgesellschaft, Berlin. ISBN 978-3-95466-410-8

Scott SD, Hirschinger LE, Cox KR, McCoig M, Hahn-Cover K, Epperly KM, Phillips EC, Hall LW (2010) Caring for our own: deploying a systemwide second victim rapid response team. Jt Comm J Qual Patient Saf 36(5):233–240

Siebig S, Kuhls S, Imhoff M, Gather U, Schölmerich J, Wrede CE (2010) Intensive care unit alarms – how many do we need? Crit Care Med 38(2):451–456. ► https://doi.org/10.1097/CCM.0b013e3181cb0888

Wilken M, Hüske-Kraus D, Klausen A, Koch C, Schlauch W, Röhrig R (2017) Alarm fatigue: causes and effects. Stud Health Technol Inform 243:107–111. ► https://doi.org/10.3233/978-1-61499-808-2-107

Wilken M, Hüske-Kraus D, Röhrig R (2019) Alarm fatigue: using alarm data from a patient data monitoring system on an intensive care unit to improve the alarm management. Stud Health Technol Inform 267:273–281. ► https://doi.org/10.3233/SHTI190838

Wu AW (2000) Medical error: the second victim. The doctor who makes the mistake needs help too. BMJ 320(7237):726–727. ► https://doi.org/10.1136/bmj.320.7237.726

Beatmung bei neurologischen Erkrankungen

Inhaltsverzeichnis

Beatmung neurologischer Patienten auf der Intensivstation

Oliver Summ

M. Groß (Hrsg.), *Neurologische Beatmungsmedizin*, https://doi.org/10.1007/978-3-662-59014-0_12

Einleitung

Im Rahmen primär neurologischer Erkrankungen bestehen mehrere Symptomkomplexe, welche zu einer intensivstationären Behandlungspflicht führen können. Eine Beatmungspflichtigkeit entsteht hierbei insbesondere aufgrund von Vigilanzminderung, akuter Verschlechterung der Schluckfunktion oder des Hustenstoßes.

Auch außerhalb neurologischer Intensivstationen gibt es eine Vielzahl beatmeter Patienten, welche im Laufe des intensivstationären Aufenthalts neurologische Komplikationen, wie z. B. eine „intensive care unit aquired weakness" (ICUAW) oder neurogene Dysphagie erleiden und aufgrund eben dieser spezifischer Behandlungspfade bedürfen. So haben neurologische Erkrankungen direkte Auswirkungen auf den Behandlungspfad intensivpflichtiger Patienten, auch wenn die neurologische Erkrankung initial nicht Grund sondern Folge der Intensivstationspflichtigkeit ist.

Die Beatmung und Intubation von Patienten auf der neurologischen Intensivstation findet Anwendung bei einem weiten Spektrum neurologischer Krankheitsbilder. Mitunter ist der „richtige" Zeitpunkt der Indikationsstellung schwierig zu identifizieren, dies gilt insbesondere für langsam fortschreitende neuromuskuläre Erkrankungen.

12

Intubation und Beatmung dienen mehreren Zielen:

- So ist die Intubation ein Schutz vor Aspiration bei Vigilanzminderung, herabgesetzten Schutzreflexen im Rahmen einer Vigilanzminderung oder Affektion für die Erhaltung der Schutzreflexe relevanter neuromuskulärer Strukturen.
- Die mechanische Ventilation dient sowohl der Oxygenierung als auch Decarboxylierung, erlaubt aber auch über eine gezielte Manipulation der Decarboxylierung eine Einflussnahme auf ein akutes Hirnödem.

Beatmungspflichtigkeit von Patienten im akutneurologischen Bereich kommt am häufigsten bei Patienten mit einem Schlaganfalls, einer Hirnblutung oder eines Schädel-Hirn-Traumas vor. Als Indikation zur Beatmung weisen diese Patienten meist eine Minderung der Schutzreflexe auf, bedingt entweder durch eine mit der Erkrankung verbundenen Vigilanzminderung oder direkte Schädigung für die Erhaltung der Schutzreflexe relevanter neuronaler Strukturen. Die Aspirationspneumonie spielt bei diesen Patienten auch in der Frühphase häufig eine Rolle, hier kommen also auch Gasaustauschstörungen als Grund für die Respiratorpflichtigkeit hinzu. Das neurogene Lungenödem, welches z. B. nach Subarachnoidalblutungen auftreten kann, sowie Pneumonien, welche bei Patienten mit einer bulbären Symptomatik z. B. im Rahmen eines Miller-Fisher-Syndroms auftreten, sind weitere Ursachen, die zur Aufnahme auf neurologische Intensivstationen führen.

12.1 Indikationen zur Beatmung aufgrund neurologischer Erkrankungen

Zur Beatmung führende Zustände lassen sich grob gliedern in:

1. Hypoventilatorische Zustände können durch jede Form eines Komas, z. B. aufgrund eines akuten Traumas, infektiologischer oder medikamentöser Effekte bedingt sein. Im Rahmen der zentralen Störungen bei Vigilanzminderung kommt es hier auch häufig zu einer herabgesetzten Schluckfunktion, wobei hierbei üblicherweise sowohl die Sensibilität reduziert ist, was sich in einer herabgesetzten Auslösbarkeit der Schutzreflexe zeigt, als auch die spontane Schluckaktivität gemindert ist.
2. Neuromuskuläre Störungen lassen sich weiter untergliedern in Erkrankungen, bedingt durch
   a) zentralnervöse Läsionen (Gehirn oder Rückenmark),
   b) periphernervöse Erkrankungen,
   c) Mischbildern aus a und b, z. B. ALS, und
   d) Myopathie.

3. Ventilationsstörungen können akuter, wie z. B Thoraxverletzungen mit Instabilität, oder chronischer Natur sein, wie z. B. bei ausgeprägten Thoraxdeformitäten. Ursache einer Ventilationsstörung kann eine erniedrigte thorakoabdominelle Resistance sein.
4. Oxygenierungsstörungen treten insbesondere im Rahmen akuter infektiologischer Ereignisse im Rahmen eine Pneumonie, Sepsis, eines ARDS, Lungenödems oder Kontusion auf.

Die Indikation zur Beatmung wird häufig aufgrund einer Mischform dieser Zustände gestellt, so kann es z. B. bei einem an einer Myasthenia gravis erkrankten Patienten, der in der myasthenen Krise eine neuromuskuläre Störung mit Hypoventilation aufweist, auch zu veränderten Schutzreflexen kommen, was dann wiederum zu einer Aspirationspneumonie führen kann.

Klinisches Zeichen der Beatmungsbedürftigkeit eines Patienten kann sowohl eine Brady- als auch eine Tachypnoe sein. Der Patient zeigt ggf. noch weitere Zeichen des ventilatorischen Stresses, wie Schweiß auf der Stirn, Tachykardie und Hypertonie. Die Messung der O_2-Sättigung und Ergebnisse der Blutgasanalyse bieten weitere Anhaltspunkte, ob ein Patient maschinell beatmet, bzw. in der Atmung unterstützt werden muss.

> **Die Indikation zur Beatmung wird nicht aufgrund eines einzelnen Parameters gestellt, sondern es ist ein mehrschichtiger Entscheidungsprozess gefordert, der sich nicht an einzelnen Absolutwerten sondern am Gesamtbefund des Patienten orientiert.**

Dennoch ist es hilfreich ein paar Grenzwerte zu nennen, welche als Warnsignale gelten sollten:

1. Apnoe oder Bradypnoe <6 Atemexkursionen pro Minute,
2. Tachypnoe >25 Atemexkursionen pro Minute (Ausnahme: höherer Grenzwert bei Kindern),
3. SaO_2 <85–90 % (unter O_2-Zufuhr),
4. pO_2 <60 mmHg (unter O_2-Zufuhr),
5. pCO_2 >55 mmHg.

12.2 Beatmungsform

Für die Untergruppen der noninvasiven Beatmung (NIV) stehen das Mundstück, die Nasenmaske, die Nasen-Mund-Maske, die Vollgesichtsmaske und spezielle Helme zur Verfügung. Invasiv beatmete Patienten werden über einen Tubus beatmet, welcher endotracheal, nasotracheal oder über eine Tracheotomie in der Trachea liegt.

Die **NIV** bietet viele **Vorteile,** wenn nur ein kurzfristige Beatmung notwendig ist, die Beatmung intermittierend angewandt werden soll, die Kommunikationsfähigkeit möglichst gering eingeschränkt werden soll, die Erkrankung, welche therapiert wird, insbesondere die Atempumpe betrifft und nicht sehr hohe Beatmungsdrücke angewandt werden müssen.

Absolute **Kontraindikationen** zur **NIV**-Therapie, wie sie in der S3-Leitlinie 2015 der DGP (Westhoff et al. 2015) beschrieben werden, sind:

1. Apnoe,
2. Schnappatmung,
3. Koma (nicht hyperkapnischer Genese),
4. fixierte oder funktionelle Verlegung der Atemwege,
5. gastrointestinale Blutung oder Ileus.

Als relative Kontraindikationen gilt z. B eine durch Hyperkapnie bedingte Vigilanzminderung, bei welcher von dem erfahrenen Anwender die NIV eingesetzt werden kann, diese Beatmungsform aber nur dann fortgeführt werden darf, wenn sich nach adäquater Abatmung des pCO_2 und des arteriellen pH-Werts auch rasch die Vigilanz des Patienten bessert. Weitere relative Kontraindikationen sind u. a. die kardiale Instabilität, starke Agitation, schwere Hypoxie und Azidose.

Zu guter Letzt muss auch noch unter den zur Verfügung stehenden Formen der

NIV-Beatmung eine Maske oder ein Mundstück gefunden werden, welches zu dem Patienten passt, wo also nicht zu hohe Leckagen auftreten, oder rasch Dekubiti durch die Anwendung entstehen.

Aus den hier genannten Kontraindikationen ergeben sich direkt auch die Domänen der invasiven Beatmung.

Zur Evaluation einer noninvasiven versus einer invasiven mechanischen Beatmung neuromuskulär erkrankter Patienten existiert keine den Cochrane-Kriterien genügende Datenlage, so haben es Luo et al. in ihrem Review (2017) konstatiert. Ein Studiendesign, welches den Kriterien genügen würde, wäre jedoch ethisch schwierig zu rechtfertigen, da die meisten Behandler sich schwer täten, Patienten in der Situation vor Beginn der Beatmung in entsprechende Gruppen zu randomisieren, da die Auswahl aufgrund klinischer Gesichtspunkte (Vigilanz, Schluckstörung etc.) gestellt wird. Bulbäre Symptome, z. B. durch eine ALS erworben, können zu Hypopnoen führen, sind hierbei die Schutzreflexe noch ausreichend vorhanden und die in der Beatmung eingestellten Drücke moderat, so stellt die NIV eine sehr gute Therapie für diese Patientengruppe dar, da durch die nicht notwendige Tracheotomie Lebensqualität erhalten bleibt. Am Beispiel an ALS-erkrankter Patienten konnte demonstriert werden, dass die Überlebenszeit nichtinvasiv beatmeter Patienten durch die Beatmung deutlich erhöht werden konnte (Berlowitz et al. 2016).

12

12.3 Beatmungseinstellungen

Obschon es kaum Studien zu detaillierten Fragestellungen in der Einstellung der Beatmung bei neurologischen Patienten gibt, wird in der Akutphase neurologischer Erkrankungen eine ausreichende Gewebeoxygenierung und O_2-Sättigung von ≥ 95 % angestrebt. Zur Erreichung dieses Ziels über den mechanischen Respirator, sollte der prozentuale O_2-Anteil am Atemgasgemisch (inspiratorische Sauerstofffraktion FiO_2) unter lungenprotektiven Gesichtspunkten jedoch möglichst gering gewählt werden, um gewebetoxische Effekte zu vermeiden (Nash et al. 1967). Ein unkritischer Einsatz von Sauerstoff in der Beatmung, bzw. in der Akutphase potenziell lebensbedrohlicher Zustände sollte spätestens seit dem möglichen negativen Einfluss eines übermäßigen O_2-Angebots auf die Größe des Myokardschadens nach Myokardinfarkt obsolet sein (Stub et al. 2015).

In der Praxis werden bei der Beatmung FiO_2-Werte $\leq 0{,}45$ angestrebt. Das paO_2 sollte >60 mmHg liegen (Mitbeurteilung der Klinik, wenn komatös, dann 80 mmHg). Bezüglich der CO_2-Werte besteht kein Konsens, während einige Autoren grundsätzlich eine Normokapnie mit $paCO_2$-Werten von 30–45 mmHg fordern, richten andere das Augenmerk auf die Kombination eines möglichst ausgeglichenen pH-Werts und akzeptieren hierunter eine moderate Hyperkapnie, um in akuten Phasen eine lungenprotektive Beatmung umsetzen zu können.

Bei den Einstellungen der Beatmung gelten im Wesentlichen die Regeln der lungenprotektiven Beatmung, wie sie als Grundlage der Beatmungstherapie auch beim „acute respiratory distress syndrome“ (ARDS) angewandt werden. Hierbei sollte die Druckdifferenz des oberen Druckplateaus zum PEEP 15 cmH_2O nicht überschreiten (Amato et al. 2015). Das Tidalvolumen sollte 6 ml/kg des Idealkörpergewichts nicht überschreiten und der Plateaudruck sollte 30 cmH_2O nicht überschreiten (Tonelli et al. 2014).

Bei allem Blicken auf die Oxygenierung muss insbesondere bei den neuromuskulär erkrankten Patienten neben der Oxygenierung insbesondere die Decarboxylierung beobachtet werden. Ist z. B. bei einem Patient, der sich im Rahmen seiner neuromuskulären Erkrankung an hohe CO_2-Werte „gewöhnt“ hat, durch die nasale High-flow-Beatmung eine gute Oxygenierung gegeben, das paO_2 jedoch inzwischen wesentlich für den Atemantrieb verantwortlich, dann kann er aufgrund eines dann fehlenden Atemantriebs zunehmend

Kohlendioxid retinieren und schließlich komatös werden.

Um die oben genannten Zielwerte im Atemzugvolumen und über das Atemminutenvolumen eine ausreichende Decarboxylierung zu erreichen, wird in der Masken-BiPAP-Beatmung meist mit PEEP-Werten von ca. 10 cmH_2O und PAP-Werten von ca. 10 cmH_2O sowie einer Atemfrequenz von 12–16 Atemzüge pro Minute beatmet (Wijdicks 2017).

Bei der Wahl der Beatmungsparameter ist im Weiteren zu beachten, ob die Beatmung gut an den Patienten adaptiert ist. Die oben genannten Druckwerte sind als noch recht unkritisch zu bewerten, steigert der Behandler die Beatmungsdrücke, so steigt auch die Gefahr, dass Luft bei der Beatmung in den Magen gelangt, wodurch wiederum die Aspirationsgefahr steigt. Es kommt außerdem zu vermehrten Problemen des Maskensitzes mit resultierender Undichtigkeit oder Druckulzerationen.

12.4 Beatmung neuromuskulär erkrankter Patienten

Eine besondere Herausforderung stellt die Indikationsstellung zur Beatmung und auch die Wahl der Beatmungsform bei neuromuskulär erkrankten Patienten in Phasen der akuten Verschlechterung der respiratorischen Situation dar. Bei Erkrankungen mit sich wiederholenden krisenhaften Verschlechterungen der respiratorischen Funktion oder des Sekretmanagements (▶ Kap. 7) wie z. B. in der myasthenen Krise entstehen besondere Herausforderungen. So ist hier eine Tracheotomie mitunter problematischer, da diese teilweise schon mehrfach durchgeführt wurde und die hierdurch veränderten Gewebeverhältnisse zu Komplikationen führen können. Aus diesem Grunde ist es in diesen Fällen auch klinische Praxis, falls notwendig, eine chirurgische Tracheotomie durchführen zu lassen, auch wenn diese im Verlauf ggf. wieder chirurgisch verschlossen werden muss.

12.4.1 Intubation

Wie oben erwähnt ist die Indikationsstellung zur Intubation ein kritischer Punkt im Rahmen der Therapie beatmungspflichtiger neurologischer Patienten. Grundsätzlich stehen der nasotracheale, der orotracheale Tubus oder die Trachealkanüle für diesen Zweck zur Verfügung.

In der Praxis der neurologischen Intensivstationen wird der **nasotracheale Tubus** inzwischen selten gesehen. Wegen der teils besseren Toleranz durch den Patienten aber gelegentlich weiterhin bei Patienten eingesetzt, welche eine gute Chance auf eine kurzfristige Extubation haben und bei denen es nicht unwahrscheinlich ist, dass im Laufe der Erkrankung erneut Episoden der Respiratorpflichtigkeit auftreten. Dies ist z. B. bei der myasthenen Krise der Fall. Werden hier schnell Tracheotomien durchgeführt, so können sich im Verlauf bei wiederholter Prozedur Probleme durch Narbengewebe etc. ergeben. Der nasotrachale Tubus selbst wird aufgrund des geringeren Lumens der Nasenöffnungen ebenfalls mit einem geringeren Durchmesser gewählt. Er verursacht nicht selten eine Epistaxis und bei längeren Liegezeiten erhöht sich die Gefahr von Sinusitiden.

Die **orotrachale Intubation** bietet für die Beatmung und das Sekretmanagement den Vorteil der größeren Innendurchmessers, wird vom Patenten allerdings in der Regel schlechter toleriert.

12.4.2 Schluckscores

Insbesondere in der Schlaganfallversorgung und hierin erfahrenen Einrichtungen existiert inzwischen eine Expertise im Screening und in der Diagnostik von Schluckstörungen. Als klinische Monitoringverfahren, welche auch von Ärzten und Pflegekräften angewandt werden können, haben sich insbesondere das standardisierte Schluckassessment nach Perry und das Monitoring der Dysphagieprädiktoren nach Daniels bewährt. Als apparative

Diagnostik bietet sich die Durchführung der fiberendoskopische Evaluation des Schluckakts (FEES) aufgrund der Überlegenheit gegenüber der Videofluroskopie in der Detektion von einer stillen Aspiration an.

Zusammen mit den anderen klinischen Daten und Rahmenbedingungen wie Patientenwille und Prognose ermöglichen Schluckscores eine detailliertere Einschätzung des Patienten und damit eine Indikationsstellung zur Beatmung und der Auswahl der Beatmungsform.

12.4.3 Extubation

Über den richtigen Zeitpunkt einer Extubation zu entscheiden, ist mitunter ein schwieriges Unterfangen, gilt es doch den Patienten ebenso wie zum Zeitpunkt der Entscheidung zur Intubation, vor dem respiratorischen Versagen zu schützen. Eine verfrühte Extubation kann nicht nur bei nicht ausreichender Fähigkeit der muskulären Atempumpe zu einem respiratorischen Versagen des Patienten führen, sondern auch die Fehleinschätzung einer möglicherweise bestehenden neurogenen Dysphagie.

Um eine höhere Sicherheit bezüglich des Extubationserfolgs zu erlangen sind verschiedenen Scores entwickelt worden. Es hat sich hierbei jedoch bisher kein einheitlicher Score durchsetzen können, da die einzelnen Scores auch Schwächen in der Anwendbarkeit aufweisen. Auch die Mindeststandards für eine Extubation sind nicht einheitlich geregelt.

> **Grundsätzlich gilt, dass das Weaning des Patienten unter Verwendung eines Weaningprotokolls abgeschlossen worden sein muss. Bei neuromuskulär erkrankten Patienten gilt es im Weaning eine möglicherweise verfrühte Erschöpfbarkeit zu berücksichtigen, welche nach Extubation ebenso zur Reintiubation führen kann.**

Zur Beurteilung der Dysphagie bietet sich die FEES als Methode zur Beurteilung der Schluckfunktion zeitnah nach Extubation an.

Als Besonderheit ist der Entscheidungsweg bei progredienten neurodegenerativen oder neuromuskulären Erkrankungen anzusehen. Wie auch bei der Wahl der Beatmung wird der Behandler hier vor die Herausforderung der Einschätzung des Zustands eines Patienten mit einer progredienten Erkrankung gestellt. Die Entscheidung über den weiteren Therapieweg kann und darf nur in enger Bindung an den Patientenwillen erfolgen. Dies setzt eine gute Information des Patienten und seiner Angehörigen über die Erkrankung, die Prognose und Hilfsmittel voraus.

Klassische Extubationskriterien wie:

1. kooperative Wachheit (GCS >8),
2. Tidalvolumen >5 ml/kg (IBW),
3. Atemfrequenz <30/min,
4. Rapid swallow breathing index (RSBI) <0,5

haben somit eher einen orientierenden Charakter.

12.4.4 Sedierung

Der Sedierung kommt eine besondere Rolle zu, da ein nicht unerheblicher Anteil der Patienten unter einer verlängerten Sedierung steht, exemplarisch sind hier Patienten mit einem Status epilepticus zu nennen, bei welchen Medikamente wie Midazolam oder Phenobarbital zur Anwendung kommen.

Grundsätzlich ist die Anwendung kurzwirksamer Narkotika zu bevorzugen, hier bieten sich insbesondere Propofol für die intravenöse Anwendung oder Isofluran für die inhalative Anwendung an (AnaConDa-System). Eingeschränkt wird die Anwendungsmöglichkeit jedoch durch die limitierte Dauer der Sedierungsmöglichkeit mit Propofol, bestehende Einschränkungen der Anwendbarkeit bei kardialen Vorerkrankungen mit Hypotonie und Bradykardie, sowie die übrigen Kontraindikationen.

Die Anwendung der länger wirksamen Medikamente beinhaltet als negativen Effekt eine Einschränkung der Verwertbarkeit des in Sedierungspausen erhobenen neurologischen Status, inklusive der dann beobachteten Atemmuster und des Status bezüglich des Sekretmanagements. Zusätzlich kommt es bei Patienten, welche über mehrere Wochen sediert wurden, zu einer verzögerten Wiedererlangung einer höheren Vigilanz. Dies kann auch für erfahrene Behandler insbesondere in der Prognoseabschätzung ein Problem darstellen, da häufig Mischbilder zwischen neurologischer Schädigung und Medikamenteneffekten bestehen. Eine einfache Extubation ist bei der so sedierten Patientenklientel in der Regel nicht zu erreichen, weshalb hier eine Tracheotomie der Patienten im Verlauf indiziert ist, um sie nicht einem unnötigen Aspirationsrisiko auszusetzen.

Bezüglich der Analgesie sind während der Akutphase kontinuierliche Gaben von Opioiden vs. diskontinuierlicher Gaben zu bevorzugen (Oddo et al. 2016). Neben Opioiden hat auch Ketamin einen festen Stellenwert in der Analgosedierung neurologischer Patienten, ein negativer Effekt auf den intrakraniellen Druck wurde auch in der Metaanalyse randomisierter kontrollierter Studien nicht gesehen (Wang et al. 2014).

12.4.5 Spezielle Probleme

12.4.5.1 Neurogenes Lungenödem

Als Komplikation akuter Hirnschädigungen kann es zum Entstehen eines neurogenen Lungenödems kommen. Insbesondere nach Subarachnoidalblutungen wurde über die Entstehung des neurogenen Lungenödems berichtet. Dieses kann durch eine Einschränkung des Gasaustauschs – sowohl des Sauerstoffs als auch des Kohlendioxids – eine Intubationspflichtigkeit zumindest teilweise bedingen. Die Pathophysiologie des neurogenen Lungenödems ist weiterhin nicht hinreichend erklärt, eine aktuelle Untersuchung legt einen Zusammenhang mit einer gestörten sympathovagalen Modulation nahe (Chen et al. 2016).

12.4.5.2 Hirndruck bzw. Hirnödem

Zur additiven Therapie des akuten Hirnödems zählt die permissive Hyperventilation zur Induktion einer Hypokapnie, welche wiederum zu einer Vasokonstriktion zerebraler Gefäße führt. Durch das hierdurch verminderte zerebrale Blutvolumen sinkt der intrakranielle Druck, ohne dass hierbei jedoch eine hirnschädigende Minderperfusion auftritt, solange der intrakranielle Perfusionsdruck einen Wert von 70 mmHg nicht unterschreitet (Diringer et al. 2002).

Das Konzept der Hyperventilation ist allerdings nur als kurzzeitige Maßnahme effektiv (z. B. überbrückende Maßnahme bis zur operativen Versorgung eines Patienten; Langfitt 1969).

Ist eine ausreichende CO_2-Elimination nicht allein durch den mechanischen Respirator erreichbar, dann können auch Techniken zum extrakorporalen Gasaustausch einen vorteil bringen. Am Beispiel der Anwendung von „pumpless extracorporal lung assist" (PECLA)-Geräten konnte in einer kleinen Studie eine signifikante Senkung des Hirndrucks über drei Tage durch den Einsatz der PECLA gezeigt werden. Hierbei wurde mit der Implantation der PECLA höhere PEEP-Werte benötigt, der Plateaudruck konnte jedoch signifikant reduziert werden (Munoz-Bendix et al. 2015).

Grundsätzlich gilt, dass ein hoher positiver endexpiratorischer Druck den kraniellen venösen Abfluss stören kann und somit den Hirndruck steigern kann. Daher ist ein hoher PEEP nach Möglichkeit in der Therapie neurologischer Patienten mit gesteigertem intrakraniellen Druck zu vermeiden. Diese Empfehlung findet sich auch in den Leitlinien der deutschen Gesellschaft für Neurologie (DGN 2012). Einschränkend muss hier allerdings angemerkt werden, dass der oben genannte Grundsatz für die gesunde Lunge gilt. Ist eine deutlich verminderte pulmonale Compliance messbar, so schränkte auch die Anwendung eines PEEP von bis zu 12 cmH_2O in einer kleinen Studie nicht signifikant die hämodynamische Situation zentral oder systemisch ein (Caricato et al. 2005).

12.4.5.3 Dysphagie

▶ Kap. 6

12.4.5.4 Singultus

Singultus kann aufgrund neurologischer Ursachen als symptomatischer Singultus z. B. aufgrund eines entzündlichen ZNS-Prozesses, anderen zentralen Läsionen oder einer Reizung des N. vagus auftreten.

Die Auswirkungen eines Singultus auf die Beatmung können fatal sein, da die hierbei entstehenden Kontraktionen des Zwerchfells zu thorakoabdominellen Druckschwankungen führen. Diese Druckschwankungen können eine suffiziente Beatmung behindern, da diese Drücke in der Regel über den an den Beatmungsgeräten vorgegebenen Grenzdrücken liegen und so z. B. zum wiederholten Abbruch der Inspirations- und Expirationsphase führen.

Als therapeutisch pharmakologische Maßnahmen gibt es mehrere Ansätze. Die Leitlinie der DGN zur Dysphagie empfiehlt in der ersten Stufe die Anwendung von Domperidon in Kombination mit Baclofen und einem Protonenpumpeninhibitor (Petroianu et al. 1997). Diese Kombination kann dann um Gabapentin erweitert werden oder Gabapentin als Monotherapie angewandt werden. Der Singultus allein lässt sich häufig jedoch auch durch eine Monothereapie mit Promethacin 3 × 25 mg/d i.v. behandeln. Ist dies nicht erfolgreich so kann diese Therapie wie oben beschrieben um Gabapentin 3-mal 300 mg/d p.o. erweitert werden (Petroianu et al. 2000).

Weitere Eskalationsstufen, welche aber wie die oben genannten Off-label-Therapien darstellen, sind Haloperidol 3-mal 1–3 mg/d oder Dexamethason 4–24 mg/d.

12.4.5.5 Zentrale Atemregulationsstörungen

▶ Kap. 15

12.4.6 Prozeduren

12.4.6.1 Tracheotomie

Werden Patienten über eine längere Zeit beatmet, so bietet die Tracheotomie mehrere Vorteile gegenüber der Beatmung über einen orotrachealen Tubus. Grundsätzlich ist hier aber vor Durchführung der potenzielle Nutzen gegen Risiken wie eine tracheale Verletzung, eine mediastinale Infektion oder eine akute Blutung abzuwägen. Um die Überlegungen für oder wider einer Tracheotomie auf Basis einer fundierten Abschätzung über die Wahrscheinlichkeit einer Langzeitbeatmung anstellen zu können, wurden unterschiedliche Scores entwickelt. Bezüglich Patienten mit intrazerebraler Blutung ist hier beispielsweise der TRACH-Score zu nennen (Szeder et al. 2010), in einer monozentrischen Studie wurde für Schlaganfallpatienten der Stroke-related Early Tracheostomy Score (SETscore) entwickelt, doch auch dieser bedarf aber noch weiterer Untersuchungen (Schonenberger et al. 2016).

Die am häufigsten angewandte Methode der Tracheotomie ist die Punktions-(Dilatations-)Tracheotomie, welche unter bronchoskopischer Kontrolle auf der Intensivstation durchgeführt wird. Bei langzeitbeatmeten Patienten oder Patienten mit einem „schwierigen Atemweg", z. B. Cormack Lehan-Score ≥3, atypischen Gefäßverläufen, Recurrensparese, Stenose der oberen Atemwege etc., bietet sich die operative Tracheotomie an.

Diese bietet den Vorteil einer unmittelbaren Atemwegssicherung, da es hier durch die Anlage einer plastischen Tracheostomie bei akzidenteller Dekanülierung nicht zu einem Verschieben der Gewebeschichten und damit nicht möglichen Rekanülierung über das Tracheostoma kommen kann.

12.4.6.2 Bronchoskopie

Die Bronchoskopie ist grundsätzlich auf jeder Intensivstation vorzuhalten und sollte als wichtige Notfallprozedur sicher vom ärztlichen Personal beherrscht werden. Die Bronchoskopie des wachen, nicht intubierten Patienten dient bei Sekretverlegungen der Bronchien der Wiederherstellung ausreichender alveolärer Ventilation. So kann im Optimalfall eine Intubation umgangen werden. Trotz optimaler Vorbereitung mit ausreichender Lokalanästhesie des Mund-/Rachenraums, der Kehlkopfregion und des Bronchialsystems besteht jedoch eine erhöhte Aspirationsgefahr, weshalb hier vom erfahrenen Anwender immer zu berücksichtigen ist, wie hoch sich die Aspirationsgefahr darstellt.

Es kann so möglich sein, bei regelmäßiger bronchoskopischer Absaugung eine NIV durchzuführen und eine Intubation zu vermeiden. Im Bereich der neurologischen Erkrankungsbilder liegt bei endobronchialer Sekretretention oder Pneumonie meist auch eine Schluckstörung in einem Ausmaß vor, welche die NIV und Bronchoskopie im unintubierten Zustand in dieser Situation nicht zulässt.

Ist in der Zusammenschau das Risiko der Aspiration zu hoch oder eine deutliche Zunahme der Sekretverlegung zu beobachten, so empfiehlt sich die Sicherung des Atemwegs durch eine Intubation des Patienten. Wird die Intubation orotracheal durchgeführt, so ist auf den Beißschutz um den Tubus zum Schutz des Bronchoskops zu achten. Die Beatmung sollte bei allen bronchoskopischen Maßnahmen dahingehend angepasst werden, dass der Patient kurz vor der Prozedur (ca. 5 min) mit Sauerstoff präoxygeniert werden sollte. Als Beatmungsmodus eignet sich für die Dauer der Prozedur ein Beatmungsmodus mit Volumengarantie. Dies ist sinnvoll, da das Innenlumen des Beatmungstubus prozedural durch das Bronchoskop teilverlegt wird und somit vorher suffiziente Beatmungsdrücke nicht mehr ausreichen können, um die Basisventilation zu gewährleisten. Nach Beendigung der Prozedur ist eine sofortige Wiederanpassung des FiO_2, als auch des Beatmungsmodus möglich. Je nach Zustand des Bronchialsystems und Verhalten unter Bronchoskopie, z. B. Kollaps des Bronchialsystems bei Absaugen von Sekret, bietet es sich an Beatmungsmanöver zur alveolaren Rekrutierung durchzuführen. Dies ist übliche Praxis, ohne dass hier eine klare Datenlage existieren würde.

12.4.6.3 Drainage von Pleuraergüssen

Die Drainage von Pleuraergüssen hat in der Akutintensivmedizin einen wichtigen Stellenwert, obschon ein konservatives Management der Ergüsse über den Volumenstatus – wo immer möglich – vorzuziehen ist.

Da Pleuraergüsse die Respiration über das hierdurch verminderte intrathorakale Lungenvolumen behindern, kann durch die Punktion von Ergüssen eine rasche Besserung des Gasaustauschs, insbesondere bei hyperkapnischen Zuständen, erreicht werden.

In Abhängigkeit des Ergussvolumens und der vermuteten Beschaffenheit (blutig, Exsudat oder Transsudat) ist die Art der Drainage zu wählen. Grundsätzlich gilt, dass die gewählte Drainage umso großlumiger sein sollte, je mehr Eiweiß ein Erguss enthält oder je blutiger er ist. Um die Entstehung eines Lungenödems zu vermeiden, sollten nicht mehr als max. 1,5 L eines Pleuraergusses auf einmal abgelassen werden. Ist die Ergussmenge größer oder eine rasche Neubildung zu erwarten, so bietet sich die Anlage einer Pleuradrainage an, um eine fraktionierte oder langsame kontinuierliche Drainage zu ermöglichen. Das von jeglicher Drainage geförderte Sekret sollte untersucht werden, um zwischen Exsudat, Transsudat, Chylus etc. unterscheiden zu können.

Literatur

Amato MB, Meade MO, Slutsky AS, Brochard L, Costa EL, Schoenfeld DA et al (2015) Driving pressure and survival in the acute respiratory distress syndrome. N Engl J Med 372(8):747–755. ► https://doi.org/10.1056/NEJMsa1410639

Berlowitz DJ, Howard ME, Fiore JF Jr, Vander Hoorn S, O'Donoghue FJ, Westlake J et al (2016) Identifying who will benefit from non-invasive ventilation in amyotrophic lateral sclerosis/motor neurone disease in a clinical cohort. J Neurol Neurosurg Psychiatry 87(3):280–286. ► https://doi.org/10.1136/jnnp-2014-310055

Caricato A, Conti G, Della Corte F, Mancino A, Santilli F, Sandroni C et al (2005) Effects of PEEP on the intracranial system of patients with head injury and subarachnoid hemorrhage: the role of respiratory system compliance. J Trauma 58(3):571–576

Chen WL, Chang SH, Chen JH, Tai HC, Chan CM, Wang YC (2016) Heart rate variability predicts neurogenic pulmonary edema in patients with subarachnoid hemorrhage. Neurocrit Care 25(1):71–78. ► https://doi.org/10.1007/s12028-015-0237-3

12

DGN, L. d (2012) Intrakranieller Druck S1 Leitlinie (Gudeline). AWMF-Register. (AWMF-Registernummer 030/105). Retrieved 01/2018. ► http://www.awmf.org/leitlinien/detail/ll/030-105.html

Diringer MN, Videen TO, Yundt K, Zazulia AR, Aiyagari V, Dacey RG Jr et al (2002) Regional cerebrovascular and metabolic effects of hyperventilation after severe traumatic brain injury. J Neurosurg 96(1):103–108. ► https://doi.org/10.3171/jns.2002.96.1.0103

Langfitt TW (1969) Increased intracranial pressure. Clin Neurosurg 16:436–471

Luo F, Annane D, Orlikowski D, He L, Yang M, Zhou M, Liu GJ (2017) Invasive versus non-invasive ventilation for acute respiratory failure in neuromuscular disease and chest wall disorders. Cochrane Database Syst Rev 12:CD008380. ► https://doi.org/10.1002/14651858.cd008380.pub2

Munoz-Bendix C, Beseoglu K, Kram R (2015) Extracorporeal decarboxylation in patients with severe traumatic brain injury and ARDS enables effective control of intracranial pressure. Crit Care 19:381. ► https://doi.org/10.1186/s13054-015-1088-1

Nash G, Blennerhassett JB, Pontoppidan H (1967) Pulmonary lesions associated with oxygen therapy and artifical ventilation. N Engl J Med 276(7):368–374. ► https://doi.org/10.1056/NEJM196702162760702

Oddo M, Crippa IA, Mehta S, Menon D, Payen JF, Taccone FS, Citerio G (2016) Optimizing sedation in patients with acute brain injury. Crit Care 20(1):128. ► https://doi.org/10.1186/s13054-016-1294-5

Petroianu G, Hein G, Petroianu A, Bergler W, Rufer R (1997) Idiopathic chronic hiccup: combination therapy with cisapride, omeprazole, and baclofen. Clin Ther 19(5):1031–1038

Petroianu G, Hein G, Stegmeier-Petroianu A, Bergler W, Rufer R (2000) Gabapentin „add-on therapy" for Idiopathic Chronic Hiccup (ICH). J Clin Gastroenterol 30(3):321–324

Schonenberger S, Al-Suwaidan F, Kieser M, Uhlmann L, Bosel J (2016) The SETscore to predict tracheostomy need in cerebrovascular neurocritical care patients. Neurocrit Care 25(1):94–104. ► https://doi.org/10.1007/s12028-015-0235-5

Stub D, Smith K, Bernard S, Nehme Z, Stephenson M, Bray JE et al (2015) Air versus oxygen in ST-segment-elevation myocardial infarction. Circulation 131(24):2143–2150. ► https://doi.org/10.1161/CIRCULATIONAHA.114.014494

Szeder V, Ortega-Gutierrez S, Ziai W, Torbey MT (2010) The TRACH score: clinical and radiological predictors of tracheostomy in supratentorial spontaneous intracerebral hemorrhage. Neurocrit Care 13(1):40–46. ► https://doi.org/10.1007/s12028-010-9346-1

Tonelli AR, Zein J, Adams J, Ioannidis JP (2014) Effects of interventions on survival in acute respiratory distress syndrome: an umbrella review of 159 published randomized trials and 29 meta-analyses. Intensive Care Med 40(6):769–787. ► https://doi.org/10.1007/s00134-014-3272-1

Wang X, Ding X, Tong Y, Zong J, Zhao X, Ren H, Li Q (2014) Ketamine does not increase intracranial pressure compared with opioids: meta-analysis of randomized controlled trials. J Anesth 28(6):821–827. ► https://doi.org/10.1007/s00540-014-1845-3

Westhoff M, Schönhofer B, Neumann P, Bickenbach J, et al (2015) Nichtinvasive Beatmung als Therapie der akuten respiratorischen Insuffizienz S3 Leitlinie. Deutschen Gesellschaft für Pneumologie und Beatmungsmedizin, Registernummer 020 – 004

Wijdicks EFM (2017) The neurology of acutely failing respiratory mechanics. Ann Neurol 81(4):485–494. ► https://doi.org/10.1002/ana.24908

Beatmung bei neuromuskulären Erkrankungen

Martin Groß, Johannes Dorst und Kerstin Pelzer

M. Groß (Hrsg.), *Neurologische Beatmungsmedizin*, https://doi.org/10.1007/978-3-662-59014-0_13

13.1 Überblick über die Beatmung bei neuromuskulären Erkrankungen

Martin Groß

▪▪ Einführung

Die Beatmung bei neuromuskulären Erkrankungen hat einen Schwerpunkt in der Therapie der chronischen ventilatorischen Insuffizienz, findet jedoch auch Einsatz in der Intensivtherapie der akuten ventilatorischen Insuffizienz und der durch bulbäre Symptome mit Dysphagie, Schluck- und Hustenstörung und Pneumonie bedingten respiratorischen Insuffizienz.

Neuromuskuläre Erkrankungen sind Erkrankungen des ersten und zweiten Motoneurons, der peripheren Nerven, der neuromuskulären Übertragung und der Muskelzelle. Es handelt sich um eine heterogene Gruppe von erblichen, degenerativen und autoimmunen Erkrankungen. Eine korrekte diagnostische Einordnung neuromuskulärer Erkrankungen ist aus folgenden Gründen erforderlich:

1. Neuromuskuläre Erkrankungen können über das neuromuskuläre System hinausgehende, erkrankungsspezifische neurologische, vegetative, endokrine und weitere Störungen aufweisen, deren Diagnose und Behandlung von entscheidender prognostischer Bedeutung ist (Hsu 2010; Bird 2018). Bei Myopathien, insbesondere Muskeldystrophien, ist beispielsweise mit einer kardialen Mitbeteiligung im Sinne von Reizleitungsstörungen, Herzrhythmusstörungen und Kardiomyopathien zu rechnen, sodass EKG, Langzeit-EKG und Echokardiographie oder Kardio-MRT wichtige Bestandteile der Diagnostik sind (Deschauer et al. 2016; Hermans et al. 2010).
2. Nicht für autoimmun bedingte, sondern auch für einige genetische neuromuskuläre Erkrankungen stehen medikamentöse Therapien zur Verfügung. Hierzu gehören das Antisense-Oligonukleotid Nusinersen bei der spinalen Muskelatrophie (Finkel et al. 2017; Mercuri et al. 2018), die Enzymersatztherapie mit Alglucosidase alfa beim Morbus Pompe (Chen et al. 2017; Kuperus et al. 2017) sowie die Steroidtherapie (Matthews et al. 2016; Shieh et al. 2018) und die Stop-Codon-Readthrough-Therapie mit Ataluren mittlerweile veraltet bei der Duchenne-Muskeldystrophie (McDonald et al. 2017).
3. Eine exakte Diagnosestellung ermöglicht eine fundierte Beratung zu Verlauf und ggf. genetischen Aspekten der Erkrankung.

Obwohl es sich bei den neuromuskulären Erkrankungen um seltene Krankheitsbilder handelt, kommt ihnen aufgrund der häufig assoziierten respiratorischen Symptomatik eine große Bedeutung in der neuromuskulären Beatmungsmedizin zu. Die respiratorische Symptomatik resultiert in der Regel aus Paresen der am Atmen, Schlucken oder Husten beteiligten Muskulatur mit konsekutiver ventilatorischer Insuffienz, Dysphagie bis hin zur Speichelaspiration und Husteninsuffizienz. Vor allem bei einer Kombination aus Speichelaspiration und Husteninsuffizienz kann eine lebensbedrohliche Sekretretention mit erhöhtem Pneumonierisiko resultieren. Neuromuskulären Erkrankungen mit frühem Beginn können außerdem mit Kyphoskoliosen einhergehen, welche – aufgrund einer mit ihnen assoziierten Verschlechterung der Atemmechanik – zur Manifestation oder zur Verschlechterung einer ventilatorischen Insuffizienz führen und ein operatives Vorgehen notwendig machen können (Sponseller et al. 2012). Bei gutem Management des respiratorischen Symptomkomplexes, nicht sehr weit fortgeschrittenem Lebensalter, fehlender schwerwiegender Komorbiditäten, Anbindung an spezialisierte Behandlungszentren und guter psychosozialer Einbindung können allerdings selbst invasiv dauerbeatmete Patienten viele Jahre mit guter Lebensqualität überleben (▶ Abschn. 24.1).

13.1.1 Klassifikation beatmungsmedizinisch relevanter neuromuskulärer Erkrankungen

Aufgrund der großen Vielfalt neuromuskulärer Erkrankung wird in der folgenden Klassifikation der Schwerpunkt auf beatmungsmedizinisch relevante Erkrankungsbilder gelegt.

13.1.1.1 Motoneuronerkrankungen

Der Begriff der Motoneuronerkrankungen umfasst alle Erkrankungen der ersten Motoneurone im Gyrus präzentralis sowie der zweiten Motoneurone in den motorischen Hirnnervenkernen, welche die bulbäre Muskulatur versorgen, und im Vorderhorn des Rückenmarks, welche die spinale Muskulatur versorgen. Zu den beatmungsmedizinisch relevanten Motoneuronerkrankungen gehören die zu 10 % hereditäre und zu 90 % sporadisch auftretende **amyotrophe Lateralsklerose** (ALS), die x-chromosomal rezessiv vererbte **spinobulbäre Muskelatrophie,** die autosomal-rezessiv vererbte spinale Muskelatropie. Das klinische Verteilungsmuster ist der ◘ Tab. 13.1 zu entnehmen.

Wichtig zur Diagnosefindung bei Motoneuronerkrankung ist die konsequente Suche nach Zeichen des ersten (Spastik, gesteigerte Muskeleigenreflexe, unerschöpfliche Kloni, Pyramidenbahnzeichen) und des zweiten Motoneurons (Muskelatrophien, abgeschwächte Muskeleigenreflexe, Faszikulationen, Fibrillationen der Zunge) (Ludolph et al. 2014; Finsterer und Soraru 2016). Aufgrund ihrer herausragenden Bedeutung für die neurologische Beatmungsmedizin und der Komplexität der Symptome wird die amyotrophe Lateralsklerose im folgenden Kapitel ausführlich behandelt.

13.1.1.2 Endplattenerkrankungen

Erkrankungen der neuromuskulären Endplatte können durch vielfältige Ursachen wie Autoantikörper, genetische Mutationen, Medikamente oder Drogen bedingt sein. Klinisches Charakteristikum dieser Erkrankungen ist die pathologische Schwäche und Ermüdbarkeit des Muskels (Myasthenie). Am häufigsten ist die **Myasthenia gravis,** die durch Antikörper gegen Acetylcholinrezeptoren (80–90 %), muskelspezifische Kinase (bis 5 %), LRP4 und Agrin bedingt sein kann, und bei der es sich um eine postsynaptische Erkrankung handelt. Die Symptomatik beginnt meist an der Augenmuskulatur und generalisiert häufig im Verlauf. Die Behandlung der Myasthenia gravis ist ein wichtiger Aspekt der neurologischen Intensiv- und Beatmungsmedizin (▶ Abschn. 13.3).

◘ **Tab. 13.1** Klinik der Motoneuronerkrankungen

Erkrankung	Klinik	Betroffenes Motoneuron
Amyotrophe Lateralsklerose	Spinal und bulbär, variables Verteilungsmuster, in 5–10 % frontotemporale Demenz	1. und 2.
Spinobulbäre Muskelatrophie	Spinal und bulbär, Larygospasmen, grobe Faszikulationen, Gynäkomastie, Oligospermie u. a.	2.
Spinale Muskelatrophie	Spinal	2.

Das **Lambert-Eaton-Syndrom** ist eine präsynaptische Erkrankung mit Nachweis von Antikörpern gegen spannungsabhängige Kalziumkanäle (VGCC) in bis zu 90 % (Farrugia 2011; Verschuuren et al. 2016; Wiendl et al. 2017; Yan et al. 2018).

13.1.1.3 Polyneuropathien

„Polyneuropathien (PNP)... sind generalisierte Erkrankungen des peripheren Nervensystems (PNS)", also aller „außerhalb des Zentralnervensystems liegender Teile der motorischen, sensiblen und autonomen Nerven mit ihren Schwann-Zellen und ganglionären Satellitenzellen, ihren bindegewebigen Hüllstrukturen (Peri- und Epineurium) sowie den sie versorgenden Blut- und Lymphgefäßen." (Heuß et al. 2012).

Ein auf neurologischen Intensiv- und Beatmungsstationen häufig anzutreffende Krankheitsbilder sind die **Critical Illness Polyneuropathie** (CIP), welche häufig mit einer **Critical Illness Myopathie** (CIM) vergesellschaftet ist, sodass das Krankheitsbild meist zur sog. CIP/CIM zusammengefasst wird (Pattanshetty und Gaude 2011). Die CIP ist bei >90 % aller Patienten mit einer Dauer der Aufnahme auf einer Intensivstation >4 Wochen anzutreffen (Fletcher et al. 2003), wobei Sepsis/SIRS und Multiorganversagen wichtige Risikofaktoren sind und der Schweregrad bis hin zur vollständigen Plegie reichen kann (Hermans et al. 2008). Es sind Faktoren identifiziert worden, welche das Risiko einer CIP/CIM senken und die Folgen der Krankheit mildern könnten: intensivierte Insulintherapie und Frührehabilitation (Hermans et al. 2014) Dieses besonders wichtigen Krankheitsbild wird ▶ Abschn. 13.3.3 ausführlich beschrieben.

Das zweite wichtige Krankheitsbild aus der Gruppe der Polyneuropathien ist das **Guillain-Barré-Syndrom** (GBS), „eine akut oder subakut verlaufende, häufig postinfektiös auftretende Polyneuritis mit multifokaler Demyelinisierung und/oder axonaler Schädigung im Bereich der Rückenmarkswurzeln und der peripheren Nerven" (Korinthenberg et al. 2012). Gangliosidantikörper spielen bei der Entstehung eine wichtige Rolle. Als auslösende Erreger wurden *Campylobacter jejuni, Mycoplasma pneumoniae,* Zytomegalieviren und das Epstein-Barr-Virus identifiziert. Am häufigsten ist die demyelinisierende Variante, die akute inflammatorische demyelinisierende Polyneuropathie (AIDP), weniger häufig, aber in der neurologischen Intensiv- und Beatmungsmedizin bedeutsam sind die axonale Variante, die akute motorische axonale Neuropathie, sowie das mit Ataxie, Hirnnervenparesen, insbesondere Ophthalmoplegie, und Areflexie einhergehende Miller-Fisher-Syndrom (MFS) (Rosenecker 2014; Korinthenberg et al. 2012). Das GBS wird ebenfalls ▶ Abschn. 13.3.1 ausführlich beschrieben.

13.1.1.4 Myopathien

Zu den primär die Muskulatur betreffenden Myopathien gehören die hereditären und die erworbenen Myopathien. Hereditäre Myopathien wiederum lassen sich in progressiven Muskeldystrophien, kongenitalen Myopathien mit Strukturbesonderheiten, metabolischen Myopathien und Ionenkanalmyopathien aufteilen. Zu den erworbenen Myopathien gehören wiederum immunogene, erregerbedingte und endokrine Myopathien sowie die Critical Illness Myopathie (CIM) (Deschauer et al. 2016).

Von besonderer Wichtigkeit für die neurologische Beatmungsmedizin sind die progressiven Muskeldystrophien. Es handelt sich um eine heterogene Gruppe hereditärer mit progressiver Muskelschwäche einhergehender Erkrankungen des Muskels (Flennigan 2012). Typische Befunde der Muskelbiopsie sind vermehrte Faserkalibervariationen, Fasernekrosen und -regenerationen, entzündliche Reaktionen sowie eine endo- und perimysiale Fibrose (Costanza und Moggio 2010). Am häufigsten kommen die folgenden – auch beatmungsmedizinisch relevanten – Krankheitsbilder vor: die autosomal dominant vererbten myotonen Dystrophien (Typ 1 und 2), die x-chromosomal rezessiv vererbte Duchenne-Becker-Muskeldystrophie und die autosomal dominant vererbte fazioskapulohumerale Muskeldystrophie (FSHD 1 und 2) (Deenen et al. 2014; Do et al. 2018).

Die **myotonen Dystrophien** sind genetisch unterschiedliche Multisystemerkrankungen, werden aber aufgrund der Klinik mit durch Dekontraktionshemmung verlängerter Muskelkontraktion (Myotonie) zu einer Gruppe zusammengefasst:

- Bei der myotonen Dystrophie Typ 1 treten extramuskuläre Symptome wie ein Katarakt, eine Diabetes mellitus, Tagesschäfrigkeit, kognitive und psychiatrische Störungen auf (Smith und Gutmann 2016).
- Bei der myotonen Dystrophie Typ 2 ist außerdem eine Antizipation mit von Generation zu Generation früherem Beginn und schwererem Verlauf bekannt (Pratte et al. 2015).

Die **Muskeldystrophie Duchenne** und die **Muskeldystrophie Becker-Kiener** werden beide durch Mutationen im *DMD*-Gen verursacht, welches das Protein Dystrophin kodiert. Dystrophin ist Teil des Dystrophinkomplexes, der die Membranen der Muskelzellen der quergestreiften Muskulatur stabilisiert (Gao und McNally 2015). Da bei der Muskeldystrophie kein Dystrophin, bei der Muskeldystrophie Becker-Kiener hingegen ein vermindert funktionsfähiges Dystrophin gebildet wird, verläuft die Muskeldystrophie Duchenne deutlich schwerwiegender (Anthony et al. 2014). Im Alter von 2 5 Jahren beginnt die Muskelschwäche, welche im Alter von ca. 12 Jahren zum Verlust der Gehfähigkeit führt. Es treten respiratorische, kardiale, orthopädische und gastrointestinale Komplikationen auf (Liang et al. 2018). Die Lebenserwartung beträgt 30–40 Jahre (Walter und Reilich 2017).

Bei der **fazioskapulohumeralen Muskeldystrophie,** welche in FSHD 1 (95 %) und FSHD 2 (5 %) unterteit wird, führen unterschiedlichegenetische Mechanismen zu einer vermehrten Expression des Transkriptionsfaktors DUX4. Bei der FSHD sind zunächst faziale, skapuläre und humerale Muskel, später auch Rumpf und untere Extremitäten befallen (Daxinger et al. 2015; De Simone 2017). Für die FSHD 1 wurde – wie für die Myotone Dystrophie Typ I – eine Antizipation beschrieben (Alawi et al. 2018).

Bei der myotonen Dystrophie Typ I, der Muskeldystrophie Duchenne und der FSHD können eine ventilatorische Insuffizienz, eine Husteninsuffizienz, eine Dysphagie, ein obstruktives Schlafapnoesyndrom, kardiale Arrythmien und – bei der Duchenne-Becker-Muskeldystrophie – auch eine Kardiomyopathie auftreten (Della Marca et al. 2009; Meola 2013; Toussaint et al. 2016; Bianchi et al. 2014; Hoque 2016; Goselink et al. 2016; Birnkrant et al. 2018). Während der Schweregrad des klinischen Verlaufs bei der FSHD und der myotonen Dystrophie Typ I variabel ist, beginnt bei der Muskeldystrophie Duchenne im Alter von 9–16 Jahren eine jährliche Verschlechterung der Vitalkapazität um 5–10 %, sodass ungefähr 90 % der nicht beatmeten Patienten im Alter von 16–19 Jahren an respiratorischen Komplikationen versterben (Bach und Martinez 2011; De Antonio et al. 2016; Mah et al. 2018; Wohlgemuth et al. 2018). Die bei Patienten mit myotoner Dystrophie Typ I unabhängig vom Ausmaß reduzierte CO_2-Atemantwort spricht dafür, dass bei der myotonen Dystrophie Typ I eine sekundäre zentrale Hypoventilation vorkommen kann (► Kap. 15) (Poussel et al. 2015).

Aus der Gruppe der lysosomalen Speicherkrankheiten ist der autosomal-rezessiv vererbten **Morbus Pompe** (Glykogenose Typ V) aus beatmungsmedizinischer Sicht bedeutsam. Aufgrund eines autosomal rezessiv vererbeten Defekts im Gen der sauren α-Glucosidase (GAA) kommt es zur Akkumulation von Glykogen in den Lysosomen. Abhängig von der verbleibenden GAA-Aktivität kann der klinische Verlauf eine sehr unterschiedliche Ausprägung vom schweren Verlauf mit frühem Beginn bis hin zum milden Verlauf mit spätem Beginn haben. Charakteristisch ist eine frühe Beteiligung des Diaphragmas, die sogar vor der typischen Schwäche der stammnahen Muskulatur auffallen kann. Die Messung der Vitalkapazität in aufrechter und liegender Position ist zur frühen Diagnose einer Diaphragmaparese bei Morbus Pompe essenziell (Manganelli und Ruggiero 2013).

13.1.2 Beatmung bei neuromuskulären Erkrankungen

13.1.2.1 Der Circulus vitiosus der Hyperkapnie und Grundlagen der Beatmungsindikation

Bei neuromuskulären Erkrankungen mit Beteiligung der muskulären Atempumpe kann eine ventilatorische Insuffizienz mit einer Hyperkapnie auftreten, deren Folgeerscheinungen die Hyperkapnie weiter verstärken können (◘ Abb. 13.1).

Chronische Hyperkapnie führt – im Gegensatz zur akuten Hyperkapnie – zu einer Reduktion des hyperkapnischen Atemantriebs (Borel et al. 1993; Tankersley et al. 2007; Rialp et al. 2013. Zusätzlich führt die Hyperkapnie zu einem gestörten Schlaf und einer durch Schlafentzug bedingten zusätzlichen Abnahme des hyperkapnischen Atemantriebs (Schiffmann et al. 1983; White et al. 1983; Perrin et al. 2003; Zhou et al. 2018).

Häufig sind bei neuromuskulären Erkrankungen mit bulbärer Erkrankung zudem Paresen der pharyngealen Muskulatur, welche zu einem obstruktiven Schlafapnoesyndrom führen können (Aboussouan 2015; Aboussouan und Mireles-Cabodvila 2017; Zhou et al. 2018; Albdewi et al. 2018), das sich wiederum bei der amyotrophen Lateralsklerose als negativer Prädiktor für die Überlebenszeit erwiesen hat (Quarante et al. 2017).

Bei gleichzeitig bestehende Paresen im Bereich der pharyngealen Muskulatur und der muskulären Atempumpe könnte deren Interaktion die Symptomatik verstärken: Dass die ohnehin paretische Atemmuskulatur aufgrund des erhöhten Atemwegswiderstands eine erhöhte Atemarbeit verrichten muss, könnte sowohl eine ventilatorische Insuffzienz und damit eine Hyperkapnie als auch ein obstruktives Schlafapnoesyndrom auslösen bzw. verstärken (Springer et al. 2012; Albdewi 2018).

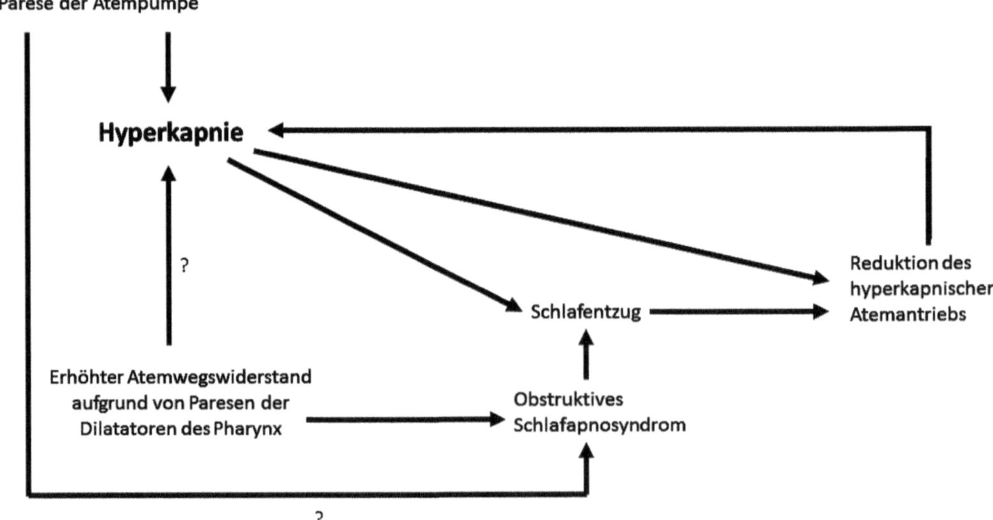

◘ Abb. 13.1 Pathophysiologie der Hyperkapnie bei neuromuskulären Erkrankungen

Eine Beatmungstherapie kann die geschilderte Pathophysiologie beeinflussen durch (Annane et al. 1999):

- Entlastung und Regeneration der Atempumpe,
- Verbesserung der Schafqualität,
- „Reset“ des Atemzentrums.

Möglicherweise werden durch die Beatmung auch weitere Faktoren beeinflusst, die die ventilatorische Insuffizienzverstärken können, wie der Verlust der Compliance von Lunge und Thorax, die Bildung von Mikroatelektasen und die Sekretretention (Zhou et al. 2018).

13.1.2.2 Diagnose der ventilatorischen Insuffizienz

Symptome der ventilatorischen Insuffizienz bei neuromuskulären Erkrankungen sind Dyspnoe in Ruhe, bei körperlicher Belastung oder beim Sprechen, Orthopnoe, unerholsamer Schlaf, morgendliche Kopfschmerzen, Tagesschläfrigkeit, Erschöpfung, Tachykardie, Polyglobulie, psychische Symptome (Angst, Depression) und vegetative Störungen (Simonds 2013; Windisch et al. 2017). Klinische Zeichen sind schnelle und flache Atmung, paradoxe Atmung, Einsatz der Atemhilfsmuskulatur, gehäuftes Zwischenatmen beim Sprechen (Simonds 2013).

Zur apparativen Diagnostik ▶ Kap. 4.

13.1.2.3 Beatmungsindikationen

Bei Vorliegen einer fortschreitenden neuromuskulären Erkrankung mit Risiko einer ventilatorischen Insuffizienz sollte alle 3–12 Monate eine Erhebung der Anamnese und des klinischen Befunds, eine Messung der FVC in aufrechter Position und im Liegen sowie eine Messung des Hustenspitzenflusses erfolgen. Bei FVC < 70 % der Norm sollten ergänzend durchgeführt werden:

- Blutgasanalyse (tagsüber und nachts),
- transkutane Kapnometrie,
- Polygraphie (oder Polysomnographie) (Windisch et al. 2017; Bach 2017).

Eine Polygraphie oder Polysomnographie sollte auch erfolgen, wenn anamnestisch der Verdacht auf eine schlafbezogene Atmungsstörung besteht (▶ Kap. 16).

Eine Indikation zur Beatmung besteht nach Leitlinie „Nichtinvasive und invasive Beatmung als Therapie der chronischen respiratorischen Insuffizienz“ bei:

- symptomatischer ventilatorischen Insuffizienz und
- Erfüllung eines der folgenden Kriterien:
  - $paCO_2 \geq 45$ mmHg (tagsüber oder nachts),
  - nächtliches $tcCO_2 \geq 50$ mmHg über 30 min,
  - nächtlicher Anstieg des $tcCO_2$ um ≥ 10 mmHg,
  - rasche Abnahme der FVC > 10 % innerhalb von 3 Monaten (Windisch et al. 2017).

Nach Bach (2017) besteht außerdem eine Indikation zur Beatmung, bei symptomatischer ventilatorischen Insuffizienz und erniedrigter Vitalkapazität im Liegen. Vitacca et al. konnten 2017 zeigen, dass speziell bei Patienten mit nichtbulbärer ALS eine sehr frühe Initiierung der NIV bei einer FVC ≥ 80 % der Norm die Zeit zwischen Diagnose und Tod verlängert.

Bei bestehender bulbärere Beteiligung, anamnestischem oder klinischem Verdacht auf eine Dysphagie sollte zudem ergänzend eine klinische Schluckuntersuchung und fiberendoskopische Schluckdiagnostik (FEES) durchgeführt werden (▶ Kap. 6).

Die Einleitung der Beatmung erfolgt in der Regel stationär, jedoch ist die frühe Einleitung einer NIV auch ambulant machbar (Bertella et al. 2017).

13.1.2.4 Beatmungszugang

Es existieren keine Studien, welche invasive mit nichtinvasiver Beatmung bei akuter respiratorischer Insuffizienz aufgrund neuromuskulärer Erkrankung vergleichen, sodass im Folgenden die Wahl des Beatmungszugang für die chronische ventilatorische Insuffizienz diskutiert wird (Luo et al. 2017).

Bei den meisten Myopathien und Erkrankungen des 2. Motoneurons ist eine nichtivasive Beatmung (NIV) ausreichend, welche auf bis zu 24 h ausgedehnt werden kann, auch wenn die Vitalkapazität nicht mehr messbar ist. Mit Hilfe von NIV können auch bereits von invasiver Beatmung abhängige Patienten dekanüliert werden (Bach 2017). Essenziell für das Gelingen der NIV ist allerdings das optimale Sekretmanagement, welche insbesondere Techniken des assistierten Hustens, die thorakale Range-of-Movement-Therapie und den Einsatz atmungstherapeutischer Methoden beinhaltet (► Abschn. 7.1).

Patienten, die von invasiver Langzeitbeatmung auf nichtinvasive Beatmung umgesetzt wurden, gaben in einer Studie von Bach (1993) eine Verbesserung in den Bereichen Sprache, Schlaf, Schlucken und Wohlbefinden an. Für die amyotrophe Lateralsklerose ermittelten Kaub-Wittemer et al. (2003) sowohl für invasiv als auch für nichtinvasiv beatmete Patienten eine gute Lebensqualität, obwohl 81 % der Teilnehmer der Studie ohne vorherige Aufklärung tracheotomiert worden waren. Auch Vianello et al. (2011) erhoben bei aufgrund einer akuten respiratorischen Dekompensation ohne vorherige Aufklärung tracheotomierten Patienten mit amyotropher Lateralsklerose eine gute Akzeptanz und eine akzeptable Lebensqualität (► Abschn. 24.1).

In einer Studie mit historischer Kontrollgruppe bei Patienten mit Muskeldystrophie Duchenne lebten Patienten mit nichtinvasiver Beatmung im Vergleich zu invasiv beatmeten Patienten 10 Jahre länger, wobei allerdings die historischen Kontrolle aufgrund der im Verlauf stattgehabten Verbesserung der kardiologischen und atmungstherapeutischen Methoden die Aussagekraft einschränkt (Ishikawa et al. 2011). Eine randomisiert-kontrollierte Studie, die ALS-Patienten mit und ohne NIV verglich, zeigte nur bei Patienten ohne schwere bulbäre Symptomatik eine Verbesserung des Überleben und ein Aufrechterhalten der Lebensqualität, während bei Patienten mit schwerer bulbärer Symptomatik sich das Überleben nicht verbesserte und die Lebensqualität nicht aufrechterhalten werden konnte, sich allerdings schlafbezogene Symptome verbesserten (Bourke et al. 2006; Radunovic et al. 2017). Grundsätzlich rechtfertigten die Ergebnisse der Studie nicht den Schluss, bulbär schwer betroffenen ALS-Patienten eine NIV grundsätzlich vorzuenthalten. Boentert et al. (2015) beobachteten in einer nichtkontrollierten Studie sowohl bei bulbär und als auch bei nichtbulbär betroffenen Patienten mit ALS eine Verbesserung der Schlafqualität. Allerdings sind die Schwere der bulbären Symptomatik sowie die Dauer der nächtlichen Zeit mit $SpO_2 < 90\,\%$ die wesentlichen prognostischen Faktoren für ein NIV-Versagen bei ALS (Sancho et al. 2014, 2018; Suh et al. 2018).

Zusammenfassend ist NIV die Therapie erster Wahl bei neuromuskulären Erkrankungen mit chronischer ventilatorischer Insuffizienz, wobei für das Gelingen der NIV ein effektives Sekretmanagement unerlässlich ist (► Abschn. 7.1). Bei schwerer bulbärer Beteiligung ist NIV weniger effektiv. Folgende Kriterien stellen eine Indikation für die Tracheotomie dar (Windisch et al. 2017):

- Schwere, therapieresistente Speichelaspiration,
- schwere, therapieresistente Sekretretention,
- fehlende Toleranz der NIV durch den Patienten,
- Unmöglichkeit der Adaptation eines Beatmungszugangs,
- primär ineffektive NIV,
- Scheitern der Umstellung von invasiver Beatmung auf NIV.

Für die ALS konnte gezeigt werden, dass eine Desaturation <95 % für >24 h trotz NIV und Anwendung des mechanischen Insufflator-Exsufflators eine Indikation für die Tracheotomie zur Verlängerung des Überlebens darstellt (Bach et al. 2004).

13.1.2.5 Beatmungsmodi und -parameter

In mehreren Studien wurden verschiedene Beatmungsmodi für die NIV bei neuromuskulären Patienten miteinander verglichen: Crescimanno et al. (2011) verglichen druckassistierte Beatmung mit Volumengarantie (PSV-VTG), druckassistierte Beatmung (PSV) und druckassistiert-kontrollierte Beatmung (APCV) und fanden für alle Beatmungsmodi ähnliche Effekte auf die Blutgase und den Patientenkomfort, aber eine höhere Rate von Desynchronisationen zwischen Patient und Respirator bei PSV-VTG. In einer Studie von Chadda et al. (2004) wurden die volumenkontrolliert-assistierte Beatmung (ACV) mit PSV und APCV verglichen und ähnliche Effekte auf die subjektive Einschätzung der Patienten, die alveoläre Ventilation und die Entlastung der Atemmuskulatur beobachtet. Sancho et al. (2014) fanden zwar eine besser Ventilation mit volumenassistiert-kontrollierter gegenüber druckassistiert-kontrollierter Beatmung, aber keinen Unterschied bezüglich des Überlebens bei ALS.

Es gibt keinen Beatmungsmodus, für den eine Überlegenheit bei neuromuskulären Erkrankungen demonstriert werden konnte. Druckassistierte oder druckassistiert-kontrollierte Beatmung sind für die Beatmungstherapie bei neuromuskulären Erkrankungen geeignete Modi mit geringer Anfälligkeit für Anwenderfehler.

Die Beatmung bei neuromuskulären Erkrankungen muss die Atemmuskulatur entlasten. Daher sollte der effektive Beatmungsdruck (Δp = IPAP − EPAP) mindestens 10 cmH_2O betragen (Bach 2017). Bei Verwendung eines Modus mit flexiblem Inspirationsdruck und Volumenziel sollte die untere Grenze für den Inspirationsdruck ebenfalls so eingestellt werden, dass Δp mindestens 10 cmH_2O beträgt. Des Weiteren sollte bei hochgradiger Parese der Atemmuskulatur ein sensibler Trigger gewählt werden. Die Back-up-Atemfrequenz, das Verhältnis von Inspirationszeit zu Exspirationszeit (I:E-Verhältnis) und das Atemzugvolumen (AZV) sollten sich an physiologischen Werten orientieren. Die Einstellung erhöhter Atemfrequenzen sollte bei Patienten ohne begleitende pulmonale oder thorakal-restriktive Erkrankungen aus Gründen des Patientenkomforts vermieden werden.

Eine pragmatische Einstellung sowohl der nichtinvasiven als auch der invasiven Beatmung kann unter kontinuierlicher Bobachtung des Patientenkomforts wie folgt vorgenommen werden:

(Back-up-) Atemfrequenz	12/min
Unterer Druck (PEEP)	6 cmH_2O, bei polygraphisch (oder polysomnographisch) nachgewiesenen obstruktiven Apnoen und AHI > 5: 8 cmH_2O
Effektiver Beatmungsdruck (Δp)	16 cmH_2O, ggf. steigern, bis physiologisches AZV erreicht (Normwert: AZV 7 ml/kgKG Normalgewicht)
Trigger	So sensibel wie möglich, ohne dass Fehltriggerungen ausgelöst werden
Inspirationszeit	Beginn mit 1,6–1,8 s, ggf. reduzieren, wenn der Patient tachypnoeisch ist, bis I:E-Verhältnis normalisiert ist (Normwert: I:E-Verhältnist 1:1,5 bis 1:2)

Die Alarmgrenzen sollten nicht zu eng eingestellt werden, damit außerklinisch keine erhöhte Geräuschbelästigung entsteht.

Oft macht ein Fortschreiten der Erkrankung die kontinuierliche Ausweitung der Beatmungszeiten erforderlich. Wenn zunächst nur nächtlich beatmet wurde, werden im Verlauf zunehmend Beatmungsphasen tagsüber erforderlich. Sowohl während des Nachtschlafs als auch während des Tagschlafs sollte die Beatmungstherapie grundsätzlich eingesetzt werden.

Beatmungskontrollen sollten 1–2 Monate nach Ersteinstellung der außerklinischen

Beatmung, anschließend dann alle 6–12 Monate, bei ALS alle 3 Monate erfolgen (Windisch et al. 2017). Die Kontrolle umfasst bei stationärer Aufnahme des Patienten:

- Auslesen der Heimbeatmungsgeräte,
- Auslesen der Hustenassistenten,
- spirometrische Messung der FVC in aufrechter Position und im Liegen,
- Messung des Hustenspitzenflusses,
- Blutgasanalyse (tagsüber und nachts),
- transkutane Kapnometrie,
- Polygraphie (oder Polysomnographie), Flow-Messung direkt aus dem Beatmungssystem mit einem speziellen Adapter (entbehrlich bei invasiver Beatmung außer, wenn V. a. eine zentrale Atemregulationsstörung besteht),
- fiberendoskopische Schluckdiagnostik.

Eine Beatmungskontrolle kann mit reduziertem Umfang der Diagnostik auch ambulant durchgeführt werden (▶ Abschn. 29.3).

13.1.2.6 Optimierung der Beatmung

Das Beatmungsziel ist die Normalisierung des $paCO_2$. Wenn blutgasanalytisch, in der transkutanen oder endexpiratorischen Kapnometrie erhöhte CO_2-Werte nachgewiesen werden, ist ein Anheben des Δp indiziert. Erniedrigte CO_2-Werte können bis zu einem Wert von 25 mmHg toleriert werden, wenn der Patient keine klinischen Zeichen der Hyperventilation zeigt und eine gute subjektive Toleranz der Beatmung zeit.

Die Polygraphie ermöglicht die Diagnose von Obstruktionen der oberen Atemwege unter NIV, welche sogar durch NIV induziert werden können (Schellhas et al. 2018). Obstruktionen unter NIV stellen sich polygraphisch als Abfälle der thorakalen und abdominellen Atemexkursion bei erhaltenem Flow-Signal dar. Es sollte allerdings auf zeitgleich zu den Obstruktionen auftretende Maskenleckagen geachtet werden. Wenn >5 Obstruktionen pro Stunde auftreten, sollte der untere Druck (PEEP) möglichst angehoben und eine erneute polygraphische Kontrolle durchgeführt werden. Auch können, wenn die (Back-up-)Atemfrequenz zu niedrig eingestellt ist, zentrale Apnoen auftreten. In diesen Fällen sind dann weder ein Flow-Signal noch thorakale oder abdominelle Atemexkursionen zu erkennen.

13.1.3 Auswirkung von Beatmung

Wie in ▶ Abschn. 13.1.2 beschrieben, führt Beatmung zu einer Verbesserung von Überleben, Lebensqualität und Schlafqualität, insbesondere bei schweren, fortschreitenden neuromuskulären Erkrankungen wie der ALS oder Muskeldystrophie Duchenne.

Beatmung reduziert die Atemarbeit und entlastet die Atemmuskulatur, jedoch nur, wenn die Beatmungsparameter korrekt eingestellt sind. Andernfalls kann die Atemarbeit sogar erhöht sein (Marini et al. 1985; Campoccia Jaled et al. 2018). Dauerhafte, kontrollierte Beatmung führt schnell zu einer Schädigung der Atemmuskulatur mit Atrophie des Diaphragmas (Tobin et al. 2010). Mellies et al. (2003) erreichten bei Kindern und Heranwachsenden mit neuromuskulären Erkrankungen und ventilatorischer Insuffizienz durch nächtliche Beatmung eine über 2 Jahre persistierende Normalisierung des Gasaustauschs nachts und tagsüber. Nach 6 Monaten erfolgreicher NIV hatte eine NIV-Pause über 3 Tage eine Verschlechterung des Gasaustauschs beinahe bis zur Baseline zur Folge (Mellies et al. 2003). Dies spricht dafür, dass es unter nächtlicher NIV nicht zu einer Schädigung der Atemmuskulatur kommt.

Bei neuromuskulären erkrankten Patienten, die auf einer Intensivstation aufgenommen wurde, konnte eine verminderte hyperkapnische Atemantwort und damit ein verminderter zentraler Atemantrieb demonstriert werden (Rialp et al. 2013). Nächtliche Beatmung wiederum führt zu einer Zunahme der hyperkapnischen Atemantwort und damit Steigerung des zentralen Atemantriebs (Annane et al. 1999).

Außerdem können durch NIV bei neuromuskulären Erkrankungen eine Rückbildung von Hypoventilationssymptomen (Burt et al. 2003; Young et al. 2007), eine Senkung der Hospitalisierungsrate insbesondere bei Verwendung eines strukturierten Sekretmanagements (Tzeng und Bach 2000; Young et al. 2007), eine Verbesserung der Kognition (Newsom-Davis et al. 2001) und einer Depression (Butz et al. 2003) erreicht werden.

13.2 Beatmung bei amyotropher Lateralsklerose

Johannes Dorst

▪▪ Definition, Epidemiologie und Ätiologie

Die amyotrophe Lateralsklerose (ALS) ist die am häufigsten zur Beatmung führende neuromuskuläre Erkrankung und eine der am häufigsten zur Beatmung führenden Erkrankungen überhaupt. Sie gehört zur Gruppe der Motoneuronerkrankungen, bei denen eine Degeneration des motorischen Nervensystems im Vordergrund der Symptomatik steht. Die Inzidenz beträgt etwa 1,5–3/100.000 Neuerkrankungen pro Jahr. Damit tritt die Erkrankung etwa so häufig auf wie die multiple Sklerose, allerdings ist die Prävalenz aufgrund der massiv eingeschränkten Lebenserwartung der Patienten deutlich niedriger. Männer sind etwas häufiger betroffen als Frauen, wobei in der Literatur Verhältnisse zwischen 1,1:1 bis 1,5:1 zu finden sind. Der Erkrankungsgipfel liegt zwischen dem 50. und 80. Lebensjahr, wobei gerade bei den hereditären Formen auch jüngere Patienten betroffen sein können – bei Kindern und Jugendlichen ist die Erkrankung äußerst selten. Etwa 10 % der Erkrankungen sind erblich (familiäre Form), der überwiegende Teil tritt sporadisch auf. In den letzten Jahren wurden verschiedene genetische Mutationen entdeckt, welche die Erkrankung verursachen können, die am häufigsten betroffenen Gene sind *C9ORF*, *SOD1*, *TDP-43* und *FUS*.

Der Tod tritt überwiegend infolge der zunehmenden respiratorischen Insuffizienz nach durchschnittlich 2–5 Jahren ein, wobei es erhebliche Unterschiede hinsichtlich der natürlichen Geschwindigkeit der Krankheitsprogredienz und der Lebenserwartung gibt. Allerdings wirken sich auch die Güte der nichtinvasiven Heimbeatmungstherapie (non invasive ventilation, NIV) und die Compliance des Patienten hinsichtlich der Beatmung auf die Lebenserwartung aus. Weiterhin spielt die Entscheidung des Patienten für oder gegen eine invasive Beatmung (invasive ventilation, IV) über Tracheostoma eine erhebliche Rolle, da durch eine IV das Überleben der Patienten erheblich – um bis zu mehrere Jahre – verlängert werden kann.

Lange Zeit dachte man, wie die Bezeichnung „Motoneuronerkrankung" nahelegt, dass es sich bei der ALS um eine Erkrankung handelt, die ausschließlich das motorische Nervensystem betrifft, und tatsächlich stehen motorische Symptome, insbesondere fortschreitende Paresen der gesamten willkürlich innervierten Muskulatur, im Vordergrund der Symptomatik. Allerdings wurden bereits im 19. und 20. Jahrhundert eine Reihe von Fallserien mit unterschiedlichsten nichtmotorischen Symptomen publiziert. Diese reichen von neuropsychologischen und psychiatrischen Auffälligkeiten über manifeste Demenzen bis hin zu extrapyramidalen, sensiblen und autonomen Symptomen. Ein Durchbruch für das Verständnis der Erkrankung gelang 2006 mit der Entdeckung von pTDP-43 (Neumann et al. 2006), einem pathologisch veränderten Protein, das sich nicht nur in den motorischen Gehirnstrukturen von ALS-Patienten findet, sondern sich im Verlauf der Erkrankung regelhaft über das gesamte zentrale Nervensystem ausbreitet, worauf die Stadieneinteilung von Braak aus dem Jahr 2013 basiert. Mit den Braak-Stadien wiederum wurde die Grundlage für das Verständnis der ALS im Sinne einer Multisystemerkrankung gelegt, und die nichtmotorischen Symptome wurden vor diesem Hintergrund verständlich. Im Kontext der Beatmung sind diese Begleitsymptome von großer Bedeutung, da sie die Durchführbarkeit einer NIV erschweren und teilweise sogar gänzlich verhindern können. Der optimalen symptomatischen Therapie dieser Begleitfaktoren kommt somit eine wichtige Rolle zu.

Auch wenn mit der Entdeckung von pTDP-43 ein Meilenstein zur Erforschung der pathogenetischen Zusammenhänge der Krankheit gelang, konnten die genauen Mechanismen der Neurodegeneration bisher nur unzureichend aufgeklärt werden, was den Mangel an kausalen Therapieoptionen erklärt. Umso wichtiger sind vor diesem Hintergrund die symptomatischen Therapiemaßnahmen, wobei die Beatmung einen der wichtigsten Bausteine darstellt.

■■ Klinik

Das klinische Bild der ALS ist äußerst vielgestaltig und erfordert die Behandlung durch ein multiprofessionelles Team. Die Rolle der Beatmung kann nur im Kontext der individuellen Begleitfaktoren jedes Patienten verstanden und optimal angepasst werden.

Im Zuge der motorischen Systemdegeneration kommt es zu einer Schädigung sowohl der oberen als auch der unteren Nervenzelle (erstes und zweites Motoneuron) der motorischen Bahn. Der Untergang der unteren Nervenzellen im Bereich des Hirnstamms und der Vorderhörner des Rückenmarks führt zu schlaffen Paresen, Atrophien und Muskelfaszikulationen. Die Zerstörung oberer Motoneurone, deren Zellkörper im motorischen Kortex liegen und deren Fortsätze die Pyramidenbahn bilden, bewirkt hingegen Enthemmungsphänomene mit der Folge eines spastisch erhöhten Muskeltonus, gesteigerter Muskeleigenreflexe und Pyramidenbahnzeichen. Die kombinierte Schädigung der oberen und unteren Motoneurone kann somit scheinbar paradoxe Phänomene wie atrophe Paresen bei gleichzeitig gesteigerten Muskeleigenreflexen bewirken. Ein solches Schädigungsmuster ist typisch für die ALS und der entscheidende klinische Wegweiser zur Diagnosestellung.

Darüber hinaus zeigt sich ein charakteristisches Ausbreitungsmuster („Spreading") der Paresen, das die sukzessive Ausbreitung von pTDP-43 im Nervensystem widerspiegelt. Das **Ausbreitungsmuster der Paresen** ist nicht zufällig, sondern regelhaft (Ravits 2014). Zumeist manifestieren sich kombinierte Symptome des oberen und unteren Motoneurons zunächst fokal im Bereich der distalen Extremitäten und breiten sich in der Folge nach proximal aus. Anschließend werden benachbarte Extremitäten erfasst, welche dann wiederum ein gleichartiges Ausbreitungsmuster zeigen. Allerdings sind nicht alle Muskeln gleichermaßen betroffen, sondern es finden sich typische Prädilektionsstellen, wie z. B. die Thenar-Muskulatur, die Fingerstrecker, die peroneale Muskulatur sowie die Ellenbogen-, Knie- und Hüftbeugemuskulatur. Auf der anderen Seite sind Hypothenar-Muskulatur, Fingerbeuger sowie Ellenbogen-, Knie- und Hüftstrecker vergleichsweise weniger betroffen. Wenn sich die Erkrankung über Oberarme und Schultergürtelmuskulatur auf den Rumpf ausdehnt, kommt es zu einer Beteiligung des Zwerchfells und der Atemhilfsmuskulatur von Thorax und Abdomen. In seltenen Fällen (ca. 2 %) kann die Erkrankung auch im Bereich der Thorax und somit mit respiratorischen Symptomen beginnen. In solchen Fällen kann es vorkommen, dass der Beginn einer NIV oder sogar IV einer Diagnosestellung vorausgeht.

> **Dieser Verlaufstyp einer ALS sollte im Falle einer pulmologisch nicht erklärbaren Atemstörung bedacht werden.**

Auch eine **bulbäre Symptomatik** mit progredienter Schluck- und Sprechstörung bis hin zur Aphagie und Anarthrie ist im Verlauf der ALS regelhaft zu beobachten. In ca. 1/3 der Fälle manifestiert sich die Erkrankung in diesem Bereich (sog. bulbäre Verlaufsform), was mit einer schlechteren Prognose im Vergleich zur häufigeren spinalen Verlaufsform (Beginn der Symptome im Bereich der Extremitäten) verknüpft ist. Das Ausmaß der bulbären Beteiligung hat im Kontext der Beatmung in vielerlei Hinsicht eine große Bedeutung: Zum einen beeinflussen bulbäre Muskeln direkt die Beatmung, etwa durch das Freihalten der oberen Luftwege, zum anderen führt eine Insuffizienz der Schluck- und Sprechmuskulatur zu einer oft erheblichen und schwer therapierbaren Sekretproblematik, welche die Durchführung einer NIV massiv erschweren und darüber hinaus zu Aspirationspneumonien führen kann. Zu unterscheiden sind hierbei einerseits dünnflüssiger Speichel, welcher im Rahmen der Erkrankung zwar nicht vermehrt produziert wird, aber nicht mehr in ausreichendem Maße heruntergeschluckt werden kann, zum anderen zähes Sekret der oberen Luftwege, welche durch den abgeschwächten Hustenstoß nicht mehr ausreichend abgehustet werden können. Durch Aspiration von Speichel und Verlegung von Lungenabschnitten durch zähes Sekret ist das Risiko von Atelektasen und Pneumonien erheblich erhöht, weshalb der adäquaten Behandlung dieser Faktoren eine sehr wichtige Bedeutung zukommt. Problematisch kann sich in diesem Kontext darstellen, dass die Behandlung des Speichelflusses, z. B. durch Anticholinergika, die Problematik des zähen Sekrets verstärken kann und umgekehrt. Die progrediente Dysphagie macht häufig die Anlage einer perkutanen endoskopischen Gastrostomie (PEG) erforderlich. Der Schweregrad der Ateminsuffizienz und der Beatmungsstatus des Patienten sind bei der Planung einer PEG-Anlage zu berücksichtigen.

Durch die moderne Auffassung, dass es sich bei der ALS um eine Multisystemerkrankung handelt, werden **nichtmotorische Symptome** heute früher wahrgenommen und therapiert. Insbesondere wurde durch den Nachweis von pTDP-43 sowohl in Gehirnen von ALS-Patienten als auch in Gehirnen von Patienten mit frontotemporaler Demenz (FTD) das gemeinsame Spektrum dieser beiden Erkrankungen erkannt und ihr überzufällig häufiges Auftreten erklärt. Mittlerweile ist bekannt, dass eine manifeste FTD bei etwa 5–10 % aller ALS-Patienten auftritt (Feneberg et al. 2014). Es wurden standardisierte neuropsychologische Tests wie der ECAS (Lule et al. 2015) entwickelt, um neuropsychologische Defizite bei ALS-Patienten zu erfassen. Manifeste Demenzen treten bei ALS-Patienten zwar nur selten auf; dagegen sind neuropsychologische Auffälligkeiten, welche die Kriterien einer Demenz nicht erfüllen, recht häufig anzutreffen (Goldstein und Abrahams 2013), wobei diese insbesondere Wortflüssigkeit, Arbeitsgedächtnis und emotionale Verarbeitung betreffen. Neuropsychologische Veränderungen treten in milder Form meist schon früh im Krankheitsverlauf auf, verschlechtern sich in der Folge jedoch weniger rasch als die motorischen Symptome (Schreiber et al. 2005). Diese subtilen, meist subklinischen Veränderungen spiegeln qualitativ die Symptome des FTD-Komplexes wider.

Auch **psychiatrische Symptome** wie manische und depressive Syndrome (Dornblüth 1889) bis hin zu Psychosen mit Wahn und Halluzinationen (Braumühl 1932) treten bei ALS-Patienten gehäuft auf. Das Wissen um diese neuropsychologischen und psychiatrischen Veränderungen bei ALS impliziert, dass diese Faktoren bei der Bewertung des Krankheitsbilds und der Therapieplanung berücksichtigt werden müssen. Implikationen ergeben sich inbesondere hinsichtlich der Entscheidungsfähigkeit bezüglich invasiver therapeutischer Maßnahmen (z. B. Tracheotomie) und der Compliance bezüglich der NIV.

Ein weiterer nichtmotorischer Aspekt der ALS, der sich auf die Beatmung auswirkt, stellt der veränderte Metabolismus dar. Während des Krankheitsverlaufs kann bei fast allen Patienten ein progredienter **Gewichtsverlust** unterschiedlichen Ausmaßes beobachtet werden (Kasarskis et al. 1996), welcher einen unabhängigen, negativen prognostischen Faktor darstellt (Desport et al. 1999). Der Ätiologie der Gewichtsabnahme und der Frage, wie man das Gewicht der Patienten stabilisieren kann, kommt daher eine große Bedeutung zu. Neben einem Verlust an Muskelmasse und verminderter Nahrungsaufnahme durch Dysphagie wurde als wesentlicher Faktor ein um ca. 10 % erhöhter Ruheenergieumsatz bei ALS-Patienten identifiziert (Desport et al. 2001). Der erhöhte Ruheenergieumsatz bleibt über den gesamten Krankheitsverlauf hinweg stabil und kann somit nicht mit erhöhter Atemarbeit bei zunehmender respiratorischer Insuffizienz oder vermehrten Muskelfaszikulationen erklärt werden. Es konnte darüber hinaus gezeigt werden, dass ALS-Patienten nicht erst zum Zeitpunkt der Diagnose, sondern häufig schon mehrere Jahre zuvor einen geringeren BMI als gesunde Kontrollen aufweisen (Mariosa et al. 2017). Die Ursache des **Hypermetabolismus** bei ALS-Patienten ist aktuell noch nicht abschließend geklärt; eine mögliche Ursache besteht in einer Affektion des Hypothalamus im Rahmen der fortschreitenden Neurodegeneration (Dupuis et al. 2012). Ob der fortschreitenden Gewichtsabnahme und Kachexie durch eine vermehrte Kalorienzufuhr, etwa durch Einnahme hochkalorischer Trink- oder PEG-Nahrung, entgegengewirkt werden kann, ist derzeit Gegenstand großer multizentrischer Studien.

Neben dem Energiemetabolismus sind auch der Fett- und Kohlenhydratstoffwechsel von Veränderungen betroffen. ALS-Patienten leiden häufiger an einer **Hyperlipidämie**, und diese wurde zudem als möglicher positiver prognostischer Faktor identifiziert (Dupuis et al. 2008). Auch ein **Diabetes mellitus** tritt bei ALS gehäuft auf (Pradat et al. 2010), andererseits erkranken Patienten mit einem vorbestehenden Diabetes im Durchschnitt später als Patienten ohne Diabetes (Kioumourtzoglou et al. 2015). Insgesamt sind die beschriebenen metabolischen Veränderungen pathogenetisch noch unzureichend verstanden. Es lässt sich aber konstatieren, dass verschieden Faktoren, die mit einem kardiovaskulären Risikoprofil assoziiert sind, offenbar protektiv für die ALS sind (Korner et al. 2013).

Im Kontext der Beatmung ergeben sich hierdurch mehrere Implikationen:

4. sind die meisten ALS-Patienten, obwohl die Erkrankung zumeist im höheren Lebensalter auftritt, kardiovaskulär und pulmologisch gesund.
5. muss dem progredienten Gewichtsverlust und der damit einhergehenden Kachexie therapeutisch entgegengewirkt werden, da diese Patienten anfälliger für respiratorische Komplikationen sind und eine deutlich schlechtere Prognose aufweisen.

▪▪ Diagnostische Kriterien und Subtypen

Die Diagnose der ALS wird im Wesentlichen aufgrund der typischen Klinik mit Affektion des oberen und unteren Motoneurons, rasch progredientem Verlauf mit typischem Spreading und typischen Prädilektionsmuskelgruppen gestellt. Unterstützend können durch Elektroneurographie und -myographie Läsionen der unteren Motoneurone (typischerweise auf mehreren Ebenen) und durch motorisch evozierte Potenziale eine Schädigung der oberen Motoneurone nachgewiesen werden.

Weitere Untersuchungen dienen vornehmlich der Ausschlussdiagnostik. In der zerebralen Bildgebung mittels MRT sind bei einigen Patienten eine Verschmächtigung des Motorsegments des Corpus callosum und eine T2-Hyperintensität der Pyramidenbahn zu sehen, diese Zeichen gelten jedoch als relativ unspezifisch. Neuere Methoden wie Diffusion Tensor Imaging (DTI) ermöglichen die Darstellung geschädigter Fasertrakte entsprechend der Braak-Stadien (Kassubek et al. 2014). Ein MRT der spinalen Achse kann bei Patienten ohne bulbäre Symptome zum Ausschluss einer Spinalkanalstenose sinnvoll sein. Liquordiagnostisch ergeben sich zumeist keine wegweisenden Befunde; allerdings wurde kürzlich mit den Neurofilamenten (Steinacker et al. 2016) ein hochsensitiver und hochspezifischer Biomarker beschrieben, der zur differenzialdiagnostischen Abgrenzung nützlich sein kann.

In der klinischen Praxis werden zumeist die revidierten El-Escorial-Kriterien (Brooks et al. 2000) zur Diagnosestellung herangezogen, welche anhand von klinischen und elektrophysiologischen Zeichen einer Schädigung des oberen und unteren Motoneurons auf bulbärer, zervikaler, thorakaler und lumbaler Ebene eine Einteilung in vermutete, mögliche, wahrscheinliche und sichere ALS vornimmt. Kürzlich wurde eine vereinfachte Form dieser Kriterien publiziert (Ludolph et al. 2015), in welcher diese abstrakten und für den Patienten wenig verständlichen Sicherheitskategorien wegfallen. Zudem werden vier seltene Subtypen der ALS aufgeführt, welche zuvor teilweise als eigenständige Krankheitsentitäten aufgefasst wurden. All diesen Subtypen ist gemeinsam, dass sie eine bessere Prognose als die klassische ALS haben und ebenfalls zur Beatmungspflichtigkeit führen können, jedoch meist erst deutlich später im Krankheitsverlauf.

- Bei der primären Lateralsklerose (PLS) handelt es sich um eine klinische Variante mit fast ausschließlicher Affektion des oberen Motoneurons; im Vordergrund der Symptomatik steht zumeist eine ausgeprägte Spastik.
- Das klinische Pendant mit ausschließlicher Affektion des unteren Motoneurons wird progressive Muskelatrophie (PMA) genannt.
- Ein weiterer Subtyp, das sog. Flail-Arm-Syndrom (FAS) ist dadurch gekennzeichnet, dass sich die klinische Symptomatik über einen relativ langen Zeitraum auf die Arme beschränkt, bevor sie auf andere Körperregionen übergreift. Das typische klinische Bild ist durch flegelartig (daher der Name) schlaff herunterhängende Arme bei häufig noch erhaltener Gehfähigkeit gekennzeichnet. Durch eine relativ frühe Beteiligung der Atemhilfsmuskulatur und weil bulbäre Symptome und die damit assoziierten Beatmungsprobleme zunächst fehlen, lassen sich Patienten dieses Subtyps erfahrungsgemäß exzellent beatmen und profitieren erheblich.
- Das analoge Krankheitsbild der unteren Extremitäten wird als Flail-Leg-Syndrom (FLS) bezeichnet.

Die Beatmungsprinzipien bei den aufgeführten Subtypen entsprechen im Wesentlichen denen der ALS, häufig gestaltet sich die Beatmung jedoch weniger kompliziert, denn auch wenn alle o. g. erschwerenden Symptome einer Multisystemerkrankung auch bei den Subtypen vorkommen können, so sind sie generell doch weniger häufig anzutreffen.

■■ Differenzialdiagnosen

Wenn eine typische Konstellation mit klinischer Affektion des oberen und unteren Motoneurons vorliegt, gibt es kaum relevante Differenzialdiagnosen zur ALS. Jedoch sind in frühen Krankheitsstadien nicht selten nur Symptome des zweiten Motoneurons vorhanden, was eine sichere Diagnosestellung erschweren kann.

Multifokale motorische Neuropathie Eine relevante Differenzialdiagnose ist in diesem Fall die multifokale motorische Neuropathie (MMN), eine autoimmunentzündliche Erkrankung des peripheren Nervensystems mit ausschließlich motorischen Symptomen, welche typischerweise durch Leitungsblöcke in der Neurographie und in ca. 50 % der Fälle durch den Nachweis von anti-GM1-Antikörpern gekennzeichnet ist. Diese Differenzialdiagnose ist v. a. deshalb von großer Bedeutung, da die Patienten typischerweise gut auf intravenöse Immunglobuline (IVIg) ansprechen. Trotz dieser Therapiemöglichkeit muss ein Teil der Patienten im weiteren Krankheitsverlauf beatmet werden, wobei grundsätzlich die gleichen Prinzipien wie bei der ALS gelten.

Einschlusskörperchenmyositis Eine weitere Differenzialdiagnose, welche gelegentlich mit der ALS verwechselt werden kann, ist die Einschlusskörperchenmyositis (Inclusion Body Myositis, IBM). Klinisch wegweisend ist das unterschiedliche Verteilungsmuster der Paresen, da bei der IBM zumeist betont die Quadricepsmuskulatur und die Fingerflexoren betroffen sind. Falls auch das EMG keine sichere Diagnosestellung erlaubt, kann in Zweifelsfällen eine Muskelbiopsie indiziert sein. Therapeutisch werden Steroide und IVIg mit wechselndem Erfolg eingesetzt, zur Beatmungspflichtigkeit kommt es vergleichsweise selten.

Spinobulbäre Muskelatrophie Typ Kennedy Darüber hinaus existieren erbliche Motoneuronerkrankungen, die im Falle eines Fehlens von Symptomen des ersten Motoneurons mit der ALS verwechselt werden können. Bei der spinobulbären Muskelatrophie Typ Kennedy (SBMA, Kennedy-Krankheit) handelt es sich um eine X-chromosomal-rezessiv vererbte und daher ausschließlich Männer betreffende Erkrankung, welche durch eine Trinukleotidrepeat-Expansion im Androgenrezeptor-Gen verursacht wird. Neben dem früheren Manifestationsalter (20.–40. Lebensjahr) zeigen die betroffenen Patienten häufig charakteristische klinische Zusatzmerkmale wie Gynäkomastie und Hodenatrophie sowie endokrinologische Störungen wie Hypercholesterinämie und Diabetes mellitus Typ II. Weiterhin sind manchmal ein posturaler Tremor, Myokymien des Gesichts und eine starke Zungenatrophie bei vergleichsweise guter Zungenbeweglichkeit zu beobachten. Im Falle eines klinischen Verdachts kann die Diagnose molekulargenetisch gesichert werden, eine kausale Therapie existiert jedoch nicht. Die Erkrankung ist deutlich gutartiger als die ALS und führt deutlich seltener und später zur Beatmungspflichtigkeit.

Spinale Muskelatrophie Bei der spinalen Muskelatrophie (SMA) handelt es sich um eine zumeist autosomal-rezessiv erbliche Erkrankung, der eine Mutation im *SMN1*-Gen zugrunde liegt. Die Erkrankung kommt in verschiedenen klinischen Schweregraden vor, welche mit unterschiedlichen Erkrankungsaltern korreliert.

- Die Subvarianten SMA-Typ 0–3a bezeichnen einen Beginn im Neugeborenen- bis Kindesalter und sind somit aufgrund des unterschiedlichen Erkrankungsalters leicht von der ALS zu differenzieren.
- Der SMA-Typ 3b (Kugelberg-Welander) beginnt in einem Lebensalter >3 Jahren, und die Patienten erlernen meist das eigenständige Gehen; im weiteren Verlauf kommt es zu progredienten, proximal betonten atrophen Paresen und häufig zur Rollstuhlpflichtigkeit.
- Der SMA-Typ 4 bezeichnet den leichtesten Schweregrad, bei der sich die zumeist proximal betonten Paresen der unteren Extremitäten erst im Erwachsenenalter entwickeln.

Die juvenilen SMA-Typen haben eine schlechte Prognose und führen regelmäßig zur Beatmungspflichtigkeit, hierbei gelten dieselben Prinzipien wie bei der ALS. Viele dieser Patienten versterben im Kinder- und Jugendalter.

Die adulten Formen, insbesondere der SMA-Typ 4, führen nur selten zur Beatmungspflichtigkeit, dementsprechend liegt eine fast normale Lebenserwartung vor. Bei klinischem Verdacht kann die Diagnose molekulargenetisch gesichert werden.

Im November 2016 wurde die Wirksamkeit des intrathekal zu applizierenden Antisense-Oligonukleotids Nusinersen bei juvenilen SMA-Formen nachgewiesen und wenig später für alle SMA-Formen zugelassen. Die Ergebnisse bei Neugeborenen und Kindern waren äußerst vielversprechend mit teilweise erheblichen klinischen Verbesserungen. Wie stark die Prognose durch diese Therapie verbessert wird und ob die Beatmungspflichtigkeit bei einem Teil der Patienten verzögert oder gar vermieden werden kann, ist aktuell noch nicht sicher abzuschätzen. Der therapeutische Nutzen bei den langsamer progredienten adulten Formen ist trotz der Zulassung auch für diese Formen noch unklar.

■■ Therapie

Krankheitsmodifizierende Therapieansätze Trotz intensiver Forschungsbemühungen steht nach wie vor keine kurative bzw. kausale Therapie für die ALS zur Verfügung. Der Glutamat-Antagonist Riluzol verlängert das Überleben um ca. 3–6 Monate (Bensimon et al. 1994) und stellt bei zumeist guter Verträglichkeit die Standardtherapie dar. Kürzlich wurde die Wirksamkeit des Antioxidans Edaravone für eine Subgruppe von ALS-Patienten mit rasch progredientem Verlauf und einem frühen Krankheitsstadium nachgewiesen (EdavaroneStudyGroup 2017). Die zugrundeliegende Phase-III-Studie belegt eine moderate Verzögerung der klinischen Verschlechterung, allerdings ist das Medikament nur intravenös applizierbar und aktuell noch nicht in Europa zugelassen. Eine aktuelle Publikation (Ludolph et al. 2018) weist auf einen möglichen lebensverlängernden Effekt des MAO B-Hemmers Rasagilin in einer Subgruppe mit ebenfalls rasch progredientem Verlauf hin; hierbei handelt es sich um eine Post-hoc-Analyse, sodass dieses Ergebnis durch eine weitere Phase-III-Studie zu bestätigen ist. Für bestimmte hereditäre Formen wie Patienten mit *SOD1*- und *C9ORF72*-Mutationen werden derzeit Antisense-Oligonukleotide in klinischen Studien erprobt oder befinden sich in der Entwicklung – der therapeutische Nutzen bleibt abzuwarten.

Multidisziplinäre Betreuung Während des gesamten Krankheitsprozesses sollte der Patient durch einen in der ALS erfahrenen Facharzt betreut werden, der auf die sich ständig verändernden, individuell höchst unterschiedlichen und sehr komplexen Symptome vorausschauend eingeht und die entsprechenden therapeutischen Maßnahmen ergreift. Eine adäquate Betreuung des Patienten kann jedoch nicht durch den Arzt allein gewährleistet werden, vielmehr erfordert die Therapie ein multiprofessionelles Team, das eng zusammenarbeitet. Der Nutzen eines solchen Teams hinsichtlich Überleben und Lebensqualität ist wissenschaftlich erwiesen (Miller et al. 2009). Der Stellenwert von Physiotherapie, Atmungstherapie und Ergotherapie zum Funktionstraining sowie zur Prophylaxe von Sekundärkomplikationen wie Arthrosen und Kontrakturen ist unbestritten, obwohl es an Studien mit hohem Evidenzgrad mangelt. Die logopädische Behandlung dient dem möglichst langen Erhalt einer verständlichen Sprache sowie dem Erlernen von Schlucktechniken zur Senkung des Aspirationsrisikos. Eine professionelle Beratung und die Ausstattung mit adäquaten Hilfsmitteln führen zu einer deutlichen Erleichterung des Alltags der Patienten. Viele Patienten profitieren zudem von einer Sozialberatung hinsichtlich Pflegestufe, Sicherstellung der pflegerischen Versorgung und Antragsstellungen bei Behörden. Aufgrund der Schwere des Krankheitsbilds und die massiv verkürzte Lebenserwartung profitieren viele Patienten von einer psychologischen Betreuung. Der Atmungstherapeut ist ein extrem wichtiger Baustein des multiprofessionellen Teams, denn der optimalen Beatmungseinstellung kommt eine besonders bedeutsame Rolle zu.

Ernährung Um dem prognostisch ungünstigen progredienten Gewichtsverlust entgegenzuwirken, werden häufig hochkalorische Trinknahrungen eingesetzt. Ob vor dem Hintergrund eines möglichen positiven Effekts einer Hypercholesterinämie eine fettreiche Diät erfolgen sollte oder ob Statine abgesetzt werden sollten, ist umstritten. Bei Patienten mit PEG wurde der Effekt einer hyperkalorischen Ernährung auf das Überleben in einer randomisierten kontrollierten Therapiestudie mit allerdings sehr geringer Patientenzahl und kurzem Beobachtungszeitraum belegt (Wills et al. 2014). Es existieren keine allgemein anerkannten

Kriterien, zu welchem Zeitpunkt eine PEG angelegt werden sollte. In der Regel erfolgt diese, wenn der Gewichtsverlust trotz Etablierung einer hochkalorischen Diät nicht gestoppt werden kann oder wenn eine Aspirationsgefahr besteht. Letztere kann durch eine klinische und ggf. eine fiberendoskopische Schluckuntersuchung objektiviert werden. Neuere Methoden wie die „radiologically inserted gastrostomy" (RIG) oder „per-oral image-guided gastrostomy" (PIG) bieten gegenüber der bewährten PEG bei der ALS keine Vorteile (ProGas 2015).

Symptomatische Therapie Nicht zuletzt aufgrund des Mangels an direkt krankheitsmodifizierenden Therapieoptionen kommt der symptomatischen Therapie der ALS eine sehr hohe Bedeutung zu. Durch eine optimale symptomatische Therapie kommt es nicht nur zu einer Verlängerung des Überlebens, sondern auch zu einer erheblichen Verbesserung der Lebensqualität der Patienten. Darüber hinaus ist eine gute symptomatische Therapie der nachfolgenden Symptome eine wichtige Voraussetzung für eine erfolgreiche Etablierung der Beatmung.

Patienten mit starker Affektion des oberen Motoneurons leiden häufig an einer ausgeprägten **Spastik**, welche in erster Linie physiotherapeutisch behandelt wird. Für die Anwendung medikamentöser Substanzen wie z. B. Baclofen existiert kaum Evidenz, und der therapeutische Erfolg ist individuell höchst unterschiedlich. Auch für die Therapie von **Muskelkrämpfen** existiert keine ausreichende Evidenz, sodass viele verschiedene Substanzen wie Magnesium, Chininsulfat, Cannabinoide und diverse Antikonvulsiva in der klinischen Praxis anzutreffen sind. Die formal beste Evidenz existiert für die Wirksamkeit von Mexiletin (Weiss et al. 2016).

Schmerzen sind bei der ALS häufig anzutreffen und beruhen häufig auf immobilisationsbedingten Sekundärkomplikationen wie Arthrosen, Kontrakturen und Liegedruck, seltener auf direkt ALS-assoziierten neuropathischen Schmerzen. Sofern die Schmerzursache nicht kausal behandelt werden kann, erfolgt die Schmerztherapie in Ermangelung ALS-spezifischer Evidenz auf der Basis der WHO-Stufentherapie (WHO 1990) mit nichtsteroidalen Antirheumatika (NSAR) bei leichten bzw. in Kombination mit schwachen oder starken Opiaten bei starken Schmerzen. Teilweise werden auch Kombinationen mit trizyklischen Antidepressiva oder Antikonvulsiva gewählt, insbesondere bei neuropathischen Schmerzen oder um andere Aspekte dieser Substanzen im Kontext der symptomatischen ALS-Therapie zu nutzen. Die Gefahr eines möglichen atemdepressiven Effekts von Opiaten wird häufig überschätzt. Insbesondere in Kombination mit einer NIV ist der Einsatz von Opiaten in Dosierungen, wie sie bei der ALS benötigt werden, bei starken Schmerzen in der Regel vertretbar.

Die optimale Behandlung von **Speichelfluss und zähen Bronchialsekreten,** psychiatrischen Symptomen wie **Angst und Depression** sowie die adäquate Berücksichtigung **neuropsychologischer Auffälligkeiten** ist für die Etablierung der Beatmung besonders wichtig und wird in diesem Kontext weiter unten diskutiert.

13.2.1 Respiratorische Insuffizienz bei ALS

▪ Klinik der respiratorischen Insuffizienz

Früher oder später entwickeln alle ALS-Patienten durch die Beteiligung des Zwerchfells, der thorakalen und abdominellen Atemhilfsmuskulatur sowie der bulbären Muskulatur eine progrediente respiratorische Insuffizienz. Durch den schleichend-fortschreitenden Charakter der Erkrankung und die damit einhergehenden Adaptionsprozesse sind neben direkten Zeichen der Hypoventilation wie **Ruhe- und Belastungsdyspnoe** sowie **Orthopnoe** häufig auch indirekte, hyperkapnieassoziierte Zeichen anzutreffen, welche aufgrund ihres zumeist unspezifischen Charakters leicht fehlinterpretiert werden können.

Am häufigsten berichten Patienten dabei über eine vermehrte **Tagesschläfrigkeit**, die teilweise so stark ausgeprägt ist, dass Patienten kaum noch an Aktivitäten des täglichen Lebens teilnehmen können, wodurch die Lebensqualität massiv reduziert wird. Die Schilderung, dass Patienten neuerdings ein bis zwei, teilweise sogar mehrere Stunden Mittagsschlaf halten, ist typisch. Die Tagesschläfrigkeit kann dabei sowohl direkt durch eine tagsüber auftretende Hyperkapnie verursacht werden, häufiger ist sie jedoch Folge eines durch erhöhte CO_2-Werte fragmentierten Nachtschlafs. In frühen Stadien der respiratorischen Insuffizienz können tagsüber noch normale CO_2-Werte gemessen werden, während es nachts bereits durch die veränderte Bewusstseinslage und die Erschlaffung der Muskulatur zu massiven Hyperkapnien kommen kann. Vermittelt über CO_2-Rezeptoren kommt es zur Aufwachreaktion (Arousal). Entsprechend berichten die betroffenen Patienten typischerweise über **Durchschlafstörungen**, wobei sie in der Regel die respiratorische Genese selbst nicht erkennen und keinen plausiblen Grund für das häufige Aufwachen angeben können. Letzteres bewirkt, dass tiefere Schlafstadien kaum erreicht werden. Die Anzahl der REM-Schlafphasen ist reduziert und die Schlafarchitektur insgesamt massiv gestört (Boentert et al. 2015). Ein derart veränderter Schlaf ist im Gegensatz zum physiologischen Schlaf nicht erholsam, die Patienten fühlen sich morgens „wie gerädert". Die häufig als typisch angesehenen **morgendlichen Kopfschmerzen** werden allerdings nur von einer Minderheit der Patienten mit beginnender respiratorischer Insuffizienz berichtet. Viele Patienten berichten über **Konzentrationsstörungen** und **depressive Verstimmung;** auch **Panikattacken** werden nicht selten berichtet.

Viele der genannten Hyperkapniesymptome sind unspezifisch und können andere Ursachen haben. Dennoch sollte bei Neuauftreten solcher Beschwerden bei ALS-Patienten immer an eine respiratorische Ursache gedacht werden. Im Rahmen der Anamneseerhebung sollte nach hyperkapnieassoziierten Symptomen gefragt werden, da die Patienten selbst diese in der Regel nicht als krankheits- bzw. atmungsbedingt einordnen und von sich aus selten berichten. Als relativ zuverlässiger Prädiktor nächtlicher Hyperkapnien hat sich v. a. die Frage nach einem (vor der Erkrankung nicht praktizierten) Mittagsschlaf erwiesen.

Diagnostik der respiratorischen Insuffizienz und Zeitpunkt der NIV-Initiierung

Hinsichtlich der Frage, zu welchem Zeitpunkt eine NIV initiiert werden sollte, gibt es keine allgemein anerkannten Kriterien. Die Einleitung einer NIV sollte spätestens dann erfolgen, wenn **klinische Symptome** feststellbar sind, jedoch kann durch verschiedene diagnostische Methoden versucht werden, eine respiratorische Insuffizienz schon früher zu detektieren. Generell ist es ratsam, eine NIV bei gegebener Toleranz durch den Patienten möglichst früh im Krankheitsverlauf zu etablieren, da damit der Entwicklung belastender Hypoventilationssymptome vorgebeugt werden kann. Zudem ergibt sich der Vorteil, dass zu früheren Zeitpunkten in der Regel weniger die NIV-Etablierung erschwerende Zusatzsymptome vorliegen, was dem Patienten die Gewöhnung an die NIV erleichtert und zu einer verbesserten Compliance führt.

Hinsichtlich der verschiedenen zur Verfügung stehenden Methoden der respiratorischen Diagnostik hat sich herausgestellt, dass die **Spirometrie** häufig nicht gut mit der klinischen Symptomatik und den Blutgaswerten korreliert, dennoch ist sie als leicht durchführbarer Screening- und Verlaufsparameter sinnvoll. Typischerweise stellt sich bei zunehmender Schwäche der Atempumpe eine Restriktion mit erniedrigter Vitalkapazität ein (▶ Kap. 4). Zu beachten ist, dass bei Patienten mit bulbärer Beteiligung die Lungenfunktionsprüfung mit Maske erfolgen muss, da bei Verwendung eines Mundstücks wegen des schwachen und unvollständigen Mundschlusses Luft entweicht, was zu falschen Messergebnissen führt.

Veränderungen der **arteriellen Blutgase** sind in der Regel erst deutlich später als Einschränkungen der Vitalkapazität zu beobachten. Zu beachten ist, dass normale Werte im Rahmen einer einmaligen Messung am Tag eine therapierbedürftige respiratorische Insuffizienz nicht ausschließen, da erste Veränderungen wie dargestellt zunächst intermittierend in der Nacht auftreten. Wenn bereits die Blutgasanalyse (BGA) am Tag pathologische Veränderungen offenbart, liegt meist bereits eine fortgeschrittene respiratorische Insuffizienz vor. Während der O_2-Partialdruck häufig normal oder nur geringfügig erniedrigt ist, zeigen sich mit zunehmender Beeinträchtigung teilweise deutlich erhöhte CO_2-Partialdrücke. Patienten, bei welchen eine adäquate respiratorische Diagnostik und der rechtzeitige Beginn einer NIV versäumt wurden, weisen nicht selten pCO_2-Werte von >50 mmHg oder sogar >60 mmHg auf, wobei die betroffenen Patienten durch die langsam-schleichende Entwicklung der respiratorischen Insuffizienz und die damit einhergehenden Adaptionsprozesse weniger klinische Symptome zeigen, als es aufgrund der z. T. massiv erhöhten Werte zu erwarten wärd. Nichts desto trotz verschafft der Beginn einer NIV in solchen Situationen den Patienten eine große Erleichterung.

Zur Detektion intermittierender nächtlicher Hyperkapnien hat sich die **nächtliche Kapnographie** bewährt, welche darüber hinaus gegenüber der invasiven einmaligen BGA am Tag den Vorteil der Nichtinvasivität bietet. Für die klinische Routinediagnostik bei neuromuskulären Erkrankungen ist diese Methode ausreichend genau. Wenn die nächtliche Kapnographie mit anderen diagnostischen Parametern im Sinne einer **Polygraphie** oder **Polysomnographie** kombiniert wird, ergeben sich weitere nützliche Zusatzinformationen. Während des Nachtschlafs zeigen sich typischerweise sukzessiv ansteigende CO_2- und abfallende O_2-Werte, eine erhöhte Atemfrequenz, häufige Aufwachreaktionen und eine Störung der Schlafarchitektur mit Verringerung und Verkürzung von tiefen und REM-Schlafphasen sowie einer Vermehrung von leichten Schlaf- und Wachphasen. Diese Veränderungen sind häufig bereits in den ersten Nächten nach Etablierung einer NIV reversibel (Boentert et al. 2015). Nicht selten zeigen sich aufgrund des im Rahmen der Erkrankung reduzierten Muskeltonus zudem die typischen Befunde eines obstruktiven Schlafapnoesyndroms.

Die aktuellen Leitlinien der European Federation of Neurological Societies (EFNS) empfiehlt den Beginn einer NIV, wenn wenigstens eines der folgenden Kriterien erfüllt ist:

- forcierte Vitalkapazität (FVC) < 80 %,
- Sniff Nasal Inspiratory Pressure (SNIP) < 40 cmH_2O,
- signifikante nächtliche Entsättigung oder pCO_2 > 45 mmHg in der morgendlichen Blutgasanalyse.

Eine rezente placebokontrollierte Studie an 54 Patienten (Jacobs et al. 2016) erbrachte Hinweise darauf, dass auch Patienten mit leichterer respiratorischer Insuffizienz, die o. g. Kriterien noch nicht erfüllen, bereits von einer NIV profitieren können, da sich in der Verumgruppe ein langsamerer nachfolgender Abfall der FVC ergab; die Patienten der Placebogruppe erhielten in dieser Studie eine Beatmung mit einem sehr niedrigen Beatmungsdruck von 4 cmH_2O (entsprechend etwa 3 mmHg). Eine retrospektive Studie an 194 Patienten ergab zudem Hinweise auf ein verbessertes Überleben von Patienten mit einer früheren (d. h. FVC > 80 %) NIV-Initiierung (Vitacca et al. 2018).

13.2.2 NIV bei ALS

13.2.2.1 Allgemeine Prinzipien

Die NIV-Therapie bietet ALS-Patienten mit respiratorischer Insuffizienz zahlreiche Vorteile, welche jedoch im Rahmen einer ausführlichen Aufklärung dargelegt werden müssen, da viele ALS-Patienten „lebensverlängernden Maßnahmen" oder „künstlicher Beatmung" grundsätzlich skeptisch gegenüberstehen. Dies beruht jedoch nicht selten auf ungenauen oder gänzlich falschen Vorstellungen bezüglich Zweck und Durchführung der NIV.

Zunächst gilt es zu erklären, dass die NIV zwar zweifellos einen lebensverlängernden Effekt mit sich bringt, ihre Etablierung jedoch auch und v. a. einer Verbesserung der Lebensqualität durch Linderung der oben beschriebenen Hypoventilationssymptome dient. Durch das verbesserte Allgemeinbefinden und die reduzierte Tagesschläfrigkeit erhalten viele Patienten wieder die Möglichkeit, trotz ihrer körperlichen Einschränkungen aktiv am sozialen Leben teilzunehmen. Viele Patienten befürchten zudem durch die NIV eine Immobilisierung und Abhängigkeitssituation; diesbezüglich gilt es zu betonen, dass die Beatmung mit mobilen, transportablen Geräten durchgeführt wird und dass es sich um ein nichtinvasives Verfahren handelt, wobei Frequenz und Dauer der Anwendungen grundsätzlich vom Patienten selbst kontrolliert werden können. Durch die positiven Effekte auf hyperkapnie-assoziierte respiratorische Symptome ist in der Mehrzahl der Fälle deshalb keine vermehrte Immobilisierung die Folge, sondern im Gegenteil eine Steigerung des Aktivitätsniveaus möglich.

Weiterhin sollte der Patient darüber informiert werden, dass die positiven Effekte der Therapie nur bei regelmäßiger und ausreichend langer Anwendung der Beatmung eintreten und dass die NIV-Therapie darüber hinaus einem prophylaktischem Zweck dient, sodass eine Anwendung auch dann sinnvoll ist, wenn der Patient gerade keine direkten respiratorischen Beschwerden verspürt. Das Wissen um den Sinn und die positiven Effekte der Beatmung fördert die Compliance des Patienten, diese wiederum ist maßgeblich für den therapeutischen Erfolg (Aboussouan et al. 1997).

13.3.2.2 Technische Voraussetzungen und Beatmungsparameter

Die Heimbeatmung bei ALS erfolgt über ein für die Langzeitbeatmung zugelassenes Heimbeatmungsgerät über eine Nasen- oder Mund-Nasen-Maske. CPAP-Geräte sind für die Beatmung von ALS-Patienten grundsätzlich nicht geeignet. Die Beatmung erfolgt mit normaler Raumluft. Während in Krisensituationen die Zuführung von Sauerstoff über das Heimbeatmungsgerät sinnvoll sein kann, ist die Applikation von reinem Sauerstoff bei ALS zur Langzeittherapie absolut kontraindiziert. Da sich die CO_2-Rezeptoren durch den langsam-schleichenden CO_2-Anstieg im Blut häufig an höhere Werte adaptiert haben und der pH-Wert durch metabolische Kompensationsmechanismen in der Regel nicht verändert ist, stellt die Verminderung des O_2-Partialdrucks im Blut über O_2-Rezeptoren den einzig relevanten Atemantrieb für ALS-Patienten dar. Wird dieser durch O_2-Gabe reduziert, droht eine unter Umständen tödliche CO_2-Narkose. Erschwerend kommt hinzu, dass die Empfindlichkeit des Atemzentrums gegenüber einem Anstieg des CO_2-Partialdrucks (zentrale Rezeptoren im Hirnstamm) mit zunehmendem O_2-Partialdruck sinkt.

Mund-Nasen-Masken bieten gegenüber Nasenmasken insbesondere bei Patienten mit ausgeprägter bulbärer Beteiligung den Vorteil, dass während der Beatmung keine Luft durch den Mund entweicht. ALS-Patienten sollten daher nach Möglichkeit mit einer Mund-Nasen-Maske versorgt werden. Auf der anderen Seite bieten Nasenmasken für die meisten Patienten einen größeren Komfort und ermöglichen eine bessere Kommunikation. Hier muss individuell ein Kompromiss zwischen Beatmungseffektivität und Lebensqualität gefunden werden. Es kann z. B. sinnvoll sein, tagsüber eine Nasen- und nachts eine Mund-Nasen-Maske zu benutzen. Wenn es trotz durchgehender Beatmung mit einer Nasenmaske zu einer Verschlechterung der Blutgaswerte und der respiratorischen Symptomatik kommt, sollte insbesondere bei bulbären Patienten daran gedacht werden, dass mit einer Mund-Nasen-Maske die respiratorische Situation möglicherweise noch stabilisiert werden kann.

Hinsichtlich der Frage, wie oft und wie lang eine NIV bei ALS angewandt werden sollte, gibt es kaum evidenzbasierte Daten, sodass sich die Beatmungszeiten in der klinischen Praxis hauptsächlich an den individuellen Bedürfnissen, klinischen Symptomen und den oben beschriebenen diagnostischen Parametern orientieren. Um den Patienten mit der ungewohnten Situation einer geräteunterstützten Beatmung vertraut zu machen, ist es sinnvoll, zunächst kürzere Beatmungsphasen tagsüber unter Aufsicht eines Arztes oder Atmungstherapeuten durchzuführen. Da frühe intermittierende Hyperkapnien in der Regel nachts auftreten, ist die Etablierung einer nächtlichen Beatmung in frühen Stadien einer respiratorischen Insuffizienz zunächst ein sinnvolles Ziel, das jedoch aufgrund verschiedener erschwerender Faktoren bei ALS-Patienten nicht immer sofort erreicht werden kann. Im weiteren Verlauf wird mit zunehmender respiratorischer Insuffizienz eine Ausdehnung der Beatmungszeiten erforderlich. Zunächst ist dabei meist eine Anwendung für wenige Stunden am Tag ausreichend, bevor in späteren Krankheitsstadien bis zu 24-stündige Beatmungszeiten erreicht werden. Durch regelmäßiges Monitoring der klinischen Beschwerden und der Blutgase kann kontrolliert werden, ob die aktuellen Beatmungszeiten ausreichend sind.

Auch hinsichtlich zu empfehlender Beatmungseinstellungen existieren kaum evidenzbasierte Daten. Generell richten sich die Beatmungsparameter nach den physiologischen Werten und den individuellen Bedürfnissen des Patienten, wobei die Rückmeldung des Patienten, ob die Beatmungseinstellungen als angenehm oder unangenehm empfunden werden, den wichtigsten Gradmesser darstellt. Durch fortlaufende Rückmeldungen und entsprechende Adjustierungen ist es auf diese Weise möglich, sich nach und nach an die individuell optimalen Beatmungsparameter heranzutasten, was gleichsam eine bestmögliche Compliance gewährleistet.

Eine Studie zeigte keinen Unterschied im Überleben im Vergleich von druck- zu volumenkontrollierter Beatmung (Sancho et al. 2014), allerdings hat sich die assistierte druckkontrollierte Beatmung („assisted pressure controlled ventilation", aPCV) im klinischen Alltag bewährt. Diese kann um eine Zielvolumensteuerung ergänzt werden, bei der ein inspiratorischer Minimal- und ein Maximaldruck definiert werden. Der inspiratorische Minimaldruck definiert einen Grenzwert, der niemals unterschritten wird. Wird das frei definierbare, voreingestellte Zielvolumen nicht erreicht, kann der Druck bis zum Maximalbeatmungsdruck gesteigert werden. Durch regelmäßige Überprüfung des erreichten Zielvolumens und der hierfür erforderlichen Drücke erhält der behandelnde Arzt eine zuverlässige Rückmeldung über die Beatmungssituation des Patienten.

Im Gegensatz zu vielen primär pulmologischen Erkrankungen benötigen ALS-Patienten, falls keine zusätzlichen pulmologischen Komplikationen vorliegen, in der Regel nur geringe Beatmungsdrücke und einen geringen positiven endexpiratorischen Druck („positive endexpiratory pressure", PEEP), wobei recht große interindividuelle Unterschiede zu verzeichnen sind. Beatmungsdrücke von <10 mbar und ein PEEP nahe 0 mbar sind jedoch keine Seltenheit.

Die Atemfrequenz befindet sich in der Regel im physiologischen Spektrum und wird entsprechend der Rückmeldungen des Patienten mit dem Ziel eines maximalen Komforts adjustiert. Das Beatmungsgerät ermöglicht weitere Einstellungsmöglichkeiten wie Steilheit des Druckanstiegs oder Dauer von Inspirations- und Exspirationsphasen, mit deren Hilfe der Beatmungskomfort für den Patienten entsprechend der individuellen Bedürfnisse weiter erhöht werden kann. Auch hier gilt das Prinzip, sich zunächst an physiologischen Werten zu orientieren und eine sukzessive individuelle Anpassung vorzunehmen. Die Einstellung einer Triggerfunktion für spontan getriggerte Beatmungshübe ist aufgrund der atemmuskulären Schwäche sinnvoll. Allerdings sollte eine Fehltriggerung von Beatmungshüben aufgrund zu sensibler Triggereinstellungen vermieden werden.

Im weiteren Verlauf der Erkrankung kommt es nicht selten vor, dass im Zuge der progredienten respiratorischen Verschlechterung die Beatmungseinstellungen sukzessive weiter angepasst werden müssen, z. B. durch Erhöhung des Beatmungsdrucks. Im Fall von respiratorischen Komplikationen wie beispielsweise einer Aspirationspneumonie kann dies auch akut erforderlich werden.

Der Erfolg oder Misserfolg der NIV-Therapie hängt ganz wesentlich davon ab, wie gut der Patient an die Beatmung adaptiert wurde. Eine gut etablierte NIV-Therapie darf deshalb nicht durch Umstellung auf ein anderes Beatmungsgerät gefährdet werden, wie teilweise von Kostenträgern aus wirtschaftlichen Gründen erwünscht.

13.2.2.3 Effekte auf Überleben und Lebensqualität

Aufgrund der Tatsache, dass es heute ethisch nicht mehr zulässig ist, eine randomisierte, kontrollierte klinische Studie beatmeter versus nichtbeatmeter Patienten durchzuführen, müssen zur Beantwortung der Frage, ob und in welchem Ausmaß eine NIV das Überleben von ALS-Patienten verlängert, ältere Publikationen zu Rate gezogen werden. In der wegweisenden Studie von Bourke et al. aus dem Jahr 2006 zeigte sich ein verlängertes Überleben von 7 Monaten. Als eine wesentliche Limitation der Studie muss die geringe Patientenzahl ($n=41$) angeführt werden. Zudem ist davon auszugehen, dass durch die verbesserten technischen und diagnostischen Bedingungen sowie der verbesserten Versorgungsstrukturen für beatmete Patienten der Überlebensvorteil heute noch größer ist. Dementsprechend ergab eine neuere Studie an einer deutlich größeren Patientenzahl ($n=929$) einen Überlebensvorteil von 13 Monaten für NIV-Patienten (Berlowitz et al. 2015), allerdings handelt es sich hierbei um eine retrospektive Erhebung. Darüber hinaus konnte auch gezeigt werden, dass eine NIV-Therapie die Verschlechterung der Lungenfunktion verzögert (Kleopa et al. 1999).

In der erstgenannten Studie (Bourke et al. 2006) konnte zudem auch eine verbesserte Lebensqualität nachgewiesen werden, gemessen anhand einer allgemeinen und einer schlafbezogenen Lebensqualitätsskala. Der äußerst positive Effekt der NIV-Therapie auf Blutgasparameter, Lebensqualität und Hypoventilationssymptome bei ALS-Patienten konnte in der Folge mehrfach überzeugend reproduziert werden. Polysomnographische Studien zeigen u. a. eine Verbesserung von O_2-Sättigung, CO_2-Partialdruck, Apnoe-Hypopnoe-Index (Boentert et al. 2015) und damit einhergehend von Schlafqualität, Tagesmüdigkeit, Depression (Butz et al. 2003) und Lebensqualität (Mustfa et al. 2006). Die beobachteten positiven Effekte sind dabei nicht nur vorübergehender Natur, sondern halten über mehrere Monate an (Butz et al. 2003), bis schließlich die respiratorische Situation durch die NIV nicht mehr kompensiert werden kann.

Während die Verbesserung der Lebensqualität bei allen Patienten nachweisbar war, konnten Bourke et al. den lebensverlängernden Effekt bei bulbären Patienten nicht nachweisen (Bourke et al. 2006). Während Einigkeit darüber herrscht, dass Patienten mit starker bulbärer Beteiligung aus verschiedenen Gründen schlechter mit einer NIV therapiert werden können, erscheint dieses Ergebnis vor dem Hintergrund der Limitationen und neuerer, wenn auch retrospektiver

Studien (Berlowitz et al. 2015) allerdings zweifelhaft. In diesem Zusammenhang ist die optimale Therapie NIV-limitierender Symptome bei bulbären Patienten entscheidend. Ein Therapieversuch mittels intensivierter symptomatischer Therapie in Kombination mit einer NIV erscheint in jedem Fall auch bei Patienten mit ausgeprägter bulbärer Beteiligung gerechtfertigt, bevor eine IV erwogen werden muss.

13.2.2.4 Erschwerende Faktoren und Compliance

Da es sich bei der ALS um eine komplexe Multisystemerkrankung mit einer Vielzahl möglicher komplizierender Faktoren handelt (▶ Abschn. 13.2.1), gestaltet sich die Etablierung einer NIV zumeist deutlich schwieriger als bei Patienten mit pulmologischen Krankheitsbildern. Daher ist gerade in komplizierten Fällen zumeist die Anpassung im Rahmen eines mehrtägigen stationären Aufenthalts notwendig. Steht ein erfahrenes, multiprofessionelles ALS-Team zur Verfügung, kann die Anpassung möglicherweise auch im ambulanten Rahmen gelingen (Bertella et al. 2017), allerdings sind solche Strukturen aktuell in Deutschland kaum vorhanden.

Erfolgt die Anpassung im stationären Setting, muss die Zeit in erster Linie dazu genutzt werden, eine bestmögliche Compliance herzustellen. Wenn der Patient aufgrund von Störfaktoren die Beatmung als lästig und unangenehm empfindet, können zumeist keine ausreichende Beatmungszeiten erreicht werden, um die genannten positiven Effekte zu erzielen, was zu einer weiteren Verschlechterung der Compliance führt.

■■ Neuropsychologische Defizite, frontotemporale Demenz und Panikattacken

Wegen der pathophysiologischen und genetischen Überlappung der Krankheitsbilder ALS und **FTD** ist es nicht verwunderlich, dass 5–10 % der ALS-Patienten eine FTD entwickeln. Darüber hinaus zeigt ein weitaus größerer Anteil Symptome einer FTD wie z. B. Verhaltensauffälligkeiten, welche jedoch noch nicht die Kriterien einer Demenz erfüllen. Eine vorliegende FTD beeinflusst die Durchführbarkeit einer NIV erheblich. So konnte gezeigt werden, dass Patienten mit neuropsychologischen Veränderungen eine reduzierte Compliance und Überleben unter NIV aufweisen (Chio et al. 2012). Insbesondere die Etablierung einer NIV ist häufig mit erheblichen Schwierigkeiten verbunden, weshalb diese Patienten in besonderem Maße von einem hochspezialisierten, multidisziplinären Setting profitieren (Volanti et al. 2011). Bei fortgeschrittener FTD ist die Anpassung einer NIV teilweise nicht möglich; allerdings erscheint die vereinzelt vertretene Auffassung, dass der Versuch einer NIV-Etablierung bei FTD-Patienten grundsätzlich keinen Sinn macht, nicht gerechtfertigt, da bei Konformität der Therapie mit dem Patientenwillen ethische Erwägungen gegen diese Auffassung sprechen und die klinische Praxis schon Gegenbeispiele aufgezeigt hat. Allerdings erfordern solche Patienten eine sehr intensive Zuwendung und eine erfolgreiche NIV-Anpassung ist in der Regel zeitaufwändig und schwierig.

Nicht verwechselt werden dürfen Verhaltensauffälligkeiten im Rahmen einer FTD mit dem **Phänomen des sog. pathologischen Lachens und Weinens**, welches auch bei nichtdementen ALS-Patienten häufig vorkommt und nicht zwingend mit neuropsychologischen Defiziten assoziiert ist. Vielmehr handelt es sich um ein emotionales Enthemmungsphänomen, vergleichbar mit den motorischen Enthemmungsphänomenen bei einer Schädigung des oberen Motoneurons. Bei diesen Patienten reichen bereits kleinere Reize aus, um eine überschießende und lang anhaltende Reaktion des Lachens oder Weinens auszulösen. Diese Verhaltensweisen entsprechen in der Regel nicht dem tatsächlichen Befinden der Patienten, welche sich der Außenwirkung voll bewusst sind und dieses Phänomen daher häufig als sehr störend und unangenehm empfinden.

Pathologisches Lachen und Weinen kann erfahrungsgemäß sehr zuverlässig und effektiv mit Serotoninwiederaufnahmehemmern wie z. B. Citalopram oder Sertralin behandelt werden.

Ein Teil der Patienten leidet im Rahmen der NIV-Therapie unter **Panikattacken.** Dies betrifft teilweise auch Patienten ohne kognitive Defizite. Das Spektrum reicht hierbei von generalisierten Angststörungen über Klaustrophobie bis hin zu Erstickungsängsten, die häufig damit assoziiert sind, dass Patienten mit vollständiger Lähmung der oberen Extremitäten nicht in der Lage sind, die Maske notfalls selbstständig abzulegen. Hier kann es zunächst hilfreich sein, kürzere Gewöhnungsphasen in Anwesenheit einer betreuenden Person, wie z. B. eines Angehörigen, einer Pflegekraft oder eines Atmungstherapeuten, durchzuführen. Zum Teil verschwinden die Angstzustände mit zunehmender Gewöhnung an die Therapie. Auch die Aufklärung des Patienten über die Funktionsweise des Beatmungsgerätes und der Alarmfunktionen kann in diesem Zusammenhang hilfreich sein. Sollten sich durch diese Maßnahmen die Panikattacken nicht beheben lassen, empfiehlt sich der Einsatz niedrig dosierter Benzodiazepine oder Opiate. Wegen der möglichen atemdepressiven Wirkung sollten diese Substanzen vorsichtig eingesetzt und ihr Einsatz von einem erfahrenen Arzt überwacht werden. Die EFNS-Leitlinien empfehlen für die beschriebenen Situationen die Applikation von sublingualem Lorazepam in einer Dosierung von 0,5 mg 2- bis 3-mal täglich zur Beatmung (Andersen et al. 2012).

■■ Speichelfluss

Die NIV-Etablierung bei Patienten mit ausgeprägter bulbärer Beteiligung stellt eine große Herausforderung dar. Sowohl dünnflüssiger Speichels, der aufgrund der Bulbärparalyse nicht in ausreichenden Mengen heruntergeschluckt werden kann und in die Maske läuft, als auch zähes Bronchialsekret, das in Kombination mit der Beatmungsmaske zu Erstickungssensationen führen kann, vermindern die Compliance des Patienten und verschlechtern die Prognose (Peysson et al. 2008). Solche Patienten können daher in der Regel nur dann erfolgreich an eine NIV adaptiert werden, wenn diese Symptome ausreichend gut behandelt werden. Darüber hinaus führt ein optimales Sekretmanagement auch zu einer reduzierten Aspirationsgefahr von Speichel und zu einer besseren Belüftung der Lunge, wodurch das Risiko von Aspirationspneumonien erheblich reduziert wird. Die Bedeutung des Sekretmanagements bei ALS-Patienten kann daher nicht genug betont werden. Gerade in späteren Krankheitsstadien ist das Sekretmanagement äußerst pflegeintensiv. Beide Sekretarten, insbesondere das zähe Tracheobronchialsekret, zeigen sich in der Regel äußerst therapieresistent gegenüber einer medikamentösen Therapie.

Zur Behandlung des Speichelflusses werden, obwohl es keine randomisierten kontrollierten klinischen Studien gibt, in erster Linie Anticholinergika eingesetzt, welche zu einer Reduktion der Speichelproduktion in den Speicheldrüsen führen. Lokal applizierbare Substanzen wie z. B. **Socopolamin-Pflaster** bieten dabei den Vorteil geringer systemische Nebenwirkungen bis auf eine bei Auftreten oft therapielimitierende Eindickung des Bronchialsekrets sowie allergische Hautreaktionen. Socopolamin-Pflaster können ein- oder beidseitig über den Ohrspeicheldrüsen aufgeklebt werden; der Wechsel erfolgt in der Regel alle 3 Tage. Leider werden nicht selten allergische Hautreaktionen beobachtet.

Die Nutzung der anticholinergen Wirkung von **Amitriptylin** empfiehlt sich insbesondere dann, wenn gleichzeitig eine antidepressive Therapie erwünscht ist. **Atropin-Tropfen** bieten den Vorteil, dass die optimale Dosierung gut titriert werden kann, und auch **Pirenzepin** wird regelmäßig in der klinischen Praxis eingesetzt.

Die Anwendbarkeit anticholinerger Substanzen wird jedoch durch ihr erhebliches Nebenwirkungsspektrum limitiert. Nicht selten klagen Patienten über Müdigkeit, Konzentrationsstörungen und kognitive Defizite, sodass der Einsatz insbesondere bei Patienten mit vorbestehender FTD sorgfältig abgewogen werden muss. Bei solchen Patienten kann der Einsatz von **Glycopyrroniumbromid,** welches weniger zentralnervöse Nebenwirkungen verursacht, sinnvoll sein.

Ist durch eine orale oder transdermale anticholinerge Therapie kein ausreichender Therapieeffekt zu erzielen, können invasivere Maßnahmen erwogen werden. In erster Linie hat sich hierbei der Einsatz von **Botulinumtoxin** bewährt, dessen Wirksamkeit im Gegensatz zu den nichtinvasiven Optionen relativ gut belegt ist. In einer placebokontrollierten, doppelblinden Studie mit 20 Patienten zeigte sich eine Ansprechrate von 82 % (Placebo 38 %, $p<0{,}05$; Jackson et al. 2009) nach bilateraler Injektion von Botulinumtoxin B in die Ohr- und Unterkieferspeicheldrüsen. Botulinumtoxin A und B haben sich als etwa gleich effektiv erwiesen (Guidubaldi et al. 2011), allerdings zeigte Botulinumtoxin B in der gleichen Studie eine kürzere Latenz bis zum Wirkungseintritt bei geringeren Kosten und gleicher Wirkdauer. Die Injektion von Botulinumtoxin in die Speicheldrüsen wird in der Regel gut vertragen; in der Literatur wird über eine Verschlechterung der Schluckfunktion bei einem Teil der Patienten berichtet (Winterholler et al. 2001), eine Affektion des N. facialis ist hingegen sehr selten. Bei Überdosierung kann es zu einer Mundtrockenheit kommen, die für Patienten häufig belastender ist als der zuvor bestehende Speichelfluss. Da die Schwelle zur (subjektiven) Mundtrockenheit individuell unterschiedlich ist, empfiehlt es sich, mit geringeren Dosierungen zu beginnen und im Rahmen späterer Injektionen die Dosis ggf. zu steigern. Neben der Invasivität ist ein Nachteil der Therapie, dass der Effekt nur einige Wochen bis wenige Monate anhält, sodass die Injektionen in regelmäßigen Abständen wiederholt werden müssen. Der genaue zeitliche Abstand ist individuell unterschiedlich und richtet sich nach der Symptomatik der Patienten; grundsätzlich sollte nach Möglichkeit aber ein Abstand von mindestens 2–3 Monaten eingehalten werden, da ein kürzerer Abstand möglicherweise die Bildung von Botulinumtoxinantikörpern induzieren kann; evidenzbasierte Daten fehlen hierzu allerdings.

Wegen der Invasivität, fehlenden Reversibilität und schwacher Evidenz ist die **Radiotherapie** schweren therapierefraktären Situationen vorbehalten. Hinweise auf die Wirksamkeit liefern bisher lediglich kleinere Fallserien (Guy et al. 2011), auch wenn diese überwiegend gute Ansprechraten zwischen 65 % und 100 % zeigen. Eine Metaanalyse mit 216 Patienten ergab eine Ansprechrate von 81 %, allerdings auch eine kurzfristige Toxizität in 40 % und eine langfristige Toxizität in 12 % der Patienten (Hawkey et al. 2016). Wenn es im Zuge der Radiotherapie zu einer Mundtrockenheit kommt, ist diese im Gegensatz zur Botulinumtoxintherapie irreversibel und praktisch nicht therapierbar.

▪▪ Zähe Tracheobronchialsekrete

In der klinischen Praxis stellen zähe Tracheobronchialsekrete eines der schwierigsten und therapierefraktärsten Probleme bei beatmeten ALS-Patienten dar. Sie unterscheiden sich klinisch und pathophysiologisch von dünnflüssigem Speichel. Die Patienten berichten über einen quälenden Hustenreiz bis hin zu einem Erstickungsgefühl, wodurch das zähe Sekret eines der am meisten belastenden Symptome bei ALS darstellt. Anamnestisch und klinisch müssen beide Sekretformen voneinander unterschieden werden, da sie nicht auf die gleiche Weise therapiert werden können. Vielmehr führen die genannten Therapien zur Reduktion des Speichelflusses zu einer verstärkten Zähigkeit der Bronchialsekrete, sodass diese noch schwerer aus den Atemwegen entfernt werden können.

Wenn zähes Sekret im Vordergrund der Symptomatik steht, sollte den Patienten zu einer **vermehrten Flüssigkeitsaufnahme** geraten werden, um das Sekret dünnflüssiger und leichter abhustbar zu machen. Gleichermaßen sollte bei Patienten mit bestehender PEG die Flüssigkeitsgabe über die PEG erhöht werden. Auch die Anfeuchtung der Raumluft bzw. des Atemgases durch Befeuchtungssysteme im Beatmungssystem kann einen positiven Effekt zeigen. Patienten sollten zudem über die Wichtigkeit einer sorgfältigen Mundpflege informiert werden.

Medikamentöse Therapieversuche zeigen hingegen erfahrungsgemäß kaum Wirkung, und es existiert diesbezüglich zudem kaum nennenswerte Evidenz. In der klinischen Praxis werden Mukolytika wie **N-Acetylcystein** und Guaifenesin, β-Rezeptorantagonisten wie Metoprolol und **Propranolol** (Newall et al. 1996) und Bronchodilatatoren wie Ipratropium und **Theophyllin** mit wechselndem, aber zumeist unbefriedigendem Erfolg eingesetzt. Die Leitlinien der EFNS und NICE (National Institute for Health and Care Excellence) empfehlen zudem **Inhalationen mit Salinen, anticholinergen Bronchodilatatoren** oder Furosemid (Andersen et al. 2012).

Zumeist ist es daher erforderlich, die zähen Sekrete mechanisch durch den Einsatz von **Hustenassistenten** (Sancho et al. 2004) und **Absauggeräten** zu entfernen. Liegt eine massive Sekretproblematik vor, empfiehlt es sich, das Sekret vor einer Beatmungssitzung mittels mechanischer Hilfsmittel möglichst vollständig aus den oberen Luftwegen zu entfernen. Die Toleranz der Geräte ist in der Regel gut, und respiratorische Parameter werden durch ihre Anwendung verbessert (Winck et al. 2004).

Sind trotz Ausschöpfung der genannten Maßnahmen die Sekrete nicht ausreichend kontrollierbar, kann eine NIV-Therapie häufig nicht adäquat durchgeführt werden, sodass eine IV diskutiert werden muss.

■■ PEG-Anlage und NIV

Nicht selten liegt in der klinischen Praxis die Situation vor, dass ein Patient gleichzeitig eine NIV als auch eine PEG benötigt. Nur selten treten bulbäre Symptome und die respiratorische Insuffizienz zeitgleich auf, allerdings werden manchmal die Entscheidungen zur Durchführung der beiden Maßnahmen vom Patienten verschleppt, insbesondere bei unzureichender oder verspäteter Aufklärung durch den betreuenden Arzt. Wie bereits dargestellt, sollte eine NIV frühzeitig im Krankheitsverlauf etabliert werden – spätestens dann, wenn klinische Zeichen der respiratorischen Insuffizienz vorliegen. Auch die Anlage einer PEG ist in früheren Krankheitsstadien sicherer und sollte erwogen werden, wenn eine progrediente Gewichtsabnahme oder eine Dysphagie mit Aspirationsgefahr vorliegt. Die EFNS-Leitlinien empfehlen generell eine frühe Gastrostomie und erwähnen bulbäre Symptome, Malnutrition mit einem Gewichtsverlust von >10 % der Körpergewichts, respiratorische Insuffizienz und den Allgemeinzustand des Patienten als Faktoren, welche hinsichtlich des Zeitpunkts der PEG-Anlage berücksichtigt werden sollten (Andersen et al. 2012).

Ist eine zeitnahe Abfolge beider Maßnahmen nicht zu vermeiden, empfiehlt es sich, zuerst eine stabile NIV zu etablieren, da dies das Risiko von Komplikationen während der PEG-Anlage reduziert. Früher wurde die teilweise immer noch in einigen Leitlinien zu findende Meinung vertreten, dass eine PEG-Anlage bei Patienten mit einer Vitalkapazität <50 % nicht mit ausreichender Sicherheit durchgeführt werden kann (Miller et al. 2009). Neuere Studien haben diese Ansicht widerlegt (Dorst et al. 2015) und gezeigt, dass eine PEG-Anlage auch bei Patienten mit fortgeschrittener respiratorischer Insuffizienz mit einer äußerst geringen Komplikationsrate möglich ist. Als äußerst vorteilhaft haben sich in diesem Zusammenhang spezielle Maskensysteme erwiesen, die es ermöglichen, die Gastrostomiegeräte durch Aussparungen in der Maske einzuführen und so die PEG-Anlage unter NIV durchzuführen (Czell et al. 2013). Eine Intubationsnarkose mit der Gefahr, dass eine postinterventionelle Umstellung vom Beatmungstubus auf eine NIV nicht mehr gelingt, kann somit vermieden werden.

▪▪ Sonstige erschwerende Faktoren

Weitere Faktoren, welche die Etablierung einer NIV erschweren können, sind Beeinträchtigung des Schlafs durch die Geräuschentwicklung, unkomfortable Sensationen durch den Beatmungsdruck, Mundtrockenheit und v. a. Druckstellen durch die Beatmungsmasken (Baxter et al. 2013). Durch eingehende Aufklärung über die langfristigen positiven Effekte der NIV, Etablierung geeigneter Befeuchtungs- und Maskensysteme sowie kontinuierliche professionelle ärztliche und atmungstherapeutische Betreuung lassen sich die meisten dieser Probleme im Laufe der Zeit jedoch lösen.

13.2.3 Invasive Beatmung bei ALS

13

Nur relativ wenig ALS-Patienten (in Deutschland ca. 5–10 %) entscheiden sich im Verlauf des Krankheitsprozesses für eine Tracheotomie, obwohl diese Beatmungsform das Überleben massiv, teilweise um viele Jahre, verlängert (Spataro et al. 2012). Der Grund dafür ist, dass sich viele Patienten nicht vorstellen können, in den späten, durch die IV erreichten Krankheitsstadien, welche dem klinischen Bild eines Locked-In-Syndroms entsprechen, noch eine ausreichende Lebensqualität haben zu können. Allerdings sind diejenigen Patienten, welche sich für eine IV entscheiden, hinterher überwiegend mit dieser Entscheidung zufrieden, und nur selten wird eine frühe Beendigung der IV gewünscht. Zudem ist zu erwähnen, dass die Quoten sowohl für die Inanspruchnahme als auch eine evtl. Terminierung der IV im internationalen Vergleich von Land zu Land stark unterschiedlich ausfällt (Andersen et al. 2018), wobei kulturelle, religiöse, aber auch gesundheitspolitische Faktoren eine Rolle spielen.

Grundsätzlich sollten alle Patienten über die Möglichkeit einer IV aufgeklärt werden, spätestens wenn aufgrund der fortschreitenden respiratorischen Insuffizienz die Grenzen der NIV erreicht werden oder wenn aufgrund einer schweren Bulbär- und Sekretproblematik eine solche nicht etabliert werden kann. Der Patient sollte über den lebensverlängernden Effekt der Maßnahme informiert werden. Ebenso darüber, dass, wenn hierdurch die schwersten Krankheitsstadien der Erkrankung erreicht werden, sich die IV auch zu einem vom Patienten definierten Zeitpunkt beenden lässt. Der invasive Charakter, das Infektionsrisiko und die erheblichen Anforderungen an Pflege und soziale Unterstützung sollten angesprochen werden.

Patienten ohne schwere Bulbärsymptomatik können in der Regel auch mit einer invasiven Beatmung mittels Sprechkanülen verbal kommunizieren (► Abschn. 8.3). Wenn es im weiteren Verlauf der Erkrankung zu einer Anarthrie kommt, ist in der Regel noch über einen längeren Zeitraum von Monaten bis einigen Jahren bei nicht dementen Patienten die Kommunikation über Kommunikatoren mit Augensteuerung möglich, da die Augenmuskeln meist erst sehr spät vom Krankheitsprozess erfasst werden (► Kap. 23). Wenn auch die Augen nicht mehr bewegt werden können, ist eine Interaktion der Patienten mit ihrer Umwelt kaum noch möglich. Die meisten Patienten, welche sich für eine Tracheotomie entscheiden, definieren das Erreichen dieses Zustands als Zeitpunkt der Beendigung der IV, was unbedingt in Form einer schriftlichen Patientenverfügung fixiert werden sollte. Die Terminierung der IV führt fast immer innerhalb kurzer Zeit zum Tod und sollte hiermit vertrauten Ärzten und Kliniken vorbehalten bleiben.

Prinzipiell gelten für die IV die gleichen Prinzipien, welche in den entsprechenden

Kapiteln zur NIV erläutert wurden. Es können dieselben Beatmungsgeräte verwendet werden, wenn eine Zulassung für die 24-stündige, lebenserhaltende Beatmung vorliegt. Nach Etablierung einer IV ist es im Falle einer vorbestehenden NIV häufig erforderlich, die Beatmungsparameter anzupassen. Daher sollten die Blutgasparameter insbesondere in den ersten Tagen engmaschig kontrolliert werden. Wenn eine NIV vorbestand, muss in der Regel der Beatmungsdruck reduziert werden, um eine Hyperventilation zu vermeiden. Zudem kommt es gerade in den ersten Tagen nach der Tracheotomie bei ALS-Patienten häufig zu einer massiven Sekretproduktion. Es empfiehlt sich daher, den ersten Kanülenwechsel bereits nach wenigen Tagen vorzunehmen, um eine Verlegung der Kanüle durch Sekret zu vermeiden.

Teilweise erfolgt eine Intubation mit nachfolgender Tracheotomie im Rahmen respiratorischer Komplikationen, wie z. B. einer Aspirationspneumonie. Nicht selten kommt es insbesondere bei sehr rasch progredienten Verläufen sogar vor, dass Patienten vor Diagnosestellung tracheotomiert werden. Solche Situationen stellen dann enorme Anforderungen an das behandelnde Team von Ärzten und Therapeuten hinsichtlich Diagnostik, Aufklärung der Patienten, Initiierung aller notwendigen therapeutischen Maßnehmen und Sicherstellung der Weiterversorgung. Maßnahmen, die normalerweise schrittweise und angepasst an den Krankheitsverarbeitungsprozess des Patienten erfolgen können, müssen in rascher Abfolge simultan abgewickelt werden. Nur äußerst selten ist es möglich, einen bereits intubierten ALS-Patienten im Stadium einer fortgeschrittenen respiratorischen Insuffizienz zu extubieren und auf eine NIV einzustellen, selbst wenn die auslösende Komplikation beseitigt wurde. Wiederholte erfolglose Extubationsversuche belasten den Patienten und sollten nach Möglichkeit vermieden werden; vielmehr gilt es, den Patienten und seine Angehörigen umfassend über die zugrundeliegende Erkrankung zu informieren, um die notwendigen weiteren Entscheidungen treffen zu können, was in der Regel einen Zeitraum von mehreren Wochen in Anspruch nehmen kann.

13.2.4 Respiratorische Komplikationen

Typisch für die ALS ist eine relativ gleichmäßige, kontinuierliche Verschlechterung der Paresen einschließlich der respiratorischen Insuffizienz. Wann immer eine akute Verschlechterung der Atemsituation eintritt, muss an pulmonale Komplikationen gedacht werden, zumal diese im Rahmen der ALS häufig sind. Daher muss im Falle einer akuten respiratorischen Verschlechterung umgehend eine Röntgen- oder CT-Diagnostik erfolgen, bei Hinweisen auf einen respiratorischen Infekt sind Blutkulturen und Trachealsekretkulturen anzulegen.

Aufgrund der Minderbelüftung der Lunge in Kombination mit einem oft erheblichen Aspirationsrisiko kommt es bei ALS-Patienten im Laufe der Erkrankung häufig zu Aspirationspneumonien, die aufgrund des zumeist erheblich geschwächten Allgemeinzustands der Patienten tödlich verlaufen können, sofern sie nicht sofort kalkuliert oder – nach Möglichkeit – antibiogrammgerecht behandelt werden. Ebenfalls relativ häufig anzutreffen sind Atelektasen, welche durch eine Kombination aus Husteninsuffizienz und Verlegung der Atemwege durch zähes Sekret oder aspirierte Nahrung entstehen können. Im Falle solcher respiratorischer Komplikationen ist es teilweise erforderlich, einen mechanischen Insufflator-Exsufflator einzusetzen oder die Beatmungsparameter einer vorbestehenden NIV oder IV durch Erhöhung des inspiratorischen Drucks und/oder PEEP anzupassen.

Wenn eine eigentlich gut etablierte nicht invasive oder invasive Beatmungstherapie plötzlich nicht mehr ausreicht und die angestrebten Atemzugvolumina nicht mehr erreicht werden können, liegt sehr häufig eine akute Verlegung der Atemwege durch zähe

Bronchialsekrete vor. Die Auskultation mit Nachweis nichtventilierter Lungenabschnitte kann hier einen schnellen und zuverlässigen Hinweis liefern. Durch intensiven Einsatz des mechanischen Insufflator-Exsufflators und Absaugen kann in der Mehrzahl der Fälle die Situation entschärft werden; selten kann auch eine bronchoskopische Intervention erforderlich sein.

Trotz der in der Regel erheblichen Immobilisierung der ALS-Patienten kommen tiefe Venenthrombosen und Lungenembolien im klinischen Alltag relativ selten vor. Trotzdem sollte grundsätzlich auch an diese Möglichkeit gedacht und diese im Zweifel mittels CT ausgeschlossen werden. Im stationären Bereich erfolgt pragmatisch eine Thromboseprophylaxe mit niedermolekularem Heparin. Der dauerhafte Einsatz von niedermolekularem Heparin in thromboseprophylaktischer Dosierung im häuslichen Bereich bei immobilisierten ALS-Patienten wird hingegen nicht standardmäßig durchgeführt.

13.2.5 Zwerchfellstimulation

Basierend auf nicht publizierten Daten einer US-Studie wurde 2008 die elektrische Zwerchfellstimulation („diaphragm pacing system", DPS) für die Behandlung von ALS-Patienten mit respiratorischer Insuffizienz in den USA von der Food and Drug Association (FDA) zugelassen. In der Folge wurde das Verfahren auch in Europa stark beworben und auch in Deutschland wurden einige wenige Patienten operiert.

Laparoskopisch werden mehrere Elektroden an den Endästen des N. phrenicus im Bereich des Zwerchfells des Patienten befestigt, über welche postoperativ mit Hilfe eines externen Steuerungsgeräts elektrische Impulse appliziert werden können, wodurch eine kräftige Kontraktion des Zwerchfells induziert wird. Über einen Trainingseffekt soll auf diese Weise die Entwicklung der Atrophie und Schwäche des Zwerchfells verzögert und das Fortschreiten der respiratorischen Insuffizienz verlangsamt werden. Seitens der vertreibenden Firma (Synapse Biomedical, Oberlin, Ohio) wird eine Überlebensverlängerung propagiert. Darüber hinaus belegt eine Publikation eine verbesserte Schlafqualität bei Patienten mit DPS (Gonzalez-Bermejo et al. 2012).

Der angeblich lebensverlängernde Effekt der DPS konnte jedoch in randomisierten klinischen Studien nicht belegt werden. Vielmehr zeigte sich in einer britischen Studie ein kürzeres Überleben (−11,5 Monate) von Patienten mit DPS und NIV im Vergleich zu Patienten mit NIV allein (DiPALS 2015). In einer französischen Studie an Patienten mit beginnender respiratorischer Insuffizienz zeigte sich darüber hinaus, dass DPS gegenüber Patienten mit einer Scheinstimulation (letztere wurden operiert, aber nicht stimuliert) den Beginn der Erfordernis einer NIV-Therapie nicht verzögern kann, vielmehr trat die Beatmungspflichtigkeit signifikant früher ein (Gonzalez-Bermejo et al. 2016). Es zeigte sich darüber hinaus eine erhebliche periprozedurale Komplikationsrate von >50 %; beobachtete Komplikationen waren u. a. Kapnothorax, Pneumothorax, akutes respiratorisches Versagen und thrombembolische Prozesse.

Zusammenfassend kann demnach geschlussfolgert werden, dass die Implantation eines Zwerchfellschrittmachers bei ALS absolut kontraindiziert ist. Unverständlicherweise besteht die FDA-Zulassung nach wie vor, es werden weiterhin Patienten in den USA operiert und eine neue klinische Studie zu dem Thema wurde initiiert.

13.2.6 Aufklärung, Entscheidungsfindung und soziale Aspekte

Wie dargestellt, handelt es sich bei der ALS um eine äußerst schwere und komplexe Erkrankung, deren Behandlung ein Team spezialisierter Ärzte und Therapeuten erfordert. Wegen des chronisch fortschreitenden

Charakters verändert sich das Krankheitsbild ständig und fortwährend müsse neue Symptome adäquat adressiert und behandelt werden. Daher sollten sich ALS-Patienten je nach Geschwindigkeit der Krankheitsprogredienz in 3- bis 6-monatigen Abständen fachärztlich vorstellen.

Für die meisten Patienten bedeutet die Diagnose ALS und die damit verbundene Gewissheit einer massiv verkürzten Lebenserwartung ein Schock und für eine adäquate Krankheitsverarbeitung wird nicht selten professionelle psychologische Hilfe sowie viel Zeit benötigt. Es ist daher nicht sinnvoll, den Patienten bereits im ersten Aufklärungsgespräch mit sämtlichen Aspekten später Krankheitsstadien zu konfrontieren; vielmehr hat sich in der klinischen Praxis eine stufenweise, dem Stadium der Krankheit und Krankheitsverarbeitung sowie dem individuellen Informationsbedürfnis angepasste Aufklärung bewährt. Die Thematik der fortschreitenden respiratorischen Insuffizienz und der Vorteile einer NIV-Therapie können häufig schon während des ersten Aufklärungsgesprächs thematisiert werden. Mit den Fragen invasiver lebensverlängernder Maßnahmen zeigen sich die meisten Patienten kurz nach Diagnosestellung dagegen gänzlich überfordert.

Die Entscheidungen für oder gegen lebensverlängernde Maßnahmen wie PEG und IV beruht in der Regel auf einem prolongierten Prozess, in dessen Verlauf sich die Entscheidungen nicht selten ändern, u. U. auch mehrfach. Aus diesem Grund sollte nicht nur frühzeitig eine Patientenverfügung erstellt, sondern diese auch regelmäßig auf ihre aktuelle Gültigkeit überprüft werden. In der klinischen Praxis kommt es regelmäßig vor, dass sich schriftlich hinterlegte Patientenverfügungen von dem aktuellen, mündlich kommunizierten Patientenwillen massiv unterscheiden.

Einflussfaktoren sich verändernder Entscheidungen sind neben der fortschreitenden Krankheitsverarbeitung auch die praktischen Erfahrungen im Umgang mit der Erkrankung, das soziale Umfeld des Patienten, nicht zuletzt aber auch Art, Inhalt und Zeitpunkte der ärztlichen Aufklärungsgespräche. Dem aufklärenden Arzt kommt dabei insbesondere auch die Aufgabe zu, relevante Informationen rechtzeitig, vollständig und verständlich zu vermitteln und auf diese Weise dem Patienten zu helfen, Entscheidungen zu treffen, welche dem individuellen Patientenwillen entsprechen.

Einschätzungen von Angehörigen bezüglich des mutmaßlichen Willens von ALS-Patienten entsprechen häufig nicht den Angaben der Patienten selbst. Publizierte Daten zeigen, dass die Lebensqualität von ALS-Patienten von deren Angehörigen tendenziell deutlich unterschätzt und der Todeswunsch überschätzt wird (Lule et al. 2013). Dies betrifft insbesondere auch Patienten mit NIV, IV und PEG. Das gleiche Phänomen lässt sich bei Ärzten mit geringer Erfahrung im Umgang mit todkranken Patienten beobachten (Aho-Ozhan et al. 2017). Die Inzidenz von Depressionen liegt bei ALS-Patienten tatsächlich nur geringfügig höher als in der gesunden Bevölkerung und damit niedriger als bei vielen anderen chronischen Erkrankungen; auch steigt die Depressionsrate in späteren Krankheitsstadien mit stärkeren Beeinträchtigungen und herannahendem Tod nicht an (Rabkin et al. 2005). Die Hypothese, dass die überraschend hohe Bewertung ihrer Lebensqualität durch die Patienten selbst auf einer manifesten oder sich anbahnenden FTD beruht, wurde durch eine Studie widerlegt, die zeigte, dass die Entscheidungsfindung von ALS-Patienten hinsichtlich lebensverlängernder Maßnahmen wie PEG, NIV und IV unabhängig von kognitiven bzw. Verhaltensauffälligkeiten ist (Bohm et al. 2016). Aus den Studienergebnissen lässt sich ableiten, dass die Aufklärung über lebensverlängernde Maßnahmen durch einen in der Palliativmedizin erfahrenen Arzt erfolgen sollte und dass nicht automatisch angenommen werden darf, dass die Meinung der Angehörigen der des Patienten entspricht. Eine allgemein ablehnende Haltung gegenüber lebensverlängernden Maßnahmen aufgrund einer prinzipiell anzunehmenden geringen Lebensqualität vor dem Hintergrund der fatalen Diagnose und der schweren körperlichen Einschränkungen von ALS-Patienten wird durch die aktuelle Datenlage nicht gestützt.

Die Versorgung von Patienten in fortgeschrittenen Stadien der ALS ist äußerst pflege- und kostenintensiv und nicht selten liegen Pflegedefizite vor. Der rasch fortschreitende Charakter der Erkrankung und die erheblichen Pflegeanforderungen, die NIV, IV, Sekretmanagement und PEG mit sich bringen, sollten frühzeitig mit Patienten, Angehörigen, aber auch Kostenträgern kommuniziert, eine umfassende Sozialberatung durchgeführt und eine adäquate Versorgung frühzeitig und umfassend geplant werden. Hierzu gehören u. a. die Etablierung eines behindertengerechten Wohnumfelds, die Sicherung der Behandlungspflege einschließlich Beatmungs-, Sekret- und PEG-Management und eine Ausstattung mit allen benötigten Hilfsmitteln. Hinsichtlich des Umgangs mit den Kostenträgern ist zu beachten, dass diese aufgrund der Seltenheit der Erkrankung häufig mit dem Krankheitsbild nicht ausreichend vertraut sind. Versorgungsengpässe könnten insbesondere dann entstehen, wenn angesichts des rasch fortschreitenden Krankheitsbilds aufgrund langer Bearbeitungslatenzen auf veränderte Situationen nicht rechtzeitig reagiert wird oder bei Etablierung der Versorgungssituation der rapid progressive Krankheitsverlauf nicht adäquat berücksichtigt wird. Eine frühzeitige Miteinbeziehung der Kostenträger in die sozialmedizinischen Planungen ist deshalb anzustreben.

13.2.7 Therapie im Finalstadium

Ein Großteil der Patienten mit ALS entscheidet sich in fortgeschrittenen Krankheitsstadien für ein palliatives Vorgehen. Während fast alle Patienten eine NIV und die meisten Patienten eine PEG akzeptieren, wird eine IV von ca. 90 % der betroffenen Patienten in Deutschland nicht gewünscht.

Die Behandlung eines ALS-Patienten ohne Beatmung oder mit NIV im Finalstadium kann in der Regel zuhause durch einen in der Palliativmedizin erfahrenen Hausarzt erfolgen. Viele Patienten haben Angst vor einem qualvollen Erstickungstod, daher ist es wichtig darüber zu informieren, dass dieser bei adäquater medikamentöser Therapie nicht zu befürchten ist. In den meisten Fällen ist ein friedliches Einschlafen im Rahmen einer CO_2-Narkose möglich (Neudert et al. 2001). Zur symptomatischen Behandlung von Angst und Dyspnoe werden Opiate und Benzodiazepine eingesetzt (Andersen et al. 2012). Auch die Gabe von reinem Sauerstoff, welche zur Langzeittherapie der ALS absolut kontraindiziert ist (► Abschn. 13.2.2), darf im Finalstadium der Erkrankung zum Einsatz kommen. Die Prinzipien der Palliativtherapie eines Patienten ohne NIV können analog auf die Situation übertragen werden, in welcher eine NIV-Therapie nicht mehr ausreicht, um die fortschreitende respiratorische Situation zu kompensieren. Wird eine IV-Therapie beendet, sollte dies hingegen in einem spezialisierten Zentrum mit Hilfe von Ärzten erfolgen, welche über eine ausreichende Erfahrung im Umgang mit dieser Situation verfügen.

Patientenverfügungen können dazu dienen, unerwünschte Situationen herbeizuführen. Hierfür ist die frühzeitige und umfassende ärztliche Aufklärung über alle zur Verfügung stehenden Therapieoptionen und ihre Folgen eine unerlässliche Voraussetzung. Patientenverfügungen sollten so spezifisch wie möglich sein und den Patientenwillen bezüglich NIV, IV und PEG explizit darlegen. Ebenso sollte verfügt werden, unter welchen Umständen etwaige lebensverlängernde Maßnahmen beendet werden sollten; dies gilt insbesondere für die IV, da hierunter regelmäßig Krankheitsstadien erreicht werden, in welcher keinerlei Kommunikation mehr möglich ist. Patienten sollten darüber informiert werden, dass die Beendigung lebenserhaltender Therapien in Deutschland legal ist, und es sollte ihnen Hilfe bei der Erstellung einer Patientenverfügung angeboten werden (Andersen et al. 2012).

13.3 Myasthene Syndrome, Guillain-Barré-Syndrom und Critical Illness Polyneuropathie/Myopathie

Kerstin Pelzer

13.3.1 Guillain-Barré-Syndrom

▪▪ Definition, Epidemiologie und Klassifikation

Von Guillain, Barre´ und Strohl wurde 1916 eine Erkrankung beschrieben, die durch progressive Lähmung, Verlust der Muskeleigenreflexe und einer cytalbuminären Dissoziation im Liquor gekennzeichnet war. Das Guillain-Barré-Syndrom (GBS) im Sinne einer Polyradikuloneuritis ist in Deutschland und weltweit die häufigste Erkrankung, die zu einer akuten generalisierten Lähmung führt (Sommer et al. 2018; Liu et al. 2018). Als Ursache wird ein autoimmunes, inflammatorisches Geschehen postuliert. Die Erkrankung ist selbstlimitierend. 20–30 % der Patienten mit GBS bedürfen einer mechanischen Beatmung (Van den Berg et al. 2018; Fletcher et al. 2000; Lawn und Wijdicks 1999; Ropper 1986).

Die Inzidenz dieser Erkrankung liegt nach Literaturrecherchen zwischen 0,6 2,4/100.000 Fällen pro Jahr. Sie steigt mit zunehmendem Alter und Männer sind häufiger betroffen als Frauen (1:1,5; Sejvar et al. 2011; Mc Grogan et al. 2009; Soysal et al. 2011).

Die akute inflammatorische demyelinisierende Polyradikuloneuropahie (AIDP) ist die häufigste Form (90 %) in Europa und Nordamerika und geht mit einer primären Demyelinisierung und einer möglichen sekundären axonalen Beteiligung unterschiedlichen Ausmaßes einher. Die akute motorische axonale Neuropathie (AMAN) tritt in Asien und Südamerika häufiger auf, ist aber in der westlichen Welt in >10 % der Fälle zu verzeichnen. Die akute sensomotorische axonale Neuropathie (AMSAN) ist mit >1 % eine seltene Variante des GBS (Sommer et al. 2018; Winer 2014; Hughes und Cormbloth 2005).

Das Miller-Fisher-Syndrom (Ophthalmoplegie, Ataxie, Areflexie) und die Bickerstaff-Enzephalitis (Ophthalmoplegie, Dysphagie, Ataxie, Bewusstseinsminderung) gelten als verwandte Krankheitsbilder (Bickerstaff und Cloake 1951; Miller-Fisher 1956).

▪▪ Pathophysiologie

Molekulare Mimikry-Theorie Ganglioside stellen eine große Gruppe von Glykosphingolipiden dar, die sich auf der Zelloberfläche von humanen Nervenzellen befinden. An ein Sphingolipid sind Zuckermoleküle (Glukose, Galaktose) gehängt. An den Galaktosemolkülen befinden sich unterschiedliche Konstellationen mit einem oder zwei N-Acetylneuraminsäuremolekülen. Es gibt unterschiedliche Ganglioside (GM1, GD1a, GD1b, GT1a, GQ1b), die sich durch die Gesamtanzahl und Position der N-Acetylneuraminsäuremoleküle an den Galaktosemolekülen unterscheiden (Yuki 2012).

Einen akuten Infekt 1–3 Wochen vor Ausbruch erleiden 2/3 aller an einem GBS erkrankten Patienten. Nachgewiesene Erreger, die diese Infekte auslösen, sind *Campylobacter jejuni, Mycoplasma pneumonia, Haemophilus influenca,* das Zytomegalivirus, das Epstein-Barr-Virus und Influenza-Viren (Van Doorn et al. 2008). Das Bakterium *Campylobacter jejuni,* bei dem die molekulare Mimikry-Theorie im Rahmen einer AMAN am besten erforscht ist, weist gangliosidähnliche Strukturen in Form von Lipooligosacchariden (LOS) an der Zelloberfläche auf. Diese führt zu einer Immunantwort in Form von Antikörperproduktion des Wirtsorganismus, die sich zum einen gegen nichtkörpereigene LOS von *Campylobacter jejuni* richtet, zum anderen zu einer Autoimmunantwort gegen die sehr ähnlichen Gangliosidstrukturen an der Oberfläche von Nervenzellen führt. Im Weiteren ermöglichen aktivierte T-Zellen mittels Zytokinen und Chemokinen die Öffnung der Blut-Nerven-Schranke, durch die nun die Antikörper eindringen können. Über Aktivierung des Komplementsystems kommt es zum Einstrom von Makrophagen. Diese Autoimmunreaktion führt zu einer Demyelinisierung oder einer Schädigung des Axons (Winer 2014; Sommer et al. 2018). Im Tierversuch mit Kaninchen konnte diese Theorie bestätigt werden (Winer 2014; Yuki 2012).

▪▪ Symptomatik und Diagnostik des GBS

Bei einem GBS kommt es innerhalb von maximal 4 Wochen zu einer schnell progredienten, bilateralen und symmetrischen Schwäche (Beginn häufig in den unteren Extremitäten). Des Weiteren ist eine Hypo- oder Areflexie zu verzeichnen, die in den ersten 2–3 Tagen und bei einer AMAN fehlen kann. Andere Ursachen für eine Lähmung sollten ausgeschlossen sein.

Zudem weisen Patienten mit einem GBS eine meist milde sensible Symptomatik und Rückenschmerzen (Radikulitis) auf und es kann zu einer Hirnnervenbeteiligung und autonomen Störungen kommen. Fieber sollte zu Beginn nicht auftreten und eine Rückbildung der Symptome nach einer Plateauphase erfolgen (Asbury et al. 1990; Van der Meche et al. 2001; Van Doorn et al. 2008).

13

> **Eine Hirnnervenbeteiligung, insbesondere eine bulbäre Symptomatik, sowie autonome Störungen in Form von kardialen Rhythmusstörungen und Entgleisungen des Blutdrucks führen häufig dazu, dass ein Patient auf die Intensivstation aufgenommen werden muss.**

Elektrophysiologisch ist eine Unterscheidung zwischen einer demyelinisierenden und einer axonalen Form des GBS möglich. Kriterien der Demyelinisierung sind eine multifokale Verminderung der Nervenleitgeschwindigkeit, ein partialer Leitungsblock, verlängerte distale motorische Latenzen, eine verlängerte F-Wellen-Latenz und erhöhte temporale Dispersionen.

Für die axonale Form wird

- eine Verringerung der distal provozierten Muskelsummenaktionspotenziale (CMAP) auf <80 % des unteren Limits des Normbereichs in 2 Nerven,
- eine erhaltene Nervenleitgeschwindigkeit,
- ein reversibler Leitungsblock und
- ein demyelinisierendes Kriterium in einem Nerv, wenn die oben beschriebene Reduktion des CMAP weniger als 10 % beträgt,

gefordert (Hughes und Hedden 1999; Nachamkin et al. 2007; Willison et al. 2016; Hedden und Cornblath 1998; Ho et al. 1999).

Der Liquorbefund bei GBS-Patienten zeigt eine cytalbuminäre Dissoziation mit einer Proteinerhöhung im Liquor in 60–85 % in der zweiten Woche und einer Zellzahl von kleiner 10 bzw. 20/mm^3 (Asbury et al. 1990; Van der Meche et al. 2001; Van Doorn et al. 2008).

Es lassen sich weiterhin IgG-Antikörper gegen GM1, GM2, GM4, GD1b, GD1a, GalNac-Gd1a, GQ1b, GT1a und Sulfatide nachweisen (Caudie et al. 2002; Hiraga et al. 2005; Rinaldi et al. 2013). Bei der am häufigsten vorkommenden Form des GBS, der AIDP, lassen sich selten Autoantigangliosidantikörper (AGA) nachweisen. Der Grund hierfür könnte darin liegen, dass in Bezug auf die AIDP eher von einer zellulären Immunantwort durch T-Helfer-Zellen, Makrophagen- und Komplementsystemaktivierung und konsekutiven Demyelinisierung ausgegangen wird, während die axonale Schädigung humoral mittels AGA vermittelt wird (Sekiguchi et al. 2012; Zhang et al. 2013; Hughes und Hedden 1999). Bei der AMAN und dem Miller-Fisher Syndrom sind AGA häufiger zu finden (Rinaldi 2011). Es lässt sich bei der AMAN Anti-GM1-, Anti-GM1b und Anti-GD1a-AGA nachweisen (Yuki et al. 1999; Jacobs et al. 2008; Johannis et al. 2014). Dem Miller-Fisher-Syndrom ist der AGA GQ1b zuzuordnen. Es ist zu verzeichnen, dass

GQ1b mehr auf okulären Nerven und GM1 mehr auf ventralen als auf dorsalen Nervenwurzeln nachweisbar ist (Winer 2014).

▪▪ Therapie, Verlauf und Prognose

Patienten mit einem GBS sollten in Kliniken behandelt werden, die über eine intensivmedizinische Versorgung verfügen. Grund hierfür sind das mögliche Auftreten von kardialen Rhythmusstörungen und das Auftreten von respiratorischer Insuffizienz (Walgaard et al. 2010; Willison et al. 2016). Bei Patienten, die zunächst auf einer Normalstation behandelt werden, dient die regelmäßige Bestimmung der Vitalkapazität und der Muskelkraft dazu, bei Verschlechterung der Gesamtsituation die Behandlung auf einer Intensivstation mit Beatmungsmöglichkeit fortzusetzen. Diese kündigt sich durch eine schnelle Progression der Paresen, das Auftreten von bulbärer Schwäche, eine autonome Dysregulation, das Auftreten von Infekten und eine zunehmenden Ateminsuffizienz an (Wijdieks und Klein 2017).

Zur Ermittlung des Risikos für eine mechanische Ventilation dient der Erasmus GBS Respiratory Insuffizienz Score, der aus der Ermittlung des Medical Research Council Score (MCR), der Anzahl der Tage zwischen Schwächebeginn und Krankenhausaufnahme und der Erfassung einer fazialen oder bulbären Schwäche besteht (Walgaard et al. 2010).

Eine Indikation zur Intubation und einer assistierten Beatmung besteht bei

- Aspirationsgefahr,
- einem Abfall der expiratorischen Vitalkapazität auf <20 ml/kgKG,
- wenn der pO_2 auf <70 mmHg sinkt bzw.
- der pCO_2 > 45 mmHg ist (Gold et al. 2008; Wijdieks und Klein 2017)

Ist eine Beatmung für mehr als eine bzw. zwei Wochen notwendig, ist eine Tracheotomie indiziert (Sommer und Koeppen 2018; Sommer et al. 2018).

Prädiktoren für das Eintreten einer Langzeitbeatmung sind eine ausgeprägte Parese in den Armen, die dazu führt, dass diese nicht von der Unterlage abgehoben werden können und ein axonales Muster in der Elektrophysiologie (Walgaard et al. 2017).

Weitere intensivmedizinische Maßnahmen sind die enterale Ernährung über eine Magensonde, eine Thrombose- und Pneumonieprophylaxe und eine analgetische Therapie. Des Weiteren sollte bei Hypotonie eine Volumensubstitution und bei einer Hypertonie eine antihypertensive Medikation eingeleitet werden. β-Rezeptorenblocker sind wegen des Bradykardierisikos und der Hypotoniegefahr nicht gut geeignet. Die Indikationsstellung für eine Implantation eines passageren Schrittmachers (Risiko der Bradyarrhythmie und Asystolie) sollte niederschwellig sein (Sommer und Koeppen 2018; Sommer et al. 2018).

Eine Behandlung mit **intravenösen Immunglobulinen** (2 × 1 g/kgKG an 2 Tagen oder 5 × 0,4 g/kgKG an 5 Tagen) oder einer **Plasmapherese** (2–4 Behandlungen alle 2 Tage je nach Schweregrad) ist bei Patienten mit einer Gehstrecke <5 m, dem Auftreten von bulbärer Symptomatik oder Ateminsuffizienz und einer schnellen Progression der auftretenden Paresen indiziert. Beide Behandlungsregime gelten als gleichwertig (Chevret et al. 2017; Hughes et al. 2014) und sollten innerhalb der ersten 2, maximal der ersten 4 Wochen nach Auftreten der Symptome angewendet werden. Im Vergleich ergaben die Behandlung mit Plasmapherese, IVIg-Gabe oder Immunadsorption keinen Unterschied im Outcome bei Patienten mit GBS (Diener et al. 2001; Seta et al. 2005). Der therapeutische Einsatz von Glukokortikoiden zeigt keine Verbesserung. Bei leichteren Formen wird eine engmaschige klinische Beobachtung, eine physiotherapeutische und eine analgetische Therapie empfohlen.

Die Krankheit hat ihren Höhepunkt innerhalb der 2.–4. Woche, danach erfolgt ein Plateau und die Rückbildung der Symptome (Sharma und Paul 2016)

Nach durchschnittlich 40–70 Tagen erlangen Patienten, die therapiert wurden, ihre Gehfähigkeit wieder, mit einer vollständigen Erholung ist nach 6 Monaten bei einigen Patienten auch nach 2 Jahren zu rechnen. Nach Sommer et al. können 10–15 % nach einem Jahr noch nicht gehen, 50–70 % verbleiben mit leichteren motorischen oder sensorischen Einschränkungen (De la Cour und Jakobsen 2005; Plasma Exchange/Sandoglobulin Guillain-Barre Syndrome Trial Group 1997; Sommer et al. 2018).

Wichtig

Prognostisch sind Infektionen, Embolien und autonome Dyregulation die häufigsten Ursachen für Todesfälle (Winer 2014).
Die Sterberate in der Akutphase in Nordamerika und Europa beträgt 3–7 % (Willison et al. 2016).

Unterschiedliche Skalen wie der das Hughes Scoring System (HSS), der MCR (Kraftmessung im Bereich von 6 Muskelgruppen) dienen der Evaluation der funktionellen Beeinträchtigung im Verlauf. Ein weiterer Parameter ist die modifizierte Erasmus Outcome Skale (Alter, Vorhandensein von Diarrhö und MRC): Ein hohes Alter, Diarrhö und ein niedriger MCR bei Aufnahme und nach 1 Woche waren korreliert mit einer Gehunfähigkeit nach 4 Wochen, 3 und 6 Monaten (Walgaard et al. 2011).

13

Weitere ungünstige prognostische Faktoren sind der Nachweis von Campylobacter-Infektionen, starke axonale Schädigung mit ausgeprägter Muskelatrophie, elektrisch unerregbare Nerven und eine Beatmungspflicht (Hedden et al. 2001).

13.3.2 Myasthenia gravis und Lambert-Eaton-Syndrom

13.3.2.1 Myasthenia gravis

▪▪ Definition, Epidemiologie und Klassifikation

Bei der Myasthenia gravis (MG) und weiteren myasthenen Syndromen, zu denen auch das Lambert-Eaton-Syndrom gehört, handelt es sich um eine Störung der neuromuskulären Erregungsübertragung. Nerven und Muskeln sind dabei nicht pathologisch verändert (Von Schneider-Gold et al. 2018). Die am häufigsten gefundene Form stellt die autoimmunantikörpervermittelte Störung dar, bei der sich Autoantikörper gegen den postsynaptischen nikotinischen Acetylcholinrezeptor (Anti-AChR-AK) der motorischen Endplatte richten. Die Autoantikörper sind hier bei 80–90 % der Patienten nachweisbar.

Bei einem kleinen Teil dieser Patienten lassen sich Antikörper gegen muskelspezifische Tyrosinkinase (MuSK), „low densitiy lipoprotein receptor related protein 4" (LRP4) und Agrin nachweisen (Gilhus et al. 2016). Von einer seronegativen Myasthenia gravis (SNMG) spricht man, wenn kein bekannter oder bisher nachweisbarere Antiköper nachzuweisen ist (Vincent et al. 2001; Drechmann 1994). Auch hier findet sich ein Anteil von Patienten mit positivem Anitikörpernachweis gegen MuSK, LRP4 und Agrin (Von Schneider-Gold et al. 2018).

Weitere Störungen der neuromuskulären Erregungsübertragung können kongenital und toxisch jeweils prä- oder postsynaptisch bzw. synaptisch bedingt sein.

Die Myasthenia gravis ist eine eher seltene Erkrankung, die bei 10 % der Kinder und Heranwachsenden (Andrew 2004; Melzer et al. 2016) und bis ins hohe Alter vorkommt (Slesak et al. 1998; Evoli et al. 2000; Vincent et al. 2001). Die Inzidenz beträgt 0,25–2/100.000 Einwohner (Melzer et al. 2016). Die Prävalenz beträgt 77,7/1.000.000 Einwohner (Spannweite 15–179; Carr und Cardwell 2010). Frauen sind in der 3.–5. Lebensdekade 2- bis 3-mal so häufig betroffen wie Männer und Männer erkranken in der 7.–8. Lebensdekade häufiger eine MG (Casetta et al. 2010; Hedal und Owe 2009). Geschwister und erstgradige Angehörige von Erkrankten haben ein Risiko von 4,5 % eine MG zu entwickeln (Hemminki et al. 2006).

Die modifizierte Klassifikation der amerikanischen Myasthenia-gravis-Gesellschafft unterscheidet die okuläre MG von der generalisierten MG mit milder, moderater und schwerer Manifestation (Klasse I–V) und der bevorzugten Beteiligung von Extremitäten- und Rumpfmskulatur (A) oder der oropharyngialen Muskulatur (B) (MGFA-Klassifikation, Jaretzki et al. 2000).

Eine Klassifikation nach Compston und Vincent beinhaltet klinische, epidemiologische, genetische und thymuspathologische Aspekte sowie das Ansprechen auf eine Thymektomie oder einer Immuntherapie. Nach den obengenannten Kriterien werden hier eine Early-onset-MG (EOMG, Beginn <45 Jahren), eine Late-onset-MG (LOMG, Beginn >45 Jahren), eine thymomassozierte MG (TAMG), eine anti-MuSK-AK-assozierte MG (MAMG) und eine okuläre MG (OMG) unterschieden (Compsten et al. 1980). An Hand dieser Klassifikation wird die Heterogenität der autoimmun vermittelten Myasthenia gravis deutlich.

▪▪ Pathophysiologie

Ein Aktionspotenzial führt zur Depolarisation der Nervenendigung. Hierdurch kommt es zur Öffnung von Kalziumkanälen. Das einströmende Kalzium bedingt eine Exozytose von Acetylcholin in den synaptischen Spalt. Der postsynaptische Acetylcholinrezeptor, der ein ligandengesteuerter Ionenkanal ist, besteht aus fünf verschiedenen Untereinheiten (α, β, γ, δ, ε). Acetylcholin bindet an die zwei α-Untereinheiten dieses Ionenkanals. Geschieht dieses, öffnet sich der Ionenkanal durch eine Konformationsänderung im transmembranen Bereich. Die einströmenden Kationen führen über eine Depolarisation des postsynaptischen Bereichs zu einer Öffnung von spannungsabhängigen Natriumkanälen und letztlich hierdurch zum Muskelaktionspotenzial.

Bei Gesunden werden zur Gewährleistung der neuromuskulären Überleitung mehr Acetylcholinrezeptoren durch die Botenstoffausschüttung aktiviert, als zur Depolarisation notwendig wären (Sicherheitsfaktor der neuromuskulären Transmission).

> **Mit der Erfüllung der Koch-Witebsky-Kriterien ist die Myasthenia gravis eine typische Autoimmunerkrankung (Von Schneider-Gold et al. 2018).**

Durch verschiedene Schädigungsmechanismen wird die Funktionsfähigkeit des Acetylcholinrezeptors und der motorischen Endplatte beeinflusst:

- Zum einen kann es durch polyklonale spezifische Antikörper zu einer funktionellen Blockade und zu einer Internalisation des Rezeptors kommen. Hierdurch wird die Rezeptordichte vermindert.
- Zum anderen binden sie an einen Abschnitt („main immunogenic region", MIR) der α-Untereinheit des Acetylcholinrezeptors und führen letztlich komplementvermittelt zu einer Zerstörung der Endplattenarchitektur und einer Verbreiterung des postsynaptischen Spalts.

Der Antikörperspiegel korreliert mit der Schwere der Erkrankung (Masuda et al. 2012; Melzer et al. 2016). Durch Autoantikörper gegen MuSK scheint es zu einer Reduktion von intakten Acetylcholinrezeptoren zu kommen (Cole et al. 2008). Die Bedeutung von Autoantikörpern gegen Agrin und LRPA4 ist noch nicht hinreichend geklärt.

Die entzündlichen bzw. neoplastischen Veränderungen am Thymus scheinen bei Myastenia-gravis-Patienten eine wichtige Rolle in der Aktivierung der Autoimmunpathogenese zu sein. Bei einem Großteil der Patienten mit Nachweis von Acetylcholinrezeptorantikörpern finden sich pathologische Veränderungen im Thymus. Bei einer Thymitis im Sinne einer lymphofolikulären Hyperplasie, die bei bis zu 70 % der Patienten nachweisbar ist, produzieren B-Lymphozyten und Plasmazellen Autoantiköper gegen den Acetylcholinrezeptor (Melms et al. 1988; Sommer et al. 1990; Von Schneider-Gold et al. 2018).

Myoide Epithelzellen des Thymus exprimieren Acetylcholinrezeptorkomplexe. Thymomzellen und Thymuskarzinomzellen produzieren ähnliche Epitope an ihrer Oberfläche, die zu einer Interaktion mit immunkompetenten B-Lymphozyten und Plasmazellen führt – mit der Folge der Antikörperbildung gegenüber dem Acetylcholinrezeptor (Von Schneider-Gold et al. 2018).

> **Die paraneoplastische Myastenia gravis tritt bei Thymomen nicht aber in Folge anderer Tumore auf (Cavalcente und Bermasconi 2012; Marx et al. 2013).**

▪▪ Symptomatik und Diagnostik

Leitsymptom bei der Myasthenie ist eine übermäßige Ermüdbarkeit der jeweils beanspruchten Muskulatur, die fluktuiert und im Tagesverlauf zunimmt.

Patienten mit einer Myasthenia gravis weisen charakteristische Symptome auf. So beginnt das Krankheitsbild häufig mit einer okulären Manifestation (Ptose, Doppelbilder). Die inneren Augenmuskeln (Akkomodationsstörung) sind seltener betroffen. Dass die äußeren Augenmuskeln privilegiert betroffen sind, ist nach Barton und Fouladvand durch eine spezielle Muskelfaserkomposition und mit speziellen strukturellen und immunologischen Eigenschaften der Synapsen begründet (Barton und Fouladvand 2000). Bei 10–20 % der Patienten zeigt sich ausschließlich eine okuläre Form der Erkrankung. Die Mehrheit der Patienten zeigt jedoch nach 2–3 Jahren eine Generalisierung der Erkrankung mit Beteiligung von Schluck-, Atem- und stammnaher Extremitätenmuskulatur. Die Symptomatik ist fluktuierend und nimmt im Verlauf eines Tages zu. In Kombination kann die MG auch mit anderen Autoimmunerkrankungen wie einer rheumatoiden Arthritis, einem systemischen Lupus erythematodes, einem Diabetes mellitus Typ 1 oder autoimmunbedingten Schilddrüsenerkrankungen auftreten (Gilhus 2015).

Zur Diagnosesicherung ist die Erhebung einer ausführlichen Anamnese, einschließlich der Familienanamnese, wichtig. Bei der körperlichen Untersuchung ist die Anwendung des Simpson-Tests (beim Blick nach oben Entwicklung einer Ptose) und des Besinger-Score hilfreich. Hier werden die Haltekraft und die Kraft unterschiedlicher Muskelgruppen, die bulbäre Symptomatik und die Vitalkapazität der Lunge bestimmt. Anhand eines Punktesystems lässt sich die Schwere der Muskelschwäche ermitteln.

Laborchemisch sollte neben Routineparametern, Anti-AChR-AK, Anti-MuSK-Ak, Anti-VGCC-AK, Anti-LRP4-AK. Anti-Agrin-AK sowie im Zweifel Skelettmuskelantikörper, Anti-Titin und Ryanodinrezeptor-AK bestimmt werden.

Der Test mit intravenös verabreichtem kurzwirksamem Edrophoniumchlorid, einem Acetylcholinesteraseblocker (Wirkdauer 3–10 min) ist beweisend für eine neuromuskuläre Übertragungsstörung (Engel 1999; O´Neill 1988), jedoch nicht für eine MG.

Bei Durchführung des Tests ist mit muskarinen Nebenwirkungen (Bradykardie, Hypotonie, Bronchospasmus) zu rechnen, sodass Edrophonimchlorid fraktioniert gegeben werden und immer prophylaktisch eine Ampulle Atropin bereitliegen sollte. Ersatzweise kann bei älteren, multimorbiden Patienten und im nicht stationären Bereich Pyridostigmin oder Neostigmin oral verabreicht werden. Hinweise auf eine myastene Ptose können der Ice-on-eyes und das Recovery-Cogan-Zeichen sein. Diese sind aber nicht spezifisch.

Elektrophysiologisch kann man eine prä- von einer postsynaptischen Störung unterscheiden.

Tritt bei einer supramaximalen, repetitiven Nervenstimmulation des N. accessorius oder N. facialis mit 3 Hz vor und/oder nach muskulärer Arbeit ein Flächendekrement von <10 % oder ein Amplitudendekrement von 12–15 % des motorischen Summenaktionspotenzials (cMAP) zwischen dem 1. und 5. Stimulus auf, ist dies pathologisch. Das Dekrement ist bei 20 % der okulären und in 80 % der generalisierten MG zu finden (Schumm und Stohr 1984; Wiendl 2017). Bei einem positiven Edrophoniumtest zeigt sich in einer elektrophysiologischen

Untersuchung eine Abnahme des Dekrements. In der Einzelfaserelektromyographie ist ein erhöhter Jitter und eine Blockierung zu detektieren.

Bildgebend ist ein Thorax-MRT und bei der okulären/bulbären Form ein kraniozervikales-MRT indiziert, um die Frage nach einer entzündlichen oder tumorösen Veränderung im Thymus oder eine intrakranielle Raumforderung oder Entzündung ausschließen zu können. Bei unklarer Diagnose ist eine Liquorpunktion zum Ausschluss eines entzündlichen ZNS-Prozesses, ein EMG, eine Muskelbiopsie zur Detektion einer Myopathie oder Mitochondrienerkrankung und ggf. eine molekulargenetische Untersuchung indiziert (Wiendl 2017).

▪ Myasthene Krise

Eine gefürchtete Komplikation stellt die myasthene Krise dar, die durch bestimmte Medikamente, Operationen, Infekte, Schwangeschaft, nicht korrekter Einnahme der verordneten Medikation oder vor der Menstruation auftreten kann. Es kommt akut zum Auftreten von höhergradigen Paresen, zu einer Ateminsuffizienz und einer Aspirationsgefahr mit der Konsequenz der intensivmedizinischen Überwachung in Intubationsbereitschaft. Bei einem kleinen Teil der Patienten stellt die myasthene Krise die Erstmanifestation der Erkrankung dar. Myasthene Krisen treten unter immunsuppressiver Therapie in unter 2 % der Fälle auf (Owe et al. 2006).

Toyka und Müllges haben schon 1994 einen Behandlungskatalog in Bezug auf die Behandlung der myasthenen Krise entwickelt. Hieraus ergibt sich eine Behandlungsstrategie für Patienten mit respiratorischer Insuffizienz ohne (I) und mit Intubationspflichtigkeit (II).

- Bei Patienten der Gruppe I empfehlen ein Freihalten der Atemwege und ein suffizientes Sekretmanagement, Kontrolle der Vitalkapazität, O_2-Gabe, Verabreichung von Cholinesterasehemmern nach Symptomatik (Berücksichtigung von Tageshöchstmengen und ggf. Gabe von Atropin), Notfalllabor, Antibiose nach Infektdiagnostik (möglichst Aminoglykoside vermeiden) und die Durchführung einer Plasmapherese/Immunadsorption bzw. Gabe von Immunglobulinen.
- Bei Patienten der Gruppe II ist neben den schon erwähnten Maßnahmen eine Intubation (möglichst transnasal), bei längere Beatmungszeit eine Tracheotomie, ein assistierender Beatmungsmodus (CPAP mit einem PEEP von 3 cm Wassersäule), Sedativa mit kurzer Halbwertszeit und eine hochdosierte immunsupressive Therapie mit einer Glucokortikoidpulstherapie oder einer Kombination aus Cyclosporin A und Azathioprin, ggf. Rituximab und/oder Cyclophosphamid indiziert (Toyka et al. 1994). Die Mortalität unter guter intensivmedizinscher Therapie beträgt bis zu 5 % (Thomas et al. 1997; Lacomis 2005; Jani-Acsadi und Lisak 2007).

▪▪ Therapie und Verlauf

Das medikamentöse Behandlungskonzept der Myasthenia gravis umfasst zum einen eine symptomatische und zum anderen eine immunsupressive Therapie.

Nach den Leitlinien stehen zur **symptomatischen Therapie** Pyridostigminbromid in unretardierter und retardierter Form, Neostigmin und Ambenoniumchlorid (Off-Lable-Use) zur Verfügung. Edrophoniumchlorid steht nur zu diagnostischen Zwecken zur Verfügung.

Pyridostigmin wird als Mittel der ersten Wahl eingesetzt. Es steht in oraler und parenteraler Form zur Verfügung. Beim Wechsel der Verabreichungsform sollte auf die korrekte Umrechnung der Dosisäquivalenz (30 mg oraler Dosis entsprechen 1 mg parenteraler Dosis) geachtet werden. Muskarinerge Nebenwirkungen (glatte Muskulatur, Drüsensekretion) sind hier v. a. gastrointestinale (Übelkeit, Erbrechen, Diarrhö), Harndrang, Speichel- und Tränenfluss, Schwitzen, vermehrte Bronchialsekretion, Miose, Hypotonie und seltener AV-Block.

Nikotinerge (Skelettmuskulatur) Nebenwirkungen beinhalten Muskelfaszikulationen, Spasmen und Muskelschwäche im Sinne eines Depolarisationsblockes. **Abenoniumchlorid** (Off-Lable-Use) stellt bei Bromidunverträglichkeit eine Alternative zu Pyridostigminbromid dar. Dieses steht jedoch nur in oraler Form zur Verfügung. Es sind weniger muskarinerge aber mehr zentralvenöse Nebenwirkungen als bei Pyridostigminbromid zu verzeichnen. Neostigmin war der erste von M. Walker (1935) eingesetzte Acethylcholinesterasehemmer und oral und parenteral zur Verfügung stand. Schon zur damaligen Zeit wurde Neostigmin wegen seiner zentralnervösen Nebenwirkungen auf Pyridostigminbromid umgestellt (Wiendl 2017).

Als Basistherapie der **Immunsupression** nach Leitlinie ist eine Behandlung mit **Glukokortikosteroiden** (GKS) in Kombination mit Azathioprin Mittel der 1. Wahl.

Bei der Gabe von GKS, kann es nach 3–7 Tagen zunächst zu einer Verschlechterung besonders einer bulbären Symptomatik kommen, weswegen eine engmaschige klinische Überwachung nötig ist. Nach behandlungsstrategischen Motiven wird ein langsames Eindosieren von GKS von einer hochdosierten intravenösen GKS-Pulstherapie unterschieden:

13

- Bei der langsamen Eindosierung wird als eine Möglichkeit mit einer niedrigen GKS-Dosis (10–20 mg Predisolonäquivalent/d, langsamer Wirkungseintritt) begonnen und die Dosis bis zum Eintritt einer Remission langsam gesteigert (um 5 mg/Woche bis zu einer Zieldosis von 1 mg GKS/kgKG) (Seybold und Drachmann 1974). Eine andere Möglichkeit ist die Eindosierung mit einer Prednisolonäquivalenzdosis von 1 mg/kgKG (schneller Wirkungseintritt) und dem Finden der individuellen Erhaltungsdosis durch langsame Reduktion der GKS-Dosis.
- Die hochdosierte GKS-Pulstherapie (500–2000 mg Methylprednisolon i.v., ggf. mit Wiederholung nach 5 Tagen) und nachfolgender oraler Erhaltungstherapie ist nach Expertenmeinung nur in einer myasthenen Krise und in Verbindung mit Plasmapherese oder nach Immunglobulingabe einzusetzen (Wiendl 2017).

Bei dem Einsatz von **Azathioprin** (initial 2–3 mg/kgKG, Erhaltungsdosis 1 mg/kgKG) kommt es erst nach Monaten zu einem Wirkungseintritt. In Kombination mit GKS zeigen sich längere Remissionen und weniger Nebenwirkungen (Palace et al. 1998). Wichtigste Nebenwirkungen einer Azathioprintherapie sind Knochenmarkdepression, Infektanfälligkeit, Übelkeit, Erbrechen, Diarrhö, Hepatotoxizität, Myo-und Arthralgien, Pankratitis, Alveolitis und Hautexanthem.

Bei nicht suffizientem Ansprechen oder Unverträglichkeit ist eine Therapie mit GKS in Verbindung mit Ciclosporin, Methotrexat, Mycophenolat-Mofetil oder Tacrolimus die 2. Wahl und off-lable (Medikamente in alphabetischer Reihenfolge). Im Rahmen der Eskalationstherapie können als 1. Wahl und off-lable Rituximab und eine Cyclophsphamid-Pulstherapie und als 2. Wahl experimentelle Therapien mit anderen monoklonalen Antikörpern, Proteasominhibitoren, Immunoablation, Myeloablasion und eine Stammzelltransplantation eingesetzt werden (Wiendl 2017).

Intravenöse Immunglobuline(IVIg), eine Plasmapherese und eine Immunadsorption werden bei der myasthenen Krise, extremer Verschlechterung der MG, bei instabiler MG in der Schwangerschaft oder vor Operationen und bei therapierefraktärer schwerer Symptomatik eingesetzt. Die Verfahren haben eine ähnliche Effektivität (Gajdos et al. 1997, 2008, 2012; Sklie et al. 2010; Yoh und Chio 2000). IVIg (0,4 g/kgKG an 5 aufeinander folgenden Tagen oder 1 g/kgKG an 2 Tagen) sind im klinischen Alltag ohne Aufwand verfügbar. Sie verkürzen die Beatmungspflichtigkeit in der myasthenen Krise (Gajdos et al. 1997, 2012).

Die **Plasmapherese,** bei der unselektiv die nicht korpuskulären Blutbestandteile herausgefiltert werden, ist ein aufwendiges Verfahren, welches der Nutzungmöglichkeit einer nephrologischen oder hämatologischen Abteilung bedarf. Laut Leitlinie sollten 6–8 Behandlungen erfolgen (zunächst täglich, dann zweitäglich Austausch des 1- bis 1,5-fachen Plasmavolumens). Die Substitution mit Humanalbumin ist nach jeder Behandlung nötig. Es kann zu Störungen des Gerinnungssystems kommen.

Bei der **Immunadsorption,** die eine Alternative zur Plasmapherese darstellt und ähnlicher technischer Voraussetzungen bedarf, wird halbselektiv IgG mit einer Tryptophan-Polyvinyl-Gelmatrix (Heininger et al. 1985) oder Protein-A-Säule (Sklie et al. 2010) entfernt. Selektiv gelingt die Filtration bestimmter IgG-Subklassen mittels einer Protein-A-Sepharose (Grob et al. 1995). Bei dieser Methode müssen keine Plasmaproteine substituiert werden, bei Verwendung der Protein-A-Säule enstehen keine Störungen im Gerinnungssystem und die Austauschvolumina sind größer.

Die **Thymektomie** scheint bei der EOMG mit generalisierter Ausbreitung (ohne Thymom) in den ersten 1–2 Jahren nach Diagnosestellung am effektivsten zu sein. Sie sollte elektiv und in stabilen Verhältnissen hinsichtlich der MG unter medikamentöser Vorbehandlung erfolgen. Ein sicherer Beweis, dass eine Thymektomie kausaltherapeutisch effizient oder welche Effizienz sie gegenüber einer imunsupressiven Therapie hat, existiert nicht.

Ein Thymom stellt dagegen immer eine Indikation zum Handeln dar. Neben dem Regelfall einer operativen Entfernung steht alternativ bei älteren und mehrfacherkrankten Patienten die palliative Bestrahlung zur Verfügung. Patienten mit inopererablen Tumoren oder Rezidiven können von einer Behandlung mit Somatostatin und Prednisolon oder eine Chemotherapie profitieren (Wiendl 2017).

Patienten mit MG sind durch die Einnahme bestimmter Medikamente von einer Verschlechterung der Symptomatik gefährdet. Erwähnenswert sind hier besonders das Muskelrelaxans Succhinylcholin, da es nicht durch Pyridostigmin antagonisiert werden kann, und Benzodiazepine, da sie die Muskelkraft vermindern. Immer, wenn bei Patienten mit MG ein neues Medikament verabreicht wird, sollte eine engmaschige Kontrolle erfolgen. Eine umfangreiche Liste der Medikamente, die eine MG verschlechtern können, findet sich in den Leitlinien. Hinsichtlich des Vorgehens beim Impfen von MG-Patienten und in der Schwangerschaft wird auf die Fachliteratur verwiesen

In Ergänzung der medikamentösen Therapie zeigen Patienten unter physiotherapeutischen und rehabilitativen Maßnahmen eine Verbesserung ihres Zustands (Cup et al. 2007). Erfreulicherweise ist es einem Großteil der Patienten (90 %) unter entsprechender Therapie möglich, einem normalen Berufsleben nachzugehen (Von Schneider-Gold et al. 2018). Zu einer spontanen Remission während des Krankheitsverlaufs kommt es nach Oosterhus in 10–20 % der Patienten (Oosterhuis 1997). Auf der anderen Seite ist es früher in etwa 10 % der Fälle im Rahmen einer schweren generalisierten MG, durch die schon beschriebene Zerstörung der motorischen Endplatte, zu einer Ausbildung einer Defektmyasthenie mit schweren Muskelatrophien gekommen. Heute wird dieses seltener beobachtet (Von Schneider-Gold et al. 2018).

13.3.2.2 Lambert-Eaton-Syndrom

■ ■ Definition, Epidemiologie und Klassifikation

Beim myasthenen Lambert-Eaton-Syndrom (LEMS) liegt eine präsynaptische autoimmune Störung der neuromuskulären Erregungsübertragung vor, bei der bei einem großen Teil (85 %) der Patienten der Nachweis von Autoantikörpern gegen spannungsabhängige Kalziumkanäle (VGCC) gelingt.

Ursächlich kann beim LEMS eine autoimmune Genese vorliegen. Die Patienten mit einem autoimmunen LEMS sind häufig unter

50 Jahre alt. Bei 50–60 % der Patienten mit LEMS ist ein Tumor (häufig ein kleinzelliges Bronchialkarzinom), im Sinne einer paraneoplastischen Genese, zu finden (O'Neill 1988).

■■ Pathophysiologie

Beim paraneoplastisch hervorgerufenen Lambert-Eaton-Syndrom produzieren Tumorzellen VGCC, die dann mit einem antigenen Stimulus die autoimmunologische Reaktion hervorrufen (Roberts et al. 1985).

Bei der autoimmunen Form des LEMS ist der pathophysiologische Prozess nicht bekannt.

■■ Symptomatik und Diagnostik

Leitsymptome beim Lambert-Eaton-Syndrom sind proximal betonte, belastungsabhängige Schwäche, Hyporeflexie und eine acholinerg-autonome Störung (Wiendl 2017). Die Schwäche und die Hyporeflexie breiten sich von kaudal (untere Extremität) nach kranial (obere Extremität) aus. Im Sinne einer Fazilitation kann sich die Symptomatik bei maximaler Willkürinnervation verbessern.

Elektophysiologisch zeigt sich beim Lambert-Eaton-Syndrom bei der 3/s-Serienstimulation vor Muskelarbeit ein Dekrement. Das cMAP bei LEMS hat eine niedrige Amplitude. Nach maximaler Willkürinnervation über 30 s oder einer 30/s-Serienstimulation ist ein Inkrement im Sinne einer Amplituden und Flächenzunahme des cMAP zu verzeichnen.

Laborchemisch lassen sich bei 85 % der Patienten anti-VGCC-AK nachweisen (Motomura et al. 1995).

Ein Teil der Patienten (25 %) mit autoimmun bedingte LEMS weist noch eine andere Autoimmunerkrankung auf (Wirtz et al. 2004; Ried et al. 2013).

Titulaer und Maddison haben den den DELTA-P Score (Dutch-English LEMS Tumor Association Prediction-Score) entwickelt, der mit den Kriterien einer bulbären Beteiligung, einer erektilen Dysfunktion bei Männer, einem Gewichtsverlust, Rauchen, Alter und dem Kanofsky-Index das Risiko für eine paraneoplastische Genese für ein LEMS ermittelt (Titularer und Maddison 2011).

■■ Therapie

Das medikamentöse Behandlungskonzept des **autoimmunen LEMS** beinhaltet eine symptomatische und eine immunsuppressive Therapie. Die symptomatische Therapie erfolgt mit Amifampridin (4 × 10 mg bis 5 × 20 mg mit langsamer Eindosierung). Wichtigste Nebenwirkungen sind hier Parästhesien, gastrointestinale Beschwerden, Krämpfe, epileptische Anfälle und kardiale Rhythmusstörungen.

Bei einem unzureichenden Behandlungserfolg der symptomatischen Therapie sollte eine immunsuppressive Therapie mit GKS und Azathioprin genau wie bei der MG, eingesetzt werden (Streib und Rothner 1981; Newsom-Davis und Murray 1984; Sklie et al. 2010). Die Gabe von IVIg wird zur Kurz- und Dauerbehandlung im Rahmen von Expertenwissen empfohlen (Henze et al. 2010; Keogh et al. 2011). Die Plasmapherese zeigt keine überzeugenden Ergebnisse (Newsom-Davis und Murray 1984). Zur Gabe von Ciclosporin A, Rituximab und Cyclophosphamid existieren Einzelberichte. Eine Thymektomie ist keine Therapieoption.

Die Therapie des **paraneoplastischen LEMS** beeinhaltet neben der symptomatischen Therapie – analog dem autoimmungen LEMS – eine suffiziente Tumorbehandlung (Wiendl 2017).

13.3.3 Critical Illness Polyneuropathie und Myopathie

Kerstin Pelzer

■■ Definition, Epidemiologie und Klassifikation

Bei der Critical Illness Polyneuropathie (CIP) handelt es sich um eine akute reversible, selbstlimitierende, vorwiegend axonale sensomotorische Polyneuropathie, die bei schwererkranken Intensivpatienten auftritt und häufig mit einer Critical Illness Myopathie vergesellschaftet ist.

Prädisponierend sind eine Sepsis, ein Trauma, ein „acute respiratory distress syndrome“ (ARDS), ein systemisches inflamatorisches Response Syndrom (SIRS) und ein Multiorganversagen.

Der Einsatz von Muskelrelaxanzien, bestehende Steroid- oder Aminoglykosidtherapie, Niereninsuffizienz, parenterale Ernährung, niedriges Serumalbumin und Katecholamintherapie stellen weitere Risikofaktoren dar (Dimitriadis et al. 2018). So ergibt sich eine Inzidenz von 70–80 % bei allen Intensivpatienten. Diese steigt bei Patienten mit Multiorganversagen und Sepsis auf nahezu 100 % an (Zink et al. 2009).

■■ Pathophysiologie

Die Pathogenese einer CIP/CIM ist noch nicht sicher geklärt. Nach einem Modell von Shepard et al. (2017) liegen der CIP und CIM ein multifaktorielles Geschehen zu Grunde.

Bei der CIP wird von einer sensomotorischen axonalen Degeneration, bei der CIM von einem Myosinverlust und einer Nekrose bzw. Atrophie von Muskelfasern beim Menschen ausgegangen. Hier sollen mikrozirkulatorische, metabolische und bioenergetische Störungen sowie reversible Kanalopathien eine Rolle spielen (Lacomis 2011; Friedrich et al. 2004; Friedrich 2008).

Zu einer mikrozirkulatorischen Störung führen Vasodilatation, erhöhte Permeabilität, erhöhte Exprimierung von E-Selektin, ein endoneurales Ödem, Hyoxämie, Zytokinproduktion und das Vorhandensein eines Extravasats.

Zu einer metabolischen Störung kommt es durch Hyperglykämie, hormonelle Imbalance, Hypoalbuminämie, Aminosäurendefizit und der Aktivierung von proteolytischen Prozessen. Eine Ionenkanaldysfunktion, Zelldepolarisation, zelluläre Unerregbarkeit, ein gestörtes Kalziumgleichgewicht bedingen eine Beeinträchtigung der elektrischen Erregbarkeit. Zu einem Ausfall von bioenergetischen Funktionen kommt es u. a. bei einer Erschöpfung antioxidatorischer Funktionen, einem Anstieg freier Radikale, mitochondraler Dysfunktion und bei einer Apoptosis (Friedrich 2008).

Letztenendes tragen die genannten Faktoren unabhängig, synergistisch oder gleichzeitig dazu bei, dass die daraus resultierende Ischämie und zytopathische Hypoxie zu der Entstehung einer CIP oder CIM führen kann (Latronico und Bolton 2011; Zink et al. 2009). Eine Sepsis kann über die Ausschüttung von Zytokinen zu einer Erhöhung der Gefäßpermeabilität und damit zu Mikrovaskularisationsstörungen führen, was z. B. die Hypoxämie erhöht (Fenzi et al. 2003).

> **Die CIP wird als Teil des Multiorganversagens im Rahmen einer Sepsis gesehen.**

Das endoneurale Ödem, welches durch eine Hyperglykämie, eine verminderte Ratio von anabolen und katabolen Hormonen, ein niedriger Aminosäurenspiegel und eine Hypoalbunämie können die Muskelschwäche begünstigen (Hermans et al. 2008; Von den Berge et al. 2005; Latronico et al. 2005; Gamrin et al. 1997). Proteolytische Reaktionen, die durch Stress und entzündliche Prozesse protegiert werden, bedingen eine Zerstörung von Aktin und Myosin (Chunkui et al. 2014).

■■ Symptomatik und Diagnostik

Patienten mit einer Critical Illness Myo- oder Neuropathie weisen schlaffe höhergradige Paresen und Muskelatrophien, häufig im Sinne einer distal betonten, symmetrischen Tetraparase auf. Diese führt dazu, dass eine Entwöhnung vom Respirator trotz Fehlens einer pulmonologischen Pathologie nicht möglich ist. Patienten zeigen eine mimische Entgleisung auf Schmerzreize ohne eine motorische Fluchtbewegung auszuführen. Die Muskeleigenreflexe sind abgeschwächt oder erloschen. Sie können aber auch gesteigert sein, wenn im Rahmen der Primärerkrankung eine Schädigung des 1. Motoneurons vorliegt.

Der Liquor zeigt einen Normalbefund oder es kann eine unspezifische leichtgradige Zellzahl- oder Eiweißerhöhung detektiert werden.

Elektrophysiologisch lässt sich bei der **CIP** eine normale oder fast normale Nervenleitgeschwindigkeit und distalmotorische Latenzen in Vergesellschaftung mit einer Amplitudenverminderung und Verbreiterung des Summenaktionspotenzials nachweisen. Es sind häufig nur motorische Fasern betroffen. Sensible Aktionspotenziale können durch Flüssigkeitseinlagerungen im Gewebe falsch positiv verändert sein. In der Nadelelektromyographie finden sich Spontanaktivität (Fibrillationen und positive scharfe Wellen) (Hund 2008). Eine repetitive Serienstimmulation sollte einen Normalbefund zeigen. Bei der **CIM** ist es schwieriger, einen eindeutigen elektromyographischen Befund zu erheben, da die Mitarbeit des Patienten häufig durch die schwere Grunderkrankung beeinträchtigt ist. CIP und CIM sind häufig koexistent und so wird elektrophysiologisch eine CIP diagnostiziert, obwohl bioptisch eine CIM vorliegt (De Jonghe et al. 2002). Mit Hilfe der direkten elektrischen Muskelstimmulation könnte eine Myopathie sicher diagnostiziert werden.

In der **Biopsie** ist bei der **CIP** eine axonale Degeneration von Typ-1- und Typ-2-Fasern kombiniert mit einer ausgeprägten Denervierungsatrophie der Muskeln zu sehen (Hermans et al. 2007). Histopathologisch lässt sich die **CIM** im eigentlichen Sinn von einer Thick-filament-Myopathie und einer nekrotisoerenden Myopathie abgrenzen. Eine CIM ist durch eine abnorme Variation von Faserquerschnitten sowie Atrophie und Angulierung der Fasern, internalisiertem Zellkern, Fibrosen und fettigen Degenerationen gekennzeichnet. Bei der Thick-filament Myopathie kommt es elektronenmikroskopisch zum Verlust der dicken Myosinfilamente (Danon und Carponter 1991). Bei der nekrotisierenden Form sind diffuse Nekrosen nachweisbar.

Eine CK-Erhöhung ist bei der CIM im eigentlichen Sinne nicht, bei den übrigen Formen vorhanden.

Die Thick-filament-Myopathie und die nekrotisierende Form wird häufig bei Patienten nach Kortikosteroidgabe und/ oder nach Gabe von Muskelrelaxanzien bei Status asthmaticus, Abstoßungsreaktionen oder nach Transplantation gesehen (Rezaiguia-Delclaux et al. 2002).

■■ Therapie und Verlauf

> **Ein wesentliches therapeutisches Ziel stellt die Behandlung einer Sepsis dar.**

Andere gezielte Therapieschemata finden sich nicht (Brunner et al. 2013). Eine intensivierte Insulintherapie mit angestrebten Blutzuckerwerten von <110 mg/dl verminderten das CIP-Risiko bei beatmeten Intesivpatienten (Von den Berge et al. 2005; Hermans et al. 2014). Möglichkeiten die CIP und CIM im Verlauf positiv zu verbessern stellen physiotherapeutische und frühmobilisatorische Maßnahmen dar.

Prognostisch kommt es bei einer CIP zu einem prolongierten Entwöhnen vom Respirator, zu einer erhöhten Reintubationsrate, einer vermehrten Anzahl intubiert verlegter Patienten und zu einer Steigerung der Mortalität (Garnacho-Montero 2005).

Bei den die kritische Erkrankung überlebenden Patienten kommt es zum einen zu einer vollständigen Rückbildung der Symptomatik innerhalb eines Zeitraums von 5 Jahren, zum anderen zu einem Persistieren einer hochgradigen Tertaparese. Abhängig ist der Verlauf von der Ausprägung der axonalen Degeneration (Witt et al. 1991). In 70 % der Fälle kann ein funktionell gutes Ergebnis erzielt werden (Van der Schaaf et al. 2004).

Literatur

Literatur zu ► Abschn. 13.1

Aboussouan LS (2015) Sleep-disordered breathing in neuromuscular disease. Am J Respir Crit Care Med 191(9):979–89

Aboussouan LS, Mireles-Cabodevila E (2017) Sleep-disordered breathing in neuromuscular disease: diagnostic and therapeutic challenges. Chest 152(4):880–892

Alawi A et al (2018) Genotype and phenotype analysis of 43 Iranian facioscapulohumeral muscular dystrophy patients; evidence for anticipation. Neuromuscul Disord 28(4):303–314

Albdewi MA et al (2018) Sleep-disordered breathing in patients with neuromuscular disease. Sleep Breath 22(2):277–286

Annane D et al (1999) Mechanisms underlying effects of nocturnal ventilation on daytime blood gases in neuromuscular diseases. Eur Respir J 13(1):157–162

Anthony K et al (2014) Biochemical characterization of patients with in-frame or out-of-frame DMD deletions pertinent to exon 44 or 45 skipping. JAMA Neurol 71(1):32–40

Bach JR (1993) A comparison of long-term ventilatory support alternatives from the perspective of the patient and care giver. Chest 104(6):1702–1706

Bach JR (2017) Noninvasive respiratory management of patients with neuromuscular disease. Ann Rehabil Med 41(4):519–538

Bach JR, Martinez D (2011) Duchenne muscular dystrophy: continuous noninvasive ventilatory support prolongs survival. Respir Care 56(6):744–750

Bach JR et al (2004) Oximetry and indications for tracheotomy for amyotrophic lateral sclerosis. Chest 126(5):1502–1507

Bertella E et al (2017) Early initiation of night-time NIV in an outpatient setting: a randomized non-inferiority study in ALS patients. Eur J Phys Rehabil Med 53(6):892–899

Bianchi ML et al (2014) Prevalence and clinical correlates of sleep disordered breathing in myotonic dystrophy types 1 and 2. Sleep Breath18(3):579–589

Bird TD (2018) Myotonic dystrophy type 1. In: Adam MP et al (Hrsg).GeneReviews®, Seattle

Birnkrant DJ et al (2018) Diagnosis and management of Duchenne muscular dystrophy, part 2: respiratory, cardiac, bone health, and orthopaedic management. Lancet Neurol 17(4):347–361

Boentert M et al (2015) Effects of non-invasive ventilation on objective sleep and nocturnal respiration in patients with amyotrophic lateral sclerosis. J Neurol 262(9):2073–2082

Borel CO et al (1993) Ventilatory drive and carbon dioxide response in ventilatory failure due to myasthenia gravis and Guillain-Barré syndrome. Crit Care Med 21(11):1717–1726

Bourke et al (2006) Effects of non-invasive ventilation on survival and quality of life in patients with amyotrophic lateral sclerosis: a randomised controlled trial. Lancet Neurol 5(2):140–147

Butz M et al (2003) Longitudinal effects of noninvasive positive-pressure ventilation in patients with amyotrophic lateral sclerosis. Am J Phys Med Rehabil 82(8):597–604

Chadda K et al (2004) Pressure support versus assisted controlled noninvasive ventilation in neuromuscular disease. Neurocrit Care 1(4):429–434

Chen M et al (2017) Enzyme replacement therapy for infantile-onset Pompe disease. Cochrane Database Syst Rev 11:CD011539. ► https://doi.org/10.1002/14651858

Costanza L, Moggio M (2010) Muscular dystrophies: histology, immunohistochemistry, molecular genetics and management. Curr Pharm Des16(8):978–987

Crescimanno G et al (2011) Efficacy and comfort of volume-guaranteed pressure support in patients with chronic ventilatory failure of neuromuscular origin. Respirology 16(4):672–679

Daxinger L et al (2015) Genetic and epigenetic contributors to FSHD. Curr Opin Genet Dev 33:56–61

De Antonio M et al (2016) Unravelling the myotonic dystrophy type 1 clinical spectrum: a systematic registry-based study with implications for disease classification. Rev Neurol (Paris) 172(10):572–580

Deenen JWC et al (2014) Population-based incidence and prevalence of facioscapulohumeral dystrophy. Neurology 83(12):1056–1059

Della Marca G et al (2009) Sleep disordered breathing in facioscapulohumeral muscular dystrophy. J Neurol Sci 285(1–2):54–58

Deschauer M et al (2016) S1-Leitlinie Diagnostik von Myopathien, Leitlinien für Diagnostik und Therapie in der Neurologie. ► https://www.dgn.org/leitlinien/3260-030-115-diagnostik-von-myopathien-2016. Zugegriffen: 31. März 2019

De Simone AM (2017) Facioscapulohumeral muscular Dystrophy. Compr Physiol 7(4):1229–1279

Do TN et al (2018) Muscular dystrophy surveillance, tracking, and research network pilot: population-based surveillance of major muscular dystrophies at four U.S. sites, 2007–2011. Birth Defects Res 110(19):1404–1411

Farrugia ME (2011) Myasthenic syndromes. J R Coll Physicians Edinb 41(1):43–47

Finkel RS et al (2017) Nusinersen versus sham control in infantile-onset spinal muscular atrophy. N Engl J Med 377(18):1723–1732

Finsterer J, Soraru G (2016) Onset manifestations of spinal and bulbar muscular atrophy (Kennedy's disease). J Mol Neurosci 58(3):321–329

Flennigan KM (2012) The muscular dystrophies. Semin Neurol 32(3):255–63

Fletcher SN et al (2003) Persistent neuromuscular and neurophysiologic abnormalities in long-term survivors of prolonged critical illness. Crit Care Med 31(4):1012–1016

Gao QQ, McNally EM (2015) The dystrophin complex: structure, function, and implications for therapy. Compr Physiol 5(3):1223–1239

Goselink RJM et al (2016) Facioscapulohumeral dystrophy in children: design of a prospective, observational study on natural history, predictors and clinical impact (iFocus FSHD). BMC Neurol 16:138. ▶ https://doi.org/10.1186/s12883-016-0664-6

Hermans G et al (2008) Clinical review: critical illness polyneuropathy and myopathy. Crit Care 12(6):238

Hermans MC et al (2010) Hereditary muscular dystrophies and the heart. Neuromuscul Disord 20(8):479–492

Hermans G et al (2014) Interventions for preventing critical illness polyneuropathy and critical illness myopathy. Cochrane Database Syst Rev (1):CD006832

Heuß D et al (2012) S1-Leitlinie Diagnostik bei Polyneuropathien. ▶ https://www.dgn.org/leitlinien/3754-ll-030-067-diagnostik-bei-polyneuropathien-2019. Zugegriffen: 31. Jan. 2019

Hoque R (2016) Sleep-disordered breathing in Duchenne muscular dystrophy: an assessment of the literature. J Clin Sleep Med 12(6):905–911

Hsu DT (2010) Cardiac manifestations of neuromuscular disorders in children. Paediatr Respir Rev 11(1):35–38

Ishikawa Y et al (2011) Duchenne muscular dystrophy: survival by cardio-respiratory interventions. Neuromuscul Disord 21(1):47–51

Jalde C et al (2018) Standardized unloading of respiratory muscles during neurally adjusted ventilatory assist: a randomized crossover pilot study. Anesthesiology 129(4):769–777

Kaub-Wittemer D et al (2003) Quality of life and psychosocial issues in ventilated patients with amyotrophic lateral sclerosis and their caregivers. J Pain Symptom Manage 26(4):890–896

Korinthenberg R et al (2012) S3-Leitlinie – Guillain-Barré Syndrom im Kindes-und Jugendalter. ▶ https://www.awmf.org/uploads/tx_szleitlinien/022-008k_S3_Guillain-Barre_Syndrom_2019-03.pdf. Zugegriffen: 30. Apr. 2019

Kuperus E et al (2017) Long-term benefit of enzyme replacement therapy in Pompe disease. Neurology 89(23):2365–2373

Liang WC et al (2018) The natural history of the patients with Duchenne muscular dystrophy in Taiwan: a medical center experience. Pediatr Neonatol 59(2):176–183

Ludolph A et al (2014) S1-Leitlinie Amyotrophe Lateralsklerose (Motoneuronerkrankungen). ▶ https://www.dgn.org/leitlinien/3012-ll-18-ll-amyotrophe-lateralsklerose-motoneuronerkrankungen. Zugegriffen: 28. Febr. 2019

Luo F et al (2017) Invasive versus non-invasive ventilation for acute respiratory failure in neuromuscular disease and chest wall disorders. Cochrane Database Syst Rev 12:CD008380

Mah JK et al (2018) A multinational study on motor function in early-onset FSHD. Neurology 90(15):e1333–e1338

Manganelli F, Ruggiero L (2013) Clinical features of Pompe disease. Acta Myol 32(2):82–84

Marini JJ et al (1985) The inspiratory work of breathing during assisted mechanical ventilation. Chest 87(5):612–618

Matthews E et al (2016) Corticosteroids for the treatment of Duchenne muscular dystrophy. Cochrane Database Syst Rev (5):CD003725

McDonald CM et al (2017) Ataluren in patients with nonsense mutation Duchenne muscular dystrophy (ACT DMD): a multicentre, randomised, double-blind, placebo-controlled, phase 3 trial. Lancet 390(10101):1489–1498

Meola G (2013) Clinical aspects, molecular pathomechanisms and management of myotonic dystrophies. Acta Myol 32(3):154–165

Mercuri E et al (2018) Nusinersen versus sham control in later-onset spinal muscular atrophy. N Engl J Med 378(7):625–635

Mellies U et al (2003) Long-term noninvasive ventilation in children and adolescents with neuromuscular disorders. Eur Respir J 22(4):631–636

Newsom-Davis IC et al (2001) The effect of non-invasive positive pressure ventilation (NIPPV) on cognitive function in amyotrophic lateral sclerosis (ALS): a prospective study. J Neurol Neurosurg Psychiatry 71(4):482–487

Pattanshetty RB, Gaude GS (2011) Critical illness myopathy and polyneuropathy – a challenge for physiotherapists in the intensive care units. Indian J Crit Care Med 15(2):78–81

Perrin et al (2003) Pulmonary complications of neuromuscular diseases and their management. Muscle Nerve 29(1):5–27

Poussel et al (2015) Lack of correlation between the ventilatory response to CO_2 and lung function impairment in myotonic dystrophy patients: evidence for a dysregulation at central level. Neuromuscul Disord 25(5):403–408

Pratte A et al (2015) Anticipation in myotonic dystrophy type 1 parents with small CTG expansions. Am J Med Genet A 167A(4):708–714

Quarante VN et al (2017) The prognostic role of obstructive sleep apnea at the onset of amyotrophic lateral sclerosis. Neurodegener Dis 17(1):14–21

Radunovic A et al (2017) Mechanical ventilation for people with amyotrophic lateral sclerosis/motor neuron disease. Cochrane Database Syst Rev 10:CD004427

Rialp G et al (2013) Central respiratory drive in patients with neuromuscular diseases. Respir Care 58(3):450–457

Rosenecker J (2014) Pädiatrische Differentialdiagnostik. Springer, Heidelberg

Sancho J et al (2014) Non-invasive ventilation effectiveness and the effect of ventilatory mode on survival in ALS patients. Amyotroph Lateral Scler Frontotemporal Degener 15(1–2):55–61

Sancho J et al (2018) Bulbar impairment score and survival of stable amyotrophic lateral sclerosis patients after noninvasive ventilation initiation. ERJ Open Res 4(2):00159-2017

Schellhas V et al (2018) Upper airway obstruction induced by non-invasive ventilation using an oronasal interface. Sleep Breath 22(3):781–788

Schiffmann PL et al (1983) Sleep deprivation decreases ventilatory response to CO_2 but not load compensation. Chest 84(6):695–698

Shieh PB et al (2018) Deflazacort vs prednisone/prednisolone for maintaining motor function and delaying loss of ambulation: a post hoc analysis from the ACT DMD trial. Muscle Nerve 58(5):639–645

Suh MR et al (2018) Five-year follow-up and outomes in subjects with neuromuscular diseases. Respir Care 63(3):274–281

Simonds AK (2013) Chronic hypoventilation and its management. Eur Respir Rev 22(129):325–332

Smith CA und Gutmann L (2016) Myotonic dystrophy type 1 management and therapeutics. Curr Treat Options Neurol 18(12):52

Sponseller PD et al (2012) Vertebral column resection in children with neuromuscular spine deformity. Spine (Phila Pa 1976). 37(11):E655–E661

Springer J et al (2012) Isolated bulbar palsy with associated hypercapnic respiratory failure – a unique presentation of West Nile virus encephalitis. Am J Respir Crit Care Med 185:A3159

Tankersley CG et al (2007) Respiratory impairment in a mouse model of amyotrophic lateral sclerosis. J Appl Physiol (1985) 102(3):926–932

Tobin MJ et al (2010) Narrative review: Ventilator-induced respiratory muscle weakness. Ann Intern Med153(4):240–245

Toussaint M et al (2016) Dysphagia in Duchenne muscular dystrophy: practical recommendations to guide management. Disabil Rehabil 38(20):2052–2062

Tzeng AC, Bach JR (2000) Prevention of pulmonary morbidity for patients with neuromuscular disease. Chest 118(5):1390–1396

Verschuuren J et al (2016) Neuromuscular junction disorders. Handb Clin Neurol 133:447–466

Vianello A et al (2011) Survival and quality of life after tracheostomy for acute respiratory failure in patients with amyotrophic lateral sclerosis. J Crit Care 26(3):329.e7–e14

Vitacca M et al (2017) Impact of an early respiratory care programme with non-invasive ventilation adaptation in patients with amyotrophic lateral sclerosis. Eur J Neurol 25(3):556-e33

Walter MC, Reilich P (2017) Recent developments in Duchenne muscular dystrophy: facts and numbers. J Cachexia Sarcopenia Muscle 8(5):681–685

White DP et al (1983) Sleep deprivation and the control of ventilation. Am Rev Respir Dis 128(6):984–986

Wiendl H et al (2017) S. 2k-Leitlinie – Diagnostik und Therapie der Myasthenia gravis und des Lambert-Eaton-Syndroms. ► https://www.dgn.org/leitlinien/3005-ll-68-ll-diagnostik-und-therapie-der-myasthenia-gravis-und-des-lambert-eaton-syndroms. Zugegriffen: 30. Okt. 2018

Windisch et al (2017) S. 2k-Leitlinie – Nichtinvasive und invasive Beatmung als Therapie der chronischen respiratorischen Insuffizienz. ► https://www.awmf.org/uploads/tx_szleitlinien/020-008l_S2k_NIV_Nichtinvasive_invasive_Beatumung_Insuffizienz_2017-10.pdf. Zugegriffen: 15. Nov. 2018

Wohlgemuth M et al (2018) A family-based study into penetrance in facioscapulohumeral muscular dystrophy type 1. Neurology 91(5):e444–e454

Yan M et al (2018) Agrin and LRP4 antibodies as new biomarkers of myasthenia gravis. Ann N Y Acad Sci 1413(1):126–135

Young HK et al (2007) Outcome of noninvasive ventilation in children with neuromuscular disease. Neurology 68(3):198–201

Zhou LL et al (2018) Obstructive sleep apnea hypopnea syndrome and alveolar hypoventilation syndrome in motor neuron disease: a case report and literature review. Zhong Nan Da Xue Xue Bao Yi Xue Ban 43(1):106–112

Literatur zu ► Abschn. 13.2

Aboussouan LS, Khan SU, Meeker DP, Stelmach K, Mitsumoto H (1997) Effect of noninvasive positive-pressure ventilation on survival in amyotrophic lateral sclerosis. Ann Intern Med 127(6):450–453

Aho-Ozhan HE, Bohm S, Keller J, Dorst J, Uttner I, Ludolph AC et al (2017) Experience matters: neurologists' perspectives on ALS patients' well-being. J Neurol 264(4):639–646

Andersen PM, Abrahams S, Borasio GD, de Carvalho M, Chio A, Van Damme P et al (2012) EFNS guidelines on the clinical management of amyotrophic lateral sclerosis (MALS)–revised report of an EFNS task force. Eur J Neurol Off J Eur Fed Neurol Soc 19(3):360–375 (Epub 2011/09/15)

Andersen PM, Kuzma-Kozakiewicz M, Keller J, Aho-Oezhan HEA, Ciecwierska K, Szejko N et al (2018) Therapeutic decisions in ALS patients: cross-cultural differences and clinical implications. J Neurol 265(7):1600–1606

Baxter SK, Baird WO, Thompson S, Bianchi SM, Walters SJ, Lee E et al (2013) The initiation of non-invasive ventilation for patients with motor neuron disease: patient and carer perceptions of obstacles and outcomes. Amyotroph Lateral Scler Frontotemporal Degener 14(2):105–110

Bensimon G, Lacomblez L, Meininger V (1994) A controlled trial of riluzole in amyotrophic lateral sclerosis. ALS/Riluzole Study Group. N Engl J Med 330(9):585–591 (Epub 1994/03/03)

Berlowitz DJ, Howard ME, Fiore JF Jr, Vander Hoorn S, O'Donoghue FJ, Westlake J et al (2015) Identifying who will benefit from non-invasive ventilation in amyotrophic lateral sclerosis/motor neurone disease in a clinical cohort. J Neurol Neurosurg Psychiatry (Epub 2015/04/11)

Bertella E, Banfi P, Paneroni M, Grilli S, Bianchi L, Volpato E et al (2017) Early initiation of night-time NIV in an outpatient setting: a randomized non-inferiority study in ALS patients. Eur J Phys Rehabil Med 53(6):892–899

Boentert M, Brenscheidt I, Glatz C, Young P (2015) Effects of non-invasive ventilation on objective sleep and nocturnal respiration in patients with amyotrophic lateral sclerosis. J Neurol (Epub 2015/06/17)

13

Bohm S, Aho-Ozhan HE, Keller J, Dorst J, Uttner I, Ludolph AC et al (2016) Medical decisions are independent of cognitive impairment in amyotrophic lateral sclerosis. Neurology 87(16):1737–1738

Bourke SC, Tomlinson M, Williams TL, Bullock RE, Shaw PJ, Gibson GJ (2006) Effects of non-invasive ventilation on survival and quality of life in patients with amyotrophic lateral sclerosis: a randomised controlled trial. Lancet Neurol 5(2):140–147 (Epub 2006/01/24)

Braak H, Brettschneider J, Ludolph AC, Lee VM, Trojanowski JQ, Del Tredici K (2013) Amyotrophic lateral sclerosis – a model of corticofugal axonal spread. Nat Rev Neurol 9(12):708–714 (Epub 2013/11/13)

Braumühl A (1932) Pick's disease and amyotrophic lateral sclerosis. Allg Z Psychiatr Psychol Med 96:364–366

Brooks BR, Miller RG, Swash M, Munsat TL (2000) El Escorial revisited: revised criteria for the diagnosis of amyotrophic lateral sclerosis. Amyotroph Lateral Scler Other Motor Neuron Disord Off Publ World Fed Neurol Res Group Motor Neuron Dis 1(5):293–299 (Epub 2001/07/24)

Butz M, Wollinsky KH, Wiedemuth-Catrinescu U, Sperfeld A, Winter S, Mehrkens HH et al (2003) Longitudinal effects of noninvasive positive-pressure ventilation in patients with amyotrophic lateral sclerosis. Am J Phys Med Rehabilit/Assoc Acad Physiatr 82(8):597–604 (Epub 2003/07/23)

Cancer Pain Relief And Palliative Care (1990) Report of a WHO Expert Committee. World Health Organ Tech Rep Ser 804:1–75 (Epub 1990/01/01)

Chio A, Ilardi A, Cammarosano S, Moglia C, Montuschi A, Calvo A (2012) Neurobehavioral dysfunction in ALS has a negative effect on outcome and use of PEG and NIV. Neurology 78(14):1085–1089 (Epub 2012/03/24)

Czell D, Bauer M, Binek J, Schoch OD, Weber M (2013) Outcomes of percutaneous endoscopic gastrostomy tube insertion in respiratory impaired amyotrophic lateral sclerosis patients under non-invasive ventilation. Respir Care 58(5):838–844 (Epub 2012/10/31)

Desport JC, Preux PM, Truong TC, Vallat JM, Sautereau D, Couratier P (1999) Nutritional status is a prognostic factor for survival in ALS patients. Neurology 53(5):1059–1063 (Epub 1999/09/25)

Desport JC, Preux PM, Magy L, Boirie Y, Vallat JM, Beaufrere B et al (2001) Factors correlated with hypermetabolism in patients with amyotrophic lateral sclerosis. Am J Clin Nutr 74(3):328–334 (Epub 2001/08/28)

DiPALS (2015) Safety and efficacy of diaphragm pacing in patients with respiratory insufficiency due to amyotrophic lateral sclerosis (DiPALS): a multicentre, open-label, randomised controlled trial. Lancet Neurol 14(9):883–892 (Epub 2015/08/04)

Dornblüth O (1889) An anatomical investigation of a case of amyotrophic lateral sclerosis. Neur Zbl 13

Dorst J, Dupuis L, Petri S, Kollewe K, Abdulla S, Wolf J et al (2015) Percutaneous endoscopic gastrostomy in amyotrophic lateral sclerosis: a prospective observational study. J Neurol (Epub 2015/01/27)

Dupuis L, Dengler R, Heneka MT, Meyer T, Zierz S, Kassubek J et al (2012) A randomized, double blind, placebo-controlled trial of pioglitazone in combination with riluzole in amyotrophic lateral sclerosis. PloS One 7(6):e37885 (Epub 2012/06/21)

Dupuis L, Corcia P, Fergani A, Gonzalez De Aguilar JL, Bonnefont-Rousselot D, Bittar R et al (2008) Dyslipidemia is a protective factor in amyotrophic lateral sclerosis. Neurology 70(13):1004–1009 (Epub 2008/01/18)

EdavaroneStudyGroup (2017) Safety and efficacy of edaravone in well defined patients with amyotrophic lateral sclerosis: a randomised, double-blind, placebo-controlled trial. Lancet Neurol 15(17):30115-1

Feneberg E, Hübers A, Weishaupt JH, Ludolph AC, Otto M (2014) Genetik und Neurochemische Biomarker bei Amyotropher Lateralsklerose und Frontotemporaler Lobärdegeneration. Akt Neurol 41(04):239–247

Goldstein LH, Abrahams S (2013) Changes in cognition and behaviour in amyotrophic lateral sclerosis: nature of impairment and implications for assessment. Lancet Neurol 12(4):368–380 (Epub 2013/03/23)

Gonzalez-Bermejo J, Morelot-Panzini C, Salachas F, Redolfi S, Straus C, Becquemin MH et al (2012) Diaphragm pacing improves sleep in patients with amyotrophic lateral sclerosis. Amyotroph Lateral Scler Off Publ World Fed Neurol Res Group Motor Neuron Dis 13(1):44–54 (Epub 2011/10/26)

Gonzalez-Bermejo J, Morelot-Panzini C, Tanguy ML, Meininger V, Pradat PF, Lenglet T et al (2016) Early diaphragm pacing in patients with amyotrophic lateral sclerosis (RespiStimALS): a randomised controlled triple-blind trial. Lancet Neurol 15(12):1217–1227

Guidubaldi A, Fasano A, Ialongo T, Piano C, Pompili M, Masciana R et al (2011) Botulinum toxin A versus B in sialorrhea: a prospective, randomized, double-blind, crossover pilot study in patients with amyotrophic lateral sclerosis or Parkinson's disease. Mov Disord Off J Mov Disord Soc 26(2):313–319 (Epub 2011/01/25)

Guy N, Bourry N, Dallel R, Duale C, Verrelle P, Lapeyre M et al (2011) Comparison of radiotherapy types in the treatment of sialorrhea in amyotrophic lateral sclerosis. J Palliat Med 14(4):391–395 (Epub 2011/03/19)

Hawkey NM, Zaorsky NG, Galloway TJ (2016) The role of radiation therapy in the management of sialorrhea: a systematic review. Laryngoscope 126(1):80–85 Epub 2015/07/15

Jackson CE, Gronseth G, Rosenfeld J, Barohn RJ, Dubinsky R, Simpson CB et al (2009) Randomized double-blind study of botulinum toxin type B for sialorrhea in ALS patients. Muscle Nerve 39(2):137–143 (Epub 2009/01/16)

Jacobs TL, Brown DL, Baek J, Migda EM, Funckes T, Gruis KL (2016) Trial of early noninvasive ventilation for ALS: a pilot placebo-controlled study. Neurology 87(18):1878–1883

Kasarskis EJ, Berryman S, Vanderleest JG, Schneider AR, McClain CJ (1996) Nutritional status of patients with amyotrophic lateral sclerosis: relation to the proximity of death. Am J Clin Nutr 63(1):130–137 (Epub 1996/01/01)

Kassubek J, Muller HP, Del Tredici K, Brettschneider J, Pinkhardt EH, Lule D et al (2014) Diffusion tensor imaging analysis of sequential spreading of disease in amyotrophic lateral sclerosis confirms patterns of TDP-43 pathology. Brain J Neurol 137(Pt 6):1733–1740 (Epub 2014/04/17)

Kioumourtzoglou MA, Rotem RS, Seals RM, Gredal O, Hansen J, Weisskopf MG (2015) Diabetes mellitus, obesity, and diagnosis of amyotrophic lateral sclerosis: a population-based study. JAMA Neurol 72(8):905–911

Kleopa KA, Sherman M, Neal B, Romano GJ, Heiman-Patterson T (1999) Bipap improves survival and rate of pulmonary function decline in patients with ALS. J Neurol Sci 164(1):82–88

Korner S, Kollewe K, Ilsemann J, Muller-Heine A, Dengler R, Krampfl K et al (2013) Prevalence and prognostic impact of comorbidities in amyotrophic lateral sclerosis. Eur J Neurol Off J Eur Fed Neurol Soc 20(4):647–654

Ludolph A, Drory V, Hardiman O, Nakano I, Ravits J, Robberecht W et al (2015) A revision of the El Escorial criteria – 2015. Amyotrophic Lateral Scler Frontotemporal Degener 1–2 (Epub 2015/06/30)

Ludolph AC, Schuster J, Dorst J, Dupuis L, Dreyhaupt J, Weishaupt JH et al (2018) Safety and efficacy of rasagiline as an add-on therapy to riluzole in patients with amyotrophic lateral sclerosis: a randomised, double-blind, parallel-group, placebo-controlled, phase 2 trial. Lancet Neurol 18(18):30176-5

Lule D, Ehlich B, Lang D, Sorg S, Heimrath J, Kubler A et al (2013) Quality of life in fatal disease: the flawed judgement of the social environment. J Neurol 260(11):2836–2843

Lule D, Burkhardt C, Abdulla S, Bohm S, Kollewe K, Uttner I et al (2015) The Edinburgh cognitive and behavioural amyotrophic lateral sclerosis screen: a cross-sectional comparison of established screening tools in a German-Swiss population. Amyotroph Lateral Scler Frontotemporal Degener 16(1–2):16–23 (Epub 2014/10/09)

Mariosa D, Beard JD, Umbach DM, Bellocco R, Keller J, Peters TL et al (2017) Body Mass Index and Amyotrophic Lateral Sclerosis: A Study of US Military Veterans. Am J Epidemiol 2:1–10

Miller RG, Jackson CE, Kasarskis EJ, England JD, Forshew D, Johnston W et al (2009) Practice parameter update: the care of the patient with amyotrophic lateral sclerosis: drug, nutritional, and respiratory therapies (an evidence-based review): report of the Quality Standards Subcommittee of the American Academy of Neurology. Neurology 73(15):1218–1226 (Epub 2009/10/14)

Mustfa N, Walsh E, Bryant V, Lyall RA, Addington-Hall J, Goldstein LH et al (2006) The effect of noninvasive ventilation on ALS patients and their caregivers. Neurology 66(8):1211–1217 (Epub 2006/04/26)

Neudert C, Oliver D, Wasner M, Borasio GD (2001) The course of the terminal phase in patients with amyotrophic lateral sclerosis. J Neurol 248(7):612–616 (Epub 2001/08/24)

Neumann M, Sampathu DM, Kwong LK, Truax AC, Micsenyi MC, Chou TT et al (2006) Ubiquitinated TDP-43 in frontotemporal lobar degeneration and amyotrophic lateral sclerosis. Science 314(5796):130–133 (Epub 2006/10/07)

Newall AR, Orser R, Hunt M (1996) The control of oral secretions in bulbar ALS/MND. J Neurol Sci 139:43–44

Peysson S, Vandenberghe N, Philit F, Vial C, Petitjean T, Bouhour F et al (2008) Factors predicting survival following noninvasive ventilation in amyotrophic lateral sclerosis. Eur Neurol 59(3–4):164–171 (Epub 2008/01/31)

Pradat PF, Bruneteau G, Gordon PH, Dupuis L, Bonnefont-Rousselot D, Simon D et al (2010) Impaired glucose tolerance in patients with amyotrophic lateral sclerosis. Amyotroph Lateral Scler Off Publ World Fed Neurol Res Group Motor Neuron Dis 11(1–2):166–171 (Epub 2010/02/27)

ProGas (2015) Gastrostomy in patients with amyotrophic lateral sclerosis (ProGas): a prospective cohort study. Lancet Neurol 14(7):702–709

Rabkin JG, Albert SM, Del Bene ML, O'Sullivan I, Tider T, Rowland LP et al (2005) Prevalence of depressive disorders and change over time in late-stage ALS. Neurology 65(1):62–67

Ravits J (2014) Focality, stochasticity and neuroanatomic propagation in ALS pathogenesis. Exp Neurol 262:121–126 (Epub 2014/08/12)

Rinaldi S et al (2013) Antibodies to heteromeric glycolipid complexes in Guillain-Barré syndrome. PLoS One 8(12):e82337

Sancho J, Servera E, Diaz J, Marin J (2004) Efficacy of mechanical insufflation-exsufflation in medically stable patients with amyotrophic lateral sclerosis. Chest 125(4):1400–1405 (Epub 2004/04/14)

Sancho J, Servera E, Morelot-Panzini C, Salachas F, Similowski T, Gonzalez-Bermejo J (2014) Non-invasive ventilation effectiveness and the effect of ventilatory mode on survival in ALS patients. Amyotroph Lateral Scler Frontotemporal Degener 15(1–2):55–61 (Epub 2013/11/26)

Schreiber H, Gaigalat T, Wiedemuth-Catrinescu U, Graf M, Uttner I, Muche R et al (2005) Cognitive function in bulbar- and spinal-onset amyotrophic lateral sclerosis. A longitudinal study in 52 patients. J Neurol 252(7):772–781 (Epub 2005/03/03)

Spataro R, Bono V, Marchese S, La Bella V (2012) Tracheostomy mechanical ventilation in patients with amyotrophic lateral sclerosis: clinical features and survival analysis. J Neurol Sci 323(1–2):66–70 (Epub 2012/09/20)

Steinacker P, Feneberg E, Weishaupt J, Brettschneider J, Tumani H, Andersen PM et al (2016) Neurofilaments in the diagnosis of motoneuron diseases: a prospective study on 455 patients. J Neurol Neurosurg Psychiatry 87(1):12–20 (Epub 2015/08/25)

Vitacca M, Montini A, Lunetta C, Banfi P, Bertella E, De Mattia E et al (2018) Impact of an early respiratory care programme with non-invasive ventilation adaptation in patients with amyotrophic lateral sclerosis. Eur J Neurol Off J Eur Fed Neurol Soc 25(3):29

Volanti P, Cibella F, Sarva M, De Cicco D, Spanevello A, Mora G et al (2011) Predictors of non-invasive ventilation tolerance in amyotrophic lateral sclerosis. J Neurol Sci 303(1–2):114–118 (Epub 2011/02/01)

Weiss MD, Macklin EA, Simmons Z, Knox AS, Greenblatt DJ, Atassi N et al (2016) A randomized trial of mexiletine in ALS: safety and effects on muscle cramps and progression. Neurology 86(16):1474–1481 (Epub 2016/02/26)

Wills AM, Hubbard J, Macklin EA, Glass J, Tandan R, Simpson EP et al (2014) Hypercaloric enteral nutrition in patients with amyotrophic lateral sclerosis: a randomised, double-blind, placebo-controlled phase 2 trial. Lancet (Epub 2014/03/04)

Winck JC, Goncalves MR, Lourenco C, Viana P, Almeida J, Bach JR (2004) Effects of mechanical insufflation–exsufflation on respiratory parameters for patients with chronic airway secretion encumbrance. Chest 126(3):774–780 (Epub 2004/09/15)

Winterholler MG, Erbguth FJ, Wolf S, Kat S (2001) Botulinum toxin for the treatment of sialorrhoea in ALS: serious side effects of a transductal approach. J Neurol Neurosurg Psychiatry 70(3):417–418

13

Literatur zu ► Abschn. 13.3

Andrew PI (2004) Autoimmune myasthenia gravis in childhood. Sem Neurol 24(1):101–110

Asbury AK, Cormbleth DR et al (1990) Assessment of curent diagnostic criteria for Guillain-Barre-Syndrom. Ann Neurol 27(suppl):21–24

Barton JJ, Fouladvand M (2000) Ocular aspects of myasthenia gravis. Semin Neurol 20:7–20

Bickerstaff ER, Cloake PC (1951) Mesencephalitis and rhombencephalitis. Br Med J 2(4723):77–81

Brunner R, Rinner W, Haberle C et al (2013) Early treatment with IgM-enriched intravenous immunglobulin can not mitigate critical illness polyneuropathy and/or myopathy in patients with multiorgan failure and sepsis: a prospective, randomized, placebo-controlled, double-blinded trial. Crit Care 17(5):R213 (PMC free article) (PubMed)

Carr AS, Cardwell CR (2010) A systematic review of population based epidemiological studies in myasthenia gravis. BMC Neurol 10:46. ► https://doi.org/10.1186/1471-2377-10-46

Casetta I, Groppe E et al (2010) Myasthenia gravis: a changing pattern of incidence. J Neurol 257(12):2015–2019

Caudie C, Bancel J, Petiot P, Antoine JC, Gonnaud PM (2002) Antiganglioside autoantibody profiles in Guillain-Barre Syndrom. Ann Biol Clin (Paris) 60:589–597

Cavalcente P, Bermasconi P (2012) Autoimmune mechanismus in myasthenia gravis. Curr Opin Neurol 25(5):621–629

Chevret S, Hughes Richard AC et al (2017) Plasma exchange for Guillain-Barré-Syndrom. Cochrane Database Syst Rev (2) available from: ▶ http://onlinelibrary.wiley.com/doi/10.1002/4651858.CD001798.pub3/abstract

Chunkui Z, Limin W, Fengming N, Wie J, Jiang W, Hongliang Z (2014) Critical illness polyneuropathy and myopathy: a systematic review. Neurol Regen Res 9(1):101–110

Cole RN et al (2008) Anti-MuSKpatient antibodies disrupt the mouse neuromuscular junction. Ann Neurol 63(6):782–789

Compsten DAS, Vincent A et al (1980) Clinical, pathological, Hla-Antigen and immunological evidence for disease heterogenity in Myasthenia gravis. Brain 103:579–601

Cup EH, Pieterse AJ et al (2007) Exercise therapy and other typs of physical therapy for patients with neuromuscular diseases: a systematic review. Arch Phys Med Rehabil 88:1452–1464

Danon MJ, Carponter S (1991) Myopathie with thick filament (myosin) loss following prolonged paralysis with vecuronium during steroid treatment. Muscle Nerve 14:1131–1139

De la Cour CD, Jakobsen J (2005) Residual neuropathy in longterm population – based follow – up of Guillain-Barré-Syndrom. Neurology 64:246–253

De Jonghe B, Sharshar T, Lafaucheuer JP et al (2002) Paresis acquired in the intensive care unit: a prospective multicenter study. JAMA 288(22):2859–2867

Diener HC, Haupt WF et al (2001) A preliminary randomized multicenter study comparing intravenous immunoglobin, plasma exchange and immunadsorption in Guillain-Barré-Syndrom. Eur Neurol 46:107–109

Dimitriadis K, Kastrup O, Hoppe J, Pfister H. W (2018) Neurologische Intensivmedizin. In: Diener H-C, Gerloff C, Dieterich M (Hrsg) Therapie und Verlauf neurologischer Erkrankungen 7. A Kohlhammer, Stuttgart

Drechmann DB (1994) Myasthenia gravis. N Engl J Med 330(25):1797–1810

Engel AG (1999) Congenital myasthenia syndroms. J Child Neurol 14(1):38–41

Evoli A, Batocchi AP et al (2000) Clinical characteristics and prognosis of myasthenia gravis in older people. J Am Geriatr Soc 48(11):1442–1448

Fenzi F, Latronico N, Refatti N et al (2003) Enhanced expression of E-selectin on the vascular endothelium of peripheral nerve in critical ill patients with neuromuscular disorder. Acta Neuropathol 106(1):75–82 (PubMed)

Fisher M (1956) An unusual variant of acute idiopathic polyneuritis (syndrom of ophthalmoplegia, ataxia and areflexia). N Eng J Med 255(2):57–62 (PMID 13334799)

Fletcher DD, Lawn ND et al (2000) Long – term outcome in patients with Guillain-Barre-Syndrom requiring mechanical ventilation. Neurology 54(12):2311–2315

Friedrich O (2008) Critical illness myopathy: sepsis-mediated failure of the peripheral nervous system. Euro J Anaesthesiol 42(1):73–82

Friedrich O, Hund E, Weber C et al (2004) Critical illness myopathathy serum fractions affect membrane excitability and intracellulare calcium release in mammalien skelett muscle. J Neurol (1):53–65 (PubMed)

Gajdos P, Chevret S et al (2008) Intravenous immunglobulin for myasthenia gravis. Cochrane Database Syst Rev (1) CD002277

Gajdos P, Chevret S et al (2012) Intravenous immunglobulin for myasthenia gravis. Cochrane Database Syst Rev (12) CD002277

Gajdos P, Chevret S et al (1997) Clinical trial of plasmaexchange and high-dose intravenous immunglobuline in myasthenia gravis. Myasthenia gravis Clinical Study Group. Ann Neurol 41(6):789–796

Gamrin L, Andersson K, Huttman E et al (1997) Longitudinal changes of biochemical parameters in muscle during critical illness. Metabolism 46(7):756–762 (PubMed)

Garnacho-Montero J et al (2005) Effect of critical illness polyneuropathy on the withdrawal from mechanical ventilation and the length of stay in septic patients. Crit Care Med 33(2):349–354

Gilhus NE (2015) Myasthenia gravis and risk for comorbidity. Eur J Neurol 22(1):17–23

Gilhus NE, Sheie GO et al (2016) Myasthenia gravis – autoantibody characteristics and their implications for therapy. Nat Rev Neurol 12(5):259–268

Gold R, Müllges W et al (2008) Neuromuskuläre Erkrankungen. In: Schwab S et al (Hrsg) Neurointensiv. Springer, Heidelberg, S 679–722

Grob D, Simpson D et al (1995) Treatment of myasthenia gravis by Immunoadsorption of plasma. Neurology 45(2):338–344

Guillain G, Barre J, Strohl A (1916) Sur un syndrome de radiculo-nevvite avec hyperalbuminase du liquide cephalor achidien sans reaction cellulaire. Remarques sur les characteres clinique et graphique des reflexes tendinaux. Bull Memories Soc Medicale Hosp Paris 40:1462–1470

Hedal AT, Owe JF (2009) Seropositive myasthenia gravis: a nationwide epidemiologic study. Neurology 73(2):150–151

Heininger K, Hendrich M et al (1985) Myasthenia gravis – a new semiselective procedure to remove acethylcholine-receptor-autoantibodies from plasma. Plasma Ther Transfus Technol 6(4):771–775

Hemminki K, Li X et al (2006) Familiäre Risiken für Erkrankungen der Myoneural Junction und Muskel bei Geschwistern basierend auf Krankenhauseinweisungen und Todesfällen in Schweden. Zweibettzimmer Res Hum Genet 9:573–579. ► https://doi.org/10.1375/twin.9.4.573

Henze T, Janzen R et al (2010) Immunotherapy for myasthenia gravis and Lambert. Eaton- myasthenic-syndrom part 2: intravenous immunglobulins and Aphersis Technique. Aktuelle Neurol 37:518–523

Hermans G, Wilmer A, Meersseman W et al (2007) Impact of intensive insulin therapy on neuromuscular complication and ventilator dependency in a medical intensive care unit. Am J Respir Crit Care Med 175(5):480–489 (PubMed)

Hermans G, De Jonghe B, Bruyninckx F et al (2008) Clinical review: critical illness polyneuropathy and myopathy. Crit Care 12(6):238

Hermans G, De Jonghe B, Bruyninckx F, Van den Berge G (2014) Interventions for preventing critical illness polyneuropathy on the withdrawal from mechanical ventilation and the length of stay in septic patients. Crit Care Med 33(2):349–352

Hiraga A, Kuwabara S, Ogawara K, Misawa S, Kanesaka T, Koga M, Yuki N, Hattori T, Mori M (2005) Patterns and serial changes in electrodiagnostic abnormalities of axonal Guillain-Barre-Syndrom. Neurology 64:856–860

Ho TW, Willison HJ et al (1999) Anti – GD1a antibody is associate with axonal but not demyelinating forms of Guillain-Barré-Syndrom. Ann Neurol 45:168–173

Hughes RAC, Swan AV et al (2014) Intravenous immunglobulin for Guillain-Barré-Syndrom. Cochrane Database Syst Rev. Available from: ► http://onlinelibrary.wiley.com/doi/10.1002/14651858.CD002063.ub6/abstract

Hedden RD, Cornblath DR et al (1998) Electrophysiological classifikation of Guillain-Barré-Syndrom: clinical association and outcome. Plasma exchange/sandoglobin Guillain-Barré-Syndrom trial group. Ann Neurol 44:780–788

Hedden RDM, Karch H et al (2001) The plasma exchange/Sandoglobulin in Guillain-Barré-Syndrom Trial Group. Preceding infections, immune factors and outcome in Guillain-Barré-Syndrom. Neurology 56:758–765

Hughes RA, Cormbloth DR (2005) Guillain-Barre-Syndrom. Lancet 366(9497):1653–1666. ► https://doi.org/10.1016/S0140-6736(05)67665-9

Hughes RA, Hedden RD (1999) Pathogenesis of Guillain-Barre-Syndrom. J Neuroimmunol 100:74–97

Hund E (2008) Critical-illness-Polyneuropathie und Myopathie. In: Schwab S, Schellinger P, Werner C, Unterberg A, Hache W (Hrsg) NeuroIntensiv, S 699

Jani-Acsadi A, Lisak RP (2007) Myastenic crisis: guidelines for preventions and treatment. J Neurol Sci 261:127–133

Jaretzki A 3rd, Barohn RJ et al (2000) Myasthenia gravis recommendation for clinical research standards Task Force oft he Medical Scientific Advisory Board of the Myasthenia gravis Foundation of America. Neurology 55(1):16–23

Jacobs BC, Koga M et al (2008) Subclass IgG to motor gangliosides related to infection and clinical course in Guillain-Barré-Syndrom. J Neuroimmunol 194:181–190

Johannis W, Renno JH et al (2014) Anti – glycolipid antibodies in patients with neuropathy: a diagnostic assessment. J Clin Neurosci 21:488–492

Keogh M, Sedehizadeh S et al (2011) Treatment for Lambert-Eaton myasthenic syndrome . Cochrane Data Base Syst Rev (2):CD003279

Lacomis DJ (2011) Neuromuscular disorder in critically ill patients: review and update.J Clin Neuromuscul Dis 12(4):197–218 (PubMed)

Latronico N, Bolton CF (2011) Critical illness polyneuropathy and myopathy:a major cause of muscle weakness and paralysis. Lancet Neurol 10(10):931–941 (PubMed)

Latronico N, Peli E, Botteri M (2005) Critical illness myopathy nd neuropathy. Curr Opin Crit Care 11(2):126–132 (PubMed)

Lawn ND, Wijdicks EF (1999) Tracheostomy in Guillain-Barre-Syndrom. Muscle Nerve 22(8):1058–1062

Lacomis D (2005) Myasthenic crisis. Neurocrit Care 3:189–194

Liu S, Dong C, Ubogu EE (2018) Immuntherapy of Guillain-Barre-Syndrom. Hum Vaccin Immunother. ► https://doi.org/10.1080/21645515 (1493415 pubmed)

Marx A, Pfister F et al (2013) The different roles oft he thymus in the pathogenesis oft he various myasthenia gravis subtypes. Autoimmun Rev 12(9):875–884

Masuda T et al (2012) Antikörper gegen die immunogene Hauptregion des Acetylcholinrezeptors korrelieren mir der Schwere der Erkrankung bei Myasthenia gravis. J Neurol Neurosurg Psychiatr 83:935–940. ► https://doi.org/10.1136/jnnp-2012-302705

Melms A, Schalke BC, Kirchner T, Muller-Hermelink HK, Albert E, Wekerle H (1988) Thymus in myasthenia gravis. Isolation of T-lymphocyte lines specific for the nicotinic acetycholine receptor from thymuses of myasthenic patients. J Clin Invest 81:902–908

Melzer N, Ruck T et al (2016) Klinische Merkmale, Pathogenese und Behandlung von Myasthenia gravis: Eine Ergänzung zu den Leitlinien der Deutschen Gesellschaft für Neurologie. J Neurol 263:1473–1494. ▶ https://doi.org/10.1007/s00045-016-8045-z

Motomura M, Johnston I et al (1995) an improved diagnostic assey for Lambert-Eaton myasthenia gravis syndrom. J Neurol Neurosurg Psychiatry 58(1):85–87

Mc Grogan A, Modle GC, Seeman HE, De Vvies CS (2009) The epidemiology of Guillain-Barre-Syndrom worldwide; a systematic literature review. Neuro Epidemiol 32(2):150–163

Nachamkin I, Arzarte Barbosa P et al (2007) Patterns of Guillain-Barré-Syndrom in children: results from Mexican population. Neurology 69:1665–1671

Newsom-Davis J, Murray NM (1984) Plasma exchange and immunosuppressive drug treatment in the Lambert-Eaton myasthenic syndrome. Neurology 34(4):480–485

Newsom-Davis Palace J et al (1998) A randomized double-blind trial of prednisolone alone or with azathioprine in myasthenia gravis. Myasthenia gravis study group. Neurology 50(6):1778–1783

O`Neill JH et al (1988) The Lampert-Eaton myasthenia gravis syndrom: a review of 50 cases. Brain 111:577–596

Oosterhuis JHJGH (1997) Myasthenia gravis. Neurological Press, Groningen

Owe JF, Daltveit AK, Gihus NE (2006) Causes of death among patients with myastenia gravis in Norway between 1951 and 2001. J Neurol Neurosurg Psychiatry 77:203–207

Rezaiguia-Delclaux S, Lefaucheur JP, Zakkouri M et al (2002) Severe acute polyneuropathy complicating orthotopic liver allograft failure. Transplantation 74:880–882

Ried M, Potzger T et al (2013) Cytoreductive surgery and hyperthermie intrathoracic chemotherapy perfusion for malignant pleural tumor; perioperative management and clinical experience. Eur J Cardiothorax Surg 43(4):801–807

Rinaldi S, Brennan KM, Kalnar G, Walgaart C, van Doorn P, Jacobs BC, Yu RK, Mansson JE, Goodyear CS, Willison HJ (2013) Antibodies to heteromeric glycolipid complexes in Guillain-Barre-Syndrom. PLoS One 8:e82337

Roberts A et al (1985) Paraneoplastic myasthenic syndrom. IgG inhibits 45Ca2+ flux in a human small cell carcinoma line. Nature 317(6039):737–739

Ropper AH (1986) Severe acute Guillain-Barre-Syndrom. Neurology 36(3):429–432

Schumm F, Stohr M (1984) Accessory nerve stimulation in the assessment of myasthenia gravis. Muscle Nerv 7(2):147–151

Sejvar JJ, Baugham AL, Wiso M, Morgem OV (2011) Population incidence of Guillain-Barre-Syndrom: a systematic literature review. Neuro Epidemiol 36(2):123–133 ((DMC free article) pubmed)

Sekiguchi Y, Uncini A, Yuki N, Misawa S, Notturno F, Nasu S, Kanai K, Noto Y, Fujimaki Y, Shibuya K, Ohmori S, Sato Y, Kuwabara S (2012) Antiganglioside antibodies are associated with axonal Guillain-Barre-Syndrom: a Jabanese-Italian callabortive study. J Neurol Neurosurg Psychiatry 83:23–28

Seta T, Nagayama H et al (2005) Factors influencing outcome in Guillain-Barré-Syndrom: comparison of plasma adsorption against other treatment. Clin Neurol Neurosurg 107:491–496

Seybold ME, Drachmann DB (1974) Gradually increasing doses of prednisone in myasthenia gravis. Reducing the hazards of treatment. N Engl J Med 290(2):81–84

Sharma B, Paul M (2016) Guillain-Barré-Syndrom in 2016: the centenary advances. Int J Med Pub Health 6(3):111–112

Shepard S, Betra A, Lerner DP (2017) Review of critical illness myopathy and neuropathy. Neurohospitalist 7(1):41–48. ▶ https://doi.org/10.1177/194184416663279

Sklie GO, Apostolski S et al (2010) Guidelines for treatment of autoimmunneuromuscular transmission disorder. Eur J Neurol 17(7):893–902

Slesak G, Melms A et al (1998) Late onset myasthenia gravis. Follow – up of 113 patients diagnosedafter age 60. Ann NY Acad Sci 841:777–780

Sommer C, Koeppen S (2018) Immunvermittelte und erregerassoziierte Neuropathien. In Diener H-C, Gerloff C, Dieterich M (Hrsg) Therapie und Verlauf neurologischer Erkrankungen. 7. A. Kohlhammer, Stuttgart, S 1289–1294

Sommer N, Willcox N, Harcourt GC, Newsom-Davis J (1990) Myasthenic thymus and thymoma are selectively enriched in acetycholine receptor-reactiv T-cells. Ann Neurol 28:312–319

Sommer C et al (2018) Therapie akuter und chronischer immunvermittelter Neuropathien und Neuritiden, S. 2e – Leitlinie. In: Deutsche Gesellschaft für Neurologie (Hrsg) Leitline für Diagnostik und Therapie in der Neurologie. Online: ▶ www.dgn.org/leitlinien

Soysal A, Aysal F, Colishen B et al (2011) Clinico-electrophysiological findings and prognosis of Guillain-Barre-Syndrom – 10 years experience. Acta Neurol Scand 123(3):181–186. ▶ https://doi.org/10.1111/j.1606-0404.2010.01366.x

Streib EW, Rothner AD (1981) Eaton-Lambert myasthenic syndrom: a long-term treatment of three patients with prednisone. Ann Neurol 10(5):448–453

Thomas CE, Mayer SA et al (1997) Mysthenic crisis: clinical features, mortality, complications and

risk-factors for prolonged intubations. Neurology 48:1253–1260
Titularer M, Maddison JP (2011) Clinical Dutch-English Lambert-Eaton Myasthenia gravis (LEMS) tumor association prediction score accurately predicts small-cell lung cancer in the LEMS. J Clin Oncol 29(7):902–908
Toyka Ku et al (1994) Myasthenia gravis and Lambert-Eaton syndrom. Neuro Critical Care. H.W. eal Berlin, S 807–815
Van der Meche FC, von Dorm PA, Meulstee J, Jennekens FGI (2001) For the GBS – consensus group of the Dutch: neuro-muscular research support centre. Diagnostic and classification criteria for the Guillain-Barre-Syndrom. Eur Neurol 45:133–139
Van der Schaaf M, Beelen A, De Vos R (2004) Functional outcome in patients with critical illness polyneuropathy. Disabil Rehabil 26:1189–1197
Van den Berg B, Storm EF, Ganssen MJP et al (2018) Clinical outcome of Guillain-Barre-Syndrom after prolonged mechanical ventilation. J Neurol Neurosurg 89(9):949–954. ► https://doi.org/10.1136/jnnp-2018-317968 (Epub 2018-09-25)
Van Doorn PA, Ruts L et al (2008) Clinical features, pathogenesis and treatment of Guillain-Barre-Syndrom. Lancet Neurol 7(10):939–950. ► https://doi.org/10.1016/s1474-4422(08)70215-1
Von Doorn PA, Ruts I, Jacobs BC (2008) Clinical features, pathogenesis and treatment of Guillain-Barre-Syndrom. Lancet Neurol 7:939–950
Von den Berge G, Schonheydt K, Bruyninckx F, Wouter PJ (2005) Insulin therapy protects the central and peripheral nervous system of intensive care patients. Neurology 64(8):1348–1353 (PubMed)
Von Schneider-Gold C et al (2018) Myasthenia gravis und myasthene Syndrome aus Diener H-C (Hrsg) Therapie und Verlauf neurologischer Erkrankungen 7A. Kohlhammer, Stuttgart, S 1384–1412
Vincent A, Palace J et al (2001) Myasthenia gravis. Lancet 357(9274):2122–2128
Walgaard C, Lingsma HF et al (2010) Prediction of respiratory insufficiency in Guillain-Barré-Syndrom. Ann Neurol 67:781–787
Walgaard C, Lingsma HF et al (2011) Early recognition of poor prognosis in Guillain-Barré-Syndrom. Neurology 76(11):968–975
Walgaard C, Lingsma HF et al (2017) Tracheostomy or not: prediction of prolonged mechanical ventilation in Guillain-Barré-Syndrom. Neuro Care 26:6–13
Walker MB (1935) Case showing the effect of Prostigmin on myasthenia gravis. Proc R Soc Med 28(6):759–761
Wiendl H (2017) Diagnostik und Therapie der Myasthenia gravis und des Lambert-Eaton Syndroms, DGN
Wirtz PW, Bradshaw J et al (2004) Associated autoimmune diseases in patients with the Lambert-Eaton myasthenic syndrom and their families. J Neurol 251(10):1255–1259
Wijdieks EF, Klein CJ (2017) Guillain-Barré-Syndrom. Mayo Clin Proc 92:467–479
Witt NJ, Zochodne DW, Bolton CF, Grand Maison F, Wells G, Young GB, Sibbald WJ (1991) Peripheral nerve function in sepsis and multiple organ failure. Chest 99:176–184
Willison HJ, Jacobs BC et al (2016) Guillain-Barré-Syndrom. Lancet 388:717–727
Winer JB (2014) An update in Guillain-Barre-Syndrom. Autoimmune Dis 2014 793024, published online 2014 Jan 6: ► https://doi.org/10.1155/2014/793024 (pubmed)
Yoh JH, Chio HC (2000) Comparison between double filtration plasmapherese and immunoadsorption plasmapheresis in the treatment of patients with myasthenia gravis. J Neurol 247(7):510–513
Yuki N (2012) Review Guillain-Barre-Syndrom and anti-gangliosid antibodies: a clinician-scientist's journey. Proc Acad Ser B 88:300. ► https://doi.org/10.2183/pjab.88.299
Yuki N, Kuwabara S et al (1999) Acute motor axonal neuropathy and acute motor – sensory axonal neuropathy share a common immunological profile. J Neurol Sci 168:121–126
Zhang HL, Zheng XY, Zhu J (2013) Th1/Th2/Th17/Treg cytokines in Guillain-Barre-Syndrom and experimental autoimmune neuritis. Cytokine Groth Factor Rev 24:44
Zink W, Kollmar R, Schwab S (2009) Critical illness polyneuropathy and myopathy in the intensive care unit. Nat Rev Neurol 5:372–379

Beatmung bei Querschnittlähmung

Sven Hirschfeld

M. Groß (Hrsg.), *Neurologische Beatmungsmedizin*, https://doi.org/10.1007/978-3-662-59014-0_14

■■ Einleitung

Seit Mitte der 1980er Jahre werden vollständig oder temporär beatmete querschnittgelähmte Patienten in den Querschnittzentren (QZ) Deutschlands behandelt. Eine Querschnittlähmung (QSL) war damals im Regelfall traumatisch verursacht, die Inzidenz wurde mit 10–15/Jahr geschätzt. Untersuchungen hinsichtlich der Mortalität ergaben, dass mehr als 2/3 aller MV-Patienten (MV, „mechanical ventilation") innerhalb des ersten Jahres nach Lähmungseintritt verstarben. Eine Entlassung solcher Patienten in eine häusliche Situation war aufgrund unausgereifter pflegerischer und technischer Versorgung nur selten möglich. So verblieben die meisten Patienten bis zu ihrem Tod auf den Intensivstationen der Kliniken.

Die Optimierung intensivmedizinischer Betreuung vom Unfallort bis in die Klinik führte zu einem kontinuierlichen Anstieg der Fallzahlen beatmeter Patienten. Hieraus resultierte die Aufgabe, sich mit der Versorgung langzeitbeatmeter Patienten auseinanderzusetzen. Parallel dazu machten die Möglichkeiten der technischen und pflegerischen Versorgung im ambulanten Bereich große Fortschritte, sodass eine Entlassung dieser Patienten mit adäquater 24-h-Versorgung seit Mitte der 1990er Jahre möglich ist (Giesecke 2000a, b).

Durch Vermittlung der Anlaufstelle der Querschnittgelähmtenzentren konnten immer mehr beatmungspflichtige Patienten behandelt werden (Deutschsprachige Medizinische Gesellschaft für Paraplegie 2019). Dieses impliziert zunehmend auch die Entwöhnung solcher Patienten von der Beatmung (Weaning), welches gemäß den S2k-Weaning-Leitlinien der DGP erfolgt (Schönhofer et al. 2019). Außerdem sind Standards zur Überleitung und Versorgung querschnittgelähmter Patienten im außerklinischen Bereich in den S2 Leitlinien der DGP „Nichtinvasive und invasive Beatmung als Therapie der chronischen respiratorischen Insuffizienz" veröffentlicht worden (Windisch et al. 2017). Derzeit bieten 24 Zentren bundesweit die Möglichkeit der Beatmungsentwöhnung und, im Falle eines Weaningversagens, sowohl die der umfassenden Erst- als auch der Komplikationsbehandlung dieser Klientel.

14.1 Querschnittlähmung

■■ Definition und Pathophysiologie

Eine Querschnittlähmung ist charakterisiert durch eine traumatische oder atraumatische zumeist segmentale Schädigung des Rückenmarks unterschiedlicher Höhe mit motorischer, sensibler und vegetativ-autonomer Funktionsstörung unterschiedlicher Ausprägung. Weitere Folgen sind eine Harnblasen- und Darmfunktionsstörung, spinale Spastik, Deafferenzierungsschmerz und vegetative Regulationsstörungen (Gondim et al. 2004; Popa et al. 2010; Krassioukov 2009; Malmqvist et al. 2015). Abhängig von der funktionellen Höhe und Ausprägung der QSL kann es zu unterschiedlichsten Formen der ventilatorischen Insuffizienz mit teilweiser oder vollständiger Beatmungspflicht kommen (Brown et al. 2006; Kang et al. 2006; Zimmer et al. 2008).

Die intakte Zwerchfellfunktion ist die wichtigste Voraussetzung für eine suffiziente Belüftung der Lungen. Die Fähigkeit zur Eigenatmung eines halsmarkgelähmten Patienten wird hauptsächlich durch die erhaltene Zwerchfellfunktion bestimmt. Damit sind die Höhe und die Ausdehnung einer zervikalen Rückenmarkschädigung, neben etwaigen Begleiterkrankungen und -verletzungen, wesentlich für die Entscheidung, ob betroffene Patienten vorübergehend oder dauerhaft beatmet werden müssen. Der das Zwerchfell versorgende paarig angelegte N. phrenicus stammt aus dem Plexus cervicalis und wird hauptsächlich dem Segment C4 zugeordnet. Kleinere Nervenanteile entspringen jedoch auch aus den Segmenten C3 und C5 und begleiten dann wiederum den Hauptast. Lähmungen oberhalb des Segments C3 sind deshalb im Regelfall von einer Dauer- oder Teilbeatmung begleitet.

Tab. 14.1 American Spinal Injury Association Scale (AIS)

Lähmungstyp	Neurologischer Ausfall
A	Motorisch und sensibel komplett in S4/S5
B	Motorisch komplett, sensibel inkomplett in S4/S5
C	Motorisch und sensibel inkomplett, Kraftgrade der erhaltenen, motorischen Funktionen im Mittel <3
D	Motorisch und sensibel inkomplett, Kraftgrade der erhaltenen, motorischen Funktionen im Mittel ≥3
E	Keine motorischen und sensiblen Ausfälle

Begleiterkrankungen und/oder -verletzungen können weitere Ursachen der Beatmungspflicht sein, auch wenn das Lähmungsniveau tiefer als die Zwerchfellinnervation liegt. COPD, Asthma bronchiale oder Sarkoidose mit Lungenbeteiligung seien hier als Beispiele angeführt. In einem solchen Fall gelten zusätzlich die entsprechenden pneumologischen Leitlinien parallel zur Querschnittbehandlung.

Klassifikation, Epidemiologie und Statistik

Eine QSL wird, zusätzlich zur Rückenmarkhöhe, nach dem sog. AIS Score der American Spinal Injury Association (ASIA) definiert (Tab. 14.1). Dieser unterscheidet 5 Lähmungstypen (A–E) (American Spinal Injury Association 2003).

Seit 2000 hat sich die Zahl der dauerhaft beatmeten Patienten in Deutschland mehr als verfünffacht:

Jahr	2000	2002	2004	2006	2008	2010	2012	2014	2016	2018
Anzahl	27	24	40	34	59	90	120	135	142	149

Tab. 14.2 Alter und Begleiterkrankungsrisiko von QSL-Patienten

Jahr	Aufnahmealter (Jahre)	Begleiterkrankungen (%)
1997	35,4	27
2018	61,2	81

Von ca. 1500 akuten QSL pro Jahr in Deutschland waren im Jahr 2018 initial rund 20 % beatmungspflichtig. Der Anteil dauerhaft beatmeter Patienten beträgt wiederum rund 30 % dieser Beatmungsklientel (► www.dmgp.de). Das bedeutet im Umkehrschluss, dass etwa 70 % der initial beatmungspflichtigen Patienten erfolgreich geweant werden können.

Dieser Anstieg ist sowohl die Folge effektiverer Versorgung am Unfallort als auch der verbesserten intensivmedizinischen Behandlung in den Krankenhäusern (Leyk et al. 2014). Dieses führt auch dazu, dass insbesondere viele der Weaningpatienten ein sehr viel höheres Lebensalter und im Regelfall viele behandlungspflichtige Begleiterkrankungen vorweisen (Tab. 14.2).

Das ansteigende Lebensalter und die Zunahme an Begleiterkrankungen können ebenfalls den zunehmenden Anteil an nichttraumatischen Querschnittlähmungen (Tab. 14.3) erklären, welcher wiederum die Geschlechterverteilung zu Gunsten der weiblichen Patienten ansteigen lässt (Tab. 14.4).

Betrachtet man die Ursachen, so ist bei den traumatischen Lähmungen neben dem Verkehrsunfall der (zumeist alkoholisierte häusliche) Sturz die Hauptursache. Im Bereich der atraumatischen Ursachen sind Entzündungen, Gefäßkomplikationen (insbesondere nach Operationen der Aorta) und

Tab. 14.3 Ursache der QSL

	Traumatisch	Atraumatisch
1997	84,5 %	15,5 %
2017	49 %	51 %

Tab. 14.4 Geschlechterverhältnis von QSL-Patienten

	Männlich	Weiblich
1997	81,6 %	18,4 %
2017	69,1 %	30,9 %

eine Tumorerkrankung als Hauptursachen zu nennen (Übersicht).

Lähmungsursachen
- **Traumatische Ursachen:**
  - Verkehr: 33 %
  - Sturz: 29 %
  - Arbeit: 14 %
  - Badeunfall: 11 %
  - Freizeit: 7 %
  - Suizidversuch: 3 %
  - Gewaltverbrechen: 1 %
  - Sonstige: 2 %
- **Atraumatische Ursachen:**
  - Entzündung: 38 %
  - Gefäße: 32 %
  - Tumor: 19 %
  - Degenerativ: 9 %
  - Sonstige: 2 %

14

Bezüglich der Lähmungshöhe, AIS-Score und Kostenträger ist festzuhalten, dass es verglichen zu nichtbeatmeten QSL-Patienten bei den beatmeten QSL-Patienten signifikant mehr komplette Lähmungen (AIS Typ A) gibt:
- AIS Typ A: 78,2 %,
- AIS Typ B: 9 %,
- AIS Typ C: 11 %,
- AIS Typ D: 1,8 %.

Die Verteilung der Kostenträger, zeigen vergleichbare Daten zwischen den beatmeten und den nichtbeatmeten QSL-Patienten:
- GKV: 72 %,
- DGUV/BG: 18,1 %,
- Privat: 5,4 %,
- Sozialamt: 1,8 %,
- Sonstige: 2,7 %.

Kaum verändert hat sich der Anteil der ultrahohen QSL (C1 und höher), da diese Patienten aufgrund der Höhe und Schwere der Lähmung weiterhin eine hohe Sterberate schon unmittelbar bei Eintritt der QSL (z. B. am Unfallort) vorweisen (Übersicht).

Lähmungshöhe
- C0: 15,5 %
- C1: 1 %
- C2: 55,3 %
- C3: 22,7 %
- C4: 5,5 %
- C5: 0 %
- C6: 0 %
- C7: 0 %
- C8: 0 %

Die Gesamtmortalität von beatmeten Patienten ist weiterhin hoch und wird nach Einschätzung der Deutschsprachigen Medizinischen Fachgesellschaft für Paraplegiologie (DMGP) aufgrund der demografischen Entwicklung unserer Gesellschaft weiter ansteigen:
- Gesamtmortalität: 35 %, davon sterben 32 % nach durchschnittlich 1 Jahr.
- Mortalität während des stationären Aufenthaltes: 32 %.
- Außerklinische Mortalität: 68 %, davon sterben 85 % nach durchschnittlich 2 Jahren.

Die Todesursachen sind im außerklinischen Bereich zu 90 % lähmungsbedingt.

- Stationär:
  - 30 % lähmungsassoziierte Ursachen ohne Pneumonie (z. B. Dekubitalgeschwüre, Ileus),

  - 60 % lähmungsunabhängige (Grund) erkrankung,
  - 10 % Pneumonien.
- Außerklinisch:
  - 50 % lähmungsassoziierte Ursachen ohne Pneumonie (z. B. Dekubitalgeschwüre, Ileus),
  - 40 % Pneumonien,
  - 10 % (Grund)erkrankung.

Auffällig ist, dass beatmete Tetraplegiker während ihrer Erstbehandlung eine deutlich niedrigere Mortalitätsrate aufweisen, um nach der Entlassung in eine vulnerable Phase zu gelangen, die etwa 2 Jahre dauert. Überleben sie diese, sind sie weniger komplikationsbelastet. Zu erklären ist dies mit der Lernkurve von Patient, Angehörigen, Hausarzt und Pflegediensten nach der Entlassung mit z. T. erheblichen gesundheitlichen Risiken für die Betroffenen parallel zu einem Prozess der Entscheidungsfindung, ob diese Situation für die Betroffenen als lebenswert empfunden wird.

14.2 Beatmungsformen

Grundsätzlich werden beatmungspflichtige querschnittgelähmte Patienten sowohl invasiv (IV) als auch nichtinvasiv (NIV) beatmet, obwohl angesichts der intensivmedizinischen Notfallversorgung bei akuter QSL meistens eine invasive Beatmung, zunächst über einen Tubus und später über eine Trachealkanüle eingeleitet wird (Leelapattana et al. 2012). Wie aber letztlich beatmet wird, ist unter Einbeziehung vieler Faktoren zu entscheiden.

Eine konkrete Handlungsanweisung kann dementsprechend nicht erstellt werden, vielmehr handelt es sich immer um eine individuelle, dem Patienten bestmöglich angepasste Lösung (Vasquez et al. 2013). Aufgrund klinischer Gegebenheiten (z. B. akute oder chronische QSL, Beatmungszeit, Begleiterkrankungen/-verletzungen, Compliance) können jedoch Entscheidungshilfen gegeben werden.

14.2.1 Invasive Beatmung

Im Rahmen der akuten Versorgung halsmarkgelähmter Patienten wird aufgrund der protrahierten respiratorischen Teil- bzw. vollständigen Insuffizienz und der typischen Probleme einer längerfristigen Beatmung über einen oro- oder nasopharyngealen Tubus in den meisten Fällen eine Tracheotomie als invasiver Beatmungszugang erforderlich. Dieser kann dilatativ oder plastisch chirurgisch angelegt werden. Vorteile sind die Zurücknahme der Analgosedierung und damit die frühere Eingliederung eines wachen Patienten in die ersten Phasen der querschnittlähmungsspezifischen Therapie (z. B. Mobilisation in den Rollstuhl, Sprechen und Nahrungszufuhr unter Beatmung und ggf. Einleiten eines Weaningprozesses).

Generell wird die Tracheotomie bei Halsmarkgeschädigten empfohlen (Menaker et al. 2013):

- bei motorisch kompletter Halsmarklähmung entsprechend Typ A und B der ASIA Impairment Scale (AIS) (Leelapattana et al. 2012),
- bei einer Vitalkapazität ≤500 ml,
- bei einem Injury Severity Score (ISS) >32 und
- wenn die paO_2-FiO_2-Ratio 3 Tage nachdem die Beatmung eingeleitet wurde immer noch <300 beträgt.

Studien zeigten außerdem, dass eine sog. Frühtracheotomie (<10 Tage nach Lähmungseintritt) sowohl die Aufenthaltszeit auf der Intensivstation, als auch den gesamten Beatmungszeitraum verkürzt – ein erfolgreiches Weaning vorausgesetzt. Unbeeinflusst davon zeigen sich sowohl die Pneumonierate als auch die Gesamtdauer der Krankenhausbehandlung (Choi et al. 2013).

Bei einer persistierenden, chronischen Querschnittlähmung mit Beatmungszeiten

>12 h/Tag zeigen die Langzeitergebnisse, dass sich die Patienten in über 90 % der Fälle für die Tracheotomie und damit das Verbleiben einer invasiven Beatmung entscheiden, auch wenn grundsätzlich eine NIV möglich wäre (Hirschfeld et al. 2010; Bach 2012). Gründe dafür sind das erleichterte Sekretmanagement bei eingeschränktem oder fehlendem Hustenstoß, die uneingeschränkte motorische und Sprechfunktion der verbliebenen Gesichtsmuskulatur sowie die mangelnde Compliance einer Maske aus vielerlei Gründen. Die Anlage eines chirurgischen/epithelialisierten Tracheostomas für den außerklinischen Bereich wird aus Gründen des stabilen Beatmungszugangs empfohlen (Windisch et al. 2017).

Dilatationstracheostomata, mit welcher Technik auch immer angelegt, sind wegen Schrumpfungstendenz und Risiko einer Kanülenfehllage nur dann zu akzeptieren, wenn diese nachgewiesenermaßen eine ausreichende Stabilität nach längerer Kanüleneinlage aufweisen (Windisch et al. 2017).

14.2.2 Nichtinvasive Beatmung

Die Vorteile der NIV werden grundsätzlich in einer möglichen Vermeidung der Intubation und Tracheotomie mit der Abwesenheit eingriffsbezogener Komplikationen und dem Erhalt der körpereigenen Filterung und Erwärmung der Atemluft gesehen. Darüber hinaus können mögliche Langzeitkomplikationen der Tracheotomien und einliegender Trachealkanülen vermieden werden (Bach 2012). Zur Hustenunterstützung werden im Regelfall In-/Exsufflatoren mit verordnet.

14

Voraussetzungen für NIV bei querschnittgelähmten Patienten sind:

- der funktionelle Erhalt der Gesichts- und Schlundmuskulatur,
- die Kooperation des Patienten und
- die freie Durchgängigkeit der oberen Atemwege (Bach 2012).

Kontraindikationen sind:

- fehlende Kooperation/Complience des Patienten,
- erhöhte Aspirationsgefahr bei fehlenden Schutzreflexen,
- Verlegungen der oberen Atemwege,
- Sekretverhalte, die mit nichtinvasiven Mitteln nicht beherrscht werden können.
- Druckgeschwüre im Maskenauflagebereich (Schallom et al. 2015)

14.2.3 Zwerchfellstimulation

Bei einer Rückenmarkläsion von C0 bis C3 und bei angeborenen oder erworbenen zentralen Störungen der Atmung können die nachfolgenden Systeme implantiert werden. Es gibt derzeit zwei verschiedene Systeme zur Stimulation des Zwerchfells:

- Zwerchfellnervenstimulation (Phrenikus-Nerven-Stimulation, PNS; ► Abschn. 14.2.3.1), eine indirekte Stimulation und
- Zwerchfellmuskelstimulation (diaphragm pacing, DP; ► Abschn. 14.2.3.2), eine direkte Stimulation.

In der Literatur beschriebene spezielle operative Komplikationen werden bei der PNS-Implantation mögliche Phrenikusschäden (<1 %) und bei der DP-Operation der Pneumothorax (<1 %) genannt (Glenn und Phelps 1985; Harrop et al. 2004; Onders et al. 2008; Romero et al. 2012). Beide Systeme ersetzen eine externe Beatmung bei einem respiratorisch vollständig insuffizienten Patienten und erfüllen somit die Kriterien sowohl der stationären als auch der ambulanten außerklinischen invasiven Beatmung und der damit notwendigen Codierung von Beatmungsstunden.

Eine einseitige Stimulation des Zwerchfells ohne aktive Innervation der anderen Zwerchfellhälfte ist in den meisten Fällen nicht sinnvoll, da das erreichte Atemzugvolumen zur alleinigen Beatmung nicht ausreicht. Wenn hingegen eine Seite vollkräftig innerviert ist, kann die plegische Seite durchaus mit einem PNS versorgt werden, da hier durch die einseitig implantierten Nervenelektroden auch eine suffiziente Trennung beider Zwerchfellseiten erfolgt. Dies wurde bereits in mehreren Fällen erfolgreich durchgeführt (Hirschfeld et al. 2008, 2010).

14.2.3.1 Zwerchfellnervenstimulation (Phrenikus-Nerven-Stimulation/PNS)

Die Zwerchfellnervenstimulation (PNS) ist eine indirekte Stimulation.

Modelltypen mit medizinischer Zulassung sind:

- Atrostim Yukka (Atrotech, Finnland) und
- Avery System (Avery Biomedical Devices Inc., USA).

Der Phrenikusnervenstimulator (PNS) ist seit Mitte der 1960er Jahre eine Möglichkeit der Unterdruckbeatmung von Patienten mit respiratorischer Insuffizienz (Glenn und Phelps 1985). Hier werden Elektroden an beide Zwerchfellnerven in Höhe des 3.–4. ICR mediastinal implantiert und sämtliche Empfänger und Kabel intrakorporal verbracht. Die Stimulation erfolgt bei geschlossenen Hautverhältnissen transkutan durch Induktion.

> **Ausschlusskriterien einer Implantation sind umfangreiche zerebrale Ausfälle mit schwerwiegenden Hirnleistungsstörungen, ein stark vorgeschädigtes Organsystem von Herz und/oder Lunge, außerdem eine infauste Prognose bei final erkrankten Patienten.**

Voraussetzungen zur Implantation sind intakte spinale Motoneurone beider unbeschädigter Nn. phrenici sowie ein funktionsfähiger Zwerchfellmuskel. Somit ist eine Implantation bei peripheren Läsionen des des N. phrenikus <u>nicht</u> möglich, da eine Weiterleitung der Impulse nicht erfolgen kann (Waller-Degeneration).

In internationalen Studien wurden das statistisch signifikante Absinken der pulmonalen Komplikationsraten, die niedrigeren Mortalitätsraten und die Verbesserung von Sprechfähigkeit und Lebensqualität herausgearbeitet (Glenn und Phelps 1985; Hirschfeld et al. 2008; Romero et al. 2012). Die Schwellen und Reizstromwerte verändern sich im Langzeitverlauf nicht, sodass die Systeme zur Langzeitbeatmung geeignet sind (Hirschfeld et al. 2013). Aufgrund der Ersparnis von Verbrauchsartikeln amortisieren sich die Mehrkosten des Systems über wenige Jahre (Hirschfeld et al. 2013). Die Beatmungszeiten werden international aufgrund der besonderen Art der Stimulation in über 60 % der Fälle mit 24 h/Tag angegeben (Glenn und Phelps 1985; Hirschfeld et al. 2008; Romero et al. 2012).

14.2.3.2 Zwerchfellmuskelstimulation (diaphragm pacing/DP)

Die Zwerchfellmuskelstimulation (DP) ist eine direkte Stimulation.

Hierbei werden Elektroden laparoskopisch direkt in den Zwerchfellmuskel eingebracht und die Kabel aus dem Abdomen herausgeleitet (Onders et al. 2008). Es sind in gleicher Weise intakte α-Motoneurone beider Nn. phrenici und ein funktionsfähiger Zwerchfellmuskel Voraussetzungen zur Implantation. Auch hier ist eine Langzeitstimulation bei peripheren Läsionen der Nerven nicht möglich. Die Anwendung dieses Systems liegt v. a. in Bereichen der temporären Beatmung oder Atemunterstützung (z. B. Weaning) (Harrop et al. 2004).

14.3 Weaning

Das Weaning hochquerschnittgelähmter Patienten ist aus vielen Gründen eine Herausforderung für die Spezialzentren. Da es sich hier im Regelfall um ein prolongiertes, diskontinuierliches Weaning bei tracheotomierten Patienten handelt (Füssenich et al. 2018), beträgt die in der Literatur angegebene Liegezeit auf den spezialisierten Stationen zwischen 40 und 292 Tagen (Chiodo et al. 2008). Prolongierte Weaningverläufe sind somit die Regel, da u. a. rezidivierende pulmonale Infekte den Weaningprozess verzögern (Fromm et al. 1999, Füssenich et al. 2018). Die Versagerquote nach Langzeitweaning wird einvernehmlich mit rund 30 % angegeben (Chiodo et al. 2008; Füssenich et al. 2018). Parallel dazu können vielfältige vegetative Dysregulationen wie Hypotonien, Bradykardien, Temperaturregulationsstörungen und autonome Dysreflexien den Behandlungsverlauf erschweren (Gondim et al. 2004; Popa et al. 2010; Krassioukov 2009) und erfordern in ihrer Behandlung einen erfahrenen Paraplegiologen (Tiedemann et al. 2013).

Die Einschränkung der Atemleistung bei Querschnittgelähmten liegt, wie schon beschrieben, seltener an (vor)bestehenden Lungenerkrankungen, sondern hauptsächlich an der Beeinträchtigung der muskulären Atempumpe nach teilweiser oder totaler spinaler Denervation der Atem(hilfs)muskeln (Fromm et al. 1999). An erster Stelle ist hier das Zwerchfell zu nennen, das bei diesen Patienten nahezu 100 % der verbliebenen aktiven Atemarbeit leistet (Faulkner et al. 1979; McCool et al. 2008). Es gilt, diesen Muskel und seine (Rest-)Funktionen behutsam, methodisch und vor allem ohne Ermüdung zu trainieren. Dieses Training bewirkt, dass bestimmte Muskelfasertypen, welche zunächst schnell ermüden, nun eine ausdauernde Leistung erbringen können (Salmons 1980; Mantilla et al. 2010). Dieses Phänomen ist bei Querschnittgelähmten zunächst nach Stimulation des Phrenikusnerven eingehend untersucht worden (Hirschfeld et al. 2008), kann jedoch auch für den Ausbau der respiratorfreien Zeiten bei spontan atmenden Patienten genutzt werden. Wichtig ist, den Ermüdungspunkt des Zwerchfells (sog. fatigue-point) nicht zu erreichen, da sonst das Weaning nachhaltig verzögert wird oder überhaupt nicht möglich ist (Roussos und Macklem 1977; Edwards 1979; Walker et al. 2011).

Die Mehrzahl der Patienten sind Tetraplegiker oder -paretiker mit einer QSL unterhalb C0–C7, AIS Typ A, B oder C. Seltener finden sich aber auch Paraplegiker mit zusätzlichen Begleitverletzungen und/oder -erkrankungen, welche die Atemleistung beeinträchtigen.

14

Ergänzende Ausschlusskriterien für den Beginn des Weaningprozesses
Es gibt bei einer QSL folgende medizinische Gegebenheiten, unter denen ein Weaning nicht begonnen bzw. fortgesetzt werden kann:
- persistierende komplette Zwerchfelllähmung ohne Hustenstoß,
- unbehandelte, hochgradig ausgeprägte autonome Dysreflexie,
- nicht kompensierte, die Atmung signifikant beeinträchtigende Rumpfspastik,
- Dekubitalgeschwüre mit begleitender Sepsis.

14.3.1 Praktischer Ablauf des Weaning

Das Weaning wird tagsüber meist in liegender Position begonnen. Die Gründe dafür sind, dass querschnittgelähmte Patienten in dieser Position sowohl stabilere Blutdruckverhältnisse als auch ein höheres Atemzugvolumen vorweisen (Estenne und De Troyer 1987; Baydur et al. 2000). Ab einer Spontanatmungszeit von 20 min/h kann das Weaning aufgrund des trainierten Zwerchfells im Regelfall auch in sitzender Position durchgeführt werden (z. B. auch im Rollstuhl). Eine spirometrische Überwachung der Atemzugvolumina und eine Kapnometrie sind jederzeit zu gewährleisten.

Während der Nacht wird die Atemmuskulatur des Patienten bis zum nächsten täglichen Trainingszyklus durch einen kontrollierten Beatmungsmodus möglichst komplett entlastet.

Das Weaningkonzept wird tagsüber wie folgt durchgeführt: Ein Weaningzyklus wird über 12 h geplant (z. B. 8–20 Uhr). Da es für jede Stunde einen Anteil Spontanatmung und einen

Anteil Entlastungszeit am Respirator gibt, handelt es sich um ein diskontinuierliches Weaning. Pro Tag ergeben sich somit bis zu zwölf Trainingseinheiten. Für die Bestimmung der Steigerung des Anteils der Spontanatmung spielt v. a. das sog. gemittelte Atemzugvolumen (spirometrisch gemessenes durchschnittliches Atemzugvolumen über 10–20 Spontanatemzüge) eine tragende Rolle. Weitere Einflussgrößen sind Vitalkapazität, Atemfrequenz, Ausmaß der Zwerchfellbeweglichkeit (Sonographie) und Prüfung des Hustenstoßes.

Wichtige Abbruchkriterien der Spontanatmung sind Abnahme des Atemzugvolumens (mittleres AZV minus 30 %) sowie die Entwicklung vegetativer Symptomatik [(Broncho-)spastik, Dysreflexie] (Grimm et al. 2000). Die Steigerungseinheiten sind mittels dieser Parameter und nach fachlicher Einschätzung erfahrener Behandler jeden Tag zu überprüfen und ggf. zu korrigieren.

Ist das Weaning am Tage erfolgreich abgeschlossen (d. h. der Patient für ca. eine Woche tagsüber respiratorisch stabil), wird das Weaning in der Nacht wie folgt begonnen: Jede Nacht wird die Spontanatmungszeit hier um eine Stunde verlängert. Dabei hat der Patient die Wahl, ob die Zeiten in die Nacht hinein verlängert werden oder ob er in den frühen Morgenstunden früher vom Respirator diskonnektiert werden möchte.

Für den Weaningprozess haben sich standardisierte Protokolle als hilfreich erwiesen und sollten im Rahmen der Dokumentation verwendet werden. Für detailliertere Ausführungen, Therapiebeispiele oder Dokumentationsvordrucke kann an dieser Stelle auf die Empfehlungen der Deutschsprachigen Medizinischen Gesellschaft für Paraplegie (▶ www.dmgp.de) verwiesen werden.

14.4 Rehabilitation und Versorgungsstrukturen

Die im Vordergrund stehende QSL bedingt einen lebenslangen medizinischen Behandlungsbedarf, der sich wiederum aus den allgemeinen und speziellen Behandlungszielen sowohl während der Erstbehandlungen als auch den Wiederaufnahmen ergibt.

Die allgemeinen Behandlungsziele sind:

- das Überleben zu sichern,
- den somatischen Zustand zu verbessern, mindestens jedoch eine Verschlechterung einschließlich möglicher Komplikationen zu verhindern und ggf. zu behandeln,
- den psychischen Zustand zu verbessern, mindestens jedoch eine Verschlechterung zu vermeiden, da dies unverzichtbare Bedingung für eine somatische Verbesserung, mindestens jedoch Stabilisierung ist,
- die Komplikationen der QSL zu erkennen und zu vermeiden (z. B. Pneumonien, Dekubitus, Spastik, autonome Dysreflexien). Beispielsweise kann eine hochgradige Spastik die Beatmung so beeinträchtigen, dass eine medikamentöse Spastikdämpfung (auch ggf. intrathekal) erforderlich sein kann (Krassioukov 2009).

Die speziellen Behandlungsziele auch bei beatmeten Patienten sind zusätzlich:

- tägliche Mobilisation im Rollstuhl,
- Wiederherstellung/Erhaltung der Sprechfähigkeit oder Etablierung eines Hilfsmittels bei Sprechunfähigkeit (z. B. Computer mit Sprachausgabe) und damit Sicherstellung der Kommunikation,
- Wiederherstellung der größtmöglichen Selbstständigkeit bei den Aktivitäten des täglichen Lebens und der beruflichen und sozialen Integration,
- interindividuelle, neuro-urologische Anpassung, Versorgung und Nachsorge.

Aufgrund des hohen Pflege- und Therapiebedarfes und der möglichen beschriebenen Komplikationen sollte das gesamte medizinische Team über große Erfahrungen in der Behandlung Querschnittgelähmter verfügen. Die Querschnittgelähmtenzentren mit Beatmungsmöglichkeiten in Deutschland verfügen über diese Erfahrungen.

Da insbesondere die speziellen Behandlungsziele beatmeter Patienten im Fokus dieses Kapitel stehen, wird auf die folgenden Punkte in der Rehabilitationsbehandlung und außerklinischen Versorgung näher eingegangen.

▪▪ Regelmäßige Mobilisation

Hier kommt die Beatmungssituation als besonders erschwerend für das Personal zum Tragen. Einen tetraplegischen Patienten mit einer invasiven Beatmung via Trachealkanüle z. B. in den Rollstuhl oder ins Bett zu mobilisieren, setzt ein erfahrenes und ausreichend gut besetztes Team von Behandlern voraus. Permanente Überwachung der Vital- und Beatmungsparameter ist dabei die Grundvoraussetzung sowohl für den stationären als auch häuslichen Bereich. Dies gilt umso mehr, als dass im Rahmen einer, bei Querschnittlähmungen möglichen, autonomen Dysreflexie besonders die Bronchokonstriktion, als zusätzliche beatmungsrelevante schwerwiegende Komplikation auftreten kann (Grimm et al. 2000; Schilero et al. 2005).

▪▪ Bestmögliche Kommunikationsfähigkeit

Es sollte frühestmöglich das Sprechen unter Beatmung durch entsprechende Techniken (z. B. Leckagebeatmung bei entblockter TK, gefensterte TK) erprobt und in den Alltag umgesetzt werden. Tracheo- oder bronchoskopische Überprüfungen der Tracheal- und Kanülenverhältnisse sind im Rahmen der Umsetzung obligat. Im weiteren Verlauf werden dann computergestützte Umfeld- und Kommunikationshilfen erprobt und ggf. adaptiert.

▪▪ Lähmungshöhenadäquate Selbständigkeit in den alltäglichen Dingen des Lebens (ADL) mit der Adaptation notwendiger Hilfsmittel

Da es sich hier im Regelfall um vollständig fremdhilfe- und technologieabhängige Menschen handelt, muss die pflegerische und technische Versorgung insbesondere für den häuslichen Bereich organisiert und umgesetzt werden. Im Gegensatz zu anderen querschnittgelähmten Patienten steht hier die ununterbrochene Behandlungspflege im Vordergrund. Deshalb sollte entsprechend den Leitlinien der DGP für „Nichtinvasive und invasive Beatmung als Therapie der chronischen respiratorischen Insuffizienz" auf eine hohe fachliche und soziale Kompetenz von Pflegekräften und auch ggf. der Angehörigen geachtet werden. Die Einarbeitung derselben sollte noch während der stationären Behandlung am Patienten erfolgen. Besonderes Augenmerk gilt der Wahl der beatmungsrelevanten Hilfsmittel wie z. B. Pulsoxy- und Kapnometrie, Absaugpumpen und die der Trachealkanülen bzw. Beatmungsmasken. Weiter ist die Wahl der Beatmungsform, des Beatmungsmodus und der Beatmungsdauer von großer Wichtigkeit, da z. B. die Beatmungszeiten und Beatmungsformen innerhalb der Querschnittzentren sehr individuell ausfallen können (◘ Tab. 14.5).

▪▪ Kompensierte Kontinenz für Blase und Mastdarm

In Bezug auf die Umsetzung dieses Rehabilitationsziels gibt es wenig Unterschiede zu nichtbeatmeten Querschnittgelähmten. Publiziert ist eine Studie die belegt, dass die suprapubische

◘ Tab. 14.5 Beispiel von der Verteilung der Beatmungsformen (BG Klinikum Hamburg)

Beatmungsform	Anteil Patienten
24-h-PNS	21,0 %
24-h-MV	45,5 %
MV/PNS	10,9 %
PNS/spontan	5,4 %
MV/spontan	17,2 %

MV „mechanical ventilation", *PNS* Phrenikusnervenstimulator

Dauerableitung gegenüber dem intermittierenden Selbstkatheterismus keine signifikanten Nachteile zeigt (Böthig et al. 2012). Insofern kann sich der Patient im Einzelfall für die pflegerisch weniger aufwändige Methode dieser Dauerableitung entscheiden ohne weitere erhöhte gesundheitliche Risiken einzugehen.

14.4.1 Außerklinische Versorgung

14.4.1.1 Pflege und Unterbringungssituation

Nach der Entlassung werden, beatmet oder nicht, über 50 % aller Patienten in die alte oder eine neue Häuslichkeit entlassen (◘ Tab. 14.6). Signifikant mehr beatmete Patienten begeben sich in betreute Wohngruppen mit einer angebundenen Intensivpflege, die im Regelfall eine 1:2- bis 1:5-Betreuung vorweisen. Nur ein sehr kleiner Teil, zumeist im Lebensalter weit fortgeschrittene Patienten, möchten in ein Heim entlassen werden (◘ Tab. 14.6). Dies entspricht der Philosophie aller Querschnittzentren, die häusliche Unterbringung mit einer 24-h-Pflege wird jedoch durch Kostenträgerdiskussionen zunehmend erschwert. Diese favorisieren im Regelfall stationäre Wohneinrichtungen, da hier die deutlich höheren Kosten der 24-stündigen 1:1-Betreuung (wie im häuslichen Bereich) vermieden werden können. Im Zuge der neuen gesetzlichen Bestimmungen des Entlassmanagements wird eine kritische Überprüfung der medizinischen und pflegerischen Gegebenheiten in solchen Unterbringungen, Voraussetzung für eine sichere Entlassung dieser vulnerablen Patienten sein müssen. Auch eine Entlassung eines Betroffenen z. B. in eine vollstationäre Wohneinrichtung gegen seinen Willen ist weder unter medizinischen Gesichtspunkten noch bei geltender Gesetzgebung zur Stärkung der Selbstbestimmung des Menschen statthaft (DMGP Stellungnahme RISG 2019).

Die Kosten für die Behandlung eines beatmeten Patienten liegen um ein Vielfaches höher als bei einem nichtbeatmeten Patienten. Zu bedenken ist jedoch, dass der Anteil beatmungspflichtiger querschnittgelähmter Patienten bezogen auf die Gesamtpopulation gering ist. Auch unter wirtschaftlichen Aspekten ist die Indikation zur Implantation eines PNS zu prüfen, da die initial höheren Kosten sich, wie beschrieben, nach wenigen Jahren amortisieren (Hirschfeld et al. 2008).

14.4.1.2 Technische Überwachung im außerklinischen Bereich

Bei fehlender Arm-, Hand- und Fingerfunktion ist neben der permanenten Krankenbeobachtung auch eine adäquate technische Überwachung, wie periphere O_2-Sättigung und in bestimmten Fällen eine Kapnometrie, erforderlich.

◘ Tab. 14.6 Erstbehandlungsdauer und Unterbringungsort

	Nichtbeatmete Tetraplegiker	Beatmete Tetraplegiker
Erstbehandlungsdauer (Tage)	113 Tage	246 Tage (PNS: 290 Tage; MV: 214 Tage)
Entlassung in alte Häuslichkeit (%)	51	40
Entlassung in neue Häuslichkeit (%)	25	17
Entlassung in betreute Wohnung (%)	18	30
Entlassung in ein Pflegeheim (%)	3	2
Verstorben während der Erstbehandlung (%)	3	11

MV „mechanical ventilation", *PNS* Phrenikusnervenstimulator

Pulsoxymetrie

Eine permanente Pulsoxymetrie bei teil- und vollbeatmeten Querschnittgelähmten ist erforderlich, weil der Patient eine Störung der Beatmung nicht bemerkt, diese nicht mitteilen oder selbständig beseitigen kann.

Kapnometrie

Durch regelhafte kapnometrische Messungen können Entgleisungen frühzeitig bemerkt und ggf. korrigiert werden, bevor der Patient hypoxisch wird oder sich im Rahmen vorgegebener Spontanatemzeiten erschöpft. Bei Beatmungssystemen ohne Volumetrie (z. B. Zwerchfellstimulation) können die Geräteeinstellungen anhand der gemessenen CO_2-Werte angepasst werden. Außerdem kann bei beginnenden Komplikationen (z. B. Pneumonie) eine auftretende Störung des Gasaustauschs frühzeitig bemerkt werden.

Folgende Querschnittgelähmte sollten deshalb mit einer Kapnometrie versorgt werden:

- bei invasiver außerklinischer Beatmung mit einem Einschlauchsystem, gemäß DIN EN ISO 10651-2,
- bei einer instabilen Beatmungssituation aufgrund klinisch relevanter vegetativer Dysregulationen,
- bei zusätzlich bestehender zentraler Atemregulationsstörung,
- bei der Verwendung eines implantierten Phrenikus- oder Zwerchfellstimulators (aufgrund der fehlenden Volumetrie),
- für Patienten, bei denen in der Häuslichkeit regelhaft Veränderungen der Beatmungsparameter und/oder -modi vorgenommen werden müssen,
- bei nicht planbarer, tagesformabhängiger Spontanatemleistung,
- für dauer- oder teilbeatmete Kinder in Absprache mit dem behandelnden Pädiater.

Respirometer

Mittels eines Spirometers lässt sich das Atemvolumen bei Spontan- und Stimulationsaktivität messen. Die Messung kann sowohl über Mundstück als auch über einen Trachealkanülenadapter erfolgen. Eine Verordnung ist bei der Beatmung durch einen Phrenikus-/Zwerchfellstimulator (aufgrund der fehlenden Volumetrie) und zur Spontanatmungskontrolle bei intermittierender Beatmung (Überprüfung der Atemleistung) indiziert.

Zweites Beatmungsgerät und externer Akku

Die Indikation für ein zweites Beatmungsgerät und einen externen Akku ist unabhängig von der täglichen Beatmungszeit immer gegeben, da aufgrund querschnittspezifischer Komplikationen und Besonderheiten jederzeit eine unvorhersehbare vollständige Abhängigkeit vom Respirator eintreten kann. Weiterhin ist die tägliche Mobilisation des Betroffenen in den Rollstuhl Ziel der Behandlung, weshalb ein externer Akku vorhanden sein muss.

14.4.1.3 Lebenslange Anbindung an ein Querschnittgelähmtenzentrum

Dies ist unabhängig von einer Beatmungssituation für jeden Querschnittgelähmten zu empfehlen und zu fordern.

14.5 Zusammenfassung

Die klinische und außerklinische Behandlung und Versorgung querschnittgelähmter Patienten ist aus vielen Gründen als komplex zu definieren. Wenn diese Patienten dazu teil- oder dauerbeatmet werden und ggf. auch bleiben, wird das Aufgabenfeld noch einmal größer und die Wahrscheinlichkeit für Komplikationen steigt. Obwohl grundsätzlich die gleichen rehabilitativen Ziele innerhalb einer Erst- oder Weiterbehandlung für Querschnittgelähmte zu definieren sind, gibt es doch bestimmte Bereiche, in denen sich beatmete von nichtbeatmeten Patienten unterscheiden. Dies betrifft v. a. die komplexen intensivmedizinischen Bereiche des Weanings und der konstanten Monitorüberwachung dieser Klientel. Daraus resultierend sind die Definition der Form, des Zugangs und der Zeiten der Beatmung sowie des daraus resultierenden Pflegeaufwandes grundlegende Behandlungsziele. Das Sprechtraining unter Ventilation und die Entscheidung, ob ggf. eine Zwerchfellstimulation als Beatmungsform geeignet ist, sind weitere Ziele, die nur innerhalb dieser Patientengruppe zu entscheiden sind.

Schließlich ist die Überleitung in den häuslichen Bereich nach Wunsch von Betroffenen und Angehörigen, die daraus notwendige Organisation einer ununterbrochenen Behandlungspflege mit allen erforderlichen (und zum großen Teil individuell angepassten) Hilfsmitteln eine besonders detaillierte Form des Entlassmanagements und bedarf einer langjährigen Erfahrung in der Behandlung dieser Klientel. Aus diesen Gründen ist die umfassende Behandlung dieser Patienten nur in einem der bundesdeutschen Zentren für Querschnittgelähmte mit Beatmungsplätzen zu empfehlen.

Literatur

Association American Spinal Injury (2003) Reference manual of the international standards for neurological classification of spinal cord injury. American Spinal Injury Association, Chicago

Bach JR (2012) Noninvasive respiratory management of high level spinal cord injury. J Spinal Cord Med 35(2):72–80

Baydur A, Adkins RH, Milic-Emili J (2000) Lung mechanics in individuals with spinal cord injury: effects of injury level and posture. J Appl Physiol 90:405–411

Böthig R, Fiebag K, Thietje R, Faschingbauer M, Hirschfeld S (2012) Morbidity of urinary tract infection after urodynamic examination of hospitalized SCI patients: the impact of bladder management. Spinal Cord 09/2012; 51(1). ▶ https://doi.org/10.1038/sc.2012.107

Brown R, DiMarco AF, Hoit JD, Garshick E (2006) Respiratory dysfunction and management in spinal cord injury. Respir Care 51(8):853–868 (discussion 869–870)

Chiodo AE, Scelza W, Forchheimer M (2008) Predictors of ventilator weaning in individuals with high cervical spinal cord injury. J Spinal Cord Med 31:72–77

Choi HJ, Paeng SH, Kim ST, Lee KS, Kim MS, Jung YT (2013) The effectiveness of early tracheostomy (within at least 10 Days) in cervical spinal cord injury patients. Korean Neurosurg Soc 54:220–224

Deutschsprachige Medizinische Gesellschaft für Paraplegie DMGP e. V. (2019) zentrale Anlaufstelle für Querschnittgelähmte Hamburg und Empfehlungen der Arbeitskreise DMGP, ▶ www.dmgp.de

Edwards RHT (1979) The diaphragm as a muscle: mechanics underlying fatigue. Am Rev Respir Dis 119:81–84

Estenne M, De Troyer A (1987) Mechanism of postural dependence of vital capacity in tetraplegic subjects. Am Rev Respir Dis 135:367–371

Faulkner JA, Maxwell LC, Ruff GL et al (1979) The diaphragm as a muscle. Contractile properties. Am Rev Respir Dis 119:89–92

Fromm B, Hundt G, Gerner HJ et al (1999) Management of respiratory problems unique to high tetraplegia. Spinal Cord 37:239–244

Füssenich W, Hirschfeld S, Kowald B, Hosmann A, Auerswald M, Thietje R (2018) Discontinous weaning of patients with acute spinal cord injury. Spinal Cord 57:621–624

Giesecke J (2000a) Finanzierung der ambulanten Pflege bei maschineller Beatmung/Teil 1. Not 5:22

Giesecke J (2000b) Finanzierung der ambulanten Pflege bei maschineller Beatmung/Teil 2. Not 6:28

Glenn WWL, Phelps ML (1985) Diaphragm pacing by electrical stimulation of the phrenic nerve. Neurosurgery 17:974–984

Gondim FA, Lopes AC Jr, Oliveira GR, Rodrigues CL, Leal PR, Santos AA, Rola FH (2004) Cardiovascular control after spinal cord injury. Curr Vasc Pharmacol 2(1):71–79

Grimm DR, Chandy D, Almenoff PL (2000) Airway hyperreactivity in subjects with tetraplegia is associated with reduced baseline airway caliber. Chest 118:1397

Harrop JS, Sharan AD, Scheid EH Jr et al (2004) Tracheostomy placement in patients with complete cervical spinal cord injuries: American spinal injury association grade A. J Neurosurg 100:20–23

Hirschfeld S, Exner G, Luukkaala T, Baer GA (2008) Mechanical ventilation or phrenic nerve stimulation for treatment of spinal cord injury-induced respiratory insufficiency. Spinal Cord 46(11):738–742

Hirschfeld S, Exner G, Tiedemann S, Thietje R (2010) Langzeitbeatmung querschnittgelähmter Patienten. Ergebnisse und Ausblicke aus 25 Jahren Erfahrung mit klinischer und außerklinischer Beatmung. Querschnittgelähmtenzentrum, BG-Unfallkrankenhaus Hamburg. Trauma & Berufskrankheit 3:177–181

Hirschfeld S, Vieweg H, Schulz AP, Thietje R, Baer GA (2013) Threshold currents of platinum electrodes used for functional electrical stimulation of the phrenic nerves for treatment of central apnea. Pacing Clin Electrophysiol 36(6):714–718

Kang SW, Shin JC, Park CI, Moon JH, Rha DW, Cho DH (2006) Relationship between inspiratory muscle strength and cough capacity in cervical spinal cord injured patients. Spinal Cord 44(4):242–248

Krassioukov A (2009) Autonomic function following cervical spinal cord injury. Respir Physiol Neurobiol 169(2):157–164

Leelapattana P, Fleming JC, Gurr KR, Bailey SI, Parry N, Bailey CS (2012) Predicting the need for tracheostomy in patients with cervical spinal cord injury. J Trauma Acute Care Surg 73:880–884

Leyk G, Hirschfeld S, Böthig R, Willenbrock U, Thietje R, Lönnecker S, Stuhr M (2014) Spinal Cord Injury (SCI) – aspects of intensive medical care. Anasthesiol Intensivmed Notfallmed Schmerzther 49(9):506–512. ► https://doi.org/10.1055/s-0034-1390052 (quiz 513, Epub 2014 Sep 19)

Malmqvist L, Biering-Sørensen T, Bartholdy K et al (2015) Assessment of autonomic function after acute spinal cord injury using heart rate variability analyses. Spinal Cord 53(1):54–58

Mantilla CB, Seven YB, Zhan WZ et al (2010) Diaphragm motor unit recruitment in rats. Respir Physiol Neurobiol 173:101–106

McCool D, Ayas N, Brown R (2008) Mechanical ventilation and disuse atrophy of the diaphragm. N Engl J Med 359:89

Menaker J, Kufera JA, Glaser J, Stein DM, Scalea TM (2013) Admission ASIA motor score predicting the need for tracheostomy after cervical spinal cord injury 2013. J Trauma Acute Care Surg 75:629–663

Onders RP, Elmo MJ, Ignagni AR (2008) Diaphragm stimulation system for tetraplegia in individuals injured during childhood or adolescence. Epub May 13. 2007, 30(1):25–926. Tedde ML, Onders RP, Teixeira MJ, et al. Electric ventilation: Indications for and technical aspects of diaphragm pacing stimulation surgical implantation. J Bras Pneumol 2012 Sep-Oct, 38(5):566–572

Popa C, Popa F, Grigorean VT, Onose G, Sandu AM, Popescu M, Burnei G, Strambu V (2010) Vascular dysfunctions following spinal cord injury. J Med Life 3(3):275–285

Romero FJ, Gambarrutta C, Garcia-Forcada A, Marín MA, Diaz de la Lastra E, Paz F, Fernandez-Dorado MT, Mazaira J (2012) Long-term evaluation of phrenic nerve pacing for respiratory failure due to high cervical spinal cord injury. Spinal Cord 50(12):895–898

Roussos CS, Macklem PT (1977) Diaphragmatic fatigue in man. J Appl Physiol 43:189–197

Salmons S (1980) Functional adaptation in skeletal muscle. Trends Neurosciences 3:134–137

Schallom M, Cracchiolo L, Falker A, Foster J, Hager J, Morehouse T, Watts P, Weems L, Kollef M (2015) Pressure Ulcer Incidence in Patients Wearing Nasal-Oral versus Full-Face Noninvasive Ventilation Masks. Am J Crit Care 24(4):349–356 (quiz 357)

Schilero GJ, Grimm DR, Baumann WA (2005) Assessment of airway caliber and bronchodilator responsiveness in subjects with spinal cord injury. Chest 127:149

Schönhofer B et al (2019) Prolongiertes Weaning S2k-Leitlinie herausgegeben von der Deutschen Gesellschaft für Pneumologie und Beatmungsmedizin e. V., AWMF-Register-Nr. 020/015

Tiedemann S, Thietje R, Hirschfeld S (2013) Lebenslange Nachsorge in Querschnittgelähmtenzentren. Kompendium Außerklinische Beatmung im Kindes- und Erwachsenenalter. Kleanthes, Dresden, S 196–201

Vasquez RG, Sedes PR, Farina MM, Marques AM, Velasco EF (2013) Respiratory management in the patients with spinal cord injury. Biomed Res Int 2013:1–12 (Article ID 168757)

Walker DJ, Walterspacher S, Schlager D et al (2011) Characteristics of diaphragmatic fatigue during exhaustive exercise until task failure. Respir Physiol Neurobiol 176:14–20

Windisch W et al (2017) Nichtinvasive und invasive Beatmung als Therapie der chronischen respiratorischen Insuffizienz, Revision 2017 S2-Leitlinie herausgegeben von der Deutschen Gesellschaft für Pneumologie und Beatmungsmedizin e. V., AWMF-Register-Nr: 020/008 Pneumologie 71(11):722–795. ► https://doi.org/10.1055/s-0043-118040

Zimmer MB, Nantwi K, Goshgarian HG (2008) Effect of spinal cord injury on the neural regulation of respiratory function. Exp Neurol 209(2):399–406

Beatmung bei Störungen der Atemregulation

Nahid Hassanpour, Bahareh Vedadinezhad und Martin Groß

M. Groß (Hrsg.), *Neurologische Beatmungsmedizin*, https://doi.org/10.1007/978-3-662-59014-0_15

▪▪ Einleitung

Aus Störungen der Atemregulation resultierende klinische Phänomene wie O_2-Abfall, Atempausen und die Cheyne-Stokes-Atmung gehören zum Alltag auf neurologischen Intensiv-, Beatmungs- und Frührehabilitationsstationen. Behandelnde Ärzte und Pflegekräfte sind bei der diagnostischen Einordnung dieser Phänomene besonders gefordert, da bei schwerkranken Patienten wesentliche Verfahren zur Diagnostik und Therapiekontrolle wie die Polygraphie, Polysomnographie und die transkutane Kapnometrie oft nicht angewandt werden können oder in der behandelnden Einrichtung nicht zur Verfügung stehen. Hieraus resultierend ist die optimale therapeutische Strategie – O_2-Gabe, Beatmung oder keine Intervention – in vielen Fällen nicht zu bestimmen. Bei Wahl der falschen Strategie kann der Patient vital gefährdet werden. Das hyperkapnische Koma nach O_2-Gabe beim sekundären zentralen Hypoventilationssyndrom ist ein wichtiges Beispiel hierfür. Fundierte Kenntnisse über tiefgreifende Störungen der Atemregulation sind somit wichtig für eine sichere Therapie. Diagnostik und Therapie von rein schlafbezogenen Atmungsstörungen wie dem obstruktiven Schlafapnoesyndrom werden ► Kap. 16 ausführlich behandelt.

15.1 Klassifikation

15

Störungen der Atemregulation lassen sich – unabhängig vom Auftreten im Schlaf oder im Wachzustand – in 2 Klassen aufteilen:

1. **Störungen des Atemmusters:**
   Diese umfassen alle pathologischen Abweichungen vom normalen, eupnoeischen, rhythmischen Wechsel von Inspiration und Exspiration wie z. B. Apnoen und Hypopnoen, Cheyne-Stokes-Atmung, Biot-Atmung und apneustische Atmung. Der Nachweis von Apnoen und Hypopnoen im Schlaf ist nicht per se pathologisch, erst im Zusammenhang weiteren Parametern wie Häufigkeit der Ereignisse und klinischem Bild kann der Krankheitswert beurteilt werden (American Academy of Sleep Medicine 2014).
2. **Störungen der CO2-Atemantwort:** Störungen der CO_2-Atemantwort resultieren in einer verminderten CO_2-Atemantwort und gehen mit pathologisch erhöhtem arteriellem CO_2-Partialdruck einher.
   Sie sind im Schlaf am ausgeprägtesten.
   Das primäre und das sekundäre zentrale Hypoventilationssyndrom gehören zu dieser Gruppe.

Der Pathomechanismus der zentralen neurogenen Hyperventilation konnte bisher nicht geklärt werden, sodass die Zuordnung zu einer der genannten beiden Gruppen nicht möglich ist (Tarulli et al. 2005; Gençpinar et al. 2016).

In der Schlafmedizin werden die schlafbezogenen Atmungsstörungen zu einer eigenständigen Gruppe zusammengefasst. Allerdings ist bei akuten und schweren neurologischen Krankheitsbildern (z. B. Koma, Sopor, minimal-responsives Syndrom, Syndrom reaktionsloser Wachheit/apallisches Syndrom) eine Abgrenzung zwischen Schlaf und Wachzustand in vielen Fällen nicht sicher möglich (Isono et al. 2002; Landsness et al. 2011; Cruse et al. 2013; Wislowska et al. 2017; Wielek et al. 2018). Somit ist die Zuordnung von Störung der Atemregulation zum Schlaf oder Wachzustand erschwert, wodurch das Konzept der schlafbezogenen Atmungsstörungen bei diesen Patienten nicht anwendbar ist. Es wird daher für schwerkranke neurologische Patienten eine Kategorisierung von Atemregulationsstörungen unter Berücksichtigung folgender drei Parameter vorgeschlagen:

- Wachheit (Cologan et al. 2010),
- CO_2-Atemantwort und
- Atemmuster (◘ Abb. 15.1).

Es besteht weiterer Forschungsbedarf, um in dieser Patientengruppe den Zusammenhang zwischen Wachheit und Störungen der Atemregulation zu klären.

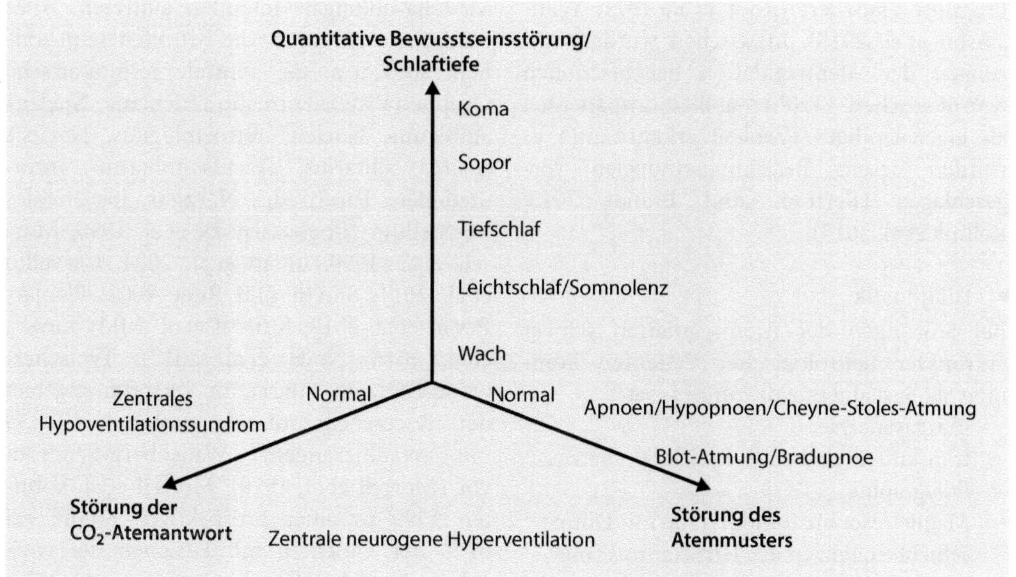

Abb. 15.1 Kategorisierung von Atemregulationsstörungen anhand von CO_2-Atemantwort, Atemmuster und Vigilanz

Schlafbezogene Atemstörungen sind das obstruktive Schlafapnoesyndrom, die zentralen Schlafapnoesyndrome und die schlafbezogenen Hypoventilationssyndrome. Zur Diagnosestellung finden die Kriterien der die International Classification of Sleep Disorders Anwendung finden (American Academy of Sleep Medicine 2014). Schlafbezogenen Atmungsstörungen können Fatigue, Tagesschläfrigkeit, neurokognitive Dysfunktion, Herz-Kreislauf-Erkrankungen, Stoffwechselstörungen und eine Beeinträchtigung der Lebensqualität verursachen (Iacono Isidoro et al. 2013; Gildeh et al. 2016) und sind bei hirngeschädigten Patienten weit verbreitet, sind aber oft unerkannt und unbehandelt, wobei der ischämische Schlaganfall und das Schädel-Hirn-Trauma am besten untersucht sind (Bassetti et al. 1997; Castriotta und Lai 2001; Castriotta et al. 2009; Baumann 2016; Barshikar und Bell 2017). Eine besonders hohe Inzidenz schlafbezogener Atmungsstörungen wurde bei infratentoriellen Hirninfarkten beobachtet, die topographische Spezifität des Nachweises von schlafbezogenen Atmungsstörungen wird jedoch allgemein als gering beschrieben (Bassetti et al. 1997). Studien hatten bisher leicht bis mäßig schwer erkrankten Patienten bezüglich schlafbezogener Atmungsstörungen im Fokus, zudem wurden nur Patienten ohne Trachealkanüle untersucht, sodass in Bezug auf die beatmungsmedizinisch hochrelevante Gruppe der schwer betroffenen und ggf. trachealkanülierten Patienten kaum wissenschaftlich gesicherte Erkenntnisse zu Prävalenzen und effektiven Therapien vorliegen. Diagnostik und Behandlung von schlafbezogenen Atmungsstörungen werden im ▶ Kap. 16 weiter ausgeführt.

Über rein schlafbezogene Atmungsstörungen hinausgehende Störungen der Atemregulation wie das sekundäre zentrale Hypoventilationssyndrom, die zentral neurogene Hyperventilation, die Biot-Atmung und die apneustischen Atmung manifestieren sich in der Akutphase schwerer Gehirnerkrankungen und haben prognostische Bedeutung. Vor allem die zentrale neurogene Hyperventilation ist mit einer schlechten

Prognose assoziiert (Rout et al. 1971; Williamson et al. 2015). Inzwischen wurden Störungen der Atemregulation bei beatmeten neurologischen Frührehabilitationspatienten als eigenständiges Problem erkannt und es wurden bereits Beatmungsstrategien vorgeschlagen (Bertram und Brandt 2013; Rollnik et al. 2017).

▪ **Diagnostik**

Bei Störungen der Atemregulation schwer erkrankter neurologischer Patienten kommen als Basisdiagnostik zum Einsatz:

- Blutgasanalyse,
- transkutane und endtidale Kapnometrie,
- Polygraphie,
- Magnetresonanztomographie mit Dünnschichtsequenzen des Hirnstamms (nur wenn MRT nicht möglich → Computertomographie).

Die Polysomnographie als erweiterte Diagnostik hat den Vorteil, dass Schlaf und Wachzustand voneinander abgegrenzt und somit schlafbezogene Atmungsstörungen sicher diagnostiziert werden können. Nachteile sind der hohe personelle und apparative Aufwand, die schwierige Integration der Methode in das Stationssetting außerhalb eines Schlaflabors und die eingeschränkte Anwendbarkeit und Interpretierbarkeit bei schwer kranken, unkooperativen, mit einem invasiven Atemweg versehenen oder analgosedierten Patienten.

15.2 Krankheitsbilder

15.2.1 Sekundäres zentrales Hypoventilationssyndrom

Das sekundäre zentrale Hypoventilationssyndrom basiert auf einem verminderten CO_2-vermittelten Atemantrieb mit resultierend gestörter hyperkapnischer Atemantwort (▶ Abschn. 3.1). Es kann Folge von Läsionen des Hirnstamms sein und bei unilateralen Medulla-oblongata-Infarkten auftreten. Anatomische Strukturen, die betroffen sein können, sind u. a. die ventrale respiratorische Gruppe (VRG), Formatio reticularis, Nucleus ambiguus, Nucleus retroambiguus, Nucleus tractus solitarius, Tractus solitarius, intramedulläre Fasern des N. vagus, ipsilaterales Zerebellum (Bogousslavsky et al. 1990; Morrell et al. 1999; Terao et al. 2004; Carvalho et al. 2011; Smyth und Riley 2002; Planjar-Prvan et al. 2010; Kumral et al. 2011; Tanaka et al. 2016; Noda et al. 2017). Typischerweise liegt ein Infarkt im Versorgungsgebiet der A. cerebelli inferior posterior (PICA) mit resultierendem Wallenberg-Syndrom vor (Morrell et al. 1999). Morrell et al. konnten 1999 in einer prospektiven Studie bei 67 % der Patienten mit Läsionen der rostrolateralen Medulla oblongata eine gestörte hyperkapnische Atemantwort, bei 44 % der Patienten ein obstruktives Schlafapnoesyndrom und bei allen Patienten eine Schlaffragmentierung nachweisen. Somit sollte bei allen Patienten mit Infarkten der rostrolateralen Medulla oblongata die genannte Diagnostik (▶ Abschn. 15.1) erfolgen.

Weitere mögliche einem sekundären zentralen Hypoventilationssyndrom zugrundeliegende Pathologien wurden beschrieben: das Akustikusneurinom des Kleinhirnbrückenwinkels (Lee et al. 1994), das Gliom des Hirnstamms (Hui et al. 2000), die Chiari-Malformation (Gupta et al. 2003; Vasani et al. 2017), eine Hirnstammmalformation mit Dystopie der unteren Olive (Matschke und Laas 2007), die progressive supranukleäre Blickparese (PSP, Herrick et al. 2017), westliche Pferdeenzephalitis (White et al. 1983), Pertussis-Enzephalopathie (Gouder et al. 2015), Anti-EFA-6 A-assoziierte Enzephalitis (Vitaliani et al. 2005), Anti-ANNA1-assoziierte Hirnstammenzephalitis (Lee et al. 2006) und Anti-Hu-assoziierte Enzephalomyelitis (Gómez-Choco et al. 2007), Hirnstammenzephalitis (Ball et al. 1994) sowie Kleinhirndegeneration (Kunchok et al. 2017).

Bei der Diagnosestellung kommen die Blutgasanalyse sowie die Messung des $tcCO_2$ oder $etCO_2$ zur Anwendung. Konsentierte diagnostische Kriterien für das sekundäre zentrale Hypoventilationssyndrom fehlen. Allerdings können auf Basis der Kriterien für andere Erkrankungen mit schlafbezogener Hypoventilation (Mayer et al. 2017; Windisch et al. 2017) folgende diagnostischen Kriterien angewendet werden:

- $paCO_2 \geq 45$ mmHg im Wachzustand oder $paCO_2 \geq 50$ mmHg im Schlaf oder nächtliches $tcCO_2 \geq 50$ mmHg über 30 min und
- Nachweis einer ursächlichen zerebralen Erkrankung und
- kein Hinweis darauf, dass die Hypoventilation in erster Linie durch eine andere Erkrankung bedingt ist, wie z. B. Adipositas, COPD, parenchymale oder vaskuläre Lungenerkrankung, Brustwanderkrankung, neuromuskuläre Erkrankung – z. B. Critical-Illness-Polyneuropathie/ Myopathie –, akute Erkrankung mit Intensivbehandlungspflicht.

Das sekundäre zentrale Hypoventilationssyndrom ist aufgrund des Risikos der Entwicklung eines hyperkapnischen Komas v. a. unter O_2-Gabe lebensbedrohlich (Terao et al. 2004; Lassmann und Mayer 2005).

Es sollte eine Beatmungstherapie mittels eines druckkontrollierten oder assistiert-kontrollierten Beatmungsmodus erfolgen (Bertram und Brandt 2013; Rollnik et al. 2017). Eine Verkürzung der Beatmungszeiten beim intensivpflichtigen Patienten erfordert ein engmaschiges klinisches Monitoring und eine kontinuierliche Überwachung des arteriellen Kohlendioxidpartialdrucks, indirekt mittels kontinuierlicher $etCO_2$- oder $tcCO_2$-Messung und direkt mittels engmaschiger BGA. Während des Schlafs kommt es zu einer Zunahme der Hyperkapnie, sodass während des Tag- und Nachtschlafs immer eine Beatmungstherapie erfolgen sollte. Mobilisierung und Physiotherapie können bessere Erfolge erzielen, wenn sie unter Beatmung stattfinden (▶ Abschn. 21.2).

Sekundäres zentrales Hypoventilationssyndrom

Der 62-jährige Patient mit bekannter arterieller Hypertonie, koronarer Herzerkrankung, Nikotinabusus und Z. n. Myokarditis vor 15 Jahren wurde aufgrund von seit 2 Tagen zunehmenden frontalen Kopfschmerzen, Übelkeit, Schwindel und Sprechstörung unsere Notaufnahme gebracht. Bei Aufnahme zeigte sich eine Dysarthrie, ein Blickrichtungsnystagmus in alle Blickrichtungen, eine Skew-Deviation, eine leichte Fazialisparese rechts, eine Ptosis rechts und eine Hemiparese links, welche rasch zu einer Tetraparese fortschritt. CT-angiographisch zeigte sich ein thrombotischer Verschluss beider Vertebralisendsegmente und der proximalen A. basilaris. Nach neuroradiologischer Intervention mittels mechanischer Thrombektomie sowie Angioplastie verblieben Reststenosen im Bereich von A. basilaris und A. vertebralis. Es resultierten Infarkte in Kleinhirn rechts im Versorgungsgebiet der A. cerebelli posterior inferior und A. cerebelli superior, im Kleinhirn links im Versorgungsgebiet der A. cerebelli superior, in der Pons, in der dorsalen Medulla oblongata rechts sowie im Stromgebiet der A. cerebri posterior links (◘ Abb. 15.2). Eine Kraniektomie wurde aufgrund eines progredienten Infarktödems des Kleinhirns erforderlich. Aufgrund protrahierter schwerer Bewusstseinsstörung erfolgte die Tracheotomie. Die Respiratorentwöhnung verlief protrahiert über 4 Monate und war durch eine linksseitige Pneumonie kompliziert. Es fielen im intensivmedizinischen Verlauf zudem schwerste therapierefraktäre Hypotonien und Hypertonien sowie eine Zwerchfellparese links auf. Die daraufhin durchgeführte transthorakale Echokardiographie war unauffällig. Spirometrie mit Trachealkanüle und Röntgenthorax ergaben keinen Anhalt für eine Verursachung der Hyperkapnie durch eine COPD. Der Patient wurde durch schrittweise Steigerung der Diskonnektionszeiten schließlich vollständig vom Respirator entwöhnt. Nach Entwöhnung zeigte er ein pCO_2 von 57 mmHg und wurde auf eine periphere Station verlegt.

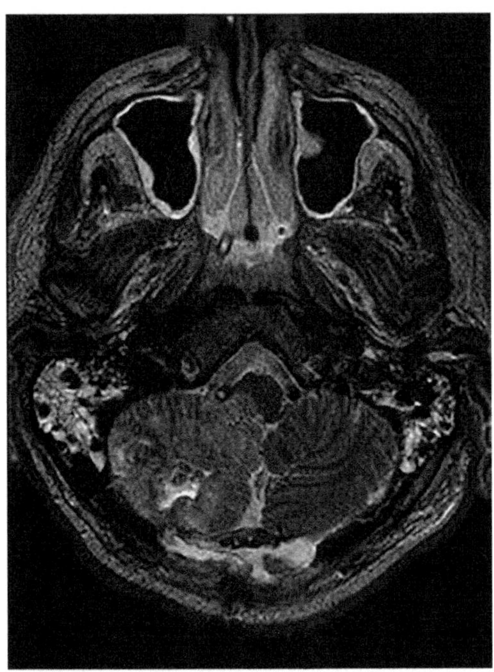

Abb. 15.2 Magnetresonanztomographie (T2-gewichtet): Infarkte der dorsalen Medulla oblangata und des Kleinhirns rechts

Es kam zum sukzessiven Anstieg des pCO_2 bis auf 90 mmHg und zu einer quantitativen Bewusstseinsstörung. Auch unter stark erhöhten CO_2-Werten belklagte der Patient keine Dyspnoe. Es wurde eine sekundäres zentrales Hypoventilationssyndrom diagnostiziert und eine assistiert-kontrollierte Beatmung eingestellt, die im Laufe von 2 Jahren schließlich bis auf eine nächtliche Beatmung reduziert werden konnte. Aufgrund einer bilateralen Glottisparese und Speichelaspiration konnte die Trachealkanüle nicht entfernt werden.

15.2.2 Störungen des Atemmusters

Bei schweren Erkrankungen des Gehirns kann es zu Störungen des Atemmusters kommen, welche über schlafbezogenen Atmungsstörungen hinausgehen (Freeman et al. 2006). Pathologische Atemmuster sind detailliert in ► Abschn. 3.1 beschrieben, das obstruktive Schlafapnoesyndrom als schlafbezogene Atmungsstörung wiederum wird im ► Kap. 16 behandelt.

Über Diagnostik und Therapiebedarf bei Störungen des Atemmusters schwer erkrankter neurologischer Patienten liegen keine gesicherten wissenschaftlichen Erkenntnisse vor. Allerdings könnte sich eine mit einer Störung des Atemmusters einhergehende intermittierende Hypoxie durch Zunahme der Gewebeschädigung, Beeinträchtigung der Neuroplastizität oder Verschlechterung der Rehabilitationsfähigkeit ungünstig auswirken. Der Beatmungstherapie zugänglich sind die Cheyne-Stokes-Atmung, gehäuft auftretende zentrale Apnoen und Hypopnoen und die Biot-Atmung. Bei der Cheyne-Stokes-Atmung muss allerdings mittels Echokardiographie eine kardiale Ursache ausgeschlossen werden.

Typische klinische Hinweise auf eine Störung des Atemmusters sind rezidivierende, selbstlimitierende O_2-Abfälle, Atempausen oder eine beobachtete Cheyne-Stokes-Atmung. Bradypnoe und Apnoen können nicht nur unter Spontanatmung, sondern auch unter assistierter Beatmung, aber nicht unter kontrollierter Beatmung auftreten. Diagnostisch werden Polygraphie und Polysomnographie eingesetzt. Bei schwerer betroffenen Patienten ist allerdings in der Regel nur eine Polygraphie möglich. Daher und aufgrund pathologischer Wach-EEG-Aktivität können schlafbezogene Atmungsstörungen nicht sicher abgegrenzt werden. Angesichts eingeschränkter diagnostischer Möglichkeiten und fehlender Evidenz kann das diagnostische und therapeutische Vorgehen nur aufgrund pragmatischer Überlegungen erfolgen: Ein Apnoe-Hypopnoe-Index von ≥5/h mit >50 % zentraler Apnoen und Hypopnoen, ggf. kombiniert mit eine Cheyne-Stokes-Atmung, wird als pathologisch gewertet (American Association of Sleep Medicine 2014). Ist eines dieser Kriterien erfüllt, kann eine Beatmungstherapie mit einem kontrollierten Beatmungsmodus und

Ziel der Senkung des AHI unter 5/h erfolgen. Aufgrund der erschwerten Beurteilbarkeit des Therapieerfolgs bei schwer erkrankten neurologischen Patienten kann auch ein Apnoe-Hypopnoe-Index von $\geq$10/h als Trigger für den Beginn einer Beatmungstherapie dienen.

> **Bei Linksherzinsuffizienz mit (LVEF $\leq$45 %) ist eine Beatmungstherapie allerdings kontraindiziert (Mayer et al. 2017).**

Die Beatmungstherapie von Störungen des Atemmusters wird polygraphisch, pulsoxymetrisch, kapnometrisch und blutgasanalytisch kontrolliert. Zeigt die Polygraphie unter nichtinvasiver Beatmung Obstruktionen der oberen Atemwege, müssen der exspiratorische Druck angehoben und eine erneute Polygraphie durchgeführt werden. Bei invasiv beatmeten Patienten macht ein Auslesen des Beatmungsgeräts, wenn dieses kontinuierlich die Druck-Zeit-Kurve darstellen kann, und somit Desynchronisationen des Patienten vom Respirator erkannt werden können, die Polygraphie entbehrlich. Die Effektivität der Therapie kann oft nur anhand qualitativer Beobachtungen des Behandlungsteams und semiquantitativer Skalen wie der Glasgow-Koma-Skala, der Koma-Remissions-Skala und des Frührehabilitations-Barthel-Index evaluiert werden.

Fallbeispiel: Cheyne-Stokes-Atmung nach Hemisphärenödem

Bei der 65-jährigen normalgewichtigen Patientin mit negativer Anamnese bezüglich einer Herzinsuffizienz wurde ein atypisches Meningeom rechts parietookzipital mikrochirurgisch reseziert und eine Duraplastik durchgeführt. Postoperativ entwickelte die Patientin ein ausgeprägtes perifokales Ödem sowie Thrombose des Sinus sagittalis superior parietal, wodurch eine Hemikraniektomie erforderlich wurde (◘ Abb. 15.3). Polygraphisch wurde nach Abschluss des Weanings eine Cheyne-Stokes-Atmung nachgewiesen. Nach sechs Wochen

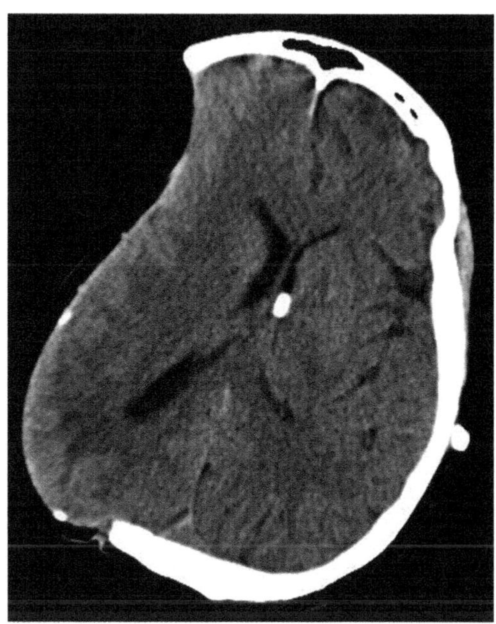

◘ **Abb. 15.3** Kraniale Computertomographie mit abklingendem Hemisphärenödem

kam es zu einer Wundheilungsstörung rechts frontal und okzipital mit Austritt von Liquor. Bei zusätzlich neu nachgewiesenem Hydrocephalus wurde ein VP-Shunt angelegt. Die initiale Polygraphie der bereits dekanülierten Patientin zeigte sechs Wochen nach Shuntanlage eine nahezu durchgängige Cheyne-Stokes-Atmung sowie einen stark erhöhten Apnoe-Hypopnoe-Index (67,7/h) mit gehäuft zentrale (21,7/h), gemischte (28,7/h) und obstruktive Apnoen (15,5/h) sowie Hypopnoen (1,7/h) (◘ Abb. 15.4). Der weitere neurochirurgische Verlauf war über mehrere Monate kompliziert mit notwendiger VP-Shunt-Explantation und -reimplantation sowie Knochendeckelreimplantation, -explantation, CAD-Plastik-Implantation und -Explantation sowie schließlich gelunger CAD-Plastik-Implantation. Die anschließende Polygraphie zeigte zwar eine Befundbesserung, jedoch noch immer eine Cheyne-Stokes-Atmung sowie einen Apnoe-Hypopnoe-Index von 37,3/h mit obstruktiven (15,6/h), gemischten (9,9/h) und zentralen (5,7/h) Apnoen sowie

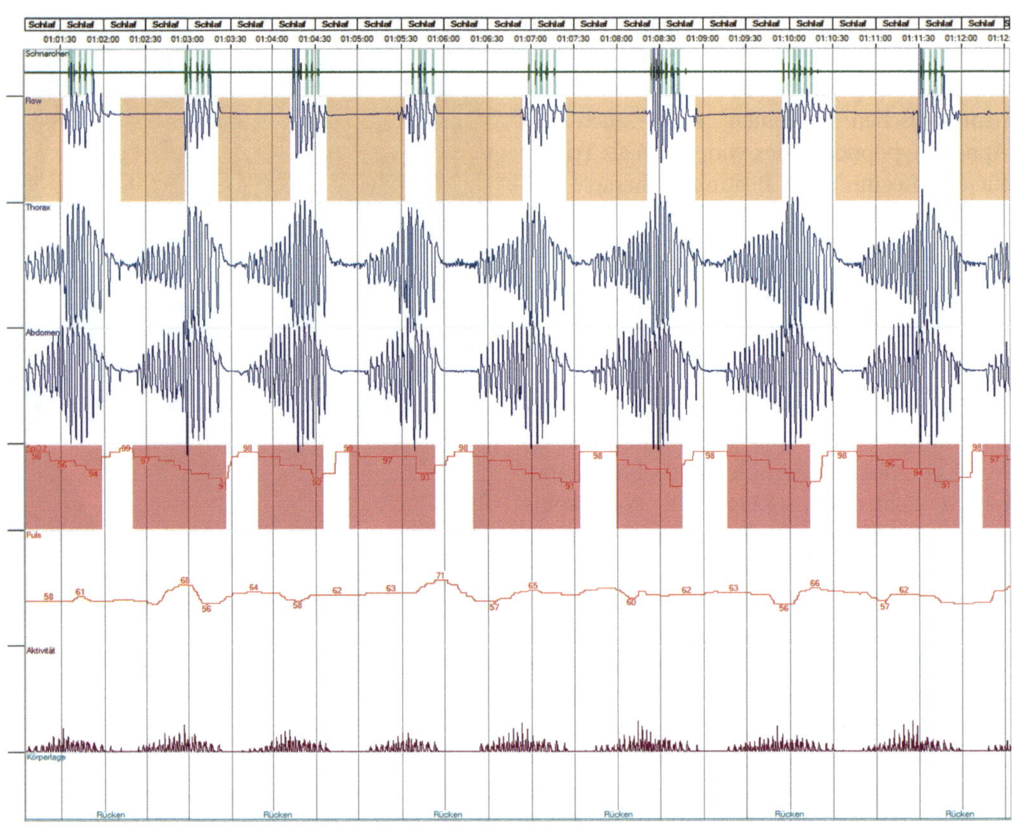

Abb. 15.4 Polygraphie mit Crescendo-Decrescendo-Atemmustern und rezidivierenden gemischten Apnoen

Hypopnoen (6,1/h). Aufgrund zusätzlich bestehender fluktuierender Vigilanz und Aufmerksamkeitsleistung wurde die Patientin auf eine nächtliche nichtinvasive Beatmung in einem assistiert-kontrollierten Modus eingestellt. In der Folge trat eine signifikante Verbesserung der Vigilanz auf.

15.2.3 Zentrale neurogene Hyperventilation

Erstmalig wurde die zentrale neurogene Hyperventilation von Plum und Swanson (1959) beschrieben. Sie kann nach Ausschluss kardialer, pulmonaler und metabolischer Auslöser bei der Kombination aus Hypokapnie, respiratorischer Alkalose und sogar im Schlaf bestehender Hyperventilation bzw. Tachypnoe >25/min diagnostiziert werden. Der O_2-Partialdruck ist in der Regel normal oder erhöht (Nystadt et al. 2007; Pantelyat et al. 2014; Gençpinar et al. 2016). Der Pathomechannismus ist noch nicht geklärt (Tarulli et al. 2005; Gençpinar et al. 2016).

Ihr Auftreten wurde bei posthypoxischen thalamischen Läsionen (Gençpinar et al. 2016), nach Ventrikulostomie des 3. Ventrikels (Lee et al. 2012; Merola et al. 2016), bei Neuro-Behcet (Alkhachroum et al. 2016), ADEM (Monterrubio-Villar et al. 2015), ZNS-Lymphom (Pauzner et al. 1989; Tarulli et al. 2005; Laigle-Donadey et al. 2005; Enam und Ali 2011; Pantelyat et al. 2014), bei Gliomen von Medulla oblongata und Pons (Rodriguez et al. 1982; Shahar et al. 2004; Van Wamelen et al. 2011; Ledet et al. 2014), Hirnstammmetastasen eines Glioblastoms (Toyooka et al. 2005),

Medulloblastom mit Kompression der Pons (Gottlieb et al. 1987), invasivem Larynxkarzinim mit Kompression der Medulla oblongata (Dubaybo et al. 1991), Anti-NMDA-Rezeptor-Enzephalitis (Vural et al. 2012), Hirnstammenzephalitis (Nystadt et al. 2007), multipler Sklerose (Takahashi et al. 2007), Subarachnoidalblutungen (Williamson et al. 2015), Thalamusblutung mit Ventrikeleinbruch (Jones et al. 2017), pontinen (Sentíes Madrid et al. 2000) und subkortikalen Infarkten (Johnston et al. 2001), periventrikulärer Leukomalazie (Kubota et al. 1996), CLIPPERS-Syndrom (Kramer und Wijdicks 2014), heptoter zerebraler Degeneration (Carriere et al. 2012), akuter intermittierender Porphyrie (Baker und Messert 1967), systemischer Histiozytose (Hool et al. 1993) sowie Topiramateinnahme (Montcriol et al. 2008) beschrieben.

Die zentrale neurogene Hyperventilation ist bei der Subarachnoidalblutung (Williamson et al. 2015), zerebrovaskulären Ereignissen allgemein (Rout et al. 1971) sowie Hirnstamminfarkten (Lee et al. 1976) mit einer ungünstigen Prognose assoziiert.

Im Vordergrund der Behandlung steht die kausale Therapie der Grunderkrankung. Es wurden erfolgreiche symptomatische Therapieversuche mit intravenösem Natriumbicarbonat (Kubota et al. 1996), Ketamin (Jones et al. 2017), transdermalem Fentanyl (Adachi et al. 2007), Morphinsulfat und Methadon (Jaeckle et al. 1990) berichtet.

Literatur

Adachi YU et al (2007) Central neurogenic hyperventilation treated with intravenous fentanyl followed by transdermal application. J Anesth 21(3):417–419

Alkhachroum AM et al (2016) A case of neuro-behcet's disease presenting with central neurogenic hyperventilation. Am J Case Rep 17:154–159

American Academy of Sleep Medicine (2014) International Classification of Sleep Disorders, 3. Aufl. American Academy of Sleep Medicine, Darien

Baker NH, Messert B (1967) Acute intermittent porphyria with central neurogenic hyperventilation. Neurology 17(6):559–566

Ball JA et al (1994) Central alveolar hypoventilation associated with paraneoplastic brain-stem encephalitis and anti-Hu antibodies. J Neurol 241(9):561–566

Barshikar S, Bell KR (2017) Sleep disturbance after TBI. Curr Neurol Neurosci Rep 17(11):87

Bassetti C et al (1997) Sleep-disordered breathing in patients with acute supra- and infratentorial strokes. A prospective study of 39 patients. Stroke 28(9):1765–1772

Baumann CR (2016) Sleep and traumatic brain injury. Sleep Med Clin 11(1):19–23

Bertram M, Brandt T (2013) Neurologische Frührehabilitation bei beatmeten Patienten mit ZNS-Störungen. Intensivmed Up2date 9(1):53–71

Bogousslavsky J et al (1990) Respiratory failure and unilateral caudal brainstem infarction. Ann Neurol 28(5):668–673

Carriere N et al (2012) Neurological picture. Acquired hepatocerebral degeneration revealed by neurogenic hyperventilation syndrome and myelitis. J Neurol Neurosurg Psychiatry 83(10):999–1000

Carvalho FA et al (2011) Central neurogenic respiratory failure: a challenging diagnosis. Case Rep Neurol 3(1):75–81

Castriotta RJ, Lai M (2001) Sleep disorders associated with traumatic brain injury. Arch Phys Med Rehabil 82(10):1403–1406

Castriotta RJ et al (2009) Treatment of sleep disorders after traumatic brain injury. J Clin Sleep Med 5(2):137–144

Cologan V et al (2010) Sleep in disorders of consciousness. Sleep Med Rev 14(2):97–105

Cruse D et al (2013) Actigraphy assessments of circadian sleep-wake cycles in the vegetative and minimally conscious state. BMC Med 11:18

Dubaybo BA et al (1991) Central neurogenic hyperventilation in invasive laryngeal carcinoma. Chest 99(3):767–769

Enam SA, Ali R (2011) B-cell lymphoma of the brainstem with central neurogenic hyperventilation. J Pak Med Assoc 61(9):925–927

Freeman WD et al (2006) Cluster breathing associated with bihemispheric infarction and sparing of the brainstem. Arch Neurol 63(10):1487–1490

Gençpinar P et al (2016) Central neurogenic hyperventilation related to post-hypoxic thalamic lesion in a child. Neurol Int 8(1):6428

Gildeh N et al (2016) Emerging co-morbidities of obstructive sleep apnea: cognition, kidney disease, and cancer. J Thorac Dis 8(9):E901–E917

Gómez-Choco MJ et al (2007) Central hypoventilation as the presenting symptom in Hu associated paraneoplastic encephalomyelitis. J Neurol Neurosurg Psychiatry 78(10):1143–1145

Gottlieb D et al (1987) Central neurogenic hyperventilation in a patient with medulloblastoma. Eur Neurol 27(1):51–54

Gouder C et al (2015) Outcome of central hypoventilation secondary to childhood pertussis encephalitis in adulthood. BMJ Case Rep 2015:bcr2014206471

Gupta R et al (2003) Resolution of Ondine's curse after suboccipital decompression in a 72-year-old woman. Neurology 61(2):275–276

Herrick KS et al (2017) Central hypoventilation in progressive supranuclear palsy. Mov Disord Clin Pract 4(1):42–45

Hui SH et al (2000) Alveolar hypoventilation syndrome in brainstem glioma with improvement after surgical resection. Chest 118(1):266–268

Hool GJ et al (1993) Episodic central neurogenic hyperventilation in an awake child with systemic histiocytosis. J Paediatr Child Health 29(2):154–155

Iacono Isidoro S et al (2013) Quality of life in patients at first time visit for sleep disorders of breathing at a sleep centre. Health Qual Life Outcomes 11:207

Isono M et al (2002) Sleep cycle in patients in a state of permanent unconsciousness. Brain Inj 16(8):705–712

Jaeckle KA et al (1990) Central neurogenic hyperventilation: pharmacologic intervention with morphine sulfate and correlative analysis of respiratory, sleep, and ocular motor dysfunction. Neurology 40(11):1715–1720

Johnston SC et al (2001) Chronic dyspnea and hyperventilation in an awake patient with small subcortical infarcts. Neurology 57(11):2131–2133

Jones GM et al (2017) Successful use of ketamine for central neurogenic hyperventilation: a case report. Neurohospitalist 7(4):192–195

Kramer CL, Wijdicks EFM (2014) Central neurogenic hyperventilation. Neurology 83(4):376

Kubota M et al (1996) Periventricular leukomalacia associated with hypocarbia. Pediatr Int 38(1):57–60

Kumral E et al (2011) Acute respiratory failure due to unilateral dorsolateral bulbar infarction. Eur Neurol 66(2):70–74

Kunchok A et al (2017) Paraneoplastic cerebellar ataxia with central hypoventilation. Neurol Neuroimmunol Neuroinflamm 4(1):e305

Landsness E et al (2011) Electrophysiological correlates of behavioural changes in vigilance in vegetative state and minimally conscious state. Brain 134(Pt 8):2222–2232

Lassmann AB, Mayer SA (2005) Paroxysmal apnea and vasomotor instability following medullary infarction. Arch Neurol 62(8):1286–1288

Laigle-Donadey F et al (2005) Primary central nervous system lymphoma presenting with central neurogenic hyperventilation. A case report and review of the literature. Rev Neurol (Paris) 161(10):940–948

Ledet D et al (2014) Central neurogenic hyperventilation and renal tubular acidosis in children with pontine gliomas. Neurology 82(12):1099–1100

Lee MC et al (1976) Respiratory rate and pattern disturbances in acute brain stem infarction. Stroke 7(4):382–385

Lee DK et al (1994) Recurrent acoustic neuroma presenting as central alveolar hypoventilation. Chest 105(3):949–950

Lee KS et al (2006) Paraneoplastic coma and acquired central alveolar hypoventilation as a manifestation of brainstem encephalitis in a patient with ANNA-1 antibody and small-cell lung cancer. Neurocrit Care 4(2):137–139

Lee HM et al (2012) An acute postoperative intractable hyperventilation after an endoscopic third ventriculostomy. J Korean Neurosurg Soc 51(3):173–176

Matschke J, Laas R (2007) Sudden death due to central alveolar hypoventilation syndrome (Ondine's curse) in a 39-year-old woman with heterotopia of the inferior olive. Am J Forensic Med Pathol 28(2):141–144

Mayer G et al (2017) S3-Leitlinie Nicht erholsamer Schlaf/Schlafstörungen – Kapitel „Schlafbezogene Atmungsstörungen bei Erwachsenen". Somnologie 20(Suppl s2):97–180

Merola J et al (2016) Delayed refractory hyperventilation following endoscopic third ventriculostomy in a 5-year-old boy. Childs Nerv Syst 32(9):1731–1733

Montcriol A et al (2008) Hyperventilation and cerebrospinal fluid acidosis caused by topiramate. Ann Pharmacother 42(4):584–587

Monterrubio-Villar J et al (2015) Central neurogenic hyperventilation in a patient with post-vaccination acute disseminated encephalomyelitis. Med Clin (Barc) 145(10):e23–e24

Morrell MJ et al (1999) Unilateral focal lesions in the rostrolateral medulla influence chemosensitivity and breathing measured during wakefulness, sleep, and exercise. J Neurol Neurosurg Psychiatry 67(5):637–645

Noda K et al (2017) Automatic and voluntary respiration failure induced by unilateral lateral-medurally infarction. J Neurol Sci 381:527

Nystadt D et al (2007) Brain stem encephalitis with central neurogenic hyperventilation. J Neurol Neurosurg Psychiatry 78(1):107–108

Pantelyat A et al (2014) Central neurogenic hyperventilation. A sign of CNS lymphoma. Neurol Clin Pract 4(6):474–477

Pauzner R et al (1989) High incidence of primary cerebral lymphoma in tumor-induced central neurogenic hyperventilation. Arch Neurol 46(5):510–512

Planjar-Prvan M et al (2010) Central sleep apnea (Ondine's curse syndrome) in medullary infarction. Acta Med Croatica 64(4):297–301

Plum F, Swanson AG (1959) Central neurogenic hyperventilation in man. AMA Arch Neurol Psychiatry 81(5):535–549

Rodriguez M et al (1982) Central neurogenic hyperventilation in an awake patient with brainstem astrocytoma. Ann Neurol 11(6):625–628

Rollnik JD et al (2017) Prolongiertes Weaning in der neurologisch-neurochirurgischen Frührehabilitation – S2k-Leitlinie herausgegeben von der Weaning-Kommission der Deutschen Gesellschaft für Neurorehabilitation e. V. (DGNR). Nervenarzt 88(6):652–674

Rout MW et al (1971) Prognosis in acute cerebrovascular accidents in relation to respiratory pattern and blood gas tensions. Br Med J 3(5765):7–9

Sentíes Madrid H et al (2000) Central neurogenic hyperventilation associated with a pontine infarction. Rev Invest Clin 52(5):584–586

Shahar E et al (2004) Central neurogenic hyperventilation in a conscious child associated with glioblastoma multiforme. Pediatr Neurol 30(4):287–290

Smyth A, Riley M (2002) Chronic respiratory failure: an unusual cause and treatment. Thorax 57(9):835–836

Tanaka K et al (2016) Central hypoventilation syndrome complicated with lateral medullary infarction after endovascular treatment of the vertebral artery dissecting aneurysm: a case report. NMC Case Rep J 3(4):133–136

Takahashi M et al (2007) Reversible central neurogenic hyperventilation in an awake patient with multiple sclerosis. J Neurol 254(12):1763–1764

Tarulli AW et al (2005) Central neurogenic hyperventilation. A case report and discussion of pathophysiology. Arch Neurol 62(10):1632–1634

Terao S et al (2004) Rapidly progressive fatal respiratory failure (Ondine's curse) in the lateral medullary syndrome. J Stroke Cerebrovasc Dis 13(1):41–44

Toyooka T et al (2005) Central neurogenic hyperventilation in a conscious man with CSF dissemination from a pineal glioblastoma. J Clin Neurosci 12(7):834–837

Van Wamelen DJ (2011) Central neurogenic hyperventilation due to pontine glioma. Neurol India 59(5):782–783

Vasani VM et al (2017) Hypercapnic respiratory failure in case of chiari 1.5 malformation: case report and review of the literature. Indian J Crit Care Med 21(10):707–709

Vitaliani R et al (2005) Paraneoplastic encephalitis, psychiatric symptoms, and hypoventilation in ovarian teratoma. Ann Neurol 58(4):594–604

Vural A et al (2012) Central neurogenic hyperventilation in anti-NMDA receptor encephalitis. Intern Med 51(19):2789–2792

White DP et al (1983) Sleep apnea and nocturnal hypoventilation after western equine encephaliti. Am Rev Respir Dis 127(1):132–133

Wielek T et al (2018) Sleep in patients with disorders of consciousness characterized by means of machine learning. PLoS ONE 13:e0190458

Williamson CA et al (2015) The association between spontaneous hyperventilation, delayed cerebral ischemia, and poor neurological outcome in patients with subarachnoid hemorrhage. Neurocrit Care 23(3):330–338

Windisch W et al (2017) S2k-Leitlinie – Nichtinvasive und invasive Beatmung als Therapie der chronischen respiratorischen Insuffizienz. Pneumologie 71:722–795

Wislowska M et al (2017) Night and day variations of sleep in patients with disorders of consciousness. Sci Rep 7(1):266

Beatmung bei schlafbezogenen Atmungsstörungen

Christina Lang

M. Groß (Hrsg.), *Neurologische Beatmungsmedizin*, https://doi.org/10.1007/978-3-662-59014-0_16

16.1 Grundlagen

Trotz der allgemein hohen Prävalenz schlafmedizinischer Erkrankungen werden sie im Medizinstudium oder in der Ausbildung zu anderen medizinbezogenen Berufen kaum thematisiert. Dabei wurde im Verlauf der vergangenen Jahrzehnte mehr und mehr wissenschaftlich erarbeitet, wie sehr ein gestörter Schlaf negative Auswirkungen auf alle Körpersysteme und damit auf Gesundheit und Leistungsvermögen hat. Zudem ergeben sich aus vielen schlafmedizinischen Erkrankungen Langzeitfolgen und Komorbiditäten, die durch eine adäquate Therapie reduziert werden können. Eine nächtliche Beatmungstherapie kann bei schlafbezogenen Atmungsstörungen nicht nur den Schlaf verbessern, sondern hat auch positive Auswirkungen auf die Leistungsfähigkeit tagsüber und damit auf die Lebensqualität. Dieses Kapitel soll einen Überblick über die schlafbezogenen Atmungsstörungen, die diagnostischen Methoden und deren Behandlung durch verschiedene Beatmungsformen geben.

16.1.1 Neuroanatomie und Physiologie

Die neuroanatomischen und physiologischen Grundlagen werden im ▶ Abschn. 3.1 und 3.2 dargestellt.

16.1.2 Diagnostische Methoden

16

▪▪ Polygraphie

Die Polygraphie (PG) ist eine ambulante, portable Methode, um den Verdacht auf schlafbezogene Atmungsstörung (SBAS) in einem ersten Schritt apparativ zu untersuchen. Einer Polygraphie vorausgehen sollte eine ausführliche Anamnese, idealerweise in Kombination mit dem Ausfüllen von speziellen Fragebögen bezüglich der Tagesmüdigkeit, der Schlafqualität und um spezifischen Beschwerden wie beispielsweise Symptome eines Restless-Legs-Syndroms zu erfragen (Mayer et al. 2017). Üblicherweise wird die Polygraphie ambulant durchgeführt, was bedeutet, dass der Patient die Untersuchung im eigenen häuslichen Umfeld durchführt und das Aufzeichnungsgerät anschließend zur Auswertung zurück in die Klinik oder Praxis bringt. Zunehmend wird die Polygraphie aber auch im stationären Rahmen zur Therapieerfolgskontrolle eingesetzt, z. B. bei Patienten während einer stationären Neueinstellung auf eine nichtinvasive Beatmung (non-invasive ventilation, NIV).

Die Durchführung einer Polygraphie umfasst die Messung des Atemflusses mittels Thermistor oder Staudrucksensor, die Messung der Atmungsanstrengung mittels Induktionsplethysmographie, die Messung der O_2-Sättigung mittels Pulsoxymetrie sowie die Erfassung der Pulsfrequenz und der Körperlage (Mayer et al. 2017).

Grundsätzlich wird für eine ausreichende Aussagefähigkeit dieser Untersuchung eine Aufzeichnungsdauer von mindestens 6 h gefordert.

Nach der S3-Leitlinie der Deutschen Gesellschaft für Schlafmedizin (DGSM) ist die Diagnosestellung von schlafbezogenen Atmungsstörungen bereits bei eindeutig auffälliger PG bei zusätzlich vorliegender klassischer Anamnese möglich (Mayer et al. 2017).

Allerdings bestehen im Vergleich zur Polysomnographie (siehe unten) einige Limitationen:

- Aufgrund des Fehlens von EEG-Kanälen können Atmungsereignisse bei Schlaf-Wach-Übergängen nicht sicher klassifiziert werden.
- Ebenso lassen sich Differenzialdiagnosen der SBAS nicht sicher erfassen wie periodische Beinbewegungen im Schlaf, Insomnien, Narkolepsie oder Störungen der zirkadianen Rhythmik.

Aus diesem Grund sollte bei relevanten pulmonalen, psychiatrischen oder neurologischen Komorbiditäten weiterhin eine Polysomnographie im Rahmen einer diagnostischen Abklärung durchgeführt werden (Stuck et al. 2018).

- **Polysomnographie**
  Die Polysomnographie (PSG) stellt das wichtigste diagnostische Instrument zur Diagnostik von Schlafstörungen und schlafbezogenen Atmungsstörungen dar.
- **Elektroenzephalographie (EEG)**
  Die Standardbiosignale für die diagnostische PSG beinhalten nach den Kriterien der American Academy of Sleep Medicine (AASM) für die Beurteilung des Schlafs drei EEG-Ableitungen nach dem internationalen Ten-Twenty-System mit Ableitungen von F4–A1, C4–A1 und O2–A1. Zur verbesserten Beurteilung bzw. als Back-up-Ableitungen wird empfohlen, die entsprechenden Messpunkte auf der Gegenseite mit aufzuzeichnen (F3–A2, C3–A2 und O1–A2).
- **Elektrookulographie (EOG)**
  Für die EOG werden Elektroden nahe an den linken und rechten Orbitalrand – jeweils aus der Vertikalen um 1 cm versetzt – angebracht. Diese Elektrodenplatzierung erlaubt neben der Registrierung von langsamen, rollenden Augenbewegungen auch die Registrierung horizontaler und vertikaler schneller Augenbewegungen.
- **Elektromyographie (EMG)**
  Eine Oberflächen-EMG der M. mentales oder M. submentales erlaubt eine genaue Feststellung der Muskelatonie, die als Kriterium für den Rapid-Eye-Movement (REM)-Schlaf zwingend notwendig ist. Weitere Oberflächen-EMG-Elektroden werden an beiden Unterschenkeln am M. tibialis anterior angebracht, um periodische Beinbewegungen im Schlaf erfassen zu können.
- **Atemfluss**
  Für die Messung des oronasalen Luftflusses stehen zwei verschiedene Methoden zur Verfügung:
  - die Messung mittels Thermistor, einem Thermosensor, der die Temperatur der Ein- und Ausatemluft misst oder
  - die Staudruckmessung über eine klassische Nasenbrille.

  Als Standard hat sich vielerorts aus praktischen Erwägungen die Staudruckmessung durchgesetzt. Allerdings erlauben Nasenbrillen in der Regel nur die Registrierung der Nasenatmung. Deshalb empfiehlt sich bei eindeutiger Mundatmung die zusätzliche Registrierung des Luftflusses mittels Thermistor. Mittlerweile gibt es kombinierte Sensoren, die beide Signale über einen kombinierten Messsensor erfassen. Zusätzlich wird zur Erfassung von Schnarchen ein Schnarchmikrofon empfohlen.
- **Atemexkursion**
  Zur Messung der thorakalen und abdominellen Atemanstrengung werden Dehnungsgürtel um Thorax und Abdomen angebracht. Es werden Sensoren empfohlen, die induktionsplethysmographisch funktionieren und somit die gesamte Zirkumferenz – im Gegensatz zu Sensoren, die nur an einer Stelle des Gürtels die Dehnung messen – erfassen. Der Goldstandard zur Erfassung der Atemexkursion – die Ösophagusdruckmessung – wird aus praktischen Gründen nicht als Standard in der klinischen Routine empfohlen. Sie soll allerdings laut der Deutschen Gesellschaft für Schlafmedizin (DGSM) in spezialisierten Schlaflaboren bei entsprechenden Fragestellungen angewendet werden.
  Darüber hinaus wird während einer PSG ein Ein-Kanal-EKG abgeleitet, ein Körperlagesensor zeichnet die Körperlage auf und es wird als Standard mittels Pulsoxymetrie die O_2-Sättigung aufgezeichnet.
  Nicht zuletzt wird während der Nacht zusätzlich eine Videoaufzeichnung angefertigt. Diese ist neben einer zusätzlichen Erfassung der Körperlage hauptsächlich wichtig, um Verhaltensauffälligkeiten (z. B. bei der REM-Schlaf-Verhaltensstörung, bei Parasomnien oder epileptischen Ereignissen) und Bewegungsstörungen (z. B. Beinbewegungen) zu detektieren.
- **Transkutane Kapnometrie**
  Die transkutane Kapnometrie gehört nicht zu den Standardableitungen einer Polysomnographie beim Erwachsenen. Bei

speziellen Fragestellungen bietet es sich jedoch an, diese als zusätzliches Messinstrument einzusetzen. Beispielsweise bei der Hypoventilation im Rahmen von neuromuskulären Erkrankungen kann sie aufgrund der veränderten Regulation des Atemantriebs zusätzliche diagnostische Informationen liefern und eine Zielgröße bei der Beatmungseinstellung darstellen. Insbesondere bei fortschreitenden Erkrankungen mit Verdacht auf nächtliche Hypoventilation bietet sich die Kapnometrie an, da bei vielen Patienten eine isolierte Hyperkapnie bei noch normalen O_2-Sättigungswerten im Schlaf vorliegen kann. Die transkutane Messung ist für den Patienten kaum belastend, erspart manchen Patienten häufige Blutgasanalysen und ist der Messung des endtidalen CO_2-Werts, welche in der Intensivmedizin häufig angewendet wird, gleichwertig bis überlegen (Boenert et al. 2018; Huttmann et al. 2014; Schwarz et al. 2017).

16.1.2.1 Auswertung von Polygraphie und Polysomnographie

▪▪ Schlafstadien

Die Schlafstadien werden hauptsächlich anhand der EEG-Kanäle nach den Kriterien des Auswertungsmanuals der AASM, welches jährlich neu überarbeitet erscheint, bestimmt (American Academy of Sleep Medicine 2018). Die bis vor wenigen Jahren über lange Zeit angewendeten Auswertkriterien nach Rechtschaffen u. Kales wurden im Verlauf der vergangenen Jahre komplett durch die Standards der AASM abgelöst (Rechtschaffen und Kales 1968). Grundsätzlich wird der Schlaf unterschieden in Non-REM-Schlaf (NREM) und REM-Schlaf. REM steht dabei für „radip eye movements". Im NREM-Schlaf wird weiter unterteilt in das Stadium N1, das den Leichtschlaf oder „Dösen" abbildet, das Stadium N2, welches den stabilen Schlaf darstellt sowie in das Tiefschlafstadium N3, welches aufgrund der EEG-Charakteristika auch Slow-Wave-Sleep (SWS) genannt wird (▶ Abschn. 3.2). Der REM-Schlaf gilt als der Schlaf, in dem überwiegend geträumt wird. Er wird auch als paradoxer Schlaf bezeichnet, da er durch die schnellen Augenbewegungen sowie gleichzeitig durch eine ansonsten komplette Atonie der Skelettmuskulatur gekennzeichnet ist.

Die Abfolge der einzelnen Schlafstadien (N1 – N2 – N3 – N2, anschließend REM) wird als Schlafzyklus bezeichnet. Pro Nacht werden diese Schlafzyklen etwa 5- bis 7-mal durchlaufen, wobei sich das Auftreten von Tiefschlaf in der ersten Nachthälfte konzentriert. REM-Schlaf-Phasen treten vermehrt in der zweiten Nachthälfte auf (Fuller et al. 2006). Die Darstellung der Abfolge der einzelnen Schlafstadien über eine Nacht wird Hypnogramm genannt. Bei einem Gesunden sollten während einer Nacht 15–25 % Tiefschlaf und 20–25 % REM-Schlaf vorhanden sein (Redline et al. 2004). Der Anteil an REM- und Tiefschlaf ist in gewisser Weise altersabhängig. Mit zunehmendem Alter zeigt sich eine physiologische Verringerung der gesamten Schlafzeit und Veränderungen der Verteilung der Schlafphasen hin zu leichterem Schlaf mit damit verbundener Reduktion der REM- und Tiefschlafanteile (Dorffner et al. 2014). Der Anteil an REM-Schlaf nimmt über die Lebensspanne kontinuierlich ab; ein Neugeborenes hat neben einer anderen zirkadianen Verteilung der Schlafphasen mit 4–5 Schlafphasen über 24 h und einem insgesamt höheren täglichen Schlafbedarf von etwa 16 h auch einen REM-Anteil von etwa 50 % (Chervin et al. 2009; Feinberg und Campbell 2010).

▪▪ Arousal

Ein Arousal ist definiert als zentralnervöse Aktivierung, die im EEG als eine Frequenzzunahme im Schlaf erkennbar wird. Ein Arousal kann entweder spontan oder durch intrinsische oder extrinsische Stimuli bedingt auftreten. In einer polysomnographischen Untersuchung können Arousals als Korrelat der Schlaffragmentierung verstanden werden.

Wenn ein Schlafstadium, das vor einem Arousal besteht, anschließend an das Arousal fortgeführt wird, spricht man von einem transienten Arousal. Um die Anzahl der Arousals in einer Größenordnung angeben zu können, kann der Arousal-Index berechnet werden, welcher die Anzahl der Arousals pro Stunde Schlaf angibt. Bis zu einer gewissen Zahl treten Arousals auch im Schlaf eines Gesunden auf. Die Anzahl an Arousals steigt mit dem Lebensalter leicht an (Peter und Penzel 2007).

Regeln für die Arousal-Bewertung

- Frequenzbeschleunigung im EEG für mindestens 3 s
- Es müssen mindestens 10 s Schlaf vorausgehen
- Zwischen 2 Arousals müssen mindestens 10 s Schlaf liegen
- Im REM-Schlaf muss ein Arousal von einer EMG-Erhöhung (M. submentalis/mentalis) begleitet sein
- Alpha-Einstreuung im Non-REM-Schlaf mit einer Dauer >3 s werden nur dann als Arousal klassifiziert, wenn in den vorausgehenden 10 s keine Alpha-Einstreuungen auftreten
- Schlafstadienwechsel stellen per se keine Arousals dar

▪▪ RERAs

Eine Sonderform von Arousals stellen die Respiratory Effort Related Arousals (RERA) dar, die eigentlich der Kategorie „obstruktive Atmungsereignisse" zugeordnet werden müssen. Bei einem RERA muss ein Arousal im Zusammenhang mit einer vorausgehenden Einschränkung des Atemflusses einhergehen, die entweder durch eine Reduktion des Flow-Signals um weniger als 30 % charakterisiert ist oder die lediglich an einer Zunahme der Atmungsanstrengung über Brust- und Bauchgurt zu erkennen ist. Die Dauer der Auffälligkeiten der Atmung, die dem Arousal vorausgehen, muss analog zu anderen Atmungsereignissen mindestens 10 s betragen (American Academy of Sleep Medicine 2018). Durch die Einführung der Klassifikation RERA sollte der Tatsache Rechnung getragen werden, dass es obstruktive Einschränkungen des Atemflusses gibt, die nicht ausgeprägt genug sind, um die Kriterien einer obstruktiven Hypopnoe zu erfüllen und dennoch eine Fragmentierung des Schlafs und somit möglicherweise weitere Beschwerden wie Tagesmüdigkeit oder Einschlafneigung am Tage mit sich bringen.

▪▪ Dauer von Apnoe und Hypopnoe

Die Dauer wird vom ersten deutlich reduzierten Atemzug bis zum Beginn des ersten Atemzugs, der die Ausgangsamplitude wieder erreicht hat, gemessen. Es werden nur Ereignisse mit einer Dauer von mindestens 10 s gezählt.

16.1.2.2 Indizes

Zur Abschätzung des Schweregrads von schlafbezogenen Atmungsstörung stehen verschiedene deskriptive Kenngrößen zur Verfügung. Die wichtigsten werden im Folgenden beschrieben:

▪▪ Apnoe-Hypopnoe-Index (AHI)

Der AHI ist definiert als die Summe von Apnoen und Hypopnoen pro Stunde Schlaf gemittelt über die gesamte Untersuchungsnacht. In Polysomnographien ist der AHI ein sehr verlässliches Maß für den Schweregrad von schlafbezogenen Atmungsstörungen. In Polygraphien kann der AHI weniger verlässlich angegeben werden, da aufgrund der fehlenden EEG-Kanäle nicht sicher zwischen Schlaf- und Wachphasen unterschieden werden kann. In der neuen AASM-Klassifikation wird deshalb für Polygraphien der REI (Respiratory Event Index) empfohlen, dieser beschreibt die Anzahl aller Apnoen und pro Stunde bezogen auf die Aufzeichnungszeit.

Respiratory Disturbance Index (RDI)

RDI steht für Respiratory Disturbance Index (Atemstörungsindex) und wird berechnet aus: alle Apnoen + Hypopnoen + RERAs dividiert durch die Gesamtschlafdauer (in Stunden). Im Gegensatz zum AHI werden also zusätzlich die RERA berücksichtigt.

Oxygen Desaturation Index (ODI)

Der ODI wird auch Entsättigungsindex genannt und gibt die Anzahl der Desaturationen von ≥ 3 % pro Stunde Schlaf an.

16.2 Apnoe und Hypopnoe

Der Luftstrom (Flow) ist bei Apnoen um mehr als 90 % des Ausgangswerts der Atmungskurve reduziert.

Bei **obstruktiven** Apnoen sind während des stark reduzierten bzw. nicht vorhandenen Luftstroms Atemanstrengungen über Thorax und Abdomen zu beobachten. Dies spricht somit für einen intakten Atemantrieb und eine Verengung bzw. einen Kollaps im Bereich der oberen Atemwege (◘ Abb. 16.1).

Bei **zentralen** Apnoen lässt sich hingegen ein Sistieren des Atemantriebs zusammen mit dem Atemfluss beobachten, was für eine gestörte zentrale Steuerung der Ventilation im weitesten Sinne spricht (◘ Abb. 16.2).

Bei **gemischten** Apnoen fehlen im ersten Teil des Ereignisses Atmungsanstrengung und Atemfluss wie bei einer zentralen Apnoe. Im zweiten Teil des Ereignisses werden die Atmungsanstrengungen dann wieder aufgenommen. Durch einen im ersten Teil passiv kollabierten Atemweg sind im Verlauf der Atmungsstörung die Kriterien einer Obstruktion erfüllt, bis sich durch vermehrte Atemanstrengung oder ein Arousal der Atemweg wieder öffnet (◘ Abb. 16.3).

16.2.1 Zentrale Apnoen

Neurophysiologisch gesehen beruht eine zentrale Apnoe auf einem vorübergehenden Versagen des pontomedullären Schrittmachers, der einen Atmungsrhythmus erzeugt. Als polysomnographischer Befund treten zentrale Apnoen unter vielen pathophysiologischen Bedingungen auf.

Die neurophysiologischen Merkmale des zentralen Atmungssystems erklären das Auftreten von Instabilitäten im Schlaf. Nach vergrößerten Atemzügen wird eine nachfolgende Apnoe im Wachzustand beispielsweise durch Wachheitsstimuli unterbunden. Dieser Effekt ist während des Schlafs abgeschwächt. Der dominierende Atmungsstimulus im Wachzustand wie auch im Schlaf ist der CO_2-Partialdruck

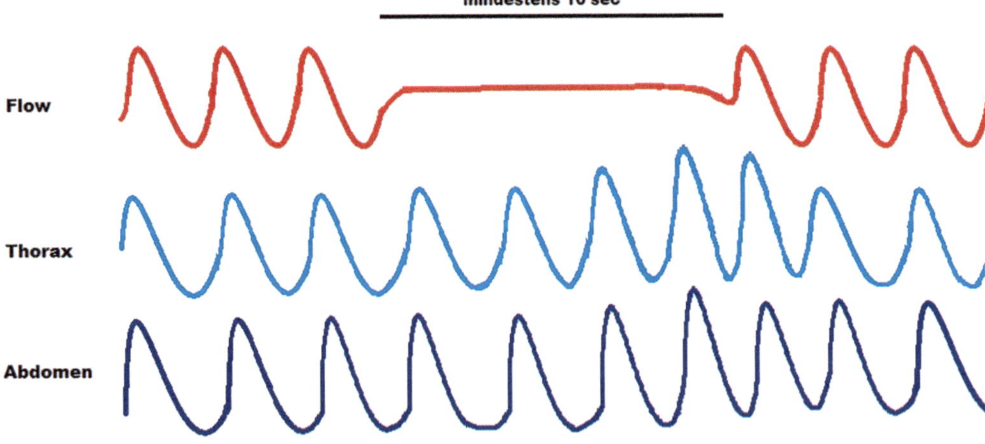

◘ **Abb. 16.1** Obstruktive Apnoe

16

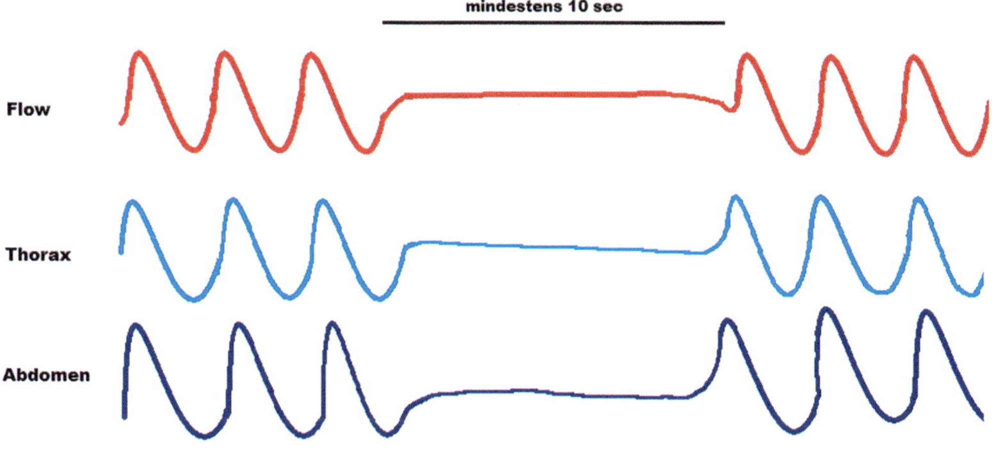

Abb. 16.2 Zentrale Apnoe

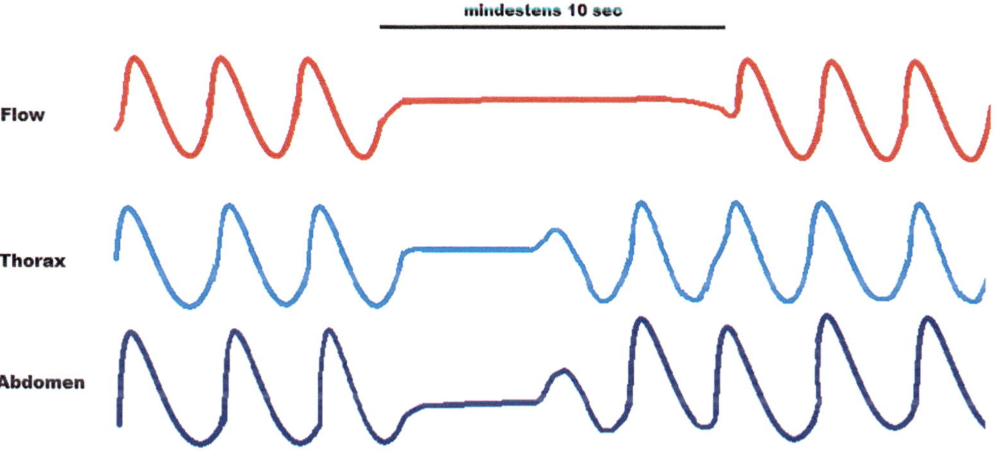

Abb. 16.3 Gemischte Apnoe

(Dempsey et al. 2004). Die Regelkreise der Ventilation unterliegen während des Einschlafens allerdings einigen Anpassungen und die hyperkapnische Ventilationsantwort variiert während des Schlafs. Darüber hinaus gibt es einen zirkadianen Rhythmus der CO_2-Sensitivität unabhängig vom Schlaf mit minimalen hyperkapnischen Reaktionen in den frühen Morgenstunden (Raschke und Möller 1989). Rückatmungstests bei klar definierten Schlafzuständen zeigten eine Reduktion der CO_2-Reaktion auf 50 % im NREM-Schlaf und auf 30 % im REM-Schlaf im Vergleich zum Wachzustand vor dem Einschlafen (Douglas et al. 1982). Der Sollwert des arteriellen pCO_2 steigt von etwa 40 mmHg im Wachzustand auf etwa 45 mmHg im Schlaf, mit allerdings deutlichen interindividuellen Unterschieden. Bei einem raschen Anstieg des Sollwerts beim Einschlafen kann es zu einer relativen Hypokapnie kommen, die wiederum zu einer Reduktion der Ventilation führt. Unterschreitet der Ist-CO_2-Partialdruck zum Zeitpunkt des Einschlafens, also auch zum Zeitpunkt der

Sollwertumstellung, die hypokapnische Apnoeschwelle, die mit interindividuellen Unterschieden 2–8 mmHg unter dem eukapnischen Sollwert liegt, kommt es zu einer zentralen Apnoe.

Beim Wiedereinsetzen der Atmung nach einer Apnoe kommt es häufig auch zu einem Arousal, welches wiederum eine kurzfristige Umstellung der Sollwerte zu niedrigeren $paCO_2$-Werten bewirkt. Ein dann möglicherweise geringes Überschreiten des CO_2-Istwerts über den Sollwert bewirkt ggf. eine stärkere Zunahme der Ventilation als notwendig. Dadurch kann wiederum ein sekundäres Unterschreiten der Apnoeschwelle bewirkt werden (Javaheri und Dempsey 2013).

Die Umstellung der Sollwerte und die Anpassung der Regelkreise verursacht somit zusammenfassend eine Instabilität der Atmung im Übergang vom Wachzustand in den Schlaf, weshalb auch beim Gesunden in den Wach-Schlaf-Übergängen zentrale Apnoen als nicht zwingend pathologischer Befund zu finden sind. Erst im Tiefschlaf, aufgrund der erhöhten Arousalschwelle, und im REM-Schlaf, durch die reduzierte CO_2-Atemantwort, werden zentrale Atmungsereignisse weniger häufig (Eckert et al. 2009).

Pathogenetisch können mehrere Faktoren benannt werden, die im Zusammenspiel zu der Entstehung zentraler Apnoen führen können. Eine instabile Atmung entsteht oder wird unterhalten durch eine

- gesteigerte Chemosensitivität,
- Häufung von Weckreaktionen (niedrige Arousalschwelle),
- reflektorische Apnoen auf verschiedene Stimuli (z. B. sekundäre Hyperventilation nach einer obstruktiven Apnoe).

16.2.1.1 Cheyne-Stokes-Atmung

Die Cheyne-Stokes-Atmung stellt eine Sonderform der zentralen Schlafapnoe dar (◘ Abb. 16.4). Im Prinzip liegt der gleiche Mechanismus wie bei zentralen Apnoen zugrunde, aber als weiterer Faktor kommt eine verlängerte Kreislaufzeit beziehungsweise eine verzögerte Registrierung einer Veränderung der Blutgase durch die peripheren und zentralen Chemorezeptoren

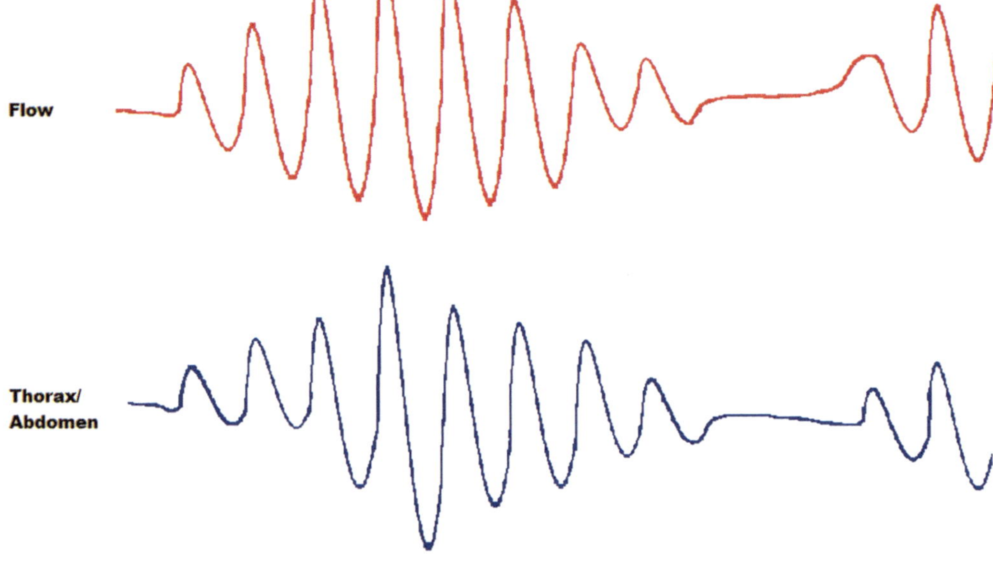

◘ **Abb. 16.4** Cheyne-Stokes-Atmung

16

hinzu (Cherniack et al. 2005). Sehr häufig tritt dieses Atemmuster bei Patienten mit Herzinsuffizienz auf.

Bei der Cheyne-Stokes-Atmung zeigen sich zyklische Schwankungen der Atmung mit Perioden von zentraler Apnoe oder Hypopnoe, die sich mit Perioden von Hyperpnoe abwechseln. Das Crescendo-Decrescendo-Atemmuster stellt den Versuch einer Kompensation für die sich ändernden Werte von Blut-O_2 und -CO_2 dar.

16.2.2 Obstruktive Apnoen

Obstruktive Atmungsereignisse entstehen letztlich aus einer funktionellen Instabilität des oberen Atemwegs. Durch die Einatmung kommt zu einem Unterdruck in den Atemwegen, sodass Luft einströmen kann. Der Atemweg muss also einem Unterdruck standhalten können, um nicht zu kollabieren. An vielen Abschnitten des Atemwegs besteht diese Stabilisierung aus Knochen (z. B. Nase) oder Knorpel (z. B. Trachea). Somit ergibt sich, dass der pharyngeale Abschnitt des Atemwegs, der lediglich durch muskuläre Strukturen stabilisiert wird, das vulnerabelste Segment bildet. Dies gilt insbesondere im Schlaf, wenn die Aktivität der Skelettmuskulatur auf ein niedrigeres Niveau absinkt. Grundsätzlich verfügt der obere Atemweg zwar über die Möglichkeit, einer Zunahme des Atemwegswiderstands durch eine Erhöhung des Muskeltonus entgegenzuwirken. Die muskuläre Antwort der dilatatorisch wirkenden Muskeln (hauptsächlich M. genioglossus) ist aber interindividuell sehr unterschiedlich. Eine weitere Rolle bei funktionellen Erklärungsmodellen spielt die individuelle Arousalschwelle. Ist die Arousalschwelle niedrig, führen bereits geringe Obstruktionen zu Arousals. Durch dieses Zusammenspiel lässt sich erklären, warum bei manchen Patienten eine Sedativatherapie zu einer Verbesserung der schlafbezogenen Atmungsstörung führt (Stuck et al. 2018).

Nicht zuletzt spielt auch der sog. „Loop Gain" eine Rolle, der die respiratorische Antwort eine Individuums auf eine Atempause beschreibt. Er stellt die Empfindlichkeit der negativen Rückkopplungsschleife dar, die die Ventilation steuert. Ein hohes Loop Gain, also eine große Atmungsantwort auf eine Störung, kann sich zu einer Instabilität entwickeln (Gederi et al. 2014).

Auf der anderen Seite spielen anatomische Faktoren bei der Entstehung von obstruktiven Apnoen eine Rolle, die zu einer Erhöhung des negativen inspiratorischen Drucks führen, wie z. B. alle anatomischen Besonderheiten, die den oberen Atemweg einengen (Eckert et al. 2009). Dazu zählen z. B. eine Tonsillenhyperplasie oder ein langes weiches Gaumensegel sowie eine Uvulahyperplasie. Der wichtigste Faktor in diesem Kontext ist eine Adipositas, die durch Vermehrung des Fettgewebes, das den Pharynx umgibt, ebenfalls eine Einengung des Atemwegs bewirkt (Turnbull et al. 2017).

16.2.3 Hypopnoe

Ein Atmungsereignis wird als Hypopnoe gewertet, wenn eine Reduktion des Atemflusssignals um 30 % oder mehr vom Ausgangswert der Atmungskurve vorliegt und eine O_2-Desaturation von $\geq$3 % auftritt und/oder das Ereignis durch eine Weckreaktion beendet wird (■ Abb. 16.5).

In den aktuellen Kriterien zur Auswertung der AASM werden alternative, akzeptierte Kriterien für die Bewertung einer Hypopnoe aufgeführt: ein Reduktion der Atemflusskurve um $\geq$30 % sowie eine O_2-Entsättigung von $\geq$4 % unter den Ausgangswert wird ebenfalls akzeptiert – das Vorkommen eines Arousals wird bei dieser Definition nicht berücksichtigt (American Academy of Sleep Medicine 2018).

Es empfiehlt sich im Sinne der Vergleichbarkeit, sich für eine Variante der Bewertungskriterien zu entscheiden und diese dann durchgehend für die in einem

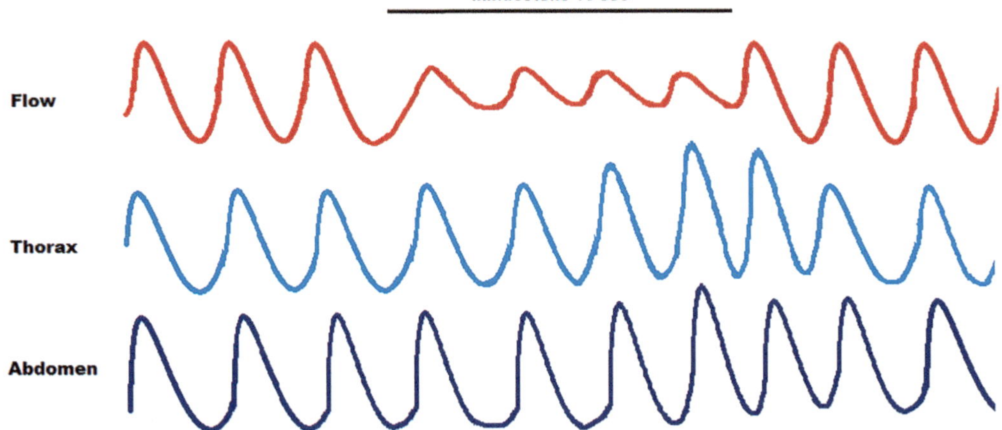

Abb. 16.5 Hypopnoe

Schlaflabor durchgeführten Auswertungen anzuwenden.

Analog zu der Einteilung der Apnoen können bei den Hypopnoen zentrale und obstruktive Hypopnoen unterschieden werden. In der Auswertung einer Polysomnographie ist die Zuordnung der Hypopnoen zu einer obstruktiven oder zentralen Genese allerdings optional. Eine Hypopnone wird als obstruktiv klassifiziert, wenn Schnarchen während des Ereignisses auftritt oder wenn während des Ereignisses eine paradoxe Atmungsanstrengung (also gegenläufiger Verlauf von Thorax- und Abdomenbewegung) aufgezeichnet wird, die vor dem Ereignis nicht vorhanden war. Als weiteres Kriterium wird eine Abflachung der oberen Umkehr der Kurve des Atemsensors (Staudruckmessung oder Thermistor) gewertet, die sich physiologischer Weise ähnlich einer Sinuskurve verhält. Um eine Hypopnoe als zentrale Hypopnoe zu bewerten, darf keines dieser drei genannten Kriterien zutreffen.

16

16.2.4 Schnarchen

Habituelles Schnarchen ohne den Nachweis einer Obstruktion des oberen Atemwegs ist nach aktueller wissenschaftlicher Datenlage nicht mit einem erhöhten kardiovaskulären Risiko oder einer erhöhten Mortalität verbunden (Li et al. 2014).

16.2.5 Hypoventilation

Ein Ereignis wird als Hypoventilation bewertet, wenn der $paCO_2$ mindestens 55 mmHg für eine zeitliche Dauer von mindestens 10 min beträgt, oder wenn eine Zunahme von mindestens 10 mmHg $paCO_2$, für mindestens 10 min über den Ausgangswert im Wachzustand beobachtet wird; dieser muss aber mindestens 50 mmHg betragen. Eine persistierende O_2-Desaturation reicht nicht zur Dokumentation einer Hypoventilation aus. Ein erhöhter $paCO_2$ unmittelbar nach dem Erwachen ist ein deutlicher Hinweis auf das Vorliegen einer schlafbezogenen Hypoventilation (Windisch et al. 2017).

16.3 Beatmungsmodi

Grundsätzlich muss bei den in der Schlafmedizin verwendeten Beatmungsformen festgehalten werden, dass es sich jeweils um Systeme der Positivdruckbeatmung mit einer vorgesehenen, definierten Leckage, also um sog. offene Systeme handelt. Die Atemmasken verfügen stets über spezielle Abströmvorrichtungen direkt an der Maske oder an einem Zwischenstück zwischen Maske und Schlauch, durch die eine bestimmte Luftmenge entweichen kann. Damit wird eine Akkumulation von ausgeatmetem CO_2 verhindert.

Es stehen Nasenpolstermasken, Nasenmasken und Mund-Nasen-Masken/Vollgesichtsmasken (engl. Full-Face Mask) zu Verfügung. Nasenmasken bieten in der Regel den größeren Patientenkomfort (Morimore et al. 1998; Fernandez et al. 2012), haben aber bei manchen Patienten das Problem der oralen Leckage im Schlaf (Dellweg et al. 2010), was den Schlaf wiederum stören kann. In diesen Fällen sollte auf eine Nasen-Mund-Maske umgestiegen werden. In Einzelfällen kann auch ein Kinnband gegen die Mundleckage hilfreich sein. Von einigen Patienten sehr gut akzeptiert sind die erst seit wenigen Jahren hinzugekommenen Nasenpolstermasken, auch Nasen-Oliven-Masken genannt. Diese können aufgrund ihrer geringen Größe zu einer hohen Akzeptanz der Patienten führen. Bei höherem Druckbedarf ist hier allerdings die Gefahr einer Maskenleckage höher. Aufgrund der stetigen Weiterentwicklung der Masken ist es heutzutage nur noch selten notwendig, individuell angepasste Masken anzufertigen, die als Ultima Ratio bei nicht beherrschbarer Leckage oder Druckstellen, z. B. bei atypischen Gesichtsformen, zur Verfügung stehen.

16.3.1 CPAP

Der in der Schlafmedizin am häufigsten verwendete Modus ist der CPAP („continuous positive airway pressure")-Modus. Ein positiver Atemwegsdruck wird hierbei mit einem fest eingestellten Wert kontinuierlich appliziert und die Patienten müssen die Atemzüge selbst initiieren. Üblich ist ein Druck zwischen 5 und 15 mbar, die meisten Geräte können aber auch bis 20 mbar eingestellt werden. Eine Sonderform des CPAP-Modus ist der auto-CPAP- oder APAP-Modus. In diesem Modus reagiert das Gerät auf Limitationen des Atemflusses mit einer Druckerhöhung in fest eingestellten Grenzen. Bei regelmäßiger Atmung versucht das Gerät, den Druck wieder zu senken, um somit immer den niedrigsten möglichen Druck für den Patienten zu wählen. Da die Häufigkeit der obstruktiven Atmungsereignisse im Schlaf von sehr vielen Faktoren wie z. B. der Körperlage abhängt (Joosten et al. 2015), ist dieser Modus bei einigen Patienten sinnvoll und trägt zur Verbesserung der Compliance bei. Bei anderen Patienten wiederum führt der Wechsel des Druckniveaus im APAP-Modus zu Arousals, so dass bei dieser Untergruppe von Patienten ein konstant eingestellter Druck von Vorteil ist.

Exspiratorische Druckabsenkung

Im CPAP-Modus wurden firmenspezifisch verschiedene Varianten entwickelt, um den exspiratorischen Druck proportional zum Ausatemfluss abzusenken. Das Ausmaß dieser Absenkung kann in der Regel stufenweise eingestellt werden und beträgt etwa 3 mbar. Diese Funktion soll für mehr Komfort und Akzeptanz beim Patienten sorgen.

16.3.2 BiPAP

BiPAP („biphasic positive airway pressure") ist eine Beatmungsform mit zwei unterschiedlichen Druckniveaus, die aus der CPAP-Beatmung weiterentwickelt wurde. Synonym zu BiPAP werden firmenspezifisch Begriffe wie BiPhase, BiLevel, BiVent u. a. verwendet, da der Begriff BiPAP durch die Firma Respironics, Inc. als US-Marke geschützt ist. Im Gegensatz zum CPAP-Modus werden zwei Druckniveaus festgelegt:

- der inspiratorische Druck (IPAP, „inspiratory positive airway pressure") und
- der exspiratorische Druck (EPAP, „exspiratory positive airway pressure") oder PEEP („positive end-exspiratory pressure").

Je nach Erkrankung und Spontanatmung des Patienten kann ein BiPAP-Gerät in drei verschiedenen Modi betrieben werden:

- Im **S-Modus** („spontan") atmet der Patient mit seiner eigenen Atemfrequenz und triggert die Ein- und Ausatmung selbst. Dementsprechend muss das Gerät die Eigenatembemühungen des Patienten, insbesondere den Beginn der Einatmung und den Beginn der Ausatmung erkennen und auf das jeweils andere Druckniveau umschalten.
- Im **T-Modus** („timed") werden sowohl Atemfrequenz als auch Zeitverhältnis von In- zu Exspiration fest vorgegeben (Rose und Hawkins 2008).
- Eine weitere Möglichkeit besteht darin, ein BiPAP-Gerät im **S/T-Modus** zu betreiben. Hierbei beginnt das Gerät im spontanen Modus. Tritt eine Atempause auf oder wird eine zuvor eingestellte minimale Atemfrequenz („Backup-Atemfrequenz") unterschritten, wechselt das Gerät in den kontrollierten Modus, bis der Patient seine Atmung wieder ausreichend selbst triggert.

Vom Behandler müssen weitere Parameter wie die Druckanstiegszeit (die Zeit, bis bei der Inspiration der IPAP erreicht ist) und die Inspirationszeit (Zeit, die das IPAP Niveau gehalten wird, bis wieder auf den EPAP gewechselt wird) eingestellt werden, die von Patient zu Patient als angenehm empfundenen Werte variieren diesbezüglich. Auch das Zeitverhältnis von Inspirationszeit zu Exspirationszeit muss eingestellt werden.

Analog zum APAP-Modus gibt es bei modernen Geräten die Möglichkeit, das Gerät in einem automatischen Modus zu betreiben, in dem die jeweiligen Druckniveaus kontinuierlich ermittelt und angepasst werden. Hierbei müssen obere und untere Druckgrenzen eingestellt werden. Zusätzlich ist dann das Einstellen einer Druckunterstützung/Pressure Support (PS) notwendig, diese steht für den minimalen Unterschied zwischen EPAP und IPAP, der eingehalten werden soll. Der Werte der Druckunterstützung plus der gegenwärtige EPAP ergeben somit den minimalen IPAP, den das Gerät appliziert (Lang 2016).

16.3.3 Adaptive Servoventilation

Bei der adaptiven Servoventilation (ASV) werden der exspiratorische Druck (EPAP) sowie ein maximal erlaubter inspiratorischer Druck (IPAP) vorgegeben. Der Algorithmus des Geräts überwacht das durchschnittliche Atemminutenvolumen des Patienten. Basierend darauf wird die Zielventilation berechnet, die als 90 % der vorausgegangenen durchschnittlichen Ventilation festgelegt ist. Bei langsamem Absinken des Atemminutenvolumens unter dieses Ziel wird der IPAP von Atemzug zu Atemzug erhöht, bis die Zielventilation wieder erreicht wird. Auf diesem Wege wird insgesamt eine leichte Reduktion des Atemminutenvolumens angestrebt, zentrale Apnoen und Hypopnoen sollen gleichzeitig ausgeglichen werden (Javaheri et al. 2014b). Durch die entgegen der eigenen Ventilation laufende Beatmung sollen Hyperventilationen und damit ein Absinken des CO_2 unter die hypokapnische Apnoeschwelle als auch daraus resultierende Apnoen vermieden werden.

16.4 Erkrankungen und Therapie

16.4.1 Obstruktives Schlafapnoesyndrom

Die obstruktive Schlafapnoe ist weit verbreitet, aufgrund der Zunahme des wichtigsten Risikofaktors, der Adipositas, in unserer Gesellschaft kann man mit einer weiteren Zunahme der Prävalenz rechnen. Aktuell werden in aktuellen Studien Prävalenzen von 2–4 % bei Männern und 1–2 % bei Frauen angegeben (Maspero et al. 2015).

Vom obstruktiven Schlafapnoesyndrom abzugrenzen ist das isolierte Schnarchen, das nach derzeitigem Wissensstand nicht mit einer relevanten gesundheitlichen Beeinträchtigung verbunden ist.

Nach der neuen Begriffsdefinition „schlafbezogene Atemstörungen mit Obstruktion" ist auch das vormals so bezeichnete Upper Airway Resistance Syndrome (UARS) mit eingeschlossen, bei dem keine Hypopnoen oder Apnoen vorliegen, aber dennoch ein pathologisch gesteigerter Widerstand der oberen Atemwege zu Beeinträchtigungen der Schlafqualität führt (Mayer et al. 2017).

Auch bei einem prädominant obstruktiven Schlafapnoesyndrom können zentrale Apnoen auftreten. Wenn die Apnoeschwelle in der Nähe des spontan atmenden $paCO_2$ liegt, treiben leichte Hyperventilationen – z. B. nach einer Obstruktion – den $paCO_2$ unter die Apnoeschwelle, was zu einer vorübergehenden Beendigung des Atemantriebs führt. Dies kann das Auftreten von zentralen Apnoeereignissen in Kombination mit obstruktiven Ereignissen erklären (Xie et al. 2011).

Eine gegenseitige Beeinflussung eines obstruktiven Schlafapnoesyndroms mit kardiovaskulären Erkrankungen liegt aufgrund der teilweise gemeinsamen Risikofaktoren nahe. Ein gemeinsames Vorliegen eines obstruktiven Schlafapnoesyndroms mit Faktoren wie Hypertonie, Atherosklerose und Vorhofflimmern ist häufig (Lipford et al. 2015). In einer Reihe von Querschnittstudien wurde über eine Assoziation eines obstruktiven Schlafapnoesyndroms mit koronarer Herzkrankheit berichtet. Neuere Langzeitstudien haben eine Assoziation von unbehandeltem obstruktiven Schlafapnoesyndrom mit kardiovaskulären Ereignissen gefunden (Gottlieb et al. 2011). Darüber hinaus wird ein obstruktives Schlafapnoesyndrom häufiger bei Menschen gefunden, die einen Schlaganfall erlitten haben. Zudem ist aus Populationsstudien bekannt, dass ein obstruktives Schlafapnoesyndrom ein unabhängiger Risikofaktor für einen ischämischen Schlaganfall ist (Redline et al. 2010; Arzt et al. 2005).

In der dritten Version der ICSD (International Classification of Sleep Disorders) finden sich im Vergleich einige Änderungen zu den Vorgängerversionen (◘ Tab. 16.1): Komorbiditäten, die auch als Folge einer obstruktiven Schlafapnoe auftreten können, bilden ein alternatives Kriterium zu den klinischen Symptomen (American Academy of Sleep Medicine 2014). Während in der ICSD-2 noch eine Polysomnographie zwingend erforderlich war, um die Diagnose eines obstruktiven Schlafapnoesyndroms

◘ Tab. 16.1 Diagnostische Kriterien zur Diagnosestellung eines obstruktiven Schlafapnoesyndroms. (American Academy of Sleep Medicine 2014)

Kriterium	
A (es muss mindestens 1 Punkt erfüllt sein)	Der Patient berichtet über Tagesschläfrigkeit, nicht erholsamen, Ein- und Durchschlafstörungen
	Atempausen, Erstickungsanfälle in der Nacht (eigen- oder fremdanamnestisch)
	Fremdanamnestisch wird von Schnarchen oder Atempausen während des Schlafes berichtet
	Der Patient hat eine der folgenden Erkrankungen/Diagnosen: Arterielle Hypertonie, Störung der Stimmung, koronare Herzerkrankung, Herzinsuffizienz, Vorhofflimmern, stattgehabter Schlaganfall, kognitive Störung oder Diabetes mellitus Typ 2
B	In der Polysomnographie oder ambulanten Schlafuntersuchung: AHI ≥ 5/h (obstruktive Ereignisse inkl. RERA und gemischte Apnoen)
C (alternativ, A muss dann nicht erfüllt sein)	In der Polysomnographie oder ambulanten Schlafuntersuchung: AHI ≥ 15/h (obstruktive Ereignisse inkl. RERA und gemischte Apnoen)

zu stellen, wird in der aktuellen Version die Alternative eines „out of center sleep testing“ (OCST) genannt. Für diesen Fall kann folglicherweise nicht die Anzahl der Ereignisse pro Stunde Schlaf berechnet werden, hierfür wird alternativ die Anzahl der Ereignisse pro Stunde Untersuchungszeit herangenommen (American Academy of Sleep Medicine 2014).

▪▪ Therapie

Kontinuierlicher positiver Atemwegsdruck (continuous positive airway pressure, CPAP) ist die Standardtherapie bei Patienten mit obstruktivem Schlafapnoesyndrom (Epstein et al. 2009). CPAP eliminiert obstruktive schlafbezogene Atmungsstörungen (SBAS), indem es die oberen Atemwege stabilisiert („pneumatische Schienung“). Verbesserungen der Tagesschläfrigkeit, der neurokognitiven Funktion und der kardiovaskulären Morbidität korrelieren nachweislich mit der konsistenten CPAP-Anwendung (McDaid et al. 2009), aber trotz der Wirksamkeit der CPAP-Therapie sind Akzeptanz und Adhärenz bei den Patienten sehr unterschiedlich.

An dieser Stelle soll darauf hingewiesen werden, dass es weitere konservative und invasive Therapieformen des obstruktiven Schlafapnoesyndroms gibt. An konservativen Möglichkeiten ist an erster Stelle die Körpergewichtsreduktion zu nennen. Weiterhin ist bei rückenlageassoziierten obstruktiven Atmungsereignissen die Rückenlagenverhinderung möglich. Unterkieferprotrusionsschienen erweitern den Atemweg mechanisch durch eine Vorverlagerung des Unterkiefers und damit verbundener Erweiterung des Atemwegs auf Höhe des Weichgaumens und des Zungengrunds. Sie sind bei ausgewählten Patienten – insbesondere bei Patienten mit einer Mikrognathie – eine sehr gute Therapieoption, die Effektivität ist vergleichbar zu einer CPAP-Therapie (Phillips et al. 2013). Daneben ist bei einem kleinen Teil der Patienten eine operative Therapie sinnvoll. Je nach anatomischem Befund kann eine Tonsillektomie oder eine Uvulo-Palato-Pharyngoplastik und weitere Resektionsverfahren angewendet werden (Bostanci und turhan 2016; Verse et al. 2016). Die zahlreichen Resektionsverfahren zur Therapie des obstruktiven Schlafapnoesyndroms können an dieser Stelle nur erwähnt werden, die je nach Ausmaß und Lokalisation der Obstruktion unterschiedlich effektiv sind. Einen besonderen Stellenwert haben Resektionsverfahren bei Nasenatmungsbehinderungen; diese führen allein meist nicht zu einer Beseitigung der obstruktiven Atmungsereignisse, können aber die Toleranz einer nasalen CPAP-Therapie beim Patienten deutlich verbessern und sollten in solchen Fällen als zusätzliches Verfahren zur Verbesserung der Compliance erwogen werden (Poirier et al. 2014).

Die phasenweise nervale Stimulation im Bereich des oberen Atemwegs ist ein neues, innovatives Verfahren zu Therapie des obstruktiven Schlafapnoesyndroms, das auf einer Stimulation des N. hypoglossus und damit verbundener Aktivierung und Protrusion der Zunge im Schlaf basiert. Die Stimulation erfolgt atemsynchron. Die Wirksamkeit dieser Therapie konnte bereits in Studien nachgewiesen werden (Strollo et al. 2014; Strollo et al. 2015; Woodson et al. 2016). Dieses Verfahren ist allerdings einer kleinen Subgruppe von Patienten vorbehalten; aktuell kommen Patienten mit einer mittel- bis schwergradigen vorwiegend obstruktiven Schlafapnoe in Frage, die die PAP-Therapie nicht durchführen können. Es dürfen nicht mehr als 25 % zentrale Apnoen in der Diagnostik vorliegen, zudem darf maximal eine Adpositas Grad I, also ein Body Mass Index von $\leq 35\,\text{kg/m}^2$ bestehen. Die PAP-Nonadhärenz kann je nach Ursache eingeteilt werden in PAP-Versagen, PAP-Intoleranz und PAP-Ablehnung. Im Vorfeld muss schlafendoskopisch nachgewiesen werden, dass der Kollaps der oberen Atemwege auf Höhe des Zungengrunds liegt und es sich um einen antero-retrograden und nicht um einen konzentrischen Kollaps handelt, da dies den prognostischen Effekt der Stimulation maßgeblich beeinflusst (Wray und Thaler 2016).

16.4.2 Zentrale Schlafapnoesyndrome

16.4.2.1 Zentrales Schlafapnoesyndrom ohne Cheyne-Stokes-Atmung

Im Gegensatz zu den zentralen Apnoen bei Schlaf-Wach-Übergängen, die als Zufallsbefund auch bei Gesunden zu finden sind, treten zentrale Apnoen auch bei einer Reihe von Erkrankungen auf und führen zu pathophysiologischen Konsequenzen. Zentrale Apnoen unterbrechen dann den Schlaf und verursachen Entsättigungen. Die primäre Form einer zentralen Schlafapnoe ist eher selten, deutlich häufiger ist die sekundäre zentrale Schlafapnoe, die weiter klassifiziert wird in

- zentrale Schlafapnoe ohne Cheyne-Stokes Atmung,
- zentrale Schlafapnoe mit Cheyne-Stokes Atmung (▶ Abschn. 16.4.2.2),
- Zentrale Schlafapnoe aufgrund von Medikamenten/Substanzen,
- behandlungsbedingte zentrale Schlafapnoe.

Häufige Ursachen für eine sekundäre zentrale Schlafapnoe bei Erwachsenen sind Erkrankungen des zentralen Nervensystems, die eine Störung der zentralen ventilatorischen Regelkreise bedingen. Hier sind z. B. Hirnstammschädigungen nach Schlaganfall zu nennen. Die chronische Anwendung von Opioiden zur Behandlung von Schmerzen kann ebenfalls zu einer zentralen Schlafapnoe führen. Die Beschwerden bei zentraler Schlafapnoe sind insgesamt geringer und unspezifischer im Vergleich zur obstruktiven Schlafapnoe und können von häufigem nächtlichem Erwachen, Schlaflosigkeit bis zu Tagesmüdigkeit und Einschlafneigung am Tage gehen. Ähnlich wie bei der obstruktiven Schlafapnoe ist auch bei Vorliegen einer zentralen Schlafapnoe ein häufigeres Vorkommen von Vorhofflimmern beschrieben (Tung et al. 2017). Unter dem Begriff einer behandlungsbedingten zentralen Schlafapnoe versteht man eine ursprünglich überwiegend obstruktive Schlafapnoe, bei der sich unter PAP-Therapie als Behandlung der obstruktiven Ereignisse zentrale Apnoen einstellen oder verstärken. In vielen Fällen bildet sie sich innerhalb der ersten Monate der Therapie zurück (Javaheri und Dempsey 2013).

▪▪ Therapie

An erster Stelle der Behandlung einer zentralen Schlafapnoe steht aufgrund des hohen Anteils an sekundären zentralen Schlafapnoesyndromen die Therapie der kausal zugrunde liegenden Erkrankung. Hierzu gehört je nach Ursache beispielsweise die medikamentöse Therapie einer Herzinsuffizienz oder die neurologische Behandlung und Rehabilitation. Sollten dennoch mehr als 30 zentrale Apnoen pro Stunde Schlaf bleiben und berichtet der Patient von typischen Beschwerden, ist in der Regel eine Beatmungstherapie indiziert.

Bis zu 30 % der Patienten mit zentralen Apnoen können mit einer CPAP-Therapie behandelt werden. Man geht von verschiedenen zugrunde liegenden Mechanismen aus:

- das Lungenvolumen vergrößert sich, wodurch der Atemantrieb reduziert wird;
- die Verhinderung pharyngealer Obstruktionen vermindert eine Sensitivitätssteigerung dort lokalisierter Sensoren.

Dadurch wird insgesamt eine Stabilisierung der Atmung erreicht. Sollte eine CPAP-Therapie nicht zu einer ausreichenden Reduktion der Atmungsereignisse führen, kann auf eine BiPAP-Therapie im S/T-Modus umgestellt werden.

Unter Positivdruckbeatmung gibt es allerdings einen kleinen Teil an Patienten, bei denen die respiratorischen Ereignisse zunehmen. Welche Patienten zu dieser Gruppe gehören, ist unvorhersehbar und bislang nicht gut verstanden, weshalb eine Positivdruckbeatmung immer zumindest probiert werden sollte.

16.4.2.2 Zentrales Schlafapnoesyndrom mit Cheyne-Stokes-Atmung

Häufigste Ursache der Cheyne-Stokes-Atmung stellt eine Linksherzinsuffizienz dar. Ein häufig mit einer Linksherzinsuffizienz einhergehendes Lungenödem stimuliert zusätzlich vagale Afferenzen und steigert die Chemosensitivität, dadurch werden die Hyperventilation und damit die Aufrechterhaltung dieses pathologischen Atemmusters gefördert. Weitere Ursachen können Intoxikationen mit z. B. Kohlenmonoxid sein; auch bei zerebraler Minderperfusion oder bei Patienten mit stattgehabtem Schlaganfall wurde ein solches Atemmuster beobachtet. In extremen Höhen tritt auch bei gesunden Personen ein der Cheyne-Stokes-Atmung ähnliches Atemmuster auf.

Die Diagnosekriterien sind in ◘ Tab. 16.2 aufgeführt.

Im Gegensatz zu anderen Formen von zentralen Schlafapnoesyndromen, die eine beeinträchtigte Atmungsleistung und Hyperkapnie während des Wachzustands haben können, sind Patienten mit Herzinsuffizienz und Cheyne-Stokes-Atmung typischerweise im Wachzustand normokapnisch oder hypokapnisch (Eckert et al. 2009).

▪▪ Therapie

Als Basis der Therapie ist beim zentralen Schlafapnoesyndrom mit Cheyne-Stokes-Atmung die Therapie der zugrunde liegenden Erkrankung anzusehen.

Als weiteren Schritt kann bei Patienten mit einer stabilen linksventrikulären Auswurfleistung durch eine Sauerstoffgabe von 2–4 l/min eine partielle Reduktion der zentralen Atmungsereignisse erreicht werden (Toyama et al. 2009; Mayer et al. 2017).

Weiterhin lässt sich durch eine CPAP-Therapie eine Verbesserung der nächtlichen Atmung zumindest bei einem Teil der Patienten erreichen. Sie führt variabel zu einer Reduktion der Atmungsereignisse um ca. 50 % sowie zu einer Verbesserung der linksventrikulären Auswurfleistung. Die Therapieeinstellung ist allerdings erschwert, da es keine Kenngröße gibt, an der man den notwendigen Druck ablesen könnte. In der Praxis wird meist ein Druck zwischen 8 und 10 mbar eingestellt. Die Wirksamkeit der CPAP-Therapie wird partiell auch der dadurch bewirkten Verbesserung der Herzfunktion zugeschrieben (Arzt et al. 2005; Naughton et al. 1995).

Sind O_2- und CPAP-Therapie nicht ausreichend, kann eine BiPAP-Therapie im S/T- oder T-Modus eingesetzt werden (Fietze et al. 2008). Die Wahl des Drucks erfolgt hier wie bei der CPAP-Therapieeinstellung empirisch. Ohne eine Hintergrundfrequenz scheint die BiPAP-Therapie keinen weiteren Benefit gegenüber einer CPAP-Therapie zu bringen.

Die adaptive Servoventilation (ASV) unterdrückt zentrale Apnoen und Hypopnoen effektiver als O_2-, CPAP- oder BiPAP-Therapie. Zudem scheint sie den besten

◘ Tab. 16.2 Diagnosekriterien für die zentrale Schlafapnoe mit Cheyne-Stokes-Atmung, es müssen A oder B plus C und D zutreffen. (American Academy of Sleep Medicine 2014)

A	Vorliegen einer Herzinsuffizienz, Vorhofflimmern/-flattern oder einer neurologischen Erkrankung
B	In der Polysomnographie (Diagnostik oder Titration einer Therapie mit positivem Atemwegsdruck) zeigen sich ≥ 5 zentrale Apnoen und/oder Hypopnoen pro Stunde Schlaf [AASM]. > 50 % aller Apnoen und Hypopnoen sind als zentral einzustufen und es liegt ein CSR-Atmungsmuster vor
C	Die Erkrankung kann nicht durch eine andere Schlafstörung, Medikation (z. B. Opioide) erklärt werden
D	Die Abgrenzung der zentralen von den obstruktiven Apnoen und Hypopnoen ist durch die Messung der Atmungsanstrengungen mittels Induktionsplethysmographie (im Zweifelsfall durch Ösophagusdruckmessung) sowie durch die Messung des Atemflusses durch einen nasalen Staudrucksensor möglich

positiven Effekt auf weitere Parameter wie die Lebensqualität der Patienten zu haben (Philippe et al. 2005; Sharma et al. 2012). Die Auswirkungen einer ASV-Therapie bei Patienten mit schwerer chronischer Herzinsuffizienz und zentralem Schlafapnoesyndrom auf die Langzeitprognose wurde bisher in einer großen randomisierten Studie untersucht (Cowie et al. 2013; Cowie et al. 2015). In dieser Studie zeigte sich, dass die Patienten mit ASV-Therapie im Hinblick auf den kombinierten primären Endpunkt (Mortalität, lebensrettende kardiovaskuläre Interventionen oder Krankenhausaufnahme wegen sich verschlechternder Herzinsuffizienz) zwar nicht signifikant schlechter abschnitten als die Patienten ohne Beatmungstherapie, aber es zeigte sich eine höhere allgemeine und kardiovaskuläre Mortalität. In der ASV-Gruppe im Vergleich zur Kontrollgruppe fand sich ein um 28 % erhöhtes Mortalitätsrisiko. Für den Tod aufgrund einer kardiovaskulären Erkrankung war das Risiko in der ASV-Gruppe um 34 % erhöht. Die Anwendung der ASV-Therapie ist daher seitdem bei Patienten mit symptomatischer Herzinsuffizienz und mittel- oder hochgradig reduzierter linksventrikulärer Ejektionsfraktion (LVEF ≤45 %) kontraindiziert.

Der Einsatz der ASV ist nicht auf die Cheyne-Stokes-Atmung begrenzt. Es gibt Berichte über die Wirksamkeit bei Patienten mit komplexen schlafbezogenen Atmungsstörungen, einschließlich solcher mit einer Mischung aus obstruktiver und zentraler Schlafapnoe oder obstruktiver Schlafapnoe, bei der sich bei konventioneller positiver Atemwegsdrucktherapie zentrale Apnoen entwickeln. Patienten mit opioidinduzierter Schlafapnoe können ebenfalls auf ASV ansprechen. Die Variabilität der Reaktion bestimmter Patienten auf ASV sowie die Vielzahl von Modellen und Einstellungen erfordern vom behandelnden Arzt ein hohes Maß an Fachwissen (Javaheri et al. 2014a).

16.4.3 Schlafbezogene Hypoventilationssyndrome

Die schlafbezogenen Hypoventilationssyndrome können in primäre und sekundäre Formen eingeteilt werden, wobei die primären Formen eher selten sind. Deutlich häufiger sind Hypoventilationssyndrome aufgrund von organischen Erkrankungen oder aufgrund von Medikamenten. Eine Sonderform stellt das Obesitas-Hypoventilationssyndrom (OHS) dar.

Diese schlafbezogenen Hypoventilationssyndrome sind durch eine reduzierte Ventilation über längere Zeiträume während des Schlafs definiert, die zu einer Hyperkapnie mit oder ohne Hypoxie führen.

Da im REM-Schlaf die Atemarbeit nahezu ausschließlich über das Diaphragma geleistet wird – die übrige Skelettmuskulatur hat den niedrigsten Tonus – fallen Hypoventilationssyndrome unabhängig von der Grunderkrankung zuallererst im REM-Schlaf auf (Becker et al. 1999; Ragette et al. 2002). Auch bei weiter fortgeschrittenen Formen, wenn sich die Hypoventilation in allen Schlafstadien nachweisen lässt, zeigt sich meist eine Akzentuierung der Hypoventilation im REM-Schlaf. Da es bei leichtgradigen Formen auch Patienten gibt, die lediglich eine Hyperkapnie ohne Hypoxämie entwickeln (chronisch ventilatorische Insuffizienz), bietet es sich an, bei diesen Patienten eine transkutane Kapnometrie durchzuführen – alternativ können mehrere Blutgasanalysen während der Nacht bei Verdacht auf ein Hypoventilationssyndrom durchgeführt werden. Mit lediglich einer Pulsoxymetrie würden diese Patienten in der Routinediagnostik nicht auffallen.

Sekundäre Hypoventilationssyndrome treten häufig auf bei neuromuskulären Erkrankungen oder Muskelerkrankungen, die zu einer pulmonalen Restriktion führen (Chokroverty 2011). Die größte Gruppe an Patienten mit schlafbezogener Hypoventilation bilden aber Patienten mit chronisch obstruktiver Lungenerkrankung (COPD). Eine weitere Gruppe bilden Patienten mit einer reduzierten Mobilität der Thoraxwand auf dem Boden verschiedener Erkrankungen und Patienten mit einer Atempumpenschwäche.

Zusammenfassend lassen sich die sekundären schlafbezogenen Hypoventilationssyndromen anhand ihrer zugrunde liegenden Ursache in 5 Gruppen einteilen (in Klammer typische Beispiele für Erkrankungen):

- Schlafbezogene Hypoventilation bei parenchymaler Lungenerkrankung (z. B. Lungenfibrose),
- schlafbezogene Hypoventilation bei vaskulärer Lungenerkrankung (z. B. pulmonale Hypertonie),
- schlafbezogene Hypoventilation bei Obstruktion der unteren Atemwege (z. B. COPD),
- schlafbezogene Hypoventilation bei Brustwanderkrankungen (z. B. Kyphoskoliose, M. Bechterew),
- schlafbezogene Hypoventilation bei neuromuskulärer Erkrankung (z. B. Muskeldystrophien, ALS).

■■ Therapie

Da es sich bei den sekundären nächtlichen Hypoventilationssyndromen fast ausschließlich um chronische Erkrankungen handelt, reicht eine Behandlung der Grunderkrankung allein meist nicht aus. Therapeutisch ist daher häufig der Einsatz einer Positivdruckbeatmung notwendig mit dem Ziel, die alveoläre Ventilation zu steigern und Hypoventilationen zu vermeiden. Hauptkriterien für die Indikationsstellung für eine Maskenbeatmung sind Symptome wie Dyspnoe, Einschränkung der Lebensqualität durch nichterholsamen Schlaf infolge von Durchschlafstörungen oder eine Hypersomnie sowie körperliche Symptome wie beispielweise Ödeme.

16

Als weitere Kriterien bei COPD-Patienten werden wiederholte Exazerbationen der Lungenerkrankung, ein $paCO_2 \geq 50$ mmHg am Tage oder ≥ 55 mmHg in der Nacht oder ein Anstieg des nächtlichen transkutan gemessenen Kohlendioxid um ≥ 19 mmHg angesehen. Bei neuromuskulären Erkrankungen oder Brustwanderkrankungen soll eine nächtliche Maskenbeatmung ab einem Tages-$paCO_2 \geq 45$ mmHg oder einem nächtlichen $paCO_2 \geq 50$ mmHg begonnen werden. Eine Therapie erfolgt in der Regel durch eine BiPAP-Therapie im assistierten, assistiert/kontrollierten oder kontrollierten Modus. Es liegen keine Daten hinsichtlich der Überlegenheit eines Modus vor. Eine Erfolgskontrolle der Therapie sollte möglichst mit Kapnometrie oder mittels Blutgasanalyse erfolgen, insbesondere sollten auch Hypoventilationen im REM-Schlaf durch die Beatmung beseitigt werden. Kontrollierte Untersuchungen belegten unter NIV eine verbesserte Lebensqualität, eine Reduktion der Hospitalisierungsrate, eine Verbesserung der Schlafqualität und eine Verbesserung der körperlichen Belastung sowie der Blutgase (Casanova et al. 2000; Garrod et al. 2000; Kolodziej et al. 2007; Tsolaki et al. 2008).

Auf die Therapie der schlafbezogene Hypoventilation bei neuromuskulärer Erkrankung wird im ▶ Kap. 13 ausführlich eingegangen.

16.4.3.1 Obesitas-Hypoventilationssyndrom

Das Obesitas-Hypoventilationssyndrom (OHS) stellt ein eigenständiges Syndrom dar, bei dem im Gegensatz zu anderen schlafbezogenen Hypoventilationssyndromen zwei weitere Kriterien zutreffen müssen:

- es muss ein Body Mass Index (BMI) >30 kg/m^2 vorliegen und
- es muss auch tagsüber eine Hyperkapnie (paCO2 >45 mmHg) nachweisbar sein.

Die Prävalenz eines OHS unter Patienten mit einem OSA liegt je nach Studie zwischen 4–50 %, was nicht verwundert, da die Adipositas Risikofaktor für beide Syndrome ist (Barbé et al. 2010; Banhiran et al. 2014).

Da auch die Beschwerden ähnlich sind, sollte darauf geachtet werden, dass neben einer obstruktiven Schlafapnoe ein OHS nicht übersehen wird.

Therapie

Neben einer spezifischen Therapie sollten Patienten mit einem Obesitas-Hypoventilationssyndrom auch Allgemeinmaßnahmen empfohlen werden. Insbesondere eine Gewichtsreduktion kann zu einer bedeutsamen Reduktion der chronischen ventilatorischen Insuffizienz beitragen. Allerdings wird bei der überwiegenden Anzahl von Patienten mit OHS im Langzeitverlauf durch diätetische Maßnahmen alleine keine klinisch bedeutsame Gewichtsabnahme erreicht. Die Möglichkeit einer chirurgischen Intervention/eines bariatrischen Eingriffs sollte individuell erwogen werden (Windisch et al. 2017).

Bei Patienten mit OHS kann eine Therapie mit CPAP ausreichend sein. Sollte unter CPAP-Therapie allerdings weiterhin ein Anstieg des transkutan gemessenen Kohlendioxid auf $\geq$55 mmHg über >5 min oder eine Abfall der O_2-Sättigung für >10 min <90 % vorliegen, sollte auf eine BiPAP-Therapie oder auf eine nichtinvasive Beatmungsform umgestellt werden. Andernfalls sollte eine erste Reevaluation unter CPAP nach 3 Monaten erfolgen. Eine O_2-Gabe wird nicht empfohlen aufgrund der dadurch bedingten Reduktion des Atemantriebs. Demgegenüber verbessert eine BiPAP- oder NIV-Therapie die Atmungsantwort, die Blutgase, die Schlafstruktur, die Lebensqualität, hämodynamische Parameter sowie das Überleben der OHS-Patienten (Windisch et al. 2017).

Literatur

American Academy of Sleep Medicine (2014) International classification of sleep disorders, 3. Aufl. Darien, American Academy of Sleep Medicine

American Academy of Sleep Medicine (2018) The AASM manual for the scoring of sleep and associated events, Scoring Manual Version 2.5. Darien, IL, USA, AASM

Arzt M, Young T et al (2005) Association of sleep-disordered breathing and the occurrence of stroke. Am J Respir Crit Care Med 172(11):1447–1451

Banhiran W, Junlapan A et al (2014) Physical predictors for moderate to severe obstructive sleep apnea in snoring patients. Sleep Breathing 18(1):151–158

Barbé F, Durán-Cantolla J et al (2010) Long-term effect of continuous positive airway pressure in hypertensive patients with sleep apnea. Am J Respir Crit Care Med 181(7):718–726

Becker HF, Piper AJ et al (1999) Breathing during Sleep in Patients with Nocturnal Desaturation. Am J Respir Crit Care Med 159(1):112–118

Boentert M, Glatz C et al (2018) Prevalence of sleep apnoea and capnographic detection of nocturnal hypoventilation in amyotrophic lateral sclerosis. J Neurol Neurosurg Psychiatry 89(4):418

Bostanci A, Turhan M (2016) A systematic review of tongue base suspension techniques as an isolated procedure or combined with uvulopalatopharyngoplasty in obstructive sleep apnea. Eur Arch Otorhinolaryngol 273(10):2895–2901

Casanova C, Celli BR et al (2000) Long-term controlled trial of nocturnal nasal positive pressure ventilation in patients with severe COPD. Chest 118(6):1582–1590

Cherniack NS, Longobardo G et al (2005) Causes of cheyne-stokes respiration. Neurocrit Care 3(3):271–279

Chervin RD, Fetterolf JL et al (2009) Sleep stage dynamics differ between children with and without obstructive sleep apnea. Sleep 32(10):1325–1332

Chokroverty, S. (2011). Chapter 64 – Sleep and breathing in neuromuscular disorders. Sleep Disorders Part II. P. Montagna, S. Chokroverty, Elsevier. 99:1087–1108

Cowie MR, Woehrle H et al (2013) Rationale and design of the SERVE-HF study: treatment of sleep-disordered breathing with predominant central sleep apnoea with adaptive servo-ventilation in patients with chronic heart failure. Eur J Heart Fail 15(8):937–943

Cowie MR, Woehrle H et al (2015) Adaptive servo-ventilation for central sleep apnea in systolic heart failure. N Engl J Med 373(12):1095–1105

Dellweg D, Hochrainer D et al (2010) Determinants of skin contact pressure formation during non-invasive ventilation. J Biomech 43(4):652–657

Dempsey JA, Smith CA et al (2004) The ventilatory responsiveness to CO(2) below eupnoea as a determinant of ventilatory stability in sleep. J Physiol 560(Pt 1):1–11

Dorffner G, Vitr M et al (2014) The effects of aging on sleep architecture in healthy subjects. GeNeDis 2014, Springer International Publishing, Cham

Douglas NJ, White DP et al (1982) Respiration during sleep in normal man. Thorax 37(11):840–844

Eckert DJ, Malhotra A et al (2009) Mechanisms of Apnea. Prog Cardiovasc Dis 51(4):313–323

Epstein LJ, Kristo D et al (2009) Clinical guideline for the evaluation, management and long-term care of obstructive sleep apnea in adults. J Clin Sleep Med: JCSM: Off Pub Am Acad Sleep Med 5(3):263–276

Feinberg I, Campbell IG (2010) Sleep EEG changes during adolescence: an index of a fundamental brain reorganization. Adolesc Brain Dev: Curr Themes Future Dir 72:56–65

Fernandez R, Cabrera C et al (2012) Nasal versus oronasal mask in home mechanical ventilation: the preference of patients as a strategy for choosing the interface. Respir Care 57(9):1413

Fietze I, Blau A et al (2008) Bi-level positive pressure ventilation and adaptive servo ventilation in patients with heart failure and Cheyne-Stokes respiration. Sleep Med 9(6):652–659

Fuller PM, Gooley JJ et al (2006) Neurobiology of the sleep-wake cycle: sleep architecture, circadian regulation, and regulatory feedback. J Biol Rhythms 21(6):482–493

Garrod R, Mikelsons C et al (2000) Randomized controlled trial of domiciliary noninvasive positive pressure ventilation and physical training in severe chronic obstructive pulmonary disease. Am J Respir Crit Care Med 162(4):1335–1341

Gederi E, Nemati S et al (2014) Model-based estimation of loop gain using spontaneous breathing: a validation study. Resp Physiol Neurobiol 201(Journal Article):84–92

Gottlieb DJ, Yenokyan G et al (2011) A prospective study of obstructive sleep apnea and incident coronary heart disease and heart failure: the sleep heart health study. Circulation 122(4):352–360

Huttmann SE, Windisch W et al (2014) Techniques for the measurement and monitoring of carbon dioxide in the blood. Annals ATS 11(4):645–652

Javaheri S, Dempsey JA (2013) Central sleep apnea. Compr Physiol 3:141–163

Javaheri S, Brown LK et al (2014a) Clinical applications of adaptive servoventilation devices. Chest 146(3):858–868

Javaheri S, Brown LK et al (2014b) Positive airway pressure therapy with adaptive servoventilation. Chest 146(2):514–523

Joosten SA, Edwards BA et al (2015) The effect of body position on physiological factors that contribute to obstructive sleep apnea. Sleep 38(9):1469–1478

Kolodziej MA, Jensen L et al (2007) Systematic review of noninvasive positive pressure ventilation in severe stable COPD. Eur Respir J 30(2):293

Lang H (2016) BIPAP – Biphasic Positive Airway Pressure. In: Lang H (Hrsg) Beatmung für Einsteiger. Springer, Berlin, S 127–133

Li D, Liu D et al (2014) Self-reported habitual snoring and risk of cardiovascular disease and all-cause mortality. Atherosclerosis 235(1):189–195

Lipford MC, Flemming KD et al (2015) Associations between cardioembolic stroke and obstructive sleep apnea. Sleep 38(11):1699–1705

Maspero C, Giannini L et al (2015) Obstructive sleep apnea syndrome: a literature review. Minerva Stomatol 64(2):97–109

Mayer G, Arzt M et al (2017) S. 3-Leitlinie: Nicht erholsamer Schlaf/Schlafstörungen – Kapitel „Schlafbezogene Atmungsstörungen bei Erwachsenen". Somnologie 20(Sonderheft 2)

McDaid C, Durée KH et al (2009) A systematic review of continuous positive airway pressure for obstructive sleep apnoea – hypopnoea syndrome. Sleep Med Rev 13(6):427–436

Mortimore I, Whittle A et al (1998) Comparison of nose and face mask CPAP therapy for sleep apnoea. Thorax 53(4):290–292

Naughton MT, Benard DC et al (1995) Effects of nasal CPAP on sympathetic activity in patients with heart failure and central sleep apnea. Am J Respir Crit Care Med 152(2):473–479

Peter JH, Penzel T (2007) Aufwachen und Hirnaktivierung. In: Peter H, Penzel T, Peter JH (Hrsg) Enzyklopädie der Schlafmedizin. Springer Medizin Verlag, Heidelberg, S 105–111

Philippe C, Stoica-Herman M et al (2005) Compliance with and effectiveness of adaptive servoventilation versus continuous positive airway pressure in the treatment of Cheyne-Stokes respiration in heart failure over a six month period. Heart 92(3):337–342

Phillips CL, Grunstein RR et al (2013) Health outcomes of continuous positive airway pressure versus oral appliance treatment for obstructive sleep apnea. Am J Respir Crit Care Med 187(8):879–887

Poirier J, George C et al (2014) The effect of nasal surgery on nasal continuous positive airway pressure compliance. Laryngoscope 124(1):317–319

Ragette R, Mellies U et al (2002) Patterns and predictors of sleep disordered breathing in primary myopathies. Thorax 57(8):724

Raschke F, Möller KH (1989) The diurnal rhythm of chemosensitivity and its contribution to nocturnal disorders of respiratory control. Pneumologie 43(Suppl. 1):568–571

Rechtschaffen A, Kales A (1968) A manual of standardized terminology, techniques and scoring system for sleep stages in human subjects. US Government Printing Office, National Health Institute of Health Publication, Washington DC(Journal Article)

Redline S, Kirchner H et al (2004) The effects of age, sex, ethnicity, and sleep-disordered breathing on sleep architecture. Arch Intern Med 164(4):406–418

Redline S, Yenokyan G et al (2010) Obstructive sleep apnea/hypopnea and incident stroke: the sleep heart health study. Am J Resp Crit Care Med 182(2):269–277

Rose L, Hawkins M (2008) Airway pressure release ventilation and biphasic positive airway pressure: a systematic review of definitional criteria. Intensive Care Med 34(10):1766–1773

Schwarz SB, Windisch W et al (2017) Continuous non-invasive PCO2 monitoring in weaning patients: Transcutaneous is advantageous over end-tidal PCO2. Respirology 22(8):1579–1584

Sharma BK, Bakker JP et al (2012) adaptive servo-ventilation for treatment of sleep-disordered breathing in heart failure. Chest 142(5):1211–1221

Strollo PJ, Gillespie MB et al (2015) Upper airway stimulation for obstructive sleep apnea: durability of the treatment effect at 18 months. Sleep 38(10):1593–1598

Strollo PJ, Soose RJ et al (2014) Upper-Airway stimulation for obstructive sleep apnea. N Engl J Med 370(2):139–149

Stuck B, Maurer JT et al (2018) Schlafbezogene Atmungsstörungen. Praxis der Schlafmedizin. Springer, Berlin, S 123–189

Toyama T, Seki R et al (2009) Effectiveness of nocturnal home oxygen therapy to improve exercise capacity, cardiac function and cardiac sympathetic nerve activity in patients with chronic heart failure and central sleep apnea. Circ J 73(2):299–304

Tsolaki V, Pastaka C et al (2008) One-year non-invasive ventilation in chronic hypercapnic COPD: effect on quality of life. Respir Med 102(6):904–911

Tung P, Levitzky YS et al (2017) Obstructive and central sleep apnea and the risk of incident atrial fibrillation in a community cohort of men and women. J AmHeart Assoc: Cardiovasc Cerebrovasc Dis 6(7):e004500

Turnbull CD, Wang SH et al (2017) Relationships between MRI fat distributions and sleep apnea and obesity hypoventilation syndrome in very obese patients. Sleep Breathing = Schlaf Atmung 22(3):673–681

Verse T, Dreher A et al (2016) ENT-specific therapy of obstructive sleep apnoea in adults. Sleep Breathing 20(4):1301–1311

Windisch W, Dreher M et al (2017) S2k-Leitlinie: Nichtinvasive und invasive Beatmung als Therapie der chronischen respiratorischen Insuffizienz – Revision 2017. Pneumologie 71(Journal Article):722–795

Woodson BT, Soose RJ et al (2016) Three-Year outcomes of cranial nerve stimulation for obstructive sleep apnea: the star trial. Otolaryngol Head Neck Surg 154(1):181–188

Wray CM, Thaler ER (2016) Hypoglossal nerve stimulation for obstructive sleep apnea: a review of the literature 2:230–233

Xie A, Bedekar A et al (2011) The heterogeneity of obstructive sleep apnea (predominant obstructive vs pure obstructive apnea). Sleep 34(6):745–750

Beatmung neurologisch erkrankter Kinder und Jugendlicher

Benjamin Grolle

Dieses Kapitel wurde modifziert und ergänzt nach: Grolle B (2017) Langzeitbeatmung in der Pädiatrie. In: Humberg et al. (Hrsg.) Beatmung von Kindern, Neugeborenen und Frühgeborenen. Georg Thieme Verlag, Stuttgart.

M. Groß (Hrsg.), *Neurologische Beatmungsmedizin*, https://doi.org/10.1007/978-3-662-59014-0_17

Einleitung

In den vorausgehenden Kapiteln wurde bereits ausführlich eingegangen auf die Anatomie und Physiologie der Atmung wie auch auf pathophysiologische Aspekte von Atemregulation und Atempumpe.

„Kinder sind keine kleinen Erwachsenen" – so beginnen zahlreiche Einlassungen zu Themen der Kinderheilkunde. Und wenn dieser Satz auch unverändert Gültigkeit besitzt, so sind die behandelten Krankheitsbilder in der Pädiatrie doch oft dieselben, die auch in der Erwachsenenmedizin gesehen werden. Um Redundanzen zu vermeiden, soll es in diesem Kapitel daher schwerpunktmäßig um die spezifischen Aspekte der pädiatrischen Beatmungsmedizin und um das Spannungsfeld gehen, in dem diese Behandlung stattfindet.

17.1 Pathophysiologie

17.1.1 Respiratorische Partial-/Globalinsuffizienz

Hauptaufgabe der Atmung ist der Gasaustausch, also die Oxygenierung des Bluts und das Abatmen von Kohlendoxid. Kommt es zu einer Insuffizienz der Atmung fällt in der Regel zunächst die O_2-Sättigung bzw. der pO_2 (Partialinsuffizienz); nachfolgend steigt zusätzlich der pCO_2 (Globalinsuffizienz):

- Respiratorische Partialinsuffizienz: $pO_2 \downarrow$ und $pCO_2 \leftrightarrow$,
- Respiratorische Globalinsuffizienz: $pO_2 \downarrow$ und $pCO_2 \uparrow$.

17.1.2 Pulmonale und ventilatorische Insuffizienz

Wenn wir von einer akuten oder chronischen respiratorischen Partial- oder Globalinsuffizienz sprechen, so bezieht sich dies immer auf das respiratorische System als Ganzes. Zum besseren Verständnis ist es aber sinnvoll dieses respiratorische System in seine zwei Hauptbestandteile zu gliedern (■ Abb. 17.1):

- Dies ist einerseits die Lunge selbst, also das eigentliche Parenchym in dem der Gasaustausch stattfindet (das pulmonale System);
- und andererseits gibt es den mechanischen Atemapparat der für die Ventilation (lat. ventilare = durchlüften) zuständig ist, das ventilatorische System.

Anmerkung: Natürlich kann im fortgeschrittenen Stadium auch ein Lungenparenchymschaden zu einer Erhöhung des pCO_2 und eine Hypoventilation zum Abfall des pO_2 führen. Aus didaktischen Gründen soll hier aber auf die primären Veränderungen hingewiesen werden.

Diese Unterscheidung ist nicht nur akademischer Natur sondern hat auch für den klinischen Alltag erhebliche Bedeutung.

> **Ein Kind mit akutem Asthmaanfall und schlechter O_2-Sättigung wird niemand primär beatmen sondern ihm neben Inhalationstherapie zusätzlich Sauerstoff zuführen. Hat dasselbe Kind einen Atemstillstand, so wird ihm niemand Sauerstoff insufflieren, sondern umgehend mit der Beatmung beginnen.**

17.2 Krankheitsbilder

Es gibt eine Unzahl an unterschiedlichen Erkrankungen, die eine Langzeitbeatmung im Kindesalter indizieren können. Auffallend ist, dass nur eine vergleichsweise geringe Zahl von Kindern und Jugendlichen wegen einer Lungenerkrankung im engeren Sinne beatmet wird (z. B. bronchopulmonale Dysplasie, Mukoviszidose oder interstitielle Lungenerkrankungen). Die Mehrzahl der langzeitbeatmeten Kinder hat vielmehr neuromuskuläre, neurodegenerative oder Speicherkrankheiten bzw. andere Beeinträchtigungen des muskuloskelettalen Atemapparats.

> **Die wenigsten Kinder mit einer Langzeitbeatmung haben primäre Lungenerkrankungen.**

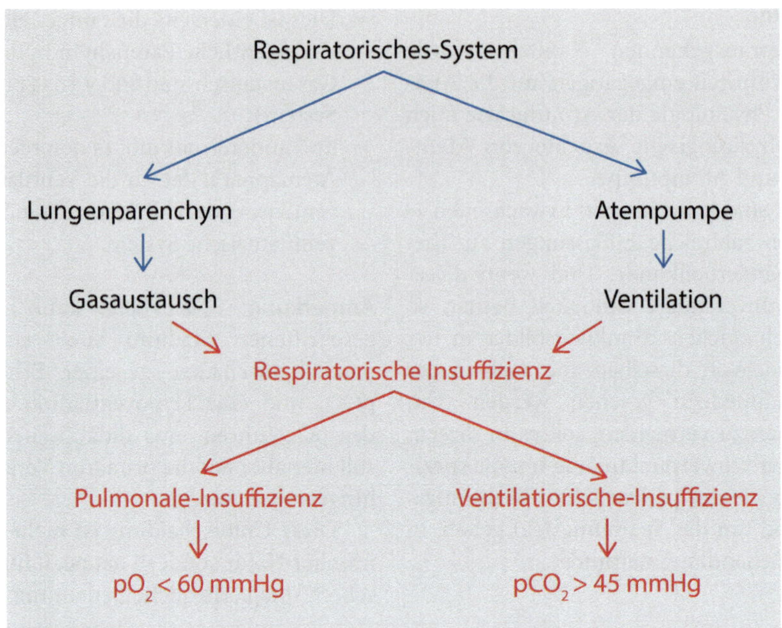

Abb. 17.1 Das respiratorische System

Aus didaktischen Gründen soll es hier ausschließlich um die neurologischen Erkrankungen im engeren Sinne gehen.

Zu den häufigsten neurologischen Erkrankungen, die eine Langzeitbeatmung erwachsener Patienten erforderlich machen gehört die ALS. Dieses Krankheitsbild taucht in den Lehrbüchern der Pädiatrie nicht auf. Demgegenüber gibt es in der Kinder- und Jugendmedizin eine unüberschaubar große Anzahl unterschiedlicher, jeweils seltener aber stets hoch komplexer neurologischer Erkrankungen. Die besondere Herausforderung in der Pädiatrie besteht insbesondere in der Identifikation und diagnostischen Zuordnung all der genetisch determinierten, angeborenen Fehlbildungen und syndromalen Erkrankungen.

17

Da den hier erwähnten Erkrankungen gemein ist, dass sie in eine Langzeitbeatmung münden können, ist im Folgenden eine Systematik eingefügt, die versucht die Erkrankungen bezüglich ihres pathophysiologischen Wirkmechanismus einzuteilen. Da es sich hier nicht um ein neuropädiatrisches Lehrbuch handelt, kann diese Systematik keinen Anspruch auf Vollständigkeit erheben.

17.2.1 Primäre und sekundäre zentrale Atemregulationsstörungen

- Kongenitales zentrales Hypoventilationssyndrom (CCHS oder auch Undine-Syndrom),
- Hirnstammaffektionen nach Trauma, Blutung oder Enzephalitis,
- epileptische Enzephalopathien und andere degenerative Erkrankungen oder Tumoren des ZNS,
- Hydrozephalus mit erhöhtem Hirndruck,
- Stenosen des kraniozervikalen Übergangs u. a.: Arnold-Chiari-Malformation, Syringomyelie, Achondroplasie, Osteogenesis imperfecta, Tumor, Trauma, Stoffwechselerkrankungen wie z. B. Mukopolysaccharidosen, Mukolipidosen, Glykogenosen.

17.2.2 Spinale Erkrankungen

- Angeboren:
  - Spina bifida (oder auch MMC),
  - Diastematomyelie,
  - Tethered Cord.
- Erworben:
  - Tumore,
  - Blutungen,
  - Infektionen (transverse Myelitis, flaccid Myelitis),
  - traumatische Querschnittlähmung.

17.2.3 Erkrankungen der Vorderhornzelle

- Spinale Muskelatrophien (SMA Typ I–IV),
- SMARD (spinale Muskelatrophie mit „respiratory distress"): Seltene Variante der SMA, die durch Mutationen im I*GHMBP2*-Gen verursacht wird.

17.2.4 Erkrankungen der Endplatte

Kongenitale myasthene Syndrome.

17.2.5 Muskelerkrankungen

- Muskeldystrophien:
  - X-Chromosomal vererbte Dystrophien (u. a. Duchenne, Becker-Kiener…),
  - autosomal-dominante und autosomal-rezessive Gliedergürteldystrophien,
  - kongenitale Dystrophien (u. a. Walker-Warburg-Syndrom, Rigid-Spine-Muskeldystrophie, Ullrich-Myopathie),
  - distale Muskeldystrophien,
  - myotone Dystrophien (Typ 1 = Curschmann-Steinert; Typ 2 = PROMM),
  - myofibrilläre Myopathien,
  - Strukturmyopathien (z. B. myotubuläre Myopathie, Central-Core-Myopathie, Nemalin-Myopathie) (Lutz et al. 2009),
- mitochondriale Myopathien.

17.2.6 Infantile Zerebralparese („infantile cerebral paresis", ICP)

Vergleichsweise häufige Hirnschädigung, die meist durch Hypoxie oder Hirnblutung in der Perinatalperiode verursacht wird.

17.2.7 Stoffwechsel- und Speichererkrankungen

Je nach Typ- und Verlaufsform können diese Erkrankungen die zentrale Atemregulation, die Signalübertragung oder die Muskelkraft kompromittieren. Einige Beispiele für diese Erkrankungen sind:

- Mukopolysacharisoden (MPS),
- Mukolipidosen,
- Glykogenosen,
- Mitochondriopathien,
- Neurotransmitterstörungen.

17.3 Beatmungskonzepte

Wie im vorausgehenden Absatz deutlich wurde, liegen der Indikation zur Langzeitbeatmung im Kindesalter sehr unterschiedliche Krankheitsbilder zugrunde. Entsprechend differenziert muss auch das jeweilige Beatmungskonzept auf die individuellen Bedürfnisse des betroffenen Kindes und die pathophysiologischen Voraussetzungen abgestimmt sein. Vor Beginn einer Beatmungstherapie müssen daher u. a. folgende Punkte geklärt werden:

a) Zugrunde liegende Pathophysiologie,
b) Ziel der Beatmungstherapie,
c) Interface (Maske oder Tracheostoma),

d) Dauer der Beatmung je 24 h,
e) Gerät,
f) Beatmungsmodus.

17.3.1 Konkrete Beispiele für Beatmungskonzepte

17.3.1.1 Zentrale Atemregulationsstörungen

a) Lungenparenchym und muskuloskelettaler Atemapparat sind gesund. Ausschließlich die zentrale Regulation, also der Atemantrieb, ist kompromittiert. Entsprechend kann die Beatmung meist mit minimalem Druck aber einer ausreichenden Hintergrundfrequenz etabliert werden.
b) Ziel der Therapie ist es längere Apnoen/Hypopnoen und damit letztlich Hypoxämien zu vermeiden.
c) Das Interface muss nach der Schwere der Störung ausgerichtet sein: Bei schlafgebundener Atemregulationsstörung reicht i. d. R. eine Maske, bei Apnoen auch während der Wachphasen ist gehäuft ein Tracheostoma erforderlich.
d) Ähnlich wie beim Interface muss auch die Dauer der Beatmung je 24 h nach der Schwere der Erkrankung ausgerichtet werden.
e) Ein CPAP-Gerät ist nicht ausreichend! Zwingende Voraussetzung ist eine Hintergrundfrequenz (z. B. ST-Modus).
f) BiLevel-ST (Hintergrundfrequenz); ggf. auch aPCV oder PSV-Modus sinnvoll.

17

Wird ein Patient über ein Tracheostoma beatmet (invasive Beatmung), so muss er mit einem hierfür zugelassenen Gerät versorgt werden.

17.3.1.2 Neuromuskuläre Erkrankungen

a) Auch die Gruppe der neuromuskulären Erkrankungen ist sehr heterogen. Für diese Krankheitsbilder gilt:

Eine kranke Muskulatur kann man nur sehr eingeschränkt trainieren, aber man kann sie entlasten!

b) Ziel der Beatmung bei neuromuskulären Erkrankungen ist es, die Atemmuskulatur im Schlaf bestmöglich zu entlasten, um so die nächtliche Erholung zu optimieren und den Patienten eine stabilere Spontanatmung am Tage zu ermöglichen.
c) Die überwiegende Mehrzahl der Patienten kann erfolgreich mit einer Maske versorgt werden. Die Anlage eines Tracheostomas sollte bei progredienten Grunderkrankungen möglichst vermieden oder doch so lang als möglich hinausgeschoben werden.
d) In der Regel wird nur während der Nacht beatmet. Bei Fortschreiten der Erkrankung können Phasen auch am Tage (z. B. während des Mittagschlafs) hinzukommen.
e) Hier sind hochwertige Beatmungsgeräte erforderlich. Intuitive Menüführung, gutes Ansprechen des Triggers, leises Betriebsgeräusch, mehrere hinterlegbare Beatmungseinstellungen, ggf. Volumengarantie sind wünschenswert.
f) In der Praxis hat sich der aPCV-Modus bei dieser Patientengruppe bewährt. Sofern die Patienten kein OSAS haben (Schlaflabor vor Beginn der Beatmungstherapie!) sollte auf einen PEEP verzichtet werden um eine optimierte Entlastung der Muskelpumpe zu gewährleisten. **Hinweis:** Eine Beatmung ohne PEEP ist nur mit Zweischlauch- oder Ventilsystem, nicht aber im Einschlauch-Leckage System möglich.

17.3.1.3 Undine-Syndrom

Auch CCHS („congenital central hypoventilation syndrome") genannt. Genetischer Defekt der zentralen CO_2-Antwort. Lebensbedrohliche Apnoen, insbesondere im Schlaf.

- Bislang primäre Tracheotomie im Säuglingsalter.
- Jetzt zunehmend auch primär Maskenbeatmung.
- Schwierige Titration durch unterschiedliches Ansprechen der Atemregulation in verschiedenen Schlafphasen.
- Ggf. Indikation für Schrittmacherbeatmung.

> **Eine O_2-Insufflation ohne Beatmung bei einem Kind mit CCHS kann zu kritischer Hyperkapnie führen und ist daher kontraindiziert!**

17.3.1.4 Hoher Querschnitt

Durch Trauma oder Infektion verursacht. Die Höhe der Läsion entscheidet über die Spontanatmungsfähigkeit, da der Erhalt der Zwerchfellatmung von ihr abhängt.

- Meist Tracheotomie erforderlich.
- Schwierige Titration durch subjektiven Lufthunger der Patienten (häufige Hyperventilation).
- Ggf. Indikation für Schrittmacherbeatmung.

17.4 Formen der Langzeitbeatmung

17.4.1 Allgemeine Aspekte

Grundsätzlich muss eine Beatmungstherapie vom Gerät zum Patienten „gebracht" werden. Es braucht also ein sog. „Interface" – ein Verbindungsstück zwischen Beatmungsgerät und den Atemwegen eines Menschen. In der Neonatologie, Intensivmedizin und Anästhesiologie ist dieses Interface in der Regel der naso- oder orotracheale Tubus. Dieser ist für die Langzeitbeatmung nicht geeignet.

Im außerklinischen Bereich wird zwischen einer invasiven (via Trachealkanüle) und einer nichtinvasiven (NIV, meist via Maske) Beatmung unterschieden. Sonderformen sind die Unterdruck-, die Zwerchfellschrittmacher- und die Mundstückbeatmung auf die gesondert eingegangen wird.

17.4.2 Invasive Beatmung (Tracheostoma)

Der Luftröhrenschnitt selbst wird als Tracheostomie, die entstehende Öffnung als Tracheostoma (TS) und der einliegende Tubus als Trachealkanüle bezeichnet. Es gibt wesentliche Vor- und Nachteile eines Tracheostomas (◘ Tab. 17.1).

17.4.3 Nichtinvasive Beatmung (NIV)

Bei der NIV wird eine Maske oder ein sog. Prong-System (Nasenstöpsel) für die Dauer der Beatmungstherapie mit einer Bänderung am Kopf des Patienten fixiert und mit Beendigung der Beatmung wieder abgenommen. Vor- und Nachteile von Maskensystemen sind in ◘ Tab. 17.2 aufgeführt:

17.4.4 Sonderformen der Langzeitbeatmung

Die drei nachfolgenden Sonderformen einer Beatmungstherapie können sowohl mit, als auch ohne Tracheostoma Anwendung finden. Sie fallen somit nicht in die klassischen Kategorien einer invasiven bzw. nichtinvasiven Beatmung.

17.4.4.1 Unterdruckkammer

Im Rahmen der großen Polioepidemien in den USA und Europa in den 1950iger Jahren wurde die „Eiserne Lunge" eingeführt (► Kap. 1, ◘ Abb. 1.11). Sie war die erste

Tab. 17.1 Vor- und Nachteile eines Tracheostomas

Vorteile	Nachteile
Sicherer Atemwegszugang	Trockene/kalte Atemluft
Umgehung oberer Atemwegsstenosen	Stigmatisierung → soziale Isolierung
Tracheales Absaugen möglich	Kontinuierliches Monitoring erforderlich
Bakterielles Monitoring durch Trachealsekret	Immer Begleitung durch fachkundiges Personal
(Eingeschränkter) Aspirationsschutz	Erhöhtes Infektionsrisiko (gestörte Barriere)
Kontinuierliche Beatmung möglich (24 h/d)	Störung des Körperschemas
Dekanülierung im Verlauf oft möglich	Gestörte Sprachentwicklung

Tab. 17.2 Vor- und Nachteile von Maskensystemen

Vorteile	Nachteile
Anwendung nur für die Dauer der Beatmung	Gefahr der Mittelgesichtsdysplasie
Natürlicher Atemweg bleibt erhalten	Erhöhtes Risiko für Druckstellen
Geringeres Risiko für Infektion als bei TS (▶ Abschn. 17.4.2)	Vermehrte Aerophagie (Luftschlucken)
Normale Sprachentwicklung	Konjunktivitis durch Nebenluft
Schwimmen ungehindert möglich	Kein sicherer Atemweg
Kein permanentes Monitoring erforderlich	Kein tracheales Absaugen möglich

Beatmungsmaschine mit der eine Langzeitbeatmung möglich wurde. Der Patient wird dazu bis unter die Achseln oder sogar bis zum Hals in eine geschlossene Unterdruckkammer gelegt. Durch regelmäßige Schwankungen des Unterdrucks werden Atemexkursionen hervorgerufen. Heute findet die Unterdruckbeatmung nur noch selten Anwendung. Vorteil dieser Beatmungsform ist insbesondere das freie Gesicht. Nachteile ergeben sich u. a. durch die weitgehende Immobilisierung des Patienten, den erheblichen pflegerischen Aufwand, die große Lautstärke der Unterdruckturbine und die Gefahr der Auskühlung, da die warme Luft über dem Patienten ständig abgesaugt wird.

Sofern der Patient kein Tracheostoma hat, stellt ein instabiler oberer Atemweg (Laryngo- oder Tracheomalazie) eine Kontraindikation für die Unterdruckbeatmung dar.

17.4.4.2 Unterdruckweste

Die moderne Weiterentwicklung der Unterdruckkammer ist die Unterdruckweste. Dem Patienten wird dabei ein Kunststoffpanzer (der sog. Cuirass) auf Thorax und oberes Abdomen aufgesetzt und mit Klettbändern gesichert (Abb. 17.2). Ähnlich wie in der Unterdruckkammer werden auch bei diesem System durch regelmäßige Schwankungen des Unterdrucks Atemexkursionen hervorgerufen. Daher wird von Biphasic Cuirass Ventilation (BCV) gesprochen. Auch dieses System wird im klinischen Alltag nur selten benutzt. Selbst wenn der pflegerische Aufwand beim Cuirass-System deutlich geringer ist als bei der Kammer, so ähneln sich die übrigen Vor- und Nachteile dieser beiden Beatmungssysteme.

17.4.4.3 Schrittmacherbeatmung

Eine weitere Sonderform der Beatmungstherapie ist die sog. Schrittmacherbeatmung

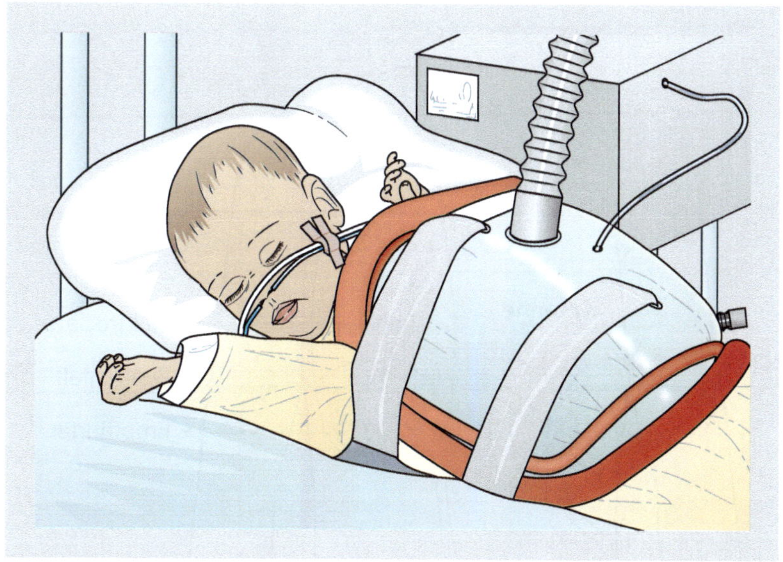

Abb. 17.2 Unterdruckweste

(Phrenicus-Pacer; Abb. 17.3). Durch elektrische Stimulation des N. phrenicus kommt es zu rhythmischer Kontraktion des Zwerchfells und damit zur Auslösung eines Atemzugs. Die Frequenz kann über das Steuergerät von außen moduliert werden, nicht aber die Tiefe des einzelnen Atemzugs. Auch eine Triggerung, wie bei herkömmlichen Beatmungsgeräten, ist bislang nicht möglich. Der wesentliche Vorteil des Systems besteht in der hohen Mobilität des Patienten. Andererseits ist das Atemmuster unter laufender Therapie relativ unphysiologisch. Der hohe Anschaffungspreis amortisiert sich im Laufe der Jahre durch die geringen Verbrauchskosten im Alltag (keine Masken, keine Beatmungsschläuche …). Die Infektionsrate ist niedriger als bei konventioneller Beatmungstherapie. Gleichwohl ist initial eine Operation erforderlich bei der es im schlimmsten Fall auch zu einer Schädigung des Nerven kommen kann. Der Phrenicus-Schrittmacher kommt insbesondere bei Kindern mit Undine-Syndrom und Patienten mit hohem Querschnitt zum Einsatz.

17.4.4.4 Mundstückbeatmung

Mit der Mundstückbeatmung wird dem Patienten eine Beatmungsform angeboten, bei der er sich im Wachzustand am Tage bedarfsweise Atemzüge aus dem Gerät „abrufen“ kann. Dazu wird das Mundstück (Abb. 17.4) mit den Lippen umschlossen und durch Auslösen des Triggers ein Atemzug durch das Gerät abgegeben. Bedingung ist ein empfindlicher Trigger. Eine Frequenz kann naturgemäß nicht gewählt werden, weil das Gerät in den Ruhemodus gehen muss sowie der Patient vom Mundstück abgeht.

17.4.4.5 Kontinuierliche 24-Stunden Beatmung

Hier wird von einem „abhängig beatmeten“ Patienten gesprochen, weil er ohne die Beatmungstherapie nicht lebensfähig wäre. Es ergeben sich einige besondere Aspekte:

- In der Regel Invasivbeatmung (Tracheostoma),
- immer O_2-Sättigungsmonitoring,
- immer zwei Geräte vorhalten,
- immer fachkundige Begleitung.

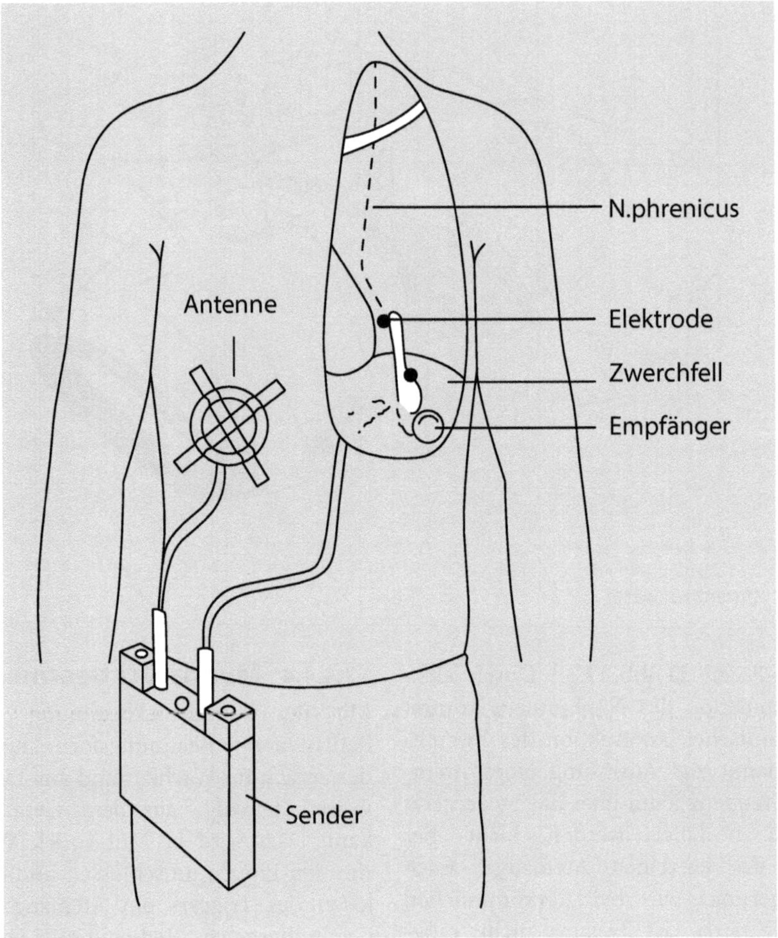

Abb. 17.3 Schrittmacherbeatmung

17.5 Beatmungsmasken

Das klassische Interface der nichtinvasiven Beatmung ist die Maske. Grundsätzlich lassen sich vier verschiedene Typen unterscheiden:

- Konfektionsmasken (ausgeführt als Nasen-, Nasen-Mund-, oder Full-Face-Masken; ► Abschn. 17.5.1),
- Individualmasken (► Abschn. 17.5.2),
- Prong-Systeme (► Abschn. 17.5.3),
- die sog. Helmbeatmung stellt in der Pädiatrie eine Nischenversorgung dar.

17.5.1 Konfektionsmasken

Die überwiegende Mehrzahl der eingesetzten Masken für die NIV sind Konfektionsmasken. Dank zahlreicher Weiterentwicklungen der verschiedenen Firmen stehen mittlerweile selbst für kleine Säuglinge suffiziente Maskensysteme zur Verfügung, die mit oder ohne Gelkissen und mit unterschiedlichen Haltebändern eine effektive Beatmungstherapie erlauben. Von besonderer Bedeutung sind hierbei die Vermeidung von Druckstellen

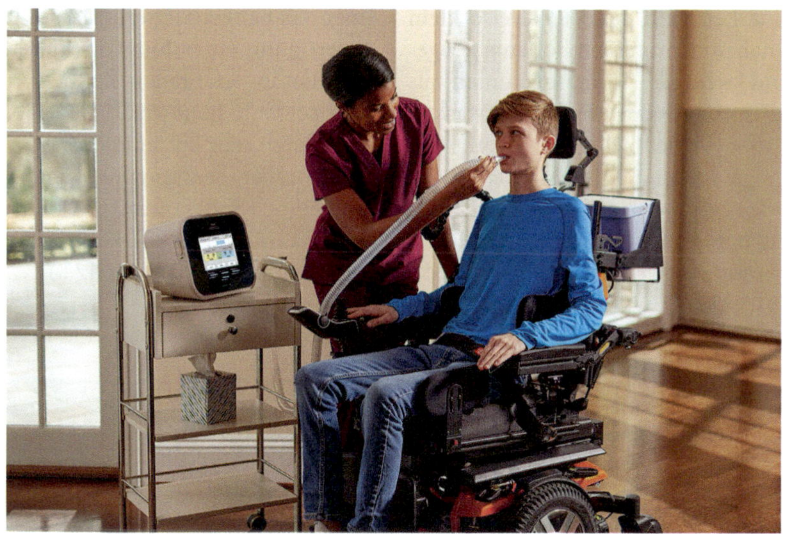

Abb. 17.4 Anwendung des mechanischen Insufflator-Exsufflator über ein Mundstück. (Mit freundl. Genehmigung Philips GmbH Respironics)

Tab. 17.3 Vented Masken vs. Non-vented-Masken

Vented Maske	Non-vented-Maske
In die Maske integriertes Exspirationssystem	Kein integriertes Exspirationssystem
Darf nie mit externen Exspirationssystemen kombiniert werden	Muss immer mit externen Exspirationssystemen kombiniert werden
Winkelstücke aus transparentem Kunststoff	Winkelstücke aus blauem Kunststoff
Totraum reduziert aber PEEP erforderlich	Beatmung ohne PEEP möglich (Ventilsteuerung)

(insbesondere am Nasenrücken), der zuverlässige Luftabschluss am Gesicht und die bestmögliche Minimierung des Totraums.

17.5.1.1 Vented Masks

Zur Totraumreduktion wurden Masken entwickelt, die bereits integrierte Exspirationssysteme haben, sog. „vented masks" (Tab. 17.3). Zur Kenntlichmachung sind die Winkelstücke dieser Masken aus transparentem Kunststoff gefertigt.

Vented Masken dürfen nicht mit externen Ausatemventilen kombiniert werden, weil sonst der gewünschte Therapiedruck nicht erreicht wird.

17.5.1.2 Non-vented Masks

Im Gegensatz dazu verfügen die sog. „non-vented masks" über keine integrierten Exspirationssysteme (Tab. 17.3). Zur Kenntlichmachung sind die Winkelstücke oder Drehhülsen dieser Masken aus blauem Kunststoff gefertigt.

Non-vented Masken müssen immer mit aktiven Ausatemsystemen kombiniert werden. Anderenfalls besteht das Risiko einer bedrohlichen CO2-Rückatmung.

17.5.1.3 Nasenmasken

In der Regel ist die Versorgung mit einer nasalen Maske die beste Lösung.

Die Nasenmasken sind vergleichsweise klein und leicht, haben damit einen höheren Tragekomfort und weniger Totraumvolumen als Nase-Mund- oder gar Full-Face-Masken (Abb. 5.4). Das Verschlucken von Luft, die sog. Aerophagie ist bei nasalen Masken geringer ausgeprägt. In wenigen Ausnahmefällen kann wegen der großen Mundleckage allerdings der Einsatz einer Mund-Nasen-Maske erforderlich werden.

17.5.1.4 Mund-Nasen-Masken

Die Mund-Nasen-Maske ist größer, schwerer, verursacht größere Totraumvolumina und ist daher den wenigen Fällen vorbehalten, bei denen eine nasale Maske wegen oraler Leckagen nicht einsetzbar ist (► Kap. 5, ◘ Abb. 5.4).

Eine Mund-Nasen-Maske darf bei Patienten, die sie sich nicht selbständig abnehmen können, oder die zu Erbrechen neigen nur im absoluten Ausnahmefall verwendet werden und auch dann nur unter kontinuierlicher Interventionsbereitschaft.

17.5.1.5 Total-Face-Masken

Sog. Total-Face Masken, die großflächig auf Stirn, Wangen und Kinn aufsitzen, spielen in der Pädiatrie wegen Undichtigkeiten und großen Totraumvolumina eine sehr untergeordnete Rolle.

17.5.2 Individualmasken

17

Nicht selten werden Kinder wegen Problemen des oberen Atemwegs im Rahmen kraniofazialer Dysmorphien (Mikro-/Retrognathie u. a.) beatmungspflichtig. Hat man es hier mit schwierigen anatomischen Verhältnissen zu tun, so kann im Einzelfall die Abformung einer sog. Individualmaske erforderlich werden. Auch hohe Beatmungsdrücke, lange Beatmungszeiten oder besonders empfindliche Haut können zur Notwendigkeit einer maßangefertigten Maske führen. Die Anfertigung einer Individualmaske gehört in die Hände erfahrener Epithetiker, erfordert gewissenhafte handwerkliche Abformung und ist dadurch sehr kostenintensiv. Sie muss beim Kostenträger beantragt werden. Mit Wachstum eines Kindes muss die Individualmaske den anatomischen Begebenheiten regelmäßig angepasst werden (◘ Abb. 17.5).

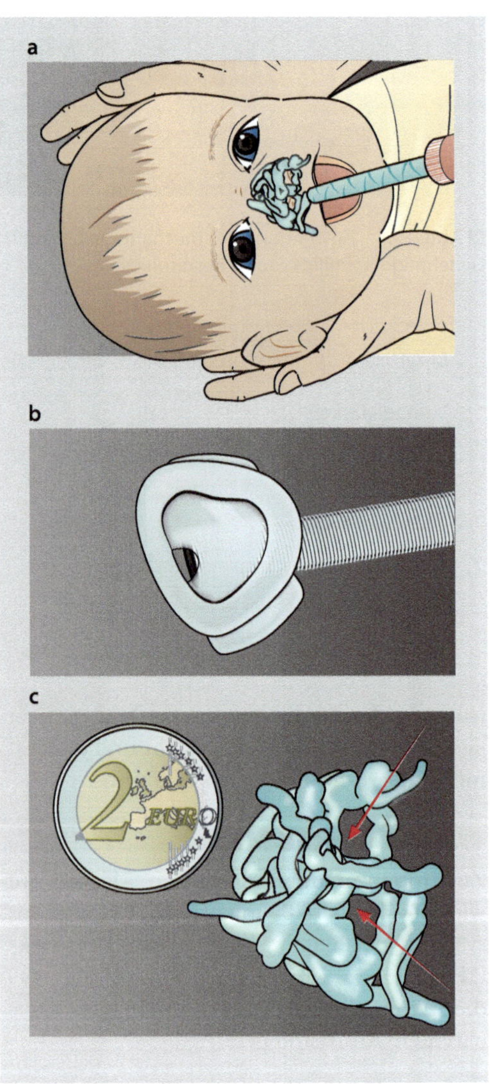

◘ **Abb. 17.5** Individualmaske. **a** Kind mit Maske, **b** Maske, **c** Größenvergleich

17.5.3 Prong-Systeme

Synonym für Prong (englisch = Stift) wird auch von Nasenpolster oder Oliven-Systemen gesprochen. Dabei wird positiver Druck über nasale „Oliven" oder „Stifte" verabreicht. Dieses Interface wird insbesondere in der Neonatologie aber auch in der OSAS (obstruktives Schlafapnoesyndrom)-Behandlung erwachsener Patienten zur CPAP-Therapie eingesetzt. Für die pädiatrische Beatmungstherapie sind diese Systeme in der Regel nur sehr eingeschränkt geeignet, u. a. weil kaum kleine Oliven verfügbar sind, es bei Umlagerung oder Bewegung des Patienten schnell zu Undichtigkeiten kommt und schließlich, weil sich bei höheren Beatmungsdrucken rasch Leckagen zeigen.

17.6 Tracheostoma

Anatomische Darstellung eines Tracheostoma: ◘ Abb. 17.6.

> **Für die Entwicklung eines Kindes sollten, wegen der erheblichen Konsequenzen, alle Möglichkeiten einer nichtinvasiven Therapie vor Anlage eines Tracheostomas ausgeschöpft werden.**

In Einzelfällen kann die Anlage eines Tracheostomas aus anatomischen Gründen oder auch wegen der Unmöglichkeit einer nichtinvasiven Beatmung dennoch erforderlich werden. Auch eine Beatmung >16 h/d macht im Kindesalter oft eine Tracheotomie erforderlich. Insbesondere bei kraniofazialen Dysmorphien, bei Trachealstenosen bzw. Tracheomalazie und bei Kindern mit bronchopulmonaler Dysplasie bestehen recht gute Chancen das Tracheostoma im Laufe der späteren Kindheit oder Jugend auch wieder zu verschließen.

17.6.1 Tracheostomatypen

17.6.1.1 Plastisches Tracheostoma

In der Kinderheilkunde wird in der Regel ein sog. plastisches Tracheostoma operativ durch HNO-Ärzte oder Kinderchirurgen angelegt (◘ Abb. 17.7). Dabei werden die einzelnen Muskel- und Bindegewebsschichten sowie Faszien operativ präpariert und die Wundränder des Tracheostomas miteinander vernäht, sodass eine stabile Öffnung entsteht, die sich auch im Rahmen eines Kanülenwechsels nicht kurzfristig verschließt. Bei einer dauerhaften Dekanülierung muss ein plastisches Tracheostoma meist operativ verschlossen werden.

17.6.1.2 Dilatationstracheostoma

Die perkutane Dilatationstracheotomie (PDT) stellt das Standardverfahren in der inneren Medizin dar. Die Trachea wird an der gewünschten Stelle punktiert (◘ Abb. 17.8) und dann mit einer modifizierten Seldinger-Technik Bougierstifte in steigendem Durchmesser eingebracht, sodass die Punktionsstelle schrittweise erweitert wird, bis schließlich über die aufdilatierte Öffnung eine Trachealkanüle eingebracht werden kann. Je nach Verfahren wird dieses Vorgehen endoskopisch kontrolliert oder assistiert. Anders als beim plastischen Tracheostoma verschließt sich ein Dilatationstracheostoma meist rasch und spontan.

> **In der Pädiatrie wird die PDT extrem selten durchgeführt.**

17.6.2 Trachealkanülen

Während in der Erwachsenenmedizin überwiegend geblockte Kanülen zum Einsatz kommen, werden diese in der Pädiatrie nur ausnahmsweise verwendet (Patienten mit ausgeprägter Schluckstörung und vermehrtem

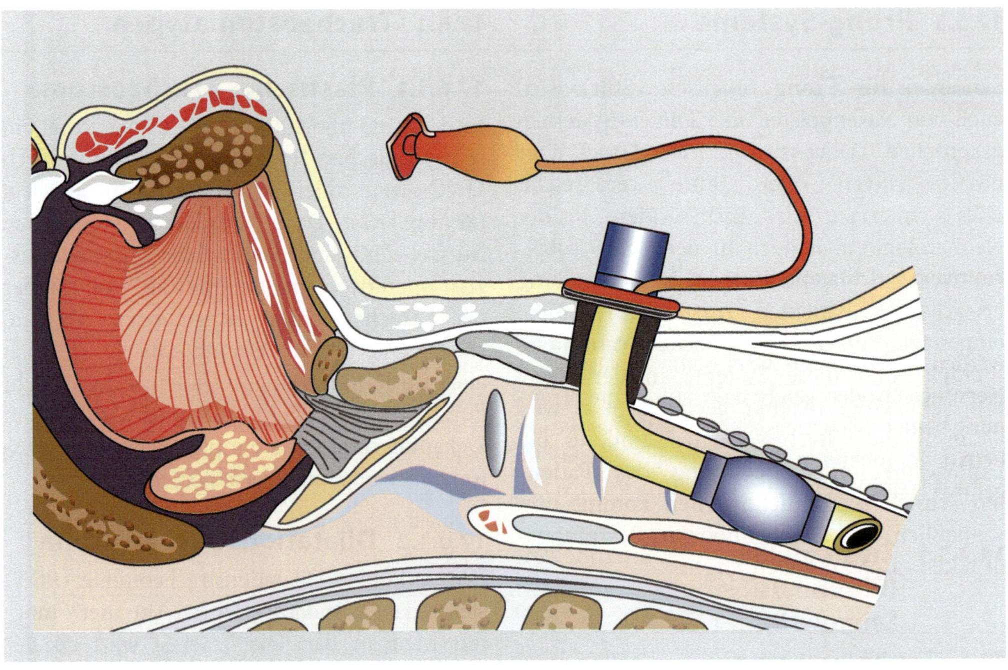

◘ Abb. 17.6 Tracheostoma. (Mod nach Humberg et al. (2017) Beatmung von Kindern, Neugeborenen und Frühgeborenen. Georg Thieme Verlag, Stuttgart, mit freundl. Genehmigung)

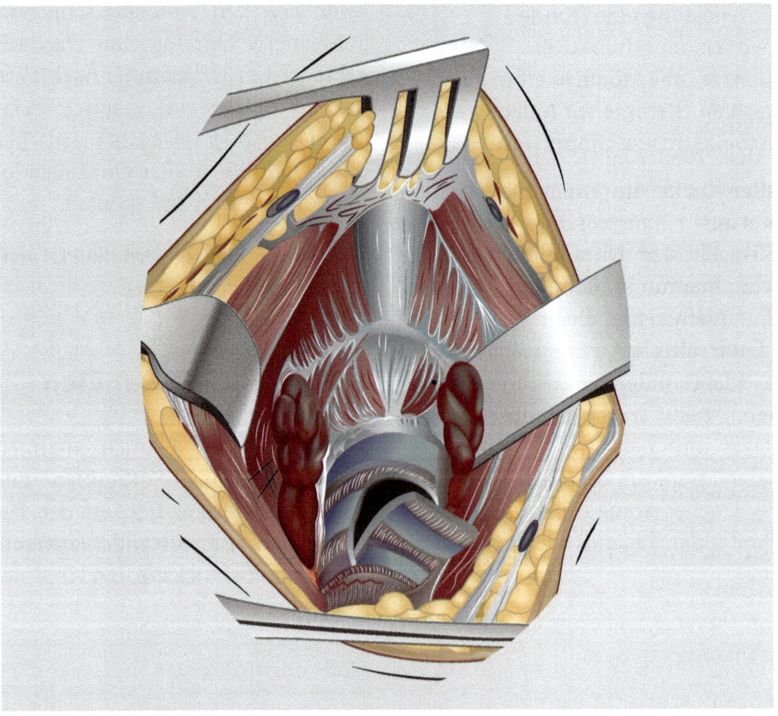

◘ Abb. 17.7 Plastisches Tracheostoma

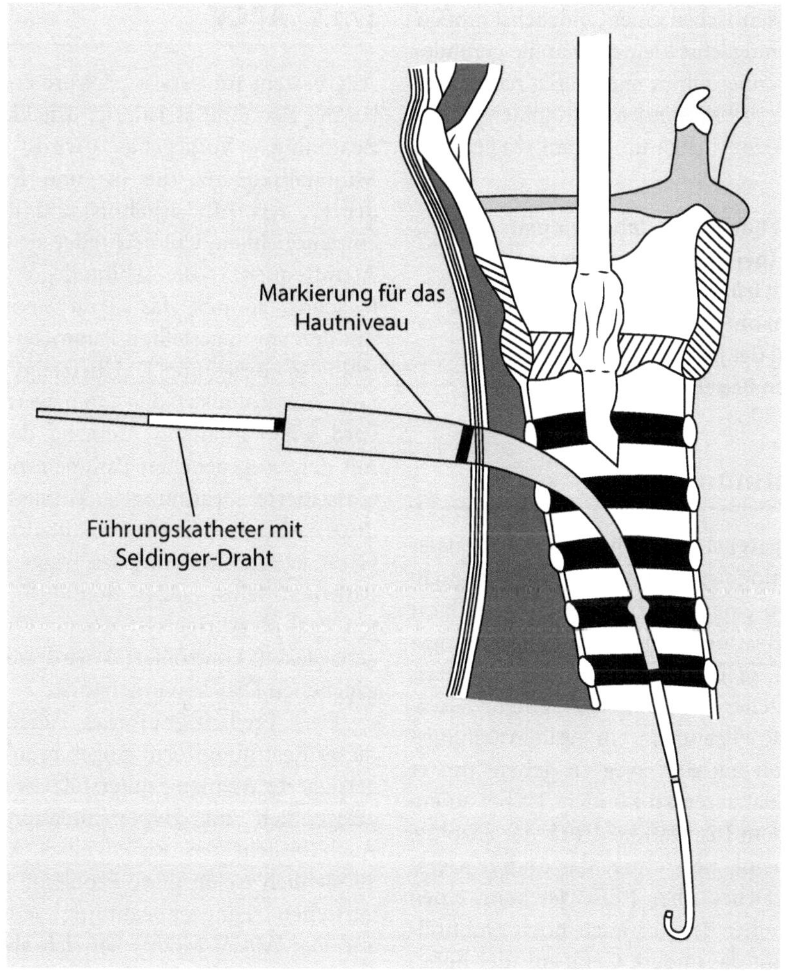

Abb. 17.8 Dilatationstracheostoma

Aspirationsrisiko oder bei schwieriger Beatmungssituation mit hohen Beatmungsdrücken). Die Regelversorgung stellt in der Kinderheilkunde die ungeblockte Kanüle dar, weil die Nebenluft eine zwingende Voraussetzung für eine Sprachentwicklung ist. Häufig ist dabei der Einsatz eines Sprechventils einer besseren Stimmbildung zuträglich. Mit adäquater Versorgung gelingt bei nahezu allen tracheotomierten Kindern, die motorisch und kognitiv dazu in der Lage sind, schließlich trotz Kanüle der Spracherwerb.

Ähnlich wie bei der Versorgung mit einer Beatmungsmaske, muss auch die Trachealkanüle regelmäßig an das Wachstum eines Kindes adaptiert werden. Eine adäquate Kanülenversorgung zum Zeitpunkt „X" muss demzufolge zum Zeitpunkt „Y" angepasst werden. Therapeutisches Konzept ist es, dem Kind eine möglichst große Kanüle (der Atemwegswiderstand sinkt mit dem Querdurchmesser der Kanüle) und gleichzeitig eine möglichst kleine Kanüle (je mehr Nebenluft, desto besser ist die Sprachentwicklung) zur Verfügung zu stellen. Eine „Wahrheit" für die Wahl der „richtigen" Kanüle kann es folglich nicht geben. Vielmehr muss über die Jahre der Kindheit und des damit einhergehenden Wachstums immer wieder neu der bestmögliche

Kompromiss zwischen einer „möglichst großen" und einer „möglichst kleinen" Kanüle gefunden werden. Überdies gilt es regelmäßig nach Komplikationen (insbesondere Kanülenspitzengranulomen) zu suchen um darauf reagieren zu können.

Bewährt hat es sich daher, einmal jährlich (bei Komplikationen natürlich früher) endoskopische Kanülenkontrollen durchzuführen, um die Wahl der jeweiligen Kanüle an die aktuellen Begebenheiten anzupassen.

17.7 Beatmungsmodi

Trotz intensiver Bemühungen auf nationaler wie internationaler Ebene ist es bis heute nicht gelungen, zu einer einheitlichen Nomenklatur bezüglich Beatmungsmodi oder Beatmungsparametern zu finden. Hintergrund ist, dass jeder Hersteller bemüht ist, seinem Gerät durch neue Features ein Alleinstellungsmerkmal mit auf den Weg zu geben, um es am Markt platzieren zu können. Ist bei einem Gerät mit dem Inspirationsdruck der absolute Druck gemeint, bezeichnet das andere Gerät damit den Druck über PEEP. Ist beim einen Gerät ein hoher Trigger auch hoch empfindlich, so meint das andere Gerät mit der höheren Zahl eine höhere Triggerschwelle, also einen unempfindlicheren Trigger. Leider bezieht sich dieses Nomenklaturchaos auch auf die Beatmungsmodi.

Das Folgende soll sich daher nur auf sehr wenige basale Modi beziehen, die in der ganz überwiegenden Mehrzahl aber für eine suffiziente Beatmungstherapie ausreichen. Grundsätzlich werden in der Pädiatrie fast ausschließlich Geräte mit Druckvorgabe verwendet. Einerseits können diese Leckagen kompensieren, andererseits sind sie besser geeignet sich wechselnden Atemmustern des Patienten anzupassen.

17

17.7.1 APCV

APCV steht für „assist pressure control ventilation", also eine assistierte, druckkontrollierte Beatmung. Vorgegeben wird hier eine Minimalfrequenz, die In- und Exspirationsdrücke, das I:E-Verhältnis und die Triggerempfindlichkeit. Unterschreitet die tatsächliche Atemfrequenz die hinterlegte Minimalfrequenz, so gibt das Gerät einen Atemzug mit den voreingestellten Parametern ab („kontrollierte Beatmung"). Übersteigt die spontane Atemfrequenz den Grenzwert wieder, so wird jeder spontane Atemzug des Patienten mit den vorgegebenen Parametern unterstützt („assistierte Beatmung"). Voraussetzung für diese assistierte Druckunterstützung durch das Gerät, ist die Auslösung des Triggers durch den Patienten selbst. Jeder Atemhub des Patienten, egal ob getriggert („assistiert") oder nicht getriggert („kontrolliert") wird mit den vorgegebenen Drücken unterstützt.

Der „Freiheitsgrad" des Patienten ist bei dieser Beatmungsform eingeschränkt. Da jeder getriggerte Atemzug unterstützt wird, kann es gelegentlich zur Hyperventilation kommen. Auch besteht das Risiko eines Air-trapping. Tatsächlich treten diese Probleme in der pädiatrischen Langzeitbeatmung jedoch selten auf. Der APCV-Modus hat sich als geeigneter Beatmungsmodus für die überwiegende Mehrheit langzeitbeatmeter Kinder etabliert.

17.7.2 PSV

PSV steht für „pressure support ventilation", also druckunterstützte Beatmung. Synonyme sind:
- ASB („Assisted Spontaneus Breathing"),
- IPS („Inspiratory Pressure Support"),
- IFA („Inspiratory Flow Assistance").

Wie sich schon aus den unterschiedlichen Bezeichnungen entnehmen lässt, handelt es sich um eine druckunterstützte, flowgesteuerte Atemhilfe bei der jeder spontane Atemzug des Patienten mit dem voreingestellten Druck unterstützt wird. Die Inspiration wird beendet, wenn ein vorgegebener Prozentsatz des Spitzenflusses oder ein bestimmter Mindestfluss unterschritten wird. Dadurch kann, anders als im APCV-Modus (dort ist das I:E-Verhältnis vorgegeben), der Patient im PSV-Modus die Inspirationsdauer selbst regulieren.

Anders als beim APCV-Modus setzt der PSV-Modus eine intakte Atemregulation und neuromuskuläre Steuerung der Atemmuskulatur voraus. Die PSV ist immer patientengetriggert, die APCV ist patienten- oder gerätegetriggert. Folglich ist der „Freiheitsgrad" des Patienten bei der PSV größer als bei der APCV.

In der Praxis zeigt sich, dass es im PSV-Modus häufiger zu schlechter Synchronisation und in der Folge zum „Kampf mit dem Respirator" kommt. Sowohl Apnoen als auch Hyperventilationsphasen finden sich im PSV-Modus häufiger als im APCV-Modus. Gelegentlich ist dieser Modus dennoch hilfreich für Menschen mit intakter Atemregulation und dem subjektiven Bedürfnis die Inspirationsdauer selbst regulieren zu können.

17.7.3 BiLevel-ST

BiLevel-ST steht für eine druckunterstützte Beatmungsform, die sich auf zwei Druckniveaus (BiLevel) bewegt. Während „S" für synchronisiert steht, bezeichnet „T" den „Time-Modus", also einen mit einer bestimmten Apnoezeit hinterlegten „Back-up-Atemzug".

Auch bei diesem Modus gibt es unterschiedliche Bezeichnungen der verschiedenen Firmen. Dabei ist BIPAP ein eingetragenes Warenzeichen der Firma Draeger und unterscheidet sich deutlich von BiPAP welches ein eingetragenes Warenzeichen der Firma Respironics Inc. ist. Anders als BIPAP, das für die Beatmung auf der Intensivstation konzipiert wurde ist BiPAP eigens für die NIV entwickelt worden.

Im BiPAP oder BiLevel-ST-Modus wird die Eigenatmung des Patienten ähnlich wie im PSV-Modus unterstützt. Jeder Atemzug des Patienten wird mit einem Hilfsdruck unterstützt. Vereinfacht kann der BiPAP-Modus als Spontanatemverfahren auf zwei unterschiedlichen Druckniveaus beschrieben werden. Zwischen diesen beiden Druckniveaus wird flowgesteuert gewechselt. Der ST-Modus stellt dabei eine Kombination aus inspiratorischer, synchronisierter Druckunterstützung (S-Modus) und kontrollierter Beatmung (T-Modus) dar. Der „kontrollierte" Modus wird aktiv, wenn eine zuvor hinterlegte Mindestatemfrequenz unterschritten wird. Im Gerätedisplay lässt sich ablesen, ob der stattgehabte Atemzug ein „S" = synchronisierter oder „T" = zeitgesteuerter, also kontrollierter Atemzug war. Für die „T"-Modus-Atemzüge wird im Vorwege ein I:E-Verhältnis eingestellt.

Viele pädiatrische Patienten kommen mit diesem Modus recht gut zurecht. Insbesondere bei schlafbezogenen Änderungen der Atemtiefe (z. B. Zunahme der alveolären Hypoventilation bei neuromuskulären Erkrankungen im REM-Schlaf) kann es jedoch zu deutlichen Schwankungen der Tidalvolumina kommen. Etabliert ist dieser Modus insbesondere bei Patienten mit Herzinsuffizienz, einem Problem, das in der pädiatrischen Langzeitbeatmung vergleichsweise selten auftritt.

17.7.4 CPAP

CPAP steht für „continous positive airway pressure", also kontinuierlichen, positiven Atemwegsdruck. Zum besseren Verständnis ließe sich dieser Modus als die einfachste Form einer assistierten Spontanatmung beschreiben. Der Luftdruck wird innerhalb des geschlossenen Systems (Beatmungssystem und Atemwege) gegenüber dem Umgebungsdruck angehoben und in In- und Exspiration auf diesem erhöhten Niveau konstant gehalten. Es gibt weder eine Hintergrundfrequenz noch ein vorbestimmtes

I:E-Verhältnis. Der CPAP-Modus bietet somit den höchsten Freiheitsgrad aller Beatmungsformen, allerdings auch nur eine basale Druckunterstützung bei erhaltener Spontanatemfrequenz.

Gedacht ist der CPAP-Modus insbesondere für die Behandlung oberer Atemwegsobstruktionen (OSAS), um durch den kontinuierlich positiven Druck eine pneumatische Schiene zu erzeugen. Ein isoliertes OSAS ist im Kindesalter meist durch adenotonsilläre Hyperplasien verursacht. Diese werden allerdings üblicherweise operativ und nicht mittels einer CPAP-Therapie angegangen. Anderen OSAS-Formen im Kindesalter liegen meist komplexere Störungen zugrunde, die sich häufig nicht suffizient durch eine reine CPAP-Therapie behandeln lassen. Daher gibt es für diesen Modus im Kindesalter sehr viel seltener eine Indikation als im Erwachsenenalter.

Häufig wird die CPAP-Therapie nicht als Beatmung im engeren Sinne verstanden. Terminologisch, wie auch im DRG-System, wird diese Therapieform nicht in die Beatmungs- sondern in die Schlaftherapie einsortiert.

17.8 Befeuchtung

Kinder haben eine vergleichsweise höhere Atemfrequenz als Erwachsene. Der Flüssigkeitsverlust über die Atemwege ist entsprechend groß. Hat ein Kind ein Tracheostoma, so geht es zusätzlich der Möglichkeit der natürlichen Anfeuchtung durch die oberen Atemwege verlustig. Die konsekutive Austrocknung der trachealen und bronchialen Sekrete begünstigt Atelektasenbildung, Pneumonien und kann zu einer Verlegung der Trachealkanüle und somit zu lebensbedrohlichen Komplikationen führen.

17

Auf eine ausreichende passive und/oder aktive Anfeuchtung der Atemluft muss daher unbedingt geachtet werden.

17.8.1 Aktive Befeuchtung

Die aktive Befeuchtung der Atemluft sollte für jedes invasiv beatmete Kind zur Regelversorgung gehören. Hierzu werden unterschiedliche Systeme („Heizung") vorgehalten, die angewärmte Luft durch ein Wasserbad führen, um so eine ausreichende Luftfeuchtigkeit im Inspirationsschenkel der Beatmung sicher zu stellen. Bei tracheotomierten Kindern ohne Beatmung muss die Befeuchtung über regelmäßige NaCl-Inhalationen gewährleistet werden. Diese aktiven Befeuchtungssysteme müssen regelmäßig hygienisch aufbereitet, mit Wasser befüllt und mit Netzstrom betrieben werden. Daher können sie nur stationär, also am Patientenbett, nicht aber mobil (z. B. am Rollstuhl) betrieben werden.

17.8.2 Passive Befeuchtung (HME-Filter)

Um auch in Phasen, in denen der Patient mobil ist eine Befeuchtung der Atemluft zu gewährleisten, wurden sog. HME-Filter („Heat and Moisture Exchanger") entwickelt. Wärme und Feuchtigkeit der Exspirationsluft werden in diesen Filtern aufgefangen, um mit dem nächsten Atemzug dem Patienten wieder zugeführt zu werden. Natürlich liefert ein solches passives Befeuchtungssystem keine vergleichbare Leistung (Wärme und Feuchtigkeit) wie ein aktives Befeuchtungssystem. Dennoch sollten HME-Filter bei invasiv beatmeten Kindern immer dann zum Einsatz kommen, wenn eine aktive Befeuchtung aus technischen Gründen nicht möglich ist.

17.9 Sekretmanagement

Eine chronisch respiratorische Insuffizienz geht meist mit einer Husteninsuffizienz einher. Dies gilt insbesondere für Kinder mit einer neuromuskulären Erkrankung. Nicht selten geht die Husteninsuffizienz der respiratorischen Insuffizienz zeitlich voraus. Folge der Husteninsuffizienz ist eine Sekretretention, die ihrerseits für Atelektasen und Pneumonien verantwortlich ist. Insofern ist insbesondere die Husteninsuffizienz für einen wesentlichen Teil an Morbidität und Mortalität der betroffenen Kinder verantwortlich.

Einem frühzeitigen und konsequenten Sekretmanagement kommt überragende Bedeutung für das Outcome eines Kindes mit Husteninsuffizienz zu.

Sofern die Kinder dazu in der Lage sind, lässt sich mit geringem Aufwand der PCF („Peak Cough Flow") durch ein gängiges Asthma-Peak-Flowmeter bestimmen. Fällt der PCF unter den kritischen Wert von 160 l/min, so ist mit hoher Wahrscheinlichkeit mit dem Auftreten von stationär behandlungsbedürftigen Pneumonien zu rechnen. Damit stellt ein PCF < 160/min eine klare Indikation für ein forciertes Sekretmanagement dar. Dieses kann neben einer physiotherapeutischen Behandlung (Atemtherapie) durch verschiedene Formen der maschinellen Hustenassistenz unterstützt werden (► Kap. 7). Im Folgenden werden die Möglichkeiten dieser Hustenassistenz kurz skizziert.

17.9.1 LIAM

LIAM steht für „Lung Insufflation Assist Maneuver". Diese Funktion ist in einigen Beatmungsgeräten integriert. Über eine gesonderte Wahltaste kann eine forcierte, druckgesteuerte Insufflation mit einem vorgewählten Inspirationsdruck ausgelöst werden, die zu einer tiefen und in der Dauer voreingestellten Inspiration führt. Sinn dieses Manövers ist die Verbesserung des anschließenden Hustenstoßes, der thorakalen Beweglichkeit und des alveolaren Recruitments. Der Vorteil dieses Systems ist, dass die forcierte Insufflation in die Beatmungsmaschine integriert ist. Ein zusätzliches Gerät für die Hustenassistenz ist nicht erforderlich.

17.9.2 Insufflator-Exsufflator

Mit einem gesonderten Hustenassistenten (◘ Abb. 17.4) kann, ähnlich dem LIAM-Manöver, eine forcierte Inspiration erzeugt werden. Zusätzlich zu der vertieften Einatmung wird in der Ausatmung ein negativer Druck erzeugt, der das Sekret, ähnlich einem Staubsauger, nach kranial saugt. Diese Geräte werden von verschiedenen Herstellern angeboten und stellen in der Erwachsenenmedizin den „Goldstandard" der maschinellen Hustenassistenz dar. Kleine Kinder haben kleine und „weiche" Atemwege. Daher kann es in der forcierten Exspiration (Unterdruck) zu einem Kollaps der Bronchien kommen. Ein weiteres Problem dieses etablierten und bewährten Systems ist, dass ein zweites Gerät (neben dem Beatmungsgerät) erforderlich ist.

17.9.3 Air-Stacking

Air-Stacking wird mit „Luftstapeln" übersetzt. Mittels eines (volumengesteuerten) Inspirationsmanövers wird eine Inspiration erzeugt. Der Patient schließt die Glottis, speichert die Luft intrathorakal und erwartet den nächsten Atemhub, der abermals „gespeichert" wird bis schließlich, aus einer vertieften Inspirationslage heraus, der willentliche Hustenstoß erfolgt. In der Erwachsenenmedizin ist dieses Verfahren mit gutem Erfolg etabliert. Probleme für die Pädiatrie ergeben sich, weil das Verfahren den willentlichen Glottisschluss und somit eine gute Kooperationsfähigkeit voraussetzt.

17.9.4 IPPB

IPPB steht für „intermittent positive pressure breathing". Durch ein gesondertes Gerät wird eine forcierte Inspiration ermöglicht. Das Funktionsprinzip ähnelt dem LIAM-Manöver (► Abschn. 17.9.1). Vorteil dieses Systems ist, dass es auch bei eingeschränkter Mitarbeit durchführbar ist und die Probleme des exspiratorischen Unterdrucks (► Abschn. 17.9.2) entfallen. Nachteile dieses Geräts ergeben sich, weil auch hier eine weitere Maschine neben dem Beatmungsgerät vorgehalten werden muss.

Pädiatrisches Sekretmanagement
Sekretmanagement tut Not! Während „IPPB" und „Air Stacking" in der Pädiatrie heute keine wesentliche Rolle mehr spielen, haben sich „LIAM" und „Insufflator-Exsufflator"-Systeme mit guten Ergebnissen auch in der Pädiatrie etabliert.

17.10 Indikation zur Langzeitbeatmung

Die Indikationsstellung zur Einleitung einer Langzeitbeatmung im Kindesalter ist immer hoch komplex. Neben medizinischen Fakten müssen immer auch individuelle psychosoziale Aspekte berücksichtigt werden. Ein Automatismus gemäß dem Motto: „Es wird gemacht, was medizinisch/technisch machbar ist" muss unbedingt vermieden werden. Im Zentrum der Abwägungen sollte vielmehr das mutmaßliche Patienteninteresse stehen.

Selbst die „medizinischen Fakten" als Grundlage der Indikationsstellung sind nicht so objektiv, wie sie erscheinen mögen. Die Gewichtung der einzelnen Befunde wird in unterschiedlichen Zentren sehr verschieden gehandhabt. Vielleicht ist die Metapher eines Mosaiks hier hilfreich: Das Bild entsteht nicht durch den einzelnen Stein, sondern erst durch das Zusammenfügen vieler einzelner Teile.

17

Ein isolierter Befund macht noch lange keine Indikation zur Langzeitbeatmung.

17.10.1 Schlaflabor

Neben der O_2-Sättigungsmessung und der kontinuierlichen Kapnometrie (endexspiratorisch oder transkutan) kann die Polysomnographie wertvolle Hinweise zur zugrundeliegenden Pathologie liefern:

- Liegt eine zentrale Atemregulationsstörung vor?
- Lässt sich eine Hypoventilation ausmachen?
- Finden sich Hinweise auf eine obstruktive Ventilationsstörung?
- Welchen Einfluss hat die Atemstörung auf die Schlafqualität (Schlafarchitektur, Arousal-Index)?

Polysomnographie → Mögliche Indikatoren für eine LZ-Beatmung sind Hypoxie, Hyperkapnie, Hypoventilation, zentrale Atemregulationsstörung oder eine gestörte Schlafarchitektur!

17.10.2 Lungenfunktion

Interessant ist hier insbesondere die Quantifizierung der Restriktion. Bei einer VC_{max} <30 % ist mit klinischer Symptomatik zu rechnen.

Hinweis: Die Lungenfunktionsuntersuchung im Bodyplethysmographen erlaubt die Differenzierung von intrathorakalem Gasvolumen und VC_{max} was insbesondere bei chronischer Überblähung aber auch bei Skoliosepatienten interessant sein kann.

Lungenfunktion → Mögliche Indikatoren für eine LZ-Beatmung ist eine VC_{max} <30 %.

17.10.3 Hustenstoß

Die chronische Husteninsuffizienz (erniedrigter Peak Cough Flow) geht der chronischen respiratorischen Insuffizienz oft um Monate oder sogar Jahre voraus. In der Konsequenz sollte bereits mit Feststellung einer Husteninsuffizienz mit konsequentem Sekretmanagement begonnen werden.

Hustenfunktion → Ein erniedrigter Cough-Flow muss auch unabhängig von einer LZ-Beatmung unbedingt konsequentes Sekretmanagement zur Folge haben.

17.10.4 Klinik

Klinische Symptome einer chronischen, respiratorischen Insuffizienz können Tagesmüdigkeit, Konzentrationsstörungen, Leistungsknick, depressive Verstimmung, Nykturie und gehäufte Atemwegsinfekte sein. Nicht selten treten diese Symptome erst sehr spät, und damit kurz vor einer akuten Dekompensation (z. B. im Rahmen eines Infekts) auf.

Klinik → Mögliche Indikatoren für eine LZ-Beatmung sind Tagesmüdigkeit, Konzentrationsstörungen, Leistungsknick, depressive Verstimmung, Nykturie und gehäufte Atemwegsinfekte.

17.10.5 Thoraxröntgenaufnahme

Neben Hinweisen auf die Grunderkrankung (Skoliose, zeltförmiger Thorax bei spinaler Muskelatrophie, …) kann das Thoraxröntgenbild insbesondere Hinweise auf chronischen Sekretverhalt, Atelektasen oder sogar schon Bronchiektasen offen legen.

Thoraxröntgenaufnahme → Mögliche Indikatoren für eine LZ-Beatmung sind chronischer Sekretverhalt, Atelektasen oder Bronchiektasen.

17.11 Vermeidung von Beatmung

Eine Langzeitbeatmung stellt immer auch eine erhebliche Belastung für das betroffene Kind und sein familiäres Umfeld dar. Daher sind die Vor- und Nachteile einer Behandlung immer gegeneinander abzuwägen. Diese Reflektion sollte sowohl im Vorfeld einer Beatmungstherapie als auch regelmäßig im Rahmen der Kontrolluntersuchungen erfolgen. Besteht die Indikation für eine Langzeitbeatmung weiterhin? Hat sich der Gesundheitszustand so stabilisiert, dass jetzt auf eine Beatmung verzichtet werden kann? Oder hat sich der Gesundheitszustand trotz Beatmung so verschlechtert, dass diese Maßnahme eher dazu führt Leiden zu verlängern, als es zu lindern?

17.11.1 Subjektiver Leidensdruck

Ein wesentliches Kriterium für die Etablierung einer außerklinischen Beatmung ist der subjektive Leidensdruck eines Patienten. Wird dieser Leidensdruck vom Patienten stark empfunden, so stehen die Chancen gut, mit der Beatmungstherapie seine Lebensqualität zu verbessern. Hat der Patient umgekehrt keinen Leidensdruck, so besteht die Gefahr, die Lebensqualität durch die eingeleiteten Maßnahmen eher noch zusätzlich zu verschlechtern. In diesen Fällen kann die Vermeidung einer Beatmung der bessere Weg sein.

17.11.2 Sekretmanagement

War man vor einigen Jahren der Meinung, dass eine pathologische Lungenfunktion mit einer Vitalkapazität von <30 % eine klare Indikation für eine Langzeitbeatmung sei, so wird heute mehr Wert auf eine frühzeitige Behandlung der Husteninsuffizienz gelegt.

Bei Kindern mit Husteninsuffizienz kann durch konsequentes Sekretmanagement eine LZ-Beatmung langfristig hinausgezögert oder ganz vermieden werden.

17.12 Weaning

Ging es im letzten Kapitel um die Vermeidung einer Beatmung, so beschäftigt sich dieses Kapitel mit den Möglichkeiten, eine einmal etablierte Beatmungstherapie wieder zu beenden. Dieser Prozess wird als „Weaning" (engl. to wean = abstillen) bezeichnet. Mögliche Indikationen für die Einleitung eines Weaningprozesses sind:

- Stabilisierung des Krankheitsverlaufs, so dass eine Fortführung der Beatmung nicht mehr notwendig erscheint.
- Änderung des Therapieziels im Sinne eines palliativen Behandlungskonzepts, sodass eine Fortführung der Beatmung eine Verlängerung von Leid und nicht dessen Linderung bedeuten würde.

In der Erwachsenenmedizin kommt es gehäuft im Rahmen schwerer, akuter Erkrankungen zu komplizierten Verläufen an deren Ende ein Patient sich zwar stabilisiert hat, die Entwöhnung von der Beatmung aber erschwert ist. Diese Patienten werden dann idealerweise in Weaningzentren verlegt, um dort wieder zu einer stabilen Spontanatmung ohne maschinelle Unterstützung zu finden.

Das Spektrum pädiatrischer Krankheitsbilder, die in eine Langzeitbeatmung münden unterscheidet sich substanziell von denen der Erwachsenenmedizin. In der Pädiatrie haben wir es überwiegend mit progredienten Erkrankungen zu tun. Naturgemäß stellt sich hier die Frage nach einer Indikation zum Weaning anders und insgesamt sehr viel seltener.

Gelegentlich haben wir es mit pulmonalen Erkrankungen zu tun. Das häufigste Beispiel hierfür ist die bronchopulmonale Dysplasie (BPD). Die Mehrzahl der erkrankten Kinder leidet aber an muskuloskelettalen Problemen, also einem chronischen Versagen des ventilatorischen Systems. Wollen wir diese Kinder von einer Beatmung entwöhnen, so muss das Therapieziel auf ein schrittweises Training der Atemmuskulatur ausgerichtet sein.

17

17.12.1 Konzepte

Die tradierten Weaningkonzepte sahen eine schrittweise Reduktion der mandatorischen Druckunterstützung unter fortlaufender Beatmung vor, um zu einer steigenden Spontanatmungsaktivität zu gelangen. Durch Erkenntnisse aus der Sportmedizin hat hier ein Paradigmenwechsel stattgefunden. Beim Training eines Hochleistungssportlers kommt heute meist das sog. Intervalltraining zum Einsatz. Dem Sportler werden kurze aber intensive Trainingseinheiten angeboten, bei denen ihm submaximale Leistungen abverlangt werden. Die Kunst dieser Trainingsform besteht darin, den Sportler zu fordern ohne ihn zu überfordern. Eine supramaximale Leistung mit Übersäuern des Organismus muss unbedingt vermieden werden.

Bezogen auf den Weaningprozess bedeutet dies, dass die vorgegebenen Beatmungsparameter unverändert beibehalten werden, die Beatmung aber hochfrequent (z. B. 6-mal täglich) ganz pausiert wird. Beginnend mit sehr kurzen Weaningphasen (z. B. 6-mal täglich 1 min) wird der Patient von der Beatmung diskonnektiert. Sofern diese kurzen Spontanatmungsphasen vom Patienten toleriert werden, kann dann kleinschrittig gesteigert werden (z. B. um 1 min pro Weaningphase und Tag).

> **Um eine Überforderung des Patienten zu vermeiden, müssen klare Abbruchkriterien definiert, in einem Protokoll dokumentiert und strikt befolgt werden.**

Eine zeitliche Ausdehnung der Weaningphasen darf nur erfolgen, wenn es in der vorausgehenden Stufe nicht zu einem Abbruch der Spontanatmungsphase gekommen ist. Die Phasen mit fortlaufender Beatmung zwischen den einzelnen Weaningphasen dienen dann der Erholung und damit Vorbereitung auf die nächste Beatmungspause. Dieser zeitaufwändige Prozess sollte nicht ambulant, sondern in einem erfahrenen Beatmungszentrum erfolgen.

17.12.2 Abbruchkriterien

Die Abbruchkriterien müssen individuell für jeden einzelnen Patienten gemäß der zugrundeliegenden Pathophysiologie festgelegt werden. Kriterien, die für ein solches Protokoll herangezogen werden können, sind:

- Tachypnoe,
- Dyspnoezeichen (Nasenflügeln, Einziehungen, Kaltschweißigkeit),
- Abnahme des Tidalvolumens,
- transkutanes oder endexspiratorisches pCO_2,
- O_2-Sättigung,
- BGA (Azidose).

Kriterien können nur dann herangezogen werden, wenn ein Monitoring der entsprechenden Parameter auch technisch umsetzbar ist. So ist z. B. die Messung des Tidalvolumens bei einem spontan atmenden Kind meist sehr schwierig (möglich z. B. durch eine entsprechende Messkammer auf dem Tracheostoma).

17.13 Psychosoziale Situation

Kinder sind immer Teil eines familiären Systems. Ist ein Kind chronisch krank, dann impliziert dieses stets eine schwerwiegende Beeinträchtigung des familiären Systems. Davon betroffen sind folglich neben dem Patienten und seinen Eltern auch die gesunden Geschwisterkinder. Die Etablierung einer außerklinischen Beatmung eines Kindes mit einer häuslichen Intensivpflege verändert nicht nur den Lebensalltag des Kindes und seiner Eltern, sondern birgt auch immer die Gefahr, dass die Geschwisterkinder unter einem Mangel an elterlicher Zeit und Fürsorge leiden. Es gibt bislang nur wenige Untersuchungen, die auch die familiäre Belastung in den Fokus des Interesses einbeziehen.

17.13.1 Lebensqualität

Zwar lässt sich die Lebensqualität des betroffenen Kindes durch die Einleitung einer Beatmungstherapie verbessern. Gleichwohl ist die Lebensqualität der betroffenen Familien insgesamt signifikant niedriger als in allen verfügbaren Vergleichsgruppen.

> **Im Mittelpunkt der subjektiven Belastung steht dabei die soziale Desintegration der erkrankten Kinder und ihrer Eltern.**

17.14 Ethik

In der Pädiatrie haben wir es überwiegend mit, im juristischen Sinne unmündigen, minderjährigen Patienten zu tun. Da viele, der von uns betreuten Patienten im Rahmen ihrer Grunderkrankung auch kognitive Einschränkungen mitbringen, gehört es zum pädiatrischen Alltag, Entscheidungen im „mutmaßlichen Patienteninteresse" zu fällen. In der Regel sind diese Entscheidungen (z. B. für oder gegen lebensverlängernde Maßnahmen) nur in enger Abstimmung mit den Eltern zu treffen. Der Pädiater hat es daher fast immer mit „drei Patienten" (dem Kind und seinen Eltern) zu tun. Dies ist umso schwieriger, als diese Eltern häufig unterschiedliche Positionen zum therapeutischen Procedere einnehmen.

Besondere Dramatik kommt denjenigen Situationen zu, bei denen über Therapiebegrenzung und Sterbebegleitung eines lebenslimitierend erkrankten Kindes beraten werden muss. Durch die extreme Belastung, nicht nur des Kindes selbst, sondern auch seiner Eltern und Geschwister, werden berufliche Entwicklung und soziale Integration nur zu oft vernachlässigt. Nicht selten ist das kranke Kind der einzige und zentrale Lebensinhalt der versorgenden Eltern. Wird in dieser Situation über eine Therapiebegrenzung („Patientenverfügung") entschieden, dann drohen Eltern nicht nur ihr geliebtes Kind, sondern darüber hinaus auch ihren zentralen Lebensinhalt zu verlieren. Durch diese dramatischen Umstände kommt es häufig zur Tabuisierung und Verdrängung des drohenden Todes eines Kindes. Nicht selten wird dann für eine „Lebensverlängerung um jeden Preis" plädiert, die wiederum den behandelnden Pädiater in schwierige Konflikte stürzt, wenn er gegen seine eigenen ethischen Maxime zu handeln gezwungen wird, indem er sich wider die eigene Überzeugung gedrängt sieht, einen Sterbeprozess über Monate oder Jahre hinauszuzögern.

Zusätzlich erschwert wird dieses Dilemma, wenn kulturelle und religiöse Weltanschauungen ins Spiel kommen. So erleben wir z. B. dass Menschen muslimischen Glaubens sich oft nicht in der Lage sehen, einer Therapiebegrenzung zuzustimmen, da nur Allah eine solche Entscheidung treffen kann.

In diesen Fällen hat sich die Einbindung klinischer Ethikkommissionen und Palliativteams sehr bewährt.

Literatur

Lutz S et al (2009) Kongenitale Strukturmyopathien. Medizinische Genetik 21(3):316–321

Neurologische und neurochirurgische Symptome

Kerstin Pelzer, Martin Groß, Stefan Kappel und Gabriele Diehls

M. Groß (Hrsg.), *Neurologische Beatmungsmedizin*, https://doi.org/10.1007/978-3-662-59014-0_18

18.1 Neurologische Symptome bei beatmeten Patienten

Kerstin Pelzer

▪▪ Einleitung

Die differenzierte neurologische Untersuchung von akut intubiert und beatmeten oder beatmeten trachealkanülierten Patienten stellt für den betreuenden Arzt eine große Herausforderung dar. Ziel ist die Erkennung und Einordnung neurologischer und neurochirurgischer Symptome.

Durch die Analgosedierung oder erworbene Vigilanzminderung akut oder chronisch neurologisch oder neurochirurgisch erkrankter und ggf. trachealkanülierter Patienten ist die Kommunikation zwischen Patient und Arzt, Therapeut und Pflegenden stark eingeschränkt. Die Beurteilbarkeit, Erhebung und Deutung einzelner Symptome und deren Konsequenz für Diagnostik und Therapie sind oft schwierig. So gelingt es häufig nur über Erhebung einer Fremdanamnese und Ermittlung von objektiv patientenunabhängigen Untersuchungsbefunden sich einen Überblick zu verschaffen. Hierzu zählen die Pupillomotorik, die spontane Stellung und Motorik des Bulbus, die spontane Körpermotorik und die Untersuchung von Hirnstamm-, Fremd- und Eigenreflexen inkl. pathologischer Reflexe. Dies ist besonders wichtig, um erstmalig akut auftretende Symptome von Veränderung im Rahmen einer schon vorhandenen neurologischen oder neurologischen Grunderkrankung zu differenzieren.

Grundsätzlich sind hierbei die Identifikation der anatomischen Lage der zum Symptom führenden Läsion und die Ermittlung der zugrundeliegenden Pathophysiologie wichtige Bausteine.

Der frühzeitige Einsatz bildgebender Verfahren (MRT, CT und Sonographie), laborchemische Untersuchungen von Blut und ggf. Liquor sowie weiterführender neurophysiologischer Diagnostik sind meist unabdingbar, um eine Priorisierung hinsichtlich weiterem diagnostischen und therapeutischen Vorgehen vorzunehmen.

Nachfolgend werden neurologische Symptome bei beatmeten Patienten sowie spezielle Krankheitsbilder erörtert.

18.1.1 Störungen des Hirnstammes, der Hirnnerven und assoziierter Hirnareale

18.1.1.1 Bewusstseinsstörungen

▪ Definition und Klassifikation

Für den Begriff Bewusstsein ist es schwer, eine einheitliche Definition zu finden. Grundsätzlich ist zwischen einer quantitativen und qualitativen Komponente des Bewusstseins zu unterscheiden:

Die Wachheit oder Wachsamkeit, Aufmerksamkeit (syn. **Vigilanz,** eng. arousal) als quantitativen Anteil stellt eine Grundvoraussetzung dar (Aeschlimann et al. 2005). Vigilanz beinhaltet (Arnold et al. 1980):

> » … die Aufrechterhaltung einer bestimmten Aktivität für einen längeren Zeitraum, meist verbunden mit willkürlicher Aufmerksamkeit …

Sie unterliegt Schwankungen (Wachheitsstufen), die vom Körper selbst reguliert werden (eigenständiger Schlaf-Wach-Rhythmus). Angst, Schmerz und Freude können die Vigilanz steigern. Eine reizarme Umgebung und Langeweile senken sie (Arnold et al. 1980; Scharfetter 2010).

Davon abzugrenzen ist die Summe der Bewusstseinsinhalte, die **Luzidität** (syn. Besonnenheit, eng. awareness) als qualitativer Anteil des Bewusstseins (Aeschlimann et al. 2005). Bewusstseinsinhalte sind die dem gesunden Menschen zur Verfügung stehenden Erlebnisforme aus der Wahrnehmung des eigenen Tätigseins. Dieses erzeugt die

Wahrnehmung von Sinneseindrücken, Emotionen, Denkresultaten, Erinnerungen und Vorstellungen (Förster 2001).

▪ Anatomische Grundlagen

Voraussetzung für Wachheit ist eine normale Aktivität des aszendierenden retikulären aktivierenden Systems (ARAS). Das ARAS besteht aus Projektionen neuronaler Populationen, welche im Hirnstamm (Pons), im Mesencephalon und hinteren Hypothalamus zu finden sind. Über eine Zwischenschaltung im Thalamus und basalem Frontalhirn bewirken diese Projektionen die Aktivierung des Neocortex. Eine intakte Luzidität hat als Voraussetzung eine Grundaktivierung des ARAS und der assoziierten Kortexareale sowie eine phasische (kurzandauernde) synchronisierte Aktivität von thalamokortikothalamischen neuronalen Verbänden (Aeschlimann et al. 2005). Für die detaillierte Charakterisierung der arousal-/wachheitfördernden neuronalen Strukturen: ► Abschn. 3.2.

Dabei ist zu bedenken, dass eine eindeutige durchgehende Struktur wie das ARAS hinsichtlich des quantitativen Bewusstseins anatomisch dem qualitativen Bewusstsein nicht zugeordnet werden kann (Arnold et al. 1980).

Quantitative Bewusstseinsstörungen

▪ Pathophysiologie

Quantitative Bewusstseinsstörungen entstehen, wenn eine bilaterale Läsion im ARAS vorliegt. Die Störung kann diffus (medikamentös, toxisch, hypoxisch) oder streng lokalisiert (Infarkt, Blutung, Entzündung) im Hirnstamm, Mittel-, Zwischen- oder Großhirn lokalisiert sein. Allen Störungen gemeinsam ist eine Beeinträchtigung der Neurotransmission unterschiedlichster Genese. Daher ist die Bildgebung allein diagnostisch häufig nicht zielführend.

Von einer strategischen Läsion spricht man, wenn z. B. eine kleinste morphologische Schädigung an einer strategisch wichtigen Stelle im Bereich des ARAS zu einem komatösen Zustand führt. Beispiele wären hier mittelliniennahe Läsionen im Bereich des Diencephalon oder Mesencephalon, wo eine einseitige Schwellung beispielsweise zu einer funktionellen Störung der Gegenseite und damit zu einem Koma beim Patienten führen kann. Beim Abklingen der Schwellung kann sich der komatöse Zustand bessern. Bei streng einseitigen thalamischen oder kortikalen Läsionen tritt keine Störung des quantitativen Bewusstseins auf. Unter der Vorstellung, dass kein Hirnbezirk isoliert arbeitet und durch andere Zentren des ZNS beeinflussbar ist, kann es z. B. bei einem malignen Mediainfarkt mit ausgeprägter Ödembildung im Rahmen eines erhöhten Drucks auf ARAS-Strukturen im Hirnstamm zu einem komatösen Zustand kommen (Hansen 2013).

Im Rahmen des Locked-In-Syndroms treten keine Bewusstseinsstörungen auf, da hier eine rombencephale Läsion (Medulla oblongata) und eine ventrale Schädigung des Hirnstamms, meist infarktbedingt, unabhängig vom ARAS-System vorliegen (Hansen 2013).

▪ Schweregrad

Der Schweregrad einer gewollt medikamentös induzierten oder pathologisch bedingten quantitativen Bewusstseinsstörung lässt sich in Somnolenz, Sopor und Koma klassifizieren.

Hinsichtlich der Einschätzung der Narkosetiefe kommt z. B. die Richmond Agitation Scale (RASS; Sessler et al. 2002) zum Einsatz. Bei der Bestimmung des Schweregrads einer pathologisch bedingten quantitativen Bewusstseinsminderung sind die Glasgow-Koma-Skala (GCS; Teasdale und Jennett 1974) und die Komastadieneinteilung des neurochirurgischen Weltverbands (Brihaye et al. 1978) hilfreich. Diese sind in folgender Übersicht dargestellt.

Komastadien nach dem neurochirurgischen Weltverband (Brihaye et al. 1978)

I. Bewusstlosigkeit ohne neurologische Symptomatik, erhaltene Abwehr auf Schmerzreize
II. Bewusstlosigkeit mit neurologischer Störung (Paresen, Störung der Pupillomotorik)
III. Bewusstlosigkeit mit Hirnstamm- und Mittelhirnsyndrom: spontan oder durch Schmerzreiz ausgelöste Streck- oder Beugesynergismen, bei jedoch erhaltener Lichtreaktion
IV. Tiefe Bewusstlosigkeit, reaktionslose weite Pupillen bei erhaltener Spontanatmung (Bulbärhirnsyndrom)

Zur weiteren Einschätzung des Schweregrads einer Hirnstammschädigung dient die Prüfung der Hirnstammreflexe. Hierzu zählen der Kornealreflex, der Pupillenreflex, der vestibulookuläre Reflex, der Husten- und Würgereflex sowie der okulozephale Reflex.

▪ Ätiologie

Ätiologisch sind neurologisch/neurochirurgische und internistische Ursachen zu unterscheiden.

Häufige **neurologische** bzw. **neurochirugische Erkrankungen,** die zu qualitativer Bewusstseinsstörung führen, sind:

- verschiedene Formen der Epilepsie,
- zerebrale Hypoxie,
- Schädel-Hirn-Trauma,
- Basilaristhrombose,
- Hirnstammblutung,
- raumfordernde Prozesse inkl. raumfordernder zerebraler Infarkte,
- Hirnödem,
- Hydrozephalus,
- entzündliche Prozesse einschließlich der Meningoenzephalitis und des Hirnabszesses.

Häufige **internistische Erkrankungen,** die zu einer quantitativen Bewusstseinsstörung führen, sind:

- Exsikkose,
- kardiale Arrhthmien,
- Hypotonie,
- Hypo- und Hyperglykämien,
- Elektrolytentgleisungen,
- Urikämie,
- Leberinsuffizienz,
- Intoxikationen durch z. B. Alkohol, Drogen, Medikamente,
- Addison-Krise.

Qualitative Bewusstseinsstörungen

▪ Pathophysiologie

Ist bei der quantitativen Bewusstseinsstörung klar ein Läsionsort zu identifizieren, so gelingt das bei der pathophysiologischen Herleitung qualitativer Bewusstseinsstörungen nicht. Qualitative Bewusstseinsstörungen kommen bei bilateralen zerebralen Funktionsstörungen, die nicht das ARAS betreffen, vor. Gestört sind Funktionen des Gehirns wie Antrieb, Aufmerksamkeit, Tempo der Gedankenabläufe, Gedächtnis, Wahrnehmung, Konzentration und affektive Qualitäten, die nicht einer bestimmten Lokalisation zuzuordnen sind. Bei Beeinträchtigungen von parietookzipitalen und frontalen Bahnen sind qualitative Bewusstseinsstörungen zu finden.

▪ Ätiologie

Ursachen von qualitativen Bewusstseinsstörungen, die häufig mit Dämmerzuständen einhergehen, finden sich beim nonkonvulsiven Status epilepticus (NSE) und beim postiktalen Dämmerzustand nach einem stattgehabten Grand-mal-Anfall. Hier ist zu erwähnen, dass dieser wie auch der NSE häufig mit einer Vigilanzminderung also einer quantitativen Bewusstseinsstörung vergesellschaftet ist.

Weitere Ursachen für eine qualitative Bewusstseinsstörung sind Intoxikationen,

Hypoxie, metabolischen Entgleisungen, Delir, demenzielle und psychische Erkrankungen und die globale transiente Amnesie. Es gibt auch rein psychogene Dämmerzustände, die von den organischen abzugrenzen sind.

Jegliche Form der Bewusstseinsstörung kann bei Patienten eine vitale Notfallsituation als Folge o. g. Erkrankungen darstellen und führt häufig dazu, dass eine Indikation zur Beatmungspflichtigkeit gestellt werden muss oder die Entwöhnung von einer bestehenden Beatmung nicht gelingt.

Gleiche Priorität hat dabei das erstmalige Auftreten einer Bewusstseinsstörung oder die Veränderung einer bestehenden Bewusstseinsstorung in Qualität und Quantität. Deshalb gilt es zügig das anatomische und pathophysiologische Korrelat der Störung zu identifizieren. Es sollte daher unverzüglich eine körperliche Untersuchung, Bildgebung (kranielle MRT/CT) und je nach vermuteter Ursache eine laborchemische bzw. eine Liquoruntersuchung sowie ein EEG und ggf. weitere neurophysiologische Untersuchungen durchgeführt werden.

18.1.2 Störungen des visuellen Systems

- **Anatomische Grundlagen**

Zum visuellen System gehören die Netzhaut, die Papille, der N. opticus, das Chiasma opticum (Sehnervenkreuzung), der Tractus opticus, das Corpus geniculatum laterale, die Sehstrahlung und die okzipitale Sehrinde.

Die Retina und der N. opticus sind Ausstülpungen des Diencephalons. Also ist letzterer kein klassischer Hirnnerv, er wird von Meningen umhüllt und besteht aus ZNS-spezifischen Zellen. Die nasalen Anteile beider N. optici kreuzen im Chiasma opticum. Die Afferenzen (nasale und temporale) ziehen im Tractus opticus zu 90 % ins Corpus geniculatum laterale und enden dort. Einen klassischen Hirnnervenkern gibt es somit nicht. Nach einer Umschaltung im Corpus geniculatum laterale ziehen Axone zum Okzipitalpol und damit zur Sehrinde. 10 % der Afferenzen ziehen in der medialen Wurzel des Tractus opticus weiter. Die Informationen aus diesen Bahnen sind unbewusst. Ihre Axone enden in Zentren, die für den zirkadinen Rhythmus, den optokinetischen Nystagmus, die Weckfunktion oder die Fixierung bewegter Objekte durch unbewusste Augen- oder Kopfbewegungen verantwortlich sind (Schünke et al. 2015).

18.1.2.1 Störungen des Visus

Als Visus (Sehschärfe) bezeichnet man die Kompetenz des Auges, zwei getrennte Objekte voneinander wahrnehmen zu konnen.

Eine Visusminderung im Sinne eines akuten Sehverlusts bedeutet immer ein Notfall. Er bedarf der schnellen diagnostischen Klärung und die unverzügliche Einleitung einer spezifischen Therapie in Abhängigkeit von der Art und Schwere der Grunderkrankung. Die diagnostischen und therapeutischen Maßnahmen sind bei beatmeten Patienten häufig eingeschränkt.

Vigilante und kognitiv nicht eingeschränkte Patienten sind in der Lage, auf eine akute Visusminderung aufmerksam zu machen. Die Prüfung des Visus erfolgt hier durch das Verwenden von Sehtafeln (subjektive Visusprüfung). Der Gebrauch einer Tafel mit sog. E-Haken dient der Feststellung des Visus unter nonverbalen Bedingungen.

Bei schweren Visusminderungen, bei kognitiv eingeschränkten und vigilanzgeminderten Patienten kann das Nachahmen oder Zählen von gezeigten Finger hilfreich oder die Ermittlung des Hell-Dunkel-Sehens durch Hinwendung des Patienten zum Licht hilfreich sein. Das Verschwinden dieser Fähigkeit oder die zunehmende Handlungsunsicherheit im Verrichten alltagspraktischer Handlungen können einen groben Hinweis auf eine Visusminderung sein.

Objektive Befunde sind im Rahmen einer Bildgebung (kranielles CT/MRT), Biopsie einer Arterie (bei V. a. Arteriitis temporalis), der Erstellung eines visuell evozierten Potenzials (VEP), mittels augenärztlicher/neurologischer Untersuchung wie der Durchführung einer Augenhintergrundspiegelung, einer Bulbusskopie, einer Nystagmographie, einer automatisierten Refraktometrie und einer Spaltlampenuntersuchung zu erheben. Der Transport eines beatmungspflichtigen Intensivpatienten in eine augenärztliche Klinik oder Praxis zur apparativen Diagnostik stellt nicht selten einen hohen logistischen Aufwand und ein zusätzliches Risiko für den Patienten dar.

▪ Ätiologie

Differenzialdiagnostisch werden primäre und sekundäre Ursachen einer Visusminderung unterschieden.

- Primäre Ursachen sind z. B. die Ablatio retinae, der Zentralarterien- bzw. Astverschluss, die akute Glaskörperblutung bzw. Abhebung und die Amaurosis fugax.
- Sekundäre Ursachen sind ein Fundus hypertonus, die Strahlenretinopathie, die diabetische Retinopathie und die ischämische Ophthalmopathie. Weitere Ursachen sind eine Schädigung des N. opticus oder der Sehrinde durch Ischämie, Trauma oder Entzündung.

▪▪ Gesichtsfeldausfälle und Visusminderung im Speziellem

Abhängig von der Lokalisation der Störung im Bereich der Sehbahn kommt es zu Gesichtsfeldausfallmustern bzw. zur Erblindung:

Eine Schädigung der Retina oder des N. opticus kann zu einer Amaurosis des betroffenen Auges führen. Eine Läsion im Bereich des Chiasma opticum führt zu einer bitemporalen Hemianopsie, eine einseitige Beeinträchtigung des Tractus opticus zu einer homonymen Hemianopsie zur Gegenseite. Die Schädigung der Sehstrahlung ergibt abhängig von der anatomischen Lage eine Quadrantenanopsie, eine homonyme Hemianopsie mit Aussparung der Fovea centralis oder homonym hemianoptisches Zentralskotom (Schünke et al. 2015).

▪▪ Kortikale Blindheit

Durch beidseitige Infarzierung der Sehrinde bei Verschluss der Aa. cerebri posteriores kommt es zur Rindenblindheit. Die Patienten orientieren sich unbewusst in Richtung eines Reizes und scheinen „durch einen hindurch zu blicken“ (Ringleb et al. 2016). Sie haben für diese Störung eine Anosognosie. Die Pupillomotorik bleibt unbeeinflusst.

18.1.2.2 Störung der Pupillomotorik

Beatmete Patienten, die eine Miosis, Mydriasis, Anisokorie oder eine Störung des Pupillenreflexes aufweisen, müssen immer einer unverzüglichen diagnostischen Klärung in Form einer neurologischen Untersuchung und einer Bildgebung zugeführt werden. Um einschätzen zu können, ob der Erkrankte sich in einer vital bedrohten Situation befindet, sollten im Rahmen der neurologischen Untersuchung und Anamneseerhebung Informationen über die vorbestehende Vigilanz, eine Medikamenten- bzw. Drogenanamnese, vorbestehende ophthalmologische Erkrankungen bzw. Operationen am Auge, eingeholt werden. Es sollte auch erfragt werden, ob im Rahmen einer ophthalmologischen Untersuchung ein sog. „Weittropfen“ eines Auges zur einseitigen Mydriasis geführt hat. Liegen solche Informationen nicht vor, sind unnötige Untersuchungen möglich.

▪ Anatomische Grundlagen des Pupillenreflexes

Der **afferente Schenkel** (Weg vom Auge zum Gehirn) des Pupillenreflexes führt bei einem durch das Auge aufgenommen Lichtreiz zunächst von der Netzhaut über den Sehnerv zum Chiasma opticum. Von dort aus erfolgt die weitere Reizleitung über das Corpus geniculatum lateral zum Mittelhirn und über die Area praetectalis zum Edinger-Westphal-Kern.

Der **efferente Schenkel** (Weg vom Gehirn zur Pupille) beinhaltet einen parasympathischen und einen sympathischen Anteil:

- Die **parasympathische Efferenz,** ausgehend vom Edinger-Westphal-Kern, verläuft über den N. oculomotorius und Umschaltung auf das Ganglion ciliare breves zu den Mm. ciliare (Akkomodation) und zum M. sphincter pupillae (Naheinstellung). Dieser Muskel ist für die Regulation der Lichtreaktion verantwortlich.
- Das 1. Neuron der **sympathischen Efferenz** beginnt im Hypothalamus und zieht ipsilateral über den Hirnstamm zum Centrum ciliospinale (C8–Th2). Eine Umschaltung erfolgt auf das 2. Neuron, welches im paravertebralen sympathischen Grenzstrang nach kranial zum Ganglion cervicale superius (Nähe A. carotis communis, Lungenspitze, A. subclavia) verläuft. Dort erfolgt eine Umschaltung auf das 3. Neuron, dessen Fasern sich entlang der A. carotis interna, der A. ophtalmica und des N. abducens erstrecken. Über den N. cilliaris longi wird der M. dilatator pupillae und der Müller-Muskel (Lidhebung, Unterlidretraktion) innerviert. Der M. dilatator pupillae ist nicht an der Lichtreaktion beteiligt sondern für die Ausgangsweite der Pupille verantwortlich (Hahn 2012).

18.1.2.3 Störung der direkten und konsensuellen Lichtreaktion

Afferente Störung des Pupillenreflexes

▪▪ Amaurotische Pupillenstarre

Bei einer einseitigen Schädigung des N. opticus fällt bei Beleuchtung des erkrankten Auges die direkte Lichtreaktion des betroffenen Auges und konsensuelle Lichtreaktion der Gegenseite aus. Bei Beleuchtung des gesunden Auges sind die direkte Lichtreaktion des gesunden und die konsensuelle Lichtreaktion des erkrankten Auges erhalten. Die Afferenz wird über die nicht betroffene Seite vermittelt. Die Konvergenzreaktion bleibt erhalten (Schünke et al. 2015).

Efferente Störung des Pupillenreflexes

▪▪ Absolute Pupillenstarre

Bei Schädigung des Hirnstammes insbesondere des Edinger-Westphal-Kerns, des übrigen Mittelhirns, des parasympathischen Okulomotoriuskerns und des N. oculomotorius oder des Ganglion ciliare reagiert die Pupille weder auf Beleuchtung des erkrankten oder gesunden Auges (Ausfall von direkter und konsensueller Lichtreaktion) noch ist die Konvergenz erhalten (Schünke et al. 2015). Bei Schädigung des Edinger-Westphal-Kerns oder des Hirnstamms tritt die absolute Pupillenstarre meist beidseitig auf.

Bei einer Rindenblindheit (Störung der Sehrinde) oder der Sehstrahlung sind direkte und indirekte Lichtreaktion unbeeinträchtigt.

18.1.2.4 Störungen der Pupillenweite

Miosis

Neben der physiologischen Miosis, die beim Lichteinfall oder des Nahfixationstrias (Nahfixation, Konvergenz, Akkomodation) auf einem oder beiden Augen entsteht und als Adaptation gewertet wird, gibt es unterschiedliche pathologische oder pharmakologische ein- oder beidseitige Formen der Miosis.

- Eine meist einseitige Störung der sympathischen Versorgung (Lähmung des M. dilatator pupillae) führt zu einer Miosis im Sinne eines Hornersyndroms.
- Eine beidseitige Reizmiosis und eine reflektorische Pupillenstarre (Fehlen der direkten und indirekten Lichtreaktion bei

erhaltener Konvergenzreaktion) kommt beim Argyl-Robertson-Syndrom im Rahmen der Neurolues vor.
- Bei der Miosis spastica entsteht bei Reizung des Parasympathikus im Okulomotoriussystem und geht in eine Mydriasis paralytika als Vorstadium einer Okulomotoriusparese über. Metabolische Enzephalopathien können ebenfalls zu einer Miosis führen.
- Pharmakologisch tritt eine Miosis mit der Gabe von Pilicarpin als Behandlung des Glaukoms und bei systemischer Gabe von Opiaten, α-Rezeptor-Blockern, Chloralhydrat und Cholinesterasehemmern (Insektizide) auf.

▪▪ Horner-Syndrom

▪ Ätiopathologie

Beim Horner-Syndrom liegt eine Schädigung der sympathischen Innervation des Auges vor. Diese kann sich zentral (1. Neuron), präganglionär (2. Neuron) oder postganglionär (3. Neuron) befinden.
- Ein **zentrales Horner-Syndrom** tritt aufgrund der engen anatomischen Nähe des sympathischen Trakts zur Pyramidenbahn oder der Hirnnervenkerne selten isoliert auf. Es kommt z. B. im Rahmen des Wallenberg-Syndroms als Folge eines lateralen Medulla-oblongata-Infarkts vor. Infarkte des Hypothalamus und der Inselregion, intrazerebrale Blutungen, Tumoren und Affektionen des zentralen Myelons können ebenfalls zu einem zentralen Horner-Syndrom führen (Sawires und Berek 2012).
- **Präganglionär** führen Tumoren, operative Eingriffe im Bereich des Halses, des Thorax und der Schilddrüse sowie Affektionen im Bereich des Plexus brachialis, der Pleuraspitze und des Mediastinums zu einem Horner-Syndrom (Sawires und Berek 2012).
- Bei dem Verdacht auf ein **postganglionäres Horner-Syndrom** sollte immer an die Schädigung der A. carotis gedacht werden. Durch eine Dissektion im Bereich der A. carotis interna kommt es durch eine Verletzung des Plexus caroticus zu einem Horner-Syndrom. Dies ist häufig ein erster Hinweis auf einen drohenden Schlaganfall im durch die A. carotis interna versorgten Hirnareale. Weiterhin kommt ein Horner-Syndrom bei einer Thrombose des Sinus cavernosus oder durch Affektion des Ganglion cervicale superior durch Neoplasien oder Schädigungen der A. carotis externa vor (Sawires und Berek 2012).

▪ Symptomatik

Die klassischen Symptome eines Horner-Syndroms sind **Miosis** (Parese des M. dilatator pupillae), **Ptosis** (Parese des M. tarsalis sup.), **(Pseudo)enophtalmus** (Upside-down-Ptosis durch Inaktivierung des M. tarsalis inferior) und eine Störung der Schweißsekretion im Gesicht (Sawires und Berek 2012).

▪ Therapie

Die Therapie des Horner-Syndroms besteht in der Behandlung der zugrundeliegenden Erkrankung.

Mydriasis

Ein Anisokorie im Sinne einer Pupillendifferenz um 0,5 mm gilt als physiologische Mydriasis. Ebenso kommt es bei intensiven Emotionen wie Freude, Ärger oder Angst zu einer physiologischen Form der Mydriasis.

Bei Störung der parasympathische Efferenz im Sinne einer Okulomotoriusparese oder einem Hirnstamm- oder Mittelhirnsyndrom kommt es je nach Schädigungsausmaß zu einer einseitig- oder beidseitigen Mydriasis (▶ Abschn. 18.1.1.1) und bedeutet in der Regel für den Patienten eine vital bedrohliche Situation.

Medikamentös wird eine Mydriasis durch anticholinerge trizyklische Antidepressiva, Antihistaminika, Kokain und Amphitamine erzeugt. Bei Konsum von Engelstrompete, Tollkirsche und Bilsenkraut entsteht ebenfalls eine beidseitige Pupillenerweiterung. Lokal können ein Glaukom, ein Bulbustrauma und eine Iridozyklitis zur Mydriasis führen. Eine Reizmydriasis entsteht durch Irritation sympathischer Fasern bei ipsilateralen Erkrankungen im Brustraum oder bei Schädel-, Gesichts- oder Halstraumen.

18.1.2.5 Störung der Augenmotilität und Nystagmusformen

▪ Anatomische Grundlagen

In der Mittelhirnhaube befinden sich zum einen die somatomotorischen Kerne des N. trochlearis und zum anderen die des N. oculomotorius mit den assozierten parasympathischen Kernen. Die Kerne des N. abducens sind in der Pons zu finden. Die Augenmuskelnerven ziehen von ihren Kerngebieten durch den Sinus cavernosus (nahe A. carotis interna) letztlich in die Orbita zu den von ihnen versorgten Muskeln (Schünke et al. 2015). Vom N. oculomotorius werden die Mm. recti superiores, inferiores und mediales, der M. obliquus inferior und der M. levator palpebrae superius innerviert. Mit seinem parasympathischen Anteil, der außen am Nerv liegt, werden der M. sphincter pupillae sowie die Mm. ciliares innerviert. Der N. abducens versorgt den M. rectus lateralis und der N. trochlearis den M. obliquus superior.

Der Faszikulus longitudinalis medialis (MLF) verbindet die Augenmuskelkerne untereinander und enthält Fasern des kontralateralen Abducenskerns, die dann zum ipsilateralen Kern des N. oculomotorius ziehen. Ebenfalls im Bereich der Pons befindet sich die paramediane pontine Formatio reticularis (PPRF). Hier befindet sich das pontine Blickzentrum und damit die Steuerung der horizontalen Blickbewegungen.

Für die vertikale Steuerung der Augenbewegungen ist zum einen die im Mittelhirn liegende mesencephale Formatio reticularis (MRF), zum anderen der rostrale interstitielle Kern des longitudinalen Faszikel (riMLF) verantwortlich. Neurone des MRF und PPRF sind über den medialen longitudinalen Faszikel miteinander verbunden. Grundsätzlich wird die Okulomotorik noch von weiteren Strukturen des Kleinhirns, des extrapyramidalen Systems, des vestibulären Systems und von kortikalen Strukturen beeinflusst. Ein pathologischer Nystagmus ist Ausdruck einer Störung im komplexen Apparat der Vernetzung von peripher vestibulärem System, zentral vestibulären Verbindungen und motorischen Kerngebieten, insbesondere der der Augenmuskeln.

> **Bei der Beurteilung der Augenmotilität sollten die okuläre Fixation, Sakkaden (schnelle Augenbewegungen), Blickfolgebewegungen, Konvergenz, optokinetischer Nystagmus, provozierter Nystagmus, vestibulookulärer Reflex und dessen visuelle Suppression beurteilt werden (Straumann 2012).**

▪ Ätiologie

Zu einer Schädigung der Augenmuskelnerven, deren Kerngebiete, der PPRF, des riMLF, der MRF oder übergeordneter supranukleärer Strukturen sowie des peripher vestibulären Systems kommt es direkt im Rahmen traumatischer, entzündlicher, vaskulärer (einschließlich diabetischer), paraneoplastischer und neoplastischer Affektionen. Indirekt kann eine Hirndrucksymptomatik unterschiedlicher Genese zu einer Schädigung der oben genannten Strukturen führen.

Paretischer Strabismus

Von einer **äußeren Okulomotoriusparese** spricht man, wenn nur die äußeren Augenmuskeln inkl. des M. levator palpebrae superius betroffen sind. Das Auge steht nach außen unten und es besteht eine Ptosis.

Eine **innere Okulomotoriusparese** zeigt sich in einer Mydriasis und einer Akkomodationsstörung (Schünke et al. 2015; Straumann 2012).

Die verschiedenen Augenmuskeln müssen insbesondere bei einer Schädigung auf Kernebene nicht immer gleich betroffen sein, da hier die Neurone für die einzelnen Muskeln einzeln gruppiert sind.

- Bei Herniation des Uncus in den Tentoriumschlitz im Rahmen einer Hirndrucksymptomatik kommt es zu einem vermehrten Druck auf den **N. oculomotorius,** was als erstes zu einer inneren Okulomotoriusparese führt, da sich die parasympathischen Fasern im äußeren Bereich des Nervs verlaufen.
- Eine Schädigung des **N. trochlearis** bewirkt ein höher, nach innen stehenden Bulbus.
- Bei einer Läsion des **N. abducens** (häufigste periphere Augenmuskelparese) kann das Auge nicht nach lateral bewegt werden.

Blickparesen

Bei einer ein- oder beidseitigen Schädigung der PPFR kommt es zu einer Verlangsamung oder Ausfall der sakkadischen Augenbewegungen im Sinne einer horizontalen sakkadische Blickparese. Die schnellen Nystagmusphasen sind dabei mitbetroffen (Straumann 2012). Nicht betroffen sind der VOR und die Ausführung von Folgebewegungen. Ist der Abduzenskern betroffen, ist dies mit einer globalen ipsilateralen horizontalen Blickparese vergesellschaftet (Straumann 2012). Konkret heißt dies, dass alle Arten von Augenbewegungen in ipsilateraler Richtung betroffen sind. Fallen beide Abduzenskerne aus, kann der Patient nur noch vertikale Augenbewegungen und Lidbewegungen ausführen.

18

Zu einer vertikalen Blickparese kommt es bei Schädigung des riMLF (Straumann 2012) oder der MFR.

Internukleäre Ophthalmoplegie (INO)

Bei einer Schädigung des medialen longitudinalen Faszikels kommt es ipsilateral zu einer monokulären Adduktionsparese und kontralateral zu einem dissoziierten zentrifugalen Nystagmus des abduzierenden Auges. Die Konvergenzreaktion bleibt in der Regel erhalten, da diese über kortikale Bahnen zu den beiden Okulomotoriuskernen gesteuert wird.

Eineinhalb-Syndrom

Im Rahmen einer Läsion des medialen longitudinalem Faszikels und des ipsilateralen Abduzenskerns kann das ipsilaterale Auge horizontal nicht mehr bewegt werden. Das kontralaterale Auge kann nur noch eine Abduktion mit dissoziiertem Nystagmus ausführen.

Deviation conjuguée

Bei ausgeprägten kortikalen und subkortikalen Schädigungen (frontale Kortex und/oder Marklageranteile) kommt es zu Blickdeviation zur Läsion und einer Blickparese zur Gegenseite bei erhaltenem VOR.

Skew Deviation

Bei einer vertikalen Schielstellung, bei der das eine Auge höher und des andere tiefer steht spricht man von einer Skew Deviation (engl. *Skew* schief, *deviation* Abweichung). Ursächlich sind hier supranukleäre Schädigungen im Bereich des Hirnstamms und des Kleinhirns, Schädigungen in der Pons und periphere Schäden des Vestibularapparats.

(Physiologischer) Nystagmus

Als ein Nystagmus werden unwillkürliche rhythmische Augenbewegungen bezeichnet, die eine schnelle Bewegung in die eine Richtung und eine langsamere Rückstellbewegung in die Gegenrichtung beinhaltet. Die Richtung wird nach der schnelleren Komponente festgelegt.

Zu den **physiologischen Nystagmusformen** zählen der erschöpfliche Endstellnystagmus bei Folgebewegungen, der kalorischer Nystagmus bei Spülung eines

Ohrs mit kaltem oder warmen Wasser, den Rotations- und Postrotationsnystagmus und der optokinetischen Nystagmus (Zugfahrnystagmus).

Pathologische Nystagmusformen

▪▪ Horizontaler Spontannystagmus

Der periphere vestibuläre horizontale rotierende Spontannystagmus kommt bei Affektionen peripherer vestibulärer Strukturen (Labyrinth, vestibulärer Nerv, Neuritis vestibularis) vor. Er geht mit unscharfem Sehen, horizontalen Oszillopsien und Drehschwindel einher. Er nimmt beim Blick in Richtung der schnellen Phase des Nystagmus zu, beim Blick in Richtung der langsamen Phase ab und kann durch visuelle Fixation unterdrückt werden.

bzugrenzen hiervon ist der erworbene horizontale Spontannystagmus bei Ischämien im Bereich des Kleinhirns oder des Hirnstamms infolge eines PICA–Infarkts (Pseudoneuritis). Dieser ist vergesellschaftet mit einer Deviation der Augen. Der Kopfimpulstest ist normal und der Spontannystagmus ändert bei exzentrischem Blick die Richtung (Straumann 2012).

▪▪ Down-beat-Nystagmus

Er ist die häufigste Form eines zentralen Spontannystagmus und kommt bei einer Unterfunktion des Flokkukus (Kleinhirn) meist als Folge eines degenerativen Prozesses vor. An Begleitsymptomen treten unscharfes Sehen, vertikale Oszillopsien, Schwankschwindel und posturaler Ataxie (Straumann 2012) auf.

▪▪ Up-beat-Nystagmus

Bei Affektionen mittellliniennaher Strukturen im Bereich des Mesencephalon oder der Medulla oblongata kommt es zum Up-beat-Nystagmus. Bei Läsionen im Mesencephalon kann er mit einer internukleären Ophthalmoplegie vergesellschaftet sein.

Weitere Formen von Spontannystagmus wie der See-saw-Nystagmus, der erworbene Pendelnystagmus, der periodische alternierende Nystagmus und der infantil/kongenitale Nystagmus sind spezielle Varianten und können in der Leitlinie Augenmotilitätsstörung inkl. Nystagmus (Straumann 2012) nachgelesen werden.

Sakkadische Intrusionen und Oszillationen

▪▪ Ocular Flutter und Opsoklonus

Unwillkürliche horizontale Sakkaden, mit denen sich die Augen konjugiert hin und her bewegen, bezeichnet man als Ocular flutter.

Von Opsoklonus spricht man, wenn sich die Sakkaden in alle Richtungen bewegen (Straumann 2012).

In Bezug auf Square-Wave-Jerks und Myokymie des M. obliquus superior sei auf die Leitlinie Augenmotilitätsstörung inkl. Nystagmus hingewiesen (Straumann 2012).

18.1.3 Störungen der mimischen Muskulatur

▪ Anatomische Grundlagen

Im somatomotorischen Kortex (Gyrus precentralis) befinden sich die Perikarya des 1. motorischen Neurons, welches den Nucleus N. facialis innerviert. Der Nukleus N. facialis ist anatomisch gesehen zweigeteilt. Der obere Teil ist für die Innervierung der Stirn- und Augenmuskultur (Lidschluss) zuständig und wird bilateral durch das 1. Neuron versorgt. Der untere Teil versorgt die untere Gesichtsmuskulatur und wird vom 1. Neuron nur kontralateral innerviert. Im Nukleus N. facialis, der sich in der Pons befindet, sind die Perikarya des 2. motorischen Neurons. Ihre Axone ziehen zur mimischen Muskulatur. Der N. intermedius, der dem N. facialis angegliedert ist, enthält parasympathische und sensible Faser zur

Versorgung der Tränen- und Speicheldrüsen sowie Geschmacksfasern für die vorderen zwei Drittel der Zunge.

18.1.3.1 Zentrale und periphere faciale Parese

Bei einer zentralen Parese (supranukleär, Ausfall des 1. motorischen Neurons) kommt es daher zu einer kontralateralen Lähmung der unteren mimischen Muskulatur und zu einer Artikulationsstörung. Bei einer peripheren Parese (infranukleär, 2. motorisches Neuron) ist ipsilateral die gesamte mimische Muskulatur gelähmt. Der Lidschlussreflex fehlt und je nach Schädigungsort sind auch Tränen- und Speichelsekretion und eine Beeinträchtigung des Geschmacks in den vorderen zwei Dritteln der Zunge zu verspüren.

18.1.4 Störungen des motorischen Systems

▪ **Anatomische Grundlagen**

Die Planung und Imitierung von Bewegungen erfolgt im Assoziationskortex und in der Großhirnrinde, auf der sämtliche Areale des Körpers repräsentiert sind. Bewegung kann in eine bewusste und in eine sterotyp automatisierte Komponente eingeteilt werden. Bewusste Motorik wird im Großhirn, automatisierte Abläufe im Großhirn, Zwischenhirn und Hirnstamm generiert. Meist bestehen aber Bewegungsabläufe aus beiden Komponenten. Zur Bewegungsausführung sind weitere subkortikale Zentren wie die Basalkerne im Großhirn, im Diencephalon, motorische Abschnitte des Thalamus und im Hirnstamm der Nucleus ruber, Substantia nigra und die Olive beteiligt.

Grundsätzlich gehört zum somatomotorischen System das zentrale Nervensystem (1. motorisches Neuron), das periphere Nervensystem (2. motorisches Neuron) sowie ein Effektor (Muskel) (Schünke et al. 2015).

Die **Pyramidenbahn** (1. motorisches Neuron) steuert bewusste, willkürliche Bewegungen. Ihre Perikarya liegen im motorischen Kortex. Die Neurone der Pyramidenbahn ziehen durch die Capsula interna zu den Hirnnervenkernen im Hirnstamm (Fibrae corticonuclearis) und zur Formatio reticularis (Fibrae corticoreticularis). Weiter ziehen Neurone (Fibrae corticospinales) nach kaudal, wo sie dann in der Pyramidenbahnkreuzung (Medulla oblongata) zu 80 % zur Gegenseite kreuzen. Als Tractus corticospinalis endet die Pyramidenbahn an den Vorderhornzellen im Rückenmark. Die Perikarya des 2. motorischen Neurons befindet sich in den Kerngebieten der motorischen Hirnnervenkerne sowie in den Vorderhörnern. Ihr Neurone bilden die Hirnnerven und die Spinalnerven. Die Axone des 2. motorischen Neurons enden mittels der motorischen Endplatte am Muskel (Effektororgan).

Die Neurone des absteigenden extrapyramidalen Systems haben ihre Perikarya in den Basalkernen, im Nucleus ruber, dem Kortex und der Substantia nigra. Sie enden nach Umschaltung auf den Motoneuronen im Rückenmark. Das extrapyramidale System ist eng mit dem pyramidalen verzahnt und ist für die Feinabstimmung und die Vorbereitung der Bewegung, den Muskeltonus sowie für automatisierte und erlernte motorische Abläufe (Rad fahren, gehen) zuständig.

Eine Schädigung des zentral- und periphermotorischen Systems führt zu Paresen. Als Parese (griech. Paresis: Erschlaffen) bezeichnet man eine unvollständige Lähmung der Muskulatur. Im Gegensatz dazu wird eine vollständige Lähmung als Plegie bezeichnet.

Eine Parese/Plegie kann in Folge einer Schädigung des 1. und 2. Motoneurons auftreten. Läsionen des 1. Motoneurons führen in der Regel bei Mitbeteiligung extrapyramidaler Bahnen zu spastischen, bei einer Schädigung des

2. Motoneurons resultieren immer schlaffe Paresen/Plegien.

Läsionen des extrapyramidalen Systems führen zu einer Störung des Muskeltonus und zu koordinativen Störungen. Die Koordination von Bewegungen wird außerdem vom Kleinhirn und dem sensiblen/sensorischen System beeinflusst.

▪ Ätiologie

Zu Störungen des motorischen Systems führen vaskuläre, entzündliche, traumatische, hypoxische und chemisch-toxische Ursachen.

18.1.4.1 Schädigung der zentral motorischen Bahnen und peripheren Nerven nach Läsionsort

- **Rindennahe Schädigung**
  Da Gesicht und Hand besonders prominent im Bereich des motorischen Kortex repräsentiert sind, kommt es bei Verletzung der Läsion in diesem Areal zu einer schlaffen kontralateralen brachiofazial betonten Hemiparese, da die extrapyramidalen Fasern nicht betroffen sind (Schünke et al. 2015).
- **Schädigung in Höhe der Capsula interna**
  Im Rahmen einer Schädigung der Pyramidenbahn und extrapyramidaler Fasern entsteht eine kontralaterale spastische Hemiplegie, da hier meist alle Fasern der Pyramidenbahn (enge Zusammenlagerung) geschädigt werden (Schünke et al. 2015).
- **Schädigung in Höhe der Hirnschenkel**
  Die Fasern der Pyramidenbahn liegen weiter auseinander. Es resultiert eine spastische Hemiparese
- **Schädigung in Höhe der Brücke** (► Abschn. 18.1.8)
  Die Patienten weisen eine kontralaterale spastische Hemiparese oder eine spastische Tetraparese auf. Additiv kommt eine ipsilaterale Abduzens- und/oder Trigeminuskernschädigung hinzu (Schünke et al. 2015).
- **Schädigung in Höhe der Pyramide**
  Eine ausschließliche Läsion der Pyramide führt zu einer schlaffen kontralateralen Parese, da hier Pyramidenbahn und extrapyramidale Bahn nicht zusammen verlaufen (Schünke et al. 2015).
- **Schädigung in Höhe des Rückenmarks**
  Hier kommt es, abhängig von der Höhe zu einer ipslateralen spastischen Hemi- oder Tetraparese oder Beinparese (Schünke et al. 2015).
- **Schädigung peripherer Nerven**
  Hier entstehen schlaffe Paresen/Plegien im Bereich der Muskulatur des versorgenden Nervs.

18.1.4.2 Schädigung des extrapyramidalen Systems

- **Spastik** (griech. Spasmos: Krampf)
  Spastik definiert sich als eine erhöhte Eigenspannung der Skelettmuskulatur und tritt als Folge einer Schädigung des extrapyramidalen Systems auf (► Abschn. 18.2).
- **Dystonie** (altgriech. Dys: schlecht/falsch, tonos: Spannung)
  Als Dystonien wird eine Gruppe von Bewegungsstörungen in Folge von Störungen im Bereich des extrapyramidalen Systems bezeichnet. Die Wichtigsten sind im Folgenden zusammengefasst.
  - **Athetosen**
    Hierzu rechnet man unwillkürliche, langsame ausfahrende Bewegungen von Händen und Füßen.
  - **Tremor** (lat. tremere: zittern)
    Rhythmische, sich wiederholende, unwillkürliche Kontraktionen entgegenwirkender Muskeln bezeichnet man als Tremor. Unterschieden werden einzelne Formen nach Auftreten in Ruhe oder bei Bewegungen, Vorkommen im Bereich einzelner Körperpartien, Frequenz, Stärke und Ursache.
  - **Ballismus** (griech. ballein: werfen, schleudern)

Plötzliche, unwillkürliche starke Schleuderbewegungen der Arme und Beine sowie des Schulter- und Beckengürtels werden als Ballismus bezeichnet.

- **Chorea** (griech. c(h)orea: Tanz)
Unbeeinflussbare, plötzliche schnelle, unregelmäßige Bewegungen des Gesichts, des Halses, der Extremitäten und des Rumpfs, die sowohl in Ruhe und bei willkürlich indizierten Bewegungen auftreten, werden als Chorea definiert.
- **Rigor** (lat. Starrheit)
Durch gleichzeitigen Agonisten- und Antagonistenaktivierung kommt es zu einer Erhöhung des Muskeltonus.
- **Akinesie** (altgriech. a ohne, kinesis Bewegung)
Durch Störung des extrapyramidalen Systems kommt es zu einer Bewegungsarmut bis hin zur Bewegungslosigkeit.

18.1.4.3 Schädigungen der Koordination

Bei einer **Ataxie** ist die Koordination von Bewegungsabläufen hinsichtlich der Zielführung gestört. Sie spiegelt sich in Dyssynergie, Dysmetrie, Dysdiadochokinese, Gangunsicherheit und Fallneigung wieder. Unterschieden werden können zentrale, spinale und zerebelläre von peripher sensorischen Formen.

18.1.5 Störungen des sensorischen/sensiblen Systems

■ **Anatomische Grundlagen**

18

Mit Hilfe des sensorischen/sensiblen Systems werden Sinneseindrücke aus der Peripherie an das Rückenmark und das Gehirn übermittelt. Neben der Fähigkeit des sensiblen Systems, Berührung, Schmerz, Temperatur wahrzunehmen und sich selber im Raum einordnen zu können, sind der Geruchs-, Geschmacks-, Gleichgewichtssinn sowie die Fähigkeit zu sehen und zu hören Leistungen des sensorischen Systems. Letztere werden über die entsprechenden Hirnnerven vermittelt. Zu Beginn sollen hier einige Begrifflichkeiten geklärt werden.

- **Exterozeption** (Außenwahrnehmung)
Hierunter wird die Oberflächensensibilität in Form der protopathische Sensibilität (Schmerz-, Temperatur-, Druck- und grobe Berührungsempfindung) und der epikritische Sensibilität (feine Berührung, 2-Punkte-Diskriminierung und Vibration) unterschieden.
- **Propriozeption** (Eigenwahrnehmung)
Hierunter wird die Tiefensensibilität verstanden. Sie ermöglicht dem Individuum die räumliche Wahrnehmung des eigenen Körpers durch Aufnahme von Reizen und Impulsen durch Muskelspindeln und Dehnungsrezeptoren in Sehnen und Gelenkkapseln. Es lässt sich ein Stellungs-, Bewegungs- und Kraftsinn differenzieren. Unterschieden wird eine bewusste von einer unbewussten Komponente.

■■ **Afferente Bahnen des sensorischen Systems**

- **Vorderseitenstränge**
Informationen zum groben Tast- und Berührungssinn, zur Schmerz- und Temperatur- und Sexualempfindungen werden von Rezeptoren z. B. in der Haut über periphere Nerven zu Perikarya des 1. Neurons im Spinalganglion geleitet. Von hier aus ziehen dessen Fasern zum Hinterhorn. Hier befinden sich die Perikarya des 2. Neurons. Die Fasern des 2. Neurons kreuzen in der Commissura anterior zur Gegenseite und verlaufen dort als Tractus spinothalamicus anterior (grober Tast- und Berührungssinn) und des Tractus spinothalamicus lateralis (Schmerz, Temperatur) und erreichen danach den Nucleus ventralis posterolateralis

im Thalamus. Hier befindet sich das 3. Neuron. Die Fasern des 3. Neurons ziehen zum Gyrus postcentralis.

- **Hinterstränge**
  Informationen hinsichtlich des feinen Tast- und Berührungssinns, der Vibration und der bewussten Propriozeption werden über Rezeptoren in der Haut, Dehnungsrezeptoren und Muskelspindeln über Fasern peripherer Nerven zum Spinalganglion (1. Neuron) geleitet. Von dort aus ziehen Faser des 1. Neurons als Tractus cuneatus (Repräsentation Arm) und des Tractus gracilis (Repräsentation Bein) ungekreuzt in die Medulla oblongata zu den Nuclei cuneatus und gracilis wo sich die Perikarya des 2. Neurons befinden. Die Fasern des 2. Neurons kreuzen als Lemniscus medialis im Hirnstamm auf die Gegenseite und enden im Nucleus ventralis posterolateralis im Thalamus. Hier liegen die Perikarya des 3. Neurons. Deren Fasern enden an den Perikarya des 4. Neurons in der Hirnrinde.
- **Kleinhirnseitenstränge**
  Informationen über unbewusste Propriozeption werden über die jeweiligen Rezeptoren über periphere Nerven zunächst in das Spinalganglion weitergeleitet, wo sich das 1. Neuron befindet. Dessen Fasern ziehen zum Hinterhorn des Rückenmarks, indem sich die Perikarya des 2. Neurons befinden. Die Fasern des 2. Neurons ziehen im Tractus spinocerebellaris anterior (kreuzt teilweise) und im Tractus spinocerebellaris posterior (kreuzt nicht) zum Kleinhirn. Ein 3. Neuron fehlt. Mittels der unbewussten Propriozeption werden unbewusste Bewegungsabläufe wie z. B. das Laufen gesteuert.

18.1.5.1 Störungen der einzelnen sensiblen Qualitäten

- **Dysästhesie** (griech. Miss- oder Fehlwahrnehmung)
  Als Dysästhesie wird eine unangenehme in ihrer Qualität veränderte Wahrnehmung der Sensibilität auf Berührung bezeichnet. Beispiele sind ein Elektrisieren oder Brennen.
- **Parästhesie** (griech. „paraisthesis", „neben, daran vorbei" „Wahrnehmung")
  Eine unangenehme oder auch schmerzhafte Wahrnehmung auch ohne einen sensiblen/sensorischen Reiz wird als Parästhesie bezeichnet. Beispiele wären hierfür eine Kribbelparästhesie, ein Brennen oder ein Gefühl wie in einem festen Strumpf zu stecken.
- **Anästhesie** (altgriech. „Empfindungslosigkeit")
  Ein kompletter Ausfall aller sensibler/sensorischer Wahrnehmung.
- **Analgesie, Pallanästhesie, Thermanästhesie**
  Fehlt die Wahrnehmung für Schmerz, Vibration oder Temperatur wird von einer Analgesie, einer Pall- oder einer Thermanästhesie gesprochen.
- **Hypoästhesie/Hypästhesie** (griech. „unter/darunter/verminderte" „Wahrnehmung")
  Allgemein gilt die Bezeichnung Hypo- oder Hypästhesie für eine verminderte Wahrnehmung sensibler Reize. Im Speziellen ist eine verminderte Berührungs- oder Tastempfindung gemeint. Wird ein Schmerz-, Vibrations- oder ein thermischer Reiz vermindert wahrgenommen, ist dies mit einer **Hypalgesie, Pallhypästhesie** bzw. **Thermhypästhesie** gleichzusetzen.
- **Hyperästhesie** (griech. „über/darüber/gesteigerte" „Wahrnehmung")
  Unter Hyperästhesie wird allgemein eine gesteigerte Wahrnehmung auf sensible Reize und speziell eine vermehrte Berührungs- und Tastempfindung verstanden. Eine gesteigerte Wahrnehmung für Schmerz-, Temperatur- und Vibrationsreize wird als Hyperalgesie, Thermhyperästhesie und Pallhyperästhesie bezeichnet.

- **Allodynie** (griech. „anders" „Schmerz")
- Auf einen nicht schmerzhaften Reiz erfolgt eine meist ausgeprägte Schmerzempfindung.
- **Hyerpathie**
  Führt ein schmerzhafter oder nicht schmerzhafter Reiz (z. B. Berührung) zu einer verstärkten Schmerzempfindung stellt dieses eine Hyperpathie dar.

18.1.5.2 Schädigungen des sensorischen/sensiblen Systems nach Lokalisationsort

- **Kortikale und subkortikale Schädigung**
  Läsionen in diesem Bereich führen zu einem Ausfall oder einer Beeinträchtigung der Wahrnehmung der groben oder feinen Berührung, der Temperaturwahrnehmung, der Schmerzempfindung, des Vibrationssinnes und der bewussten Propriozeption der kontralateralen Seite.
- **Thalamische und subthalamische Schädigung**
  Da im Thalamus alle bewussten sensiblen und sensorischen Informationen umgeschaltet werden, wird diese Region auch „Tor zum Bewusstsein" genannt. Eine komplette Schädigung führt zum Ausfall aller sensiblen/sensorischen Wahrnehmungen. Bei einer Teilschädigung kommt es lokalisationsabhängig zu unterschiedliche Störungen aller sensiblen Qualitäten. Erwähnt sei hier das thalamische Schmerzsyndrom nach Schädigung zentraler Schmerzneuronen.
- **Schädigungen des Tractus spinothalmicus lateralis**
  Kontralateraler Ausfall oder Störung des Schmerz- und Temperatursinns.
- **Schädigungen des Tractus spinothalmicus anterior**
  Kontralateraler Ausfall oder Störung von Tast- und Berührungssinn.
- **Schädigung der Hinterstränge**
  Ipsilateraler Ausfall oder Störung von Lage- und Vibrationssinn und 2-Punkte-Diskrimination.
- **Schädigung des Hinterhorns**
  Ipsilateraler Ausfall oder Störung von Schmerz- und Temperaturempfindung und/oder des groben Tast- und Berührungssinns, da sich die Perikarya des Tractus spinothalmicus anterior etwas zentraler im Rückenmark befinden und es somit zu einer dissoziierten Empfindungsstörung mit ipsilateralem Ausfall von Temperatur und Berührung aber erhaltenem Tast- und Berührungssinn kommt.

18.1.5.3 Schädigung der Hinterwurzel oder eines peripheren Nerven

Es entstehen ipsilaterale sensible Störung oder Ausfall aller Qualitäten, die dem Versorgungsgebiet eines peripheren Nervs oder bei radikulärer Schädigung einem Dermatom zuzuordnen sind.

Schmerz

Schmerz stellt bei neurologisch erkrankten, beatmeten Patienten ein häufiges Symptom dar und schränkt die Lebensqualität betroffener Patienten ein.

Die Einordnung hinsichtlich Schmerzdauer, Schmerzintensität und Schmerzqualität erfolgt beim bewusstseinsklaren Patienten mittels Schmerzskalen (Numeric Rating Scale, NRS; visuelle Analogskala, VAS), Schmerztagebuch und einer ausführlichen Anamnese. Bei bewusstseinsgetrübten und kognitiv eingeschränkten Patienten ist diese Schmerzerhebung deutlich erschwert. Eine intensive Krankenbeobachtung und das Registrieren von Begleiterscheinungen in Form von vegetativen und psychischen Symptomen sowie von Mimik und Bewegung sind von besonderer Wichtigkeit.

Definition

Laut der International Association for the Study of Pain (IASP) ist Schmerz:

> … ein unangenehmes Sinnes- und Gefühlserlebnis, das mit aktueller oder potenzieller Gewebsschädigung verknüpft ist oder mit Begriffen einer solchen Schädigung beschrieben wird.

Akuter Schmerz

Ein akuter Schmerz entsteht durch eine Schädigung von Gewebe oder Nerven, ist gut lokalisierbar und endet, wenn die zugrundeliegende Ursache für die Schmerzsymptomatik behoben ist. Sie bedeutet für den Organismus eine Warn- und Schutzfunktion und ist häufig mit einer motorischen Begleitreaktion (Fluchtreaktion beim z. B. Entfernen der Hand von der heißen Herdplatte) verbunden.

Chronischer Schmerz

Der chronische Schmerz hat seine Leit- und Warnfunktion verloren und gilt als eigenständiges Krankheitsbild. Es besteht nicht selten keine direkte Korrelation zwischen dem Ausmaß der Gewebeschädigung und der Schmerzintensität (Bingel und Hagenacker 2018). Psychosoziale Faktoren, die die Schmerzsymptomatik positiv oder negativ beeinflussen können, gewinnen in der Dynamik und Unterhaltung des Schmerzes zunehmend an Wichtigkeit.

Nozizeptiver Schmerz (lat. nocere, schaden)

Durch chemische, thermische oder mechanische Reize kann es zu einer Gewebeschädigung und damit zu einer Aktivierung von multimodalen Nozizeptoren kommen. Es folgt eine Fortleitung des Reizes über Nozizeptoren, den peripheren Nerven (marklose C-Fasern, markhaltige A-delta), zu dem Tractus spinothalamicus.

Unterschieden werden kann zwischen einem somatischen und viszeralen Schmerz. Durch Aktivierung von Nozizeptoren in Haut, Muskel, Bindegewebe oder im Knochen entsteht ein somatischer Schmerz, der als leicht lokalisierbar, dumpf, hell, bohrend ziehend oder stechend beschrieben wird. Durch Entzündungen, Verlegungen, Distensionen und Nekrosen im Bereich innerer Organe und Reizung hier gelegener Nozizeptoren entsteht der viszerale Schmerz. Er wird als schwer lokalisierbar, unscharf begrenzt, kolikartig beschrieben und ist häufig entsprechenden Dermatomen zuzuordnen (Grond und Radbruch 2002). Parenchymatöse Organe wie das Gehirn, Milz, Niere oder die Leber haben keine Nozizeptoren. Hier sind diese in den Hirnhäuten oder den Kapsel zu finden.

Neuropathischer Schmerz

Bei einer direkten Schädigung peripherer oder zentraler Schmerzneuronen kommt es zu einem neuropathischen Schmerz, der als brennend, schneidend, einschießend oder elektrisierend empfunden wird. Häufig ist er mit anderen Sensibilitätsstörungen wie einer Dys- oder Parästhesie vergesellschaftet und kann bei peripherer Schädigung einem Dermatom zugeordnet werden.

18.1.6 Störungen des autonomen Nervensystems

Anatomische Grundlagen

Das autonome Nervensystem besteht aus dem Sympathikus und dem Parasympathikus. Die efferenten Neurone des Sympathikus sind im Seitenhorn des Zervikal-, Thorakal- und Lumbalmarks, die des Parasympathikus in Teilen der Hirnnervenkerne und im Sakralmark zu finden. Fasern des autonomen Nervensystems bilden die Nn. splanchnici. Beim Sympathikus findet eine Umschaltung vom 1. auf das 2. Neuron in den Grenzstrangganglien, prävertebralen Ganglien, organnahen Ganglien oder in den Organen selber statt. Hinsichtlich des Parasympathikus wird die Umschaltung in den Kopfganglien oder organnahen Ganglien vollzogen (Schünke et al. 2015). Afferente Fasern des autonomen Nervensystems stellen Viszeroafferenzen und Informationen aus Schmerz-und Dehnungsrezeptoren dar. Sie geben wichtige Informationen an zentrale Schaltstellen. Zentrale Schalt- und Kontrollzentren sind hierarchisch aufgebaut und befinden sich in der Inselrinde, im präfrontalen Kortex, limbischen System, Hypothalamus, Mesencephalon und Medulla oblongata. Der Botenstoff des Sympathikus ist das Noradrenalin, der des Parasympathikus das Acetylcholin.

Eine Aktivierung des Sympathikus bewirkt eine Pupillenerweiterung, Verminderung der Sekretion von Speichel, Bronchial- und Verdauungssekreten und der gastroenteralen Motilität, bronchiale Erweiterung, Herzfrequenzbeschleunigung, Gefäßkonstriktion, Schweißsekretion und eine Aufstellung der Haare. Eine Aktivierung des Parasympathikus führt zu einer Pupillenverengung, einer Vermehrung der Sekretion von Speichel, Bronchial- und Verdauungssekreten und der gastroenteralen Motorik und einer bronchialen Verengung (Padovan und Kolb 2008).

18.1.6.1 Autonome Entgleisungen

- **Sympathikus**
  Ein gesteigerter Sympathikotonus führt zur arteriellen Hypertonie, kardiale Arrhythmien, Tachykardie und einer vermehrten Schweißneigung. Ein gesenkter Sympathikotonus oder Deefferenzierung ist mit Hypotonie, Orthostase, Bradykardie und Anhidrosis verbunden.
- **Parasympathikus**
  Ein gesteigerter Parasympathikotonus führt zu einer Bradykardie, Reflexasystolie, Hypersalivation und Diarrhöe, ein gesenkter Parasympathikotonus oder eine Deefferenzierung hat eine Tachykardie, intestinale Atonie und trockene Schleimhäuten zur Folge.
- Eine **Deefferenzierung von Sympathikus und Parasympathikus** spiegelt sich in einer Hypotonie, Orthostase und intestinaler Atonie wieder.

18.1.7 Störung höherer Hirnleistungen

Hochkomplexe Hirnleistungen wie Gedächtnis, Orientierung, Konzentration, Wahrnehmung, Emotion, Denken, Sprache, Persönlichkeitsmerkmale, Kreativität und Problemlösung werden in unterschiedlichen Teilen des Großhirns generiert. Im Folgenden soll eine grobe anatomische Zuordnung dieser neuronalen Funktionen erfolgen.

Anatomische Grundlagen

Eine grobe anatomische Zuordnung höherer Hirnleistung wird nachfolgend dargestellt. Einzelheiten werden im Rahmen der Störungsbilder erwähnt (Schünke et al. 2015; Ringleb et al. 2016).

- **Lobus frontalis**
  Hier sind im Gyrus frontalis inferior das motorische Sprachzentrum (Broca) meist ein- und linksseitig (dominante Hemisphäre) sowie Informationen hinsichtlich der Persönlichkeit (basale Windungen) hinterlegt.
- **Lobus parietalis**
  Im Bereich des Gyrus angularis und des Gyrus supramarginalis befinden sich meist einseitig und in der dominanten Hemisphäre die Areale, welche für das abstrakte, nichtbildhafte Denken und Lesen verantwortlich ist.
- **Lobus temporalis**
  Das sensorische Sprachzentrum (Wernicke) befindet sich im Gyrus temporalis superior.

- **Lobus limbicus**
  In der Hippocampusformation sind die Areale des Lernens, des Gedächtnisses und der emotionalen Reaktionen hinterlegt.

18.1.7.1 Schädigungen höherer Hirnleistungen

Frontalhirnsyndrom

Durch Schädigungen der basalen Windungen des Lobus frontalis kommt es zu Störungen des Antriebs, verminderter Fähigkeit des zielgerichteten Verhaltens, zu Euphorie und zur Logorrhöe.

Aphasien

Als Folge einer Hirnschädigung kommt es nach dem Spracherwerb zu einer Sprachstörung.

- **Motorische Aphasie**
  Bei einer Schädigung des Gyrus frontalis inferior im Frontallappen der dominanten Hemisphäre (meist links) tritt eine sog. Broca-Aphasie auf. Symptome sind hier eine verminderte Sprachproduktion und Wortfindungsstörungen, die dazu führen, dass nur kurze einfache Sätze (Telegrammstil) gebildet werden können. Das Sprachverständnis bleibt weitestgehend erhalten. Beim Lesen und Schreiben sind auch hier die Wortfindungsstörungen zu erkennen.
- **Sensorische Aphasie**
  Bei einer Schädigung des Gyrus temporalis superior im Temporallappen kommt es meist in Folge einer Schädigung der dominanten Hemisphäre zu einer Wernicke-Aphasie, die durch eine flüssige Spontansprache und eine Sprachverständnisstörung ausgezeichnet ist. Die Spontansprache ist jedoch durch die Schöpfung neuer Wörter oder durch Ersatz semantisch verwandter Wörter schwer verständlich. Lesen und Schreiben sind analog zur Spontansprache schwer gestört.
- **Globale Aphasie**
  Eine globale Aphasie ist durch Wortfindungsstörungen mit erhöhter Sprechanstrengung oder dem flüssigen Sprechen von meist sinnlosen Automatismen sowie einer Sprachverständnisstörung und einer schweren Beeinträchtigung des Schreibens und Lesens vergesellschaftet. Mimik und Gestik sind adäquat zu den Emotionen erhalten, sodass Gefühle ausgedrückt werden können.
- **Amnestische Aphasie**
  Störungen im Gyrus angularis, Parietallappen, Temporallappen und im Bereich des Übergangs von Temporal- und Parietallappen (Huber et al. 2006) führen zu einer amnestischen Aphasie, bei der die Patienten hauptsächlich Wortfindungsstörungen haben.

Dysarthrie

Die Dysarthrie gehört nicht zu den klassischen kognitiven Störungsbildern. Sie stellt aber ein multimodales Störungsbild dar, weswegen sie hier beschrieben ist.

▪ Definition

Die Dysarthrie ist eine motorische Sprechstörung. Der Läsionsort liegt im zentralen Nervensystem oder in Form einer neuromuskuläre Erkrankung vor. Die Kontrolle von Kraft, Bewegungstempo und Bewegungsumfang ist gestört (Grötzbach 2010).

Schädigungen betreffen hierbei Hirnstamm mit den Hirnnerven (V, VII, IX, XII), Kleinhirn, extrapyramidales System, kortikale Gesichtsareale, Verbindungen zwischen den kortikalen Gesichtsarealen und entsprechenden Hirnnervenkernen. Ebenfalls können lokale Schäden im Bereich der Zunge, der Lippen, des Kiefers oder der Stimmlippen vorliegen. Die Sprache und das Sprechen der Betroffenen klingen verwaschen, gepresst, gehaucht, zittrig, und die Phonation kann verändert sein. Unterschieden werden spastische, hypotone, ataktische, rigid-hypokinetische und hyperkinetische Dysarthrie und Mischformen. Abzugrenzen ist die Dysarthrie von der Sprechapraxie und der motorischen Aphasie.

Die Dysarthrie gehört nicht zu den klassischen kognitiven Störungsbildern. Sie stellt aber ein multimodales Störungsbild dar, weswegen sie hier beschrieben ist.

Apraxie

Unter einer **Apraxie** kann eine Störung der motorischen Kognition verstanden werden. Hierunter werden apraktische Defizite wie Störungen der Gestenimitation und der Pantomime (Störung des linken frontalen Kortex), des Objektgebrauchs (linkshemisphärisches frontoparietales Netzwerk), der Integration zeitlicher und örtlicher Bewegungsinformationen sowie der willkürlichen Handlungsplanung (linksparietaler Kortex) subsumiert (Weiss und Finck 2011). Beim Patienten liegen keine eigentlichen motorischen Störungen wie z. B. Paresen vor. Unterschieden werden kann eine Apraxie von einer Parese, da die apraktische Störung ipsilateral zur Läsion auftritt. Unwillkürliche Bewegungsabläufe sind dabei nicht betroffen. Unterschieden werden zum einen **ideatorische** (Störung der Bewegungsvorstellung) und **ideomotorische** (Störung der Umsetzung der Vorstellung in die Bewegung) Apraxie und zum anderen sensorische, motorische und visuelle Apraxien. Im Alltag kann z. B. der Betroffene eine komplexe Handlung wie das Kaffeekochen mittels Kaffeemaschine nicht mehr leisten.

Eine Sprechapraxie zeigt sich in einer Störung der Initiierung und Ausführung der für das Sprechen notwendigen Bewegungsabläufe. Apraxien treten häufig mit Aphasien auf.

Agnosie (altgr. „a" nicht, „gnosis" erkennen)

Störung des Erkennens ohne Störung der Wahrnehmung (Goldberg 2006).

Hierbei besteht eine Störung des Erkennens oder der Deutung von Sinneseindrücken bei Intaktheit der Sinnesorgane und dem Fehlen von Aufmerksamkeits- oder intellektuellen Störungen. Beispiele sind hier die **Anosognosie** (Krankheitsblindheit) und die **Prosopagnosie** (Gesichtserkennung nicht möglich).

Neglect (lat. „neglegere" nicht wissen, vernachlässigen)

Als Neglect bezeichnet man eine Störung der Aufmerksamkeit bei Schädigung der rechten Hemisphäre, bei der die kontralaterale Körperhälfte und Umgebung nicht wahrgenommen wird und das Krankheitsbewusstsein fehlt.

Pathophysiologisch wird eine Schädigung der Regionen zwischen Parietal-, Temporal- und Okzipitallappen, des Frontalhirns und der Stammganglien (Putamen, Ncl. caudatus und des Pulvinas im Thalamus) postuliert.

Hierbei kann sich die Aufmerksamkeits- und Wahrnehmungsstörung auf Reize aller Sinne beziehen. Betroffene bewegen die Extremitäten der linken Körperhälfte nicht, obwohl keine Parese vorliegt, nehmen eine bestehende linksseitige Parese aber auch nicht wahr. Sie vernachlässigen den linken Teil eines Raums oder eines Tellers, auf dem Speisen angerichtet sind. Ein Neglect wird auch als Unterform der Anosognosie beschrieben.

Gedächtnisstörungen

Unter diesem Oberbegriff werden Störungen der Informationsaufnahme, der Speicherung und das Abrufen von Informationen verstanden.

In der anatomischen Zuordnung ist das Arbeitsgedächtnis im Parietal- und Frontallappen lokalisiert. Hinsichtlich der Lokalisation des Langzeitgedächtnisses ist das limbische System für Informationsaufnahme und Speicherung verantwortlich. Im Mamillarkörper, Hypokampus, Fornices, anteriore Thalamuskerne, medialer Temporallappen und Frontallappen ist das Abrufen von Informationen angesiedelt (Hacke et al. 2016).

Amnesien

Globale Störung des Lernens und Behaltens bei erhaltener Aufmerksamkeit, Intelligenz und Sprache, die häufig posttraumatisch und für die Zeit der Bewusstlosigkeit bzw. der Reorientierung besteht (Hacke et al. 2016).

- **Anterograde Amnesie**
  Die Informationsaufnahme und Speicherung neuer Inhalte gelingt nicht. Außerdem ist der Abruf dieser Informationen gestört. Das Langzeitgedächtnis ist betroffen, das Arbeitsgedächtnis funktioniert (Hacke et al. 2016).
- **Retrograde Amnesie**
  Ereignisse, die sich vor einer Hirnschädigung zugetragen haben, können nicht erinnert werden. Die Dauer dieser Störung ist variabel, korreliert nicht zwingend mit der Schwere der Störung und ist häufig mit einer anterograden Amnesie vergesellschaftet (Hacke et al. 2016).
- **Globale Amnesie**
  Hier besteht eine Erinnerungslücke, die vor dem Eintreten der Krankheit Jahre zurückreicht. Zusätzlich ist das Abspeichern und Abrufen neuer Informationen gestört. Patienten können sich z. B. nicht in ihrer Wohnung zurechtfinden aber Fahrrad fahren, da das prozedurale Gedächtnis nicht betroffen ist.

18.1.8 Spezielle Krankheitsbilder

Neurologische Erkrankungen sind in ihrer Symptomatik übergreifend und entsprechen selten nur einem Symptomkomplex. Im Folgenden sollen daher ohne Anspruch auf Vollständigkeit wesentliche Krankheitsbilder beschrieben werden.

18.1.8.1 Erkrankungen mit Störung des Bewusstseins und der Kognition

Syndrom der reaktionslosen Wachheit (UWS) [apallisches Syndrom (AP), persistierender vegetativer Status (PVS)] und minimaler Bewusstseinszustand (MCS)]

Seit über 70 Jahren setzten sich Vertreter unterschiedlicher Berufsgruppen und Angehörige von betroffenen Patienten mit den o. g. Begriffen auseinander. Ziel ist es, Krankheitsbilder, die nach schweren Schädel-Hirn-Traumen, einer zerebralen Hypoxie nach Reanimation oder anderen schweren Hirnschädigungen auftreten können, besser gerecht zu werden. Im Fokus stehen dabei eine verbesserte diagnostische und prognostische Einschätzung der Erkrankung sowie der richtige Umgang mit betroffenen Patienten und deren Angehörigen. Unter Berücksichtigung des Patientenwillens sollen förderliche medizinische und therapeutische Maßnahmen in der Versorgung Betroffener eingesetzt werden.

▪ Historie der Begrifflichkeit

Im Jahre 1940 prägte Ernst Kretschmer zum ersten Mal den Begriff des „apallischen Syndroms" (lat. „pallium" Mantel, „a" ohne). Der von Kretschmer beschriebene Patient lag (Kretschmer 1940; Erbguth und Dietrich 2013):

> » … wach da mit offenen Augen. Der Blick starrt gerade oder gleitet ohne Fixationspunkt verständnislos hin und her. Auch der Versuch, die Aufmerksamkeit hinzulenken, gelingt nicht oder höchstens spurweise, reflektorische Flucht- und Abwehrbewegungen können fehlen …

Franz Gerstenbrand, ein österreichischer Neurologe, beschrieb das apallische Syndrom bei Schädel-Hirn-Trauma-Patienten und teilte es in 8 Remissionstadien (Gerstenbrand 1967; Thimm 2017) ein. Apallisch wurde als ein beschreibender anatomischer Terminus ohne prognostische Zuordnung gesehen.

Der Begriff **„Wachkoma"** (lat.: Coma vigile) wurde durch Calvet und Coll 1959 eingeführt (Thimm 2017). Mit dieser Begrifflichkeit sollten formal wache Patienten beschrieben werden, bei denen aber keine höheren Hirnleistungen im Sinne eines Bewusstseins gesehen wurden.

Jennett und Plum prägten 1972 den Begriff „Persistent Vegetativ State" **(PVS).** Im Weiteren stellte die „Multi-Society-Task-Task-Force on PVS" 1994 Richtlinien zur Diagnose des Krankheitsbilds auf. In der deutschen Übersetzung wird dieser Zustand als persistierender vegetativer Status geführt und erfreut sich interdisziplinär in Krankenhäusern, Pflegeeinrichtungen und bei Angehörigen keiner großen Beliebtheit, da er mit vegetativ, „gemüsig" assoziiert, als despektierlich wahrgenommen wird. Ab 1995 grenzte Giacino et al. den PVSvom Zustand des minimalen Bewusstseins („Minimal Conscious State", **MCS**) (Giacino et al. 2002) ab. Patienten mit MCS zeigten hier minimale definierte gerichtete Reaktionen wie z. B. das Befolgen von einfachen Aufforderungen oder gestische oder verbale Antworten auf Ja/Nein-Fragen. Der Begriff reaktionslose Wachheit („Unresponsive Wakefulness Syndrom", **UWS**) beschreibt als neutraler Terminus das klinische Bild eines apallischen bzw. „Wachkoma"-Patienten (Laureys et al. 2010).

▪ Epidemiologie

Bei Literaturrecherchen hinsichtlich Inzidenz und Prävalenz des apallischen Syndroms variieren die Angaben erheblich:

- Prävalenz von 1600–8000, eine Inzidenz von 3000 Personen und 8500 Gesamtbetroffenen in Deutschland an (Zieger 2004),
- Absolute Häufigkeit von 8000–10.000 und eine Inzidenz von 2000–3000 Fällen (Erbguth und Dietrich 2013),
- In Deutschland im Jahr 2014 ca. 1500–5000 Patienten mit Wachkoma (Erp et al. 2014).

In den USA wurde laut einer Studie von 2005 eine Inzidenz von 0,5–2,5 pro 100.000 sowie eine Prävalenz von 4–16,8 pro 100.000 angegeben (Beaumont und Kenealy 2005). In Österreich veröffentlichte Donis und Kräftner 2011 eine Prävalenz für das apallische Syndrom von 3,36/100.000 und für das MCS von 1,5/100.000. Steinbach und Donis gaben 2011 eine Differenz in der Prävalenz des Wachkomas um den Faktor 100 bei Auswertung von Daten aus den USA, Wien und Dänemark an.

Eine Erklärung für diese doch sehr differierenden Zahlen kann zum einen in dem Nichtvorhandensein von standardisierten Diagnosekriterien und der Tatsache der unterschiedlichen Erhebungsorte der Daten (Akutkrankenhaus, Rehabilitations- und Pflegeeinrichtungen oder häusliche Langzeitpflege) liegen. Nach Angaben von Bender et al. liegt die Rate der Fehldiagnosen bei 37–43 % hinsichtlich der Abgrenzung zum **MCS** (Bender und Ralf 2015). Zum anderen ist es schwierig, vergleichbare Daten in den unterschiedlichen Ländern zu gewinnen. Als Ursache sind hier der unterschiedliche Umgang mit dem Patientenwillen und die unterschiedlichen Auffassungen und Handhabung bezüglich einer potenziellen Therapiebegrenzung zu nennen.

▪ Ätiologie

Im Prinzip ist es möglich, dass alle Formen einer Hirnschädigung zu einem UWS führen können. Insbesondere schwere Schädel-Hirn-Verletzungen (25–30 %) und nichttraumatische Enzephalopathien, aber auch hypoxische Enzephalopathie nach Reanimation sind als Ursache zu nennen (70 %). Die Schädigungen im Großhirn (weiße Substanz und Thalamus) sind dabei ausgeprägter als im Hirnstamm. Bei traumatischen Läsionen lassen sich dabei eher axonale, bei Hypoxien diffuse kortikale Nekrosen und eine bilaterale Schädigung von Thalamus und Hippocampus detektieren (Erbguth und Dietrich 2013; Kinney und Samuels 1994; Adams et al. 2000).

▪ Symptomatologie, Diagnosestellung und apparative Diagnostik

Die Multi-Society-Task–Force on Persistant Vegetativ State fordert als klinische Kriterien für das Vorliegen eines PVS:

PVS-Definition nach der „Multi-Society-Task-Force on PVS"

- Vollständiger Verlust des Bewusstseins über sich selbst oder der Umwelt und der Fähigkeit der Kommunikation
- Verlust der Fähigkeit zu willkürlichen oder sinnvollen Verhaltensänderungen infolge externer Stimulation
- Verlust von Sprachverständnis und Produktion
- Harnblasen- bzw. Darminkontinenz
- Gestörter aber grundsätzlich erhaltener Schlaf-Wach-Rhythmus
- Weitgehend erhaltene Reflexe des Hirnstamms, des Rückenmarks und des vegetativen Nervensystems

Die Abgrenzung zum MCS stellt dabei eine große Herausforderung hinsichtlich der prognostischen Einschätzung und weiterer Behandlung, der Rehabilitation und Umgehensweise mit diesem sensiblen Patientengut dar. Neben den von Giacino und Ashwal et al. entwickelten Kriterien zum **MCS** (Giacino et al. 2002) führten Bender et al. das MCS bzw. Syndrom des minimalen Bewusstseins **(SMB)** ein (Bender und Ralf 2015). Sie unterschieden zwischen basalen nicht reflexartigen Verhaltensmustern (visuelle Fixation, Augenfolgebewegung) als MCS/SMB Minus und einem MCS/SMB Plus, wenn einfache Aufforderungen befolgt werden konnten. Auch die „Aspen Neurobehavioural Workgroup" und der „American Congress of Rehabilitation" entwarfen eigene Kriterien zur Abgrenzung eines **PVS** von einem **MCS** (American Congress of Rehabilitation 2005).

Eine weitere Möglichkeit zur Diagnosefindung und Verlaufsbeurteilung eines **UWS** ist die Beurteilung mit Hilfe der revidierten Coma-Recovery-Scale (CRS-R). Sie bietet die Möglichkeit, mit der Vergabe von Punkten von 0 (tiefstes Koma) bis 23 (wach, voll kontaktfähig) eine reproduzierbare Verlaufsbeobachtung und die Differenzierung zwischen einem UWS und eines MCS zu geben (Mauer-Karattup et al. 2010).

Wichtig ist auch die kontinuierliche und langfristige Beobachtung der Spontanmotorik eines Patienten. Hinsichtlich der im klinischen Alltag durchgeführten Diagnostik zeigen sich im EEG eine ausgeprägte Verlangsamung der Grundaktivität im Sinne einer schweren Allgemeinveränderung mit dem möglichen Vorhandensein von rhythmischen Potenzialen. Im MRT/CCT sind je nach Schädigungsmechanismus und Genese eine globale Atrophie und/oder lokale Nekrosen zu detektieren. Die NSE kann erhöht sein, die kortikale Reizantwort von SEP vom N. medianus und N. tibialis sind häufig in Amplitude und Latenz verlangsamt oder nicht erhältlich. Die klinische Erfahrung zeigt jedoch, dass ein Parameter allein nicht zur gewünschten Diagnose oder deren Ausschluss führt, sondern nur die Kombination der schon genannten Kriterien, die Anwendung der CRS-R Skala und zusätzlicher laborchemischer, neurophysiologischer und radiologischer Diagnostik die Diagnose eines UWS oder MCS möglich macht.

Neuere apparative diagnostische Verfahren stellen die Positronenemissionstomographie(PET), die funktionelle Kernspintomographie (fMRT) und die Magnetenzephalographie (mEEG) dar. So zeigen sich bei Patienten mit UWS in der fMRT bei der Imagination bestimmter Bewegungen gleiche aufgabenspezifische Hirnareale wie bei gesunden Kontrollen aktiviert (Monti et al. 2010; Owen et al. 2006). Diese Verfahren sind jedoch nicht flächendeckend vorhanden und meistens nur in Spezialzentren verfügbar,

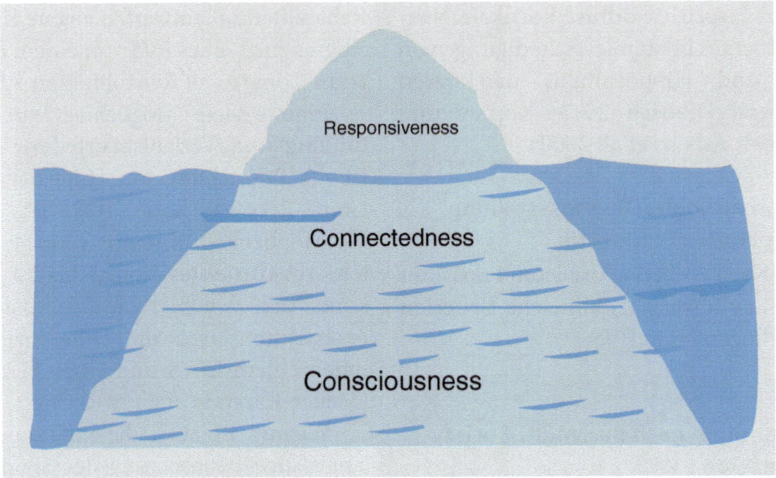

Abb. 18.1 Mögliche Ebenen der Störung beim nicht reagiblen Patienten. (Mod. nach Deschepper et al. 2014)

sodass diese keine alltägliche klinische Relevanz haben.

> **Alle klinischen und apparativen diagnostischen Mittel geben letztlich keine verlässliche Aussage über das wirkliche Vorhandensein von Bewusstsein. Hier würde sich die Frage stellen, ob ein Patient, dem ein Reiz nach den genannten Kriterien angeboten wird und nicht reagieren, kein Bewusstsein hat („consciousness"), zwar ein Bewusstsein, aber einen eingeschränkten sensiblen Eingang hat („connectedness") oder über ein Bewusstsein und einen sensiblen Eingang verfügt, aber keinen Antrieb oder keinen Zugriff auf bestimmte funktionelle Hirnareale hat („responsiveness"; Abb. 18.1) (Deschepper et al. 2014).**

Differenzialdiagnose

Als wichtigste Differenzialdiagnosen sind das Loked-in-Syndrom, der akinetische Mutismus und ein Koma zu nennen.

Prognose

Bei Patienten mit UWS, die ein Jahr nach traumatischer und drei Monate nach nicht traumatischer Hirnschädigung bewusstlos blieben, wurde und wird heute die Wahrscheinlichkeit, das Bewusstsein wieder zu erlangen, als sehr gering angesehen. Obwohl traumatische Schädigungen eine bessere Prognose haben als nichttraumatische zeigen neuere Studien, dass das Erlangen von Bewusstsein in beiden Patientengruppen auch nach 2,5- ahren noch möglich ist, aber mit einer deutlichen Pflegebedüftigkeit einhergeht (Erbguth und Dietrich 2013; Estraneo et al. 2010). Jüngere Patienten, besonders die unter 20 Jahren, haben eine günstigere Prognose als ältere (The Multi-Society Task Force on PVS 1994; Estraneo et al. 2010). Hohe NSE-Werte, Ausfall des kortikalen Medianus-SEP, ein isoelektrisches EEG gelten zwar als negative prognostische Kriterien, stellen aber auch kein sicheres Kriterium für ein schlechtes Outcome dar.

Delir

Ein Delir beinhaltet eine Störung des qualitativen und des quantitativen Bewusstseins.

Es tritt bei mehr als 80 % der beatmeten zuvor analgosedierten (Demitriadis et al. 2017) und zwischen 30–80 % der intensivmedizinisch behandelten Patienten auf (Spies 2015).

Im Rahmen des Delirs kommt es zu einer verlängerten Beatmungszeit, Krankenhausverweildauer und zu kognitiven Defiziten, die ein Jahr nach Verlassen der Intensivstation noch nachweisbar sind. Des Weiteren steigen bei beatmeten Patienten die Mortalitätsrate und die Inzidenz einer beatmungsassoziierten Pneumonie (Spies 2015).

Eine frühzeitige Risikoeinschätzung für das Auftreten eines Delirs, seine Erkennung und Behandlung ist daher für die Prognose und das Outcome des Patienten essenziell.

Definition (ICD 10 F05.0)

Ein ätiologisch unspezifisches hirnorganisches Syndrom, das charakterisiert ist durch gleichzeitig bestehende Störungen des Bewusstseins einerseits und mindestens zwei der nachfolgend genannten Störungen andererseits: Störungen der Aufmerksamkeit, der Wahrnehmung, des Denkens, des Gedächtnisses, der Psychomotorik, der Emotionalität oder des Schlaf-Wach-Rhythmus. Die Dauer ist sehr unterschiedlich und der Schweregrad reicht von leicht bis zu sehr schwer (Verzeichnis Internationale Klassifikation d. Krankheiten 10. Revision, German Modification 2018).

Ätiologie

Bis jetzt konnte kein einzelner pathophysiologischer Mechanismus identifiziert werden (Malonado 2013). Es wird zum einen ein Überschuss an Dopamin und ein Mangel an Acetylcholin im Gehirn (Malonado 2013; Wilhelm 2013) im Rahmen der Neurotransmitterhypothese postuliert. Zum anderen geht die Entzündungshypothese davon aus, dass es im Rahmen von Entzündung und Trauma zu einer vermehrten Ausschüttung von Zytokinen kommt, welche eine Dysbalance im Verhältnis von Dopamin und Acetylcholin bedingt. Die Stresshypothese besagt, dass es bei Entzündung oder Trauma zu einer Aktivierung der Adenohypophysen-Nebennierenrinden-Achse mit einer folgenden Mehrausschüttung von Kortisol kommt. Dies hat eine erhöhte Dopaminausschüttung und einen regionaler Serotoninmangel (Wilhelm 2013) zur Folge.

Prädisponierende Faktoren sind eine bestehende Komorbidität, ein bestehendes kognitives Defizit, Immobilität, Alkohol, Medikamentenabusus und die Schwere der Erkrankung. Ausschließlich ein höheres Lebensalter zeigte keine eindeutige Disposition (Spies 2015).

Präzipitierende Faktoren sind hierbei eine Operation, anticholinäre Medikamente, Einsatz von Benzodiazepinen, Tiefe und Dauer der Sedierung sowie die maschinelle Beatmung und Intubation (Spies 2015).

Hinsichtlich der Diagnostik und des Monitoring eines Delirs bei beatmeten Patienten hat sich das „Confusion Assessment Method for Intensiv Care Units **(CAM-ICU)**" bewährt.

Therapie

Präventiv wird bei Patienten mit erhöhtem Delirrisiko eine niedrig dosierte präoperative Behandlung mit Haloperidol empfohlen. Unnötige Sedierungen mit einer RASS-Skalierung < 2 sollten vermieden werden.

Die Anwendung von nichtmedikamentösen Maßnahmen wie eine frühzeitige Reorientierung, Mobilisation und Tageslicht sowie die Lärmreduzierung und Dunkelheit in den Nachtstunden (Verteilen von Schlafmasken und Ohrstöpseln) haben sich positiv hinsichtlich der Prävention und Behandlung des postoperativen Delirs ausgewirkt (Spies 2015).

18.1.8.2 Epileptische Anfälle und Epilepsien

Definition

Ein epileptischer Anfall ist ein vorübergehendes Auftreten von Anzeichen und/oder Symptomen auf Grund einer exzessiven oder synchronen neuronalen Aktivität (Fisher et al. 2014).

- **Klassifikation und Ätiologie**

Laut der Internationalen Liga gegen Epilepsie können epileptsiche Anfälle ursächlich in genetische, strukturelle, infektiöse, metabolische, immunologische und unbekannte Ursachen eingeteilt werden (Fisher et al. 2017). Das heißt neben den vererbten Genesen kann jede Form einer Hirnschädigung zu einem Anfallsleiden führen.

- **Symptomatik, Diagnostik und Therapie**

Das Feld der verschiedenen Epilepsieformen ist ursächlich, diagnostisch und therapeutisch groß. Hier soll im Folgenden nur auf Anfalls- und Epilepsietypen eingegangen werden, die auf einer Intensivstation bei beatmeten Patienten häufig vorkommen.

Ein epileptischer Anfall im Sinne eines **Grand-mal-Anfalls,** der mit tonisch klonischen Entäußerungen, Zungenbiss und Einnässen verbunden ist, stellt in der Regel auch für den Nichtneurologen keine große Herausforderung dar und limitiert sich häufig selbst. In jedem Fall sollte eine Diagnostik in Form einer zerebralen Bildgebung, ein EEG, eine Liquorpunktion zur Ursachenklärung erfolgen, aus denen sich dann die weiteren therapeutischen Schritte (Behebung der Ursache, antikonvulsive Therapie) ableiten lassen. Hinsichtlich des medikamentös therapeutischen Vorgehens wird auf die Leitlinien „Status epilepticus im Erwachsenenalter" und „Erster epileptischer Anfall und Epilepsien im Erwachsenenalter" verwiesen (Rosenow et al. 2014, Elger C et al. 2017).

Eine Anfallsserie oder ein Grand-mal-Status bedarf einer unverzüglichen antikonvulsiven Therapie und ggf. der Einleitung einer Narkose zur Unterbrechung des Status, da der Patient sich hier in einer vital bedrohlichen Situation befindet.

18

Komplex fokale Anfälle oder **sekundär generalisierte fokale Anfälle** gehen häufig mit einer qualitativen und einer quantitativen Bewusstseinsstörung einher. So sollte differenzialdiagnostisch an einen nonkonvulsiven Status epilepticus (NSE) gedacht werden, wenn die neurologische oder neurochirurgische Grunderkrankung eines Patienten in ihrem Schweregrad in der Regel nicht mit einer ausgeprägten Vigilanzminderung oder gar mit einem komatösen Zustandsbild einhergeht oder im Rahmen der Rekonvaleszenz sich die Vigilanzminderung nicht erwartungsgemäß zurückbildet. Auch hier sollte eine zerebrale Bildgebung, ein EEG und eine Liquorpunktion als Basisdiagnostik durchgeführt werden. Bei Detektion eines NSE ist auch unverzüglich eine antikonvulsive Therapie einzuleiten.

18.1.8.3 Vaskuläre Erkrankungen

Schlaganfälle des Gehirns und des Rückenmarks

Ischämische oder hämorrhagische zerebrale Schlaganfälle stellen im stationären und intensivmedizinischen Alltag eines der häufigsten Krankheitsbilder dar.

- **Ätiologie**

Als Ursachen für einen ischämischen Schlaganfall kann es bei entsprechenden vaskulären Risikofaktoren, wie einem Hypertonus, Diabetes mellitus, einer Fettstoffwechselstörung, Adipositas und Nikotinabusus zu einer Arteriosklerose und damit zu Stenosierungen von intra- und extrakraniellen Gefäßen oder einem arteriothrombotischen Verschluss nachgeschalteter Gefäße kommen. Weitere Ursachen für eine Ischämie sind ein kardioembolisches oder ein vaskulitisches Geschehen. Hinsichtlich der Läsionsmuster der zerebralen Ischämien wird einmal zwischen mikroangiopathischen (M. Binswanger, lakunäre Infarkte) und makroangiopathischen Infarkten, wie Territorial-, Grenzzonen- und Endstrominfarkten unterschieden.

- **Zerebrale Ischämien im vorderen Stromgebiet**

Die von der A. carotis interna und ihrer Äste versorgten Hirnareale werden als vorderes Stromgebiet bezeichnet.

Ischämie im Bereich der A. ophthalmica bzw. der Zentralarterie und ihrer Äste imponieren klinisch vom schmerzfreien Gesichtsfeldausfall über eine Visusminderung bis zur kompletten Erblindung. Bei einer Amaurosis fugax (flüchtige Blindheit) beschreiben Betroffene eine flüchtige Erblindung im Sinne eines sich in vertikaler Richtung senkenden Vorhangs. Geht eine Visusminderung oder Erblindung mit einer Pupillomotorikstörung, einer B-Symptomatik, einem einseitigen neuaufgetretenen temporalen Kopfschmerz, einer Erhöhung der Entzündungsparameter, einer verdickten und einer druckschmerzhaften A. temporalis einher, ist pathophysiologisch an eine **Arteriitis temporalis** zu denken. Apparativ bzw. laborchemisch ist diese mittels Bestimmung der Entzündungsparameter, Duplexsonographie, Angiographie und ggf. bioptisch zu sichern (Deutsche Ophtalmologische Gesellschaft, Deutsche Gesellschaft für Augenheilkunde, Retinologische Gesellschaft der Augenärzte e.V. 2016; O'Sullivan et al. 1992; Schmidt und Malin 1995).

Therapeutisch wird bei der Diagnose einer Arteriitis temporalis eine ausschleichende Therapie mit Prednisolon empfohlen. Beim nichtarteriitischem Verschluss einer Zentralarterie oder deren Äste gibt es keine standardisierte evidenzbasierte Therapie (Mirshahi et al. 2008; Berlit und Deutsche Gesellschaft für Neurologie 2012).

Die häufigste Manifestation im vorderen Stromgebiet stellt das **Mediasyndrom** mit kontralateraler motorischer, sensibler oder sensomotorischer Halbseitensymptomatik, einer Aphasie, Apraxie und Störungen beim Lesen und Rechnen dar. Bei Infarzierung des gesamten Mediastromgebiets, wie es z. B. bei einem intrakraniellen Karotis-T-Verschluss vorkommen kann, resultiert ein maligner Mediainfarkt mit deutlicher Schwellneigung der betroffenen Hemisphäre. Hier ist die Gefahr einer oberen Einklemmung gegeben.

Ischämien im Versorgungsgebiet der A. cerebri anterior führen zu einer distal betonten kontralateralen Beinparese. Hüft-, Schulter-, Hand- und Gesichtsmuskulatur können mit betroffen sein. Sensibilitätsstörungen sind selten. Neuropsychologisch kann eine Apraxie und bei bilateralen Infarkten auch eine Antriebs- und Orientierungsstörung im Sinne eines Frontalhirnsyndroms vorkommen.

Zerebrale Ischämien im hinteren Stromgebiet

Aus Ischämien im hinteren Stromgebiet resultieren Infarkte im Bereich des Hirnstamms, des Kleinhirns und des Thalamus. Im Hirnstamm befinden sich auf sehr begrenztem Raum wichtige funktionelle Strukturen (Hirnnervenkerne, ab- und aufsteigende Bahnen), sodass bei einer Schädigung in diesem Bereich häufig ein buntes Bild an Symptomen entsteht. Andererseits führen gerade bei vaskulären Hirnstammsyndromen typische Symptomkomplexe wegweisend zur Diagnose.

Mittelhirn- und Ponsinfarkte sind Folge einer Gefäßstenose oder eines Verschlusses der A. basilares. Ist die Vertebralarterie das betroffene Gefäß, kommt es zu Infarzierung der Medulla.

18.1.8.4 Gekreuzte Hirnstammsyndrome

Gekreuzte oder auch alternierende Hirnstammsyndrome bezeichnet das klinische Bild von ipsilateralen Hirnnervenausfällen (III XII) und gleichzeitigem Auftreten von kontralateralen Ausfällen der unterhalb kreuzenden Pyramidenbahn. Hinzukommen können kontralaterale Sensibilitätsstörungen, Blickmotorikstörungen und eine ipsilaterale Kleinhirnsymptomatik (direkte Schädigung oder Schädigung der efferenten und afferenten Bahnen).

Es gibt mehr als 20 beschriebene gekreuzte Hirnstammsyndrome. Hier sollen für die einzelnen Hirnstammregionen jeweils eins exemplarisch genannt werden (Evangelidou und Dengler 2009).

Hirnstammsyndrome im Bereich der Medulla oblongata

- **Wallenberg-Syndrom**
  Hier treten **ipsilateral** eine Gaumensegelparese, eine Hemiataxie, ein Horner-Syndrom, eine Rachenhinterwandparese, eine Stimmbandlähmung und eine Trigeminusläsion und **kontralateral** eine Hemihypalgesie sowie eine Hemithermhypästhesie auf.
- Weitere Syndrome sind das Jackson-, Avellis,- und Spiller-Syndrom.

Hirnstammsyndrome im Bereich der Pons

- **Millard-Gubler-Syndrom**
  Es besteht **ipsilateral** eine Abduzensparese und **kontralateral** eine Fazialis- und Hemiparese.
- Weiter zu erwähnen sind hier das Raymond-, Raymond-Cestan-, Gasperini-, Pierre-Marie-Foix- und das Untere Foville-Syndrom.

Hirnstammsyndrome im Bereich des Mittelhirns

- **Weber-Syndrom**
  Man findet **ipsilateral** eine Okulomotoriusparese und **kontralateral** eine Hemiparese.
- Weitere Syndrome sind das Benedict-, das Nothnagel-, und das Claude-Syndrom.

▪ Basilarisverschluss

Ein Verschluss der A. basilaris kann kaudal, im mittleren Bereich und im Bereich der Spitze erfolgen und stellt immer eine Notfallsituation dar.

18

Ein **Locked-In-Syndrom** ist Folge eines Verschlusses **im mittleren Anteil** der A. basilaris und führt zu Schädigungen im Mittelhirn und der oberen Pons. Hieraus resultiert eine supranukleären Schädigung der auf- und absteigenden Bahnen und ist mit einer Tetraparese, eine Parese fast aller durch die Hirnnerven versorgten Muskeln und einer Inkontinenz verbunden. Erhalten bleibt das Bewusstsein (▶ Abschn. 18.1.1), die Lidmotorik, die vertikalen Augenbewegungen und die Atemfunktion.

Ein **kaudaler Verschluss** führt zu einem Ausfall der kaudalen Hirnnerven, einer Hemi-oder Tetraparese, Ausfall der sensiblen Bahnen und einer Ataxie. Kleinhirninfarkte können ebenfalls auftreten.

Bei einem **Basilarisspitzenverschluss** kommt es früh zu einer Bewusstlosigkeit und zu einer Okulomotorik- und Pupillomotorikstörung sowie zu Sehstörungen. Häufig sind Infarkte im Bereich der A. cerebri posterior zu verzeichnen.

Verschlüsse im Versorgungsgebiet der A. cerebri posterior führen zu Infarkten im Bereich des Thalamus, Geniculatum laterale und des oberen Hirnstamms. Symptome sind Desorientiertheit, Apathie, Hemiparese, Hemihypästhesie, Hyperpathie, homonyme Hemianopsie, zentraler Schmerzgedächtnisstörungen und eine Hemineglect. Bei bilateraler Beteiligung entsteht eine kortikale Blindheit.

Die **A. cerebelli inferior posterior** versorgt zwei Drittel des gleichseitigen Kleinhirns. Bei Infarzierungen in diesem Gebiet imponieren klinisch eine ipsilaterale Ataxie, ein rotierender Spontannystagmus und eine Dysmetrie. Ist ein Großteil der Kleinhirnhemisphäre infarziert kommt es zur Kleinhirnschwellung mit möglicher Komprimierung des 4. Ventrikels (Hydrozephalusgefahr), des Hirnstamms und letztlich resultierender unteren Einklemmung. Klinisch zeigt sich neben der oben beschriebenen Symptomatik eine qualitativ und quantitative Bewusstseinsminderung, Erbrechen, Doppelbilder, eine Abduzens- und Okulomotoriusparese.

▪ Diagnostik und Therapie

Bei dem bloßen Verdacht auf einen ischämischen Schlaganfall ist nach einer körperlichen Untersuchung, einer Basislabordiagnostik und der Durchführung eines EKG möglichst ohne Zeitverzögerung, eine Bildgebung in Form einer kranialen CT- oder MRT-Untersuchung mit Gefäßdarstellung durchzuführen, um frühzeitig die Indikation zur systemischen Thrombolyse und/oder zur Thrombektomie zu stellen. Dabei ist ein Zeitfenster von 4,5 h hinsichtlich der Thrombolyse zu beachten. Eine Thrombektomie kann auch nach über 6 h noch sinnvoll sein (Hennerici und Kern 2017; Ringleb und Veltkamp 2016).

Bei einem Verdacht auf einen ischämischen Schlaganfall ist die Indikationsstellung hinsichtlich einer systemischen Lyse und oder zur Thrombektomie zeitnah nach der Regel „Time is brain“ zu stellen.

Spinalis-anterior-Syndrom

Infarzierungen im Versorgungsgebiet der A. spinalis anterior gehören zu den häufigsten Ischämien im Bereich des Rückenmarks. Bei Durchblutungsstörungen im A.-spinalis-anterior-Territorium kommt es initial zu radikulären Schmerzen und Missempfindungen im Versorgungssegment der beteiligten Arterie. Nach kurzer Zeit folgt dann eine zunächst schlaffe Lähmung unterhalb des spinalen Läsionsorts. Im weiteren Verlauf sind Pyramidenbahnzeichen und eine spastische Lähmung zu verzeichnen. Zu der motorischen Symptomatik kommt eine dissoziierte Sensibilitätsstörung und eine Blasen- und Mastdarmstorung distal der Schädigungshöhe hinzu.

▪ Diagnostik und Therapie

Neben dem Ausschluss eines Traumas oder einer Raumforderung durch entsprechende bildgebende Verfahren sollte eine spinale Angiographie durchgeführt werden. Die Therapie eines Spinalis-anterior-Syndroms ist abhängig von der Ursache.

Hirnvenenthrombosen und Sinusthrombosen

▪ Ätiologie

Es ist sinnvoll zwischen septischen und nichtseptischen Ursachen von Hirnvenen- und Sinusthrombosen zu unterscheiden. Nichtseptische Ursachen sind z. B. hormonelle Genesen (Kontrazeptiva, perinatal), Malignome (paraneoplastisches Syndrom), Koagulopathien, Dehydratation, Medikamente (Steroide, Chemotherapeutika) und eine lokale Thrombose der V. jugularis interna. Zu den septischen Ursachen gehören eine HNO-Infektion, eine Sepsis, ein intrakranieller Abszess, eine Meningitis oder eine postoperative- bzw. traumatische Genese.

Symptomatisch imponieren Thrombosen der venösen zerebralen Gefäßleiter in Form eines bunten Bilds. Es kommt zu Kopfschmerzen, epileptischen Anfällen, qualitativen und quantitativen Bewusstseinsstörungen und fokal neurologischen Defiziten.

▪ Diagnostik und Therapie

Es sollte unverzüglich eine zerebrale Bildgebung (MRT, CT) mit Darstellung der venösen zerebralen Blutleiter erfolgen. Therapeutisch sollte eine Behandlung der Grunderkrankung und eine therapeutische Antikoagulation mittels unfraktionierten Heparins erfolgen.

18.1.8.5 Entzündungen des Zentralnervensystems

Bei den entzündlichen Erkrankungen des zentralen Nervensystems kann zwischen erregerinduzierten und immunvermittelten Enzephalopathien unterschieden werden. Zu den Erregern, die eine Meningoenzephalitis oder eine Myelitis verursachen können, gehören Bakterien, Viren, Protozoen, Würmer und Pilze. Unter Prionen (Proteinaceous infektictious particles) versteht man nichtlebende Proteinstrukturen, die infektiös und von Mensch zu Mensch oder Tier zu Tier aber auch zwischen verschiedenen Arten übertragen werden können.

Erregerinduzierte Meningoenzephalitis

Eine akute virale oder bakterielle Meningoenzephalitis ist eine Entzündung der weichen Hirnhäute (Pia mater, Arachnoidea), wobei es zu einer Mitbeteiligung von Hirngewebe und des Ventrikelsystems kommen kann.

- **Ätiologie**

Hinsichtlich der Infektionswege sind eine Ausbreitung der Erreger mittels Tröpfcheninfektion, per continuitatum und im Rahmen einer Verschleppung von Erregern in Folge eines Traumas oder eines operativen Eingriffs zu unterscheiden. Das Erregerspektrum unterscheidet sich hinsichtlich in Abhängigkeit vom Infektionsweg, dem Alter und den Vorerkrankungen des Patienten.

Symptomatisch imponieren Fieber, Kopfschmerz, Meningismus, epileptische Anfälle, eine Bewusstseinsstörung und ein fokal neurologisches Defizit.

- **Diagnostik und Therapie**

Bei einem bloßen Verdacht auf eine bakterielle oder virale (**Cave:** Herpesenzephalitis) **Meningoenzephalitis/Hirnstammenzephalitis** geht man wie folgt vor:

Nach einer neurologischen Untersuchung und der Abnahme von Blutkulturen sollte bei bewusstseinsklaren Patienten ohne neurologisches Defizit eine Lumbalpunktion und dann die unverzügliche Therapie mit einer den aktuellen Leitlinien entsprechenden antibiotischen bzw. antiviralen Therapie durchgeführt werden, danach wird der Erkrankte einem Schädel-CT zugeführt. Bei bewusstseinsgetrübten Patienten und/oder neurologischem Defizit erfolgt sofort eine leitliniengerechte antibiotische/antiviralen Therapie, dann eine Bildgebung mittels CCT (Ausschluss Hirnödem) und danach ggf. eine Lumbalpunktion. Zwischen einer Verdachtsäußerung und der Gabe von einer antibiotischen/antiviralen Therapie sollte ein Zeitraum von 1–3 h nicht überschritten werden (Lamade 2014, S. 56; Pfister 2015). Kontaktpersonen sollten ermittelt und ggf. prophylaktisch mitbehandelt werden.

> **Sowohl bei bewusstseinsgetrübten als auch bei Patienten ohne neurologischen Defiziten ist bei bloßen Verdacht auf eine bakterielle oder virale Meningoenzephalitis oder Hirnstammenzephalitis eine unverzügliche leitliniengerechte antibiotische oder antivirale Therapie zwingend erforderlich.**

18.2 Spastik

Martin Groß und Stefan Kappel

Spastik ist ein „gesteigerter, geschwindigkeitsabhängiger Dehnungswiderstand der Skelettmuskulatur, der als Folge einer Läsion deszendierender motorischer Bahnen auftritt und in der Regel mit anderen Symptomen wie Muskelparese, Verlangsamung des Bewegungsablaufes, gesteigerten Muskeleigenreflexen und pathologisch enthemmten Synergismen einhergeht“ (Liepert et al. 2012). Die Spastik ist ein häufiges Begleitsymptom bei unterschiedlichen neurologischen Erkrankungen. Spastische Muskeltonuserhöhungen entwickeln sich bei 24 % der Schlaganfallpatienten bereits in den ersten zwei Wochen nach dem Ereignis (Wissel et al. 2010) und bei bis zu 40 % der Betroffenen nach drei bis sechs Monaten (Urban et al. 2010). Somit kann es bei Patienten bereits im Verlauf eines prolongierten Weanings nach einer akuten Läsion zur Entwicklung einer Spastik kommen. Die frühe Therapie der Spastik wiederum führt zu einem besseren „Outcome“ (Bose et al. 2012).

- **Pathophysiologie**

Spastik kann bei verschiedenen Grunderkrankungen wie z. B. Schädel-Hirn-Tauma, ischämischen Schlaganfällen, intrakraniellen Blutungen, hypoxischen Enzephalopathien, neuromuskulären und autoimmunen Erkrankungen sowie Infektionen des Zentralnervensystems auftreten. Dabei liegt eine Schädigung im Areal des 1. Motoneurons („Upper Motor Neuron", UMN) zugrunde. Das UMN ist für die bewusste Auslösung der Bewegung zuständig (Willkürmotorik). Zugrundeliegen supraspinale und spinale Mechanismen. Auf spinaler Ebene kommt es zu komplexen Veränderungen in der Regulation sensibler Transmission im motorischen Reflexbogen, welche die Exzitation und damit die Auslösbarkeit der Reflexe steigern (Bose et al. 2015). Auf supraspinaler Ebene wird die Regulation des Muskeltonus durch kontrollierte Balance der inhibitorischen Wirkung des Kortikospinal und dorsalen Retikulospinaltrakts und der exzitatorischen Wirkung des medialen Retikulospinaltrakts und Vestibulospinaltrakts auf den Dehnungsreflex gestört (Mukherjee und Chakravarty 2010). Die Tatsache, dass die Spastik nach einer Schädigung erst verzögert auftritt, spricht dafür, dass plastische Veränderungen im Gehirn und im Rückenmark bei der Entstehung der Spastik eine Rolle spielen. Hinzu kommen im Verlauf Veränderungen des Bindegewebes (De Bruin et al. 2014; Trompetto et al. 2014).

Es wurde nachgewiesen, dass die Spastik bei infantiler Zerebralparese oder Querschnittlähmung eine restriktive Ventilationsstörung mit reduzierter Vitalkapazität verursachen kann, was wiederum in einer Beatmungspflicht oder einer ineffektiven Beatmungstherapie resultieren kann (Lampe et al. 2014). In diesen Fällen ist eine antispastische Medikation indiziert, um eine Respiratorentwöhnung oder eine effektive Beatmungstherapie zu ermöglichen (Britton et al. 2005; Kishima et al. 2016).

Circulus vitiosus der Spastik

Die Spastik selbst sowie die resultierende abnorme Haltung und Bindegewebsveränderungen wirken als Stressoren und können Schmerzen verursachen, welche wiederum die Spastik verstärken (Wissel 2004). Viele weitere intrinsische und extrinsische Faktoren können diesen Kreislauf verstärken, bieten aber auch Ansätze für therapeutische Maßnahmen: gastrointestinale Transportstörungen oder Störungen der Blase, ein verstopfter Blasenkatheter, Fieber, Entzündungen, Frakturen, Stress/emotionale Anspannung, Angst, Dekubitus, therapeutische Maßnahmen, Hitze und Kälte. Auch die Tageszeit beeinflusst das Ausmaß der Spastik (Cheung et al. 2015; Winter und Wissel 2013; Abb. 18.2).

Klinische-neurologische Diagnose

Folgende klinisch-neurologische Zeichen sprechen für eine Schädigung des 1. Motoneurons und damit für das Vorliegen einer Spastik (Campbell 2013):

- Geschwindigkeitsabhängige Tonussteigerung:
  a. **Pronator-Snap-Zeichen:** Bei passiver, rascher Handgelenksuppination → Arretieren in Mittelstellung,
  b. **Spastic-Kick-Zeichen:** Bei passivem Hochzeihen des Knies eines auf einer Unterlage liegenden Beins → reaktive Streckung im Kniegelenk/kurzer Tritt in die Luft.
- Gesteigerte Muskeleigenreflexe (erhebliche interindividuelle Variabilität!):
  a. Überspringende Reflexe,
  b. Verbreiterte Reflexzone des Patellarsehnenreflexes: Auslösbarkeit 5 cm unterhalb des Ansatzes der Patellarsehne an der Tibia,
  c. Achillessehnenreflex mit unerschöpfbarem Klonus,
  d. Seitendifferenz der Reflexe.
- Pyramidenbahnzeichen:
  a. Babinski-Zeichen,
  b. Wartenberg-Zeichen.

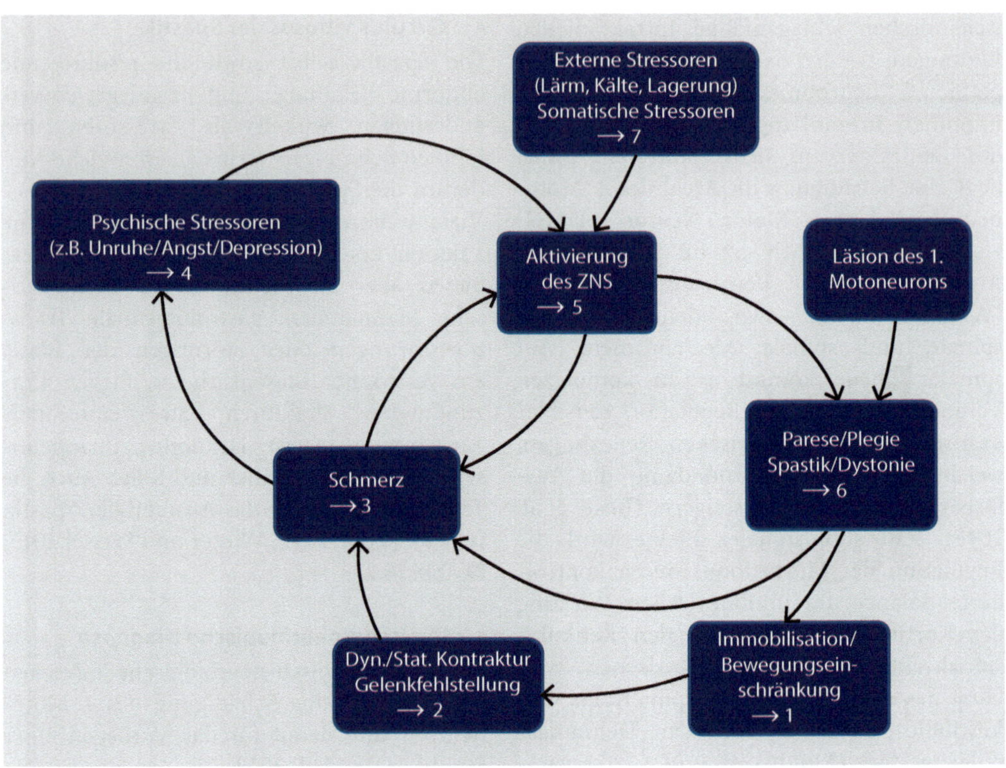

Abb. 18.2 Circulus vitiosus der Spastik und therapeutische Ansätze. *1* Mobilisation, *2* Physiotherapie, lokale/segementale Denervierung, Redression, Orthopädietechnik, Neuroorthopädie, *3* Analgetika, *4* Psychotherapie, Antidepressiva, Anxiolytika, *5* Sedativa, *6* Antispastische Medikation, *7* ruhige Umgebung, körperliche Untersuchung, Opiate

Interdisziplinäre Befunderhebung

Die Beurteilung der Spastik sollte möglichst interdisziplinär (Arzt, Physiotherapie, Ergotherapie, Logopädie, Pflege), in verschiedenen Situationen, zu verschiedenen Tageszeiten und unter Berücksichtigung des längerfristigen Verlaufs mit Erstellung eines Befunds und Ermittlung pflege- und therapierelevanter Teilziele erfolgen. Erfasst werden Schweregrad (z. B. Modified Ashworth Scale) und Verteilungsmuster der Spastik, Schmerz, Reflexstatus, spastikverstärkende Faktoren, Gelenkstatus, Kraftgrade und Kontrakturen. Nicht nur die Nachteile, sondern auch potenzielle Vorteile der Spastik für den Patienten sollten Beachtung finden.

Vor- und Nachteile der Spastik

- **Nachteile der Spastik**
  - Koordinations- und Funktionsverlust
  - Immobilisation mit dynamischer/struktureller Verkürzung der Muskulatur
  - Schmerzen bei passiver Bewegung/in Ruhe
  - Gelenkfehlstellungen/Luxationen
  - Gefahr von Druckulzera
  - Erschwerte Pflegbarkeit und Hygiene
- **Vorteile der Spastik**
  - Wirkt motorisch stabilisierend und teilweise funktionell unterstützend

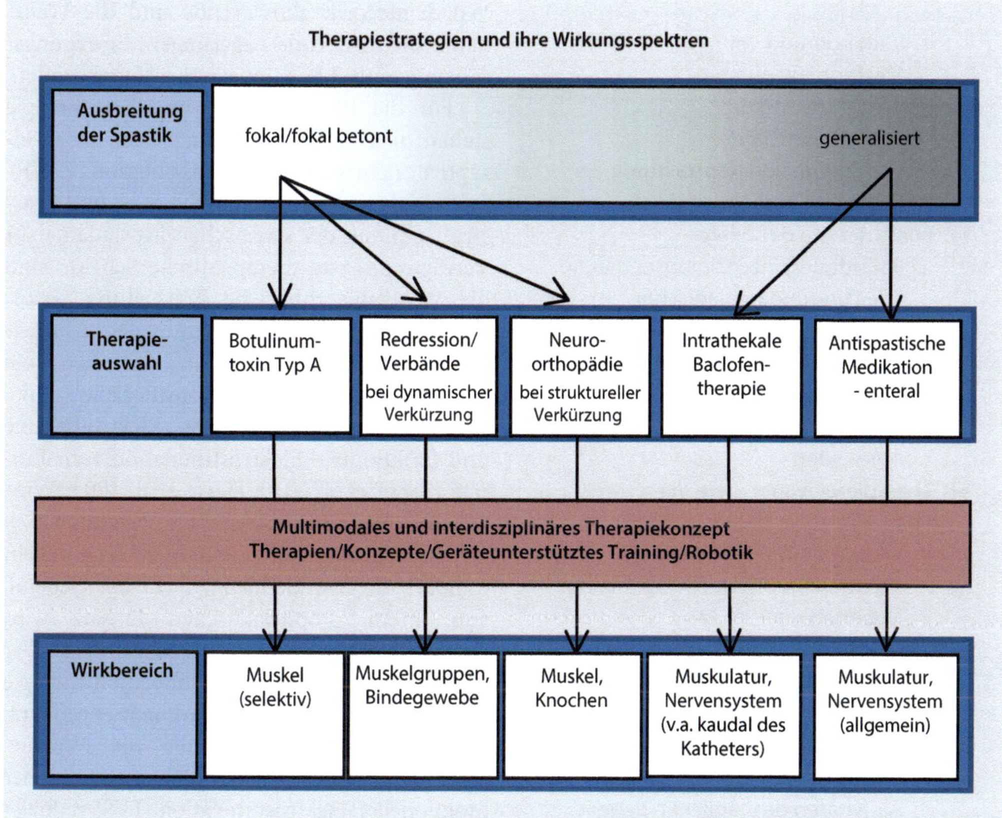

Abb. 18.3 Therapiestrategien und ihre Wirkungsspektren

(z. B. hilfreich bei Tranfers über den Stand)
- Vegetativ unterstützend z. B. bei orthostatischer Dysregulation
- Erhält Kraft und Muskelvolumen, steigert die Mineralisierung des Knochens
- Mindert das Risiko für venöse Thrombosen und Ödeme

Interdisziplinäre Spastiktherapie

Aus den Beobachtungen des interdisziplinären Teams werden die Ziele der Spastiktherapie abgeleitet (Übersicht). Die Spastik fordert vom interdisziplinären Team einen multimodalen Therapieeinsatz mit individuell an den Patienten angepasster Strategie (Winter und Wissel 2013) (Abb. 18.3).

Ziele der Spastiktherapie (Hecht et al. 2011)

- Besserung von Symptomen
  - Tonusreduktion
  - Schmerzreduktion (Wissel et al. 2016)
  - Unterdrückung von Kloni und Krämpfen
  - Unterdrückung überschießender Reflexe

  - Verhinderung von Massenbewegungen
  - Verminderung der Subtraktionsparese[1]
  - Verhindern von Kontrakturen, Subluxationen
- Erleichterung der Pflege
  - Beseitigung intertriginöser Räume
  - Erleichterung hygienischer Maßnahmen
  - Prävention v. Druck- u. Dekubitalulzera
  - Erleichterung beim An- und Auskleiden
- Therapierelevante Ziele der Spastiktherapie
  - Verbesserung der Ausgangssituation für physiotherapeutische Übungen
  - Vorbereitung der Anpassung von Orthesen oder Operationen zur Korrektur von Fehlstellungen
  - Erarbeitung von Gelenkfunktionsstellungen der Extremitäten für Aktivitäten des täglichen Lebens
  - Erarbeitung einer achsengerechten Gewichtsübernahme der Füße für tiefe Transfers und Vertikalisierung

Im Rahmen der therapeutischen Pflege kommen tonusregulierende Lagerungstechniken (Carr und Kenney 1992) wie die Lagerung in Neutralstellung (Pickenbrock et al. 2015) und NDT-Bobath („Neuro-Development-Treatment"; Cleve 1985) – letztere mit geringer Evidenz – mit angepassten, individuellen Zeitintervallen zum Einsatz. Des Weiteren werden die Willkürmotorik aktivierende und die Wahrnehmung fördernde Lagerungen, Bewegungsführungen und Positionswechsel angewendet.

Für die Physiotherapie und Ergotherapie stehen u. a. NDT- Bobath, Vojta, propriozeptive neuromuskuläre Faszilitation (PNF), motorische Übungsbehandlungen und passive Dehnung der spastischen Muskulatur zur Verfügung. Erste therapeutische Schritte sind die Vertikalisierung, die Erarbeitung posturaler Kontrolle und funktioneller Muskelaktivierung. Des Weiteren kommen die gerätegestützte Lokomotionstherapie inkl. Robotik, Ultraschalltherapie, Elektrotherapie und funktionelle Elektrostimulation zum Einsatz (Sabut et al. 2010; Hesse et al. 2003; Winter und Wissel 2013; Ansari und Naghdi 2007).

Der Einsatz von Redression/Schienen allein mindert die Spastik häufig nicht ausreichend, von ihrem prophylaktischen Einsatz wird abgeraten (Winter und Wissel 2013). Sie ist aber ein wichtiges Modul der Kombinationstherapie der Spastik. Bindegewebe wird hierbei gedehnt, um Bewegungsspielraum für die Willkürmotorik zu schaffen. Orthesen mit integrierter funktioneller Elektrostimulation (FES) reduzieren die Spastik (Weingarden et al. 1998).

Die selektive, ultraschall- oder EMG-gesteuerte Gabe von Botulinumtoxin-Typ A kann für den Patienten verschiedene Vorteile erbringen: Reduktion von spastisch erhöhtem Muskeltonus, Verbesserung der Gelenkbeweglichkeit, Erleichterung von Pflege und Hygiene, Reduktion von Schmerz und Verbesserung der aktiven Muskelfunktion durch Hemmung der spastischen Antagonisten (Kurenkov et al. 2017; Wissel et al. 2016). Zu beachten ist, dass die Gabe durch einen Anwender mit Expertise in der Methode erfolgen sollte und dass die verschiedenen Botulinumtoxine in Deutschland eine Zulassung für unterschiedliche spastische Syndrome haben. In der Behandlung der fokalen bzw. fokal betonten Spastik ist Botulinumtoxin A sowohl in Bezug auf die Wirksamkeit wie auch auf das Nebenwirkungsprofil der oralen antispastischen Medikation überlegen (Winter und Wissel 2013).

1 Subtraktionsparese: Ein zwar paretischer, aber nicht plegischer Muskel führt zu keiner oder nur geringer willkürlicher Gelenkbewegung aufgrund einer „Out-of-Phase-Activity" eines spastischen Antagonisten (Hecht et al. 2011).

- Erkennen der Situation
- Informieren der Kollegen (interdisziplinär)
- Beraten im medizinisch-therapeutischen Team
- Entscheiden über die Vorgehensweise
- Handeln am Patienten
- Kümmern nach jeder Behandlung!

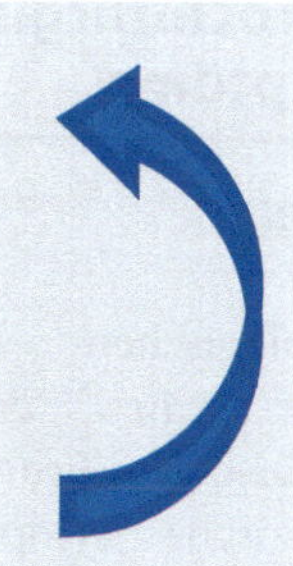

Abb. 18.4 Allgemeine Aufgabenstruktur im interdisziplinären Vorgehen

Die enterale antispastische Therapie, z. B. mit Baclofen und Tizanidin, hat eine geringe therapeutische Breite und resultiert häufig in Muskelschwäche und Sedierung (Winter und Wissel 2013). Sie sind für den Einsatz in der Palliativtherapie geeignet.

Die hochwirksame intrathekale Baclofentherapie (ITB) hat ihren Einsatz v. a. bei ausgedehnter bzw. generalisierter Spastik (Albright et al. 2003; Kawano et al. 2018; M. Craemer et al. 2018). Aber auch in der Anwendung bei der Hemispastik wurden mit der ITB überzeugende Ergebnisse zur Tonusregulierung erreicht. Kraftminderungen des weniger betroffenen, nichtspastischen Restkörpers folgen daraus nicht zwangsläufig. Vor dem Einsatz dieser Methode wird ein standardisiertes Procedere zur Feststellung und Sicherung der Wirksamkeit durchgeführt. Die Anwendung ist risikobehaftet und sollte nur durch einen erfahrenen Arzt indiziert werden. Regelmäßige Wiedervorstellungen zur Auffüllung der Pumpe sowie die nicht ausreichende Verfügbarkeit hiermit erfahrener Zentren können für den Patienten problematisch sein.

Die Neuroorthopädie als chirurgische Methode hat auch Einfluss auf etablierte Kontrakturen, welche z. B. für die Redression eine Kontraindikation darstellen. Die frühzeitige Therapie der Spastik zielt darauf ab, diese Kontrakturentwicklung zu vermeiden.

Auch Kombinationen verschiedener Verfahren haben sich als wirksam erwiesen: Die Kombination von Botulinumtoxin A mit Physiotherapie, modifizierter Forced-Use-Therapie, Redression (Casts, dynamische Orthesen), extrakorporaler Stoßwellentherapie, funktioneller Elektrostimulation und Ganzkörpervibration verbessert die Wirkung (Farina et al. 2008; Mills et al. 2016; Picelli et al. 2018). Die Behandlung der Spastik mit Baclofen enteral oder intrathekal schließt den Einsatz von Botulinumtoxin A bei fokal ausgeprägter Spastik nicht aus, sondern ergänzt sie (Vogt und Urban 2000).

Die Organisation der Spastiktherapie erfordert aufgrund ihrer hohen Komplexität eine sorgfältige Einbindung in die Prozesse der den Patienten behandelnden Institution (Abb. 18.4). Hierfür sind standardisierte Abläufe der Diagnosestellung und Behandlung, die Einbindung aller beteiligten Fachdisziplinen (Ärzte, Physiotherapeuten, Ergotherapeuten, Pflegekräfte und ggf. Logopäden), des Patienten und seiner Angehörigen und eine strukturierte Dokumentation erforderlich. Überdies muss beachtet werden, dass die Spastik eine zeitliche Dynamik aufweist und daher regelmäßige Reevaluationen erfolgen müssen.

Die Teilhabe und Symptomlinderung des Patienten steht im Vordergrund.

An Schnittstellen zwischen einzelnen Versorgungsformen wie zwischen Rehabilitationsklinik und außerklinischer Pflege kann ein erheblicher Informationsverlust eintreten, welcher das Outcome negativ beeinflussen kann.

18.3 Neurochirurgische Symptome

Gabriele Diehls

Bei neurologischen Beatmungspatienten insbesondere in der neurologisch-neurochirurgischen Frührehabilitation sind neurochirurgische Symptome häufige, die Prognose maßgeblich beeinflussende und potenziell lebensbedrohliche, aber häufig effektiv behandelbare Symptome. Daher ist die Kenntnis neurochirurgischer Symptome und Komplikationen für die Behandlung dieser Patienten unabdingbar. Im Folgenden werden wichtige neurochirurgische Probleme vorgestellt.

18.3.1 Hydrozephalus

Nicht alle Komplikationen treten unmittelbar nach einem Akutereignis auf. Oft sind Patienten nach neurochirurgischen Eingriffen wochenlang stabil oder bessern sich z. T. sogar initial. Die Schwierigkeit liegt dann darin zu erkennen, dass die Ursache einer Stagnation im Verlauf in einer Komplikation der schon als beendet erachteten Grundproblematik liegt und nicht Ausdruck des ausgeschöpften Rehabilitationspotenzials ist. Die hydrozephale Erweiterung des Ventrikelsystems kann mit deutlicher Latenz zum zugrundeliegenden Akutereignis auftreten.

Als Hydrozephalus bezeichnet man eine krankhafte Erweiterung der mit Liquor gefüllten Hohlräume im Gehirns oder ein durch den Druck im Ventrikelsystem verengtes kortikales Windungsrelief.

In der Beatmungsrehabilitation tritt oft nicht die übliche Trias, bestehend aus Gedächtnisstörung, Gangunsicherheit und Inkontinenz auf, sondern eine subtile Symptomatik:

18

- Verschlechterung der Vigilanz über Tage/Wochen,
- Stagnation/Verlust bereits zurückgewonnener Fähigkeiten,
- gastrointestinale Transportstörung,
- Hirndruckzeichen.

Diese Symptome, die bereits in der Initialphase der Erkrankung aufgetreten sein können, können eine vielschichtige Genese haben.

Bei unklarer oder schleichender Verschlechterung eines Patienten immer auch einen Hydrozephalus in Erwägung ziehen und eine zerebrale Bildgebung durchführen!

Die Diagnosestellung erfolgt primär über ein cCT. Das Low-Dose-cCT reduziert die Strahlenbelastung, hat eine ausreichende Aussagekraft bezüglich der Ventrikelweite und ist für Verlaufskontrollen sehr gut geeignet. Eine differenziertere Diagnostik ist mittels cMRT möglich (Gibbs et al. 2018). Typisches Zeichen in der Bildgebung ist die sog. Liquordiapedese, wobei es in der cCT zu einer Hypodensität insbesondere im Bereich der Ventrikelvorderhörner, aber auch in anderen Bereichen periventrikulär, z. B. am Temporalhorn, kommen kann. Typisch ist auch eine Aufweitung von Stichkanälen im Bereich eines Ventrikelkatheters (bei Shunt oder Z. n. externer Ventrikeldrainage). Die Quantifizierung des Hydrozephalus erfolgt darüber hinaus mittels Messung der Ventrikelweite im Verlauf. Nicht übersehen werden dürfen isolierte (trapped) Erweiterungen, z. B. des dritten oder vierten Ventrikels mit sonst normaler Weite des Liquorraums. Ein vermindertes Windungsrelief der Hirnoberfläche ist auch Hinweis auf einen Hydrozephalus.

Die B-Bild-Sonographie des Gehirns als zusätzliche, bettseitig verfügbare Methode kann bei kraniektomierten Patienten akkurat die Dimensionen der vier Ventrikel wiedergeben (Bendella et al. 2017). Wenn eine Raumforderung der hinteren Schädelgrube sicher ausgeschlossen ist, sollte eine Liquorpunktion lumbal mit Druckmessung im Liegen erfolgen. Um eine bakterielle Infektion und weitere Differenzialdiagnosen auszuschließen, sollte möglichst eine Liquorzytologie und Bestimmung von Zellzahl, Glukose,

Laktat und Eiweiß sowie – zumindest bei auffälligem Aussehen des Liquors – auch eine Liquorkultur erfolgen.

Nicht immer besteht ein erhöhter Liquordruck. Daher sollten bei hochgradigem Verdacht auf einen Hydrozephalus mindestens 30–50 ml Liquor abgelassen werden, gefolgt von einer möglichst exakten klinischen Beobachtung in den folgenden Stunden und Tagen. Wenn die Verdachtsdiagnose des Hydrozephalus so nicht eindeutig zu klären ist, können Serienpunktionen durchgeführt werden oder es kann eine Lumbaldrainage gelegt werden. Auch geringe Besserungen der Vigilanz nach Liquorentlastung können erste Zeichen einer klinischen Besserung sein.

Die Therapie des Hydrozephalus beim neurologischen Beatmungspatienten erfolgt in der Regel durch Anlage eines ventrikuloperitonealen Shunts, welcher den Abfluss von Liqour nach peritoneal ermöglicht, wo der Liquor dann resorbiert wird. Klinische Besserungen nach der Anlage eines Shunts sind oft erst nach einer längeren Zeit sicher zu erfassen.

18.3.2 Shuntkomplikationen

Bis vor einigen Jahren gab es noch deutlich mehr Komplikationen nach Shuntimplantation. Ursächlich war meist eine Über- oder Unterdrainage von Liquor, die nur durch eine erneute Operation und Austausch des Shuntventils verändert werden konnte. Bei den heute üblicherweise implantierten Ventilen kann durch die Haut über ein Verstellsystem eine Anpassung der Druckstufe erfolgen. Ursache einer Über- oder Unterdrainage ist, dass über das Ventil zu viel oder zu wenig Liquor abgeleitet wird.

Bei einer **Unterdrainage** öffnet sich das Ventil erst bei zu hohem intraventrikulärem Druck und es fließt nicht genug Liquor ab. Der Öffnungsdruck im Ventil muss daher erniedrigt werden, damit mehr Liquor abfließen kann.

Bei der **Überdrainage** wiederum öffnet sich das Ventil schon bei zu niedrigem intraventrikulärem Druck und es fließt zu viel Liquor ab. Der Eröffnungsdruck des Ventils muss somit erhöht werden. Bei Überdrainage kann es dazu kommen, dass sich ein chronisches subdurales Hygrom entwickelt oder, dass Brückenvenen zwischen Hirnoberfläche und Dura so weit gedehnt werden, dass sie einreißen und ein subdurales Hämatom auftritt.

Vor einer Verstellung des Ventils muss kontrolliert werden, ob der Shunt insgesamt (zentraler Katheter, Reservoire, Schlauchsystem, Ventil, peripherer Katheter) frei ist. Dies ist von einem erfahrenen Untersucher durch zu führen. Ursachen für die Fehlfunktion des Systems können sein (Paulus und Kraus 2017):

- Verschluss durch eiweißreichen Liquor [(post)infektiös, nach Blutung],
- Blutkoagel,
- Fehllage intrazerebral,
- Fehllage intraabdominell,
- Fehler bei der Implantation (Ventil verkehrt herum eingesetzt, Katheter durch Fixierungsknoten abgebunden).

18.3.3 Erhöhter intrazerebraler Druck

Bei Erkrankungen des Gehirns, die zu einer intensivmedizinischen Behandlung führen, kann es im Verlauf zum Auftreten, zur Zunahme, Verschlechterung oder zum Rezidiv eines intrazerebralen Befunds kommen, was zu einer Steigerung des Hirndrucks führt. Ursachen einer dauerhaften Erhöhung des intrazerebralen Drucks können u. a. sein: Hirnblutung, Hirninfarkt, Hydrozephalus, Hirntumor, venöse Abflussstörungen/Sinusvenenthrombose, Schädel-Hirn-Trauma, Hirnabszess. Aber auch eine verstopfte externe Ventrikeldrainage (EVD) oder ein verstopfter Shunt können zu einem Anstieg des intrazerebralen Drucks führen. Durch intrazerebrale Raumforderungen kommt es kompensatorisch zunächst zu einer Verringerung der intrazerebralen Liquormenge; erst nach Erschöpfung dieses Kompensationsmechanismusses tritt eine Hirndruckssteigerung auf.

Der normale intrakranielle Druck liegt zwischen 5 und 14 cmH_2O. Nur andauernde Steigerungen sind pathologisch. Auch Husten, Niesen und Pressen können zu einer kurzfristigen Steigerung auf 50 cmH_2O führen, die sich aber sofort wieder normalisiert. Wichtig für die ausreichende Perfusion des Gehirns ist ein außerdem suffizienter Perfusionsdruck. Der Perfusionsdruck (CPP) wird aus der Differenz zwischen mittlerem arteriellen Druck (MAP) und intrakraniellem Druck (ICP) ermittelt und beträgt physiologisch ca. 70 mmHg: CPP = MAP - ICP. Kompensatorisch können bei erhöhtem intrazerebralem Druck systolischen Blutdruckwerte von bis zu 300 mmHg generiert werden, um eine ausreichende O_2- und Nährstoffversorgung des Gehirns aufrechtzuerhalten. Dies wird als „Erfordernishypertonus" bezeichnet, begleitend tritt eine Bradykardie auf. Ein MAP von 140 mmHg und ein ICP von 70 mmHg ergeben auch in einem formal regelrechten CPP von 70 mmHg, jedoch ist der ICP lebensbedrohlich erhöht.

So lange keine aktive Blutung besteht, sollte bei erhöhtem Hirndruck der Blutdruck nicht gesenkt werden.

Klinische Hinweise für erhöhten Hirndruck sind:
- Veränderung der Pupillomotorik,
- Verschlechterung der Vigilanz,
- Verlust bereits wiedererworbener Fähigkeiten,
- Erbrechen,
- Kopfschmerz,
- Störungen der Atmung (z. B. zentrale neurogene Hyperventilation).

Primär sollte die umgehende Ursachenklärung mittels cCT und cMRT erfolgen. Weitere diagnostische Verfahren sind die intrakranielle und transorbitale Sonographie und die Spiegelung des Augenhintergrunds (Hohmann et al. 2017). Die Behandlung erfolgt möglichst kausal, weitere Bausteine der Therapie sind je nach klinischer Situation:
- Externe Ventrikeldrainage,
- Dekompressionskraniektomie,
- kurzfristig: Hyperventilation,
- hochnormale arterielle Oxygenierung,
- Normoglykämie,
- stabiler und ausgeglichener Elektrolyt- und Wasserhaushalt,
- sorgfältige Lagerung des Kopfs, um venöse Abflussstörung zu vermeiden,
- Oberkörperhochlagerung (ca. 30°),
- Diuretika,
- Osmotherapie,
- Steroide bei tumorbedingtem Perifokalödem,
- tiefe Sedierung,
- Vermeidung von Schmerzen und Stress,
- Senkung des Energiebedarfes durch Hypothermie.

Die Lumbalpunktion ist kontraindiziert (Huttner et al. 2017)!

18.3.4 Beurteilung der Kraniotomie und Sinking-Skin-Flap-Syndrom (SSFS)

Ziel der Kraniektomie ist eine Druckentlastung, bei der es dem Gehirn ermöglicht wird, sich über die eigentlichen knöchernen Grenzen hinaus auszudehnen. Es kommt zunächst zu einer erwünschten Wölbung (Schwellung) im Kraniektomiedefekt. Nach Tagen oder Wochen nimmt im Normalfall diese Wölbung ab, weil die ursächliche Raumforderung abnimmt (z. B. Resorption eines Infarktödems oder einer Blutung). Damit geht so gut wie immer eine klinische Besserung des Patienten einher. Ist die Wölbung soweit zurückgebildet, dass der Defekt über mehrere Tage etwas eingesunken ist, und eine ausreichende Zeit nach der initialen Operation vergangen, kann eine plastische Deckung erfolgen.

Als Sinking-Skin-Flap-Syndrom (SSFS) wird ein Zustand bezeichnet der bei kraniektomierten Patienten auftritt: Der Hautlappen über dem Kraniektomiedefekt sinkt stark ein. Die Ursache ist noch nicht sicher geklärt und vermutlich multifaktoriell. Das SSFS mit einer starken Einsenkung im Bereich des Kraniektomiedefekts, über dem die Haut fast wie eingesogen wirkt, ist für den erfahrenen Untersucher eine Blickdiagnose. Die Bestätigung erfolgt mittels cCT, in der nicht nur ein Einsinken der Haut sondern auch des Hirnparenchyms zu Darstellung kommt. Oft kommt eine Mittellinienverlagerung zur Gegenseite hinzu, sodass trotz Kraniektomie, rückgebildeter Schwellung des Hirninfarkts/der Blutung eine indirekt raumfordernde Wirkung vorliegt. Im Normalfall wirkt ein Defekt raumgebend und es kommt zu einer leichten Mittelllinienverlagerung zur Seite des Defekts. Beim SSFS kann die Verschiebung zur Gegenseite des Defekts zu neuerlichen Liquorabflussstörungen führen. Das Syndrom geht mit einer klinischen Verschlechterung einher. Es treten Vigilanzschwankungen, Übelkeit, Erbrechen, HOPS und viele Symptome der Akutphase wieder neu auf oder verstärken sich nach zwischenzeitlicher Besserung. Liegt eine externe Drainage oder ein Shunt ist eine Überprüfung der Drainagemenge erforderlich. Bei zu engen Ventrikeln sollte die Abflussmenge reduziert werden, bis eine normale Weite der Ventrikel vorliegt. Führt dies zu keiner Verbesserung ist die Therapie der Wahl die plastische Deckung (Schorl und Roehrer 2008).

18.3.5 Infektiöse Komplikationen

Bei einer klinischen Verschlechterung während der intensivmedizinischen Behandlung sind nicht nur direkt mit der Grund erkrankung assoziierte Problematiken, sondern auch infektiöse Komplikationen wie eine Meningitis oder Ventrikulitis in Erwägung zu ziehen. In diesem Abschnitt sollen aufgrund ihrer Bedeutung für die neurologische Beatmungsmedizin nur postinterventionelle Komplikationen diskutiert werden.

Die Symptome einer Infektion im Bereich des ZNS sind oft unspezifisch. An erster Stelle stehen Fieber und Erbrechen, was bei intensivmedizinisch behandelten Patienten keine Seltenheit ist. Auch Kopfschmerz ist ein unspezifisches und gerade bei intubierten Pateinten kaum zu eruierendes Symptom. Spezifischere Symptome sind eine Verschlechterung der Bewusstseinslage (GCS) und ein Meningismus.

Grundsätzlich sollte vor der antibiotischen Therapie infektiöser Komplikationen Material für die mikrobiologische Diagnostik gewonnen werden.

Eine Infektion des Ventrikelsystems (Ventrikulitis) kann Resultat einer liegenden oder bereits entfernten Liquordrainage sein. Keime können auch über eine Operationswunde selber oder eine Liquorfistel nach Trauma eintreten. Bei einliegenden Liquordrainagen ist täglich die Farbe, Trübung und Konsistenz des Liquors zu beurteilen. Bei Verdacht auf eine Infektion sind immer eine Untersuchung des Liquors (Erreger/Zytologie/Kultur, Zellzahl, Differenzierung/Gramfärbung, Glukose, Eiweiß, Laktat, IgG-Synthese) sowie zwei Blutkulturenpaare durchzuführen. Die zerebrale Bildgebung mittels cCT ist oft nicht diagnostisch wegweisend, mittels cMRT lassen sich differenziertere Informationen gewinnen (Hughes et al. 2010).

Zugänge sollten gewechselt werden und die systemische antibiotische Therapie sollte sich nach dem nachgewiesenen Erreger richten. Für die zusätzliche intrathekale Antibiose in speziellen klinischen Situationen gibt es zunehmend wissenschaftliche Evidenz, einerseits allgemein (Bao et al. 2017), andererseits aber auch für spezielle Situationen wie die Infektion mit carbapenemresistentem *Acinetobacter baumanii* (Chuori et al. 2018).

Ein subdurales oder epidurales Empyem kann Folge eines Traumas oder neurochirurgischen Eingriffs sein. Die Diagnostik erfolgt über ein Kontrastmittel-cCT oder -cMRT. Die Behandlung erfolgt mittels Operation, ggf. mit Einlage einer Spüldrainage und zusätzliche systemische Antibiotikagabe. Eine reine konservative Behandlung ist kontraindiziert.

Nach traumatischen Hirnverletzungen und neurochirurgischen Eingriffen kann eine lokale Infektion (Hirnabszess) auftreten. Einem Hirnabszess kann aber auch eine hämatogene Ausbreitung nach einer andernorts bestehenden Infektion (z. B. einer Endokarditis) zugrunde liegen. Die Diagnostik erfolgt mittels Kontrastmittel-cCT oder besser -cMRT. Ein Lufteinschluss im Prozess ist pathognomonisch. Die Liquordiagnostik hat keinen hohen Stellenwert in der Diagnostik des Hirnabszesses. Die Standardtherapie ist die Asbzessaspiration, evtl. mit Drainage/Spülung. Eine operative Resektion erfolgt selten; v. a. die Resektion der Abszesskapsel ist komplikationsträchtig. Die Resektion ist indiziert bei gekammertem Abszess, bei inkludiertem Fremdkörper und zäher Konsistenz; nicht indiziert ist sie bei zentraler Lage (z. B. in den Stammganglien), Zerebritis und multikokulären Abszessen. Bei nicht raumfordernden kleinen Hirnabszessen, und wenn der Erreger kalkulierbar ist, kann auf ein operatives Prozedere verzichtet werden. Eine systemische antibiotische Therapie ist immer erforderlich. Bei ausgeprägtem perifokalem Ödem können Kortikosteroide indiziert sein, die jedoch wiederum die Antibiotikapenetration in den Abszess erschweren können. Osmodiuretika sollten daher bevorzugt werden. Als häufige Komplikation von Hirnabszessen treten zerebrale Anfälle auf (20–70 %). Die prophylaktische Gabe von Antiepileptika wird kontrovers diskutiert (Nau et al. 2016).

18 Literatur

Literatur ► Abschn. 18.1

Adams JH, Graham DI, Jennett B (2000) The Neuropathology oft he vegetative state. After an acute brain insult. Brain 123:1327–1338

Aeschlimann AG, Bassetti C, Battegay (2005) Vom Symptom zur Diagnose. In: Siegenthaler (Hrsg) Differentialdiagnose Innere Krankheiten, 19. Aufl. Thieme, Stuttgart, S 998

American Congress of Rehabilitation Medicine (2005) Recommendation for use of uniform nomenclature to persons with severe alterations in consciousness. Arch Phys Med Rehabil 76:205–209

Arnold W, Eysenck H, Meili R (1980) Lexikon der Psychologie, vol 1–3. Herder, Freiburg, S 2494

Beaumont JG, Kenealy PM (2005) Incidence and prevalence oft the vegetative and minimally conscious states. Neuropsychol Rehabil 15:184–189

Bender A, Ralf J (2015) Wachkoma und minimaler Bewußtseinszustand Systematisches Rewiew und Metaanlyse zu diagnostischen Verfahren. Dtsch Ärztebl.int 12(14):23–42. ► https://doi.org/10.3238/arztebl.2015.0235

Berlit P, Deutsche Gesellschaft für Neurologie (2012) Vaskuläre Erkrankungen, In: S1 Leitlinie Zerebrale Vaskulitis AWMF Registriern: 030/085

Bingel U, Hagenacker T (2018) Akuter und chronischer Schmerz. In: Diener H-C, Gerloff C, Dieterich M (Hrsg) Therapie und Verlauf neurologischer Erkrankungen, 7. Aufl. Kohlhammer Verlag, Stuttgart, S 109–110

Brihaye J, Frowein RA, Lindgren S, Loew F, Stroobandt G (1978) Report on the meeting of W.F.N.S. neurotraumatology committee 1976. Acta neurochir 40:181–186

Calvet J und Coll J (1959) Meningitis of sinusoid origin with the form of coma vigil. Rev Otoneuroophtalmol 31:443–445

Demitriadis K, Kastrup O, Hoppe J, Pfister H.-W. (2017) Neurologische Intensivmedizin. In: Diener H.-C., Gerloff C, Dieterich M (Hrsg.) Kohlhammer Verlag, Stuttgart, S 804

Deschepper R et al (2014) Assessment of Patient Comfort During Palliative Sedation: Is it always Reliable?

Deutsches Institut für med. Dokumentation und Information (DIMDI) im Auftrag d. Bundesministeriums f. Gesundheit (BMG) unter Beteiligung d. Arbeitsgruppe ICD d. Kuratoriums für Fragen d. Klassifikation im Gesundheitswesen (KKG) (Hrsg), ICD-10-GM Version 2018 System. Verzeichnis Internationale Klassifikation d. Krankheiten u. verwandter Gesundheitsprobleme, 10. Revision- German Modification

Deutsche Ophtalmologische Gesellschaft, Deutsche Gesellschaft für Augenheilkunde, Retinologische GesellschaftBerufsverband der Augenärzte Deutschland e. V. (2016) Leitlinienreport zur S2e-Leitlinie: Retinale arterielle Verschlüsse (RAV) AWMF online Registriernummer 045/013

Donis J, Kräftner B (2011) The prevalence of patients in a vegetative state and minimally conscious state in nursing homes in Austria. Brain Inj 25:1101–1107

Elger C et al (2017) Erster epileptischer Anfall und Epilepsien im Erwachsenenalter. Leitlinie für Diagnostik und Therapie in der Neurologie, DGN. ► https://www.dgn.org/leitlinien/3410-030-041-erster-epileptischer-anfall-und-epilepsien-im-erwachsenenalter-2017. Zugegriffen: 08. Nov. 2019

Erbguth F, Dietrich W (2013) Gibt es bewusste Wahrnehmung beim apallischen Syndrom. Akt Neurol 40:424–432

Estraneo A, Moretta P, Loreto V, Lanzillo B, Santoro L, Trojano I (2010) Late recovery after traumatik, anoxic, or hemorrhagic long-lating vegetativ state. Neurology 75:239–245 CrossRef MEDLINE

Evangelidou E, Dengler R (2009) Akute Hirnstammsyndrome. Nervenarzt 80:975–986

Fisher RS, Acevedo C, Arzimanoglou A (2014) ILAE official report: a practical clinical definition of epilepsy. Epilepsia 55:475–482. ► https://doi.org/10.1111/epi.12550

Fisher RS, Cross JH, French JA (2017) Operational classification of seizure types by the International League Against Epilepsy: Position Paper of the ILAE Commission for Classification and Terminology. Epilepsia 58:522–530. ► https://doi.org/10.1111/epi.13670

Förster E (2001) Die Bewußtseinsinhalte, Ihre Phänomenologie, ihr Zusammenwirken und einige gern vernachlässigte Teilprobleme. Tectum Verlag, Marburg, S 24

Gerstenbrand F (1967) Das traumatische apallische Syndrom. Klinik Morphologie, Pathophysiologie und Behandlung. Springer, Wien

Giacino JF, Ashwal S, Childs N (2002) The minimally conscious state: definition and diagnostic criteria. Neurology 58:349–353

Grötzbach H (2010) Rehabilitation von Sprach- und Sprechstörungen: Grundlagen und Management. In: Frommelt P, Lösslein H (Hrsg) Neuro-Rehabilitation. Springer, Berlin, S 345–349

Goldberg G (2006) Agnosie. In: Karnath HO, Hartje W, Ziegler W (Hrsg) Kognitive Neurologie. Thieme, Stuttgart, S 19

Grond S, Radbruch L (2002) Systematik von Schmerzerkrankungen (akut, chronisch, Taxonomie). In: Beck H, Martin E, Motch J, Schulte am Esch J, Hempelmann G, Krier C (Hrsg) Anästhesiologie, Intensi-vmedizin, Notfallmedizin, Schmerztherapie, vol 4. Thieme, Stuttgart, S 59–61

Hacke W, Heß K, Mair J, Stolzenburg J (2016) Neuro-psychologische Syndrome und Störungen des Bewusstseins. In: Hacke W (Hrsg) Neurologie. 14. Aufl., Berlin, S 91

Hahn G-A (2012) Pupille. In: Hahn G-A (Hrsg) Kurzlehrbuch Augenheilkunde, 1. Aufl. Thieme, Stuttgart, S 177

Hansen H-C (2013) Pathophysiologie von Bewusstseinsstörungen. In: HansenH.-C (Hrsg) Bewusstseinsstörungen und Encephalopathien, Springer, Heidelberg, S 34–36

Hennerici MG, Kern R. (2017) Diagnostik akuter zerebtovaskulärerer Erkrankungen. In: Deutsche Gesellschaft für Neurologie (Hrsg) Leitlinie für Diagnostik und Therapie in der Neurologie Online. ► www.dgn.org/leitlinie

Huber W, Poeck K, Springer L (2006) Klinik und Rehabilitation der Aphasie. Thieme Verlag, Stuttgart

Jennett B, Plum F (1972) Persistent vegetativ state after brain damage. A syndrom in search of a name. Lancet 1:734–737

Kinney HC, Samuels MA (1994) Neuropathology of the persistent vegetativ state. A review. J Neuropathol Exp Neurol 53:548–558

Kretschmer E (1940) Das apallische Syndrom. Zschr Ges Neurol Psychiat 169:576–579

Lamade UM (2014) Virale Meningoencephalitis. In: Deutsche Gesellschaft für Neurologie (Hrsg) Leitlinie Diagnostik und Therapie in der Neurologie. Online. ► www.dgn.org/leitlinie

Laureys S, Celesia G, Cohadon F (2010) European Task Force on Disorders of Consciousness. Unresponsive wakefulness syndrom: a new name for vegetativ state or apallic syndrom. BMC Med 1(8):68. ► https://doi.org/10.1186/1741-7015-8-68

Malonado R (2013) Neuropathogenesis of delirium: review of current etiologic theoris and common pathways. Am J Geriatr Psychiatry 21(12):1190–1222

Maurer-Karatttup P, Giacino J, Luther M, Eifert B (2010) Diagnostik von Bewusstseinsstörungen anhand der deutschsprachigen Coma Recovery Scale-revised (CRS-R). Neurol Rehabil 16:232–246

Mirshahi A, Feltgen N, Hansen L, Hattenbach L-O (2008) Gefäßverschlüsse der Netzhaut Eine Interdisziplinäre Herausforderung Dtsch Ärztebl 105(26):474–479. ► https://doi.org/10.3238/arzteb.2008.0474

Monti MM, Vanhaudenhuyse A, Coleman (2010) Willful modulation of brain activity in disorders of Consciousness. Engl J Med 362:579–589 CrossRef MEDLINE

O'Sullivan F, Rossor M, Elston JS (1992) Amaurosis fugax in young people. British Journal of Ophtalmology 76(11):660–662

Owen AM, Coleman MR, Boly M, Davis MH, Laureys S, Pickard JD (2006) Detecting awareness in the vegetativ state. Science 313:1402 CrossRef MEDLINE

Padovan CS, Kolb H-J (2008) Metabolische Störungen. In: Schwab S, Schellinger P, Werner C, Unterberg A, Hacke W (Hrsg) NeuroIntensiv. Springer, Heidelberg, S 642–647

Pfister HW (2015) Ambulant erworbene bakterielle (eitrige) Meningoencephalitis im Erwachsenenalter. In: Deutsche Gesellschaft für Neurologie (Hrsg) Leitlinie Diagnostik und Therapie in der Neurologie Online. ► www.dgn.org/leitlinie

Ringleb PA, Veltkamp R (2016) Akuttherapie des ischämischen Schlaganfalls. Rekanalisierende Therapie (Ergänzung 2015) In: Deutsche Gesellschaft für Neurologie (Hrsg) Leitlinie Diagnostik und Therapie in der Neurologie Online. ► www.dgn.org/leitlinie

Ringleb P, Veltkamp R, Schwab S, Bendszus M, Hacke W (2016) Zerebrale Durchblutungsstörungen: Ischämische Infarkte. In: Hacke W (Hrsg) Neurologie, 14. Aufl. Springer, Berlin, S 201,204

Rosenow F et al (2014) Status epilepticus im Erwachsenenalter. Leitlinie für Diagnostik und Therapie in der Neurologie, DGN. ► https://www.dgn.org/leitlinien/2303-ll-2a-2012-status-epilepticus-im-erwachsenenalter. Zugegriffen: 08. Nov. 2019

Sawires M, Berek K (2012) Horner-Syndrom – Neuroanatomie und pathophysiologische Grundlagen und diagnostische Verfahren. Journal für Neurologie, Neurochirurgie und Psychiatrie Zeitschrift für Erkrankungen des Nervensystems 13(3):126–133

Scharfetter C (2010) Allgemeine Psychopathologie, 6. Aufl. Thieme, Stuttgart, S 60

Schmidt D, Malin JP (1995) Erkrankungen der Hirnnerven, 2. Aufl. Thieme, Stuttgart, S 29–30

Schünke M, Schulte E, Schuhmacher U, Voll M, Wesker K (2015) Lernatlas der Anatomie, Kopf, Hals und Neuroanatomie, Prometheus, 4. Aufl. Thieme, Stuttgart, S 112–117, 124–125, 172, 454–461, 476–483

Sessler CN, Gosnell MS, Grap MJ, Brophy GM, O`Neal PV, Keane KA, Tesoro EP, Elswick RK (2002) The Richmond Agitation-Sedation Scale: validity and reliability in adult intensive care and patients. Am J Respir Care Med 166(10):1338–1344

Spies C (2015) Deutsch. Gesellsch. f. Anästhesiologie und Intensivmedizin, Deutsch. Interdisziplinärere Verein f. Intensiv- und Notfallmedizin: S3 Leitlinie Analgesie, Sedierung und Delirmanagement in der Intensiv-medizin AWMF Registriernummer 001–012

Straumann D (2012) S1 Leitlinie Augenmotilitätsstörung inklusive Nystagmus AWMF Registrienummer 030/137. In: Diener H-C, Weimar C (Hrsg) Leitlinien für Diagnostik und Therapie in der Neurologie, Leitlinien der DGN, Thieme Verlag, Stuttgart. ► https://www.dgn.org/leitlinien/2309-ll-50-2012-augenmotilitaetsstoerungen-inklusive-nystagmus

Steinbach A, Donis J (2011) Häufigkeit des Wachkomas aus Langzeitbetreuung Wachkoma: eine Herausforderung für Betreuende und Angehörige. Springer, Wien, S 23–24

Teasdale G, Jennett B (1974) Assessment of coma and impaired consciousness. A practical scale. Lancet 2:81–84

The Multi-Society task Force on PVS (1994) Medical Aspects oft he Persistent vegetativ state. N Engl J Med 330:1499–1509, 1572–1579

Thimm DJ (2017) Förderung von Menschen im Wachkoma der Phase F Erprobung der Schallwellen Therapie. Springer, Berlin, S 18

von Erp WS, Lavrijsen JC, van de Laar FA, Vos PE, Laureys S, Koopmans RT (2014) The vegetativ state/unresponsive wakefulness syndrom: a systematic review of prevalence studies. Eur J Neurol 21:1361–1368 CrossRef MEDLINE

Weiss PH, Finck GR (2011) Apraxie aus Handfunktionsstörungen in der Neurologie. In: Nowack DA (Hrsg) Springer, Berlin, S 395–401

Wilhelm W (2013) Praxis der Intensivmedizin: konkret, kompakt, interdisziplinär, 2. Aufl. Springer, Berlin, S 680

Zieger A (2004) Verlauf und Prognose des sog. Apallischen Syndroms („Wachkoma") im Erwachsenenalter-Ein Beitrag aus beziehungsmedizinischer Sicht. In: Zieger A, Schönle P W (Hrsg) Neurorehabilitation bei diffuser Hirnschädigung, S 152

Literatur ► Abschn. 18.2

Albright AL et al (2003) Long-term intrathecal baclofen therapy for severe spasticity of cerebral origin. J Neurosurg 98(2):291–295

Ansari NN, Naghdi S et al (2007) Therapeutic ultrasound in the treatment of ankle plantarflexor spasticity in a unilateral stroke population: a randomized, single-blind, placebo-controlled trial. Electromyogr Clin Neurophysiol 47(3):137

Bose P et al (2012) Altered patterns of reflex excitability, balance, and locomotion following spinal cord injury and locomotor training. Front Physiol 3:258

Bose P et al (2015) Traumatic Brain Injury (TBI)-Induced Spasticity. In: Brain Neurotrauma: Molecular, Neuropsychological, and Rehabilitation Aspects. CRC Press/Taylor & Francis

Britton D et al (2005) Baclofen pump intervention for spasticity affecting pulmonary function. J Spinal Cord Med 28(4):343–347

Campbell WW (2013) DeJong's the neurologic examination. Lippincott Williams & Wilkins, Philadelphia

Carr EK, Kenney FD (1992) Positioning of the stroke patient: a review of the literature. Int J Nurs Stud 29(4):355–369

Cheung J et al (2015) Patient-identified factors that influence spasticity in people with stroke and multiple sclerosis receiving botulinum toxin injection treatments. Physiotherapy Canada 67(2):157–166

Cleve B (1985) The Bobath method of positioning the patient with hemiplegia. Krankenpflege (Frankfurt a. M., Germany) 39(10):357

Craemer M et al (2018) Intrathecal baclofen therapy versus conventional medical management for severe poststroke spasticity: results from a multicentre; randomised; controlled; open-label trial (sisters). J Neurol Neurosurg Psychiatry 89(6):642–650

De Bruin M et al (2014) Intramuscular connective tissue differences in spastic and control muscle: a mechanical and histological study. PLoS One 9(6):e101038

Farina S et al (2008) Combined effects of botulinum toxin and casting treatments on lower limb spasticity after stroke. Funct Neurol 23(2):87

Hecht M et al (2011) Therapiehandbuch Botulinumtoxin und Spastik. Thieme, Stuttgart

Hesse S et al (2003) Poststroke motor dysfunction and spasticity: novel pharmacological and physical treatment strategies. HCNS Drugs 17(15):1093–1107

Kawano O et al (2018) The dosage and administration of long-term intrathecal baclofen therapy for severe spasticity of spinal origin. Spinal cord 56(10):996

Kishima H et al (2016) Respiratory function under intrathecal baclofen therapy in patients with spastic tetraplegia. Neuromodulation: Technology at the Neural Interface 19(6):650–654

Kurenkov AL et al (2017) Efficacy and safety of botulinum toxin type A (IncobotulinumtoxinA) in the treatment of patients with cerebral palsy. Zhurnal nevrologii i psikhiatrii imeni SS Korsakova 117(11):37–44

Lampe R et al (2014) Lung vital capacity and oxygen saturation in adults with cerebral palsy. Patient Prefer Adherence 8:1691

Liepert J et al (2012) Leitlinie der DGN: Therapie des spastischen Syndroms

Mills PB et al (2016) Systematic review of adjunct therapies to improve outcomes following botulinum toxin injection for treatment of limb spasticity. Clin Rehabil 30(6):537–548

Mukherjee A, Chakravarty A (2010) Spasticity mechanisms – for the clinician. Front Neurol 1. ► https://www.frontiersin.org/articles/10.3389/fneur.2010.00149/full. Zugegriffen: 08. Nov. 2019

Picelli A et al (2018) Adjuvant treatments associated with botulinum toxin injection for managing spasticity: an overview of the literature. Ann Phys Rehabil Med 62(4):291–296

Pickenbrock H et al (2015) Conventional versus neutral positioning in central neurological disease: a multicenter randomized controlled trial. Deutsches Ärzteblatt Int 112(3):35

Sabut SK et al (2010) Restoration of gait and motor recovery by functional electrical stimulation therapy in persons with stroke. Disabil Rehabil 32(19):1594–1603

Trompetto C et al (2014) Pathophysiology of spasticity: implications for neurorehabilitation. BioMed Res Int. ► https://www.hindawi.com/journals/bmri/2014/354906/. Zugegriffen: 08. Nov. 2019

Urban PP et al (2010) Occurence and clinical predictors of spasticity after ischemic stroke. Stroke 41(9):2016–2020

Vogt T, Urban PP (2000) Optimized therapy of spastic syndrome by combination intrathecal baclofen with botulinum toxin. Nervenarzt 71(12):1007–1011

Weingarden HP et al (1998) Hybrid functional electrical stimulation orthosis system for the upper limb: effects on spasticity in chronic stable hemiplegia. Am J Phys Med Rehabil 77(4):276–281

Winter T, Wissel J (2013) Behandlung der Spastizität nach Schlaganfall. Neurol Rehabil 19(5):285–309

Wissel J (2004) Treatment of Spasticity-related pain syndromes, In: Jost WH (Hrsg) Botulinum toxin in painful diseases. Pain headache, Karger, Basel

Wissel J et al (2010) Early development of spasticity following stroke: a prospective, observational trial. J Neurol 257(7):1067–1072

Wissel J et al (2016) OnabotulinumtoxinA improves pain in patients with post-stroke spasticity: findings from a randomized, double-blind, placebo-controlled trial. J Pain Symptom Manage, 52(1) 17–26

Literatur ► Abschn. 18.3

Bao Y et al (2017) Combined intravenous and intrathecal vancomycin in treatment of patients with intracranial infections after craniotomy. Zhonghua wei zhong bing ji jiu yi xue 28(2):169–172

Bendella H et al (2017) Cerebral ventricular dimensions after decompressive craniectomy: a comparison between bedside sonographic duplex technique and cranial computed tomography. Neurocrit Care 26(3):321–329

Chusri S et al (2018) Outcomes of adjunctive therapy with intrathecal or intraventricular administration of colistin for post-neurosurgical meningitis and ventriculitis due to carbapenem-resistant acinetobacter baumannii. Int J Antimicrob Agents 51(4):646–650

Gibbs WN et al (2018) Imaging of hydrocephalus

Hohmann C et al (2017) Sonography of the optic nerve: a new bedside tool in intensive care? Deutsche medizinische Wochenschrift 142(24):1858–1861

Hughes DC et al (2010) Role of imaging in the diagnosis of acute bacterial meningitis and its complications. Postgrad Med J 86(1018): 478–485

Huttner HB et al (2017) S1-Leitlinie Intrakranieller Druck (ICP)

Nau R et al (2016) S1-Leitlinie Hirnabszess

Paulus W, Krauss JK (2017) S1-Leitlinie Normaldruckhydrozephalus

Schorl M, Roehrer S (2008) Das Sinking-Skin-Flap-Syndrom (SSFS) – eine klinisch relevante Komplikation nach dekompressiver Kraniektomie. Aktuelle Neurol 35(7):340–344

Pitfalls, Legenden und Kontroversen in Frührehabilitation und außerklinischer Beatmung

Paul Diesener

M. Groß (Hrsg.), *Neurologische Beatmungsmedizin*, https://doi.org/10.1007/978-3-662-59014-0_19

Einleitung

Die neurologisch-/neurotraumatologische Rehabilitation mit intensivmedizinischen Attributen ist ein relativ junges Fach der Medizin. Derzeit erleben wir einen Stabwechsel von den Pionieren zur zweiten Generation. Zu Beginn stand die weitgehende Wiederherstellung von überlebenswichtigen Funktionen im Vordergrund. Sie wurde begriffen als Voraussetzung für eine erfolgreiche Anwendung der klassischen Rehabilitation. Im Verlauf setzte sich die Erkenntnis durch, dass eine Teilhabe im familiären, schulisch-beruflichen und gesellschaftlichen Kontext auch möglich sein muss, wenn elementare Funktionen wie Atmen, Essen/Trinken und Sprechen nicht vollständig wiederhergestellt werden können und eine lebenslange Assistenz, personell wie apparativ, benötigen. Vorreiter dieser Entwicklung ist fraglos die Rehabilitation in speziellen Zentren für Menschen nach hoher Querschnittverletzung des Rückenmarks.

Der Ruf nach Evidenz basierter Medizin ging auch an der neurologisch-/neurotraumatologischen Rehabilitation nicht vorbei. Gelang dies in Teilbereichen, so blieb die Frührehabilitation, in der per definitionem noch intensivmedizinische Überwachung und Behandlung eine wesentliche Rolle spielen, den Nachweis von Evidenz mangels genügend großer Patientenzahlen und noch im Aufbau befindlicher Behandlungsverfahren schuldig. Dies gilt noch ausgeprägter für die außerklinische Intensivversorgung. Behandlungsverfahren, Problemlösungen, Standards, Verfahrensanweisungen wurden wie auch die personelle Ressource fast ausnahmslos der klassischen Intensivmedizin entlehnt. Was dort richtig und vielleicht sogar evidenzbasiert ist, kann in der Rehabilitation nicht falsch sein. Diese Auffassung soll in der folgenden lockeren Zusammenschau hinterfragt, wenn nicht sogar in Frage gestellt werden.

Die im Folgenden behandelten 20 Aussagen gelten wahrscheinlich für die meisten Behandelnden und Pflegenden aus dem Wissen der klassischen Intensivmedizin heraus als unverrückbare Wahrheit. Unter dem Blickwinkel von Rehabilitation und außerklinischer Intensivpflege relativiert sich aber plötzlich vieles und lässt die Thesen in ganz anderem Licht dastehen bzw. an ihnen zweifeln. So werden auch eingefahrene Verfahrensweisen in der intensivmedizinischen Behandlung von Patienten durch Rückführung auf physikalische und physiologische Gesetzmäßigkeiten in ein anderes Licht gerückt. Dabei wird bei dem Einen oder der Anderen nicht ein Aha-Erlebnis ausbleiben, wenn ein Sachverhalt einfach mal aus anderer Perspektive betrachtet, einfach mal um die Ecke geschaut wird.

19.1 Die 20 Tatsachenbehauptungen

Die 1. Behauptung

100 % Sättigung garantiert eine vollständig belüftete Lunge

Vor einem unkritischen Vertrauensvorschluss gegenüber der Pulsoxymetrie kann nicht oft genug gewarnt werden. Ist sie auf der akutklinischen Intensivstation nur ein kleines Puzzleteil neben einer Vielzahl anderer Überwachungsparameter und v. a. der lückenlosen visuellen Überwachung, erlaubt es der Zustand des Patienten in der Frührehabilitation und der außerklinischen Versorgung, den Aufwand des Monitorings herunterzuschrauben, was willkommenen Spielraum für Teilhabe orientierte Entfaltung von Ressourcen mit sich bringt. In der Regel verbleibt die Pulsoxymetrie als einziger und einfacher, den Patienten am wenigsten beeinträchtigender Überwachungsparameter, leider mit dem Heiligenschein der Unfehlbarkeit.

Annähernd 100 % O_2-Sättigung impliziert ein ausgeglichenes Ventilations-Perfusions-Verhältnis. D. h. jedes Lüftchen in der Lunge strömt an einer Kapillare vorbei und jede

Kapillare fließt an einer belüfteten Alveole vorbei. Diese Bedingungen finden wir nicht nur bei einer intakten Lunge vor, sondern auch bei Patienten mit Lungenteilresektion oder Pneumektomie. Entfernt werden Lungenabschnitte mitsamt den luftführenden und blutführenden Anteilen. Es verbleibt ein ausgewogenes Ventilations-Perfusions-Verhältnis. Bei einer Totalatelektase eines oder mehrerer Lungenabschnitte wird als Folge des v.Euler-Liljestrand-Reflexes (vEuler und Liljestrand 1946; Larsen und Ziegenfuß 1997) die Perfusion in den betroffenen Abschnitten praktisch auf null abgesenkt, funktionell wie bei einer Teilresektion. In den übrigen Abschnitten kann ein ausgeglichenes Ventilations-Perfusions-Verhältnis herrschen. Die Sättigung ist annähernd 100 %. Im Extremfall, vom Autor selbst endoskopisch und radiologisch nachgewiesen, kann dies eine ganze Lungenhälfte betreffen.

Spätestens hier sollte die Beobachtung der Atemexkursion, bzw. das Fehlen auf einer Seite, zur Auflösung des Dilemmas führen. Was aber, wenn es nur kleine Lungenabschnitte betrifft? Hilft die Auskultation? Leider nein. Wenn ein feuchtes Atemgeräusch auskultiert werden kann, liegt vielleicht eine Minderbelüftung bei dann aber noch völlig intakter Perfusion vor. Die Sättigung wird dann eher niedriger ausfallen. Nur bei einem kompletten Ventilationsstopp kommt der v.Euler-Liljestrand-Reflex zum Tragen. Die fehlende Belüftung kann aber nicht auskultiert werden. Die Frage, ob die O_2-Sättigung etwas über den Zustand der Lungenbelüftung aussagt, muss leider mit Nein beantwortet werden.

Im Gegensatz zum klassischen Intensivpatienten verfügt der Patient in der Frührehabilitation v. a. aber in der außerklinischen Intensivbehandlung nicht in dem Maße über die Bandbreite von redundanten Kontrollmechanismen wie häufige Thoraxröntgenaufnahmen, hämodynamisches Monitoring, Thorax-CT, engmaschige Laborkontrollen, häufige bronchoskopische Bronchialtoilette, womit nachhaltige Belüftungsstörungen nicht lange unentdeckt bleiben. Erwartet man vom klassischen Intensivpatienten im Weaning mit Reduktion der Opiate i. d. R. ein Wiedererwachen des Hustenreflexes und damit ein intrinsisches Korrektiv gegen Atelektasen durch Sekretansammlungen, muss dies gerade bei Patienten mit neurologischem Handicap nicht immer der Fall sein. Liegt eine neurogen erhöhte Hustenreizschwelle der unteren Atemwege vor, können auch beim wachen, dialogfähigen Patienten schwere Belüftungsstörungen vorliegen, die mit dem einzig verbliebenen Monitoring, der Pulsoxymetrie, unentdeckt bleiben. Dieses Handicap muss die Aufmerksamkeit auf andere Parameter lenken.

Die Beobachtung der Atemexkursion auch durch Hand auflegen, wurde schon genannt. Trotz der geäußerten Einschränkungen: Häufiges Auskultieren. Diagnostische Probeabsaugung auch wenn offensichtlich kein Sekretgeräusch zu hören ist. Vor allem dann, wenn empirisch bei dem Patienten immer wieder Belüftungsstörungen zu spät entdeckt wurden. Es sei an dieser Stelle schon daran erinnert, dass diese diagnostische Probeabsaugung beim Patienten ohne Hustenreflex nur zweckmäßig ist, wenn diese weit distal in den erreichbaren Lappenbronchien erfolgt. An der Trachealkanülenspitze, an der viele Pflegende mit der Absaugmaßnahme ihr Limit erreicht sehen, bildet sich keine Segment- oder Lappenatelektase.

Als weitere Maßnahme sei die Registrierung von Änderungen der Compliance am Beatmungsgerät (Druckanstieg pro verabreichtem Volumen) genannt. Da nur noch in seltenen Fällen volumenkontrolliert beatmet wird, bleibt der Druckanstieg v. a. dann unentdeckt, wenn bei druckkontrollierter oder druckunterstützter Beatmung ein Mindestvolumen eingestellt ist mit einer Marge, innerhalb der das Gerät je nach erreichtem Volumen den Druck auf und ab bewegen darf. Dies entgeht den Betreuenden leicht, weil sich alles noch unterhalb der Alarmschwelle abspielt, wenn die Beatmung dauerhaft und mit voller Ausschöpfung der Druckreserve betrieben wird. Eine Registrierung der Compliance am Beatmungsgerät, womöglich mit Alarmierung, würde zwar als

Frühwarnsystem bei Atelektasenbildung funktionieren, wäre aber zu unspezifisch, da Veränderungen auch eintreten bei Lagewechsel, Aerophagie und Flatulenz, Erregungszustand mit allgemeiner Tonuserhöhung sowie im Schlaf-Wach-Rhythmus.

Die 2. Behauptung

Wenn die Sättigung abfällt, höre ich mit dem Absaugen auf

Die 3. Behauptung

Sättigungsabfall nach Absaugen erfordert erneutes Absaugen

Ein Abfall der pulsoxymetrisch gemessenen O_2-Sättigung kann mehrere Ursachen haben, u. a. auch eine Teilverlegung der Atemwege mit Sekret. Wenn andere Ursachen ausgeschlossen sind (z. B. Artefakte) und sich keine weiteren offenbaren, kann auch (diagnostisch) endotracheal abgesaugt werden. Werden dann nicht unbeträchtliche Mengen an Sekret abgesaugt, erwartet der Absaugende mit Recht, dass sich die O_2-Sättigung wieder erholt. Oft wird aber initial ein weiterer Abfall beobachtet. Keinesfalls sollte nun noch einmal abgesaugt werden in der Annahme, nicht alles Sekret erreicht zu haben. Die meisten messtechnischen Verfahren verfügen über eine hohe Trägheit, um häufige durch Bewegungsartefakte verursachte Alarme zu vermeiden, die zum Abstumpfen der Aufmerksamkeit gegenüber Alarmen führen würde. Das bedeutet aber andererseits, dass der Patient während des Absaugvorgangs durch Husten oder Minderventilation, wenn zum Absaugen das Gerät vom Patienten diskonnektiert wird, langsam einen Abfall der O_2-Sättigung erlebt, der sich an der Färbung der Lippen sofort ablesen lässt, am Sättigungsmonitor aber erst nach 1–2 min, wenn die Lippen schon längst wieder rosig sind.

19

Den Absaugvorgang unter Minderbelüftung solange durchzuführen, bis die Sättigungswerte am Monitor abfallen, lässt den Patienten in eine nicht tolerable Hypoxämie abgleiten, die viel zu spät angezeigt wird.

Die Beobachtung der Lippenfärbung bei ausreichender Beleuchtung (**Cave:** Absaugen in der Nacht im abgedunkelten Zimmer!) ist ein deutlich zuverlässigerer Parameter als die Pulsoxymetrie. Sollte die Sättigung nach der Absaugmaßnahme für längere Zeit erniedrigt bleiben und sich nicht erholen, kann dies am schon zitierten v.Euler-Liljestrand-Reflex liegen. Beim Absaugvorgang wurde nicht nur Sekret abgesaugt, welches zur teilweisen Belüftungsstörung von Lungenabschnitten geführt hat, sondern auch eine Atelektase eröffnet. Dies führt zu einer sofort wiedereinsetzenden Perfusion des wegen des Reflexes praktisch nicht mehr durchbluteten Areals aber noch lange nicht zu einer kompletten Belüftung. Die Entfaltung eines atelektatischen Lungenabschnitts benötigt je nachdem, ob spontan geatmet oder beatmet wird eine längere Zeit. Die am Monitor angezeigte O_2-Sättigung erreicht in dem Maße wieder Normalwerte, wie Perfusion und Ventilation wieder ein ausgeglichenes Verhältnis erreichen. Dieser Vorgang kann durch vorübergehende Erhöhung des PEEP beschleunigt werden (Lachmann-Manöver) (Lachmann 1992).

In den beiden genannten Fällen, Sättigungsabfall nach Absaugung wegen der trägen Anzeige und länger anhaltende Desaturation wegen des Wiedereröffnungseffekts von Atelektasen, wird ein erneuter Absaugvorgang nicht zur Problemlösung beitragen.

Die 4. Behauptung

Beim Absaugen diskonnektieren wir immer das Gerät und saugen nur ganz kurz ab

Kurz **und** gründlich geht nicht. Wenn ich die Wohnung nur ganz kurz staubsauge, kann ich nicht gründlich gesaugt haben. Die meisten Mitbürger werden eher wöchentlich gründlich als 2-mal täglich kurz staubsaugen. Übertragen auf das endotracheale Absaugen von beatmeten Patienten bedeutet dies, dass es allein wegen des beim Absaugen erzeugten Stress, zweckmäßig ist, so selten wie möglich, dafür dann aber gründlich abzusaugen.

Wie verträgt sich gründliches und somit längeres Absaugen mit der Notwendigkeit, die maschinelle Beatmung nur so kurz wie möglich zu unterbrechen, wenn der Patient kaum einen Spielraum für die Spontanatmung hat? Auf den ersten Blick bietet sich das geschlossenen Absaugsystem an, in der klassischen Intensivmedizin etabliert, insbesondere, um den Abfall des Beatmungsdruckniveaus zu vermeiden. Diese extremen Beatmungssituationen werden in der Rehabilitation und der außerklinischen Betreuung keine Rolle spielen. Das geschlossene System ist für ein rehabilitatives Konzept mit Mobilisierung, häufigen Transfers eher hinderlich. Es gibt eine einfachere und weniger hinderliche Alternative. Sie besteht aus zwei Komponenten:

- Auf die Trachealkanüle wird ein Winkelstück mit sog. Bronchoskopie- oder Absaugkappe aufgesetzt. Im allgemeinen Intensivjargon auch Swivel-Konnektor genannt, der allerdings nur die Drehbarkeit der Konnektionen zum Ausdruck bringt. Die Öffnung sollte einen Durchmesser von nicht viel mehr als 3 mm aufweisen.
- Die andere Komponente ist ein Absaugkatheter der Größe Charrière 8 oder 10. Diese Katheter haben auf Grund ihres kleineren Innendurchmessers einen höheren Strömungswiderstand, was die Passage von Luft und Sekret im Vergleich mit Absaugkathetern der Größe Charrière 12 oder 14 verlangsamt. Sie haben aber den unschätzbaren Vorteil, dass sie im Beatmungstubus oder der Trachealkanüle viel weniger Platz beanspruchen. Sowohl die Spontanatmung als auch die maschinelle Beatmung werden kaum beeinträchtigt. Gerade unter Beatmung ist nicht zu unterschätzen, dass ein durch einen großen Katheter teilverlegter künstlicher Atemweg die maschinelle Inspiration kaum beeinträchtigt, weil die Inspiration ein aktiver, energetisch betriebener Vorgang ist, jedoch die passiv erfolgende Exspiration stark behindert, wodurch der Patient droht überbläht zu werden (es geht leichter Luft hinaus als wieder heraus). Beim spontan atmenden Patienten kommt ein anderes unterschätztes Problem zum Tragen. Wird beim Absaugen Husten ausgelöst, wird der Patient, wenn zum Husten in der Lage, den Hustenstoß mit einer forcierten und tiefen Inspiration einleiten. Ist in diesem Moment das Lumen des künstlichen Atemwegs mit einem großen Katheter stark reduziert, entsteht unterhalb der Kanülenspitze ein starker Unterdruck, der nur durch Druckausgleich neben der Kanüle, egal ob geblockt oder nicht ausgeglichen werden kann. Befindet sich Sekret oberhalb der Blockung, wird dieses in die Lunge gezogen, schlimmstenfalls wird der ganze Racheninhalt beim Mithusten in die Lunge gezogen, von wo er dann langwierig abgesaugt wird.

Bei Benutzung eines dünnen Absaugkatheters wird der Absaugvorgang pro abzusaugender Sekretmenge verlängert, der Vorgang selbst kann aber beliebig lange durchgeführt werden, weil weder Spontanatmung noch maschinelle Beatmung unterbrochen werden müssen. Letzteres durch Verwendung des o. g. Winkelstücks mit Bronchoskopie- bzw. Absaugkappe. Somit wird der Absaugvorgang gründlich und wirtschaftlicher, da seltener abgesaugt werden kann.

Ein Aspekt soll noch ergänzt werden. Atmet der Patient spontan auf natürlichem Weg, weil die Kanüle abgekappt werden kann (die Kanüle dient als sog. Platzhalter dann nur noch der Intervention, z. B. intermittierende Beatmung, oder wenn Absaugpflicht wegen stark erhöhter Hustenreizschwelle besteht) oder wenn ein Sprechventil aufgesetzt ist, weil die Inspiration über den natürlichen Weg behindert ist, können Kappe oder Sprechventil seitlich auf ein Winkelstück mit Bronchoskopie- oder Absaugkappe aufgesetzt werden. Wenn dann durch das Winkelstück abgesaugt wird, wird der Hustendruck, der sich an den geschlossenen Stimmlippen aufbaut bis es zur Explosion kommt, erhalten bleiben und langfristig die Luftröhre vor Destabilisierung bewahren. Diese ist unvermeidlich, wenn dauerhaft bei kräftiger Hustendynamik der Hustendruck durch die offene Kanüle verpufft. Damit wird die Trachea chronisch einem ständigen Pressdruck von außen ausgesetzt, der zur Dilatation der Rückwand (Pars membranacea) führt, bis diese beim Husten die Vorderwand erreicht und den Atemweg komplett verschließt (tracheales Kollapssyndrom) (Keller 2017). Dann kann weder Sekret noch Luft abgehustet werden. Dieses Phänomen ist ein Grund, weshalb beim hustenkompetenten Patienten tunlichst auf eine geblockte Kanüle verzichtet werden muss (Diesener 2014).

Die 5. Behauptung

Der Hustenassistent ist eine wirtschaftliche Hilfe bei der Atemwegsreinigung mit künstlichem Atemweg

Der maschinelle Hustenassistent (Insufflator-Exsufflator) ist eine Bereicherung für Patienten mit neuromuskulärer Abhuststörung ohne künstlichen Atemweg (Keller 2017; Chatwin et al. 2003). Insbesondere auf der Endstrecke bewirkt das Ansaugen der Luft, obwohl nur Geschwindigkeiten am unteren Rand der Toleranz erreicht werden (190 l/min), durch die Sogwirkung eine Verengung der Luftröhre und damit einen Düseneffekt, der das Sekret noch einmal beschleunigt. Dieser Effekt ist unterhalb der Bifurkation mit eigenen bronchoskopischen Beobachtungen nicht reproduzierbar, sodass tief liegendes Sekret eher weniger von der maschinellen Hustenassistenz profitiert. In der Regel gelingt es Patienten auch mit schwacher Hustenkraft, das Sekret bis in die Trachea zu befördern. Die Endstrecke stellt das Problem dar, welches der Hustenassistent gut unterstützten kann. Ob Patienten mit künstlichem Atemweg von einer maschinellen Hustenhilfe v. a. auf wirtschaftliche Weise profitieren, darf kritisch hinterfragt werden, wenn ein effektives und gründliches Absaugmanagement praktiziert wird.

Die 6. Behauptung

Unterhalb der Kanülenspitze kann ich generell in kurzer Zeit den Patienten von seinem Sekret befreien

Bei intakter mukoziliarer Clearance und reizarmen Schleimhautverhältnissen infolge optimal klimatisierter Atemluft wird Sekret weit bis in die Trachea transportiert, von wo es abgesaugt werden kann. Auch die Husteneigenaktivität ist in der Lage, Sekret weit in Richtung des künstlichen Atemwegs zu transportieren. Gerade in der Neurorehabilitation wird man immer wieder Patienten begegnen, die infolge ihrer Hirnstammschädigung eine stark angehobene Hustenreizschwelle oder ein völliges Fehlen des Hustenreizes aufweisen. Gelegentlich ist auch ein einseitig fehlender Hustenreiz festzustellen. Kann keine optimale Atemluftklimatisierung garantiert werden, weil der Teilhabe mit Sprechfunktion der Vorzug gegeben wird (das Sprechventil liefert generell nur kalte, trockene Luft, welche die mukoziliare Clearance zum Erliegen bringt), bleibt ein tiefer Sekretverhalt nicht aus. Geradezu töricht, auch diese Patienten nur bis zur Kanülenspitze abzusaugen.

Generell muss die Forderung gestellt werden, das Sekret dort abzusaugen, wo es liegt. Andernfalls ist der Absaugvorgang nur ein wirkungsloses Ritual. Bewährt haben sich dünne Absaugkatheter oder Katheter mit gewinkelter Spitze. Generell sollten atraumatische Katheter verwendet werden, weil mit ihnen unterbrechungsfrei abgesaugt werden kann.

Die 7. Behauptung

Bei erhöhtem Kohlendioxidwert muss ich stets die Atemfrequenz erhöhen

Die Regel kennt jeder: Hyperventilation führt zur Hypokapnie, wie Hyperkapnie die Folge einer relativen Hypoventilation ist. Der Reflex, dem wir geneigt sind zu folgen, ist, das Atemminutenvolumen mit der Atemfrequenz zu steuern. Dem Anästhesieerfahrenen ist dies von Kindesbeinen an geläufig. Im Narkosekreisteil zirkuliert immer dieselbe Luft, das Kohlendioxid wird an Kalk gebunden und Sauerstoff wird ständig ersetzt bzw. zum Ausgleich von Leckagen zugemischt. Durch Beschleunigung der umlaufenden Luft vernichte ich mehr Kohlendioxid, durch Drosselung weniger. Da die Atemtiefe möglichst konstant im Bereich von 6–7 ml/kgKG gehalten werden soll, erreiche ich Beschleunigung und Drosselung nur über die Frequenz. Was unbewusst und nicht messbar bei der Beatmung von Hand geschieht, ist die intuitive Beschleunigung des Gasflusses bei Erhöhung der Frequenz und umgekehrt.

Wer noch den Einsatz der PLV100 von Respironics als letztes volumengesteuertes Heimbeatmungsgerät kennt, erinnert sich sicher, dass dort im Gegensatz zu den heute genutzten Geräten die Flussgeschwindigkeit manuell an den Bedarf angepasst werden konnte/musste. Die turbinengesteuerten modernen Heimbeatmungsgeräte errechnen die erforderliche Flussgeschwindigkeit aus der ständigen Messung von Druckanstieg pro verabreichtem Volumen – Maß der Compliance (Dehnbarkeit) von Lunge und Thorax im geschlossenen System, also bei Beatmung mit geblockter Kanüle. Sie müssen die Flussgeschwindigkeit in der zur Verfügung stehenden Inspirationszeit drosseln, damit bei zunehmender Füllung der Lunge und damit abfallender Compliance nicht der eingestellte Inspirationsdruck überschritten wird. Das trifft auf die druckkontrollierte, wie auch die druckunterstützte Beatmung zu. Wird nun die Atemfrequenz erhöht, können theoretisch zwei Phänomene eintreten.

Das erste (eher unwahrscheinliche) geht von der Voraussetzung aus, dass bei Erhöhung der Frequenz die Inspirationszeit konstant bleibt. In diesem Fall verkürzt sich absolut und relativ die Exspirationszeit. Da die Inspiration stets ein aktiver Vorgang ist (übrigens auch bei Spontanatmung v. a. durch das Zwerchfell), geschieht die Exspiration i. d. R. passiv. Das tatsächliche Exspirationsvolumen ist abhängig vom Atemwegswiderstand und der zur Verfügung stehenden Zeit. Eine Atemfrequenzerhöhung zu Lasten allein der Exspiration kann zur Überblähung führen bis in einen Bereich, in dem durch die endinspiratorisch stark abfallende Dehnbarkeit auch das gewünschte Inspirationsvolumen nicht mehr gegeben werden kann. Das Abatmen des im Blut erhöhten Kohlendioxids ist dann nicht mehr möglich.

Das zweite, wahrscheinlichere Phänomen entsteht dadurch, dass bei Zunahme der Atemfrequenz die Inspirationszeit proportional gesenkt wird. Das Atemzeitverhältnis, also das Verhältnis von In- zu Exspiration (I:E) bleibt erhalten. Im Extremfall wird durch die proportional abnehmende Exspirationszeit auch das erste Phänomen zum Tragen kommen. Entscheidend beim zweiten Phänomen ist aber, dass für die Inspiration immer weniger Zeit zur Verfügung steht. Würde die Maschine dies mit einem beschleunigten Inspirationsfluss parieren, würde sie viel früher das Drucklimit erreichen bzw. gezwungen sein noch rascher die Flussgeschwindigkeit wieder abzusenken. Im Endeffekt strömt während der verkürzten Inspiration weniger Gas und führt zu einer geringen Dehnung der Lunge und damit zu einem geringeren Atemzugvolumen. Ob die erhöhte Atemfrequenz diese Minderbelüftung in der Lage ist zu kompensieren oder – wie ja ursprünglich zur verstärkten Abatmung des Kohlendioxids gewünscht – überzukompensieren hängt von weiteren Faktoren ab:

- Einmal vom Totraum. Dessen Anteil am Atemzeitvolumen steigt mit erhöhter Atemfrequenz und kann damit nicht zur Eliminierung des Kohlendioxids herangezogen werden.
- Bedeutsamer ist die Wirkung des Kanülenquerschnitts. Dieser beeinflusst nach dem Flächenquadratgesetz exponentiell den Atemwegswiderstand.

Steht weniger Zeit für die Inspiration zur Verfügung, wird dies nicht mit erhöhtem Tempo kompensiert werden können, sodass sich der oben beschriebene Effekt noch verstärkt bzw. beschleunigt. Die automatische Atemflussregulierung der turbinengesteuerten Heimbeatmungsgeräte wird so zur Falle, indem abhängig vom Kanülenquerschnitt die Erhöhung der Atemfrequenz nicht die Senkung des Atemzugvolumens durch verkürzte Inspirationszeit kompensieren kann, sodass das Atemzeitvolumen sinkt statt steigt.

Es muss nicht extra betont werde, dass bei Kindern dieser Effekt bedeutsamer ist wegen des proportional kleineren Kanülenquerschnitts mit exponentiell steigendem Atemwegswiderstand. Der Autor war mehr als einmal damit konfrontiert, dass ihm von verzweifelten Pflegediensten heimbeatmete Patienten vorgestellt wurden, in einem Fall mit einem exspiratorisch gemessenen $etCO_2$ von über 80 mmHg. Der $etCO_2$ konnte problemlos durch **Absenken** der Atemfrequenz in den Normbereich gebracht werden.

Die 8. Behauptung

Bei invasiver Beatmung mit entblockter Kanüle steigt das Aspirationsrisiko

19

Ein ständig schwelender Konflikt auf Intensivstation zwischen Pflege und Therapeuten. Behaupten die einen, eine Blockung würde das Schlucken behindern, führen die anderen ins Feld, dass bei Entblockung aspiriert werden kann. Hier treffen sich mehrere Irrtümer. Dass die Blockung das Schlucken behindert, taucht immer wieder in Monographien zum Kanülenmanagement auf. Ausschließlich wird aus der Literatur zitiert. Geht man dieser Argumentationskette auf den Grund, trifft man auf R.H. Betts (1965), der auf einer ¾ Seite darüber spekuliert, ob ein aufgeblasener Ballon einer Trachealkanüle mit 8- oder 9-mm-Innendurchmesser den Ösophagus einengen könnte. 1965 gab es Silberkanülen, auf die, wenn Blockung erwünscht war, eine Manschette (engl. Cuff) aus zwei Lagen Gummi gezogen wurde, die an beiden Enden mit geknüpften Fäden luftdicht aneinandergepresst und die Übergänge durch Vulkanisieren (Prinzip des Fahrradreifen-Flickens) geglättet wurden. Auch waren schon Trachealkanülen aus Gummi mit demselben Prinzip der Blockung in Gebrauch. Diese mit hohem Druck zu füllenden Blockungen (gummielastisch) hatten manchmal die Eigenschaft, dass sie sich exzentrisch füllten, was dann durch Ausstülpung nach dorsal evtl. eine Impression des Ösophagus hätte bewirken können. Heutzutage sind diese Vorrichtungen mit den geschilderten Gefahren nicht mehr in Gebrauch. Der Niederdruckcuff ist anatomisch nicht in der Lage, den Ösophagus zu komprimieren. Dies weiß jeder, der gastroskopisch eine PEG beim intubierten oder kanülierten und beatmeten Patienten angelegt hat. Gastroskop und PEG passieren ungehindert die vermeintliche Engstelle.

Dass Essen und Trinken mit geblockter Kanüle andere Nachteile hat (fehlendes Geruchsempfinden), soll an dieser Stelle nicht weiter ausgeführt werden. Die orale Nahrungsaufnahme ist beim Schluckkompetenten jedenfalls durch eine geblockte Trachealkanüle nicht beeinträchtigt.

Wie sieht es nun mit der Aspiration aus? Wird dem Patienten durch ein bewusst neben der Kanüle (oder durch eine Kanülensiebung) herbeigeführtes Luftleck ermöglicht, mit der Inspirationsströmung des Beatmungsgeräts Luft zur Stimm- und Sprachbildung abzuzweigen und damit auch die Riechfunktion zu verbessern, muss man sich gerade wegen der Beatmung um die Aspiration wenig Sorgen machen. Da in der Lunge stets (i. d. R. auch endexspiratorisch) ein positiver Druckgradient gegenüber dem atmosphärischem Druck besteht, wird dieser sich der Aspiration entgegenstemmen. Dies trifft sowohl auf die prädeglutitive (also vor dem Schlucken) als auch auf die postdeglutitive Aspiration zu, weil hier Nahrung und Flüssigkeit vor oder nach dem Schlucken passiv durch die Stimmbänder in die Luftröhre gelangen können. Hydrostatischer Druck (bei Flüssigkeit) und Schwerkraft (bei Nahrung) stehen dem aerodynamischen Druck bzw. der Flussrichtung der Leckageluft entgegen. Anders bei intradeglutitiver Aspiration. Wird während des Schluckens das zu schluckende Material unter hohem Druck normalerweise in die Speiseröhre gepresst, bei fehlendem Stimmbandschluss aber teilweise in die Luftröhre, reicht der Beatmungsdruck nicht aus, dem etwas entgegen zu setzen. Bevor also der beatmete Patient mit Dysphagie oral Nahrung angeboten bekommt, sollte der Charakter der Dysphagie endoskopisch und/oder radiologisch diagnostiziert werden.

Die 9. Behauptung

Die subglottische Absaugung schützt vor Pneumonie

Die 10. Behauptung

Wer aspiriert bekommt eine geblockte Kanüle

Auch diese Diskussion hat ihren Ausgangspunkt in der Intensivmedizin. Der subglottische Raum des intubierten Intensivpatienten, i. d. R. tief analgosediert allein schon deshalb, um die Beatmungsmodi, die der Gesundung der Lunge dienen, zu tolerieren, erwies sich als Quelle von Infekten der unteren Atemwege bis hin zur Pneumonie und wird im Intensivjargon gern als Jammerecke tituliert. Angereichert wird das mikrobielle Milieu der Jammerecke aus dem Magen, begünstigt durch die Rückenlage (Torres et al. 1992). Dort finden Keime durch die medikamentöse Unterdrückung der Salzsäureproduktion (z. B. Protonenpumpeninhibitoren, deren Wert zur Prophylaxe von Stressulzera nicht hoch genug eingeschätzt werden kann) beste Wachstumsbedingungen. In kurzer Zeit wandern sie ganz ohne Erbrechen, evtl. gefördert durch eine nasogastrale Sonde als Leitschiene in den Rachen und von dort in den subglottischen Raum. Der hier skizzierte Intensivpatient ist sowohl seiner Schluck- wie auch seiner Hustenfähigkeit beraubt. Das gilt auch, wenn alsbald der Tubus durch eine Trachealkanüle ersetzt wird. Die weit verbreitete Anwendung der dilatativen Tracheotomie macht die Drainage des subglottischen Raums nach außen unmöglich. Somit ist die Jammerecke des dilatativ tracheotomierten Intensivpatienten auch ein hausgemachtes Problem. Eine subglottische Absaugung hat bei diesen Patienten sicher ihren Platz, wenn die Absaugöffnung am richtigen Platz liegt, was endoskopisch gesichert werden sollte, um das Ansaugen von Gewebe an die Öffnung zu verhindern. Die Empfehlungen der KRINKO von 2013 beziehen sich ausschließlich auf Endotrachealtuben (KRINKO 2013).

Was haben diese Überlegungen mit Rehabilitation und außerklinische Intensivbehandlung zu tun? Gar nichts. Hier dürften Beatmungsmodi, die nur mit tiefer Sedierung erträglich sind, keinen Platz haben. Hier wird der Patient nicht medikamentös seiner Schutzreflexe (Husten, Schlucken, Kopfkontrolle) beraubt. Den intubierten Patienten ohne Drainagemöglichkeit seines subglottischen Raums werden wir hier vergeblich suchen. Die Dilatationstracheotomie mit enger tracheokutaner Fistel (als Tracheostoma kann dies nicht wirklich bezeichnet werden), so einhellige Expertenmeinung, die bei jedem Kanülenwechsel blutig aufgerissen wird, sollte in der Langzeitbehandlung von tracheotomierten Patienten keinen Platz haben (Diesener et al. 2000). Seltene Ausnahme bilden die dilatativen

Tracheotomien, die rasch zu einem epithelisierten Tracheostoma ausheilen.

Verfolgen wir in Rehabilitation und außerklinischer Intensivbehandlung konsequent das Ziel, die Teilhabe im familiären und sozialen Umfeld durch Einsatz von elementaren kulturellen Fähigkeiten, und hierzu gehört neben Essen und Trinken v. a. die lautsprachliche Kommunikation, zu fördern, bleibt kein anderer Weg, als den Luftstrom – übrigens auch unter Beatmung – über die Stimmbänder Richtung Rachen zu führen. Es versteht sich von selbst, dass bei konsequenter Belüftung des Rachens über den subglottischen Raum die subglottische Absaugung überflüssig ist. Ausnahme ist die schon erwähnte aktive Aspiration bei Unfähigkeit, die Stimmlippen zu schließen und wenn aus pneumologischen Gründen eine Beatmungsform gewählt werden muss, die keine Leckage zulässt, bei gleichzeitig schwerer aktiver Aspiration.

Es erstaunt den Autor immer wieder in seiner Sprechstunde, dass selbst Patienten mit intaktem Hustenreflex zu einem Leben mit geblockter Kanüle und subglottischer Absaugung verurteilt werden, obwohl es für den Nutzen dieser Maßnahme bei Patienten in Rehabilitation und außerklinischer Intensivbehandlung keinerlei Evidenz gibt. An diesem Beispiel wird, wie eingangs ausgeführt, besonders deutlich, wie fatal es ist, die Erkenntnisse der akutklinischen Intensivmedizin 1:1 auf Frührehabilitation und außerklinische Intensivbehandlung zu übertragen. Ausnahmslos alle dieser Patienten konnten in der Sprechstunde des Autors, bei Beatmung zumindest zeitweise, von der Belüftung des Rachens profitieren und – soweit es die kognitiven und bulbären Funktionen zulassen – wieder sprachlich kommunizieren (Diesener 2014; Schmider et al. 2016). Vor allem, wenn Patienten über eine intakte Hustenaktivität verfügten, kann die teil- bis vollorale Nahrungsaufnahme vertretbar sein.

Es sollen an dieser Stelle die Leitgedanken der Rehabilitation auch für die Intensivpatienten der Frührehabilitation und der außerklinischen Intensivbehandlung ins Gedächtnis zurückgerufen werden: Nicht Defizite beklagen, sondern Fähigkeiten fördern. Oder bezogen auf Aspiration: An die Stelle der Verhinderungsstrategie soll die Förderung von Strategien zur Beseitigung von Aspiration treten.

Die 11. Behauptung

Ein großer HME-Filter ist wegen seines Totraums generell unter Spontanatmung zu vermeiden

Die 12. Behauptung

Ein kleiner HME-Filter erleichtert die Spontanatmung

Die 13. Behauptung

Wenn der Ultraschallvernebler die Nasenschleimhäute feucht hält, kann er auch über eine Kanüle die unteren Luftwege anfeuchten

Die Klimatisierung der Atemluft über einen künstlichen Atemweg, der die natürlichen Wege über Mund und Nase umgeht, kann über die aktive Zuführung von gesättigtem Wasserdampf (im Idealfall mit Körpertemperatur und 100 % rel. Luftfeuchte, also wie physiologisch) erfolgen. An dieser Stelle soll einem weit verbreiteten Irrtum vorgebeugt werden: Nebel, wie er als weiße Wolke aus der Dampfeisenbahn quillt, ist kein Dampf mehr, es handelt sich um kondensierte Wassertröpfen in entsättigter Luft. Wasserdampf ist unsichtbar.

Im Ultraschallvernebler erzeugte feinste Tröpfchen wurden in die medizinische Behandlung eingeführt, um Wirkstoffen, die nicht flüchtig (gasförmig) sind, einen Träger zu geben, damit er die tiefen Atemwege erreicht. Wenn auch Nebel die Schleimhäute des Nasenraums benetzen und vor Austrocknung schützen kann, so erweist er sich in den unteren Atemwegen wegen der kalten und trockenen Umgebungsluft als schädlich.

Eine andere Möglichkeit, die Atemluft mit Wasserdampf anzureichern, besteht in der Verwendung von künstlichen Nasen oder HME-Filtern (Heat and Moisture Exchanger) (Braz et al. 2017). Letztere weisen neben der Speicherung des ausgeatmeten Wasserdampfs durch Kondensation winziger Wassertröpfen auf einer großen, eng gefalteten Papieroberfläche und Rückführung durch Verdunstung mit dem nächsten Atemzug auch eine bakterielle Filterfunktion auf. Bei Kondensation und Verdunstung heben sich die dabei gewonnene (Kondensationswärme) und wieder verlorene (Verdunstungskälte) Wärme gegenseitig auf. Wegen der Abkühlstrecke zwischen Patient und HME-Filter oder künstlicher Nase ist ein Nettoverlust von Wasser durch Kondensation an der inneren Oberfläche der Schlauchsysteme unvermeidbar.

Generell können mit einfachen Mitteln folgende Regeln nachvollzogen werden (Selbstversuch mit Manometer):

- Großvolumige HME-Filter haben einen geringeren Atemwegswiderstand bei In- und Exspiration als kleinvolumige (Messung erst starten, wenn der HME sich nach mehreren Minuten mit Kondensat gesättigt hat).
- Großvolumige HME-Filter erhöhen den Totraum. Unter Beatmung muss das Atemzugvolumen um diesen Betrag erhöht werden, um Normoventilation sicher zu stellen. Bei Spontanatmung muss der Patient die Atemtiefe um diesen Betrag anheben, was die Atemarbeit erhöht.
- Großvolumige HME-Filter haben eine größere Austauschfläche und können den ausgeatmeten Wasserdampf mit weniger Verlust wieder zurückführen.

Fassen wir zusammen: Gegenüber kleinen HME-Filtern haben große eine bessere Rückfeuchtungskapazität, geringeren Atemwegswiderstand und erfordern mehr Beatmungsvolumen oder (bei Spontanatmung) mehr Atemarbeit.

Welches sind die Entscheidungskriterien?

Ein Patient mit ventilatorischer Schwäche profitiert von der Totraumverkleinerung, die eine Tracheotomie zwangsweise mit sich bringt. Die geringere Atemarbeit erweitert die Spielräume für Spontanatmung. Da der Atemwegswiderstand der HME-Filter von der Fließgeschwindigkeit des Atemgases abhängt, wird der geringfügig höhere Atemwegswiderstand eines kleineren HME-Filters wegen der flacheren Atmung nicht ins Gewicht fallen. Liegt keine ventilatorische Schwäche vor, wirkt sich die durch Totraumverkleinerung infolge Tracheotomie erzwungene flache Atmung unnötig negativ auf die alveoläre Ventilation aus und zwingt in vielen Fällen zur Gabe von Sauerstoff, weil endexspiratorisch das „closing volume", also das endexspiratorisch verbleibende Volumen, welches (bei älteren Menschen physiologisch) zu ersten Mikroatelektasen führt, unterschritten wird (Milic-Emili et al. 2007). Die Totraumnormalisierung (nicht zwingend die Erhöhung) ermöglicht vertiefte Atemzüge oberhalb des „closing volume" bei Menschen mit intakter ventilatorischer Kraft, wie es in der Vergangenheit atemphysiotherapeutisch mit dem dosierbaren Totraumvergrößerer nach Prof. O. Giebel (im Jargon auch Giebel-Rohr genannt) genutzt wurde (Giebel 1962). Nur Menschen mit ventilatorischer Schwäche würden nach Vergrößerung des Totraums (im Falle des Tracheotomierten: Normalisierung) schneller, also unwirtschaftlicher atmen.

Mit diesen Überlegungen wird klar, weshalb es für den Einsatz von HME-Filtern keine allgemeingültigen Regeln geben kann. Groben Anhalt bietet der Zustand der Atemmuskulatur.

Die 14. Behauptung

Sprechventile mit Schaumstofffilter verhindern die Austrocknung der Atemwege

Auch wenn dem äußeren Anschein nach Sprechventile mit Schaumstoffeinlage den Eindruck erwecken, als seien es künstliche Nasen, so trügt der Schein. Charakteristik des Sprechventils ist, dass die Exspiration vollständig außerhalb der Trachealkanüle entweicht. Vorzugsweise über Mund und Nase, teils aber auch aus dem Stoma neben der Kanüle. Es kann also kein Wasserdampf im Schaumstoff kondensieren und damit auch nicht mit der nächsten Inspiration durch Verdampfung rückgeführt werden. Der Schaumstoff dient somit nur als Staubfilter, welches nach eigenen Beobachtungen in Großstädten von Vorteil ist, wenn am Abend eine deutliche Graufärbung zu verzeichnen ist. Sprechventile erlauben keine Rückfeuchtung und erzwingen die Einatmung trocken-kalter Luft mit all ihren Nachteilen, die v. a. bei starken Minusgraden zu blutigen Verletzungen der Trachealschleimhaut führen können. Generell sollte das Sprechventil unter hochgeschlossener Kleidung (Schal reicht nicht) getragen werden, um die feucht-warmen Ausdünstungen eines Teils der Körperoberfläche zu nutzen (sog. Perspiratio insensibilis).

Die 15. Behauptung

Bei Atemnot muss ich schneller beatmen, notfalls mit Beatmungsbeutel

Atemnot entsteht entgegen der populären Auffassung nicht durch O_2-Mangel. Dieser wirkt eher berauschend. Ohne Sedierung oder Opioideinnahme liegt der Schwellwert für den Atemantrieb um die 40 mmHg pCO_2 (Partialdruck des Kohlendioxids im Blut bzw. der endexspiratorischen Luft). Auch dies kann im Selbstversuch getestet werden. Halten Sie die Luft so lange wie möglich an und messen Sie dann den endtidalen CO_2-Partialdruck ($etCO_2$). Sie werden allenfalls etwa 45 mmHg erreichen. Die subjektiv entstehende Atemnot zwingt Sie weiter zu atmen. Es gibt aber einen weiteren Mechanismus, der unsere Atmung regelt. Einerseits verfügen wir über Dehnungsrezeptoren im Lungengerüst, welche bei Inspiration auf vagalem Wege den Atemantrieb dämpfen (Hering-Breuer-Reflex) (Breuer 1868; Galdeano und Luján 2016). Außerdem vermitteln Dehnungsrezeptoren in der Thoraxwand bei tiefer Inspiration eine Hemmung weiterer Inspirationsbemühungen (Remmers 1970).

Patienten, die die Rückmeldung der Dehnungsrezeptoren insbesondere auf spinalem Wege nicht oder nicht vollständig erhalten (z. B. sensible Komponente bei GBS, hohe Querschnittläsion, Polyneuropathie) fühlen sich unter lege artis durchgeführter Beatmung (6–7 ml/kgKG) unterbeatmet und können dann durchaus unter Atemnot leiden. Erhöhte Atemfrequenz ist in diesem Fall nicht zielführend, weil damit der Dehnungsreiz immer noch nicht empfunden wird. Beutelbeatmung, d. h. vorübergehende Überblähung oder Seufzer-Beatmung kann hilfreich sein, um wenigstens im Bereich Hals, Clavikula eine gewisse Dehnung herbeizuführen. Vorausgesetzt, in diesem Bereich ist die Sensibilität ausreichend vorhanden. Bleibt der Lungendehnungsreflex (Hering-Breuer-Reflex) als einziger Feed-back-Mechanismus, bedarf es allerdings unphysiologischer Überdehnungen der Lunge, um den Patienten zufrieden zu stellen. Insbesondere bei Kindern mit hoher Querschnittlähmung muss zur Vermeidung von Panik auf niederfrequente, hochvolumige Beatmung zurückgegriffen werden. Nebenbei profitiert der Patient bei dieser Beatmungsform noch in anderer Hinsicht. Wenn die Patienten mit der Leckageluft neben der Kanüle während der Inspiration sprechen können, wird der Sprachfluss durch tiefere und langsamere Atmung verbessert. Ein typisches Beispiel, wo der Gedanke der Teilhabe und des Wohlergehens im Gegensatz zur lungenprotektiven Beatmung steht.

Die 16. Behauptung

Bei Verwendung eines Einschlauchsystems mit passivem Exspirationsventil (sog. Leckageschlauchsystem), wird die Atemluft generell besser mit Aktivbefeuchtung klimatisiert statt mit HME-Filter

Aktivbefeuchtung ist das leistungsstärkere System im Vergleich zum HME-Filter. Es wird im Überstand über dem erwärmten Wasser ein bei 37° zu 100 % gesättigter Dampf entstehen. Die Schlauchheizung, die den Dampf um einige Grad aufheizt (39–40 °C) bewirkt eine Entsättigung unter 100 % rel. Luftfeuchte, sodass an der Schlauchwand kein Wasser kondensieren kann. Auf der Abkühlstrecke zwischen dem Ende der Schlauchheizung und dem Beginn der Trachealkanüle erreicht die Luft wieder 37 °C und die relative Luftfeuchtigkeit steigt wieder auf den Sättigungsgrad von 100 % an. Dies erreicht der HME-Filter nicht, da ihm die aktive Heizkomponente fehlt.

Wie sieht es aber im Leckageschlauchsystem aus? Hier gibt es kein Inspirationsvolumen, keine periodische Atmung im Schlauchsystem samt Anfeuchtungskomponenten. Je nach Größe und damit Atemminutenvolumen des Patienten kann so viel Luft während In- und Exspirationsphase durch den Verdampfer strömen, dass dieser mit seiner Verdunstungsleistung erschöpft wird und letztlich zu wenig Dampf liefert. Dies ist am Fehlen von Kondensationstropfen auf der Abkühlstrecke zum Patienten (sog. Gänsegurgel) zu erkennen. Es muss in diesem Fall ein Aktivbefeuchtungsgerät eingesetzt werden, welches dieses Phänomen nicht zeigt. Die Wirkung des HME-Filters ist hingegen immer gleich (schlecht), dafür aber unabhängig von der das passive Exspirationsventil durchströmenden Luft. Der HME-Filter sitzt patientenseitig am passiven Leckageventil und wird auf herkömmliche Art bei In- und Exspiration in die eine und andere Richtung durchströmt.

Die 17. Behauptung

Eine spinale Übererregbarkeit bei hoher Querschnittlähmung hat keine Auswirkung auf die Beatmung

Die spinale Übererregbarkeit nach (hoher) Querschnittlähmung entwickelt sich erst einige Wochen nach dem Akutereignis. Sie ist (i. d. R. mit Baclofen) im Verlauf behandlungspflichtig nicht nur wegen der subjektiv als bedrohlich empfundenen autonomen Bewegungen v. a. der Extremitäten, sondern auch wegen der damit verbundenen Verletzungsgefahr (Knochenbrüche, Sturz aus Bett oder Rollstuhl). Aber auch unter Beatmung kann sich die Übererregbarkeit negativ bemerkbar machen. Eine allzu schnell eingestellt initiale Gasflussrate (meist als Rampe oder Kurve bezeichnet), kann vom Thorax als Muskeldehnungsreiz wie beim Patellarsehnenreflex gedeutet werden, der dann durch eine Muskeleigenreflexantwort auf spinaler Ebene mit heftiger, ungehemmter Kontraktion beantwortet wird. Im Extremfall ist dann eine Beatmung kaum mehr möglich, weil das Drucklimit sofort nach Einsetzen der Inspiration erreicht wird und die Ventile im Gerät geöffnet werden, um Druckschäden zu vermeiden. Hier hilft nur die Verlangsamung der initialen Gasflussanstiegszeit. „Kurve“ bzw. „Rampe“ müssen flacher eingestellt werden. Alsbald ist eine Baclofentherapie einzuleiten.

Die 18. Behauptung

Die maschinelle Beatmung mit den modernen Turbinengeräten stellt im epileptischen Anfall den Gasaustausch sicher

Das (noch) nicht befriedigend eingestellte Krampfleiden stellt bei gehäuft auftretenden Grand-Mal-Anfällen die Beatmungsmedizin vor eine große Herausforderung. Da die modernen Turbinengeräte ihre abzugebende Flussgeschwindigkeit von Atemzug zu Atemzug am Druckanstieg pro gegebener Volumeneinheit orientieren, wird dem Gerät beim epileptischen Anfall (extrem niedrige bis nicht mehr messbare Compliance) suggeriert, dass ein Neugeborener beatmet werden muss, und es wird dementsprechend die Flussrate nach unten korrigieren. Lassen die Konvulsionen den Luftdruck im Gesamtsystem Patient-Schlauchsystem-Beatmungsgerät immer wieder an das eingestellte Limit anstoßen, werden die Ventile sicherheitshalber geöffnet. Es findet keine Ventilation mehr statt.

Mit Druckluft oder Balg betriebene Geräte werden letztendlich auch machtlos sein, können aber das eingestellte Volumen komprimieren, sodass per diffusionem noch Sauerstoff zum Patienten gelangt. Letztendlich muss der epileptische Anfall, wenn nicht nach aller Erfahrung selbst limitierend, medikamentös so schnell wie möglich unterbunden werden. Blockung und Beutelbeatmung mit O_2-Reservoir ist letztlich die geeignetste Überbrückungsmaßnahme bei Beatmung mit turbinenbetriebenen Heimbeatmungsgeräten.

Die 19. Behauptung

Leckagebeatmung (Luft strömt neben der Kanüle über die Stimmbänder nach oben und ermöglicht Sprechen während der Inspiration) ist völlig unproblematisch

So einfach es klingt, mit der neben der Kanüle während der maschinellen Inspiration über die Stimmlippen in den Rachen strömenden Luft sprechen zu können, was v. a. bei Erwachsenen einen nicht ganz leichten Umstellungsakt benötigt, so gilt es auch hier, verdeckte Fallstricke zu berücksichtigen. Die Parameter müssen so eingestellt werden, dass beim Sprechen noch genügend Leckageausgleich seitens des Geräts erfolgt, damit die Lunge noch genügend Luft zum Atmen hat. I. d. R. werden die Patienten im Wachzustand bildlich gesprochen „die Luft anhalten" also die Stimmlippen geschlossen halten, um die unangenehme Leckageluft zu begrenzen. Nur zum Sprechen werden dann die Stimmlippen ein wenig geöffnet.

Auch hier erweisen sich die modernen Turbinengeräte gegenüber den alten Geräten als unterlegen. Wenn nicht gesprochen wird und die Stimmlippen sind geschlossen, misst das Gerät die tatsächliche Compliance und stellt seine Flussgeschwindigkeit darauf ein. Beim Sprechen wird eine höhere Compliance (gleicher Druckanstieg bei höherer Volumenabgabe) vorgetäuscht. Das Gerät denkt, jetzt muss ein Riese beatmet werden und beschleunigt die Luftströmung, was der Sprechqualität zu Gute kommt. Wurde in Ruhe ein Mindestzugvolumen eingestellt mit einer Druckreserve und wurde diese z. B. während der nächtlichen, leckagefreien Beatmung in Anspruch genommen, um das Volumen zu liefern, dann wird beim Einsetzen des Sprechmodus das vom Gerät abgegebene Volumen, welches sich aus Inspirationsvolumen und Sprechvolumen zusammensetzt, das Mindestzugvolumen überschreiten, was zum Absinken des Beatmungsdrucks auf den eingestellten Wert führt. Hier droht eine Minderbelüftung. Deshalb ist in diesen Fällen genau darauf zu achten, ob die Druckreserve im Nichtsprechmodus in Anspruch genommen wurde oder nicht.

Ausweg bietet die Nutzung eines Beatmungsgeräts, welches das Mindestvolumen nicht wie bei den meisten Gerätetypen auf das Inspirationsvolumen bezieht, sondern auf das Exspirationsvolumen. Dies lässt sich mit Verwendung eines Doppelschlauchsystems oder einem Einfachschlauch mit passivem Exspirationsventil realisieren. Sinkt wegen eines erhöhten Sprechanteils die zum Gerät rückströmende Exspirationsluft unter das eingestellte Mindestvolumen, wird Schritt für Schritt der Reservedruck in Anspruch genommen und erhöht für die Sprechzeit die Lautstärke ohne, dass der Lunge Luft für die Beatmung fehlt. Wird nicht mehr weiter gesprochen und die Stimmlippen schließen sich wieder, werden (leider) noch einige hochvolumige Atemzüge wegen des erhöhten Drucks gegeben, der dann aber Schritt für Schritt wieder auf das Ausgangsniveau absinkt.

Ein weiteres Problem beim Sprechen mit Leckageluft ist die Triggerfunktion. Hier bieten die Firmen verschiedene Algorithmen an, teils nicht durchschaubar, mit Auslösen von maschinellen Atemzügen bzw. der Druckunterstützung durch Druckveränderungen oder durch Veränderungen des Gasflusses im System als Zeichen der Atembemühung des Patienten. Letzteres kann bei gewollter Leckage neben der Kanüle zur Realisierung einer lautsprachlichen Kommunikation zu einer Übertriggerung führen, weil bei zu empfindlicher Einstellung der Luftverlust zum Sprechen von der Maschine schon als Triggerreiz wahrgenommen wird.

Befindet sich der Patient außer Reichweite einer Netzsteckdose zum Betrieb der Aktivbefeuchtung, ist er auf die Rückfeuchtung mit HME-Filter angewiesen. Nicht lösbar ist das Problem, dass beim Sprechen mit der Maschinenluft mehr Luft über den HME-Filter in den Patienten hineinströmt, als aus dem Patienten zurück in den HME. Dadurch wird die Rückfeuchtleistung abnehmen, schlimmstenfalls wird der HME-Filter völlig seine Rückfeuchtfunktion verlieren.

Schließlich sollte zum Sprechen mit Beatmung das Stoma nicht zu groß sein oder so weit abgedichtet werden können, damit die Sprechluft zu den Stimmbändern gelangt und nicht schon vorher aus dem Stoma entweicht.

Die 20. Behauptung

Eine druckunterstützte Beatmung ist auch mit Hintergrundfrequenz stets nur druckunterstützt

Die druckunterstützte Beatmung gilt nicht als Erholungsbeatmung für die Atemmuskelpumpe. Ein einmal aktivierter Muskel, wie z. B. das Zwerchfell wird fast seine volle Arbeit leisten, wenn er einmal nerval aktiviert wurde. Egal, wie stark dann die Druckunterstützung ist, die durch den Triggerreiz mit leichter Verspätung einsetzt. Aus diesem Grunde wird für die intermittierende Erholungsbeatmung gerne druckkontrolliert beatmet, Eigenbemühungen des Patienten müssen ausgeschlossen sein. Lässt sich dies streng trennen, also im Nachtschlaf druckkontrollierte Beatmung, am Tag Spontanatmung, ist dagegen nichts einzuwenden.

Ist die Spontanatmung im Weaningprozess nur stundenweise möglich, erweist sich die druckkontrollierte Beatmung im Wachzustand als Falle. Weil der Patient stimmlich-sprachlich teilhaben möchte, generiert er durch seinen Sprechrhythmus eine chaotische Triggerfrequenz. In der druckkontrollierten Beatmung ist aber die Inspirationszeit, zumindest aber der Anteil der Inspiration festgelegt. Dadurch kann die erhöhte Triggerfrequenz nur noch zu Lasten der Exspirationszeit realisiert werden, was zu Überblähung (es geht mehr rein als raus) führt. Um dem Dilemma zu entgehen, kann mit zwei Programmen gefahren werden: druckunterstütztes Beatmungsprogramm im Wachzustand, druckkontrolliertes Beatmungsprogramm im Schlaf.

Es geht aber auch einfacher. Es wird grundsätzlich der Modus druckunterstützte Beatmung gewählt und eine Hintergrundfrequenz eingestellt. Sinkt die spontane Triggerfrequenz des Patienten im Schlaf ab, weil die CO_2-Produktion wegen niedrigerem Stoffwechsel heruntergefahren wird, unterschreitet die Triggerfrequenz irgendwann die individuell einzustellende Hintergrundfrequenz. Die Beatmungsmaschine beatmet dann konsequent mit der eingestellten Hintergrundfrequenz und hält den pCO2 in einem leicht hypokapnischen Bereich, sodass kein Atemreiz ausgelöst wird und sich die Atemmuskulatur erholen kann. Das Atemzeitverhältnis kann nur in der Schlafphase justiert werden, indem der Exspirationstrigger auf einen Wert eingestellt wird, aus dem ein physiologisches I:E von etwa 1:2 resultiert. Die Maschine schaltet dann auf Exspiration um, wenn der maximale initiale Inspirationsfluss auf ein einzustellendes Maß (gemessen in % des Maximalflusses) abgesunken ist. Dies bedeutet für die Behandelnden, sich des Nachts neben das Patientenbett zu setzten, bis der geeignete Wert gefunden ist. Sollte der Patient nachts wach werden, der pCO_2 im Blut steigt an, kann er mühelos, ohne überbläht zu werden, im eigenen Rhythmus triggern. Beim Wiedereinschlafen fängt das Spiel von vorne an.

Auch wenn das Gerät den druckunterstützten Beatmungsmodus anzeigt, wird bei Inanspruchnahme der Hintergrundfrequenz druckkontrolliert beatmet. Hier kommt es nicht selten zu Missverständnissen, wenn Patienten aus der Akutklinik in die Frührehabilitation verlegt werden sollen und euphemistisch in der Übergabe gesagt wird, es werde schon durchgehend „nur" druckunterstützt geatmet, in Wirklichkeit aber bei genauerem Hinsehen durch Inanspruchnahme der Hintergrundfrequenz zumindest im Schlaf doch druckkontrolliert.

Literatur

Betts RH (1965) Post-tracheostomy aspiration. N Engl J Med 273(3):155

Braz JRC et al (2017) Effects of different fresh gas flows with or without a heat and moisture exchanger on inhaled gas humidity in adults undergoing general anaesthesia: A systematic review and meta-analysis of randomised controlled trials. Eur J Anaesthesiol 34(8):515–525

Breuer J (1868) Die Selbststeuerung der Athmung durch den Nervus vagus. In: Sitzungsberichte der Akademie der Wissenschaften Wien, math.-naturw. Kl. 58/2:909–937

Chatwin M et al (2003) Cough augmentation with mechanical insufflation/exsufflation in patients with neuromuscular weakness. Eur Respir J 21:502–508

Diesener P (2014) Ist die geblockte Trachealkanüle in einer Teilhabe-orientierten Rehabilitation neurogener Dysphagien obsolet? Neurologie & Rehabilitation 6:349–350

Diesener P, Schelling A, Koitschev A (2000) Perkutane Dilatationstracheotomie: Komplikationen und Langzeitversorgung bei Hirnverletzten, Poster, 13. Norddeutsche Anästhesietage, Hamburg

Galdeano M, Luján M (2016) Reflejo de Hering-Breuer y ventilación mecánica no invasiva ¿también durante la espiración? [Hering-Breuer Reflex and Non-invasive Mechanical Ventilation. Does it Also Occur During Expiration?]. Arch Bronconeumol 52:618–619

Giebel O (1962) Der Einfluss künstlicher Totraumvergrößerung auf Ventilationen und Blutgase, Langenbecks Arch. und Dtsch. Z. f. Chirurgie 301:543–548

Keller C (Hrsg) (2017) Fachpflege Außerklinische Intensivpflege. Elsevier, Urban-Fischer-Verlag. ISBN 978-3-437-48780-4

Kommission für Krankenhaushygiene und Infektionsprävention (KRINKO) beim Robert Koch- Institut, Prävention der nosokomialen beatmungsassoziierten Pneumonie. Bundesgesundheitsblatt (2013) 56:1578–1590

Lachmann B (1992) Open up the lung and keep the lung open. Intensive Care Med 18(6):319–321

Larsen R, Ziegenfuß T (1997) Beatmung. Springer, Berlin

Milic-Emili J et al (2007) Closing volume: A reappraisal (1967–2007). Eur J Appl Physiol 99(6):567–583

Remmers JE (1970) Inhibition of inspiratory activity by intercostal muscle afferents. Respir Physiol 10(3):358–383

Stier-Jarmer M, Koenig E, Stucki G (2002) Strukturen der neurologischen Frührehabilitation (Phase B) in Deutschland. Phys Med Rehab Kuror 12:260–271

Schmider I et al (2016) Risikobewusstes Atemwegsmanagement verbessert Patientenzufriedenheit ohne erhöhte Morbidität. German Medical Science GMS Publishing House, Doc16digab09

Torres A et al (1992) Pulmonary aspiration of gastric contents in patients receiving mechanical ventilation: the effect of body position. Ann Intern Med 116(7):540–543

vEuler US, Liljestrand G (1946) Observations on the pulmonary arterial blood pressure in the cat. Acta Physiol Scand 12(4):301–320

Respiratorentwöhnung („Weaning"), Rehabilitation und Palliative Care

Inhaltsverzeichnis

Respiratorentwöhnung („Weaning“)

Marcus Pohl und Oliver Summ

M. Groß (Hrsg.), *Neurologische Beatmungsmedizin*, https://doi.org/10.1007/978-3-662-59014-0_20

Einleitung

Durch die verbesserte Versorgung schwerstkranker Patienten nach Schädel-Hirn-Trauma, Reanimationen oder Multiorganversagen nach Sepsis überleben heute mehr Patienten mit schweren neurologischen Ausfällen. Auch die Fortschritte in den klinischen Fächern Neurologie und Neurochirurgie sichern vielen Patienten mit malignen ischämischen Schlaganfällen (wenn ein Territorium $\geq$2/3 des Stromgebiets der A. cerebri media betroffen ist), intrazerebralen Blutungen oder anderen intrakraniellen Raumforderungen das Überleben. Diese Patienten sind oft so schwer betroffen, dass sie beatmungspflichtig werden und während des Aufenthalts im Akutkrankenhaus nicht erfolgreich von der Beatmung entwöhnt werden können (Rollnik et al. 2017).

In der neurologisch-neurochirurgischen Frührehabilitation (NNFR) wird seit Jahrzehnten die Versorgung dieser schwer erkrankter Patienten gewährleistet, indem neurologische, neurochirurgische, intensivmedizinische und neurorehabilitative Kompetenzen gebündelt werden (Rollnik et al. 2017). Die Einrichtungen der NNFR haben sich erfolgreich als Bindeglied zwischen akutmedizinischer Intensivmedizin und Rehabilitation bewährt und auch als Weaningzentren dieser schwer neurologisch Kranken etabliert (Pohl et al. 2016; Rollnik et al. 2017). Die Forderung nach neuen Strukturen zur postprimären intensivmedizinischen Rehabilitation dieser Patienten, wie sie kürzlich gefordert wurden (Schönle et al. 2017), halten die Autoren deshalb für abwegig.

Beatmete Patienten, die zum Weaning im Rahmen einer NNFR verlegt wurden, waren im Mittel schon mehr als drei Wochen im primär versorgenden Krankenhaus („Akutkrankenhaus") beatmet (Oehmichen et al. 2012a). Zudem liegt das Durchschnittsalter im höheren Lebensalter, häufig sind die Patienten multimorbide (Oehmichen et al. 2012a). Es steht außer Frage, dass eine intensivmedizinische Behandlung dieser Dauer bereits bei nichtneurologischen Patienten zu einer muskulären Schwäche führt, durch Inaktivität sowie Critical Illness Neuropathie (CIP) bzw. Critical Illness Myopathie (CIM) (Oehmichen et al. 2012b; Ponfick et al. 2014; Prange 2004). Neurologisch-neurochirurgische Frührehabilitanden weisen zudem noch durch zentral bedingte Lähmungen oder neuromuskuläre Erkrankungen eine erhebliche Immobilität und Abhängigkeit von pflegerischer Hilfe auf, die den Weaningprozess zusätzlich erheblich erschweren. Zudem bestehen bei diesen Frührehabilitanden nicht nur intensivmedizinische, sondern vielmehr auch neurologische oder neurochirurgische Komplikationsrisiken, z. B. Hirndruckanstieg oder epileptische Anfälle, welche die permanente Einbindung des neurologisch-neurochirurgischen Sachverstands in den Frührehabilitationsprozess erforderlich machen.

Neurologisch-neurochirurgische Patienten benötigen beim Weaning von der Beatmung ein besonderes Setting mit ergänzenden Strukturen, das nur in einem Zentrum der NNFR bereitgestellt werden kann. Durch die Möglichkeiten der neurologisch orientierten multiprofessionellen Rehabilitation kann das Ziel einer bestmöglichen Teilhabe erreicht werden.

Hinsichtlich der technischen Abläufe des Weaning sowie der Pathophysiologie des Weaningversagens sei auf die pneumologische S2k-Leitlinie „Prolongiertes Weaning" verwiesen (Schönhofer et al. 2014). Hier ergeben sich beim Weaning neurologischer Patienten keine wesentlichen Abweichungen. Unterschiede zu pneumologischen Weaningzentren sind aber sowohl bei der personellen Ausstattung (multiprofessionelles Rehabilitationsteam, neurologischer und neurorehabilitativer Sachverstand) als auch den eingesetzten Therapien zu konstatieren. Um den) Besonderheiten des Weaning bei neurologischen Patienten in der NNFR hervorzuheben, hat die Deutsche Gesellschaft für

Neurorehabilitation (DGNR) eine S2k-Leitlinie erstellt, die das Prolongierte Weaning in der NNFR ausführlich beschreibt (Rollnik et al. 2017). Dieses Kapitel nimmt zum einen aus inhaltlichen Gründen sehr stark auf diese Leitlinie Bezug, zum anderen aber auch, weil der Erstautor dieses Beitrages einer der beiden federführenden Autoren der Leitlinie war und Sprecher der Weaningkommission der DGNR ist.

20.1 Weaning bei neurologischen Patienten

Die Entwöhnung von der maschinellen Beatmung beginnt mit der Intubation und nimmt etwa 40–50 % der Gesamtbeatmungsdauer in Anspruch (Schönhofer et al. 2014). Mit der Dauer der maschinellen Beatmung steigen Mortalität und Komplikationsrate (Boles et al. 2007; Schönhofer et al. 2014). Die sichere und zügige Entwöhnung vom Respirator hat daher höchste Priorität. Nach der internationalen Konsensuskonferenz von 2005 werden einfaches, schwieriges und prolongiertes Weaning unterschieden (Boles et al. 2007; Schönhofer et al. 2014). Bei Patienten, die aufgrund neurologischer Erkrankungen intubiert und beatmet werden müssen, liegt i. d. R. ein prolongiertes Weaning nach dieser Definition vor (Rollnik et al. 2017).

Unter Patienten mit prolongiertem Weaning ist die initiale Beatmungsursache in über der Hälfte der Fälle eine akute Erkrankung (Schönhofer et al. 2014). Die Ursache der anhaltenden Beatmungspflicht ist im Verlauf dann aber multifaktoriell. Am häufigsten finden sich Atemantriebsstörungen, Oxygenierungsprobleme, O_2-Verteilungsstörungen und Atempumpenversagen (Schönhofer et al. 2014).

Oft liegt der Atemmuskelschwäche eine CIP und/oder CIM zugrunde. Diese werden bei 1/2 der Patienten nach ARDS, 1/4 der Patienten mit einer Beatmungsdauer von mehr als sieben Tagen sowie mehr als 2/2 der Patienten nach schwerer Sepsis festgestellt und sind mit einer verlängerten Beatmungs- sowie Hospitalisierungsdauer assoziiert (Oehmichen et al. 2012b; Oehmichen und Ragaller 2012; Ponfick et al. 2014). Neben weiteren Ursachen des auf der Intensivstation erworbenen Schwächesyndroms haben auch andere neurologische und psychische Folgen der Intensivbehandlung (z. B. Delir, posttraumatische Belastungsstörung) einen ungünstigen Einfluss auf das Weaning der Patienten (Oehmichen und Ragaller 2012; Rollnik et al. 2017).

Neben den sekundären neurologischen Folgen der Langzeitintensivtherapie sind primär neurologische Krankheitsbilder häufige Ursache für ein prolongiertes Weaning (Bertram und Brandt 2013; Oehmichen et al. 2012a; Oehmichen und Ragaller 2012; Rollnik et al. 2010). So tritt bei 27 % der beatmeten Patienten mit neurologisch neurochirurgischer Grunderkrankungen ein „Weaningversagen" auf (Coplin et al. 2000; Oehmichen et al. 2012a).

Es besteht Konsens darüber, dass Patienten mit prolongiertem Weaning in dafür spezialisierte Einrichtungen (Weaningzentren) verlegt werden sollten (Rollnik et al. 2017; Schönhofer et al. 2014).

Bei Patienten in neurologischen Weaningzentren sind die Ursachen der Langzeitbeatmung wie folgt verteilt: In einer retrospektiven Untersuchung mit 1486 Patienten, die 2009 in sieben neurologische Weaningzentren aufgenommen wurden, waren die Ursachen der Langzeitbeatmung in 69,2 % neurologische (davon 52,6 % zentralnervös, 45,2 % peripher-neurologisch, 2,2 % gemischt), in 22,8 % pulmonale und in 3,0 % kardiale Störungen (Oehmichen et al. 2012a).

Neurologische Patienten mit prolongiertem Weaning, welche nicht in der Primärversorgung von der Beatmung entwöhnt werden konnten, benötigen eine nahtlose Fortführung rehabilitativer Maßnahmen in der Sekundärversorgung unter der Berücksichtigung einer vorhandenen intensivmedizinischen

Betreuung in einem spezialisierten Zentrum. Diese Zentren aus den Versorgungsstrukturen der NNFR erfüllen bei der Versorgung langzeitbeatmeter Patienten spezielle Aufgaben und Anforderungen zur Gewährleistung der zum Weaning parallel stattfindenden (Früh)rehabilitation.

20.1.1 Vorhandene Studien

Dass die prolongierte Entwöhnung von der maschinellen Beatmung in der NNFR erfolgreich verläuft, belegen nichtkontrollierte Studien (Hoffmann et al 2006; Oehmichen et al. 2012a; Pohl et al. 2016; Rollnik et al. 2010). Vergleichende Studien, die z. B. das Weaning bei neurologischen Patienten mit und ohne die Intervention der NNFR untersuchen, sind auf Grund ethischer Bedenken kaum zu leisten. Dies würde schon allein mit dem im SGB IX garantierten Recht auf Rehabilitation kollidieren, widerspräche aber auch dem Grundsatz eines schnelleren und positiveren Outcome bei früh einsetzender Neurorehabilitation.

Bei der publizierten Literatur handelt es sich überwiegend um Beschreibungen des Vorgehens beim Weaning oder um Expertenmeinungen und Konzeptdarstellungen (Bertram und Brandt 2013; Oehmichen und Ragaller 2012), um retrospektive Datenerhebungen (Oehmichen et al. 2012a; Pohl et al. 2016; Rollnik et al. 2010), um spezielle Konzepte beim Weaning (Oehmichen et al. 2013) oder um Darstellungen von Ergebnissen zum Weaning aus dem Kontext der neurologisch-neurochirurgischen Frührehabilitation (Bertram und Brandt 2007; Hoffmann et al. 2006).

Die ◘ Tab. 20.1 zeigt die Ergebnisse in verschiedenen Weaningzentren aus dem Gebiet der NNFR im Vergleich. Der Vergleich der Entwöhnungsraten zu pneumologischen Weaningzentren ist insbesondere aufgrund der differierenden Aufnahmekriterien, der uneinheitlichen Definition des primären Endpunkts und des Therapieziels schwierig (Oehmichen et al. 2012a; Rollnik et al. 2017). Die Vergleichbarkeit der Ergebnisse verschiedener Weaningzentren kann nur hergestellt werden, wenn ein

◘ **Tab. 20.1** Ergebnisse aus Weaningstudien aus dem Gebiet der neurologisch-neurochirurgischen Frührehabilitation

Fallzahl	Entwöhnt entlassen (%)	Beatmet entlassen (%)	Verstorben (%)	Autor
193	66,8	20,2	12,9	Hoffmann et al. (2006)
133	78,2	5,3[d]/?[e]	?	Bertram und Brandt (2007)
82	68,3	6,1[d]/19,5[e]	6,1	Rollnik et al. (2010)
1486	64,9	11,3[d]/7,1[e]	16,6	Oehmichen et al. (2012a)
644	59,5	9,8[d](8,2[f]/1,6[a])/7,8[e]	23,0	Oehmichen et al. (2013)
192	65,1	8,3[d]/5,2[e]	21,4	Pohl et al. (2016)

[a]Patienten mit nichtinvasiver Beatmungsform
[b]Patienten mit nichtinvasiver Beatmungsform eingeschlossen
[c]Patienten mit nichtinvasiver Beatmungsform nicht eingeschlossen
[d]in Weiterversorgung
[e]in Krankenhaus
[f]invasive Beatmungsform
[g]historischer Vergleich
[h]Anwendung Weaningprotokoll

einheitlicher und interdisziplinärer Datensatz entwickelt wird. Dafür müssen gleichartige und nachvollziehbare Struktur-, Prozess- und Ergebnisdaten definiert werden. Hierbei besteht nach Auffassung der Autoren vielfältiger Klärungsbedarf (z. B. für einheitliche Zuordnung wesentlicher Behandlungsphasen zur Krankenhaus- oder Rehabilitationsbehandlung, Beschreibung der Aufnahme- und der Ablehnungskriterien einer Aufnahme, Kriterien der Erkrankungsschwere, Weaningdefinition, Ergebnisevaluation in Bezug auf das Therapieziel).

20.1.2 Schwierigkeiten beim Weaning

Bei der prolongierten Entwöhnung neurologischer Patienten stehen die geschwächte „Atemmuskelpumpe" (bei peripheren und zentralen Paresen) und/oder eine Atemantriebsstörung (bei Hirnstammfunktionsstörungen) im Vordergrund (Rollnik et al. 2017).

Neben den neurologischen Krankheitsbildern, die primär zur Beatmungspflicht geführt haben, kommt es außerdem im Verlauf der intensivmedizinischen Behandlung zum Auftreten des auf der Intensivstation erworbenen Schwächesyndroms (Pohl und Mehrholz 2013; Ponfick et al. 2014). Sowohl die primär neurologische Schädigung als auch das auf der Intensivstation erworbene Schwächesyndrom führen zu ausgeprägten Lähmungen und erschweren das Weaning von der Beatmung (Rollnik et al. 2017).

Ein Drittel der Patienten, die zum Weaning in Einrichtungen der NNFR behandelt wurden, sind mit der Hauptdiagnose CIP oder CIM verlegt worden (Oehmichen et al. 2012a; Pohl et al. 2016). Das Durchschnittsalter der Patienten in den neurologischen Weaningzentren betrug bei Oehmichen et al. 63,7 Jahre (Oehmichen et al. 2012a), sodass relevante internistische Begleiterkrankungen zu erwarten sind. Diese Studie stufte 22,8 % der Fälle aufgrund einer pulmonalen Ursache und 3 % aufgrund einer kardialen Ursache als beatmungspflichtig ein (Oehmichen et al. 2012a).

20.1.3 Entwöhnungsstrategien

Es werden Entwöhnungsstrategien mit einer Kombination aus synchronisierter intermittierend mandatorischer Ventilation (SIMV) und/oder druckunterstützter Beatmung (PSV) und/oder schrittweise ausgedehnten Spontanatmungsphasen angewendet (Rollnik et al. 2017). Allerdings ist bekannt, dass weder durch druckunterstützte Beatmung noch durch SIMV eine Erholung der Atemmuskulatur eintritt und assistierte Spontanatmungsmodi infolge ineffektivem Triggern eher eine Belastung der Atempumpe darstellen können (Rollnik et al. 2017). Deshalb werden v. a. bei Schwäche der Atemmuskelpumpe Entwöhnungsstrategien mit intermittierender Spontanatmung im Wechsel mit kontrollierter Beatmung eingesetzt (Rollnik et al. 2017).

Zur Frage, ob ein Beatmungsmodus dem anderen beim Weaning neurologischer/ neurochirurgischer Patienten überlegen ist, liegen derzeit keine Untersuchungen vor.

Auch bei nichtneurologischen Patienten bzw. nicht selektierten Patientengruppen wird diese Frage kontrovers diskutiert. Neben teils kleinen Patientenkollektiven und mittlerweile nicht mehr zeitgemäßer technischer Ausstattung wurden in keiner der vorliegenden Untersuchungen die verwendeten Beatmungsmodi in einer Weise eingesetzt, die eine exakte Trennung zwischen assistierter Spontanatmung und kontrollierter Beatmung ermöglicht hätte. In den vorliegenden Untersuchungen wurden während der Phasen kontrollierter Beatmung Kombinationen aus assistierter Spontanatmung (ASB) und kontrollierter Beatmung eingesetzt. Dabei hat es sich um Assist-Control-Ventilation und BIPAP gehandelt (Rollnik et al. 2017).

> **Ziel der Entwöhnung von der Beatmung bei neurologischen Patienten ist die selbständige Atmung, ohne Geräteunterstützung, was ein wichtiges Teilhabeziel darstellt.**

Die nichtinvasive Beatmung wird als Deeskalationstherapie der Beatmung bei guter Schluckfunktion und weiterhin bestehender Atempumpeninsuffizienz genutzt (Rollnik et al. 2017).

> **Im prolongierten Weaning von neurologischen Patienten können zusammenfassend Entwöhnungsstrategien mit schrittweise ausgeweiteten Spontanatmungsphasen eingesetzt werden, unter Berücksichtigung der zugrundeliegenden Schädigung und unter ständiger Auswertung der Reaktionen des Patienten. Bei Störungen der neuromuskulären Übertragung kann zusätzlich eine Druckunterstützung in den Spontanatmungsphasen sinnvoll sein. Das Weaning bei Patienten mit zentralen Atemregulationsstörungen sollte individuell unter Berücksichtigung der zugrundeliegenden Schädigung und ebenfalls unter ständiger Anpassung an die Reaktionen des Patienten erfolgen.**

20.2 Weaningprotokolle und spezielle Beatmungstechniken

> **Bei der Entwöhnung langzeitbeatmeter Patienten wird der Einsatz von Weaningprotokollen allgemein empfohlen (Rollnik et al. 2017; Schönhofer et al. 2014). Diese sollten eine stufenweise Verlängerung der Spontanatmungsversuche beinhalten. Während der Spontanatmungsphasen wird der Patient vom Beatmungsgerät diskonnektiert. Durch die zwischengeschaltete, passagere kontrollierte Beatmung soll eine Erholung der Atemmuskulatur mit Wiederauffüllung der Energiespeicher erreicht werden.**

Diese Weaningprotokolle finden also bei allen Patienten in neurologischen Weaningzentren Anwendung, unabhängig ob es sich bei den Patienten um eine zentralnervöse Atemstörung, eine neuromuskuläre Schwäche, eine primär hypoxische Störung infolge pulmonaler Insuffizienz oder um Mischformen handelt.

In dem von Oehmichen et al. ausführlich beschriebenen standardisierten Spontanatmungsprotokoll werden ebenso die Spontanatmungsphasen standardisiert ausgebaut (Oehmichen et al. 2013). Die Dokumentation der Einhaltung des Protokolls, also der einzelnen Schritte beim Ausbau der Spontanatmungsphasen, erfolgt über die Mitarbeiter der Pflege (Oehmichen et al. 2013). Das ärztliche Team überwacht die Einhaltung des Protokolls (per Dokumentation täglich) und legt abweichende Konzepte individuell fest (Oehmichen et al. 2013). Bei der von Oehmichen et al. beschriebenen Klientel wurde dieses Protokoll der Spontanatmungsphasen bei 86 % der vom Respirator entwöhnten Patienten eingehalten. Vom Respirator entwöhnt wurden in dieser Studie 77,3 % von 644 Patienten. Die Autoren kommen somit zu dem Schluss, dass die Anwendung dieses Spontanatmungsprotokolls gut geeignet sei, neurologische Intensivpatienten mit prolongiertem Weaning erfolgreich zu entwöhnen (Oehmichen et al. 2013).

> **Zentraler Gedanke aller protokollbasierten Weaningstrategien ist es, die respiratorische Situation eines Patienten täglich zu überprüfen und die Entscheidung für die Entwöhnungsschritte fortwährend anzupassen.**

Ob ein solches Vorgehen Gegenstand eines formalen Behandlungsprotokolls ist, das von Pflegepersonen geführt wird oder aber, ob der Prozess durch eine strukturierte ärztliche

Visite sicher gestellt wird, scheint hierbei von untergeordneter Bedeutung für das medizinische Ergebnis zu sein, sondern mehr von den jeweiligen Gegebenheiten einer Intensivstation abzuhängen.

Für eine kontinuierliche Entwöhnung in Modi wie SIMV oder BiLevel mit einer sukzessiven Verminderung der maschinellen zugunsten der spontanen Atmung mit abnehmender Druckunterstützung gibt es keine Belege der Überlegenheit zu dem oben beschriebenen diskontinuierlichen Entwöhnungskonzept (Bertram und Brandt 2013; Jubran et al. 2013).

Die druckunterstützte Spontanatmung (inspiratorische Druckunterstützung der Spontanatmung; syn: IPS „Inspiratory Pressure Support", ASB „Assisted Spontaneous Breathing", IFA „Inspiratory Flow Assistance", PSV „Pressure Support Ventilation") ist bei intaktem Atemantrieb eine weitere für den Weaningprozess neurologischer Patienten geeignete Spontanatmungsform (z. B. bei Patienten mit schwerer Schädigung des peripheren Nervensystems wie dem Guillian-Barré-Syndrom). Ohne Diskonnektionszeiten kann hierbei die muskuläre Atempumpe i.S. eines Weaningprotokolls adaptierend trainiert werden: durch eine schrittweise Reduktion des inspiratorischen Drucks erfolgt eine graduelle „Übertragung" der Ventilation auf den Patienten (Jubran et al. 2013). Sie stellt ein zu den diskontinuierlichen Weaningprotokollen alternatives Verfahren dar.

Die „Adaptive Support Ventilation" (ASV) ist eine moderne Weiterentwicklung der mandatorischen Minutenbeatmung (MMV) mit einer komplexen, adaptiven Steuerung unter Berücksichtigung des anatomischen Totraums. In erfahrenen Händen erlaubt dieses Verfahren unter Einhaltung der Lungenschutzregeln, das Zielatemminutenvolumen, ein optimales Zielatemmuster (Otis Formel) und eine sichere und patientenbezogene Entwöhnung zu erreichen. Ein Vorteil bei beatmeten, tracheotomierten Patienten gegenüber anderen Modi ist jedoch noch nicht belegt (Bertram und Brandt 2013).

Die intermittierende Verwendung von CPAP in der späten Entwöhnungsphase kann womöglich durch ein besseres alveoläres Recruitment bei der Atelektasenprophylaxe unterstützen und die Atemarbeit vermindern (Bertram und Brandt 2013). Bei nicht unterstützter Spontanatmung am T-Stück kann auch eine automatische Tubuskompensation (ATC) die Atemmehrarbeit durch den Tubuswiderstand kompensieren (Bertram und Brandt 2013). Ob die Anwendung dieser Verfahren bei beatmeten Patienten mit neuromuskulärer Schwäche und/oder Atemantriebsstörungen allerdings die Weaningzeit verkürzt oder die Weaningrate erhöht, ist nicht ausreichend untersucht (Bertram und Brandt 2013).

Allgemein sollten nicht unterstützte Spontanatmungsphasen am T-Stück unter enger pflegerischer Kontrolle und aufgrund der aufzuwendenden Kraft durch einen möglichst großlumigen Tubus erfolgen.

Bei „Neurally Adjusted Ventilatory Assist" (NAVA) handelt es sich um eine „neuronal" gesteuerte Beatmungsform (Moerer et al. 2008; Navalesi und Longhini 2015). Die Unterstützung erfolgt synchron und proportional zur Aktivität des Zwerchfells. Die Zwerchfellaktivität wird durch eine spezielle Elektrode gemessen, die mit einer Magensonde zusammen appliziert wird. Dadurch soll eine verbesserte Synchronisation zwischen Beatmungstrigger und Atembedarf des Patienten erreicht werden, um auf diese Weise Fehltriggerungen und eine vermehrte Atemarbeit zu verringern. Auch bei diesem neuen Verfahren steht der Beleg durch vergleichende Untersuchungen aus, ob damit eine Verkürzung der Weaningzeit oder ein verbessertes Outcome erreicht werden können (Moerer et al. 2008; Navalesi und Longhini 2015).

Prinzipiell sollte man in einem fest angeordneten Stufenschema sukzessive die Frequenz und Dauer der Spontanatmung am T-Stück erhöhen. Im Erfolgsfall wechselt man zur nächsten Stufe, im Versagensfall geht man auf die vorherige Stufe zurück oder wendet die gleiche Stufe noch einmal an (Bertram und Brandt 2013; Oehmichen et al. 2013). Wenn dieses Stufenschema (oder Weaningprotokoll) nicht eingehalten werden kann, bedarf es eines individuellen und ärztlich geleiteten Weaningkonzepts unter engmaschiger Patientenüberwachung (Bertram und Brandt 2013; Oehmichen et al. 2013).

Klassische Weaningprotokolle zielen auf die rasche Extubation von Patienten auf Intensivstationen, welche länger als 24 Stunden beatmet werden. Eine wichtige Prämisse dieser Protokolle ist immer das Vorhandensein einer adäquaten Wachheit und neurologischen Beurteilbarkeit des Patienten. Daher werden Weaning- und Sedierungsprotokolle oftmals auch gekoppelt (Girard et al. 2008).

Allerdings gibt es Hinweise, dass eben diese konventionellen Weaningparameter für neurologisch/neurochirurgische Patienten nicht, oder nur sehr eingeschränkt herangezogen werden können (Ko et al. 2009). Dies kann u. a. damit begründet sein, dass in diesen Protokollen die typischen Spezifika neurologisch/neurochirurgischer Weaningpatienten unberücksichtigt bleiben:

- Der Großteil der beatmeten Patienten ist bereits tracheotomiert – zwischen 91 % (Oehmichen et al. 2012a) und 96 % (Pohl et al. 2016). Es soll also nicht die dichotome Entscheidung Extubation ja/nein getroffen werden, sondern es geht um graduelles Entwöhnen vom Respirator. Dies wird oftmals über tägliches Ausweiten der Zeit ohne Respirator des tracheotomierten Patienten erzielt.
- Es dominieren oft Probleme der Atempumpe/Atemmuskulatur. Diese sind z. B. durch eine CIP/CIM verursacht. Pulmonale Insuffizienz (wie beim klassischen COPD-Patienten) spielt hingegen oftmals nur eine untergeordnete Rolle oder stellt allenfalls eine Komorbidität dar.
- Die Probleme der Vigilanzminderung und der neurogenen Dysphagie bleiben zumeist vollkommen unberücksichtigt.

An ein Weaningprotokoll bei neurologischen Patienten müssen daher grundlegend andere Anforderungen gestellt werden als an ein herkömmliches Protokoll.

Beispiele für ein in der NNFR verwendetes Weaningprotokoll sind der Literatur zu entnehmen (Oehmichen et al. 2013).

20.3 Besonderheiten des prolongierten Weanings bei neurologischen Patienten

20.3.1 Definition des erfolgreichen Weanings von der Beatmung

In der pneumologischen Literatur wird das Weaningende uneinheitlich definiert. Obwohl nichtinvasive Beatmung als vollwertige Beatmung im DRG-System anerkannt wird (Institut für das Entgeltsystem im Krankenhaus 2015), wird in der pneumologischen Literatur häufig die Auffassung vertreten, dass eine Beatmungsentwöhnung bereits nach dem Wechsel von invasiver auf nichtinvasive Beatmung erreicht ist (Schönhofer et al. 2014). Somit wird die erfolgreiche Entwöhnung von der Beatmung mit der Entfernung des invasiven Beatmungszugangs (Endotrachealtubus/Trachealkanüle) gleichgesetzt. Im Gegensatz zu pneumologisch erkrankten Patienten besteht die Indikation für den Beatmungstubus/Trachealkanüle bei neurologischen Erkrankten nicht nur aufgrund der (invasiven) Beatmung sondern oftmals auch aufgrund der Dysphagie mit Aspirationsgefahr (s. u.). Somit bestehen prinzipiell zwei Indikationen für den Tubus/Trachealkanüle.

Das Weaning vom Respirator ist somit beendet, wenn keine Beatmung mehr notwendig ist (Rollnik et al. 2017). Die Entfernung der Trachealkanüle erfolgt, wenn keine Aspirationsgefahr mehr besteht. Hierin besteht einer der Hauptunterschiede zwischen pneumologischen Patienten, die nur in seltenen Fällen derartige Schluckstörungen aufweisen und neurologisch-neurochirurgischen Frührehabilitanden (Rollnik et al. 2017). Der Einsatz der nichtinvasiven Beatmung – ein elementares Therapieelement zur frühzeitigen Extubation und im erfolgreichen Weaning – spielt in der neurologisch-neurochirurgischen Frührehabilitation eine untergeordnete Rolle, da in der überwiegenden Zahl der Fälle Kontraindikationen gegen diese Beatmungsform bestehen, wie mangelnde Kooperation, Sekretretention mit mangelndem Hustenstoß, fehlende Schutzreflexe, zentrale Atemantriebsstörungen, komplexe Dysphagie mit Aspirationsrisiko und/oder Störungen der Magenmotilität mit häufigem Erbrechen (Rollnik et al. 2017). Kann sie dennoch zum Einsatz kommen, bedarf die nichtinvasive Beatmung (NIV) bei diesen Patienten einer speziellen Expertise und hohen Aufmerksamkeit und Überwachung. Sie wurde gemäß der Bestandsaufnahme der Arbeitsgemeinschaft NNFR zur Beatmungsentwöhnung in neurologischen Weaningzentren bei 4,4 % als integraler Therapiebestandteil innerhalb des Weaningprozesses eingesetzt (Oehmichen et al. 2012a). Allerdings fehlen Studien zum Einsatz von NIV mit Druckunterstützung bei neurologisch-neurochirurgischen Patienten. Die Anwendung bleibt damit Experten vorbehalten, die mit dieser Beatmungsart vertraut sind und das spezifisches Behandlungsrisiko und den erheblichen maschinellen und v. a. personellen Aufwand leisten können.

Deshalb werden auch Patienten der neurologisch-neurochirurgischen Frührehabilitation dann als erfolgreich von der Beatmung entwöhnt betrachtet, wenn die Patienten mindestens 48 h ohne jede maschinelle Beatmung auskommen (Rollnik et al. 2017).

20.3.2 Invasive und nichtinvasive Beatmung

Bei Oehmichen et al. waren 96,7 % der Patienten bei Aufnahme in die neurologischen Weaningzentren invasiv beatmet (Oehmichen et al. 2012a), wobei 99,9 % der invasiv beatmeten Patienten über ein Tracheostoma beatmet wurden (Oehmichen et al. 2012a). Vergleichbare Daten fanden sich bei zwei multizentrischen Studien zum Verlauf der Behandlung in der Frührehabilitation (Hoffmann et al. 2006; Pohl et al. 2016).

Dies bedeutet, dass die Patienten bei Aufnahme in neurologischen Weaningzentren zum überwiegenden Teil über eine absaugpflichtige, geblockte Trachealkanüle invasiv beatmet werden. Daraus folgt, dass neurologischen Weaningzentren ein strukturiertes Konzept zum Umgang mit und zum Weaning von der Trachealkanüle benötigen.

Nichtinvasive Beatmungsformen („noninvasive ventilation", NIV) können bei hyperkapnischer respiratorischer bzw. Globalinsuffizienz eingesetzt werden und haben den Vorteil, dass eine Tracheotomie vermeidbar ist und damit die körpereigene Filterung, Anfeuchtung und Erwärmung der Atemluft erhalten bleibt. In Betracht kommen NIV-Verfahren mit Maskenbeatmung jedoch nur bei kooperativen Personen ohne qualitative und quantitative Bewusstseinsstörungen, erhaltenen Schluckreflexen, ohne relevante Dysphagie und ohne Sekretverhalt, die mit nicht invasiven Mitteln nicht beherrscht werden können, entsprechend ist ihr Einsatz in der NNFR stark begrenzt.

Nichtinvasive Beatmungsformen sollten bei Patienten mit neurogener Dysphagie oder prolongierter Vigilanzminderung und einer hohen Aspirationsgefahr nicht eingesetzt werden (Rollnik et al. 2017).

Bei diesen Patienten sollte die geblockte Trachealkanüle als Beatmungszugang so lange verbleiben, bis keine Makroaspirationsgefahr mehr besteht (Rollnik et al. 2017). Für Therapieentscheidungen/Maßnahmen hinsichtlich Beatmungsformen bei der Versorgung von Patienten mit einer Dysphagie sollte der Schluckstatus mittels einer kontrollierten klinischen, bedarfsweise apparativen, Untersuchung erhoben werden (Rollnik et al. 2017).

20.3.3 Begleitende neurologisch-neurochirurgische (Früh)rehabilitation

Das Weaning bei neurologischen Patienten beinhaltet immer auch die (Früh)rehabilitation verschiedener Begleitsymptome, um die bestmögliche Teilhabe der Patienten zu erzielen.

Zusammengefasst sind in den Einrichtungen beim prolongierten Weaning neurologisch-neurochirurgischen Patienten Konzepte für folgende Prozesse notwendig (Rollnik et al. 2017):

- Trachealkanülenmanagement,
- Dysphagie- und Sekretmanagement,
- Behandlung von Patienten mit hirnorganischem Psychosyndrom und spezielle neurokognitive Funktionsstörungen,
- Behandlung von Patienten mit Querschnittlähmung,
- Steigerung der Selbständigkeit in den Aktivitäten des täglichen Lebens der Patienten,
- begleitende Therapien in der neurologisch-neurochirurgischen Frührehabilitation,
- pflegerische Techniken und Tätigkeiten,
- psychologische Interventionen.

Zu den Inhalten der Frührehabilitation bei beatmeten Patienten sei auch auf ► Abschn. 22.1 verwiesen.

Literatur

Bertram M, Brandt T (2007) Neurologisch-neurochirurgische Frührehabilitation: Eine aktuelle Bestandsaufnahme. Nervenarzt 78:1160–1174

Bertram M, Brandt T (2013) Neurologische Frührehabilitation bei beatmeten Patienten mit ZNS-Störungen. Intensivmedizin up2date 9:53–71

Boles JM, Bion J, Connors A et al (2007) Weaning from mechanical ventilation. Eur Respir J 29:1033–1056

Coplin WM, Pierson DJ, Cooley KD et al (2000) Implications of extubation delay in brain-injured patients meeting standard weaning criteria. Am J Respir Crit Care Med 161:1530–1536

Girard TD, Kress JP, Fuchs BD et al (2008) Efficacy and safety of a paired sedation and ventilator weaning protocol for mechanically ventilated patients in intensive care (Awakening and Breathing Controlled trial): a randomised controlled trial. Lancet 371:126–134

Hoffmann B, Karbe H, Krusch C et al (2006) Patientencharakteristika in der neurologisch/neurochirurgischen Frührehabilitation (Phase B): Eine multizentrische Erfassung im Jahr 2002 in Deutschland. Akt Neurol 33:287–296

Institut für das Entgeltsystem im Krankenhaus (InEK GmbH) (2015) Deutsche Kodierrichtlinien – Allgemein und spezielle Kodierrichtlinien für die Verschlüsselung von Krankheiten und Prozeduren, Vol., Deutsche Ärzte-Verlag, Köln

Jubran A, Grant BJ, Duffner LA et al (2013) Effect of pressure support vs unassisted breathing through a tracheostomy collar on weaning duration in patients requiring prolonged mechanical ventilation: a randomized trial. JAMA 309:671–677

Ko R, Ramos L, Chalela JA (2009) Conventional weaning parameters do not predict extubation failure in neurocritical care patients. Neurocrit Care 10:269–273

Moerer O, Barwing J, Quintel M (2008) Neurally adjusted ventilatory assist: ein neuartiges Beatmungsverfahren. Anästhesist 57:998–1005

Navalesi P, Longhini F (2015) Neurally adjusted ventilatory assist. Curr Opin Crit Care 21:58–64

Oehmichen F, Ragaller M (2012) Beatmungsentwöhnung bei Chronisch-Kritisch-Kranken. Intensiv- und Notfallbehandlung 37:118–126

Oehmichen F, Ketter G, Mertl-Rotzer M et al (2012a) Beatmungsentwöhnung in neurologischen Weaningzentren – Eine Bestandsaufnahme der Arbeitsgemeinschaft Neurologischneurochirurgische Frührehabilitation. Nervenarzt 83:1300–1307

Oehmichen F, Pohl M, Schlosser R et al (2012b) Critical-illness-Polyneuropathie und -Polymyopathie: Wie sicher ist die klinische Diagnose bei Patienten mit Weaning-Versagen? Nervenarzt 83:220–225

Oehmichen F, Zäumer K, Ragaller M et al (2013) Anwendung eines standardisierten Spontanatmungsprotokolls – Erfahrungen in einem Weaning-Zentrum mit neurologischem Schwerpunkt. Nervenarzt 84:962–972

Pohl M, Mehrholz J (2013) Auf einer Intensivstation erworbenes Schwächesyndrom – Langzeitkomplikationen. Neurorehabil Neural Repair 1:17–20

Pohl M, Bertram M, Bucka C et al (2016) Rehabilitationsverlauf von Patienten in der neurologisch-neurochirurgischen Frührehabilitation: Ergebnisse einer multizentrischen Erfassung im Jahr 2014 in Deutschland. Nervenarzt 87:634–644

Ponfick M, Bösl K, Lüdemann-Podubecka J et al (2014) Erworbene Muskelschwäche des kritisch Kranken: Pathogenese, Behandlung, Rehabilitation, Outcome. Nervenarzt 85:195–204

Prange H (2004) Akute Schwächesyndrome bei Intensivpatienten (Acute Weakness Syndromes in Critically Ill Patients). In: Prange H, Bitsch A (Hrsg) Neurologische Intensivmedizin. Thieme, Stuttgart, S 193–196

Rollnik JD, Berlinghof K, Lenz O et al (2010) Beatmung in der neurologischen Frührehabilitation. Akt Neurol 37:316–318

Rollnik JD, Adolphsen J, Bauer J et al (2017) Prolongiertes Weaning in der neurologisch-neurochirurgischen Frührehabilitation. S2k-Leitlinie herausgegeben von der Weaning-Kommission der Deutschen Gesellschaft für Neurorehabilitation e. V. (DGNR). Nervenarzt 88:652–674

Schönhofer B, Geiseler J, Dellweg D et al (2014) ProlongiertesWeaning – S2k-Leitlinie herausgegeben von der Deutschen Gesellschaft für Pneumologie und Beatmungsmedizin e. V. Pneumologie 68:19–75

Schönle PW, Beyer J, Bredehorst M et al (2017) Intensivmedizinische Rehabilitation funktionell schwerstgeschädigter Patienten – missing link zwischen Intensivmedizin und Rehabilitation. Neurol Rehabil 23:249–255

Rehabilitation beatmeter neurologischer Patienten

Marcus Pohl und Martin Groß

M. Groß (Hrsg.), *Neurologische Beatmungsmedizin*, https://doi.org/10.1007/978-3-662-59014-0_21

21.1 Neurologische Frührehabilitation beatmeter Patienten

Marcus Pohl

▪▪ Einleitung

Frührehabilitative Maßnahmen sollten im primär versorgenden Krankenhaus begonnen werden (gemäß § 39 (1) SGB V „zum frühestmöglichen Zeitpunkt einsetzende Leistungen zur Frührehabilitation"). Die Ressourcen akutmedizinischer Intensivstationen sind diesbezüglich jedoch limitiert (Rollnik 2015), sodass neurologisch Patienten so früh wie möglich zur (Früh)rehabilitation in dafür spezialisierte Einrichtungen oder Abteilungen verlegt werden sollten (Rollnik et al. 2017).

Die neurologisch-neurochirurgische Frührehabilitation (NNFR) agiert an der Schnittstelle zwischen akutstationärer Intensivmedizin und weiterführender Rehabilitation (Pohl 2016; Wallesch 2016). Die NNFR ist auf die Behandlung noch kooperationsunfähiger Patienten ausgelegt, sodass auch nicht neurologische oder neurochirurgische Erstversorger ihre noch intensivpflichtigen Patienten dorthin verlegen. Dies ist in vielen Fällen gerechtfertigt und sinnvoll, da längere Intensivbehandlungen mit Beatmung sehr häufig zu behandlungsbedürftigen neurologischen Komplikationen und Komorbiditäten führen (Critical Illness Neuropathie und Critical Illness Myopathie, septische Enzephalopathie, hypoxische Hirnschädigung, protrahiertes Delir) (Rollnik et al. 2017).

Gerade im Bereich der Frührehabilitation beatmeter Patienten wird die Funktion der NNFR als wichtiger Bestandteil der Behandlungskette schwer (chronisch) kritisch Kranker für alle Intensivstationen der Maximal- und Schwerpunktversorger deutlich. Neurologische Frührehabilitationseinrichtungen mit Beatmungskapazität müssen daher über ein breites Spektrum an medizinischen Fachdisziplinen (Neurologie/Neurochirurgie, Innere Medizin, Anästhesiologie und Intensivmedizin) und diagnostischen Möglichkeiten (Bildgebung, Bronchoskopie, Schluckdiagnostik) verfügen, um ihrem Behandlungsauftrag und ihrer Position im Versorgungssystem gerecht zu werden (Rollnik et al. 2017).

Je nach Anteil beatmeter Patienten an der Versorgung sind die Case Mix Indices (CMI) neurologischer Frührehabilitationskliniken sehr hoch (Wallesch 2016). Unter den 10 Kliniken mit der höchsten Fallschwere des Krankenhausreports 2015 finden sich ausschließlich spezialisierte kardiochirurgische Kliniken und Kliniken der NNFR (Klauber et al. 2015).

Die neurologische Rehabilitation arbeitet im Spannungsfeld zwischen erlittenem strukturellen Schaden, transienten Funktionsstörungen (Diaschisis, den Folgen von Ödem und Diapedeseblutungen, funktioneller Erholung z. B. nach entlasteten extrazerebralen Blutungen) und der Lernfähigkeit und Trainierbarkeit auch des geschädigten ZNS, die Restitutionen und Kompensationen gestörter Funktionen ermöglichen kann (Wallesch 2016). Im Zeitfenster der NNFR (Wochen bis wenige Monate nach erlittener Schädigung) bildet sich die Prognose hinsichtlich zukünftig möglicher Teilhabe aus. Fast 10 % der Patienten versterben in der NNFR, davon 2/3 nach Therapiezieländerung (Pohl et al. 2016). Auch hier sind medizinische, therapeutische und pflegerische Kompetenzen gefragt, die der Rehabilitation bislang fremd waren.

Die Notwendigkeit der gleichzeitigen intensiven und multiprofessionellen frührehabilitativen Behandlung sowie der intensiv- und beatmungsmedizinischen Behandlung neurologisch schwerstgeschädigter Patienten macht für ihre adäquate Versorgung die speziellen Strukturen einer neurologischen Frührehabilitationseinrichtung oder -abteilung erforderlich (Pohl 2016).

21.1.1 Inhaltliche und strukturelle Anforderungen an die neurologische Frührehabilitation beatmeter Patienten

Die inhaltlichen und strukturellen Vorgaben zur NNFR sind im DRG-System über den OPS 8-552 (Operationen- und Prozedurenschlüssel 8-552: „neurologisch-neurochirurgische Frührehabilitation") definiert. In der Prozedurendefinition finden sich sowohl Angaben zu Inhalten (therapeutisches Spektrum) als auch Dauer der Therapien (300 min/d), die erfüllt sein müssen, um den OPS 8-552 kodieren zu dürfen (Rollnik et al. 2017).

Die Bundesarbeitsgemeinschaft für Rehabilitation (BAR-)Empfehlungen geben ebenfalls detaillierte Hinweise zu den Behandlungszielen, Leistungen und Aufgaben der Frührehabilitation (Bundesarbeitsgemeinschaft für Rehabilitation 1995). Behandlungs- bzw. Rehabilitationsziele sind (Bundesarbeitsgemeinschaft für Rehabilitation 1995):

> Besserung des Bewusstseinszustands und Herstellen der Kommunikations- und Kooperationsfähigkeit, beginnende Mobilisierung, Minderung des Ausmaßes von Schädigungen des ZNS und PNS, Vermeidung sekundärer Komplikationen, Klärung des Rehabilitationspotenzials [sowie] Planung und Einleitung der weiteren Versorgung.

Kurativ sollen die in der Phase A begonnenen Maßnahmen fortgeführt und neurologische Grund- sowie Begleiterkrankungen (Komorbiditäten) behandelt werden (Bundesarbeitsgemeinschaft für Rehabilitation 1995). Die Beherrschung lebensbedrohlicher und evtl. bei der Mobilisierung auftretender Komplikationen müsse ebenso gewährleistet sein wie ein kontinuierliches Neuromonitoring (Bundesarbeitsgemeinschaft für Rehabilitation 1995). Rehabilitativ stellen sich in der BAR-Phase B folgende Aufgaben: Rehabilitatives Assessment, Klärung des Rehabilitationspotenzials, Sicherstellung von therapeutisch-aktivierender Pflege, gezielte funktionelle Behandlung, Verhinderung von Sekundärschäden im Bereich der Bewegungsorgane (z. B. Kontrakturen oder Dekubitalgeschwüre), „Förderung von Motorik und Sensorik, (…), Kommunikations-/Interaktionsbehandlung und Sprachtherapie, orofaziale Therapie (Kau-, Schluck- und Esstraining) und Sprechtherapie, Selbständigkeitstraining (auf basaler Ebene), Beratung, Anleitung und Betreuung von Angehörigen [und] Klärung der Notwendigkeit und Einleitung von weiterführenden Rehabilitationsleistungen (aufgrund systematischer Verlaufsbeobachtung)" (Bundesarbeitsgemeinschaft für Rehabilitation 1995). Auch zur Therapiedichte werden Angaben gemacht: „Intensivpflege/-überwachung unter Einschluss von vier bis sechs Stunden Rehabilitationspflege (hier als aktivierende Pflege) täglich, (…) Funktionstherapie insgesamt mehrere Stunden am Tag, häufig durch mehrere Therapeuten gleichzeitig" (Bundesarbeitsgemeinschaft für Rehabilitation 1995).

Neben diesen strukturellen Anforderungen liegen die Besonderheiten der NNFR in einer Definition realistischer Teilhabeziele, der Therapieplanung und -modifikation im multiprofessionellen Team.

Die Deutsche Gesellschaft für Neurorehabilitation (DGNR) hat eine S2k-Leitlinie erstellt (Rollnik et al. 2017), die das „Prolongierte Weaning in der neurologisch-neurochirurgischen Frührehabilitation" ausführlich beschreibt. Hierin werden die Besonderheiten der NNFR bei beatmeten Patienten hervorgehoben und konsertierte Empfehlungen abgegeben, aus denen ebenfalls inhaltliche und strukturelle Anforderungen an die NNFR beatmeter Patienten abgeleitet werden können. Die wichtigsten Empfehlungen der Leitlinie in Bezug auf die NNFR sind (Rollnik et al. 2017): Beatmete Patienten mit Erkrankungen des zentralen und/oder peripheren Nervensystems und/oder (neuro-)muskulären Erkrankungen sollten so früh wie möglich in eine neurologisch-neurochirurgische

Frührehabilitationseinrichtung mit intensivmedizinischer und Weaningkompetenz verlegt werden. Diese Einrichtung soll über ein multiprofessionelles Behandlungsteam (aktivierend therapeutisch Pflegende, Ärzte, Atmungstherapeuten, Ergotherapeuten, Logopäden, Musiktherapeuten, Neuropsychologen und Physiotherapeuten) mit neurorehabilitativer Erfahrung verfügen. Hier sollten Konzepte zum Dysphagie- und Trachelkanülenmanagement sowie eine begleitende Sprachtherapie im Weaning neurologisch-neurochirurgischer Frührehabilitanden standardmäßig implementiert sein und kontinuierlich evaluiert werden. Zudem kann die Atmungstherapie auch in der NNFR im Weaningprozess hilfreich sein. Weiterhin ist die psychologische Begleitung im Weaningprozess v. a. bei Angststörungen indiziert. Schließlich sollte in einer neurologisch-neurochirurgische Frührehabilitationseinrichtung die palliativmedizinische Versorgung beatmeter und nichtbeatmeter Patienten sichergestellt sein (Rollnik et al. 2017).

21.1.2 Behandlungskonzepte in der neurologischen Frührehabilitation beatmeter Patienten

Neurologische Patienten mit prolongiertem Weaning, welche nicht in der Primärversorgung von der Beatmung entwöhnt werden konnten, benötigen eine nahtlose Fortführung rehabilitativer Maßnahmen in der Sekundärversorgung unter der Berücksichtigung einer vorhandenen intensivmedizinischen Betreuung in einem spezialisierten Zentrum (Rollnik et al. 2017). Diese Zentren der NNFR erfüllen bei der Versorgung langzeitbeatmeter Patienten spezielle Aufgaben und Anforderungen. Einige wesentliche Konzepte seien wie folgt hervorgehoben (Pohl et al. 2016):

- Konzepte zur (erneuten) intensivmedizinischen Behandlung bei Komplikationen (z. B. Pneumonie mit erneuter Beatmungspflicht),
- Konzepte zum Trachealkanülenmanagement,
- Konzepte zum Dysphagiemanagement,
- Konzepte zur Behandlung von Patienten mit hirnorganischem Psychosyndrom und speziellen neurokognitiven Funktionsstörungen,
- Konzepte zur Rehabilitation von Patienten mit Querschnittsyndromen (▶ Kap. 14),
- Konzepte zur Rehabilitation von Patienten mit neuromuskulären Erkrankungen (▶ Kap. 13),
- Konzepte und Therapieansätze zur systematischen Steigerung der Selbständigkeit in den Aktivitäten des täglichen Lebens und der Teilhabe,
- Konzepte zur Rehabilitation von Patienten mit multiresistenten Erregern,
- Konzepte zur Implementierung aller gängigen Therapien der modernen neurologischen (Früh)rehabilitation mit Überleitungsmanagement in die weiterführende Rehabilitation (Phasen C–D) und die außerklinische Versorgung,
- Konzepte zur Betreuung von dauerhaft beatmeten Patienten mit sog. „Heimbeatmungsgeräten" mit Überleitungsmanagement in die außerklinische Versorgung sowie
- Konzepte zur palliativmedizinischen Versorgung von Patienten (▶ Kap. 22).

In dem vorliegenden Buch werden in eigenen Kapiteln die verschiedenen Konzepte zur (therapeutischen) Pflege, Palliativversorgung, Sekretmanagement, Behandlung von Schluckstörungen, Trachealkanülenmanagement, Atmungstherapie, Kommunikation und Teilhabe beatmeter neurologischer Patienten ausführlich besprochen, sodass in diesem Kapitel auf diese Konzepte nicht oder nur aus dem Blickwinkel der NNFR eingegangen wird. Der Autor betont aber, dass diese Konzepte sämtlich wesentliche Bestandteile der NNFR (auch der nichtbeatmeten Patienten) sind.

Im Folgenden geht der Autor auf einige Besonderheiten der Rehabilitation beatmeter Patienten im Kontext der NNFR ein.

21.1.3 Trachealkanülenmanagement

Nahezu alle beatmeten Patienten sind bei Aufnahme in die neurologischen Weaningzentren invasiv beatmet (Oehmichen et al. 2012). Die invasive Beatmung erfolgt bei diesen Patienten fast ausnahmslos über ein angelegtes Tracheostoma (Oehmichen et al. 2012; Pohl et al. 2016; Rollnik et al. 2017). Daraus folgt, dass neurologische Weaningzentren ein strukturiertes Konzept zum Umgang mit und zum Weaning von der Trachealkanüle (TK) benötigen (Oehmichen et al. 2012, Oehmichen und Ragaller et al. 2012; Rollnik et al. 2017).

Zu den Inhalten eines strukturierten TK-Managements gehören (Linden et al. 2016):

- Kenntnisse über die verschiedenen Tracheostoma-Anlageformen,
- Konzepte zum Umgang mit den Früh- und Spätkomplikationen bei TK-Versorgung,
- Konzepte zum differenzierten Einsatz der verschiedenen Kanülentypen. Dazu gehören die differenzierten Einsätze von:
  - TK mit Cuff (blockbare Kanülen),
  - TK mit Cuff und Fensterung oder Siebung,
  - TK mit subglottischer Absaugung,
  - TK ohne Cuff (unblockbare TK),
  - Platzhalter,
  - Wahl der Kanüle aus therapeutischer Sicht,
- Konzepte zur Durchführung und (Arbeits) organisation der TK-Wechsel,
- Konzepte zum Einsatz von Sprechaufsätzen und -ventilen,
- detaillierte Kenntnisse zu Auswirkungen der TK auf das Schlucken in allen Berufsgruppen,
- Dysphagiemanagement mit Konzepten zur Oralisierung bei geblockter TK,
- Mundpflegekonzepte,
- Dekanülierungskonzepte,
- Konzepte zum Einsatz von endoskopischen/bildgebenden Schluckuntersuchungen und Untersuchungen mit Blauschluck.

Der detaillierte Umgang mit der Trachealkanüle und die genannten Konzepte zum TK-Management erfordern sehr differenzierte Fachkenntnisse und eine sehr gute Zusammenarbeit im interdisziplinären Team (Pflege, Atmungstherapeuten, Schlucktherapeuten, Ärzten und Sprachtherapeuten). In diesem Zusammenhang sei auf weiterführende Literatur (Linden et al. 2016; Rollnik 2015) und ▶ Kap. 8 verwiesen.

21.1.4 Dysphagiemanagement

Eine beaufsichtigungspflichtige Schluckstörung haben 87–97 % der zum Weaning aufgenommenen Patienten in der NNFR (Hoffmann et al. 2006; Pohl et al. 2016). Die Dysphagie wiederum hat einen wesentlichen Einfluss auf das Weaning von der Trachealkanüle entweder nach Entwöhnung von der invasiven Beatmung oder bei einem Wechsel von invasiver zu nichtinvasiver Beatmung. Im Rahmen der NNFR gehört die fachgerechte, multidisziplinäre Behandlung einer neurogenen Dysphagie zum therapeutischen Setting.

Im kontinuierlichen Weaning, bei welchem der maschinelle Atemanteil kontinuierlich reduziert und der Anteil der Spontanatmung entsprechend erhöht wird, werden Patienten bis zur Beendigung des Weanings nicht vom Beatmungsgerät diskonnektiert, sodass ein herkömmliches TK-Management (cuff down with speaking valve) prinzipiell nicht möglich ist. Es kann jedoch beim wachen Patienten unter Anpassung verschiedener Parameter und Alarmeinstellungen am Beatmungsgerät begonnen werden, Schluckfunktionen durch Entblocken der Kanüle unter laufender Beatmung vorbereitend zu üben und die tracheolaryngopharyngeale Sensibilität durch physiologische Luftstromlenkung zu verbessern (Heidler 2007). Im assistierten Beatmungsmodus kann z. B. ein Passy-Muir-Sprechventil an das Beatmungssystem angeschlossen werden (Passy et al. 1993).

Im diskontinuierlichen Weaning mit Phasen der Spontanatmung ohne Beatmungsgerät kann der Patient grundsätzlich in Abhängigkeit von der aktuellen medizinisch-respiratorischen Situation bereits ab der ersten Spontanatmung entblockt werden.

Vor einer oralen Nahrungsgabe sollte eine Überprüfung der Schluckfähigkeit stattfinden. Dies ist auch beim beatmeten Patienten möglich und aufgrund der hohen Dysphagieprävalenz zwingend erforderlich. Entsprechend der S1-Leitlinie „Neurogene Dysphagien" der DGN (Prosiegel 2012) bieten sich bei beatmeten tracheotomierten Patienten zwei diagnostische Verfahren an (Ledl et al. 2016):

1. Die endoskopische transnasale Untersuchung (FEES, „Flexible Endoscopic Evaluation of Swallowing") kann bedside auch bei motorisch und kognitiv schwer betroffenen Patienten durchgeführt werden. Zur Schweregradeinteilung von Penetrationen bzw. Aspirationen hat sich die Penetrations-Aspirations-Skala (PAS) von Rosenbek et al. etabliert (Rosenbek et al. 1996).
2. Zur Abschätzung des Aspirationsrisikos bei tracheotomierten Patienten kann der modifizierte Evans Blue Dye Test durchgeführt werden, bei welchem Speichel und Nahrungsmittel mit blauer Lebensmittelfarbe angefärbt und geschluckt werden sollen. Dieses nichtinvasive Verfahren hat eine hohe Sensitivität und Spezifität. Der Cuff sollte hierfür entblockt und ein Sprechventil aufgesetzt werden, damit Stimmqualität und Effektivität des Hustenstoßes beurteilt werden können. Da aber auch ein geblockter Cuff nie zu 100 % abdichtend ist, ist eine Aspiration des Farbstoffs häufig auch bei geblocktem Cuff sichtbar.

Diagnostische Pfade zur Überprüfung der Schluckfähigkeit bei beatmeten Patienten mit der Frage, wann, welche Untersuchungen sinnvoll sind, wurden hierzu jüngst entwickelt (Heidler et al. 2015; Ledl et al. 2016).

Generell ist eine Oralisierung bei entblocktem Cuff mit Sprechventilaufsatz in den Spontanatmungsphasen ohne Beatmungsgerät oder nach erfolgtem Weaning anzustreben – zum einen, da der subglottische Druck eine Schlüsselkomponente der Schluckeffektivität zu sein scheint und Patienten nach dem Aufsatz eines Sprechventils oft weniger aspirieren, zum anderen, da bei geblockter TK aspirierte Nahrung nicht adäquat abgehustet werden kann, selbst wenn die Sensibilität erhalten ist (Ledl et al. 2016). Eine dauergeblockte TK ist jedoch prinzipiell keine absolute Kontraindikation gegen eine orale Nahrungsaufnahme (Heidler et al. 2015): Kann ein Patient aufgrund respiratorischer Probleme nicht vom Beatmungsgerät diskonnektiert oder entblockt werden, ist jedoch wach, kognitiv unbeeinträchtigt und aspiriert nicht, kann er oralisiert werden. Voraussetzung hierfür ist jedoch ein unauffälliger Schluckbefund, der zuvor apparativ (FEES) oder mittels Evans Blue Dye Test erfolgen sollte.

Hinsichtlich der Therapie von Schluckstörungen sei auch hier auf die S1-Leitlinie „Neurogene Dysphagien" der DGN (Prosiegel 2012), auf weiterführende Literatur (Ledl et al. 2016) und ► Kap. 6 verwiesen.

21.1.5 Hirnorganisches Psychosyndrom und spezielle neurokognitive Funktionsstörungen

In einer multizentrischen Studie zum Verlauf der Behandlung in der NNFR in 2014 hatten von den zum Weaning aufgenommenen Patienten 13 % eine beaufsichtigungspflichtige Orientierungsstörung, 13 % eine beaufsichtigungspflichtige Verhaltensstörung und 65 % eine schwere Verständigungsstörung (Pohl et al. 2016).

Von den verschiedenen Formen der hirnorganischen Psychosyndrome erschweren (schwere) Vigilanzstörungen (bis zum Koma) und delirante Syndrome wesentlich den Weaningprozess. Zudem sind Antriebsstörungen, Angstzustände, Apraxien und Depressionen regelhaft bei der Klientel der NNFR zu finden. Insgesamt sind neurokognitive Störungen bei diesem Klientel relativ häufig und erschweren die Compliance im Weaningprozess und reduzieren die Weaningrate (Rollnik et al. 2017).

Ein besonderes Problem stellen schwere Verständigungsstörungen dar, verursacht z. B. durch Aphasien und/oder Dysarthrophonien. Hinsichtlich der Diagnostik und Therapie neurogener Sprach- und Sprechstörungen sei auf die S1-Leitlinien „Rehabilitation aphasischer Störungen nach Schlaganfall“ (Ziegler 2012) sowie „Neurogene Sprech- und Stimmstörungen“ (Ackermann 2012) verwiesen.

Ein weiteres kommunikatives Hindernis stellt bei invasiv beatmeten Patienten die geblockte Trachealkanüle dar.

- Neben schriftsprachlichen Kommunikationsmöglichkeiten (elektronischen Hilfen, Buchstabentafeln, etc.) kann im assistierten Beatmungsmodus ein **Passy-Muir-Sprechventil** an das Beatmungssystem angeschlossen werden (Passy et al. 1993; Sutt et al. 2015), hierzu muss der Cuff jedoch entblockt werden, außerdem sei erwähnt, dass dieses Ventil nicht mit Beatmungsgeräten mit Doppelschlauchsystem funktioniert.
- Eine neuartige Kommunikationsmöglichkeit bietet die **Blom-Trachealkanüle**, bei welcher durch ein in die Innenkanüle integriertes Sprechventil keine Entblockung erforderlich ist. Aktuelle Daten zeigen hierunter eine gute Verständlichkeit der Spontansprache (Kunduk et al. 2010; Leder et al. 2013).
- Im diskontinuierlichen Weaning kann in den Spontanatmungsphasen (in Abhängigkeit von der Schwere der Dysphagie und der respiratorischen Situation) ein herkömmliches **Sprechventil** („cuff down with speaking valve“) aufgesetzt werden oder die Kanüle mittels **Fingerokklusion** in den Exspirationsphasen verschlossen werden (Hess 2005).

Diese Bemühungen, das Sprechen der beatmeten Patienten zu ermöglichen, sind besonders wichtig, um einerseits die Teilhabe der Patienten und die Kommunikationsfähigkeit zumindest phasenweise zu verbessern und andererseits eine Rückbildung deliranter Symptome und kognitiver Störungen zu unterstützen.

21.1.6 Selbständigkeit in den Aktivitäten des täglichen Lebens

Neurologisch erkrankte Patienten, die eine prolongierte Beatmung benötigen, sind oft erheblich in der Selbständigkeit eingeschränkt und benötigen umfassende Hilfe bei der Verrichtung der Aktivitäten des täglichen Lebens (Bertram und Brandt 2013). In der erwähnten multizentrischen Studie zum Verlauf der Behandlung in der Frührehabilitation/Phase-B-Rehabilitation betrug im Jahr 2014 der mittlere Barthel-Index der zum Weaning aufgenommenen Patienten $3,3 \pm 9,3$ Punkte ($n = 150$; Pohl et al. 2016). Diese Einschränkung in der Selbständigkeit der Patienten führt zu einem erheblichen Pflegebedarf bei den Patienten. Hier sind spezielle Pflegekonzepte erforderlich (Wallesch 2016; ▶ Kap. 10). Es ist Kernaufgabe der NNFR, die beatmeten Patienten in den Aktivitäten des täglichen Lebens zu einer bestmöglichen Teilhabe zu führen.

21.1.7 Begleitende Therapien

Grundsätzlich finden bei beatmeten Patienten in der NNFR alle therapeutischen Maßnahmen Anwendung, die in der neurologischen Rehabilitation eingesetzt werden (Pohl und Bertram 2016; Rollnik et al. 2017). Es würde hier den Rahmen sprengen, auf einzelne Maßnahmen abzuheben.

Speziell bei beatmeten Patienten spielt das Sekretmanagement eine wesentliche Rolle. Hier sei auf ▶ Kap. 7 und auf die pneumologische S2k-Leitlinie zum prolongierten Weaning verwiesen (Schönhofer et al. 2014).

Die lange Intensivbehandlung führt zur muskulären Dekonditionierung, die sich wiederum ungünstig auf den Weaningprozess auswirkt. Unter der Voraussetzung, Patienten nicht kardiopulmonal zu gefährden, kann eine frühzeitig einsetzende Mobilisation die Weaningdauer auch im Kontext der NNFR möglicherweise verkürzen (Schönhofer et al. 2014). Zwar zeigen Studien Vorteile, insbesondere einer früh einsetzenden Mobilisation sowie passiver und aktiver Physiotherapie im Hinblick auf Verweildauer und Weaningerfolg, allerdings handelte es sich in den Studien nicht um langzeitbeatmete Patientenkollektive. Auch waren die Patienten i. d. R. nicht neurologisch erkrankt (Rollnik et al. 2017). Trotz fehlender Evidenz in Bezug auf eine Verbesserung des Outcome ist die Mobilisierung auch für beatmete Patienten in der NNFR aus verschiedenen Gründen (Teilhabeverbesserung, Aktivierung des muskulären und kardiovaskulären Systems, Prophylaxe orthostatischer Pneumonien, etc.) unbedingt zu empfehlen (Rollnik et al. 2017).

Auch im Hinblick auf ergotherapeutische Interventionen gibt es nur eine geringe wissenschaftliche Evidenz (Pohl und Bertram 2016). Es besteht jedoch starker Konsens, dass Ergotherapie v. a. in Kombination mit anderen Therapien das Outcome (Lebensqualität, Teilhabe, Funktionsfähigkeit) verbessern kann (Rollnik et al. 2017).

In der NNFR ist das vorrangige Ziel der Ergotherapie, Patienten – unter Berücksichtigung individueller Kontextfaktoren – bei der Durchführung von relevanten Alltagsaktivitäten (ATL) zu unterstützen und eine größtmögliche Handlungsfähigkeit, Selbstständigkeit, Lebensqualität und Teilhabe zu ermöglichen.

Die Auswahl der therapeutischen Intervention erfolgt dabei gemeinsam mit dem Patienten bzw. den Angehörigen (Klientenzentrierung), je nach individueller Zielsetzung und Fokus der Therapie (Habermann und Kolster 2009). Zum Einsatz kommen dabei verschiedene Therapiemethoden und -konzepte, z. B. (Rollnik et al. 2017):

- Training persönlicher und instrumenteller ATL (Anziehtraining, Lagerung und Transfer, Lagerung in Neutralstellung/LiN, alltagsorientierte Therapie/AOT etc.),
- (senso)motorisches Training (Armmotorik, Kopf- und Rumpfkontrolle, Aufstehen, Stehen, Transfer, Gehen),
- Training prozessbezogener Fertigkeiten (z. B. kognitives Training, handlungsorientierte Diagnostik und Therapie/HoDT),
- Wahrnehmungs- und Sensibilitätstraining (z. B. basale Stimulation, Affolter, Perfetti),
- Beratung/Edukation, z. B. Angehörigenberatung,
- Hilfsmittelberatung,- anpassung, -training,
- Umweltanpassung,
- Begleitung bei der Krankheitsverarbeitung.

In der Arbeit mit neurologisch-neurochirurgischen Patienten im Prozess des prolongierten Weanings kann eine frühzeitige Ergotherapie in Kombination mit anderen Behandlungsverfahren dazu beitragen, sensomotorische, perzeptive und kognitive Funktionen zu erhalten oder geschädigte Körperfunktionen wiederherzustellen (z. B. Vigilanz, muskuläre Funktionen).

Auf neurologischen Weaningstationen werden zunehmend auch Atmungstherapeuten eingesetzt. Zielgruppe für die Atmungstherapie im Weaningprozess bei neurologisch-neurochirurgischen Patienten sind v. a. die Patienten, bei denen aufgrund ihrer neuromuskulären Einschränkung mit negativer Auswirkung auf Mobilität, Sekretclearance und der Atempumpe gerechnet werden muss. Die begleitende Atmungstherapie hat ihren entscheidenden Stellenwert v. a. zum Ende des Weaningprozesses hin und soll zur Sicherung des Therapieerfolgs auch über die Intensivstation hinaus durchgeführt werden (Rollnik et al. 2017). Hier sei auf ▶ Kap. 10 verwiesen.

21.1.8 Psychologische Interventionen

Insbesondere Patienten ohne kognitive Einschränkungen (z. B. bei CIP, hohem Querschnittsyndrom, Guillain-Barré-Syndrom) bedürfen im Weaningprozess auch einer psychologischen Begleitung. Diese Patienten sind oft in einem höheren Lebensalter, schwer von der Beatmung zu entwöhnen und haben begleitende internistische Erkrankungen (Multimorbidität), die sich negativ auf ihren Allgemeinzustand auswirken. Die Beatmung verhindert eine verbale Kommunikation, bei ausgeprägten Lähmungen sind auch keine schriftlichen Mitteilungen möglich, da selbst Touchpads oft nicht zu bedienen sind. Emotionale Probleme wie Ängste und Depressionen sind insbesondere bei dieser Patientenklientel eine häufige Reaktion auf das als bedrohlich empfundene Umfeld einer Intensivstation. Psychische Erkrankungen verlängern den Weaningprozess signifikant und gehen sogar mit einer höheren Mortalität einher (Rollnik et al. 2017).

Depressionen und Anpassungsstörungen (F32.-, F43.-) haben einen ungünstigen Einfluss auf Coping-Faktoren wie Antrieb, Hoffnung, Durchhaltewillen und Selbstwirksamkeitsüberzeugungen bei Patienten und beeinträchtigen dadurch ihre Compliance. Psychotherapeutische Techniken können ergänzend zur pharmakologischen Behandlung Depressionssymptome signifikant lindern.

Bei Patienten mit Weaningproblemen kann sich zusätzliche eine phobische Angst vor der Spontanatmung entwickeln (F40.2, F41.-). Diese Angststörung tritt häufig im Zusammenhang mit einer prämorbid eingeschränkten Lungenfunktion oder durch bereits vorbestehende Panikstörungen auf (Jubran et al. 2010). Hier sollte bei wiederholten Anzeichen für Angst bei der Spontanatmung eine psychologische Mitbetreuung eingesetzt werden.

Maßnahmen wie kognitive Verhaltenstherapie, klientenzentrierte Gesprächsführung, Achtsamkeitsübungen und Methoden zur Stressbewältigung bewirken bei Patienten mit psychischen Problemen durch eine Verbesserungen der Stimmung und der Kontrollüberzeugung. Patienten mit Weaningproblemen profitieren zusätzlich von Atementspannung, Biofeedback und autogenem Training.

Je nach Ausprägungsgrad neuropsychologischer Beeinträchtigungen kommen folgende Interventionen der Neuropsychologie zum Einsatz (Rollnik et al. 2017):

- Bedside-Screening mentaler Leistungen,
- externe Orientierungshilfen,
- kognitives Training, Sehtraining,
- Psychoedukation und Angehörigenberatung.

21.1.9 Überleitung beatmeter Patienten aus der NNFR in die außerklinische Versorgung

Aus den Ergebnissen verschiedener Studien kann abgeleitet werden, dass mit 5–11 % nur relativ wenige Patienten außerklinisch beatmet („Heimbeatmung") aus der NNFR entlassen werden (► Kap. 20, ■ Tab. 20.1; Rollnik et al. 2017). Diese Patienten wurden etwa zu 50 % in Pflegeeinrichtungen und zu 50 % in der Häuslichkeit weiter versorgt. Bei stationärer Pflege empfehlen sich für neurologische Patienten in erster Linie Phase F Einrichtungen, in denen nicht nur eine adäquate Betreuung tracheotomierter Beatmeter, sondern auch eine – der neurologischen Grunderkrankung angemessene – rehabilitative Behandlung sichergestellt ist.

Bei der Pflege zu Hause ist eine Intensivkrankenpflege notwendig. Als ambulante Möglichkeiten stehen die Versorgung der Patienten durch eine Individualbetreuung im häuslichen Umfeld oder in

Wohngemeinschaften für Intensivpflege durch einen ambulanten Intensivpflegedienst mit einer Zulassung gemäß § 72 SGB XI und § 123a SGB V zur Verfügung. Hier finden neben intensivpflegerischen Leistungen auch alle weiteren therapeutischen Leistungen (Physiotherapie, Logopädie, Ergotherapie) statt.

Wünschenswert wäre auch eine sektorenübergreifende Anbindung des Patienten an das Weaningzentrum, um Beatmungseinstellung und fortbestehende Indikation zu prüfen. Hier sei auf ▶ Kap. 28 verwiesen.

▪▪ Fazit

Mit der NNFR hat sich ein neuer, vor dem Hintergrund des DRG-Systems, der Optimierung von Behandlungsketten und der nicht immer zeitnah umfassenden Erfolge der modernen Intensivmedizin notwendiger Subsektor der akutstationären Versorgung ausbildet (Pohl 2016; Wallesch 2016): die Weiterbehandlung bis zur möglichen Prognosestellung in Einrichtungen, die geeignet sind, um Komplikationen zu beherrschen und auf das Störungsmuster des Patienten individuell zugeschnittene Therapien anbieten zu können. Aktuell hält die NNFR in Deutschland ca. 5000 Behandlungsplätze vor (Wallesch 2016). Nach Auffassung des Autors ist die NNFR in spezialisierten Abteilungen oder Kliniken ein nachhaltiger Baustein im Gesamtbehandlungskonzept beatmeter, neurologischer Patienten.

21.2 Rehabilitation bei dauerhafter Beatmungsindikation und bei progredienten Erkrankungen

Martin Groß

▪▪ Einleitung

Dauerhaft beatmete Menschen mit neurologischen Erkrankungen leiden z. B. an neuromuskulären Erkrankungen, zu denen die Critical Illness Polyneuropathie (CIP) bzw. Myopathie (CIM) und die amyotrophe Lateralsklerose (ALS) gehören, an Querschnittlähmungen oder an einem Weaningversagen (Hermans et al. 2014; MacIntyre et al. 2016; Huttmann et al. 2018). Die Heimbeatmung wird z. B. in einem spezialisierten Schlaflabor oder auf einer Intensivstation eingestellt, dient in manchen Fällen lediglich der Verbesserung von Symptomen und ist in anderen Fällen lebenserhaltend (Windisch et al. 2017). Die Lebensqualität der Betroffenen ist individuell und in Abhängigkeit von der Grunderkrankung sowie bestehenden Komorbiditäten sehr verschieden (Fortin et al. 2004; Huttmann et al. 2018; ▶ Abschn. 24.1). In vielen Fällen handelt es sich um Krankheitsbilder, bei denen eine Verbesserung der gestörten Körperfunktionen und -strukturen unmöglich und eine Wiederaufnahme vieler Aktivitäten nicht mehr möglich ist. Einige dieser Erkrankungen verlaufen fortschreitend, wie z. B. die ALS und andere neuromuskuläre Erkrankungen. Ein Rehabilitationsverständnis, welches auf Erholung und Wiederaufnahme eines normalen Lebens gerichtet ist, ist diesen Erkrankungen nicht angemessen (Buetow et al. 2017).

Das Konzept der Rehabilitation der Weltgesundheitsorganisation (WHO) hingegen ist bei dauerhaft beatmeten ebenso wie bei an einer chronisch-progredienten Erkrankung leidenden Menschen anwendbar (WHO 2017):

> » Rehabilitation ist ein Maßnahmenbündel, welches dazu dient, bei Individuen mit gesundheitsbedingter Beeinträchtigung in Interaktion mit ihrer Umgebung das Funktionsniveau zu optimieren und den Grad der Behinderung zu minimieren. … Rehabilitative Interventionen widmen sich Beeinträchtigungen, Einschränkungen von Aktivität und Teilhabe sowie persönlichen und Umgebungsfaktoren, zu denen auch assistive Technologien gehören. … Rehabilitation ist eine

personenzentrierte Strategie, die sich an den gesundheitlichen Beeinträchtigungen ebenso wie an den Zielen und Vorlieben des von ihnen Betroffenen orientiert.

Die Rehabilitation dauerhaft beatmeter oder an einer chronisch-progredienten Erkrankung leidenden Patienten ist eine komplexe Aufgabe, die eines erfahrenen multidisziplinären Teams bedarf (Majmudar et al. 2014). Die multidisziplinäre Behandlung senkt die Behandlungskosten, verhindert Hilfsmittelfehlversorgungen und sollte Standard in der Behandlung dieser Patienten sein sowie Palliativpflege integrieren (Verzy et al. 2006; Paganoni et al. 2015; Paganoni et al. 2017; Galvin et al. 2017; Hogden et al. 2017).

Während Expertise in der Beatmungstherapie als unverzichtbares Handwerkszeug des neurologischen Beatmungsmediziners vorausgesetzt werden muss, ist die Koordination der Rehabilitation bei dauerhafter Beatmungsindikation und bei progredienten Erkrankungen seine komplexeste Herausforderung (Bali und Miller 2013; Verceles et al. 2018; Israelsson-Skogsberg et al. 2018).

21.2.1 Beratung und Behandlungsplanung

Der inhaltlich korrekte, umfassende, individualisierte und für den Patienten und seine Zugehörigen bzw. gesetzlichen Vertreter verständliche Beratung ist ein entscheidender Faktor für die erfolgreiche Rehabilitation von dauerhaft beatmeten Patienten und Patienten mit fortschreitenden Erkrankungen. Voraussetzung für eine gelingendes Beratungsgespräch ist es, zunächst, wichtige personenbezogene und Umgebungsfaktoren zu erfassen. Hierzu gehören Persönlichkeit und Lebensziele des Patienten, familiäres und soziales Umfeld, Wohnsituation, finanzielle Situation, Hobbies und Beruf.

Die Anforderungen an den beratenden Arzt sind hoch, z. B. sind für eine korrekte Beratung bei der ALS erforderlich:

- Expertise in der Beatmungsmedizin,
- Expertise in Rehabilitation und Hilfsmittelversorgung,
- Expertise in Palliativpflege,
- Expertise in der neuromuskulären Medizin inkl. Kenntnis medikamentöser Therapien und des aktuellen Forschungsstands,
- Expertise in Schluckstörungen und Ernährungstherapie,
- Kennnisse in der unterstützten Kommunikation,
- Kenntnisse in der Hals-Nasen-Ohren-Heilkunde.

Besonders bei fortschreitenden Erkrankungen wie der ALS sollte die Beratung im Sinne eines sog. „Advance Care Plannings" wiederkehrend erfolgen und den zu erwartenden zukünftigen Verlauf mit einbeziehen (Murray und Butow 2016; Murray et al. 2016).

> Advance Care Planning ist ein Prozess, der Erwachsene jeden Alters oder Gesundheitszustands dabei unterstützen soll, ihre persönlichen Werte, Lebensziele und Vorlieben bezüglich zukünftiger medizinischer Behandlungen zu verstehen und mitzuteilen. Das Ziel des Advance Care Plannings ist es, dabei zu unterstützen, dass Menschen mit schwerer und chronischer Erkrankung eine medizinische Behandlung erhalten, die zu ihren Werten, Ziele und Vorlieben passt. (Sudore et al. 2017).

Bei fortschreitenden Erkrankungen muss die Hilfsmittelversorgung frühzeitig initiiert werden, da die Kostenübernahme für Hilfsmittel durch die Kostenträger oft verzögert verläuft und Hilfsmittelanträge oft abgelehnt werden (Funke et al. 2015). Meilensteine im Erkrankungsverlauf sollten frühzeitig thematisiert werden wie im Folgenden an den Meilensteinen im Verlauf der ALS dargestellt (Vender et al. 2007):

- Gewichtsverlust, Kachexie und angepasste Kost,
- Dysphagie, Speichelaspiration und PEG,
- Störung der Atempumpe und nichtinvasive Beatmung,
- Husteninsuffizienz und mechanischer Insufflator-Exsufflator,
- Sekretretention, Tracheotomie und invasive Beatmung,
- Verlust der Fähigkeit, zu sprechen und Möglichkeiten der unterstützten Kommunikation,
- Verlust der Mobilität und Mobilitätshilfsmittel wie z. B. ein Elektrorollstuhl,
- Palliativpflege und Patientenverfügung.

Betroffenen und Angehörigen sollte erklärt werden, dass jede begonnene Therapie auch wieder beendet werden kann. Gerade bei der ALS sollte mit Hinblick auf die Möglichkeit der Entwicklung eines totalen Locked-In-Syndroms eine Patientenverfügung erstellt werden. Möglichkeiten der ambulanten und stationären Palliativversorgung sollten aufgezeigt werden. Die Beendigung der Beatmung, die Möglichkeiten der Therapie von Luftnot mit Morphin und der terminalen Sedierung sollten angesprochen werden.

21.2.2 Unterstützte Kommunikation

Sowohl die plötzliche Sprachlosigkeit, welche bei ca. 20 % aller Intensivpatienten vorliegt, als auch der fortschreitende Verschlechterung des Sprechens bei progredienten Erkrankungen sind belastende Symptome, die den Einsatz unterstützter Kommunikation notwendig machen (Caligari et al. 2013; Tomes und Rodriguez 2011; Rodriguez et al. 2016). Die Optimierung der Kommunikation sollte zum frühest möglichen Zeitpunkt der Behandlung angestrebt werden, die Kommunikationspartner einbeziehen und verschiedenen Kommunikationsstrategien berücksichtigen (McNaughton et al. 2018). Für Strategien der unterstützten Kommunikation wird auf ► Kap. 23, für das Sprechen unter invasiver Beatmung auf ► Abschn. 8.3 verwiesen.

21.2.3 Therapie unter Beatmung

Motorische Fähigkeiten wie Gehen und Stehen können auch unter Beatmung trainiert werden. Zwar kann die Frage nach der optimalen Trainingsstrategie für progrediente neuromuskuläre Erkrankungen wie Motoneuronerkrankungen anhand der zur Zeit vorliegenden wissenschaftlichen Daten nicht sicher beantwortet werden, belegt ist allerdings, dass die aktive Übungsbehandlung der passiven Dehnungsbehandlung bezüglich des funktionellen Ergebnisses überlegen ist (Dal Bello-Haas und Florence 2013). Eine moderate Therapieintensität scheint – v. a. bei neuromuskulären Erkrankungen – ratsam, damit Über- und Unterforderung vermieden wird.

Die Trainingsstrategie muss sich mangels wissenschaftlicher Daten an der Pathophysiologie orientieren: Eine hyperkapnische respiratorische Insuffizienz kann bei neurologischen Erkrankungen sowohl aufgrund einer muskulären Ateminsuffizienz als auch aufgrund einer sekundären zentralen Hypoventilation auftreteten. In beiden Fällen kann die Atmung einen limitierenden Faktor für das Training darstellen. So können schon unter leichten Belastungen tiefe Entsättigungen und Dyspnoe auftreten, sodass die körperliche Aktivität beendet werden muss. Bei vorwiegend durch die Atmung limitierten Patienten verbessert die Beatmung während des Trainings die Belastbarkeit und den Trainingserfolg. Dieses konnte wissenschaftlich allerdings bisher nicht für neurologische Patienten, sondern nur für Patienten mit COPD am Beispiel der Übungstherapie unter nichtinvasiver Beatmung belegt werden (Menadue et al. 2014; Ambrosino und Cigni 2015).

Im Rahmen einer stationären Behandlung können komplexe trainingstherapeutische Strategien initiiert werden: Bei Patienten mit eingeschränkter Kapazität der muskulären Atempumpe sollten physiotherapeutische Einheiten und Diskonnektion vom Respirator voneinander getrennt werden, um einerseits im Rahmen der Physiotherapie unter Beatmung eine optimale Belastbarkeit zu erzielen, andererseits während der Diskonnektion vom Respirator keine zusätzliche Belastung der Atempumpe durch körperliche Aktivität herbeizuführen. Außerdem ist während der körperlichen Aktivität in vielen Fällen eine Steigerung des effektiven Beatmungsdrucks durch Steigerung des Inspirationsdrucks am Beatmungsgerät erforderlich, um die Atempumpe zu entlasten und eine Steigerung des Atemminutenvolumens zu ermöglichen (Dennis et al. 1992).

21.2.4 Mobilitätshilfsmittel

Nachdem das zu erwartende dauerhafte motorische Funktionsniveau bzw. der zukünftige Erkrankungsverlauf genau eingeschätzt werden kann, sollte die Versorgung mit Mobilitätshilfsmitteln initiiert werden. In vielen Fällen kommen multifunktionelle Elektrorollstühle mit Spezialsteuerung zum Einsatz, welche über die Möglichkeit des Transports von Ausrüstung wie Beatmungsgerät, Absaugpumpe, Absaugkathetern, Notfallatemwegsset sowie ggf. mechanischem Insufflator-Exsufflator und Kommunikationscomputer verfügen müssen (Ward et al. 2010). Steh- und Liegefunktion und Höhenverstellbarkeit sind in vielen Fällen sinnvoll. Zudem müssen bei der Rollstuhlversorgung Aspekte der Häuslichkeit wie Transportabilität des Rollstuhls und der individuelle Mobilitätswunsch des Patienten berücksichtigt werden. Eine gelingende Rollstuhlversorgung erfolgt in der Regel durch ein multidisziplinäres Team.

21.2.5 Langzeitrehabilitation

Die Rehabilitation endet bei dauerbeatmeten oder an einer chronisch-progredienten Erkrankung leidenden Patienten nicht mit der Entlassung aus einer stationären Einrichtung, sondern sollte ein kontinuierlicher Prozess sein (Güell et al. 2013). Die Anbindung an Selbsthilfeverbände kann für die Patienten äußerst hilfreich sein, um Perspektiven kennenzulernen und praktische Hinweise für den Umgang mit Ihrer Erkrankung zu erhalten (◘ Tab. 21.1). Langfristige ambulante Logopädie, Physiotherapie und Ergotherapie sind in aller Regel erforderlich. Der Überprüfung und Optimierung der ambulanten Therapien, der Hilfsmittelversorgung, der Teilhabe und der Beatmungstherapie können im Langzeitverlauf sowohl die Anbindung an ein hochspezialisiertes ambulantes Zentrum wie z. B. eine Beatmungsambulanz oder ein Medizinisches Zentrum für Erwachsene mit Behinderung (MZEB nach SGB V, § 119c) als auch kurze stationäre Aufenthalte dienen. Die nach der Leitlinie „Nichtinvasive und invasive Beatmung als Therapie der chronischen respiratorischen Insuffizienz" (Windisch et al. 2017) ein bis zweimal jährlich erforderlichen Beatmungskontrollen sollten bei neurologischen Patienten im Bedarfsfall um weitere rehabilitative Maßnahmen wie z. B. eine Erhebung der Schluckfunktion mittels fiberendoskopischer Schluckdiagnostik, einer Gabe von Botulinumtoxin in die Speicheldrüsen oder eine Überprüfung der Hilfsmittel zur unterstützten Kommunikation und zur Mobilität ergänzt werden.

Besonders für schwerstbetroffene Patienten und ihre Zugehörigen sind die Transporte in eine Spezialeinrichtung allerdings schwierig zu organisieren, zeitraubend, belastend und mit transportassoziierten Gefährdungen assoziiert (Droogh et al. 2012; Paganoni et al. 2017). Zukünftige Perspektiven für die Rehabilitation dieser Patienten

21

Tab. 21.1 Selbsthilfeverbände

Verein	Link[a]	Erkrankungen/Betroffene
Deutsche Gesellschaft für Muskelkranke (DGM)	► https://www.dgm.org	Neuromuskuläre Erkrankungen
ALS-mobil e. V.	► https://www.als-mobil.de	Amyotrophe Lateralsklerose
Wäertvollt Liewen	► http://www.waert-vollt-liewen.lu/de/	Chronisch kritische Krankheit (Luxemburg)
Deutsche Wachkoma-Gesellschaft – Bundesverband Schädel-Hirnpatienten in Not e. V.	► https://www.schaedel-hirnpatienten.de	Schwere Schädigung des Gehirns wie Schädel-Hirn-Trauma, Hypoxische Enzephalopathie, schwerer ischämischer Schlaganfall, intrakranielle Blutung, Schlaganfall, Syndrom reaktionsloser Wachheit (apallisches Syndrom)
LIS – Locked-In-Syndrom e. V.	► http://www.locked-in-syndrom.org	Locked-In-Syndrom
Fördergemeinschaft der Querschnittgelähmten in Deutschland e. V.	► https://www.fgq.de	Querschnittlähmung
INTENSIVkinder zuhause e. V.	► https://www.intensiv-kinder.de	Kinder mit Intensivpflegebedarf und deren Eltern

[a]Letzter Zugriff: 03.04.2019

könnten mobile multidisziplinäre Teams und telemedizinische Betreuung durch multidisziplinäre Teams sein (Hogden et al. 2017; Paganoni et al. 2017; Geronimo et al. 2017; Van De Rijn et al. 2018; Pulley et al. 2018).

Literatur

Literatur zu Abschn. 21.1

Ackermann H (2012) Neurogene Sprech- und Stimmstörungen (Dysarthrie/Dysarthrophonie). In: Diener H, Weimar C (Hrsg) Leitlinien für Diagnostik und Therapie in der Neurologie – Herausgegeben von der Kommission „Leitlinien" der Deutschen Gesellschaft für Neurologie. Georg Thieme Verlag, Stuttgart

Bertram M, Brandt T (2013) Neurologische Frührehabilitation bei beatmeten Patienten mit ZNS-Störungen. Intensivmedizin up2date 9:53–71

Bundesarbeitsgemeinschaft für Rehabilitation (BAR) (1995) Empfehlungen zur Neurologischen Rehabilitation von Patienten mit schweren und schwersten Hirnschädigungen in den Phasen B und C. ► http://www.bar-frankfurt.de/fileadmin/dateiliste/publikationen/empfehlungen/downloads/Rahmenempfehlung_neuroligische_Reha_Phasen_B_und_C_149.pdf

Habermann C, Kolster F (2009) Ergotherapie im Arbeitsfeld Neurologie, vol 2, 2. Aufl. Georg Thieme Verlag, Stuttgart

Heidler M (2007) Rehabilitation schwerer pharyngo-laryngo-trachealer Sensibilitätsstörungen bei neurologischen Patienten mit geblockter Trachealkanüle. Neurol Rehabil 13:3–14

Heidler M, Bidu L, Friedrich N et al (2015) Oralisierung langzeitbeatmeter Patienten mit Trachealkanüle. Med Klin Intensivmed Notfmed 1:55–60

Hess DR (2005) Facilitating speech in the patient with a tracheostomy. Respir Care 50:519–525

Hoffmann B, Karbe H, Krusch C et al (2006) Patientencharakteristika in der neurologisch/neurochirurgischen Frührehabilitation (Phase B): Eine multizentrische Erfassung im Jahr 2002 in Deutschland. Akt Neurol 33:287–296

Jubran A, Lawm G, Kelly J et al (2010) Depressive disorders during weaning from prolonged mechanical ventilation. Intensive Care Med 36:828–835

Klauber J, Geraedts M, Friedrich J et al (2015) Krankenhaus-Report 2015: Schwerpunkt Strukturwandel, vol 2, 2. Aufl. Schattauer Verlag, Stuttgart

Kunduk M, Appel K, Tunc M et al (2010) Preliminary report of laryngeal phonation during mechanical

ventilation via a new cuffed tracheostomy tube. Respir Care 55:1661–1670
Leder SB, Pauloski BR, Rademaker AW et al (2013) Verbal communication for the ventilator-dependent patient requiring an inflated tracheotomy tube cuff: a prospective, multicenter study on the blom tracheotomy tube with speech inner cannula. Head Neck 35:505–510
Ledl C, Mertl-Rötzer M, Schaupp M (2016) Modernes Dysphagiemanagement in der neurologisch-neurochirurgischen Frührehabilitation. Neurol Rehabil 3:231–250
Linden R, Nowak DA, Ponfick M (2016) Trachealkanülenmanagement in der neurologisch-neurochirurgischen Frührehabilitation. Neurol Rehabil 3:217–230
Oehmichen F, Ragaller M (2012) Beatmungsentwöhnung bei Chronisch-Kritisch-Kranken. Intensiv- und Notfallbehandlung 37:118–126
Oehmichen F, Ketter G, Mertl-Rotzer M et al (2012) Beatmungsentwöhnung in neurologischen Weaningzentren – Eine Bestandsaufnahme der Arbeitsgemeinschaft Neurologischneurochirurgische Frührehabilitation. Nervenarzt 83:1300–1307
Passy V, Baydur A, Prentice W et al (1993) Passy-Muir tracheostomy speaking valve on ventilator-dependent patients. Laryngoscope 103:653–658
Pohl M (2016) Beatmungsentwöhnung in der neurologisch-neurochirurgischen Frührehabilitation. Neurol Rehabil 22:189–193
Pohl M, Bertram M (2016) Wirksamkeit der neurologisch-neurochirurgischen Fruhrehabilitation: Evidenzbasierte Therapieformen, Outcome und Prognosefaktoren. Nervenarzt 87:1043–1050
Pohl M, Bertram M, Bucka C et al (2016) Rehabilitationsverlauf von Patienten in der neurologisch-neurochirurgischen Frührehabilitation: Ergebnisse einer multizentrischen Erfassung im Jahr 2014 in Deutschland. Nervenarzt 87:634–644
Prosiegel M (2012) Neurogene Dysphagien. In: Diener H, Weimar C (Hrsg) Leitlinien für Diagnostik und Therapie in der Neurologie – Herausgegeben von der Kommission „Leitlinien" der Deutschen Gesellschaft für Neurologie. Georg Thieme Verlag, Stuttgart
Rollnik JD (2015) Neurologische Fruhrehabilitation. In: Marx G, Muhl E, Zacharowski K, Zeuzem S (Hrsg) Die Intensivmedizin, 12. Aufl. Springer, Heidelberg, S 635–645
Rollnik JD, Adolphsen J, Bauer J et al (2017) Prolongiertes Weaning in der neurologisch-neurochirurgischen Frührehabilitation. S2k-Leitlinie herausgegeben von der Weaning-Kommission der Deutschen Gesellschaft für Neurorehabilitation e. V. (DGNR). Nervenarzt 88:652–674
Rosenbek JC, Robbins JA, Roecker EB et al (1996) A penetration-aspiration scale. Dysphagia 11:93–98
Schönhofer B, Geiseler J, Dellweg D et al (2014) Prolongiertes Weaning – S2k-Leitlinie herausgegeben von der Deutschen Gesellschaft für Pneumologie und Beatmungsmedizin e.V. Pneumologie 68:19–75
Sutt AL, Cornwell P, Mullany D et al (2015) The use of tracheostomy speaking valves in mechanically ventilated patients results in improved communication and does not prolong ventilation time in cardiothoracic intensive care unit patients. J Crit Care 30:491–494
Wallesch CW (2016) Die neurologisch-neurochirurgische Frührehabilitation 2016. Neurol Rehabil 2016:185–188
Ziegler W (2012) Rehabilitation aphasischer Störungen nach Schlaganfall. In: Diener H, Weimar C (Hrsg) Leitlinien für Diagnostik und Therapie in der Neurologie – Herausgegeben von der Kommission „Leitlinien" der Deutschen Gesellschaft für Neurologie, 12. Aufl. Georg Thieme Verlag, Stuttgart, S 635–645

Literatur zu Abschn. 21.2

Ambrosino N, Cigni P (2015) Non invasive ventilation as an additional tool for exercise training. Multidiscip Respir Med 10(1):14
Bali T, Miller TM (2013) Management of amyotrophic lateral sclerosis. Mo Med 110(5):417–421
Buetow SA et al (2017) Ultrabilitation: beyond recovery-orientated rehabilitation. Disabil Rehabil 41(6):740–745
Caligari M et al (2013) Eye tracking communication devices in amyotrophic lateral sclerosis: impact on disability and quality of life. Amyotroph Lateral Scler Frontotemporal Degener 14(7–8):546–552
Dal Bello-Haas V, Florence JM (2013) Therapeutic exercise for people with amyotrophic lateral sclerosis or motoneuron disease. Cochrane Database Syst Rev 5
Dennis SC et al (1992) Ventilation and blood lactate increase exponentially during incremental exercise. J Sports Sci 10(5):437–449
Droogh et al (2012) Inter-hospital transport of critically ill patients; expect surprises. Crit care 16(1):R26
Fortin M et al (2004) Multimorbidity and quality of life in primary care: a systematic review. Health Qual life Outcomes 2(1):51
Funke A et al (2015) Hilfsmttelversorgung bei der amyotrophen Lateralsklerose. Der Nervenarzt 86(8):1007 1017
Galvin M et al (2017) The path to specialist multidisciplinary care in amyotrophic lateral sclerosis: a population- based study of consultations, interventions and costs. PloS one 12(6):e0179796

21

Geronimo A et al (2017) Incorporation of telehealth into a multidisciplinary ALS Clinic: feasibility and acceptability. Amyotroph Lateral Scler Frontotemporal Degener 18(7–8):555–561

Güell MR et al (2013) Comprehensive care of amyotrophic lateral sclerosis patients: a care model. Arch Bronconeumol 49(12):529–533

Hermans G et al (2014) Acute outcomes and 1-year mortality of intensive care unit-acquired weakness: A cohort study and propensity-matched analysis. Am J Respir Crit Care Med 190(4):410–420

Hogden A et al (2017) Amyotrophic lateral sclerosis: improving care with a multidisciplinary approach. J Multidiscip Healthc 10:205–215

Huttmann SE et al (2018) Quality of life an life satisfaction are severely impaired with long-term invasive ventilation following ICU-treatment and unsuccessful weaning. Ann Intensive Care 8(1):38

Israelsson-Skogsberg Å et al (2018) ‚I'm almost never sick': Everyday life experiences of children and young people with home mechanical ventilation. J Child Health Care 22(1):6–18

MacIntyre EJ et al (2016) Clinical outcomes associated with home mechanical ventilation: a systematic review. Can Resp J 2016

Majmudar S et al (2014) Rehabilitation in amyotrophic lateral sclerosis: why it matters. Muscle nerve 50(1):4–13

McNaughton D et al (2018) „Augmentative and Alternative Communication (AAC) Will Give You a Voice": Key Practices in AAC Assessment and Intervention as Described by Persons with Amyotrophic Lateral Sclerosis

Menadue C et al (2014) Non-invasive ventilation during exercise training for people with chronic obstructive pulmonary disease. Cochrane Database Syst Rev 5

Murray L, Butow PN (2016) Advance care planning in motor neuron disease: a qualitative study of caregiver perspectives. Palliat Med 30(5):471–478

Murray L et al (2016) Advance care planning in motor neuron disease: a systematic review. Palliat Support Care 14(4):411–432

Paganoni S et al (2015) Comprehensive rehabilitative care across the spectrum of amyotrophic lateral sclerosis. NeuroRehabilitation 37(1):53–68

Paganoni S et al (2017) Developing multidisciplinary clinics for neuromuscular care and research. Muscle Nerve 56(5):848–858

Pulley MT et al (2018) Multidisciplinary amyotrophic lateral sclerosis telemedicine care: the store and forward method. Muscle Nerve 59(1):34–39

Rodriguez CS et al (2016) Enhancing the communication of suddenly speechless critical care patients. Am J Crit Care 25(3):e40–47

Sudore RL et al (2017) Defining advance care planning for adults: a consensus definition from a multidisciplinary delphi panel. J Pain Symptom Manage 53(5):821–832

Thomas LA, Rodriguez CS (2011) Prevalence of sudden speechlessness in critical care units. Clin Nurs Res 20(4):439–447

Van De Rijn M et al (2018) Experience with telemedicine in a multi-disciplinary ALS clinic. Amyotroph Lateral Scler Frontotemporal Degener 19(1–2):143–148

Vender RL et al (2007) Respiratory systems abnormalities and clinical milestones for patients with amyotrophic lateral sclerosis with emphasis upon survival. Amyotroph Lateral Scler 8(1):36–41

Verceles AC et al (2018) A multimodal rehabilitation program for patients with ICU acquired weakness improves ventilator weaning and discharge home. J Crit Care 47:204–210

Verzy R et al (2006) An interdisciplinary approach to evaluating the need for assistive technology reduces equipment abandonment. Mult Scler 12(1):88–93

Ward AL et al (2010) Power wheelchair prescription, utilization, satisfaction, and cost for patients with amyotrophic lateral sclerosis: preliminary data for evidence-based guidelines. Arch Phys Med Rehabil 91(2):268–272

WHO (2017) Rehabilitation: key for health in the 21st century

Windisch et al (2017) Nichtinvasive und invasive Beatmung als Therapie der chronischen respiratorischen Insuffizienz – Revision 2017

Intensivmedizin und Palliativmedizin für beatmete neurologische Patienten

Stefan Lorenzl, Martin Groß und Marziyeh Tajvarpour

M. Groß (Hrsg.), *Neurologische Beatmungsmedizin*, https://doi.org/10.1007/978-3-662-59014-0_22

▪▪ Einleitung

Intensivmedizin und Palliativmedizin wurden lange Zeit als widersprüchliche Konzepte angesehen: während die intensivmedizinische Behandlung ausdrücklich die Lebensverlängerung anstrebt, ist es das Ziel der Palliativmedizin eine möglichst gute Lebensqualität zu schaffen und sich dabei nicht auf die Anzahl der verbleibenden Tage zu konzentrieren (Byock 2006). Heute rücken beide Konzepte zunehmend zusammen und palliative Aspekte gewinnen in der Intensivmedizin zunehmend an Bedeutung (Byock 2006; Burchardi 2014; McCaroll 2018; Grunauer und Mikesell 2018). Dies trägt der signifikanten Mortalität auf Intensivstationen Rechnung, die bei etwa 20 % liegt, aber abhängig von der Region, den strukturellen Gegebenheiten und dem Fachbereich eine sehr unterschiedliche Mortalität aufweisen kann (Rocker et al. 2004; Oehmichen et al. 2012; Capuzzo et al. 2014; Bonnici et al. 2016; Raj et al. 2018; Kahn et al. 2018). Studien aus Deutschland, Griechenland, Frankreich, Spanien, den Niederlanden, Australien, Neuseeland, USA und Singapur (Prendergast et al. 1998; Esteban et al. 2001; Van der Heide et al. 2003; Ho und Liang 2004; Collins et al. 2006; Jox et al. 2009; Bloomer et al. 2010; Kranidotis et al. 2010; Epker et al. 2015; Lesieur et al. 2015; Lee et al. 2018) sowie eine Studie aus 16 asiatischen Ländern (Phua et al. 2015) zeigen, dass dem Tod auf der Intensivstation entweder eine vollumfängliche intensivmedizinische Behandlung, lediglich ein Verzicht auf kardiopulmonale Reanimation, ein Verzicht auf eine Eskalation der intensivmedizinischen Therapie („Withholding") oder ein Beenden der intensivmedizinischen Therapie („Withdrawal") vorausgeht.

International besteht eine erhebliche Variabilität zwischen verschiedenen Ländern in der Beendigung der Therapie („Withdrawal"), sowohl zwischen Regionen als auch zwischen Ländern, verschiedenen Intensivstationen innerhalb eines Landes und verschiedenen Intensivmedizinern derselben Intensivstation (Mark et al. 2015).

Ärzte und Angehörige überschätzen gleichermaßen die Prognose von Intensivpatienten und unterschätzen die Mortalität (Douglas et al. 2017). Die Prognosesicherheit ist höher, wenn der Arzt oder die Pflegekraft von der Prognose überzeugt sind und, wenn Prognosen von Arzt und Pflegekraft übereinstimmen (Detsky et al. 2017). Darüber hinaus bieten neurologische Intensivpatienten oft besondere Herausforderungen: Die Patienten und ihre Familien erleben oft eine plötzliche Verschlechterung von Kognition und Funktion und die behandelnden Ärzte sind mit einer komplexen und unsicheren Prognosestellung konfrontiert (Frontera et al. 2015). Kross et al. ermittelten 2014, dass das Fachgebiet des behandelnden Arztes einen Einfluss auf die Qualität des Sterbens des Patienten haben kann: Pflegekräfte und Familienmitglieder schätzten diese bei Behandlung durch Neurochirurgen und Neurologen höher ein als bei Behandlung durch Internisten, Pflegekräfte wiederum bei Behandlung durch Internisten höher als bei Behandlung durch Chirurgen (Kross et al. 2014).

Die meisten Intensivpatienten, die ein erhöhtes Risiko zu versterben haben, leiden an nichtausreichend behandelten, belastenden Symptomen wie einem Delir, traumatischem Stress, Angst und Depression (Mercadante et al. 2018). Dyspnoe und Schmerz spielen ebenfalls eine große Rolle bei beatmeten Patienten (Schmidt et al. 2014). Eine möglichst frühe Integration von Palliativmedizin in die Intensivbehandlung ist somit notwendig, um Therapieziele korrekt zu definieren, unnötiges Leid zu vermeiden und die Patienten und ihre Angehörigen emotional zu unterstützen (Frontera et al. 2015; Adler et al. 2017; Wysham et al. 2017; Mercadante et al. 2018). Byock stellte dementsprechend bereits 2006 in einem integrativen Modell fest, dass die Intensivmedizin und die Palliativmedizin mit dem Retten oder Verlängern des Lebens sowie dem Lindern von Leid und dem Verbessern der Lebensqualität gemeinsame

Ziele haben, diese lediglich unterschiedlich gewichten. Ein Bedarf an Palliativebetreuung liegt geschätzt bei ca. 14 % aller Intensivpatienten und ca. 62 % der Patienten auf einer Neurointensivstation vor (Hua et al. 2014; Creutzfeld et al. 2015a). Auch für Überlebende nach intensivmedizinischer Behandlung sowie Schlaganfallpatienten ist die palliativmedizinische Behandlung bedeutsam (Baldwin et al. 2013; Creutzfeld et al. 2015b). Proaktive palliative Interventionen auf der Intensivstation senken die Verweildauer auf der Intensivstation und erhöhen die Mortalität nicht (Alakson et al. 2014).

Während die Integration von Palliativmedizin in die intensivmedizinische Behandlung mittlerweile Thema vieler wissenschaftlicher Arbeiten ist, wird die Rolle intensivmedizinischer Methoden, insbesondere der Beatmungsmöglichkeit in der Palliativmedizin bislang nicht bewertet. Eine korrekt indizierte nichtinvasive oder invasive Beatmungstherapie kann allerdings nicht nur das Leben verlängern, sondern auch die Lebensqualität erhalten oder verbessern, wie für die ALS gezeigt werden konnte (Bourke et al. 2006; Bourke und Steer 2016). Des Weiteren kann insbesondere die nichtinvasive Beatmung zur Behandlung von Dyspnoe, zur Ermöglichung des Transfers von der Intensiv- auf die Palliativstation sowie bei Patienten, bei denen keine Intubation erfolgen soll, eingesetzt werden. Diese Möglichkeit scheitert aber häufig an den Regularien auf der Palliativstation und im Hospiz, da an beiden Orten regelhaft eine Beatmungsmöglichkeit ausgeschlossen wird. Die Machbarkeit und der Nutzen der nichtinvasiven Beatmung in der Palliativmedizin sind somit noch nicht ausreichend belegt (Curtis et al. 2007; Bassani et al. 2008; Mercadante et al. 2009; Scala und Nava 2018). Wenn erwogen wird, eine Beatmungstherapie zu verlängern, muss unbedingt vermieden werden, damit nur Leid zu verlängern (Windisch et al. 2017). Dies ist im Einzelfall durchaus schwierig einzuschätzen.

In diesem Kapitel werden der aktuelle Bedarf an der Schnittstelle zwischen Intensiv- und Palliativmedizin in Deutschland begründet, die ethischen Grundsätze diskutiert, Vorschläge zur Gestaltung der Schnittstellegemacht und die Beendigung der Beatmungstherapie reflektiert.

22.1 Rahmenbedingungen

Die palliative Behandlung intensiv- und beatmungspflichtiger neurologischer Patienten gewinnt in Deutschland rapide an Bedeutung. Ursächlich sind drei wesentliche Umstände, die zu einer Zunahme der Zahl neurologischer Beatmungspatienten mit eingeschränkten Prognosen und hoher Symptomlast führen:

■ ■ Die Zunahme der Zahl chronisch kritisch kranker Menschen

Chronisch-progrediente neuromuskuläre Erkrankungen werden aufgrund verbesserter beatmungsmedizinischer Versorgung immer länger überlebt (Ishikawa et al. 2011) und neurointensivmedizinische Behandlungsangebote senken auch die Mortalität schwerer akuter neurologisch-neurochirurgischer Erkrankungen (Damian et al. 2013). Die Patienten leiden in der Folge teils an schweren Störungen von Bewusstsein, Sprache, Kommunikation, höherer Hirnleistung, Wahrnehmung, Mobilität und Selbstversorgung sowie an Depression, Angst, abdominellen Symptomen, Schmerzen, Spastik und sozialer Isolation. Viele dieser Symptome sind einer palliativen Behandlung zugänglich (Veronese et al. 2015). Des Weiteren kann eine chronischen Schluck-, Husten- und Ateminsuffizienz mit dauerhaftem Bedarf intensivmedizinischer Maßnahmen und somit ein Zustand chronisch kritischer Krankheit vorliegen (Oehmichen und Manzeschke 2011). Nach Abschluss der intensivmedizinischen Behandlung ist dann oft eine außerklinische Intensivversorgung erforderlich (DIGAB 2015).

▪▪ Die Ausweitung der Bettenkapazitäten in der Intensivmedizin

Die Intensivmedizin in Deutschland allgemein (Thattil et al. 2012) sowie die Neurointensivmedizin, insbesondere die neurologische Frührehabilitation beatmeter Patienten (eigene, bisher unveröffentlichte Daten), haben in den letzten Jahren eine massive Ausweitung der Bettenkapazitäten erfahren. Neben den klassischen neurointensivmedizinischen Krankheitsbildern wie intrakraniellen Blutungen, hypoxischen Enzephalopathien, schweren Schädel-Hirn-Traumata und Hirninfarkten werden Patienten mit einer sog. Critical Illness Polyneuropathie (CIP) und/oder Critical Illness Myopathie (CIM) auf neurologischen Intensiv- und Beatmungsstationen versorgt (Mehrholz et al. 2014). Bei CIP und CIM handelt es sich um Sekundärerscheinungen in Folge schwerster intensivpflichtiger Erkrankungen aus anderen Fachgebieten wie z. B. der inneren Medizin und der Chirurgie (▶ Abschn. 13.3). Betroffene Patienten sind oft im höheren Lebensalter oder weisen eine erhebliche Multimorbidität bis hin zum chronischen Multiorganversagen mit Kombination mehrerer Organersatzverfahren wie Beatmung, Dialyse oder linksventrikulären Unterstützungsverfahren („Kunstherz") auf, häufig kombiniert mit einem Delir und Störungen der höheren Hirnleistung (Wolters et al. 2014, ◘ Abb. 22.1). Die Letalität in der neurologischen Frührehabilitation beatmeter Patienten liegt nach Angaben von Oehmichen et al. (2012) bei 23 %, aus pneumologischen Weaningzentren wird ebenfalls eine Letalität von ca. 20 % berichtet (Bonnici et al. 2016; Kahn et al. 2018).

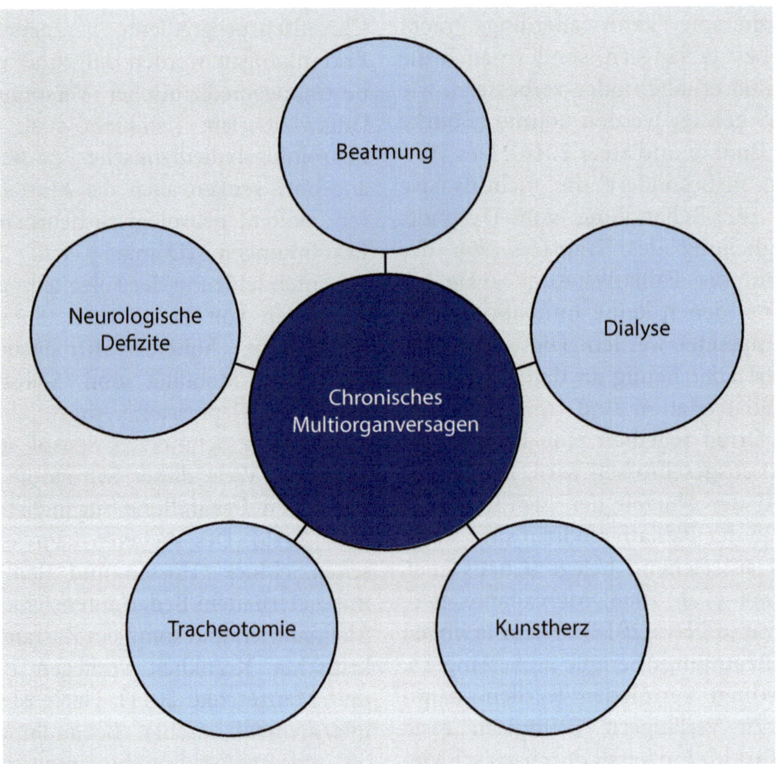

◘ **Abb. 22.1** Chronisches Multiorganversagen

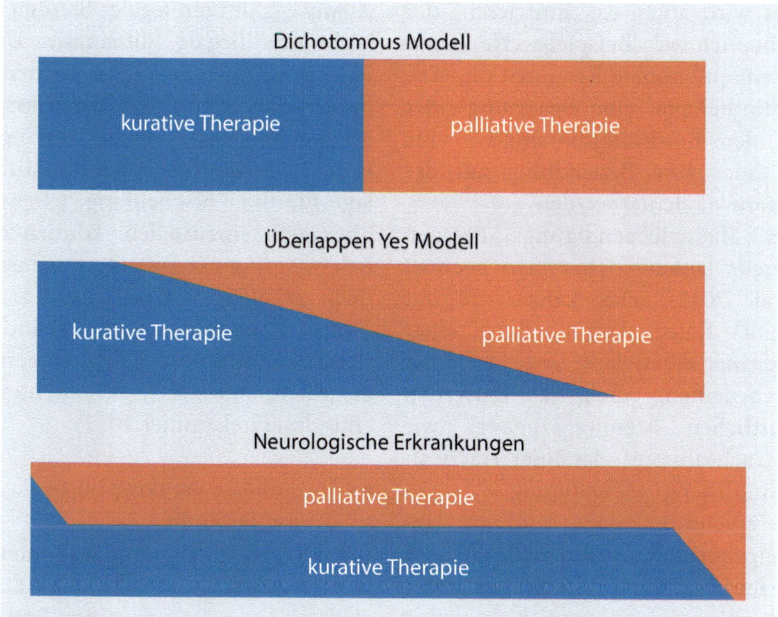

Abb. 22.2 Kurative und palliative Therapie im zeitlichen Verlauf. [Mod. nach: Keller (2017) Fachpflege Außerklinische Intensivpflege. Elsevier, München]

Der zeitliche Verlauf neurologischer Erkrankungen

Aufgrund ihres klinischen Verlaufs unterscheiden sich diese neurologisch-neurochirurgischen Krankheitsbilder erheblich von palliativ versorgungspflichtigen Erkrankungen anderer Fachgebiete wie z. B. internistisch-onkologischen Erkrankungen. Bei akuten Erkrankungen des neurologisch-neurochirurgischen Fachgebiets kann es zu einer bis zu jahrzehntelangen Phase der Stabilität kommen (Frontera et al. 2015). Chronisch-progrediente Erkrankungen wie die ALS wiederum haben ebenfalls einen oft jahrelangen Verlauf. Es besteht dann über einen – verglichen mit onkologischen Erkrankungen – sehr langen Zeitraum ein hoher palliativmedizinischer Behandlungsbedarf (Groß et al. 2017, Abb. 22.2).

22.2 Ethik

In der Ethik können in Bezug auf Palliativmedizin bei Intensivpatienten drei wesentliche Spannungsfelder beschrieben werden:

1. Therapiebeschränkung („Withholding“) versus Therapiebeendigung („Withdrawal“),
2. Euthanasie versus Sterben lassen,
3. intendierte versus akzeptierte Therapiefolge (Truog et al. 2008).

Therapiebeschränkung vs. Therapiebeendigung

Therapiebeschränkung bedeutet, dass bei einer Verschlechterung des Zustands des Patienten auf das Initiieren neuer Therapien verzichtet wird und laufende Therapien nicht mehr eskaliert werden (Salins et al.

2018). Dies wird auch als „Einfrieren" der Therapie bezeichnet. Beispielsweise kann auf eine kardiopulmonale Reanimation, eine Katecholamintherapie, eine Beatmung oder Eskalation der Beatmungsparameter, eine Intubation oder eine Behandlung auf der Intensivstation verzichtet werden.

Bei der Therapiebeendigung hingegen werden bereits laufende Therapien beendet (Salins et al. 2018). Das kann z. B. das Beenden einer Katecholamintherapie, einer Ernährung, einer Flüssigkeitsgabe oder einer Beatmung bedeuten. Auch das Entfernen eines künstlichen Atemwegszugangs wie eines Endotrachealtubus oder einer Trachealkanüle ist eine Therapiebeendigung.

Die Therapiebeschränkung wird von Ärzten und Angehörigen als psychisch weniger belastend und ethisch unproblematischer empfunden als die Therapiebeendigung (Chung et al. 2016). Juristisch und ethisch besteht jedoch kein Unterschied zwischen dem Verzicht auf eine nicht mehr indizierte Therapie bei der Therapiebeschränkung und dem Beenden einer nicht mehr indizierten Therapie bei der Therapiebeendigung (Willms und Brown 2008; Schwab und Schellinger 2015). Dieses ist dadurch begründet, dass sowohl bei laufenden als auchnicht laufende Therapien gleichermaßen geprüft werden muss, ob ihre Durchführung einen Benefit oder eine Belastung für den Patienten darstellt (Truog et al. 2008).

▪▪ Euthanasie vs. Sterben lassen

Euthanasie bezeichnet das aktive Herbeiführen des Todes, welches in Deutschland illegal ist (Salins et al. 2018).

Als Sterben lassen wird das Einstellen medizinischer Interventionen bezeichnet, die den Tod verhindern (Truog et al. 2008). Widerspricht das Weiterführen lebenserhaltender Therapien dem Patientenwillen, handelt es sich beim Einstellen von Beatmung, Ernährung und Flüssigkeitsgabe sowie dem Entfernen eines künstlichen Atemwegs um ein legales Sterben lassen und nicht um illegale Euthanasie. Urteilsfähige Patienten und ihre gesetzlichen Vertreter haben das Recht, das Unterlassen lebenserhaltender Therapien zu verlangen (Truog et al. 2008; Bundesgesetzblatt 2013). Grundlage für die Entscheidung, lebenserhaltende Therapien einzustellen, können der mündlich oder in einer Patientenverfügung schriftlich geäußerte Wille des urteilsfähigen Patienten oder der vom Behandler einvernehmlich mit dem gesetzlichen Vertreter ermittelte mutmaßliche Patientenwille sein (Bundesärztekammer 2011).

▪▪ Intendierte vs. akzeptierte Therapiefolgen

Ob der Tod als Therapiefolge intendiert oder nur als mögliche Therapiefolge akzeptiert ist, stellt die Grenzlinie zwischen Euthanasie und Palliativmedizin dar. Die Schwierigkeit dieser Betrachtungsweise liegt darin, dass es sich hierbei um ein subjektives Kriterium handelt. Daher obliegt dem Arzt eine besondere Sorgfalt

1. bei der Prüfung, ob der Patient wirklich leidet und medikamentöser Linderung bedarf,
2. bei der Dokumentation der Angaben des Patienten und des klinischen Befunds,
3. bei der Titration der Medikation,
4. bei der kritischen Prüfung der eigenen Motivation, dem Patienten ein Medikament zu verabreichen (Herbeiführen des Todes versus Linderung von Leid) (Truog et al. 2008).

22.3 Integration der Palliativ- in die Intensivmedizin

Mittlerweile sind viele praktische Ansätze zur Integration der Palliativ- in die Intensivmedizin wissenschaftlich untersucht worden (Aslakson et al. 2014), von denen im Folgenden eine pragmatische Auswahl geschildert wird:

Protokolle für das Symptommanagement am Lebensende

Die Verwendung eines Protokolls für das Symptommanagement am Lebensende ist vermutlich effektiv, um den Patientenkomfort auch unter Entzug lebenserhaltender Maßnahmen zu gewährleisten und belastende Symptome zu reduzieren, ohne den Tod zu beschleunigen (Walling et al. 2008; Epker et al. 2015).

Palliativmedizinische Schulung

Die palliativmedizinische Schulung von Intensivärzten ist ratsam und resultiert in einem höheren Wissensstand und Selbstvertrauen (Hurd und Curtis 2014; Krautheim et al. 2017). Die Schulung von Neurologen bzw. Ärzten in der Weiterbildung in Palliativmedizin, insbesondere im Führen von Bad-News-Gesprächen, in der Evaluation nichtmotorischer Symptome, „Advance Care Planning", der Evaluation der den Patienten pflegenden Personen („Caregiver") und Palliativmedizin beim Schlaganfall wird empfohlen (Boersma et al. 2014; Creutzfeld et al. 2015a, b; Robinson und Holloway 2017). Auch das Intensivpflegepersonals sollte in Palliativpflege geschult werden: Die kommunikativen Fähigkeiten und die Fähigkeit zum Erkennen des Bedarfs an Palliativmpflege kann hierdurch verbessert werden (Anderson et al. 2017) Der Bedarf für palliativmedizinische Schulung besteht auch für die neue Berufsgruppe der speziell mit Atmung und Beatmung befassten Atmungstherapeuten (Grandhige et al. 2016).

Palliativmedizinische Konsultation

Der Einsatz eines palliativmedizinischen Konsiliardienstes und die Teilnahme eines Palliativmediziners an den täglichen Visiten senken die Intensivverweildauer, ohne dass damit mit eine erhöhte Mortalität assoziiert ist (Norton et al. 2007; Braus et al. 2016; Kyeremanteng et al. 2018). Die Integration eines palliativmedizinischen Konsiliardiensts senkt außerdem Behandlungskosten (Kyeremanteng et al. 2018). Auf der Neurointensivstation können palliativmedizinische Konsile die Akzeptanz („Coping") und die Entscheidungsfindung fördern (Tran et al. 2017).

Der Einsatz spezifischer Screeninginstrumente bezüglich der Indikation für die palliativmedizinische Konsultation auf der Intensivstation wird empfohlen, um die Utilisation intensivmedizinischer Ressourcen zu reduzieren und Patienten und ihren Familien die optimale palliativmedizinische Unterstützung zukommen zu lassen (Nelson et al. 2013; Jenko et al. 2015).

Ethikberatung

Klinische Ethikberatung ist mittlerweile in vielen Krankenhäusern in Deutschland verfügbar, zumeist in Form eines klinischen Ethikkomitees (Schochow et al. 2015). Die Ethikberatung reduziert die Verweildauer auf der Intensivstation und erhöht die Zufriedenheit der Familien und der Behandler (Au et al. 2018).

Kommunikation

Sehr bedeutsam für die ethische Entscheidungsfindung ist die Kommunikation, einerseits interdisziplinär zwischen Ärzten, Pflegekräften und anderen therapeutischen Disziplinen (Brooks et al. 2017) sowie andererseits mit den Patienten oder deren gesetzlichen Vertretern (Kon et al. 2016). Förderlich für die Kommunikation sind ein Kommunikationstraining für Ärzte, frühzeitige Familienkonferenzen, interdisziplinäre Teamkonferenzen, die Verfügbarkeit von palliativmedizinischen Konsilen oder eines klinischen Ethikkomitees sowie eine supportive Kultur bezüglich Kommunikation und Ethik (Truog et al. 2008; Kon et al. 2016; Knies und Hwang 2016; Brooks et al. 2017; Rubin et al. 2017).

„Über zwei Drittel der Angehörigen, die Patienten auf der Intensivstation besuchen, leiden an Symptomen von Angst und Depression (Pochard et al. 2001)." Wenn Intensivpatienten ihren Willen nicht mehr äußern können, wird meist ein Familienmitglied als gesetzlicher Vertreter in die Entscheidungsfindung mit einbezogen, was dieses zusätzlich psychisch belasten kann.

Gute, strukturierte, proaktive Kommunikation ist zentral für die Zufriedenheit der Familien und die Umsetzung des Patientenwillens; ebenso sind eine angemessene, leise physische Umgebung und flexible Besuchszeiten förderlich (Lautrette et al. 2007; Kynoch et al. 2016; Quenot et al. 2017).

Für die frühe Familienkonferenz (<72 h) konnte eine Abnahme der Intensivliegedauer gezeigt werden, ohne dass die Mortalität zunahm (Aslakson et al. 2014). Strukturierte Kommunikationsinstrumente wiederum könnten die Dokumentation verbessern sowie die Beatmungs- und Intensivliegedauern sowie die Behandlungskosten senken (Oczkowski et al. 2016). Für die Kommunikation der Prognose an mit der Entscheidungsfindung befassten Familienmitgliedern sind Aufrichtigkeit, emotionale Unterstützung, Anpassung an die Bedürfnisse der Familie und das anschließende Überprüfen des Verständnisses essenziell. Zudem können die Verdeutlichung mittels Demonstration von Röntgenbildern und evtl. Nennung von Laborwerten, die „Konzeptualisierung der Kommunikation als iterativer Prozess mit früher Nennung der Möglichkeit des Versterbens und Spezifizierung bei Veränderung der klinischen Situation" sowie die Bestätigung der ärztlichen Prognose und die emotionale Unterstützung der Angehörigen durch andere Teammitglieder hilfreich sein(Anderson et al. 2015).

Auch eine Broschüre über den Umgang mit dem Verlust eines Angehörigen könnte die Belastung der Angehörigen reduzieren (Lautrette et al. 2007). Kulturelle und religiöse Aspekte sind in der Kommunikation mit den Patienten und ihren Zugehörigen zu berücksichtigen (Hosking et al. 2000; Ankoney et al. 2005; McCormick 2013).

22.4 Prognosestellung und Behandlungsdauer

Zwar ist die akkurate Kommunikation von Prognosen ethisch zwingend geboten, jedoch fehlt diesbezüglich für viele der Erkrankungen in der neurologischen Intensiv- und Beatmungsmedizin eine ausreichende Datenbasis (Bernat 2015), denn nur Studien, die akkurat und generalisierbar sind, sollten in die ethische Entscheidungsfindung einbezogen werden (Justice et al. 1999). Besonders gut aufgearbeitet ist die Prognosestellung und Entscheidungsfindung bei der hypoxischen Enzephalopathie (Bender et al. 2017). Eine Studie aus Taiwan zeigte, dass Patienten nach kardiopulmonaler Reanimation häufiger ein Konsil des Palliativteams erhielten als andere Intensivpatienten (Su et al. 2016). Die Etablierung weiterer qualitativ hochwertiger Entscheidungshilfen ist erforderlich (Muehlschlegel et al. 2015; Knies und Hwang 2016). Nicht nur ist das Alter des Patienten ein negativer prognostischer Faktor bezüglich des neurologischen Outcome verschiedener schwerer neurologischer Erkrankungen (Scotton et al. 2012; Helbok et al. 2013; Mukhopadhyay et al. 2014; Oh et al. 2017) sowie des Outcome der intensivmedizinischen Behandlung allgemein (Sim et al. 2015), auch schätzen ältere Neurointensivmediziner die Prognosen der Patienten als schlechter ein verglichen mit jüngere Kollegen (Racine et al. 2010).

Grundsätzlich vermieden werden sollte die „self-fulfilling prophecy of poor outcome", bei dem frühe Therapielimitationen anstatt der natürliche Erkrankungsverlauf zum schlechten Outcome führen (Rubin et al. 2017). Rocker et al. zeigten dementsprechend schon 2004, dass die Einschätzung des Intensivarztes, dass ein Patient eine Überlebenschance <10 % hat, ein stärkerer Prädiktor der Mortalität auf der Intensivstation war als der Schweregrad der Erkrankung, ein Organversagen oder ein Bedarf an Vasopressoren. Andererseits sollte eine frühestmögliche Therapiezieländerung auf eine rein palliative Therapie erfolgen, wenn eine Intensivtherapie dem Patientenwillen nicht mehr entspricht. Hierfür ist eine möglichst frühe Erfassung des Willens des einwilligungsfähigen Patienten oder – bei nicht einwilligungsfähigen Patienten – des schriftlich verfassten

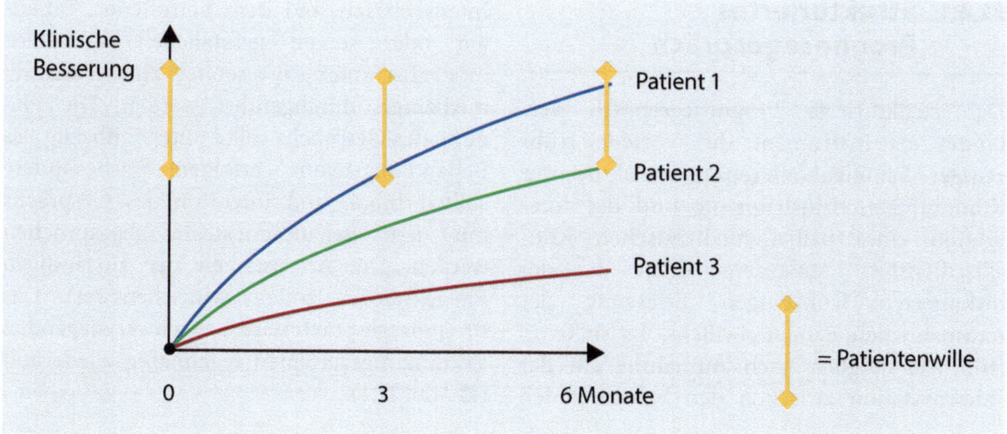

Abb. 22.3 Patientenwille als Zielkorridor der Behandlung bei unsicherer Prognose. Patient 1 zeigt eine rasche klinische Besserung und es kann früh festgestellt werden, dass die Fortführung der Intensivtherapie in seinem Sinne ist. Patient 2 zeigt eine mäßige klinische Besserung und es bleibt lange unklar, ob er ein für ihn akzeptables Funktionsniveau erreichen wird. Die Therapie muss daher über einen längeren Zeitraum fortgeführt werden. Patient 3 zeigt nur eine geringfügige klinische Besserung. Schon früh ist klar, dass er kein für ihn akzeptables Funktionsniveau erreichen wird und es muss eine Therapiezieländerung zur Palliativtherapie hin erfolgen

(Patientenverfügung), mündlich geäußerten (Behandlungswünsche) oder mutmaßlichen Patientenwillens (allgemeine persönliche Einstellungen) erforderlich. Wenn zu einem gewissen Zeitpunkt die neurologische und intensivmedizinische Prognose noch nicht sicher abzuschätzen ist, kann möglicherweise schon abgeschätzt werden, ob der Patient ein für ihn akzeptables Funktionsniveau erreichen wird (Abb. 22.3). Ergänzend muss bemerkt werden, dass leider viele Patientenverfügungen in der intensivmedizinischen Situation als nicht aussagekräftig einzuschätzen sind (Leder et al. 2015).

Mutmaßlicher Patientenwille

Bei der Erfassung des mutmaßlichen Patientenwillens helfen Fragen zu folgenden Themen:

- Familie und Rolle des Patienten in der Familie
- Freundeskreis und Rolle des Patienten im Freundeskreis
- Bedeutende Lebensereignisse
- Ziele und Prioritäten im Leben
- Hobbies und Beruf
- Persönlichkeit
- Weltanschauung und Religion
- Reaktion auf Belastungen
- Ängsten und Situationen, die der Patient nie erleben wollte bzw. bewusst vermieden hat

Sollte der Patientenwille nicht ermittelbar sein, wird anhand von allgemeinen Wertvorstellungen zu Leben, Krankheit und Behandlung verfahren. Bei Patienten, die nie einwilligungsfähig waren, z. B. aufgrund einer angeborenen schweren kognitiven Beeinträchtigung, muss das Patientenwohl konkret anhand von durch eine Behandlung zu erwartendem Nutzen und Schaden ermittelt werden.

22

22.4.1 Strukturiertes Prognosegespräch

Das strukturierte Prognosegespräch verbindet als Instrument die Vorteile frühzeitiger Familienkonferenzen, strukturierter Kommunikationsinstrumente und der Integration eines palliativmedizinischen Konsiliardienstes. Außerdem dient es der diskutierten frühzeitigen Erfassung des mutmaßlichen Patientenwillens. Es sollte so früh wie möglich nach Aufnahme auf der Intensivstation zwischen den behandelnden Intensivärzten und dem betroffenen Patienten oder seinen gesetzlichen Vertretern möglichst unter Anwesenheit eines Palliativmediziners durchgeführt werden. Die Planung des Gesprächs sollte unter Einbezug des Behandlungsteams erfolgen; insbesondere sollten Inhalt und Intention des Gesprächs mit dem Behandlungsteam abgesprochen werden. Die Anwesenheit der zuständigen Pflegekraft ist zudem wünschenswert. Das Prognosegespräch wird bei schwerwiegenden Erkrankungsverläufen regelmäßig wiederholt (■ Abb. 22.4).

Prognosegespräch

Erstgespräch ☐ Folgegespräch ☐

Teilnehmer	Beziehung zum Patienten, Funktion, Berufsgruppe

Dauer: ______ Minuten

Erwartungen der gesetzlichen Vertreter / Angehörigen

Vollmacht: Ja ☐ Nein ☐ Betreuung: Ja ☐ Nein ☐ Beantragt ☐

Betreuungsverfügung: Ja ☐ Nein ☐ Patientenverfügung: Ja ☐ Nein ☐

Mutmaßlicher Wille

Allgemein

Pflegebedarf

Kommunikation

Bewusstseinszustand

Mobilität

Prognose

Neurologisch

Intensivmedizinisch

Palliativer Therapieansatz angesprochen Ja ☐ Nein ☐

Vereinbarungen/Therapieziele/ToDo's

Konsens vorhanden bezüglich der Behandlungsstrategie:

Innerhalb des Behandlungsteams Ja ☐ Nein ☐

Zwischen Arzt/Ärzten und gesetzlichem Vertreter/gesetzlichen Vertretern Ja ☐ Nein ☐

Kommentar/Erläuterung:

Folgegespräch wann?

■ **Abb. 22.4** Strukturiertes Prognosegespräch. (Groß M et al. für das Team des Evangelischen Krankenhauses Oldenburg 2017; mit freundl. Genehmigung)

Auf der Grundlage dieses Protokolls kann eine Behandlungsstrategie festgelegt werden. Ein **Dissens zwischen gesetzlichen Vertreter und Arzt** macht eine **gerichtliche Prüfung** notwendig, was allerdings nur sehr selten eintritt. Ein **Dissens innerhalb des Behandlungsteams** sollte wiederum **Anlass zu einer Ethikberatung** geben. Die exakte Dokumentation und verbindliche Umsetzung vereinbarter Therapierestriktionen sind für die korrekte Behandlung des Patienten entscheidend.

22.4.2 Medikamentöse Therapie bei Dyspnoe

Bezüglich der Empfehlungen zur Therapie der Dyspnoe wird auf die Leitlinie „Palliativmedizin für Patienten mit einer nicht heilbaren Krebserkrankung" verwiesen, deren Empfehlungen zum größten Teil auch für neurologische Patienten anwendbar sind (Deutsche Gesellschaft für Palliativmedizin 2015). Morphin und andere Opioide sind die medikamentöse Standardtherapie der Dyspnoe. Effektive therapeutische Dosen von Morphin führen bei dyspnoeischen Patienten mit ALS nicht zur Atemdepression, O_2-Gabe vermindert die Dyspnoe nicht (Clemens und Klaschik 2008). Bei O_2-Gabe besteht außerdem die Gefahr der Progredienz eines hyperkapnischen respiratorischen Versagens bis hin zum hyperkapnischen Koma (British Thoracic Society Emergency Oxygen Guideline Development Group 2017). Die Überlegenheit für Anticholinergika über Placebo für das Todesrasseln („death rattle") konnte in einem aktuellen Review nicht bestätigt werden (Jansen et al. 2018). Häufig angewendet zur „Behandlung" der Rasselatmung werden Glycopyrrolat und Butylscopolamin.

22.4.3 Beendigung der Beatmungstherapie

Die Beendigung einer Beatmungstherapie und die Entfernung eines künstlichen Atemwegs erfordern aufgrund der zu erwartenden hohen Symptomlast mit möglicher Atemwegsobstruktion, akuter Dyspnoe, Speichelaspiration und Sekretretention die ärztliche Präsenz am Patientenbett oder in unmittelbarer Nähe bei der Umsetzung der Maßnahme (Willms und Brown 2008; Kok 2015; Robert et al. 2017).

Die umfangreichsten Erfahrungen mit der Beendigung der Beatmungstherapie liegen für die ALS vor. In Deutschland wollen die wenigsten Patienten mit ALS nach einer ausführlichen Aufklärung die invasive Beatmung mit Tracheotomie und 24-h-Beatmung. Die nichtinvasive Beatmung kann allerdings – wie oben erwähnt – die Lebensqualität deutlich steigern. Der Übergang von der nichtinvasiven Beatmung zur invasiven Beatmung ist für die Patienten oft der Zeitpunkt, an dem sie nicht mehr leben wollen. ALS-Patienten, die eine invasive Beatmung wünschen, sind in der Regel jünger, haben häufiger junge Kinder, haben eine höhere Ausbildung, ein höheres Einkommen und eine höhere Lebenszufriedenheit als solche, die keine invasive Beatmung wünschen. Nach im Mittel 33 Monaten der invasiven Beatmung haben jedoch nur noch 50 % der invasiv beatmeten ALS-Patienten Freude an ihrem täglichen Leben (Rabkin et al. 2006).

Für die ALS wurde die medikamentöse Therapie bei der elektiven Termination der Beatmungstherapie dezidiert beschrieben (Meyer et al. 2008; Kettemann et al. 2017):

- Bei **Patienten mit residualer Spontanatmung** unter NIV mit intensivierter medikamentöser Symptomkontrolle mit Morphin und Lorazepam i.v. dauerte die Terminalphase im Mittel 32 h.
- Bei **Patienten ohne residualer Spontanatmung** unter NIV oder invasiver Ventilation führte eine tiefe Sedierung mit Lorazepam oder Midazolam und Morphin zu einer Terminalphase mit raschem Verlauf <1 h.

Beatmete Intensivpatienten versterben nach Angabe der meisten Autoren im Median innerhalb der ersten Stunde nach Beendigung der Beatmung (Cooke et al. 2010; Huynh et al. 2013; Long et al. 2015) und meist innerhalb eines Tages (Van Beinum et al. 2016; Su et al. 2016); extubierte Patienten versterben schneller als nichtextubierte (Cooke et al. 2010; Huynh et al. 2013; Long et al. 2015). Insbesondere, wenn ein künstlicher Atemweg entfernt werden soll, ist es ratsam, neben einem Benzodiazepin und einem Opiat auch ein Narkotikum wie Propofol bereit zu halten (Krakauer et al. 2005; Chemy und Radbruch 2009).

Die **Beendigung der Beatmung** sollte folgendermaßen durchgeführt werden:

1. Ausführliches Gespräch mit dem Patienten und den Angehörigen möglichst unter Einbezug eines weiteren Teammitglieds.
2. Ausführliches Gespräch mit dem gesamten Behandlungsteam. Dieses muss exakt auf die Prozedur vorbereitet werden.
3. Bei der Beendigung der Beatmung sollte ein Pflegender anwesend ist. Dieser sollte aber nicht aktiv in die Handlung einbezogen werden.
4. Angehörige sollten nach Möglichkeit bei der Beendigung der Beatmung anwesend sein. Es ist unbedingt zu informieren, dass der Patient unmittelbar unter der Sedierung versterben kann.
5. Es sollte ein venöser Zugang gelegt werden.
6. Gabe von 5–10 mg Midazolam aus der Hand oder über eine Kurzinfusion (in Abhängigkeit vom Körpergewicht: KG <40 kg = 5 mg; KG >40 kg = 10 mg). Falls der Patient noch nicht eingeschlafen ist, sollte erneut Midazolam in einer Dosis von 5 mg gegeben werden bis der Patient eingeschlafen ist und ruhig atmet. Keinesfalls darf so viel gegeben werden, dass die Spontanatmung des Patienten aufhört.
7. Bei opiodnaiven Patienten ist die Gabe von Morphin in einer Dosis von 10 mg notwendig. Die Gabe kann mit Midazolam kombiniert werden. Falls der Patient bereits Opioide erhält, muss die Dosis für die Sedierung angepasst werden.
8. Eine weitere Spritze mit 10 mg Dormicum und eine Spritze mit 10 mg Morphin liegen bereit. Als zusätzliches Sedativum sollte Propofol bereitgehalten werden, die Gabe ist jedoch selten erforderlich.
9. Der Arzt entfernt beim nichtinvasiv beatmeten die Beatmungsmaske vom Gesicht des Patienten, beim invasiv beatmeten diskonnektiert er den Beatmungsschlauch. Auf die Diskonnektion des Beatmungsschlauchs kann ausschließlich verzichtet werden, wenn der Patient einen vollständigen Atemstillstand hat. Der Arzt stellt den Respirator direkt aus.
10. Es kann trotz guter Sedierung zu posthypoxischen Myoklonien kommen. Diese sind in der Regel durch die Gabe von Midazolam in einer Dosis von 5–10 mg als Bolus beherrschbar. Es ist nicht notwendig, stark muskelrelaxierende Medikamente anzuwenden.
11. Falls der Patient wider Erwarten doch erneut wach werden sollte, dann ist die Gabe von 5 mg Midazolam ausreichend. Wenn sich sein Atemmuster verändern sollte oder eine Hyperventilation auftritt, dann ist die Gabe von Morphin in Kombination mit Midazolam notwendig, beides in einer Dosis von 5 mg, falls notwendig eine weitere Gabe in gleicher Dosierung.
12. Häufig atmen die Patienten für wenige Minuten bis zu mehrere Stunden spontan, aber sehr flach und friedlich. Die Spontanatmung setzt dann plötzlich aus. Besonders belastend wirken auf die Angehörigen die Minuten, wenn die Atmung in ein rhythmisches Muster ähnlich einer Schnappatmung übergeht. Falls das auftritt, kann man zusätzlich 5 mg Morphin geben. Es ist notwendig, dass erklärt wird, dass es ein Teil des natürlichen Sterbens ist.
13. Der Arzt bleibt im Raum und kontrolliert die auftretenden Symptome, bis der Patient verstorben ist.

14. Es erfolgt nochmals ein Gespräch mit den Angehörigen und der Arzt verlässt den Raum, damit die Angehörigen alleine von dem Patienten Abschied nehmen können.
15. Empfehlenswert ist eine Supervision für den Arzt nach jeder Beendigung der Beatmung. Darüber hinaus sollte noch ein Gespräch im Team erfolgen.

Zu vermeiden

Aus Sicht der Autoren sollte bei der Beendigung der Beatmung Folgendes vermieden werden:

1. Niemals sollte ein Pflegender oder Dritter die Gabe von Midazolam oder Morphin vornehmen!
2. Niemals sollte Midazolam als alleiniges Sedativum verwendet werden. Es muss immer die Kombination aus Midazolam und Morphin verabreicht werden, da es durch die alleinige Gabe von Midazolam zu schwerer Atemnot kommen kann.
3. Es sollte dringend vermieden werden, einen Morphinperfusor zu beginnen, die Beatmung aber zu belassen und erst zu beenden, wenn der Patient komatös unter der Beatmung verstirbt. Bei diesem Vorgehen kann sich der Sterbeprozess über Tage hinziehen, wodurch unnötiges Leid beim Patienten und bei den Angehörigen entsteht.
4. Keinesfalls sollte bei fortlaufender Beatmung die Gabe von Flüssigkeit und Ernährung eingestellt werden und evtl. sogar erst mit Verzögerung Morphin gegeben werden. Leiden wird hierdurch verlängert oder sogar verstärkt, da Hunger und Mundtrockenheit auftreten können. Zudem ist bei nichtinvasiv beatmeten Patienten die Mundpflege erschwert; beim hierfür erforderlichen Abnehmen der Beatmungsmaske können Luftnot und Angst auftreten.
5. Auch von dem auf Intensivstationen manchmal praktizierten Vorgehen, dass man die O_2-Sättigung und die Unterstützung durch das Beatmungsgerät verringert und den Patienten in der Folge über Tage versterben lässt, ist abzuraten, da hierdurch das Leid des Patienten verlängert wird.

Der Grund für die Anwendung von Methode 3, 4 und 5 liegt in der Angst der verantwortlichen Ärzte, dass die Gabe von Midazolam und Morphin mit unmittelbar darauf folgender Beendigung der Beatmung illegal ist. Weder das Standesrecht noch das öffentliche Recht verbieten dem Arzt jedoch dieses Vorgehen. Wenn für einen Menschen die Beatmungssituation eine Belastung darstellt oder er nicht tracheotomiert werden möchte, sollte das Leid, welches er selber oft nicht mehr kommunizieren kann, so gering wie möglich gehalten werden.

Fazit

Intensivmedizin und Palliativmedizin sind keine widersprüchlichen, sondern einander notwendigerweise ergänzende Konzepte.

Literatur

Adler K et al (2017) Integration of palliative care into intensive care. Syst Rev 66(9):660–666

Anderson WG et al (2015) A multicenter study of key stakeholders' perspectives on communicating with surrogates about prognosis in intensive care units. Ann Am Thorac Soc 12(2):142–152

Anderson WG et al (2017) Palliative care professional development for critical care nurses: a multicenter program. Am J Crit Care 26(5):361–371

Ankoney RA et al (2005) Religious perspectives on withdrawal of treatment from patients with multiple organ failure

Aslakson R et al (2014) Evidence-based palliative care in the intensive care unit: a systematic review of interventions. J Palliat Med 17(2):219–235

22

Au SS et al (2018) Outcomes of ethics consultations in adult ICUs: a systematic review and meta-analysis. Crit Care Med 46(5):799–808

Bassani MA et al (2008) The use of noninvasive mechanical ventilation in the palliative care of a patient with metastatic thoracic sarcoma: case report. Rev Bras Terapia Intens 20(2):205–209

Baldwin MR et al (2013) High burden of palliative needs among older intensive care unit survivors transferred to post-acute care facilities. A single-center study. Ann Am Thorac Soc 10(5):458–465

Bender A. et al (2017) S1-Leitlinie Hypoxisch-ischämische Enzephalopathie im Erwachsenenalter

Bernat JL (2015) Observations on Ethical Issues in the Neuro-ICU

Bloomer MJ et al (2010) End of life management of adult patients in an Australian metropolitan intensive care unit: a retrospective observational study. Aust Crit Care 23(1):13–19

Boersma I et al (2014) Palliative care and neurology – time for a paradigm shift. Neurology 83(6):561–567

Bonnici MD et al (2016) Prospective observational cohort study of patients with weaning failure admitted to a specialist weaning, rehabilitation and home mechanical ventilation centre. BMJ Open 6(3): e010025

Bourke SC et al (2006) Effects of non-invasive ventilation on survival and quality of life in patients with amyotrophic lateral sclerosis: a randomised controlled trial. The Lancet Neurol 5(2):140–147

Bourke SC, Steer J (2016) Practical respiratory management in amyotrophic lateral sclerosis: evidence, controversies and recent advances. Neurodegen Dis Manage 6(2):147–160

Braus N et al (2016) Prospective Study of a Proactive Palliative Care Rounding Intervention in a Medical ICU. Intensive Care Med 42(1):54–62

British Thoracic Society Emergency Oxygen Guideline Development Group (2017) BTS Guideline for oxygen use in adults in helathcare and emergency settings

Brooks LA et al (2017) Communication and decision-making about end-of-life care in the intensive care unit. Am J Crit Care 26(4):336–341

Bundesärztekammer (2011) Grundsätze der Bundesärztekammer zur ärztlichen Sterbebegleitung

Bundesgesetzblatt (2013) Gesetz zur Verbesserung der Rechte von Patientinnen und Patienten

Burchardi H (2014) Intensive and palliative care medicine. From academic distance to caring affection. Med Klin Intensivmed Notfallmed 109(1):34–40

Byock I (2006) Improving palliative care in intensive care units: identifying strategies and interventions that work. Crit Care Med 34(11):302–305

Capuzzo M et al (2014) Hospital mortality of adults admitted to intensive care units in hospitals with and without intermediate care units: a multicentre European cohort study. Crit Care 18(5):551

Chemy NI und Radbruch L (2009) European Association for Palliative Care (EPAC) recommended framework for the use of sedation in palliative care. Palliat Med 23(7):581–593

Chung GS et al (2016) US Physicians' opinions about distinctions between withdrawing and withholding life-sustaining treatment. J Relig Health 55(5):1596–1606

Clemens KE, Klaschik E (2008) Therapeutic doses of morphine were effective and safe in the management of dyspnoea in ALS patients. Eur J Neurol 15(5):445–450

Collins N et al (2006) End-of-life care in the intensive care unit: the Irish Ethicus data. Crit Care Resusc 8(4):315

Cooke CR et al (2010) Predictors of time to death after terminal withdrawal of mechanical ventilation in the ICU. Chest 138(2):289–297

Creutzfeld CJ et al (2015a) Palliative care needs in the neuro-ICU. Crit Care Med 43(8):1677

Creutzfeld CJ et al (2015b) Palliative care: a core competency for stroke neurologists: – acute stroke palliative care. Stroke 46(9):2714–2719

Curtis JR et al (2007) Noninvasive positive pressure ventilation in critical and palliative care settings: understanding the goals of therapy. Crit Care Med 35(3):932–939

Damian MS et al (2013) The effect of secular trends and specialist neurocritical care on mortality for patients with intracerebral haemorrhage, myasthenia gravis and Guillain-Barré syndrome admitted to critical care: an analysis of the Intensive Care National Audit & Research Centre (ICNARC) national United Kingdom database. Intensive Care Med 39(8):1405–1412

Detsky ME et al (2017) Discriminative Accuracy of Physician and Nurse Predictions for Survival and Functional Outcomes 6 Months After an ICU Admission. Jama 317(21):2187–2195

Deutsche Gesellschaft für Palliativmedizin (2015) Palliativmedizin für Patienten mit einer nicht heilbaren Krebserkrankung

DiGaB (2015) Stellungnahme der Deutschen Interdisziplinären Gesellschaft für Außerklinische Beatmung (DIGAB e.V.) zu den Ausführungen von Dr. Matthias Thöns aus Witten auf dem Bremer Palliativkongresses am 20. März 2015

Douglas SL et al (2017) Differences in predictions for survival and expectations for goals of care between physicians and family surrogate decision makers of chronically critically ill adults. Res Rev J Nurs Health Sci 3(3):74

Epker JL et al (2015) An observational study on a protocol for withdrawal of life-sustaining measures on two non-academic intensive care units in the netherlands: few signs of distress, no suffering? J Pain Symptom Manag 50(5):676–684

Esteban A et al (2001) Withdrawing and withholding life support in the intensive care unit: a Spanish prospective multi-centre observational study. Intensive Care Med 27(11):1744–1749

Frontera et al (2015) Integrating palliative care into the care of neurocritically ill patients: a report from the improving palliative care in the ICU project advisory board and the center to advance palliative care. Crit Care Med 43(9):1964

Grandhige AP et al (2016) Respiratory therapists' experiences and attitudes regarding terminal extubations and end-of-life care. Respir Care 61(7):891–896

Groß M et al (2017) Palliative Intensivmedizin versus intensive Palliative Intensivmedizin versus intensive Palliativmedizin bei neurologischen Erkrankungen. Gepflegt Durchatmen (38):37–40. ▶ https://www.heimbeatmung.com/fileadmin/user_upload/Fachzeitung/GD38ONLINE.pdf. Zugegriffen: 03. Nov. 2019

Grunauer M, Mikesell C (2018) A review of the integrated model of care: an opportunity to respond to extensive palliative care needs in pediatric intensive care units in under-resourced settings. Front Pediatr 6:3

Helbok R et al (2013) Early neurological deterioration after subarachnoid haemorrhage: risk factors and impact on outcome. J Neurol Neurosurg Psychiatry 84(3):266–270

Ho KM, Liang J (2004) Withholding and withdrawal of therapy in New Zealand intensive care units (ICUs): a survey of clinical directors. Anaesth Intensive Care 32(6):781–786

Hosking M et al (2000) Cultural attitudes towards death and dying: a South African perspective. Palliat Med 14(5):437–439.

Hua MS et al (2014) Estimates of the need for palliative care consultation across united states intensive care units using a trigger-based model. Am J Respir Crit Care Med 189(4):428–436

Hurd C, Curtis JR (2014) Education about palliative care in the intensive care unit: rediscovering opportunity. J Grad Med Educ 6(1):167–169

Huynh TN et al (2013) Factors associated with palliative withdrawal of mechanical ventilation and time to death after withdrawal. J Palliat Med 16(11):1368–1374

Ishikawa Y et al (2011) Duchenne muscular dystrophy: survival by cardio-respiratory interventions. Neuromuscul Disord 21(1):47–51

Jansen K et al (2018) Safety and effectiveness of palliative drug treatment in the last days of life – a systematic literature review. J Pain Symptom Manage 55(2):508–521

Jenko M et al (2015) Facilitating palliative care referrals in the intensive care unit: a pilot project. Dimens Crit Care Nurs 34(6):329–339

Jox RJ et al (2009) Limiting life-sustaining treatment in German intensive care units: a multiprofessional survey. J Crit Care 25(3):413–419

Justice AC et al (1999) Assessing the generalizability of prognostic information. Ann Intern Med 130(6):515–524

Kahn JM et al (2018) Variation in mortality rates after admission to long-term acute care hospitals for ventilator weaning. J Crit Care 46:6–12

Keller (2017) Fachpflege Außerklinische Intensivpflege. Elsevier, München

Kettemann D et al (2017) Clinical characteristics and course of dying in patients with amyotrophic lateral sclerosis withdrawing from long-term ventilation. Amyotrophic Lateral Scler Frontotemporal Degener 18(1–2):53–59

Knies AK, Hwang DY (2016) Palliative care practice in neurocritical care. Semin Neurol 36(6):631–641

Kok VC (2015) Compassionate extubation for a peaceful death in the setting of a community hospital: a case-series study. Clin Interv Aging 10:679

Kon AA et al (2016) Shared decision-making in intensive care units. Executive summary of the American college of critical care medicine and American thoracic society policy statement. Am J Respir Crit Care Med 193(12):1334–1336

Krakauer EL et al (2005) Sedation for intractable distress of a dying patient: acute palliative care and the principle of double effect. Oncologist 5(1):53–62

Kranidotis G et al (2010) End-of-life decisions in Greek intensive care units: a multicenter cohort study. Crit Care 14(6):R228

Krautheim V et al (2017) Self-confidence and knowledge of German ICU physicians in palliative care – a multicentre prospective study. BMC Palliat Care 16(1):57

Kross EK et al (2014) Differences in end-of-life care in the ICU across patients cared for by medicine, surgery, neurology, and neurosurgery physicians. Chest 145(2):313–321

Kyeremanteng K et al (2018) The impact of palliative care consultation in the ICU on length of stay: a systematic review and cost evaluation. J Intensive Care Med 33(6):346–353

Kynoch K et al (2016) The effectiveness of interventions to meet family needs of critically ill patients in an adult intensive care unit: a systematic review update. JBI Database Syst Rev Implement Rep 14(3):181–234

Lautrette A et al (2007) A Communication Strategy and Brochure for Relatives of Patients Dying in the ICU. N Engl J Med 356(5):469–478

Leder N et al (2015) The validity of advance directives in acute situations – a survey of doctors' and relatives' perceptions from an intensive care unit. Deutsches Ärzteblatt Int 112(43):723

Lee YL et al (2018) A retrospective study of end-of-life care decisions in the critically ill in a surgical intensive care unit. Indian J palliat Care 24(1):17

Lesieur et al (2015) Withholding or withdrawal of treatment under French rules: a study performed in 43 intensive care units. Ann Intensive Care 5(1):15

Long AC et al (2015) Time to death after terminal withdrawal of mechanical ventilation: specific respiratory and physiologic parameters may inform physician predictions. J Palliat Med 18(12):1040–1047

Mark NM et al (2015) Global variability in withholding and withdrawal of life-sustaining treatment in the intensive care unit: a systematic review. Intensive Care Med 41(9):1572–1585

McCaroll (2018) Increasing Access to Palliative Care Services in the Intensive Care Unit. Dimens Crit Care Nurs 37(3):180–192

McCormick AJ (2013) Buddhist ethics and end-of-life care decisions. J Soc Work End Life Palliat Care 9(2–3):209–225

Mehrholz J et al (2014) The general weakness syndrome therapy (GymNAST) study: protocol for a cohort study on recovery on walking function. BMJ Open 4(10):e006168

Mercadante S et al (2009) Noninvasive ventilation for the treatment of dyspnea as a bridge from intensive to end-of-life care. J Pain Symptom Manage 38(3):e5–e7

Mercadante S et al (2018) Palliative care in intensive care units: why, where, what, who, when, how. BMC Anesthesiol 18(1):106

Meyer T et al (2008) Elektive Termination der Beatmungstherapie bei der amyotrophen Lateralsklerose. Der Nervenarzt 79(6):684–690

Muehlschlegel et al (2015) Decision aids and shared decision-making in neurocritical care: an unmet need in our NeurolCUs. Neurocrit Care 23(1):127–130

Mukhopadhyay A et al (2014) Risk factors for hospital and long-term mortality of critically ill elderly patients admitted to an intensive care unit. Biomed Res Int

Nelson JE et al (2013) Choosing and using screening criteria for palliative care consultation in the ICU: a report from the Improving Palliative Care in the ICU (IPAL-ICU) Advisory Board. Crit Care Med 41(10):2318–2327

Norton et al (2007) Proactive palliative care in the medical intensive care unit: effects on length of stay for selected high-risk patients. Crit Care Med 35(6):1530–1535

Oczkowski SJ et al (2016) Communication tools for end-of-life decision-making in the intensive care unit: a systematic review and meta-analysis. PloS One 11(4):e0150671

Oehmichen F, Manzeschke A (2011) Ein besonderer Zustand als Folge der Intensivmedizin: Chronisch kritisch-krank. Dtsch Arztebl 108:1730–1732.

Oehmichen F et al (2012) Weaning from prolonged mechanical ventilation in neurological weaning units: an evaluation of the German working group for early neurorehabilitation. Nervenarzt 83(10):1300–1307

Oh SH et al (2017) The impact of sex and age on neurological outcomes in out-of-hospital cardiac arrest patients with targeted temperature management. Crit Care 21(1):272

Phua J et al (2015) Withholding and withdrawal of life-sustaining treatments in intensive care units in Asia. JAMA Intern Med 175(3):363–371

Pochard F et al (2001) Symptoms of anxiety and depression in family members of intensive care unit patients: ethical hypothesis regarding decision-making capacity. Crit Care Med 29(10):1893–1897

Prendergast J et al (1998) A national survey of end-of-life care for critically ill patients. Am J Respir Crit Care Med 158(4):1163–1167

Quenot JP et al (2017) What are the ethical issues in relation to the role of the family in intensive care? Ann Transl Med 5(Suppl 4)

Rabkin JC et al (2006) Predictors and course of elective long-term mechanical ventilation: A prospective study of ALS patients. Amyotrophic Lateral Scler 7(2):86–95

Racine E et al (2010) Profiles of neurological outcome prediction among intensivists. Neurocrit care 11(3):345

Raj R et al (2018) Costs, outcome and cost-effectiveness of neurocritical care: a multi-center observational study. Crit Care 22(1):225

Robinson MT, Holloway RT (2017) Palliative care in neurology. Mayo Clin Proc 92(10):1592–1601

Rocker G et al (2004) Clinician predictions of intensive care unit mortality. Crit Care Med 32(5):1149–1154

Robert R et al (2017) Terminal weaning or immediate extubation for withdrawing mechanical ventilation in critically ill patients (the ARREVE observational study). Intensive Care Medicine 43(12):1793–1807

Rubin M et al (2017) Intersection of prognosis and palliation in neurocritical care. Curr Opin Crit Care 23(2):134–139

Salins N et al (2018) Definition of terms used in limitation of treatment and providing palliative care at the end of life: the Indian council of medical research commission report. Indian J Crit Care Med 22(4):249

Scala R, Nava S (2018) NIV and palliative care. Eur Respir Mon 41:287–306

Schmidt M et al (2014) Unrecognized suffering in the ICU: addressing dyspnea in mechanically ventilated patients. Intensive Care Med 40(1):1–10

Schochow et al (2015) Implementation of clinical ethics consultation in German hospitals. Sci Eng Ethics 25(4):985–991

Schwab S, Schellinger P (2015) NeuroIntensiv. Springer, Heidelberg

Scotton WJ et al (2012) Prognostic categories for amyotrophic lateral sclerosis. Amyotroph Lateral Scler 13(6):502–508

Sim YS et al (2015) Mortality and outcomes in very elderly patients 90 years of age or older admitted to the ICU. Respir Care 60(3):347–355

Su WH et al (2016) Outcomes of palliative care team consultation for ventilator withdrawal from terminally ill patients in the intensive care unit. Int J Gerontol 10(3):156–158

Thattil R et al (2012) Intensive care capacities in Germany: provision and usage between 1991 and 2009. Anaesthesist 61(1):56–62

Tran LN et al (2017) Palliative care consultations in the Neuro-ICU – a qualitative study. Neurocrit Care 25(2):266–272

Truog RD et al (2008) Recommendations for end-of-life care in the intensive care unit: a consensus statement by the American College of Critical Care Medicine. Crit Care Med 36(3):953–963

Van Beinum A et al (2016) Exploration of withdrawal of life-sustaining therapy in Canadian intensive care units. J Intensive Care Med 31(4):243–251

Van der Heide A et al (2003) End-of-life decision-making in six European countries: descriptive study. Lancet 362(9381):345–350

Veronese S et al (2015) Specialist palliative care improves the quality of life in advanced neurodegenerative disorders: NE-PAL, a pilot randomised controlled study. BMJ Support Palliat Care 7(2):164–172

Walling AM et al (2008) Assessment of implementation of an order protocol for end-of-life symptom management. J Palliat Med 11(6):857–865

Willms DC, Brown MK (2008) Withdrawing mechanical ventilation in end-of-life care

Windisch W et al (2017) S2k-Leitlinie Nichtinvasive und invasive Beatmung als Therapie der chronischen respiratorischen Insuffizienz. Pneumologie 71(11):722–795

Wolters AE et al (2014) Long-term outcome of delirium during intensive care unit stay in survivors of critical illness: a prospective cohort study. Crit Care 18(3):R125

Wysham NG et al (2017) Improving intensive care unit-based palliative care delivery: a multi-center, multidisciplinary survey of critical care clinician attitudes and beliefs. Crit Care Med 45(4):e372

Lebensqualität und Teilhabe

Inhaltsverzeichnis

Unterstützte Kommunikation

Birgit Hennig und Andrea Erdélyi

M. Groß (Hrsg.), *Neurologische Beatmungsmedizin*, https://doi.org/10.1007/978-3-662-59014-0_23

Einführung

Patienten, die auf Grund invasiver Beatmung oder eines Tracheostomas vorübergehend oder langfristig nicht sprechen, gehören nach Costello (2000) zur Patientengruppe mit einer hohen „kommunikativen Vulnerabilität". Das Risiko potenziert sich, wenn typische Folgen einer neurologischen Erkrankung oder einer erworbenen Hirnschädigung hinzu kommen.

> **Nicht-Sprechen-Können bedeutet „reduzierte Erfahrungen von Verstandenwerden, reduzierte Erfahrung von Umweltbeeinflussung und Lebensgestaltung, reduzierte Erfahrungen von Selbstdarstellung und Erfahrungen von extremer Abhängigkeit und Ausgeliefertsein" (Kristen 1994).**

Ziele der unterstützten Kommunikation liegen im Erhalt, in der Wiederherstellung oder in der Verbesserung individueller Möglichkeiten des Ausdrucks und/oder des Verstehens. Die Vermittlung von Strategien für gelingende Kommunikation ist in der Regel ein Lernprozess, der nur unter Einbezug der Kommunikationspartner im Umfeld des Patienten gelingt. Langfristige Ziele liegen im Erhalt oder der Wiederherstellung von Teilhabe in den individuell relevanten Lebensbereichen einer Person.

> **Unterstützte Kommunikation umfasst „alle pädagogischen bzw. therapeutischen Maßnahmen, die eine Erweiterung der kommunikativen Möglichkeiten von Menschen ohne oder mit erheblich eingeschränkter Lautsprache [und ihrer sprechenden Kommunikationspartner] bezwecken" (in Anlehnung an Kristen 1994).**

23.1 Aktuelle Studienlage

Viele Patienten mit neurologischen erworbenen oder fortschreitenden Erkrankungen verfügten vor dem Zeitpunkt des Verlusts über uneingeschränkte Voraussetzungen zum Gebrauch der Laut- und Schriftsprache. Im Falle der vorübergehenden, intermittierenden oder dauerhaften Beatmung befinden sie sich nun plötzlich oder bei kontinuierlicher Verschlechterung absehbar in einer Situation des „Nichtsprechens". Dies wird als besonders einschneidend erlebt, wenn der Patient kognitiv keine Einschränkungen hat. Bereits kurze Situationen dieser Erfahrung auf einer Intensivstation können als beängstigend erlebt werden (Happ 2001). Primär sind die Kommunikationseinschränkungen hinderlich für die eindeutige Auskunftsfähigkeit des Patienten zu seinen Bedürfnissen und zum körperlichen Befinden. Für den Patienten bedeuten die Einschränkungen jedoch sehr viel weitreichendere Konsequenzen, z. B. im Hinblick auf den Verlust zum Ausdruck seines emotionalen Befindens, seiner Gedanken und Fragen zum gesundheitlichen Zustand oder Sorgen über private Angelegenheiten. Es geht auch darum, über Sprache verwirklichte soziale Rollen als Ehepartner, Kind, Eltern oder Großeltern fortzuführen (Happ et al. 2004; McKelvey et al. 2012; Mobasheri et al. 2017). Die Auswirkungen einer Kommunikationsbeeinträchtigung betreffen somit nicht nur den Patienten, sondern auch sein soziales Umfeld.

Am besten erforscht ist die Situation von beatmeten, nichtsprechenden Patienten auf der Intensivstation. Mehrere Studien kommen zu dem übereinstimmenden Ergebnis, dass eine ausschließlich körpersprachliche Basis der Verständigung mit dem Patienten, z. B. über Lippenlesen, ineffektiv ist und meist von allen Beteiligten als frustrierend erlebt wird und dass intubierte Patienten ein hohes Ausmaß an Hilflosigkeit und Kontrollverlust erfahren (Guttormson et al. 2015; Happ et al. 2011). Zudem erhalten nicht verbal kommunizierende Patienten weniger Aufklärung und Information zu ihrer Situation, was sich wiederum ungünstig auf die psychische Situation des Patienten auswirkt (Casbolt 2002; Guttormson et al. 2015). Umgekehrt reduziert der Einsatz von unterstützter Kommunikation im intensivmedizinischen Setting Stresszustände. Studien mit beatmeten Patienten verweisen hierbei auf positive Nebeneffekte, z. B. eine geringere Gabe sedierender Medikamente, eine Verkürzung der Liegedauer und ein geringeres Risiko für Komplikationen. Das Gefühl der Selbstkontrolle wirkt sich insgesamt positiv auf die psychische Situation und das Pflegemanagement aus (Happ et al. 2004; Patak et al. 2006; Bartlett et al. 2008; Guttormson et al. 2015).

Im Verlauf progredient fortschreitender Erkrankungen ist eine vorausschauende Etablierung von alternativen Formen der Kommunikation wichtig für eine differenzierte Mitsprache des Patienten bei Therapieentscheidungen, für den Erhalt seiner Autonomie sowie für die Kommunikation von Wünschen am Lebensende (Radtke et al. 2011; Patak et al. 2009; McKelvey et al. 2012; Londral et al. 2015; Ray 2015). Es besteht ein positiver Zusammenhang zwischen den Möglichkeiten einer hilfsmittelgestützten Kommunikation und der subjektiven Einschätzung der Lebensqualität durch Betroffene und Angehörige (Simmons 2015).

Trotz dieses Wissens ist der Einsatz von Kommunikationshilfen und Strategien der unterstützten Kommunikation auf der Intensivstation, in der neurologischen Rehabilitation von schwerstbetroffenen Menschen oder zu einem frühen Zeitpunkt im Verlauf fortschreitender Erkrankungen keine Selbstverständlichkeit (Patak et al. 2009; Happ et al. 2011; Guttormson et al. 2015; Beer 2015; Gröne 2017). Dies resultiert vorrangig aus fehlendem Wissen zur Theorie und Praxis der unterstützten Kommunikation, einer fehlenden Verankerung und Sensibilisierung für das Thema in relevanten Ausbildungs- und Studiengängen (z. B. Logopädie, Pflege, Medizin) sowie aus unklaren Zuständigkeiten für diese Aufgabe (Guttormson et al. 2015, Beer 2015; Hemsley und Balandin 2014). Bei neurologischen Erkrankungen können darüber hinaus Zugangsbarrieren in der Komplexität der Grunderkrankung liegen (Beer 2015; Miglietta et al. 2004).

Maßnahmen zur Diagnostik und Umsetzung von unterstützter Kommunikation bei neurologischen Erkrankungen haben immer Prozesscharakter, um Anpassungen an Rückschritte oder Fortschritte im Rehabilitationsprozess vornehmen zu können. Schnittstellen an Übergängen zwischen Akutkrankenhaus, Frührehabilitation, Wiedereingliederung und Langzeitversorgung, ja sogar schon ein Wechsel der Station innerhalb einer Klinik, beinhalten das Risiko, dass erfahrungsbasiertes Wissen zu individuellen Strategien der Kommunikation nicht weitergegeben wird oder Unterschiede in den Sichtweisen professioneller Kräfte eine Kontinuität der begonnenen Maßnahmen verhindern (Fager et al. 2007).

23.2 Prinzip der Multimodalität

Eine wichtige Basis für ein effektives Kommunikationssystem ist das Prinzip der Multimodalität.

> **Multimodalität bedeutet bezogen auf die Kommunikation die umfassende, sich gegenseitig ergänzende und situativ flexible Verknüpfung aller Komponenten eines Kommunikationssystems.**

Im Fall von beatmeten Patienten basiert das Kommunikationssystem idealerweise auf körpereigenen Mitteln (Sprechen unter Beatmung, Artikulation ohne Stimme, Ja-Nein-Code, Mimik, Gestik), nichtelektronischen Hilfen (z. B. Alphabettafel, Kommunikationsbuch) und elektronischen Hilfen mit Sprachausgabe. Multimodalität ermöglicht eine effektive Verständigung in jeder Situation, abgestimmt auf die aktuellen Fähigkeiten und Bedürfnisse, je nach Gesundheitszustand und gegebenen situativen Bedingungen, aber auch in Abhängigkeit von spezifischen Anforderungen in der Kommunikationssituation (Vertrautheit mit dem Kommunikationspartner, soziale Faktoren, notwendige Differenziertheit der Mitteilung) (Ray 2015).

23

Tab. 23.1 Alphabettafel

0	(Leerzeichen/neues Wort)					
1	A	B	C	D	*ÄÖÜ*	
2	E	F	G	H	*CH*	*SCH*
3	I	J	K	L	M	N
4	O	P	Q	R	S	T
5	U	V	W	X	Y	Z
6	*0*	*1*	*2*	*3*	*4*	*5*
7	*6*	*7*	*8*	*9*	*10*	?
8	Falsch verstanden	Sprachcomputer	Bitte ergänze die Aussage!	Themawechsel/neuer Gedanke	Später (darüber reden)	Gespräch beenden

Positionieren Sie die Buchstabentafel auf Blickhöhe des Patienten. Der Patient soll sich zunächst einen Überblick verschaffen, in welcher Reihe sich die einzelnen Buchstaben befinden. Der Gesprächspartner geht nun Reihe für Reihe durch und fragt, ob sich der Buchstabe in der entsprechenden Reihe befindet (Achtung: dem Patienten etwas Zeit lassen zum Reagieren). Sobald der Patient mit „ja" antwortet, werden die einzelnen Buchstaben in der entsprechenden Reihe aufgelistet, bis er wieder mit „ja" reagiert. In dieser Reihenfolge wird mit den weiteren Buchstaben fortgefahren.
Beispiel: Patient möchte das Wort „Arm" buchstabieren:
Gesprächspartner: „1. Reihe?"
Patient: „Ja."
Gesprächspartner: „A..."?
Patient: „Ja."
Gesprächspartner: „1. Reihe, 2. Reihe, 3. Reihe, 4. Reihe...?"
Patient: „Ja."
Gesprächspartner: „O, P, Q, R...?"
Patient: „Ja."
Gesprächspartner: „1. Reihe, 2. Reihe, 3. Reihe,...?"
Patient: „Ja."
Gesprächspartner: „I, J, K, L, M...?"
Patient: „Ja."

Multimodalität in der Kommunikation

Frau Müller hat die Diagnose einer fortschreitenden neuromuskulären Erkrankung und wird 1-mal pro Tag für ca. 30 min unter Spontanatmung entblockt. Mittlerweile ist jedoch die Kraft nicht mehr ausreichend, um unter Spontanatmung stimmhaft artikulieren zu können. Deswegen wurde Frau Müller auf ein Sprechprofil unter Beatmung eingestellt, was sie für ca. 2-mal 3 Stunden am Tag toleriert. Bei längeren Gesprächen ist die Anstrengung des Kraftaufwands für eine deutliche Phonation und Artikulation spürbar. Es ist eine ruhige Umgebung und ein aufmerksamer, geduldiger Zuhörer für die gelingende Kommunikation notwendig. Unter ungünstigen Bedingungen wird sie nur von sehr vertrauten Personen verstanden, die den Gesprächskontext kennen. Sprechbeatmungsprofil und Entblockung sind nur dann möglich, wenn die Tagesform und die Beatmungssituation dies zulassen.

Zur Kompensation der vorhandenen Kommunikationseinschränkungen nutzt Frau Müller unterschiedliche Hilfsmittel. In aufrechter Positionierung im Rollstuhl kann sie bei optimaler Tagesform mit der rechten Hand Wörter auf einer ABC-Tafel (Tab. 23.1) zeigen. Die Tafel nutzt sie auch als Anlauthilfe unterstützend zum Sprechen, um dem Gesprächspartner Hinweise zu geben, wenn die gesprochenen Wörter und/oder der Kontext nicht unmittelbar aus der Situation erschließbar sind (z. B. Namen, Orte, Stichwörter für Anliegen oder Themen als Kontexthilfe). Im Bett in Seit- oder Rückenlage nutzt sie die Buchstabentafel mit Abfrage im Zeile-Spalten-Modus durch Partnerscanning. In spezifischen Alltags- und Situationskontexten (z. B. Pflege, Mahlzeiten, Nachtdienst) werden außerdem Themenlisten verwendet, um über die systematische Abfrage und vereinbarte Ja-Nein-Zeichen Bedürfnisse, Wünsche und andere, in der jeweiligen Situation weitgehend bekannte Anliegen schnell und effektiv zu erfragen. In allen Positionen ist zusätzlich die Nutzung eines Sprachcomputers mit Augensteuerung möglich. Diesen nutzt Frau Müller v. a. für differenzierte Gesprächsanliegen, in dem sie längere Sätze und Fragen vorab speichert, auf die sie im Gespräch zugreifen kann. Sie nutzt den Sprachcomputer des Weiteren zum Telefonieren und zur Kommunikation mit Menschen, die mit der Alphabettafel oder den Themenlisten im Partnerscanning wenig vertraut sind.

23.3 Kommunikation bei beatmeten Patienten ohne kognitive Einschränkungen

23.3.1 Nichtelektronische Kommunikationshilfen

Zu den nützlichen Hilfen ohne technische Voraussetzungen zählen Stift/Stiftanpassungen und Papier zum Schreiben, Alphabettafeln (◘ Tab. 23.1; Alphabettafeln finden Sie zum Download auf ► https://uk-im-blick.de), Themenlisten sowie Kommunikationstafeln oder -bücher mit unterschiedlichen Strategien der Auswahl und Ko-Konstruktion gewünschter Aussagen.

Ko-Konstruktion bedeutet das Entschlüsseln der beabsichtigten Mitteilung der unterstützt kommunizierenden Person über Rückfragen durch die sprechende Person (Braun 2015).

Vorteile dieser Materialien sind die geringen Kosten, der geringe (Eigen)aufwand zur Herstellung und Ersetzbarkeit sowie deren unproblematische Verfügbarkeit in fast allen Lebenslagen. Studienergebnisse zeigen, dass Nutzer den Erhalt von sozialer Nähe und Intimität eines persönlichen Gesprächs mit diesen Mitteln schätzen und gegenüber technischen Hilfen zum Teil bevorzugen (Murphy 2004; Fried-Oken et al. 2006).

Definition

Scanning ist eine Selektionstechnik, bei der nacheinander Wahlmöglichkeiten angeboten werden, auf die mit einem vereinbarten Signal reagiert wird (Franzkowiak 1994).
Partnerscanning bedeutet, dass die Wahlmöglichkeiten von einem Kommunikationspartner mündlich angeboten, vorgelesen oder ad hoc aufgeschrieben werden.

Alphabettafeln unterscheiden sich in der Anordnung der Buchstaben je nach Modus der Nutzung. Für Alphabettafeln im Partnerscanning haben sich Strukturen bewährt, die ein schnelles Auswendiglernen ermöglichen (◘ Tab. 23.1). Einige Nutzer bevorzugen die Anordnung nach Häufigkeit von Buchstaben, welche das Tempo beim Buchstabieren effektiv erhöht. Für Blickscanning sind die Buchstaben blockweise in 4–6 Blöcken angeordnet und werden aus einer Kombination von Blickrichtung und Partnerassistenz ausgewählt. Bei Kodierungsstrategien zeigt der nichtsprechende Partner Zeile, Spalte oder Block als Ordnungszahl z. B. über die Finger oder Klopfzeichen an oder nutzt einen kleinen Zahlen- oder Farbblock, der im Radius des

Zeigens noch möglich ist. Bei allen Strategien im Partnerscanning ist es bedeutsam, dass sich auf der Rückseite der Tafel eine Anleitung und ein Duplikat der Vorderseite zum „Mitlesen" befinden.

Ein wichtiger, weiterer Baustein einer Alphabettafel ist sog. interaktionssteuerndes Vokabular. Dazu zählen Aussagen wie „neues Wort", „neuer Gedanke", „später darüber reden", „falsch verstanden".

Bei direkten Strategien des Zeigens mit der Hand kann das Vokabular um Aussagen für Bedürfnisse und um Felder für häufig gebrauchte kleine Wörter erweitert werden. Kommunikationsbücher, Themenstarter und Themenlisten (sog. „Bedside-Messages") eignen sich für die schnelle Kommunikation von Informationen in bekannten Situationen (Hennig et al. 2017a).

Eigene Erfahrungen in der Praxis zeigen, dass bei Logopäden Wissen über den Einsatz und die hohe Effektivität von nichtelektronischen Materialien im Partnerscanning häufig fehlt oder die Bedeutsamkeit dieser Schwerpunkte für gelingende Kommunikation im Vergleich zu anderen Therapieschwerpunkten unterschätzt wird. Schließlich mag die Unterrepräsentanz auch dem Fakt geschuldet sein, dass verfügbare Onlineinformationen zu unterstützter Kommunikation bei erworbenen Beeinträchtigungen im Erwachsenenalter stark durch die Präsenz von Anbietern für Hightech-Geräte dominiert werden.

23.3.2 Elektronische Kommunikationshilfen

Der Angebotsmarkt für komplexe elektronische Kommunikationshilfen ist äußerst vielfältig. Tabletbasierte Versionen mit spezifischen Apps zur schriftbasierten Kommunikation eignen sich für Menschen, die (noch) keine Einschränkungen in der Handmotorik haben. Ein Vorteil von tabletbasierten Kommunikationshilfen ist v. a. die Größe, das Gewicht und die hohe soziale Akzeptanz. Ein Gerät mit App als sog. „geschlossenes System" kann über den Hausarzt verordnet und als Hilfsmittel für den mittelbaren Behinderungsausgleich über die gesetzlichen Krankenkasse beantragt und finanziert werden.

Windowsbasierte Computer mit einer Kommunikationssoftware bieten vielfältige vorinstallierte Modi der Ansteuerung, häufig sind auch Module zur Umfeldsteuerung, zur PC-Bedienung, zum Telefonieren und zur Nutzung von (Multi)media integriert. Die Variabilität der Ansteuerung über Touch, Touch mit Fingerführungsraster, Maus ohne Click, Tastenscanning, Kopfmaus, Augensteuerung oder andere Sensoren ermöglicht ein „Mitwachsen" bei fortschreitenden Erkrankungen und vermeidet zeitraubende Zweitanträge zum Wechsel der Kommunikationshilfe im Krankheitsverlauf. Diese Hilfen sind allerdings entsprechend teurer und werden nicht immer im ersten Anlauf von den Krankenkassen genehmigt.

Möglicherweise geeignete Apps und Kommunikationssoftware (z. B. Bildschirmtastatur mit Kopfmaus oder Maus ohne Click) gibt es auch als kostenlose Freeware, falls bereits ein Tablet oder ein Computer vorhanden sind (► https://www.kommhelp.de). Freeware kann ein guter Einstieg in die Erprobung von Alternativen sein oder als Überbrückung von Wartezeiten auf ein Hilfsmittel dienen, im Einzelfall erfüllen private Geräte mit dieser Aufrüstung auch bereits alle kommunikativen Bedürfnisse des Nutzers.

Die Basis schriftbasierter Kommunikationssoftware und anspruchsvoller Apps ist eine Tastatur in Kombination mit thematisch geordneten fertigen Sätzen. Eine leistungsstarke, mitlernende Wort- oder Satzvorhersage ist wichtig für das Tempo. Eine alternative Strategie zum schnellen Schreiben unter Nutzung einer Taste, Kopf- oder Augenmaus ermöglicht die Freeware Dasher (► https://www.kommhelp.de).

Bei Oberflächen für die Ansteuerung im Tastenscanningverfahren unterliegt die Anordnung der Buchstabenfelder anderen Kriterien als bei gewöhnlichen Tastaturseiten.

Einschränkungen von Augenbewegungen in bestimmte Richtungen oder Gesichtsfeldausfälle erfordern ebenfalls eine Anpassung von Standardtastaturen. Bei Sehbehinderungen oder Blindheit ist neben der Anpassung der Schriftgröße und des Kontrasts die auditive Rückmeldung beim Schreiben wichtig (Sachse 2008).

Aktuelle und in der Zukunft weiter ausbaubare Chancen für schwerstbetroffene Menschen liegen in der Entwicklung und Verbesserung von Kommunikationssoftware, welche die Erkennung und Unterscheidung minimalster Muskelbewegungen und/oder bewusst gesteuerter Hirnstromsignale ermöglicht.

Entscheidend für die Nutzung einer komplexen elektronischen Kommunikationshilfe und deren Effektivität in Alltagssituationen ist die Individualisierung der Inhalte (Culp et al. 2007; Mobasheri et al. 2017). Seitensets sollten in jedem Fall auch Kategorien zur Steuerung des Gesprächsverlaufs, zur Aufklärung über die eigene Erkrankung sowie Erläuterungen zu Besonderheiten der Gesprächssituation für den Kommunikationspartner enthalten. Zur Individualisierung gehört auch die schrittweise Anpassung technischer Parameter, um das Tempo des Schreibens und der Konversation zu erhöhen (Culp et al. 2007).

Vorteile elektronsicher Kommunikationshilfen sind die partnerunabhängige Kommunikation, die Differenziertheit von (vorbereiteten) Mitteilungen und Fragen, v. a. bei neuen Themen in der Kommunikation sowie die mögliche Kombination mit Modulen zur Umfeldsteuerung. Nachteile sind die Fehleranfälligkeit der Technik, der Aufwand der technischen Anpassung und der Individualisierung von Inhalten mit vorausgesetztem Know-How im Umfeld des Nutzers sowie die Notwendigkeit von (wiederholter) Schulung, z. B. von Pflegeteams auf der Intensivstation und bei Übergängen in Nachsorgeeinrichtungen (Mobasheri et al. 2017; Hemsley und Baladin 2014).

23.3.3 Weitere technische Hilfen

Im klinischen Bereich und beim Übergang in die häusliche oder stationäre Langzeitversorgung ist ein adaptierter Zugang zu einem **Personenrufsystem** essenziell, um die Selbstbestimmung, ein Gefühl der Selbstkontrolle und v. a. die Sicherheit des Patienten zu gewährleisten (Hemsley und Baladin 2014; Culp et al. 2007). Ein integrierter Notruf auf einer Kommunikationshilfe ist nicht ausreichend, da dieser i. d. R. nicht zu jeder Zeit und in jeder Situation verfügbar ist. Anträge zur Finanzierung eines Personenrufsystems werden bei der Pflegekasse gestellt.

Bei geringer Phonationskraft im entblockten Zustand oder unter Beatmung mit Sprechprofil kann ggf. ein **Stimmverstärker** hilfreich sein. Dieses Hilfsmittel kann bei der Krankenkasse beantragt oder privat erworben werden, ein kostengünstiges, handelsübliches Gerät ist in vielen Fällen bereits ausreichend.

23.3.4 Proaktives Management und weitere besondere Aspekte bei fortschreitenden Erkrankungen

Bei neuromuskulären und anderen fortschreitenden Erkrankungen ist eine gute Kenntnis des Verlaufs und der medizinischen Prognosen entscheidend für ein sog. „proaktives Management".

„Proaktives Management" bedeutet eine vorausschauende Planung im Hinblick auf die Folgen, die sich durch die unaufhaltsam fortschreitenden sprachlichen Rückschritte im Verlauf einer progredienten Erkrankung ergeben werden (Hennig et al. 2017a; Yorkston und Beukelman 2000).

Konkret bedeutet dieser Ansatz, dass sehr früh und wiederholt im Krankheitsverlauf Informationen zu den Möglichkeiten von unterstützter Kommunikation gegeben werden, lange bevor eine tatsächliche Versorgung eingeleitet wird. Im angloamerikanischen Sprachraum gibt es für ALS klare diagnostische Kriterien zur Verständlichkeit der Lautsprache und der Sprechrate, die mit konkreten Beratungsempfehlungen für die Unterstützte Kommunikation korrelieren (Culp et al. 2007).

> Establish an effective communication system for today, while preparing for tomorrow. (Culp et al. 2007)

Nicht selten wird das Tempo von Rückschritten, z. B. im Krankheitsverlauf von ALS, unterschätzt. Der Patient gerät dann in eine Krisensituation mit drastisch reduzierten Möglichkeiten der Kommunikation, in der parallel zu (über)lebenswichtigen medizinischen Entscheidungen wichtige Veränderungen im Umfeld sowie emotionale Prozesse der Krankheitsverarbeitung anstehen. Ohne Kompensationsmöglichkeiten und Gesprächsangebote zur Verarbeitung erlebt der Patient sich in dieser Situation ausgeliefert, hilflos und fremdbestimmt. Dem Umfeld wiederum fehlen in dieser Phase emotional und belastungsbedingt Ressourcen, um sich entspannt mit alternativen Strategien der Kommunikation vertraut zu machen.

Eine frühe Thematisierung des (zukünftigen) Verlusts des Sprechens erfordert andererseits auch viel Sensibilität, um nicht bedrohlich zu wirken. Der Fokus einer Erstberatung sollte daher bewusst und vorrangig auf dem Erhalt und der Kontinuität kommunikativer Möglichkeiten liegen. Ein konkretes Kennenlernen und Ausprobieren von Möglichkeiten kann bestehende Ängste oft abbauen oder reduzieren, gleichzeitig aber auch Grenzen von technischen Möglichkeiten aufzeigen und früh für die Bedeutung eines multimodalen Kommunikationssystems sensibilisieren. Der (zukünftige) Nutzer kann noch sprechend aktiv seine Wünsche zur Individualisierung seiner Kommunikationshilfe einbringen und sich die Bedienung ohne Erwartungsdruck, fern von Krisensituationen, erarbeiten. Der Ansatz eines „proaktiven Managements" ermöglicht auch die evtl. vorausschauende „Konservierung" der eigenen Stimme als Persönlichkeitsmerkmal. Dies geschieht durch die Aufnahme und Speicherung typischer Phrasen, die später 1:1 auf der Kommunikationshilfe abrufbar sind („message banking"). Oder man entscheidet sich für eine Komplettdigitalisierung der Stimme („voice banking") (▶ https://mymessagebanking.com, ▶ http://www.meine-eigene-stimme.de). Auch diese Maßnahmen können auf Antrag von den Krankenkassen übernommen werden.

23.4 Kommunikation bei beatmeten Menschen mit kognitiven, erworbenen Einschränkungen

Bei beatmeten Patienten nach Hirnschädigung durch einen Schlaganfall oder ein Schädel-Hirn-Trauma kann zusätzlich zur erworbenen Sprechunfähigkeit eine Sprachverarbeitungsstörung in der expressiven und/oder rezeptiven Modalität vorliegen. Der Umfang der Symptomatik einer Aphasie und/oder Sprechapraxie lässt sich meist erst im Fortschritt der Rehabilitation genauer diagnostizieren. Es ist zu empfehlen, frühzeitig Alternativen zum Verstehen und Mitteilen anzubieten, um Frustrationen zu vermeiden. Dazu zählen die Vereinbarung und Dokumentation von individuellen Gesten und Zeichensystemen, die Erstellung eines sog. Kommunikationspasses (Garrett et al. 2007), das Angebot von bildbasierten Kommunikationstafeln oder -büchern sowie eine spezifische Unterstützung des sprachlichen Inputs mit Fotos, Bildern, Schrift, Objekthinweisen oder Gesten. In der Praxis wurde beobachtet, dass ein später Start solcher Maßnahmen, d. h. erst nach abgeschlossenem Prozess der Entwöhnung von der Beatmung und der Trachealkanüle, ggf. zur Ablehnung führt, da der Patient und die Familie dann zunächst stark auf die

Hoffnung zur Wiedererlangung der lautsprachlichen Fähigkeiten fokussiert sind – eine Hoffnung, die sich leider nicht immer erfüllt. Ein früher Beginn mit positiven Erfahrungen zur Zeit der Intubation würde ggf. dazu beitragen, die alternativen Mittel als „Brückenfunktion" besser zu akzeptieren und dem erhöhten Störungsbewusstsein nach Dekanülierung Ressourcen entgegen zu setzen. Eindeutige, evidenzbasierte Wege zum Erfolg in der Förderung sind bei dieser Zielgruppe in der Frührehabilitation bislang noch nicht ausreichend erforscht (Gröne 2017).

Bei schweren Folgen einer Hirnschädigung und/oder der Beatmung liegt zusätzlich zu umfangreichen motorischen Einschränkungen und einer u. U. schwankenden Vigilanz oft auch eine neuropsychologische Begleitsymptomatik vor (Beeinträchtigungen der visuellen und räumlichen Wahrnehmung, Neglect, eingeschränkte Belastbarkeit, Aufmerksamkeits- und Gedächtnisdefizite usw.). Diese Herausforderungen erfordern i. d. R. eine interdisziplinäre Diagnostik und Intervention im Bereich der unterstützten Kommunimation (Hennig et al. 2017b).

Den Barrieren des Zugangs durch kognitive Einschränkungen kann mit einer Reduktion von Komplexität, mit Kleinschrittigkeit zur Vermeidung von Frustration und Überforderung bei der Wiederanbahnung von (kompensatorischen) Verständigungsmöglichkeiten und mit einem hohen Grad der Individualisierung von Materialien für motivierende „echte" Gesprächsanlässe begegnet werden. Bei einer Anamnese kommunikativer Bedürfnisse und Interessen aus der Zeit vor der Erkrankung ist der Einbezug von Angehörigen wichtig (Gröne 2017).

Bei progredienten Verlaufsformen mit kognitiv zunehmenden Einschränkungen geht es v. a. darum, an bereits erlernte Strategien anzuknüpfen und Fähigkeiten zu erhalten (Gröne 2017). Vorausschauend früh können ggf. noch alternative Handlungsroutinen oder Modi der Ansteuerung eingeübt werden. Ein Erlernen neuer kompensatorischer Strategien im Spätstadium neurodegenerativer Erkrankungen ist zunehmend erschwert oder nicht mehr möglich. Deutliche Grenzen sind meist auch der Erwartung einer eigenständigen Bedürfnismitteilung gesetzt; viele Patienten mit kognitiven Beeinträchtigungen sind mittel- oder langfristig auf partnerunterstützte Formen der Kommunikation angewiesen (z. B. über das Angebot von überschaubaren Auswahlalternativen, das systemische „Abfragen" zur Eingrenzung des Anliegens oder das Aufschreiben/Aufmalen von Auswahlmöglichkeiten) (Garrett et al. 2007).

Beim Einsatz von Kommunikationsbüchern oder elektronischen Hilfen kann der Fokus zu Beginn der Intervention auch gezielt auf Formen des Small Talks über persönliche Interessen gesetzt werden. Solche Angebote befriedigen den hochrelevanten Wunsch nach sozialemotionalem Austausch und sind als Zugang oft motivierender als die (ausschließliche) Erwartung von Bedürfnismitteilung und Informationsvermittlung. Auch persönliche Foto- und Tagebücher bieten, mit Bildunterschriften versehen, motivierende Gesprächsanlässe. Bildbasierte Materialien können auch zur (Re)orientierung des Patienten im Alltag eingesetzt werden (z. B. Gedächtnistagebuch, Visualisierung Therapieplan).

Bei der Erstellung von Kommunikationsmaterialien oder der Einrichtung einer Kommunikationshilfe ist insbesondere auf eine gute, den visuellen und kognitiven Voraussetzungen des Patienten entsprechende Struktur zu achten, z. B. durch Anpassung von Schriftgröße und Kontrast, Reduktion der Feldanzahl und die Berücksichtigung von Gesichtsfeldausfällen oder eines Neglects.

Eine Vereinheitlichung des Symbolsystems innerhalb einer Einrichtung und der Einsatz von spezifischer Software zur Erstellung von nichtelektronischen Materialien (z. B. Kitzinger 2018) zur Arbeitserleichterung sind zu empfehlen. Einige Materialien für den Kontext medizinische Aufklärung und Pflege können auch käuflich erworben wer-

23

den (Erdélyi et al. 2019) (Tip doc→ ► http://www.setzer-verlag.com; Kommunikationstafelset Klinik → ► http://www.rehavista.de). Für Patienten mit kognitiven Einschränkungen und/oder neurologischer Beeinträchtigung sind diese Materialien jedoch oft zu komplex und müssen sowohl reduziert als auch individualisiert werden.

Literatur

Bartlett GR, Blais R, Tamblyn R (2008) Impact of patient communication problems on the risk of preventable adverse events in the acute care settings. Can Med Assoc J 178(12):1555–1562

Beer S (2015) Sprachlos auf der Intensivstation. In: Antener G, Blechschmidt A, Ling K (Hrsg) UK wird erwachsen: Initiativen in der Unterstützten Kommunikation. von Loeper, Karlsruhe, S 171–179

Braun U (2015) Unterstützte Kommunikation. Reihe Kinder mit cerebralen Bewegungsstörungen Heft 3. völlig überarbeitete Neuauflage. Selbstbestimmtes leben, Düsseldorf

Casbolt S (2002) Communicating with the ventilated patient – a literature review. Nurs Crit Care 7(4):198–202

Costello JM (2000) AAC intervention in the intensive care unit: the children's hospital Boston model. AAC Augment Altern Commun 16(3):137–153

Culp D, Beukelman DR, Fager SK (2007) Brainstem Impairment. In: Beukelman DR, Garrett KL, Yorkston KM (Hrsg) Augmentative communication strategies for adults with acute or chronic medical conditions. Paul Brooks Publishing Co., Baltimore, S 59–90

Erdélyi A, Hennig B, Mischo S (Hrsg) (2019) UK Pflege © Methodenzentrum Unterstützte Kommunikation gUG Oldenburg. Flyerheaven, Oldenburg

Fager SK, Doyle M, Karantounis R (2007) Traumatic Brain Injury. In: Beukelman DR, Garrett KL, Yorkston KM (Hrsg) Augmentative communication strategies for adults with acute or chronic medical conditions. Paul Brooks Publishing Co., Baltimore, S 131–162

Franzkowiak T (1994) Glossar. In: Kristen U (Hrsg) Praxis Unterstützte Kommunikation: eine Einführung. Verlag selbstbestimmtes leben, Düsseldorf, S 134–140

Fried-Oken M, Fox F, Rau MT, Tullman J, Baker G, Hindal M, Wile N, Lou J-S (2006) Purposes of AAC device use for persons with ALS as reported by caregivers. Augment Altern Commun 22(3):209–221

Garrett KL, Happ MB, Costello JM et al (2007) AAC in the Intensive Care Unit. In: Beukelman DR, Garrett KL, Yorkston KM (Hrsg) Augmentative communication strategies for adults with acute or chronic medical conditions. Paul Brooks Publishing Co., Baltimore, S 17–57

Gröne B (2017) Unterstützte Kommunikation in der neurologischen Rehabilitation. Neurorehabilitation 9(2):72–77

Guttormson JL, Bremer KL, Jones RM (2015) "Not being able to talk was horrid": a descriptive, correlational study of communication during mechanical ventilation. Intensive Crit Care Nurs 31(3):179–186

Happ MB (2001) Communicating with mechanically ventilated patients: state of science. AACN Crit Issues 12(2):247–258

Happ MB, Garrett K, DiVirgilio T et al (2011) Nurse-patient communication interactions in the intensive care unit. Am J Crit Care 20(2):28–40

Happ MB, Roesch TK, Garrett K (2004) Electronic voice-output communication aids for temporarily nonspeaking patients in a medical intensive care unit: a feasibility study. Heart & Lung J Acute Crit Care 33(2):92–101

Hemsley B, Balandin S (2014) A metasynthesis of patient-provider communication in hospital for patients with severe communication disabilities: informing new translational research. Augment Altern Commun 30(4):329–343

Hennig B, Erdélyi A, Siemer, I (2017a) Unterstützte Kommunikation bei neurologischen Erkrankungen. In: Keller C (Hrsg) Fachpflege. Außerklinische Intensivpflege. Urban & Fischer, München, S 357–362

Hennig B, Erdélyi A, Groß, M (2017b) Unterstützte Kommunikation als interdisziplinäres Arbeitsfeld im klinischen Kontext. Evaluation eines Pilotprojektes. In: Lage D, Ling K (Hrsg) UK spricht viele Sprachen. Zusammenhänge zwischen Vielfalt der Sprachen und Teilhabe. von Loeper, Karlsruhe, S 139–153

Kitzinger A (2018). ► https://www.metacom-symbole.de/. Zugegriffen: 19. Febr. 2018

Kommhelp e. V. ► http://www.kommhelp.de. Zugegriffen: 19. Febr. 2018

Kristen U (1994) Praxis Unterstützte Kommunikation: eine Einführung. Verlag selbstbestimmtes leben, Düsseldorf

Londral A, Pinto A, Pinto S et al (2015) Quality of life in Amyotrophic sclerosis patients and caregivers: impact of assistive communication from early stages. Muscle Nerve 52(6):933–941

McKelevey M, Evans DL, Kawai N et al (2012) Communication style of persons with ALS as recounted by surviving partners. Augment Altern Commun 28(4):232–242

Meine eigene Stimme. ▶ http://www.meine-eigene-stimme.de/. Zugegriffen: 19. Febr. 2018

Messagebanking. ▶ https://www.youtube.com/watch?v=ggiV8hmr_nI. Zugegriffen: 19. Febr. 2018

Miglietta MA, Bochicchio G, Scalea T (2004) Computer-assisted communication for critically Ill patients: a pilot study. J Trauma Inj Infect Crit Care 57(4):488–493

Mobasheri M, King D, Judge J et al (2017) Communication aid requirements of intensive care unit patients with transient speech loss. Augment Altern Commun 32(4):261–271

Murphy J (2004) "I prefer contact this close": perceptions of AAC by people with motor neurone disease and their communication partners. Augment Altern Commun 20(4):259–271

Patak L, Gawlinski A, Fung NI et al (2006) Communication boards in critical care: patients' views. Appl Nurs Res 19(4):182–190

Patak L, Wilson-Stronks A, Costello J, Kleinpell RM, Henneman EA, Person C, Happ MB (2009) Improving patient-provider communication: a call to action. J Nurs Adm 39(9):372–376

Radtke JV, Brooke RN, Baumann M et al (2011) Listening to the voiceless patient: case reports in assisted communication in the intensive care unit. J palliat Med 14(6):791–795

Ray J (2015) Real-Life challenges in using augmentative and alterantive communication by persons with amyotrophic lateral sklerose. Commun Disord Q 36(3):187–192

Rehavista (o. J.) Kommunikationstafelset „Klinik". ▶ https://www.rehavista.de/?at=Produkte&ag=12&f=ad&p=R01784. Zugegriffen: 19. Febr. 2018

Sachse S (2008) Möglichkeiten der Ansteuerung und Umweltsteuerung mit elektronischen Hilfsmitteln. In: von Loeper Literaturverlag und ISAAC, Gesellschaft für Unterstützte Kommunikation e. V. (Hrsg) Handbuch der Unterstützten Kommunikation, 3. Aufl. Loeper, Karlsruhe, Grundwerk, S 05.003.001–05.009.001

Simmons Z (2015) Patient-perceived outcomes and quality of life in ALS. Neurotherapeutics 12:294–402

Tip Doc (o. J.) ▶ http://www.setzer-verlag.com/. Zugegriffen: 19. Febr. 2018

Yorkston KM, Beukelman DR (2000) Decision making in AAC-Intervention. In: Beukelman DR, Yorkston KM, Reichle J (Hrsg) Augmentative and alternative communication for adults with acquired neurologic disorders. Brookes Publishing, Baltimore, S 55–82

Lebensqualität

Dorothée Lulé, Albert C. Ludolph, Martin Groß und Jana Alber

M. Groß (Hrsg.), *Neurologische Beatmungsmedizin*, https://doi.org/10.1007/978-3-662-59014-0_24

24.1 Lebensqualität beatmeter neurologischer Patienten

Dorothée Lulé und Albert C. Ludolph

Beatmungstherapie wird in der Neurologie außer bei intensivmedizinisch betreuten Patienten (z. B. nach Schlaganfall; Foerch et al. 2004) hauptsächlich bei progredienten neurodegenerativen (z. B. amyotrophe Lateralsklerose, ALS, spinale Muskelatrophie, SMA) und neuromuskulären (z. B. Muskeldystrophie Duchenne) Erkrankungen eingesetzt. In der Intensivmedizin wird normalerweise passager beatmet und die Dauer der Nutzung stellt einen negativen prognostischen Faktor dar (Mayer et al. 2000). Bei Patienten mit neurodegenerativen Erkrankungen hingegen ist sie meist als Langzeittherapie angelegt und erhöht die Überlebensdauer für Monate (v. a. nichtinvasive Beatmung via Maske; Bourke et al. 2006) bis Jahre (v. a. invasive Beatmung; Kimura 2016). Klinisch führt bei diesen Patienten die beginnende CO_2-Narkose aufgrund einer alveolären Hypoventilation zu Schlafstörungen und motorischer Unruhe während der Nacht und Müdigkeit und Unkonzentriertheit während des Tages (Butz et al. 2003). Durch den Einsatz von Überdruckbeatmung können diese Symptome kontrolliert (Andersen et al. 2012) und gleichzeitig die Lebensqualität der Patienten positiv beeinflusst werden (Piepers et al. 2006). Entsprechend zeigen Patienten unter Maskenbeatmung teilweise eine höhere Lebensqualität als Patienten ohne Beatmung (Lulé et al. 2008). Die langfristige Beatmungstherapie, wie die Maskenbeatmung, haben meist keinen negativen oder sogar einen positiven Effekt auf die Lebensqualität von Patienten (Lulé et al. 2008; Piepers et al. 2006). Auch für die invasive Beatmung konnte wiederholt ein positiver Effekt für langzeitbeatmete Patienten trotz stark eingeschränkter körperlicher Funktionen gezeigt werden (Foerch et al. 2004).

Beatmung und körperliche Einschränkung sind nicht zwangsläufig mit niedriger Lebensqualität assoziiert.

Patienten profitieren unterschiedlich stark von der Beatmung (Andersen et al. 2012), v. a. Patienten mit einer bulbären Symptomatik zeigen eine erhöhte Komplikationsgefahr. Außerdem ist bei Patienten mit bulbärer Symptomatik der Erfolg der Maßnahme stark von der apparativen Ausstattung, v. a. der Wahl der Maske, abhängig (Kühnlein et al. 2008). Inwiefern solche Patienten durch einen frühzeitigen Einsatz eines Tracheostomas profitieren, ist bisher unklar.

Die Häufigkeit und die Einstellung gegenüber Beatmungsmaßnahmen bei der ALS variiert stark zwischen Zentren (Oliver et al. 2011) und Ländern (Christodoulou et al. 2015). So ist v. a. in Japan eine starke Präferenz für invasive Methoden zu finden (Tagami et al. 2014), wohingegen in vielen westlichen Ländern diese Methoden nicht zum Einsatz kommen. Ein häufiger Grund für den fehlenden Einsatz ist die Angst vor einem Verlust der Lebensqualität unter diesen Maßnahmen (Borasio et al. 2001). Entsprechend unterschätzen Gesunde signifikant die Lebensqualität von Patienten mit schweren körperlichen Einschränkung unter Beatmungstherapie (Lulé et al. 2013). Auch Ärzte mit wenig Erfahrung mit diesen Patienten können sich nicht vorstellen, dass die Lebensqualität unter Beatmung zufriedenstellend sein kann; je mehr Erfahrung jedoch Ärzte mit diesen Patienten und der Beatmungstherapie haben, desto mehr stimmt die Fremdeinschätzung mit der Selbsteinschätzung der Patienten überein (Aho-Özhan et al. 2017).

Entsprechend der Unfähigkeit der Antizipation können sich vor dem Auftreten respiratorischer Symptome auch viele Patienten nicht vorstellen, je eine Beatmung in Anspruch zu nehmen (Lulé et al. 2014). Sobald jedoch die ersten respiratorischen

Symptome oder sogar eine Krise auftritt, erscheint eine Beatmung dann plötzlich für die Patienten und Angehörigen eine mögliche Therapie zu sein. Wenn Patienten sich einmal dafür entschieden haben, revidieren sie diese Entscheidung sehr selten wieder (Lulé et al. 2014). Auch sind Patienten nach dem Einsatz der Beatmung meist sehr zufrieden mit der Entscheidung (Narayanaswami et al. 2000).

> **Gesunden fällt es schwer sich vorzustellen, dass sich ein Leben mit Langzeitbeatmung und eine zufriedenstellende Lebensqualität nicht ausschließen.**

Definiert man Lebensqualität als reinen gesundheitsbezogenen Aspekt, wie es in der Literatur und in Fragebögen oft erfolgt, dann fällt automatisch die Lebensqualitat mit größerer körperlicher Einschränkung. Wird Lebensqualität jedoch als ein subjektives, hedonisches Konzept verstanden, dann kann sie unabhängig von körperlichen Symptomen erhalten bleiben, wie es bei verschiedenen Krankheiten beschrieben und von Herschbach (2002) als „well being" bezeichnet wurde. Dabei kann Lebensqualität, wie auch der Affektstatus, als Maß einer erfolgreichen psychosozialen Anpassung im Verlauf einer Erkrankung betrachtet werden.

Die Prognose einer Beatmungspflicht in Kombination mit einer progressiven Immobilität ist ein Schock für die Patienten und stellt diese vor eine maximale emotionale Herausforderung. Kurz nach Diagnose zeigen viele Patienten dann entsprechend eine reaktive Depression (Roos et al. 2016; Lulé et al. 2014). Patienten, die bereits im Verlauf ihres Lebens eine Depression hatten, sind auch die, die auf die Diagnose mit einer Depression reagieren (Lulé et al. 2008). In den Wochen, Monaten und Jahren nach der Diagnose müssen Ängste bewaltigt und Lebenspläne neu geschrieben werden (McLeod und Clarke 2007). Gerade eine Beatmung stellt Patienten und ihre Angehörigen vor eine ausgesprochen große Herausforderung in Bezug auf körperliche, mentale und finanzielle Belastungen (Sevick et al. 1994). Diese Belastung kann abhängig von der subjektiven Bewertung jedoch einen variablen Einfluss auf die Lebensqualität der Patienten und ihre Angehörigen haben (Hecht et al. 2003). Jeder Patient zeigt einen höchst individuellen Weg mit dieser Situation umzugehen.

> **Meist erfolgt nach einer Phase der reaktiven Depression eine höchst individuelle Phase der psychosozialen Anpassung.**

Es zeigen sich aber auch generelle Tendenzen, wie die Tatsache, dass der Verlust der körperlichen Integrität nicht mit einem Verlust des Wohlergehens assoziiert sein muss (Joyce et al. 2003). Entsprechend sind körperliche Funktion und Zeit seit Diagnose auch bei schwersten neurologischen Erkrankungen wie der ALS kein Prädiktor für eine schlechte psychosoziale Anpassung (Matuz et al. 2010). Auch wenn kurz nach Diagnosestellung das Wohlergehen erst einmal einen Ausschlag in den Negativbereich zeigt, berichten Menschen mit einer schweren neurologischen Erkrankung Lebensqualitätswerte, die sich langfristig einem individuellen Niveau der Lebensqualität, das dem vor der Erkrankung entspricht, anpasst, u. a. aufgrund der Nivellierung von Ausreißern entsprechend des Prinzips der „regression to the mean" (Lulé et al. 2008). In einer aktuellen Untersuchung der Autoren zur Lebensqualität von 19 Locked-In-Patienten ohne oder mit minimaler körperlicher Restfunktion von denen 17 invasiv beatmet waren, zeigte sich für die Mehrheit der Patienten eine positive Lebensqualität, bei manchen gar im Bereich von maximal +5 auf einer Skala von −5 bis +5 (Kuzma-Kozakiewicz et al. 2019). Auch in der Studie von Hermann et al. zeigten sich bei ALS-Patienten im Locked-In-Stadium ähnliche Phänomene (Linse et al. 2017). Auch bei anderen Erkrankungen, bei denen die Patienten im kompletten Locked-In-Syndrom und damit in der völligen körperlichen Abhängigkeit (z. B. von technischen Geräten wie Beatmungsgeräten) sind, zeigen sich wiederholt Hinweise auf eine zufriedenstellende

Lebensqualität trotz körperlicher Einschränkung (Lulé et al. 2009).

Auch bei fast vollständiger körperlicher Lähmung und invasiver Beatmungspflicht kann die Lebensqualität erhalten bleiben.

Solche Phänomene sind teils, aber nicht einzig auf die körperlichen Effekte einer Beatmung zurückzuführen (Andersen et al. 2012). Es zeigt sich bei solchen Studien ein gewisser Selektionsbias, da man hauptsächlich solche Patienten einschließt, die lange überlebt haben und damit schließen solche Studien nur ganz selten sog. schnelle Progressoren ein, bei denen der rapide fortschreitende körperliche Verfall eine psychosozialen Anpassung an die Erkrankung und die Umstände der Erkrankung unmöglich machen. Ein Funktionsverlust von mehr als 1,4 Punkten pro Monat auf einer körperlichen Funktionsskala von 0–48, bei der 0 keine körperliche Restfunktion anzeigt (ALS functional rating scale, ALS-FRS), war mit einer negativen Lebensqualität und erhöhten Depressivität bei Patienten assoziiert (Lulé et al. 2013). Die Entscheidung für eine Beatmung oder einen Rollstuhl zu fällen, kurz nachdem der Patient und seine Familie erstmalig mit der Diagnose konfrontiert wurden, ist eine fast unlösbare Frage in Anbetracht der multiplen Konsequenzen für den Patienten und dessen soziales Umfeld (Olsson et al. 2010). Auch bei plötzlich auftretenden akuten medizinischen Indikationen für eine (invasive) Beatmung fehlt dem Patienten und den Familien oft die dringend benötigte Zeit, sich mit der Situation auseinanderzusetzen. Je langsamer die körperlichen Symptome fortschreiten, desto mehr Zeit bleibt dem Patienten und den Angehörigen, sich an die sich ändernden Lebensbedingungen emotional anzupassen. Entsprechend haben langzeitbeatmete Patienten und ihre Familien, die an Studien teilnehmen, oft ausreichend Zeit gehabt, sich mit der Situation auseinander zu setzen, was mit einer höheren Lebensqualität assoziiert ist.

Psychosoziale Anpassung braucht Zeit.

Ein weiterer wichtiger extrinsischer Faktor, der eine gute Lebensqualität bei Langzeitbeatmeten bedingen kann, ist eine gute soziale Unterstützung für den Patienten (Matuz et al. 2010), da eine gute soziale Unterstützung Voraussetzung für eine gute psychosoziale Anpassung ist. Auch haben Patienten mit Kindern eine höhere Lebensqualität (Böhm et al. 2015). Familie und soziale Kontakte sind die wichtigsten und am häufigsten genannten Bereiche für eine gute Lebensqualität von Patienten mit einer fatalen Diagnose (Felgoise et al. 2010). Auch ist die Zufriedenheit mit diesen sozialen Aspekten häufig ebenfalls hoch, sodass die Bedingungen für eine gute Lebensqualität bei vielen langzeitbeatmeten Patienten gegeben ist (Olsson et al. 2010). Dahingegen ist die Lebensqualität der Angehörigen durch die Belastung z. B. bei invasiver Beatmung massiv gefährdet (Hecht et al. 2003).

Zuletzt sei als extrinsischer Faktor noch die Kommunikation als ein wichtiger Schlüssel für eine gute Lebensqualität unter Beatmungstherapie genannt, da sie dem Patienten das subjektive Gefühl von Autonomie, unabhängig von körperlicher Einschränkung, vermitteln kann (Mora et al. 2013). Deshalb sollte die Kommunikation der Patienten auch im weit fortgeschrittenen Zustand der Erkrankung durch unterstützte Kommunikation (► Kap. 23) ermöglicht werden. Kommunikation ist ein essenzieller Faktor für die soziale Interaktion, damit der Patient sich als Mensch mit seinen Gedanken, Wünschen und Bedürfnissen auch unter Beatmungstherapie ausdrücken kann (Chaudhary et al. 2016).

Extrinsische Faktoren wie Familie und Kommunikation begünstigen psychosoziale Anpassung.

Neben diesen extrinsischen Faktoren sind es aber auch intrinsische Faktoren, die das gute Wohlergehen bei vielen beatmeten Patienten erklären. Entsprechend kann die Beatmung einen positiven Effekt auf die Lebensqualität haben (McDonald et al. 1996), was durch einen internen „locus of control“ zu erklären ist, d. h. das Gefühl des Ausgeliefertseins, wenn eine akute respiratorische Krise auftritt, kann durch den Einsatz einer Beatmung kontrolliert werden, was eine beruhigende Gewissheit für den Patienten und dessen Angehörige darstellen kann (Butz et al. 2003).

Ein weiterer wichtiger intrinsischer Faktor einer erfolgreichen psychosozialen Anpassung ist die Copingstrategie des „response shifts“, d. h. eine Veränderung des Bewertungshintergrunds (Schwartz 2010). Dies ist eine Strategie, die auch von ALS-Patienten mit erfolgreicher psychosozialer Anpassung verwendet wird (Montel et al. 2012). Entsprechend nannten weiter fortgeschritten erkrankte Patienten Kommunikation und medizinische Versorgung als wichtige lebensqualitätsbestimmende Faktoren, wohingegen Patienten im frühen Stadium der Erkrankung diese Bereiche nicht nannten (Lulé et al. 2008).

Eine weitere wichtige Copingstrategie für erfolgreiche psychosoziale Anpassung ist das Umdeuten und Umbewerten („reappraisal and reframing“; Lazarus 1991). Dabei erfolgt eine Umdeutung einer Situation oder eines Geschehens zu einer anderen Bedeutung, indem versucht wird, die Situation in einem anderen Kontext (Rahmen oder „frame“) zu sehen. Patienten, die sich auf Bereiche konzentrierten, die im Verlauf einer Erkrankung verloren gehen, wie körperliche Gesundheit, waren depressiver. Solche Patienten, die sich auf intrinsische, von der Erkrankung nicht betroffene Stärken konzentrierten, wie spirituelles Wohlergehen, hatten eine signifikant höhere Chance einer guten psychosozialen Anpassung (Lulé et al. 2008). Patienten können diese Konzentration auf für sie wichtige Lebensbereiche trainieren und aktiv den Fokus ändern („mindfulness“), wie Pagnini et al. zeigen konnten, was zu einer signifikanten Besserung der Lebensqualität unabhängig vom körperlichen Status führen kann (Pagnini et al. 2015).

Intrinsische Faktoren, wie das Gefühl von Kontrolle (z. B. durch Beatmung),“ response shift“ und „reappraisal and reframing“ begünstigen die psychosoziale Anpassung.

Fazit

Als Fazit lässt sich aus den aktuellen Erkenntnissen schließen, dass eine gute psychosoziale Unterstützung unabhängig von der körperlichen Einschränkung bei beatmeten Patienten erhalten bleiben kann und durch folgende Faktoren begünstigt wird:

- Extrinsische Faktoren, wie Zeit für die psychosoziale Anpassung, Kommunikation und soziale Unterstützung und
- intrinsische Faktoren, wie eine Änderung des Bewertungshintergrundes („response shift“) und Umdeutung („reframing“), die z. T. trainiert werden können.

Eine schwere neurologische Erkrankung mit Beatmungspflicht betrifft alle Bereiche des täglichen Lebens der Patienten und deren Angehörigen. Trotz der körperlichen Einschränkungen und der Abhängigkeit von medizinischen Maßnahmen, wie der Beatmung, darf der Patient in der Wahrnehmung nicht auf körperliche Symptome reduziert werden, denn die Lebensqualität hängt nicht zwangsläufig von der Frage der körperlichen Integrität und Beatmungsfreiheit ab.

24.2 Medizinische Konzepte zur Verbesserung von Lebensqualität und funktionaler Gesundheit

Martin Groß und Jana Alber

Einleitung

Demografische Prozesse sowie eine verbesserte notfallmedizinische Versorgung führen dazu, dass immer mehr Menschen schwerste Verletzungen und Krankheiten überleben. Darunter befinden sich sowohl junge und bis zu dem Ereignis gesunde Personen als auch ältere Personen mit teils ein oder mehreren vorbestehenden schweren Erkrankungen, gehäuften Komplikationen und einem eingeschränkten Erholungspotenzial (Robert Koch Institut 2002). Besonders schwer betroffene Patienten sind dauerhaft von lebenserhaltenden Technologien und Überwachung abhängig und werden als chronisch kritisch krank bezeichnet (Oehmichen und Manzeschke 2011; Oehmichen und Pohl 2015). Hinzu kommt eine Patientengruppe mit fortschreitenden und lebensverkürzend verlaufenden Erkrankungen, wie der ALS (Gastl und Ludolph 2007). Die Behandlung dieser Patienten mit unklaren Prognosen stellt eine große Herausforderung dar und erfordert eine an lebensqualitätsbezogenen Aspekten orientierte Verzahnung der Intensivmedizin, Rehabilitation und Palliativmedizin. Um sich dieser Herausforderung stellen zu können, bedarf es sorgfältiger Begriffsdefinitionen von und Abgrenzungen zwischen Gesundheit, Krankheit, Behinderung und Lebensqualität. Ein besonderes Augenmerk wird weiterhin auf das in diesem Buch bereits beschriebene „Disability Paradox" gerichtet, welches das Phänomen umschreibt, dass Menschen trotz „moderater oder schwerer Beeinträchtigung eine exzellente oder gute Lebensqualität" empfinden können (Albrecht und Devlieger 1999). Anhand eines Fallbeispiels werden die Fachgebiete Intensivmedizin, Rehabilitation und Palliativmedizin und ihre Verzahnung im Behandlungsprozess mit dem Ziel der Optimierung der Lebensqualität dargestellt. Abschließend wird ein Ausblick auf notwendige Forschungs- und Konzeptarbeiten gegeben.

24.2.1 Von der Schwierigkeit Gesundheit und Krankheit abzugrenzen

Vielfach wird in der Auseinandersetzung mit dem Begriff der Krankheit auf die Problematik einer fehlenden eindeutigen Definition hingewiesen. Obwohl einzelne Krankheitsbilder in Klassifikationssystemen wie der International Statistical Classification of Diseases and Related Health Problems (ICD) beschrieben und definiert werden, fehlt eine „Definition von Krankheit an sich". Franke (2006) begründet die Schwierigkeit der Definition u. a. damit, dass eine Diskrepanz zwischen Befund und Befinden festzustellen sei, da nicht jede Person mit einem medizinischen Befund sich diesem entsprechend krank fühlt. Weiterhin bieten sog. „Normabweichungen", die als Messwert von Krankheit herangezogen werden, in vielfacher Hinsicht streng genommen keinen Hinweis auf Krankheit. Dies zeigt sich z. B. bei der Adipositas. Bei diesem Krankheitsbild ist ein Grenzwert für überzähliges Fett definiert, jedoch besteht keine Einigkeit darin ob das Überschreiten dieses Grenzwerts einen Krankheitswert hat (Franke 2006). Der Versuch Krankheit zu definieren, charakterisiert somit ein mehrere Jahrhunderte dauerndes Unterfangen (Breinersdorf 1804), welches bis heute nicht abgeschlossen ist. Eine mögliche Herangehensweise Krankheit zu definieren, ist das Rechtsverständnis von Krankheit, da sich hieraus auch der Anspruch auf Behandlung generiert. Einem Urteil des Bundesgerichtshofs zufolge ist Krankheit „[…] jede Störung der normalen Beschaffenheit und der normalen Tätigkeit des Körpers, die geheilt oder gelindert werden kann." (BGH 1958). In anderen Rechtszusammenhängen lässt sich ein ähnliches Verständnis von Krankheit feststellen. Dem Bundessozialgericht zufolge ist „unter Krankheit […] ein regelwidriger körperlicher oder geistiger Zustand zu verstehen, dessen Eintritt […] entweder die Notwendigkeit einer Heilbehandlung des Versicherten oder aber seine Arbeitsunfähigkeit oder beides zugleich zur Folge hat" (Krasney 1983).

Ähnlich schwierig verhält es sich mit dem Versuch, Gesundheit zu definieren. Erste Definitionsversuche von Gesundheit weisen oftmals ein negatives Verständnis von Gesundheit als „Abwesenheit von Krankheit" auf (Lippke und Renneberg 2006). Im Jahr 1948 verabschiedet die Weltgesundheitsorganisation (WHO) die erste positiv formulierte Definition von Gesundheit. Demzufolge wird Gesundheit verstanden als „a state of complete physical, mental and social wellbeing and not merely the absence of disease or infirmity." (World Health Organization 1986). Parsons (1967) wiederum versteht aus soziologischer Betrachtung Gesundheit aus Sicht der Gesellschaft als „Zustand optimaler Leistungsfähigkeit eines Individuums für die wirksame Erfüllung der Rollen und Aufgaben, für die es sozialisiert worden ist" und greift somit insbesondere die soziale Verantwortung von Menschen heraus. Hurrelmann hingegen betrachtet Gesundheit ebenfalls aus soziologischer Perspektive, jedoch aus der Sicht des Individuums, als „Stadium des Gleichgewichts von Risikofaktoren und Schutzfaktoren, das eintritt, wenn einem Menschen eine Bewältigung sowohl der inneren (körperlichen und psychischen) als auch äußeren (sozialen und materiellen) Anforderungen gelingt. Gesundheit ist ein Stadium, das einem Menschen Wohlbefinden und Lebensfreude vermittelt" (Hurrelmann 2000). Diese zuletzt beschriebene Definition greift ebenso wie die Definition der WHO das Wohlbefinden als charakteristisches Merkmal auf und bezieht somit ebenfalls die individuelle Bewertung der betrachteten Person ein.

Im Kontext der Betrachtung von Krankheit und Gesundheit ist auch der Begriff der Behinderung zu definieren. Hierfür ist zunächst die Definition von „funktionaler Gesundheit" im Sinne der International Classification of Functioning, Disability and Health (ICF) bedeutsam: „Eine Personal gilt als funktional gesund, wenn – vor ihrem gesamten Lebenshintergrund

1. ihre körperlichen Funktionen und ihre Körperstrukturen allgemein anerkannten Normen entsprechen,
2. sie all das tut oder tun kann, was von einem Menschen ohne Gesundheitsproblem erwartet wird und
3. sie zu allen Lebensbereichen, die ihr wichtig sind, Zugang hat und sich in diesen Lebensbereichen in der Weise und dem Umfang entfalten kann, wie es von einem Menschen ohne Beeinträchtigung der Körperfunktionen oder -strukturen oder der Aktivitäten erwartet wird" (Schuntermann 2009).

Dieser Bezugsrahmen wird von Schuntermann als „Normalitätskonzept" bezeichnet und gilt für das grundsätzliche Verständnis von Gesundheit als nützlich. Jedoch kann die Übernahme normativer Annahmen in Einzelfällen unangemessen sein, weswegen die subjektiven Annahmen der Person selbst zu berücksichtigen sind.

Im Konzept der funktionalen Gesundheit werden durch die Berücksichtigung des Zugangs zu individuell bedeutsamen Lebensbereichen und der Entfaltung in diesen Bereichen, Gesundheit und Behinderung als Resultat der eigenen subjektiven Bewertung verstanden (Schuntermann 2009). Eine Person mit Hemiparese wird durch eine adäquate Hilfsmittelversorgung (z. B. einen Rollstuhl) und einen barrierefreien Zugang zu den ihr bedeutsamen Gebäuden (z. B. durch Fahrstühle) weniger Einschränkungen ihrer Teilhabe empfinden, als eine Person, deren Zugang zu wichtigen Lebensbereichen durch fehlende Fahrstühle oder durch Treppen im Eingangsbereich erschwert wird. Das Ausmaß der Einschränkungen in der Teilhabe wird demnach maßgeblich durch den Kontext der jeweiligen Person bestimmt. Im Sinne der funktionalen Gesundheit ist eine Person nicht aufgrund ihres Gesundheitsproblems behindert, sondern wird durch Barrieren oder fehlende Förderfaktoren behindert. Die Kontextfaktoren einer Person beeinflussen somit deutlicher als die körperliche Funktionsbeeinträchtigung die Ausprägung einer Behinderung. Schuntermann beschreibt es 2009 wie folgt: Behinderung ist gleichzusetzen mit der Beeinträchtigung der funktionalen Gesundheit einer Person. Diese „ist das Ergebnis der negativen

Wechselwirkung zwischen ihrem Gesundheitsproblem (ICD) und ihren Kontextfaktoren".

Die individuelle Bewertungskomponente, die den Definitionen von Gesundheit und Behinderung zu Grunde liegt, wird in der internationalen Literatur als „Quality of Life" (QoL) umschrieben. Goode definiert diese 1994 als „being in good health and experiencing subjective wellbeing and life satisfaction" (Goode 1994; Albrecht und Devlieger 1999), die WHO als die „Wahrnehmung einer Person über ihre Stellung im Leben in Bezug auf Kultur und Wertesystem und ihre persönlichen Ziele, Erwartungen, Standards und Anliegen." Nach Lulé und Ludolph nimmt die Definition von Lebensqualität einen Einfluss darauf, ob diese trotz körperlicher Einschränkungen als gegeben angesehen werden kann oder nicht. Wird Lebensqualität „als ein subjektives, hedonisches Konzept verstanden, dann kann sie unabhängig von körperlichen Symptomen erhalten bleiben". Somit kann die empfundene Lebensqualität einer Person als erfolgreiche psychosoziale Anpassung im Verlauf einer Erkrankung verstanden werden.

24.2.2 Lebensqualität trotz oder wegen einer Beeinträchtigung?

Albrecht und Devlieger begründen im Jahr 1999 den Begriff des „Disability Paradox". Dieses gründet auf einer Studie zur holistisch verstandenen Lebensqualität als wellbeing. Quality of life geht diesem Verständnis nach „beyond activities of daily living and disease categories because it directs attention to the more complete social, psychological and spiritual being". In der von ihnen durchgeführten Studie, in der 153 Personen mit Beeinträchtigungen mittels semistrukturierter Interviews in den Jahren 1995 bis 1997 im Rahmen eines Schneeball-Samplings befragt wurden, zeigten die Ergebnisse, dass 54,3 % der Befragten eine gute bis sehr gute Lebensqualität beschreiben. Sie stellten fest, dass Wissen über die eigene Erkrankung, Kontrollempfinden über die eigenen Gedanken und Körper sowie die Fähigkeit, akzeptierte Rollen umzusetzen zu können, einen positiven Einfluss auf die empfundene Lebensqualität nehmen. Weiterhin stellten sie eine positive Grundeinstellung, die Fähigkeit der Krankheit eine Bedeutung geben zu können, die Anpassung an die veränderten Gegebenheiten sowie ein emotionales Geben und Nehmen als positiv wirkende Faktoren fest.

Eine höhere Lebensqualität wird erfahren, wenn soziale Unterstützung und Hilfsmittel zur Verfügung stehen und Barrieren abgebaut werden. Die Wechselbeziehung zwischen Körper, Seele und Geist profitiert […] von der Integration des Individuums in die Familie, die Gemeinschaft und die Gesellschaft (Albrecht und Devlieger 1999). Somit ist von einem Einfluss spezifischer Faktoren der Person selbst aber auch der sie umgebenden Umwelt auszugehen, die in der ICF auch als „Kontextfaktoren" bezeichnet werden. Damit wird durch das Phänomen des „Disability Paradox" die Bedeutung der persönlichen Erfahrungen mit der Behinderung hervorgehoben, in der das Selbst, die eigene Sicht auf die Welt, der soziale Kontext und die sozialen Beziehungen neu definiert werden. Wenn Individuen ihr Leben aufgrund ihrer Beeinträchtigung überdenken und neu interpretieren, können sie einen sekundären Gewinn aus ihrer Erkrankung erzielen. „These people re-create their social worlds in a balance with the different types of social glue that hold their lives together" (Albrecht und Devlieger 1999).

Diese Überlegungen zu Krankheit, Gesundheit, funktionaler Gesundheit, Behinderung und Lebensqualität begründen die Notwendigkeit einer neuen Betrachtungsweise dieser Konstrukte in Bezug auf chronisch kritischkranke Menschen. Bei ihnen gilt es besonders den wahrgenommenen Grad der Teilhabe sowie das empfundene Leid zu berücksichtigen. Die ◘ Abb. 24.1 verbildlicht Gesundheit und Krankheit als einen fließenden Übergang, der das Ausmaß der Gesundheitsstörung und das empfundene Leid auf der einen Seite sowie den empfundenen Grad an Teilhabe und der Linderung von Symptomen auf der anderen Seite in Beziehung setzt.

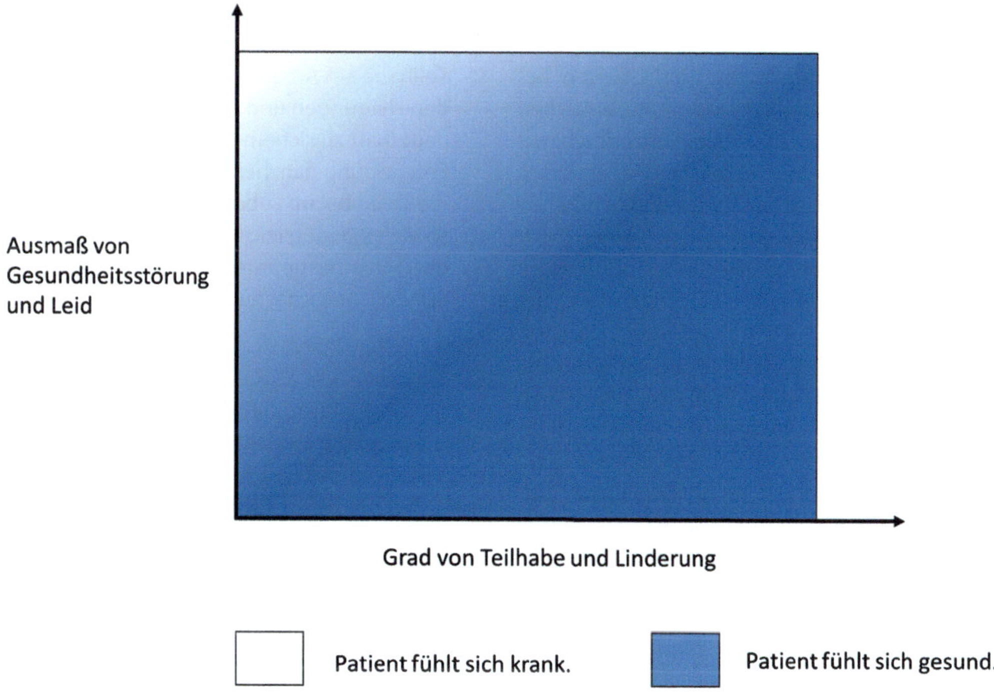

Abb. 24.1 Betrachtung von Gesundheit und Krankheit bei chronisch kritisch kranken Menschen

Je besser die Symptomlinderung und je höher die wahrgenommene Teilhabe, desto gesunder fühlt sich der Patient. Somit können sich auch chronisch kritisch kranke Menschen trotz ihrer zugrundeliegenden Erkrankung und eines hohen Ausmaßes der Gesundheitsstörung subjektiv gesund fühlen (Israelsson-Skogsberg et al. 2018). In einigen Fällen führt erst die Verstärkung oder das Eintreten von Symptomen dazu, dass sie sich als krank empfinden. Für die Einschätzung ihres Gesundheitszustands ist es relevant, diese Veränderungen zu bemerken und die Bedeutung auf ihren Gesamtzustand zu berücksichtigen.

24.2.3 Zusammenhang von Intensivmedizin, Rehabilitation und Palliativmedizin

Opderbecke und Weißbauer definierten die Intensivmedizin im Jahr 1985 als „Überwachung und/oder Behandlung von Patienten mit gefährdeten bzw. gestörten Vitalfunktionen" (Opderbecke und Weißbauer 1985). Die Deutsche Gesellschaft für Internistische Intensivmedizin und Notfallmedizin (DGIIN) erweiterte diese Definition um räumliche, personelle und apparative Strukturen als notwendige Voraussetzung. Weiterhin weist sie daraufhin, dass es durch den medizinischen Fortschritt zunehmend möglich geworden ist, Schwerverletzte oder Schwerkranke, die zuvor „als hoffnungslos aufgegeben werden mussten, erfolgreich zu behandeln" (DGIIN o. J.). Die Intensivmedizinischen Gesellschaften Österreichs entwickelten das Verständnis intensivmedizinische Handelns fort und stellten eine Zunahme von medizinischen Grenzsituationen fest, in denen auch ethische Prinzipien in der Versorgung berücksichtigt werden müssen.

Die medizinischen Möglichkeiten müssen dem Patientennutzen gegenübergestellt werden: Aufgabe und Ziel der Intensivmedizin

24

ist es, das Leben zu erhalten und nicht, Sterben zu verlängern (McDermid und Bagshaw 2009). Die Berücksichtigung der Grenzen des menschlichen Lebens und der therapeutischen Maßnahmen muss zu einem unabdingbaren Bestandteil einer am Menschen orientierten Intensivmedizin werden (Intensivmedizinischen Gesellschaften Österreichs 2004). Damit greift das Verständnis einer am Menschen orientierten Intensivmedizin unlängst Charakteristika der Palliativmedizin auf. Diese wird einer Definition der WHO zufolge als „Ansatz zur Verbesserung der Lebensqualität von Patienten und deren Familien angesichts lebensbedrohlicher Krankheit durch Prävention und Linderung von Leid mittels früher Diagnose sowie sorgfältiger Einschätzung und Behandlung von Schmerzen und anderen physischen, psychosozialen und spirituellen Problemen“ verstanden (WHO 2002). In der Versorgung schwerstkranker Menschen ist die hier formulierte Grundhaltung der Palliativmedizin einzunehmen, um den Zeitpunkt abzuleiten, an dem zugunsten der patientenorientierten Versorgung Maximaltherapien zu begrenzen oder einzustellen sind. Dass die Intensivmedizin in einigen Fällen auch in einer palliativen Behandlung mitzudenken und zu berücksichtigen ist, zeigen Patientenbeispiele, bei denen es im Einzelfall sinnvoll und ethisch unabdingbar wirkt, intensivmedizinische Maßnahmen beizubehalten, um dem Patienten Linderung von Leid zu ermöglichen. Dies kann das Beibehalten einer Trachealkanülenversorgung und/oder eine fortbestehende Beatmung des Patienten beinhalten.

Ein weiterer wichtiger Fachbereich in der Versorgung schwerstkranker Menschen stellt die Rehabilitation dar. Nach § 4 SGB IX umfasst die Rehabilitation Leistungen zur Teilhabe, um

> die Behinderung abzuwenden, zu beseitigen, zu mindern, ihre Verschlimmerung zu verhüten oder ihre Folgen zu mildern, Einschränkungen der Erwerbsfähigkeit oder Pflegebedürftigkeit zu vermeiden, zu überwinden, zu mindern oder eine Verschlimmerung zu verhüten sowie den vorzeitigen Bezug anderer Sozialleistungen zu vermeiden oder laufende Sozialleistungen zu mindern, die Teilhabe am Arbeitsleben entsprechend den Neigungen und Fähigkeiten dauerhaft zu sichern oder die persönliche Entwicklung ganzheitlich zu fördern und die Teilhabe am Leben in der Gesellschaft sowie eine möglichst selbstständige und selbstbestimmte Lebensführung zu ermöglichen oder zu erleichtern.

Dieses Rehabilitationsverständnis orientiert sich an Menschen, die bleibende Folgeerscheinungen durch Gesundheitsstörungen aufweisen. Trotz Schädigungen, Fähigkeitsstörungen und Beeinträchtigungen soll ihnen durch die Entwicklung noch vorhandener Fähigkeiten und Ressourcen ein selbstbestimmtes und gleichberechtigtes Leben in der Gesellschaft ermöglicht werden (Deutsche Rentenversicherung Bund 2009). Diese Teilhabe wiederum verbessert die Lebensqualität (Kwok et al. 2011).

Den Fachbereichen Intensivmedizin, Palliativmedizin und Rehabilitation gemeinsam ist somit die Orientierung am Individuum und seiner Lebensqualität. ◘ Abb. 24.2 veranschaulicht die Lebensqualität als relevante Bezugs-

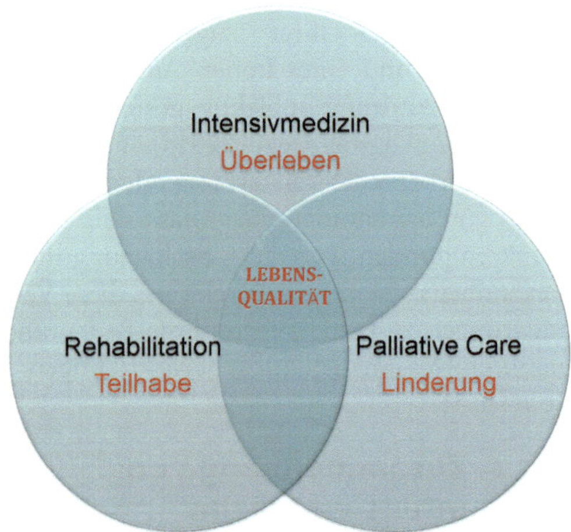

◘ **Abb. 24.2** Lebensqualität an der Schnittstelle von Intensive Care, Rehabilitation und Palliative Care. [Mod. nach: Groß (2017) Neurologie. In: Keller (Hrsg.) Außerklinische Intensivpflege. Elsevier, München]

größe der Intensivmedizin, Rehabilitation und Palliativmedizin. Diese arbeiten verzahnt, um die Behandlung eines chronisch kritisch kranken Menschen, orientiert an seiner Lebensqualität, zu optimieren.

24.2.3.1 Versorgungsrealität: Intensivmedizinische Rehabilitation im palliativen Kontext oder palliative Intensivmedizin in der Rehabilitation

Die Verzahnung der Fachbereiche Intensivmedizin, Palliativmedizin und Rehabilitation ist eine große Herausforderung für Krankenhäuser, die sich der Versorgung schwerstkranker Patienten annehmen. Bei Aufnahme ist die Diagnostik oftmals nicht abgeschlossen, auch sind zu diesem Zeitpunkt keine Aussagen über die Prognose oder den Verlauf möglich. Das behandelnde Team, aber auch die Angehörigen der Patienten, sind häufig mit einem offenen Behandlungsauftrag, einem fehlenden mündlich geäußerten Patientenwillen, unzureichend formulierten Patientenverfügungen und somit der Situation eines unklaren Patientenwillens konfrontiert (Sommer et al. 2012). Im Kontext dieser Unklarheiten besteht zugleich das Wissen, dass der Erfolg rehabilitativer Maßnahmen in Abhängigkeit zu einem frühestmöglichen Beginn steht. Damit setzt die Rehabilitation oftmals noch während der intensivmedizinischen Versorgung des Patienten ein (Schoenle et al. 2017). Zu diesem Zeitpunkt kann sowohl aufgrund der noch nicht abgeschlossenen Diagnostik als auch aufgrund benötigter Regenerationszeiten noch keine Aussage darüber getroffen werden, wie die Rehabilitationsprognose des Patienten aussehen wird, welche Schädigungen zu erwarten sind und wie die Wahrscheinlichkeit der Wiederherstellung geschädigter Funktionen eingeschätzt wird (Lee et al. 2018).

Entscheidungsfindung und Ressourcennutzung sowie evtl. auch die Situation von Patienten, Angehörigen und Behandlungsteam könnten von strukturierten Kommunikationsprozessen profitieren (Oczkowski et al. 2016). Auch kann eine Ethikkommission als beratendes Organ hinzugezogen werden (Fletcher und Siegler 1996). Bei einer Einigkeit der Beteiligten, dass der Behandlungsauftrag nicht (mehr) dem mutmaßlichen Willen des Patienten entspricht, muss den ethischen Prinzipien medizinischen Handelns entsprechend eine neue Zieldefinition und Anpassung des Behandlungsauftrags erfolgen und für das behandelnde Team dokumentiert werden (Neitzke et al. 2017). Dies kann eine Therapiebegrenzung oder einen Therapieabbruch zur Folge haben, was ein Versterben des Patienten bedeutet bzw. die Wahrscheinlichkeit auf ein Versterben erhöht (Truog et al. 2008).

Die Lebensqualität kann sich in Verläufen dieser Art sehr unterschiedlich darstellen und soll exemplarisch an einem Beispiel aufgegriffen werden.

ALS und Lebensqualität

Ein 40-jähriger männlicher Patient, der bis zu seinem Krankenhausaufenthalt autonom und gesund gelebt hat und eine gute Lebensqualität beschreibt, wird mit einer Pneumonie ins Krankenhaus aufgenommen. Zunächst wird eine nichtinvasive Beatmung eingeleitet. Da er von zuvor wiederkehrenden Lähmungserscheinungen in den Beinen sowie von vermehrtem Verschlucken berichtet, erfolgt eine umfassende Diagnostik. Diese bestätigt im Prozess der Behandlung den Verdacht einer ALS. Aufgrund einer Kombination aus ventilatorischer Insuffizienz, Dysphagie und Husteninsuffizienz muss der Patient tracheotomiert werden. Danach werden rehabilitative Maßnahmen ergriffen, die eine logopädische Behandlung seines Schluckens, den Erhalt seiner Mobilität und der Kommunikationsfähigkeit umfassen.

Abhängig von der Abstimmung der Behandlung mit den Wünschen des Patienten können die geschilderten Maßnahmen unterschiedliche Auswirkungen auf seine Lebensqualität haben, die an zwei Verläufen veranschaulicht werden.

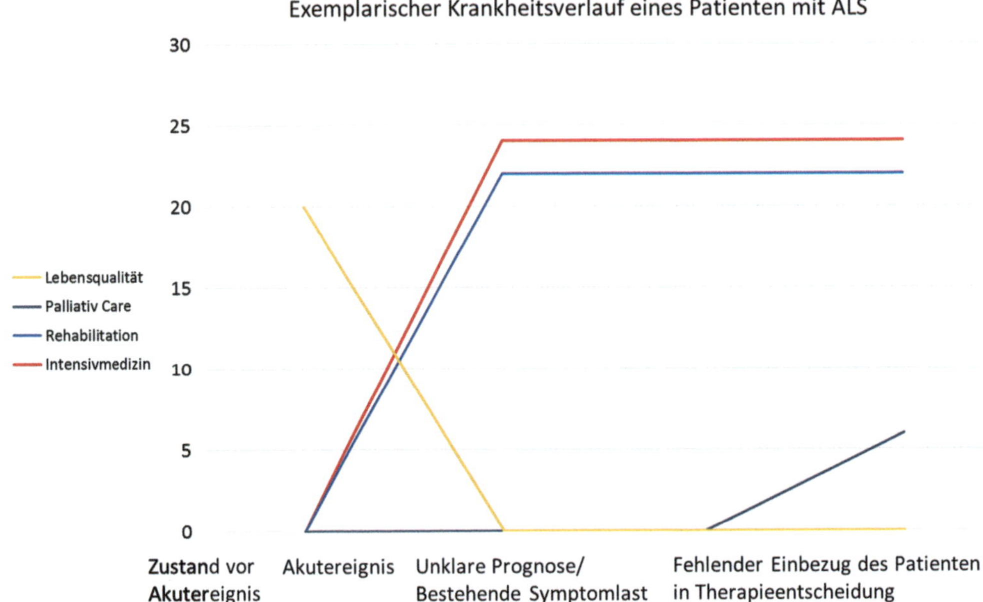

Abb. 24.3 Exemplarischer Verlauf negativ wahrgenommener Lebensqualität im Krankheitsverlauf bei ALS

In den Abb. 24.3 und 24.4 wird die Entwicklung der Lebensqualität sowie der Einsatz der Fachbereiche Intensivmedizin, Rehabilitation und Palliativmedizin im zeitlichen Behandlungsverlauf dargestellt. In Abb. 24.3 erfolgt dies mit geringem Einbezug der Wünsche des Patienten. Auf der Grundlage einer normativen Erwartungshaltung, dass es im Sinne des Patienten sei, eine höchstmögliche Lebenserwartung zu erzielen und die Symptome optimal zu lindern und zu kontrollieren, erfolgt die Behandlung im Sinne der Intensivmedizin und Rehabilitation. Trotz einer resultierenden Symptomlinderung stellt sich jedoch keine Verbesserung der Lebensqualität ein. Dies kann sich auf den fehlenden Austausch mit dem Patienten zu individuellen Wünschen an die Behandlung zurückführen lassen. In diesem hätte er sich mit dem behandelnden Team zu seinen Teilhabezielen äußern können, die in seinem Fall Genussessen und Entblockungszeiten der Kanüle umfassen. In der skizzierten Grundhaltung normativer Erwartungen jedoch würden beide Wünsche nicht automatisiert umgesetzt werden, da sie das Risiko auf eine Verschlechterung des Allgemeinzustands erhöhen.

Die Abb. 24.4 veranschaulicht erneut die Entwicklung der Lebensqualität sowie den Einsatz der Fachbereiche Intensivmedizin, Rehabilitation und Palliativmedizin im zeitlichen Behandlungsverlauf mit frühem und intensivem Einbezug der Wünsche des Patienten. Ab dem Zeitpunkt des Akutereignisses sinkt die Lebensqualität kontinuierlich, was sich insbesondere auf die akute Symptomlast der Pneumonie zurückführen lässt. Zu diesem Zeitpunkt steigt jedoch auch der Einsatz der Intensivmedizin und führt zu einer Symptomlinderung. Die Rehabilitation erfolgt parallel und dient der Symptomverbesserung sowie der Prophylaxe von Folgeerscheinungen.

Der zweite einflussnehmende Faktor ist die Diagnosestellung. Der Patient wird damit konfrontiert, dass sich seine Symptome auf die Krankheit ALS zurückführen lassen, er also eine progredient verlaufende und lebensverkürzende Erkrankung hat. Zu diesem Zeitpunkt erreicht seine Lebensqualität den

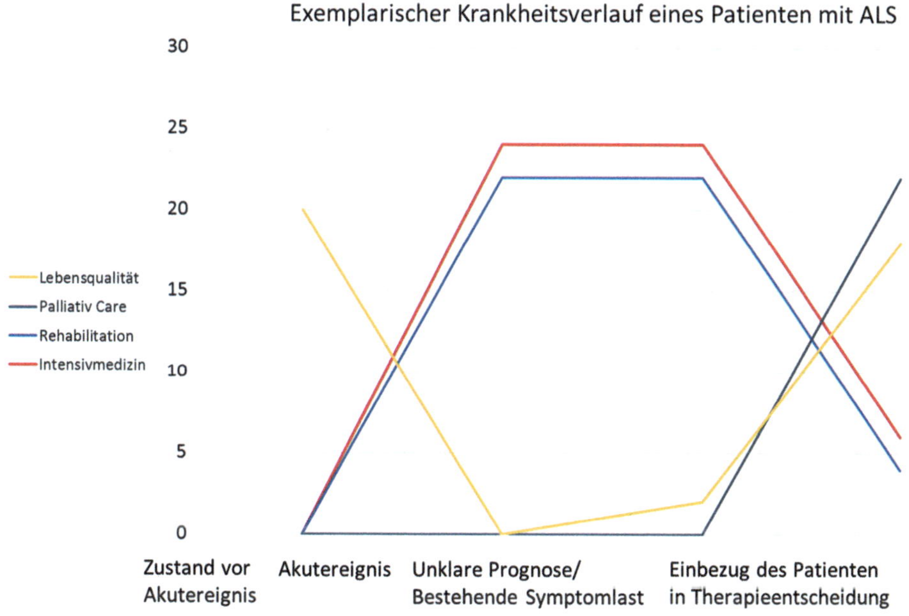

Abb. 24.4 Exemplarischer Verlauf positiv wahrgenommener Lebensqualität im Krankheitsverlauf bei ALS

Tiefpunkt. Nach einer individuell vergehenden Zeit des Verstehens und Akzeptierens, dass seine Lebenszeit durch die Erkrankung begrenzt ist, beschließt der Patient seine Lebenszeit in seinem Sinne bestmöglich nutzen zu wollen. Für ihn bedeutet dies konkret, möglichst häufig sprechen und essen zu können. Er ist darüber aufgeklärt, dass sich die Symptome durch Blockung der Trachealkanüle und Verzicht auf das Sprechen und Essen besser kontrollieren und sich seine Lebenserwartung erhöhen ließe. Er entschließt sich jedoch zu einem palliativ orientierten Ansatz und fordert für sich Aktivitäten ein, die seine Teilhabe erhöhen (Sprechen, Essen). Durch die Berücksichtigung des palliativen Ansatzes und die Reduktion intensivmedizinischer Maßnahmen erhöht sich seine Lebensqualität.

24.2.4 Abschließende Betrachtung und Ausblick

Das Fallbeispiel mit der Darstellung des Krankheitsverlaufs verdeutlicht, dass Patienten – gemäß des „Disability Paradox" – trotz einer Krankheit und den Auswirkungen auf das Leben eine gute Lebensqualität empfinden können. Eine Grundvoraussetzung für einen an der Lebensqualität orientierten Behandlungsverlauf ist, dass Patienten und Angehörige durchgängig über den Gesundheitszustand sowie den Möglichkeiten und Grenzen der medizinischen Behandlung aufgeklärt werden und unter Berücksichtigung dieser Informationen Einfluss auf ihren Behandlungsverlauf nehmen können. Die gelingende Zusammenarbeit der Intensivmedizin, Palliativmedizin und Rehabilitation ermöglicht einen Austausch zu individuellen Wünschen und Grenzen der Behandlungsmöglichkeiten und die Thematisierung palliativer Fragestellungen.

Behandlungsverläufe müssen nicht nur der Komplexität der zugrundeliegenden Erkrankung (plus etwaiger Vorerkrankungen) gerecht werden, sondern auch dem Menschen in seiner individuellen Lebenssituation. Es bedarf weiterer konzeptioneller Arbeit zu der Umsetzung dieser Behandlung im

Schnittstellenbereich von Intensivmedizin, Rehabilitation und Palliativmedizin sowie Forschungsprojekten, die sich mit dem notwendigen Unterstützungsrahmen für die Patienten, ihr soziales Umfeld, aber auch des behandelnden Teams auseinandersetzen.

24

Literatur

Literatur Abschn. 24.1

Aho-Özhan HE, Böhm S, Keller J, Dorst J, Uttner I, Ludolph AC, Lulé D (2017) Experience matters: neurologists' perspectives on ALS patients' well-being. J Neurol 264(4):639–646

Andersen PM, Abrahams S, Borasio GD et al (2012) EFNS guidelines on the clinical management of amyotrophic lateral sclerosis (MALS) – revised report of an EFNS task force. Eur J Neurol 19(3):360–375

Boehm S, Ludolph AC, Lulé D (2015) Lebensverlängernde oder – verkürzende Maßnahmen bei ALS-Patienten. Neurotransmitter 26:38–41

Borasio GD, Shaw PJ, Hardiman O, Ludolph AC, Sales Luis ML, Silani V (2001) Standards of palliative care for patients with amyotrophic lateral sclerosis: results of a European survey. Amyotroph Lateral Scler Other Motor Neuron Disord 2(3):159–164

Bourke SC, Tomlinson M, Williams TL, Bullock RE, Shaw PJ, Gibson GJ (2006) Effects of non-invasive ventilation on survival and quality of life in patients with amyotrophic lateral sclerosis: a randomised controlled trial. Lancet Neurol 5(2):140–147

Butz M, Wollinsky KH, Wiedemuth-Catrinescu U, Sperfeld A, Winter S, Mehrkens HH, Ludolph AC, Schreiber H (2003) Longitudinal effects of noninvasive positive-pressure ventilation in patients with amyotrophic lateral sclerosis. Am J Phys Med Rehabil 82(8):597–604

Chaudhary U, Birbaumer N, Ramos-Murguialday A (2016) Brain-computer interfaces for communication and rehabilitation. Nat Rev Neurol 12(9):513–525

Christodoulou G, Goetz R, Ogino M, Mitsumoto H, Rabkin J (2015) Opinions of Japanese and American ALS caregivers regarding tracheostomy with invasive ventilation (TIV). Amyotroph Lateral Scler Frontotem Degener 17(1–2):47–54

Felgoise SH, Chakraborty BH, Bond E, Rodriguez J, Bremer BA, Walsh SM, Lai EC, McCluskey L, Simmons Z (2010) Psychological morbidity in ALS: the importance of psychological assessment beyond depression alone. Amyotroph Lateral Scler 11(4):351–358

Foerch C, Kessler KR, Steckel DA, Steinmetz H, Sitzer M (2004) Survival and quality of life outcome after mechanical ventilation in elderly stroke patients. J Neurol Neurosurg Psychiatry 75(7):988–993

Herschbach P (2002) The well-being paradox in quality-of-life research – on what does our sense of well-being depend? Psychother Psych Med 52:141–150

Hecht MJ, Graesel E, Tigges S, Hillemacher T, Winterholler M, Hilz MJ, Heuss D, Neundörfer B (2003) Burden of care in amyotrophic lateral sclerosis. Palliat Med 17(4):327–333

Joyce CR, Hickey A, McGee HM, O'Boyle CA (2003) A theory-based method for the evaluation of individual quality of life: the SEIQoL. Qual Life Res 12(3):275–280

Kimura F (2016) Tracheostomy and invasive mechanical ventilation in amyotrophic lateral sclerosis: decision-making factors and survival analysis. Rinsho Shinkeigaku 56(4):241–247

Kühnlein P, Kübler A, Raubold S, Worrell M, Kurt A, Gdynia HJ, Sperfeld AD, Ludolph AC (2008) Palliative care and circumstances of dying in German ALS patients using non-invasive ventilation. Amyotroph Lateral Scler 9(2):91–98

Lazarus RS (1991) Emotion and adaptation. Oxford University Press, New York

Linse K, Rüger W, Joos M, Schmitz-Peiffer H, Storch A, Hermann A (2017) Eye-tracking-based assessment suggests preserved well-being in locked-in patients. Ann Neurol 81(2):310–315

Lulé D, Ehlich B, Lang D, Sorg S, Heimrath J, Kübler A, Birbaumer N, Ludolph AC (2013) Quality of life in fatal disease: the flawed judgement of the social environment. J Neurol 260(11):2836–2843

Lulé D, Häcker S, Ludolph A, Birbaumer N, Kübler A (2008) Depression and quality of life in patients with amyotrophic lateral sclerosis. Dtsch Arztebl Int 105(23):397–403

Lulé D, Zickler C, Häcker S, Bruno MA, Demertzi A, Pellas F, Laureys S, Kübler A (2009) Life can be worth living in locked-in syndrome. Prog Brain Res 177:339–351

Lulé D, Nonnenmacher S, Sorg S, Heimrath J, Hautzinger M, Meyer T, Kübler A, Birbaumer N, Ludolph AC (2014) Live and let die: existential decision processes in a fatal disease. J Neurol 261(3):518–525

Matuz T, Birbaumer N, Hautzinger M, Kübler A (2010) Coping with amyotrophic lateral sclerosis: an integrative view. J Neurol Neurosurg Psychiatry 81(8):893–898

Mayer SA, Copeland D, Bernardini GL, Boden-Albala B, Lennihan L, Kossoff S, Sacco RL (2000) Cost and outcome of mechanical ventilation for life-threatening stroke. Stroke 31(10):2346–2353

McDonald ER, Hillel A, Wiedenfeld SA (1996) Evaluation of the psychological status of ventilatory-supported patients with ALS/MND. Palliat Med 10(1):35–41

McLeod JE, Clarke DM (2007) A review of psychosocial aspects of motor neurone disease. J Neurol Sci 258:4–10

Montel S, Albertini L, Spitz E (2012) Coping strategies in relation to quality of life in amyotrophic lateral sclerosis. Muscle Nerve 45(1):131–134

Mora JS, Salas T, Fajardo ML, Iváñez L, Rodríguez-Santos F (2013) Self perceived emotional functioning of spanish patients with amyotrophic lateral sclerosis: a longitudinal study. Front Psychol 3:609

Narayanaswami P, Bertorini TE, Pourmand R, Horner LH (2000) Long-term tracheostomy ventilation in neuromuscular diseases: patient acceptance and quality of life. Neurorehabil Neural Repair 14(2):135–139

Oliver D, Campbell C, Sykes N, Tallon C, Edwards A (2011) Decision-making for gastrostomy and ventilatory support for people with motor neurone disease: variations across UK hospices. J Palliat Care 27(3):198–201

Olsson AG, Markhede I, Strang S, Persson LI (2010) Well-being in patients with amyotrophic lateral sclerosis and their next of kin over time. Acta Neurol Scand 121(4):244–250

Pagnini F, Phillips D, Bosma CM, Reece A, Langer E (2015) Mindfulness, physical impairment and psychological well-being in people with amyotrophic lateral sclerosis. Psychol Health 30(5):503–517

Piepers S, van den Berg JP, Kalmijn S, van der Pol WL, Wokke JH, Lindeman E, van den Berg LH (2006) Effect of non-invasive ventilation on survival, quality of life, respiratory function and cognition: a review of the literature. Amyotroph Lateral Scler 7(4):195–200

Roos E, Mariosa D, Ingre C, Lundholm C, Wirdefeldt K, Roos PM, Fang F (2016) Depression in amyotrophic lateral sclerosis. Neurology 86(24):2271–2277

Schwartz CE (2010) Applications of response shift theory and methods to participation measurement: a brief history of a young field. Arch Phys Med Rehabil 91(9):38–43

Sevick MA, Sereika S, Matthews JT, Zucconi S, Wielobob C, Puczynski S, Ahmad SM, Barsh LF (1994) Home-based ventilator-dependent patients: measurement of the emotional aspects of home caregiving. Heart Lung 23(4):269–278

Tagami M, Kimura F, Nakajima H, Ishida S, Fujiwara S, Doi Y, Hosokawa T, Yamane K, Unoda K, Hirose T, Tani H, Ota S, Ito T, Sugino M, Shinoda K, Hanafusa T (2014) Tracheostomy and invasive ventilation in Japanese ALS patients: decision-making and survival analysis: 1990–2010. J Neurol Sci 344(1–2):158–164

Literatur Abschn. 24.2

Albrecht GL, Devlieger PJ (1999) The disability paradox: high quality of life against all odds. Social Science & Medicine 48:977–988

Breinersdorf S (1804) Versuch über den gegenwärtigen Standpunkt der Theorien der Medizin. In Korn JF (Hrsg), S 44

Bundesgerichtshof (1958) Urteil vom 21. März 1958, Az.: 2 StR 393/57

Deutsche Rentenversicherung Bund (2009) Rahmenkonzept zur medizinischen Rehabilitation in der gesetzlichen Rentenversicherung

Franke A (2006) Modelle von Gesundheit und Krankheit. Huber, Bern

Fletcher JC, Siegler M (1996) What are the goals of ethics consultation? A consensus statement. J Clin Ethics 7(2):122–212

Gastl R, Ludolph A (2007) Amyotrophe Lateralsklerose. Nervenarzt 78(12):1449–1459

Goode D (1994) The national quality of life for persons with disabilities project: a quality of life agenda for the United States. In: Goode D (Hrsg) quality of life for persons with disabilities. Brookline Press, Cambridge

Groß M (2017) Lebensqualität an der Schnittstelle von Intensivmedizin, Rehabilitation und Palliativmedizin. In: Keller C (Hrsg) Fachpflege Außerklinische Intensivpflege. Urban & Fischer, München

Hurrelmann K (2000) Gesundheitssoziologie. Eine Einführung in sozialwissenschaftliche Theorien von Krankheitsprävention und Gesundheitsförderung. Juventa, Weinheim

Intensivmedizinische Gesellschaften Österreichs (2004) Empfehlungen zum Thema Therapiebegrenzung und -beendigung an Intensivstationen. Wien Klin Wochenschr 116:763–767

Israelsson-Skogsberg Å et al (2018) ‚I'm almost never sick': everyday life experiences of children and young people with home mechanical ventilation

Krasney OE (1983) Krankheit und Mutterschaft. In: Köhler PA, Zacher HF (Hrsg) Beiträge zu Geschichte und aktueller Situation der Sozialversicherung. Duncker & Humblot, Berlin

Kuzma-Kozakiewicz M, Andersen PM, Ciecwierska K, Vázquez C, Helczyk O, Loose M, Uttner I, Ludolph AC, Lulé D (2019) An observational study on quality of life and preferences to sustain life in locked-in state. Neurology 93(10):e938–e945. ► https://doi.org/10.1212/WNL.0000000000008064

Kwok TCY, Pan JH, Lo R, Song X (2011) The influence of participation on health-related quality of life in stroke patients. Disabil Rehabil 33(21–22):1990–1996

Lee L, Lo YT, Hsieh P-J, James ML, King NKK (2018) Long-term recovery profile of patients with severe disability or in vegetative states following severe primary intracerebral hemorrhage. J Crit Care 48:269–275

Lippke S, Renneberg B (2006) Konzepte von Gesundheit und Krankheit Gesundheitspsychologie. Springer, Wiesbaden

McDermid RC, Bagshaw SM (2009) Prolonging life and delaying death: the role of physicians in the context of limited intensive care resources, Philosophy, Ethics, and Humanities in Medicine

Neitzke G, Böll B, Burchardi H, Dannenberg K, Duttge G, Erchinger R, Gretenkort P, Hartog C, Knochel K, Liebig M, Michalsen A, Michels G, Mohr M, Nauck F, Radke P, Salomon F, Stopfkuchen H, Janssens U (2017) Dokumentation der Therapiebegrenzung. Empfehlung der Sektion Ethik der Deutschen Interdisziplinären Vereinigung für Intensiv- und Notfallmedizin (DIVI) unter Mitarbeit der Sektion Ethik der Deutschen Gesellschaft für Internistische Intensivmedizin und Notfallmedizin (DGIIN). ► https://www.divi.de/empfehlungen/publikationen/ethik/360-dokumentation-der-therapiebegrenzung/file. Zugegriffen: 15. Okt. 2018

Oczkowski SJW, Chung H-O, Hanvey L Mbuagbaw L, You JJ (2016) Communication tools for end-of-life decision-making in the intensive care unit: a systematic review and meta-analysis, Critical Care 20(1):97

Oehmichen F, Manzeschke A (2011) Ein besonderer Zustand als Folge der Intensivmedizin: Chronisch kritisch-krank. Deutsches Ärzteblatt 33:1730–1733

Oehmichen F, Pohl M (2015) Chronisch kritisch krank – Langzeitfolgen von Sepsis und multipler Organdysfunktion. In: Werdan K et al (Hrsg) Sepsis und MODS. Springer, Heidelberg

Opderbecke HW, Weißbauer W (1985) Entschließungen- Empfehlungen- Vereinbarungen. Ein Beitrag zur Qualitätssicherung in der Anästhesiologie. Anästhetische Intensivmedizin 26:331

Parsons T (1967) Definition von Gesundheit und Krankheit im Lichte der Wertbegriffe und der sozialen Struktur Amerikas. In: Mitscherlich A, Brocher T, von Mering O, Horn K (Hrsg) Der kranke in der modernen Gesellschaft. Kiepenheuer & Witsch, Köln, S 57–87

Robert Koch Institut (Hrsg) (2002) Gesundheit im Alter, Gesundheitsberichterstattung des Bundes Heft 10. ► https://edoc.rki.de/bitstream/handle/176904/3159/29qmd3FjnRtQ_63.pdf?sequence=1. Zugegriffen: 10. Okt. 2018

Schoenle PW, Beyer J, Bredehorst M, Grotkamp S, Brahner V, Seger W, Cibis W, Badke A, Weinbrenner S (2017) Intensivmedizinische Rehabilitation funktioneller schwerstgeschädigter Patienten- missing link zwischen Intensivmedizin und Rehabilitation. Neurol Rehabil 23:243–249

Schuntermann MF (2009) Einführung in die ICF: Grundkurs-Übungen-offene Fragen. Hüthig Jehle Rehm, München

Sommer S, Marckmann G, Pentzek, M, Schmitten JId (2012) Advance directives in nursing homes: prevalence, validity, significance, and nursing staff adherence. Deutsches Ärztebl Int 109(37):577–583

Truog RD, Campbell ML, Curtis JR, Haas CE, Luce JM, Rubenfeld GD, Rushton CH, Kaufman DC (2008) Recommendations for end-of-life care in the intensive care unit: a consensus statement. Am Coll Crit Care Med 36(5):1699

World Health Organization (1986) The Ottawa Charter for Health Promotion. ► http://www.who.int/healthpromotion/conferences/previous/ottawa/en. Zugegriffen: 17. Okt. 2018

World Health Organization (2002) National cancer control programmes: policies and managerial guidelines, 2. Aufl. World Health Organization, Geneva

Alltag mit Beatmung für Angehörige und intime Partnerschaften

Birgit Behrisch

M. Groß (Hrsg.), *Neurologische Beatmungsmedizin*, https://doi.org/10.1007/978-3-662-59014-0_25

Einleitung

Die technischen Entwicklungen in der Intensivmedizin ermöglichen immer mehr Menschen das Überleben akuter oder chronischer lebensbedrohlicher Erkrankungen, u. a. durch den Einsatz von Beatmungsequipment. Damit einher geht für einen Teil der Betroffenen das Risiko von der lebenserhaltenden Technologie langzeitabhängig, „auf besondere Weise überwachungs- und/ oder pflegeabhängig" (Oehmichen und Manzeschke 2011) und somit chronisch kritisch krank (CKK) zu werden. (Längerfristige) Krankheitsbewältigung wird in medizinsoziologischer Perspektive von Corbin und Strauss (2004) als Arbeit beschrieben. Dies meint, dass Betroffene und ihre Angehörigen Aspekte der Erkrankung über einen zielgerichteten, aus verschiedenen Aufgaben bestehenden Handlungsplan bewältigen. Im Folgenden werden verschiedene Aufgabentypen und ihre gesundheitlichen sowie alltagsgestaltenden Auswirkungen auf Betroffene und ihre Angehörigen, insbesondere den Lebenspartner oder die Lebenspartnerin, beschrieben. Im Falle von Beatmung müssen im Vergleich zu Situationen bei anderen Erkrankungen spezifische zusätzliche Herausforderungen gehändelt werden, welche sich aus der technisch gerahmten (Risiko)situation ergeben.

25.1 Stationäres Setting

Dauerhafte Beatmung kann bei einer progredienten Erkrankung ein absehbarer Zustand sein oder ergibt sich nach einer stationären intensivmedizinischen Akutversorgung mit längerer stationärer Anschlussversorgung. Auf Station sind Entscheidungen hinsichtlich des (Nicht)einsatzes der technischen Möglichkeiten sowie palliativer Versorgung zu fällen, welche die Betroffenen, je nach Grunderkrankung (un) vorbereitet, aber in jedem Fall unter Zeitdruck treffen. Im Falle einer kognitiven Beeinträchtigung oder Nichtansprechbarkeit des beatmeten Menschen müssen Angehörige dies entscheiden. Die Situation der Angehörigen wird in Studien[1] vorrangig hinsichtlich der Aspekte von Depression, Angst und posttraumatischen Stresssymptomen sowie der (gesundheitsbezogenen) Lebensqualität beschrieben. Es lässt sich zusammenfassend sagen, dass Angehörige von intensivstationär-beatmeten Personen signifikant Belastungen psychischer und psychischer Natur und Einschränkungen in den Aktivitäten der Lebensführung erfahren, welche in Abhängigkeit von einer geringen Rekonvaleszenz auch Monate später noch bestehen (Choi et al. 2011). Besonders aus Entscheidung über notwendige lebenserhaltende Maßnahmen ohne Wissen um Willen und Präferenzen der erkrankten Person resultiert psychischer Stress (Hickman und Douglas 2010). In der Frage gesundheitlicher Risiken geraten Angehörige damit als Patienten zweiter Ordnung in den Blick, welche gleichfalls die beeinträchtigenden mentalen wie physischen Langzeitfolgen von Intensivmedizin und -pflege zu händeln haben. Posttraumatische Stresssymptome, welche die gesundheitsbezogene Lebensqualität einschränken, treten bei Angehörigen ebenso häufig auf wie bei den Beatmeten selbst, daher wird von „postintensive care syndrome-family" gesprochen. Zudem besteht zwischen den gezeigten Belastungssymptomen ein signifikanter Zusammenhang. Haines et al. weisen 2015 allerdings darauf hin, dass es mit den derzeitigen Messansätzen nicht möglich ist evtl. positive Effekte, z. B. der Kompetenzstärkung, zu messen.

1 Mit dem Begriff Chronical Critical Ill (CCI) wird die stationäre Akutsituation von langer, und möglicherweise dauerhaft beatmeten Menschen beschrieben. Der Betrachtungszeitraum der Studien ist zumeist kurz, in der Regel werden eher kurze Follow-up-Perioden bis zu sechs Monaten betrachtet. Nur ein Bruchteil wird chronisch kritisch krank, die Studien geben aber Hinweise auf wichtige Herausforderungen im stationären Setting.

Gelingt eine Entwöhnung von der Beatmung nicht und eine dauerhafte Beatmungspflicht steht an, ist zu klären, wie und wo die technische und professionelle/personale Überwachung gestaltet werden soll. Im nun einsetzenden Risikomanagement stellen sich Fragen der Verantwortungsübernahme, die zwischen den nicht einschätzbaren Folgen des permanenten Überwachungsregimes, gerade auch im Hinblick auf die zu schützende Privatsphäre im häuslichen Bereich, im Verhältnis zu der nicht einschätzbaren Risikoerhöhung bei einer Verminderung der Überwachungsintensität, abzuwägen sind (Oehmichen und Manzeschke 2011).

25.2 Häusliches Setting

Die technische Abhängigkeit bedeutet ein hohes Maß an umfassender Pflege, welches von den Angehörigen ein kognitives Begreifen von Zweck und Vorteil der Prozedur sowie Akzeptanz der technischen Lösung verlangt (McDonald et al. 2015). Im häuslichen Setting kann sich für Angehörige ein breites Spektrum an Aufgaben von Grund- und Behandlungspflege, Umgang mit der Technik sowie Koordination organisatorischer Aufgaben und Einarbeitung und Anleitung von Pflegekräften ergeben. Die Übernahme der einzelnen Tätigkeiten erfolgt im Zusammenhang mit dem eigenen Rollenverständnis und der Beziehungsgestaltung (Lademann et al. 2017). Die Situation der Angehörigen dauerhaft beatmeter Menschen wird auch hier als (hoch)belastet beschrieben. Gerade die Anfangszeit in der häuslichen Versorgung wird seitens der Angehörigen als kräftezehrend erlebt, wenn alle alltäglichen und insbesondere pflegerischen Herausforderungen noch als neu und unsicher wahrgenommen werden (Evans et al. 2012). Während sich diese Probleme mit der Zeit über Routinen entspannen, ergibt sich merkliche physische Belastung bei steigender Pflegedauer, insbesondere durch die Pflege selbst und den Schlafmangel.

Der Umstand der Lebensverlängerung der Beatmeten wird als positiver Effekt wahrgenommen mit gleichzeitig hoher emotionaler und sozialer Belastung (Dybwik et al. 2011). Die Form der Beatmung beeinflusst die wahrgenommene Lebensqualität:

- während nichtinvasive Beatmung mit hoher und gleicher Zufriedenheit von Beatmeten und Angehörigen einhergeht,
- bewerten Angehörige von trachestomierten Patienten ihre Lebensqualität geringer (Kaub-Wittemer et al. 2003).

Emotionale Belastungen in Form depressiver Verstimmung ergeben sich v. a. wenn die Kommunikation nur eingeschränkt möglich ist. Weiterhin belasten Restriktionen des Alltags, voran die enge räumliche Bindung an die eigene Wohnung oder das eigene Haus mit einer geringeren Möglichkeit zu außerhäuslichen sozialen Kontakten (Evans et al. 2012).

Angehörige fühlen sich in hohem Maße für ein Gelingen der Situation verantwortlich, eine Art moralische Verpflichtung bis zum Ende für die Patienten dazu sein. Dies steht nicht unwesentlich mit der Wahrnehmung im Zusammenhang mit der eigenen Expertise unverzichtbar für die adäquate Versorgung zu sein (oder auch keine Wahl zu haben), da das versorgende System als unzureichend angesehen wird (Dybwik et al. 2011[2]). Eine hohe finanzielle Belastung der Patienten und Angehörigen wird berichtet. Hinsichtlich möglicher Unterstützung wird als drängendstes Problem der nahezu andauernde Umstand angesehen, gegen das pflegerische und bürokratische Versorgungssystem opponieren zu müssen. Angehörige leisten eine Bearbeitung immenser bürokratischer Anforderungen, erleben aber eine geringe Einbindung in Entscheidungsprozesse bei gleichzeitigem Gefühl von Unverständnis oder Desinteresse seitens

2 Der Artikel spiegelt den Literaturstand in den europäischen sowie nordamerikanischen Diskussionen wieder.

Verwaltung und der Professionellen gegenüber den wichtigen familiären Belangen (Dybwik et al. 2011). So entsteht oftmals eine unbefriedigende Konkurrenzsituation zwischen Angehörigen und Professionellen (Pflegefachkräfte, medizinisches und therapeutisches Personal, Verwaltung), da die Logik der Angehörigenpflege nicht unbedingt mit der Logik des Versorgungssystems übereinstimmt.

Angehörige erarbeiten sich in der häuslichen Versorgung durch ihr hohes Engagement mit der Zeit eigene Kompetenzen, für welche sie gern mit Respekt und Anerkennung honoriert werden möchten, anstatt als „Bittsteller, Dauerbelastete oder wahlweise als Störfaktor bzw. Lückenfüller" (Lademann et al. 2017) angesprochen zu werden. In diesem Sinne wünschen sich Angehörige statt standardisierter Schulungen in Vorbereitung auf die Versorgung eher eine am individuellen Bedarf orientierte Anleitung und gezielte Begleitung.

Angehörige bewerten ihren Alltag, welcher sich viel über die Pflege und technische Prozeduren strukturiert, im Vergleich mit Bekannten als eine etwas andere Lebenssituation, aber keineswegs als ein unglückliches Leben. Als positive Effekte werden die Entwicklung von eigener Stärke oder Stolz auf das Geleistet benannt (Dybwik et al. 2011). Den zahlreiche Belastungen stehen Chancen in Richtung Selbstbestimmung und Autonomie gegenüber (Lademann et al. 2017). In Bezug auf Hörbeeinträchtigung (Scarinci et al. 2009) und Aphasie (Grawburg et al. 2013) wurde die Situation Angehöriger mittels ICF (WHO) als „third-party disability" konzeptualisiert. Aktivitäts- und Teilhabebeschreibungen ermöglichen es neben negativen, gesundheitsgefährdenden Effekten durch die veränderte Lebenssituation auch positive Aspekte z. B. Zugewinne wie steigende Vertrautheit zwischen den Eheleuten oder neue Bekanntschaften darzustellen.

25.3 Intime Partnerschaft als bestimmte Angehörigenform

Bis hierher wurde allgemein von Angehörigen gesprochen, was der derzeitigen Studienlage geschuldet ist. Generell sind eine Übersicht über das Thema und ein Vergleich der Studien untereinander schwierig, da die Situation Angehöriger als „caregiver" vorrangig unter dem Aspekt der für die pflegebedürftige Person zu leistenden sozialen Unterstützung thematisiert wird. Weitere Merkmale der eigentlich sehr heterogenen Personengruppe, die sich hinsichtlich Beziehungsstatus (Ehe-/Paarbeziehung, Eltern, Kinder, Geschwister), Umfang der Hilfeleistungen, Ausmaß des Engagements (Lademann et al. 2017) als auch soziostruktureller Daten auffallend unterscheidet, werden für die Analyse kaum genutzt. Dabei wird der Einfluss des Beziehungsstatus auf sich unterscheidende Studienergebnisse hinsichtlich der Lebensqualität diskutiert (Wintermann et al. 2016), wie auch Pflege aufgrund bestehender Geschlechterrollenerwartungen und geschlechtsbezogener unterschiedlicher Erfahrungen mit sozialer Unterstützung, trotz sich abzeichnender Veränderungen, weiterhin eine weibliche Domäne darstellt. So gibt es auch Hinweise auf mögliche Risikogruppen, z. B. junge Frauen, welche Pflege, Berufstätigkeit und Kinder vereinbaren müssen (Haines et al 2015).

Neben medizinischen, gesundheitlichen Parametern kann die Wahrnehmung und das Erleben der Situation von Angehörigen über die Funktion oder Strukturtyp von Beziehungen beschrieben und erklärt werden. Anhand des Typs intime Partnerschaft soll dies mittels psychologischer und soziologischer Ansätze für die Situation beatmeter Menschen und ihrer Partner abgeleitet werden, um die bislang aufgeführten Befunde genauer einordnen zu können.

25.4 Dyadisches Coping und Konzepte der Gemeinsamkeit

In psychologischer Perspektive bestimmen sich Partnerschaft u. a. über Intimität, Zusammengehörigkeitsgefühl und Verlässlichkeit, wechselseitige Wertschätzung, Leistung von Unterstützung, gegenseitige Fürsorge sowie das Gefühl, für das Wohlbefinden vom Partner notwendig zu sein. Daran anschließend werden in systemisch-transaktionaler Sicht Stress und Coping in Partnerschaften als dyadischer Prozess gegenseitigen Wahrnehmens von Stresssignalen und deren Antwortreaktionen innerhalb des Paares beschrieben (Bodenmann 2015). Für verschiedene körperliche Erkrankungen wie Krebs, Myokardinfarkt oder rheumatische Arthritis konnte gezeigt werden, dass Formen des positiven dyadischen Coping, d. h. eine gute Übereinstimmung und Koordination bezüglich der von beiden Personen eingesetzten Copingstrategien die Partnerschaftsqualität positiv beeinflussen und sich der Umgang der erkrankten Angehörigen mit der Erkrankung verbessert (Bodenmann 2015). Bei kognitiven oder psychischen Beeinträchtigungen sind unter Paaren allerdings vermehrt eher negative Formen von amivalentem oder unengagiertem Coping zu beobachten. Dyadisches Coping kann als Prädikator langfristiger Adaptionsprozesse an chronische Krankheiten und damit als Schlüssel zum Verstehen der gesundheitlichen Situation beider Partner begriffen werden und darüber Implikationen für eine psychosoziale Unterstützung liefern (Ernst 2015).

Da die Situation der Beatmung je nach Eintrittsereignis mit oder ohne kognitive Beeinträchtigung einhergeht, sollten partnerschaftliche Bearbeitungsprozesse und Herausforderungen diesbezüglich genauer betrachtet werden. Denn in der Frage wie Paare den Eintritt einer schweren Beeinträchtigung positiv handhaben können, wird seitens psychologisch-therapeutischer Disziplinen die Fähigkeit benannt, die Herausforderung, welche sich aus der gesundheitlichen Situation einer Person ergeben als gemeinsame Paarherausforderung, als „we-experience“, zu begreifen (Bodenmann 2015).

Weiterhin geht es darum, die Krankheit nicht zum alleinigen Lebensinhalt werden zu lassen, eine realistische Aushandlung des Paares bezüglich der Unterstützung vorzunehmen und eine Balance zwischen gemeinsamen und Einzelaktivitäten zu finden (Rolland 1994). Auch (medizinsoziologische) qualitative Interviewstudien betonen den Aspekt eines gemeinsamen Managements in Form von Aushandlungsprozessen über Aufgaben, (geteilte) Aktivitäten und Freiheiten (Cup et al. 2011). Dies alles ist jedoch nur bei einem Mindestmaß an geteilter Kommunikation und Ansprache möglich, oder zumindest ihrer Annahmen. Denn in der biographischen (gemeinsamen) Identitätsarbeit schreiben sich die (pflegenden) Partner die Aufgabe, eine Balance zwischen der notwendigen Aufrechterhaltung individueller Unabhängigkeit gegenüber dem Bedarf nach Sicherheit mit voranschreitender Erkrankung zu finden, oftmals selbst zu. Beispielweise versuchen Ehefrauen von COPD-Patienten die eigenen (negative) Affekte von Angst und Ungewissheit mittels eines leitenden Konzepts von „biographical we“ zu kontrollieren, um dem erkrankten Partner einen konstruktiven Umgang mit seiner biographischen Brucherfahrung zu ermöglichen (Aasbø et al. 2016).

25.5 Zweierbeziehung als Strukturtypus und partnerschaftliche Bearbeitung

Soziologisch rekurriert der Begriff Zweierbeziehung auf einen Strukturtypus, der durch einen hohen Grad an Verbindlichkeit und ein gesteigertes Maß an Zuwendung beschrieben werden kann und die Praxis sexueller Interaktion (oder zumindest ihrer Möglichkeit) miteinschließt (Lenz 2006). In diesem Sinne stellt der Eintritt einer schwerwiegenden

Beeinträchtigung für eine Zweierbeziehung einen „nomischen Bruch" dar, d. h. Paare stehen vor ähnlichen grundlegenden Aushandlungsprozessen wie zu Beginn ihrer Beziehung (Behrisch 2014). Paare erarbeiten sich mit und in ihrer Beziehung eine eigene segregierte Teilwelt, welche sich durch (geteilte) Ansichten, Materialitäten sowie Rituale und Routinen gestaltet und aufrechterhalten wird.

Eine Beeinträchtigung aufgrund der körperlichen Veränderung einer der Personen verändert zunächst die strukturell-materialen als auch handlungsbasierten Möglichkeiten diese Teilwelt aufrechtzuerhalten bzw. stellt eine Weiterführung der Dyade durchaus auch in Frage, besonders wenn bereits Unstimmigkeiten in der Beziehung vorlagen[3]. Die partnerschaftliche Arbeitsorganisation muss nun den Arbeitsausfall des Partners mit körperlicher Beeinträchtigung und gleichzeitig einen Mehraufwand an Arbeit bzw. Erbringung neuer Arbeitsaufgaben (re)organisieren, was i. d. R. sämtliche Bereiche partnerschaftlicher Lebensführung (Berufstätigkeit, Wohnen, soziales Netz) betrifft und somit allumfassende Auswirkungen zeigt. Für das Paar wird die Spezifik der Dyade, die höchstmögliche Nähe garantiert und mit ihrer geringen Personenzahl gleichzeitig aber auch die geringste Möglichkeit zur Abwälzung von Pflichten bedeutet, problematisch. Wichtig ist darauf hinzuweisen, dass die Neukonzeption von Alltag sich im Rahmen individueller/partnerschaftlicher Ressourcen von medizinisch-therapeutischem wie sozialrechtlich-bürokratischem Wissen vollzieht, wobei trotz Beratungspflicht Betroffene unzureichend über ihre Rechte und Möglichkeiten ihrer Durchsetzung informiert werden.

3 Die Literatur unterliegt einem positiven Bias, da zu (qualitativen) Studien vorrangig Personen bereit sind, welche zu der Wahrnehmung einer im Ganzen gelingenden Situation gekommen sind. Über Beziehungsabbrüche in Folge schwerwiegender Erkrankungen, die ein Tabu darstellen und kausal schwer zu argumentieren sind, gibt es oft nur Hinweise (Behrisch 2014).

Für die Umwälzung des partnerschaftlichen Alltags braucht das Paar (gemeinsam und individuell) eine Interpretation zum einen darüber, wie selbsttätig der Partner mit Beeinträchtigung ist und was dies zum anderen bezüglich der Verfügbarkeit für die zweite Person der Dyade bedeutet. Darauf aufbauend werden dann Aspekte der zentralen dyadischen Bereiche von Individualität, Intimität und Privatheit (Simmel 1985) bearbeitet. Im Bereich Individualität geht es um veränderte Rollenverteilung und Verzicht, Sicherung der Würde, als auch biographische Gewinne und Verluste, während sich Zweierbeziehungen hinsichtlich der Intimität mit einem veränderten (ästhetischen) Körperbild sowie der (Nicht)vereinbarkeit von Sexualität und pflegerischer Intimität mit der Gefahr einer Rollenverwischung von Liebes- und Pflegebeziehung auseinandersetzen müssen. Auch eine mögliche Delegation von Arbeitsaufgaben an Dritte, welche dauerhaft den „fremden Blick" als auch nicht immer konform gehende Organisations- und Zeitstrukturen in die Privatsphäre bringen, steht zur Diskussion (Behrisch 2014).

Die Fragen von Selbsttätigkeit und Verfügbarkeit, Rollenverteilungen, Sexualität und Delegation von Arbeitsaufgaben stellen sich im Zusammenhang mit der Situation der Beatmung nochmals besonders dar. Es sei auf zwei Aspekte verwiesen. Beatmung meint den Bedarf an umfassender, hochspezialisierter, technisierter Pflege, welche ad hoc erst einmal dem professionellen Bereich zugeordnet wird und für den häuslichen Bereich abgesichert werden muss – sowohl in personaler als auch finanzieller Hinsicht. Die bringt einen spezifischen aufwändigen, andauernden und bürokratischen Mehraufwand mit sich, welcher ein besonders hohes Engagement und Belastbarkeit des Paares erfordert. Zusätzlich hat das Paar ein spezifisches Risikomanagements zu erbringen, d. h. individuell und gemeinschaftlich muss ein Weg gefunden werden, mit dem immerwährenden lebensbedrohenden Komplikationsrisiko umzugehen.

▪▪ Fazit

Dieser komprimierte Durchgang durch verschiedene disziplinarische Verstehens- und Erklärungsansätze hinsichtlich der Situation beatmeter Menschen und ihrer Angehörigen, im speziellen des Lebenspartners, soll verdeutlichen, dass gegenüber der Perspektive, Angehörige im Sinne sozialer Unterstützung als uneingeschränkte Ressource zu betrachten, Vorsicht geboten ist. Angehörige, speziell Partner, sollten hinsichtlich spezifischer Gesundheitsförderung oder Unterstützung für sich adressiert werden. Grundsätzlich sollte die Perspektive „Angehörige" genauer in ihrer bestimmten Funktion und Struktur, z. B. als intime Partnerschaft, in den Blick geraten. In der Beatmungssituation erfolgt die Bewältigung der Erkrankung unter besonderen Bedingungen wohlfahrtsstaatlich und technisch gerahmten Risikomanagements. Letztendlich, und auf dieser Basis handeln intime Partnerschaften, geht es in der dyadischen Bearbeitung schlicht um Gestaltung des gemeinschaftlichen Lebens als Paar. Dies kann je nach Beziehungsqualität, geteilten oder trennenden Vorstellungen, Rahmenbedingungen oder Routinen sehr unterschiedlich aussehen, sollte in seiner Bedeutung aber nicht vernachlässigt werden.

Literatur

Aasbø G, Solbrække KN, Kristvik E, Werner A (2016) Between disruption and continuity: challenges in maintaining the,biocraphical we' when caring for a partner with severe, chronic illness. Sociol Health Illn 38(5):1–15

Behrisch B (2014) „Ein Stück normale Beziehung": Zum Alltag mit Körperbehinderung in Paarbeziehungen. transcript, Bielefeld

Bodenmann G (2015) Illness and dyadic coping. In: Wright JD (Hrsg) International encyclopedia of the social & behavioral sciences. Elsevier, Amsterdam, S 593–595

Choi JY, Donahoe MP, Zullo TG, Hoffman LA (2011) Caregivers of the chronically critically ill after discharge from the intensive care unit. Am J Crit Care 20(1):12–23

Corbin JM, Strauss AL (2004) Weiterleben lernen. Huber, Bern

Cup EHC, Kinébanian A, Satink T, Pieterse AJ, Hendricks HT, Oostendorp RAB, van der Wilt GJ, van Engelen BGM (2011) Living with myotonic dystrophy; what can be learned from couples? BMC neurology 11(86). ► https://doi.org/10.1186/1471-2377-11-86

Dybwik K, Tollåli T, Nielsen EW, Brinchmann BS (2011) "Fighting the system": families caring for ventilator-dependent children and adults with complex health care needs at home. BMC Health Serv Res 11(156). ► https://doi.org/10.1186/1472-6963-11-156

Ernst J (2015) Dyadisches Coping bei Patienten mit COPD. Psychother Psych Med 65(11):402

Evans R, Catapano M, Brooks D, Goldstein R, Avendano M (2012) Family caregiver perspectives on caring for ventilator-assisted individuals at home. Respir J 19(6):373–379

Grawburg M, Howe T, Worrall L, Scarinci N (2013) A qualitative investigation into third-party functioning and third-party disability in aphasia. Aphasiology 27(7):828–848

Hickman RL, Douglas SL (2010) Impact of chronic critical illness on the psychological outcomes of family members. AACN Adv Crit Care 21(1):80–91

Haines KJ, Denehy L, Skinner EH, Warrilow S, Berney S (2015) Psychosocial outcomes in informal caregivers of the critically ill. Crit Care Med 43(5):1112–1120

Kaub-Wittemer D, von Steinbüchel N, Wasner M, Laier-Groeneveld G, Borasio GD (2003) Qualita of life and psychosocial issues in ventilated patients with Amyotrophic Lateral Sclerosis and their caregivers. J Pain Symptom Manage 26(4):890–896

Lademann J, Schaepe C, Ewers M (2017) Die Perspektive Angehöriger in der häuslichen Beatmungspflege. Pflege 30(2):77–83

Lenz K (2006) Soziologie der Zweierbeziehung. VS, Wiesbaden

McDonald J, McKinlay E, Keeling S, Levack W (2015) How family carers engage with technical health procedures in the home. BMJ Open 5(7). ► https://doi.org/10.1136/bmjopen-2015-007761

Oehmichen F, Manzeschke A (2011) Chronisch kritischkrank. Deutsches Ärzteblatt 108(33):A 1730–1732

Rolland JS (1994) In sickness and in health: the impact of illness on couples' relationship. J Marital Fam Ther 20(4):327–347

Scarinci N, Worrall L, Hickson L (2009) The ICF and third-party disability. Disabil Rehabil 31(25):2088–2100

Simmel G (1985) Schriften zur Philosophie und Soziologie der Geschlechter. Suhrkamp, Frankfurt a. M.

Wintermann G-B, Weidner K, Strauß B, Rosendahl J, Petrowski K (2016) Predictors of posttraumatic stress and quality of life in family members of chronically critically ill patients after intensive care. Intensive Care 69(6). ► https://doi.org/10.1186/s13613-016-0174-0

Begleitung der Patienten und familienzentrierte Pflege

Christine Keller

M. Groß (Hrsg.), *Neurologische Beatmungsmedizin*, https://doi.org/10.1007/978-3-662-59014-0_26

Einleitung

Die Begleitung neurologischer Patienten und ihrer Familien ist für Ärzte, Pflegende und Therapeuten sehr anspruchsvoll. Kennzeichnend für diese Patienten ist ein hoher therapeutisch-pflegerischer Aufwand durch Einschränkungen in vielen Lebensaktivitäten, teilweise zeigen sich Veränderungen von Bewusstsein, Persönlichkeit und psychischer Situation, bei Kindern Entwicklungs- und Verhaltensstörungen. Hinzu kommt meist ein langer Rehabilitationsprozess, der nicht immer eine vollständige Heilung garantiert und teilweise progredient verlaufende Erkrankungen (▶ Kap. 25).

Gestalt und Verlauf vieler chronischer Krankheiten haben sich durch den medizinisch-technisch-pharmakologischen Fortschritt verändert. Patienten überleben heute länger – auch mit besserer Lebensqualität und größerer Autonomie. Das bedeutet aber auch, sie müssen lange Zeit mit der Erkrankung und ihren Folgen leben und sie müssen Funktionseinschränkungen, Pflegebedürftigkeit, Therapien und dauerhaftes Angewiesen sein auf das Versorgungssystem täglich ins Leben integrieren. Die Betroffenen sind mit einer Vielzahl an Diensten, Institutionen und Professionen konfrontiert und blicken im Spätstadium meist auf lange, verschlungene Versorgungskarrieren zurück (Schaeffer 2010).

Besonders Pflegende haben auf längere Zeit eine große Nähe zu den Betroffenen und erleben den Krankheitsverlauf intensiv mit.

26.1 Bewältigungshandeln von Patienten mit einer chronischen Erkrankung

Patienten mit chronisch neurologischen Erkrankungen werden vom professionellen Team oft als „schwierig“ erlebt, denn sie verhalten sich scheinbar unangemessen und keiner rationalen Logik folgend. In der Einleitung begründet sich die Wichtigkeit, sich mit dem Bewältigungshandeln von chronisch kranken Menschen auseinanderzusetzen.

Seit den 1960er Jahren gibt es umfangreiche Untersuchungen zum Bewältigungshandeln bei chronischer Krankheit. Meist wurde nur die Außenperspektive betrachtet, z. B. von Familienangehörigen oder dem professionellen Team. „Vielmehr wird die eigentliche und hauptsächliche Bewältigungsarbeit von den Erkrankten geleistet […]. Auch dies ist Grund – sogar zentraler Grund, wie ich meine – dafür, der Sichtweise und den Erwartungen des Patienten weitaus mehr Aufmerksamkeit zu schenken als bisher, denn sie sind die eigentlichen Experten.“ (Schaeffer 2010).

26.1.1 Überlebensstrategien – ein Phasenmodell zum Charakter des Bewältigungshandelns chronisch Erkrankter

‚Überlebensstrategien – ein Phasenmodell zum Charakter des Bewältigungshandelns chronisch Erkrankter‘ so nennen Schaeffer und Moers ihr Modell. „Im Mittelpunkt des aus der Subjekt- bzw. Patientenperspektive entwickelten Phasenmodells steht das Bewältigungshandeln chronisch Erkrankter in den unterschiedlichen Phasen des Krankheitsverlaufs.“ (Schaeffer 2009). Zentrale Begriffe bzw. Kernaussagen sind (Schaeffer und Moers 2008):

- **Spannungsverhältnis zwischen Handeln und Erleiden**
  Chronische Krankheiten haben eine schwer zu kontrollierende Eigendynamik, die sich zwischen Aktivität und Teilhabe und phasenweise auch Ausgeliefertsein und Erleiden ausrichtet.
- **Ambiguität**
  Chronisch Kranke befinden sich in einem permanenten Zustand „bedingter“ Gesundheit bzw. Krankheit. Das hat auch Auswirkungen auf den Umgang mit der

Krankheit und auf die Patientenrolle, die beständig neu gefunden werden muss. Das Erleben von Gesundheit bzw. Krankheit ist immer subjektiv und kann nicht von medizinischen Befunden abhängig gemacht werden.

- **Überlebensstrategien**
  Das primäre Interesse des Kranken gilt nicht der Krankheit/Behinderung, sondern dem Leben, das aus den Fugen geraten ist. Alle Bewältigungsstrategien verfolgen immer das Ziel, das durch die Krankheit beschädigte Leben zu reparieren und wieder unter Kontrolle zu bringen.
- **Bewältigung**
  Handlungsanstrengungen, die ein erkrankter Mensch unternimmt, um mit den zahlreichen biografischen, sozialen, alltagsweltlichen und krankheitsbezogenen Problemen umzugehen. Bewältigungshandeln kann höchst unterschiedliche Ausprägungen annehmen. Darin ist sowohl aktives Handeln als auch passives Verharren eingeschlossen.
- **Phasenhafter Verlauf**
  Erleben der Krankheitssituation, Bewältigungshandeln, Krankheitsmanagement und Umgang mit der Patientenrolle verändern sich im Verlauf der chronischen Erkrankung.

26.1.2 Die sechs Phasen von chronischer Krankheit

Der Verlauf einer chronischen Krankheit lässt sich nach Schaeffer und Moers in sechs Phasen einteilen. Die Beschreibung der Phasen hat idealtypischen Charakter und verallgemeinert, hilft aber das Einzelschicksal besser zu verstehen. Sie stellen sich bei chronisch körperlichen Erkrankungen anders dar als bei chronisch psychischen Erkrankungen.

Die sechs Phasen von chronischer Krankheit nach Schaeffer und Moers (2008) sind:

1. **Im Vorfeld der Diagnose**
   Der Betroffene beobachtet erste Krankheitszeichen, die ihn irritieren. Häufig bagatellisiert er sie oder sucht nach anderen Begründungen. Abwarten oder kognitives Vermeiden sind weitere Strategien. Der Betroffene fühlt sich nicht als Patient.
2. **Manifestation der Erkrankung**
   Durch eine krisenhafte Zuspitzung der Symptome kommt es zur Diagnose. Der Betroffene erlebt diese als biografische Zäsur. Er ist völlig geschockt, Informationen prallen ab, er schwankt zwischen Hoffen und Verzweiflung, zwischen Depression und Aggression, ist orientierungslos und handlungsunfähig. Das professionelle Team erlebt ihn als **passiven Patienten.** Abhängig von unterschiedlichsten Faktoren (z. B. psychische und soziale Ressourcen) dauert diese Phase unterschiedlich lange.
3. **Restabilisierung**
   Die Langzeitbehandlung beginnt, verbunden mit Anpassungs- und Umstellungserfordernissen. Beim Erkrankten keimt Hoffnung auf Normalisierung auf, wenn die Therapie Besserungen zeigt. Er zeigt eine hohe Compliance und Therapietreue und wird vom professionellen Team als **vorbildlicher Patient** erlebt. Er verkennt aber oft den Charakter der chronischen Erkrankung. In dieser Zeit erlangt der Betroffene oft seine Handlungsfähigkeit wieder und entwickelt ein Verhältnis – welches auch immer – zur Krankheit. Er muss Antworten auf die Frage finden: Wie Weiterleben mit der Krankheit? Patienten entwerfen dafür unterschiedliche Bewältigungsstrategien.
4. **Leben im Auf und Ab der Krankheit**
   In den nächsten Monaten und Jahren wechseln sich Phasen von relativer Stabilität, erneuter Instabilität und Krisen und abermaliger Restabilisierung ab. Der Betroffene erkennt die Chronizität seiner

Erkrankung und ist gefordert, seine Bewältigungsstrategien immer wieder anzupassen. Im Krankheitsmanagement zeigt er nun eine geringere Adhärenz und lässt auch schon mal Therapien ausfallen, denn die Hoffnung auf Heilung ist enttäuscht worden. Das professionelle Team erlebt ihn nun als **normalen Patienten.** Mehr und mehr wird sein Handeln zu einer Überlebensstrategie, er will das Leben trotz Fortschreiten der Krankheit aufrechterhalten. Dem Kranken fällt es immer schwerer das Bewältigungshandeln an den Verlauf anzupassen, es verfestigt sich zunehmend und Optionsspielräume verringern sich.

5. **Einsetzen der Abwärtsbewegung**
   Die Krankheitssituation verschlechtert sich weiter. Der Patient erlebt Überforderung, Verunsicherung, Verbitterung und Kampf um Lebensperspektiven. Im Krankheitsmanagement zeigt er eine wechselhafte Compliance mit Vernachlässigung von Therapien, weil er erlebt hat, dass die Krankheit trotzdem fortschreitet. Das professionelle Team erlebt ihn nun als **kritischen Patienten.** Das Ringen um die eigene Identität bekommt eine immer größere Bedeutung, die Aufmerksamkeit auf die Krankheit rückt immer weiter nach unten. Viele Kranke machen fragwürdige Pläne oder treffen kontraproduktive Entscheidungen. Das Ziel ist, an den verbliebenen Lebensvorstellungen und an der eigenen Autonomie festzuhalten. Das soziale und professionelle Umfeld erkennt die Zustandsverschlechterung oft nicht. Der Kranke fühlt sich unverstanden, nicht gesehen und nicht adäquat unterstützt.
6. **Beschleunigung der Abwärtsbewegung und Sterben**
   Der Patient erkennt, dass das Lebensende naht. Hilflosigkeit, Resignation, trichterförmige Zuspitzung der Lebensperspektive und auch Todesangst breiten sich aus. Der Verlust von körperlicher und psychischer Integrität und Handlungsfähigkeit ist für ihn kaum zu ertragen. Das professionelle Team erlebt ihn als **leidenden Patienten.** Und doch, je näher der Tod rückt, desto mehr scheint das Thema Sterben in den Hintergrund zu rücken. Der Kampf um das wenige verbliebene Leben bleibt.

Mögliche Bewältigungsstrategien von chronisch Kranken (nach Schaeffer und Moers 2008)

- Das Leben wird ganz auf die Krankheit abgestellt und um sie zentriert, die Krankheit entwickelt sich gewissermaßen zum Identitätsersatz.
- Die Krankheit wird dem Leben untergeordnet, das alte Leben wird so weit wie möglich weitergeführt, die Krankheit bekommt nicht mehr Raum als unbedingt notwendig.
- Die Krankheit wird zum Anlass genommen, das Leben neu auszurichten, es findet eine „Kurskorrektur" statt.
- Die Krankheit wird kognitiv abgewehrt, damit sollen das Bestehende und die Kontrolle erhalten bleiben.
- Der Patient ergibt sich schicksalshaft. Er nimmt Krankheit, Krankheitsfolgen und Behandlungen stillschweigend hin; er führt das Leben getrennt davon, ebenfalls schicksalsergeben.

Nicht immer zeigen sich diese Strategien in Reinform. Alle Bewältigungsstrategien sind Versuche des Betroffenen, das „aus den Fugen geratene" Leben wieder in den Griff zu bekommen. Sie sind immer eine Folge des „Repertoires", das ihm zur Verfügung steht.

Kennzeichen der Bewältigungsstrategien

- Die einmal gewählte Grundstruktur des Bewältigungshandelns verändert der chronisch Kranke nicht.

- Das Bewältigungshandeln entwickelt sich im Verlauf der Erkrankung immer mehr zu einer Überlebensstrategie.
- Das Bewältigungshandeln bleibt dem Leben verpflichtet, auch wenn die Krankheit immer weiter voranschreitet. Das erklärt manche Widersprüchlichkeit oder Paradoxität im Handeln des Kranken.
- Im Gegensatz dazu verändert sich der Umgang mit der Krankheit und die Patientenrolle: vom vorbildlichen Patienten zum leidenden Patienten.

Paradox erscheint, dass mit steigender Anforderung an die Krankheitsbewältigung die Bereitschaft sinkt, diese Anforderungen zu erfüllen (Keller 2017).

26.1.3 Konsequenzen des Modells für das professionelle Team

Aus der Arbeit von Schaeffer und Moers lassen sich für das professionelle Team folgende Konsequenzen ableiten:

- Chronisch Kranke brauchen ein Verständnis für ihr individuelles Bewältigungshandeln, denn sie stellen sich den Herausforderungen ihrer Krankheit auf ihre eigene Weise und mit ihren Strategien.
- Im Sinne einer Patientenorientierung muss die Versorgungssituation individuell gestaltet werden. Therapeutisches und pflegerisches Handeln muss in den unterschiedlichen Phasen immer wieder neu auf die Situation des Kranken und seine Bedürfnisse, Ziele, Wünsche ausgerichtet werden.
- Gefordert sind Formen der Unterstützung, die nicht der Expertenperspektive folgen, sondern die dem chronisch Kranken bei der Bewältigung seiner Herausforderungen behilflich sind.
- Der Veränderung der Patientenrolle muss im Verlauf der Erkrankung mehr Beachtung geschenkt werden. Chronisch Kranke sind – anders als akut Kranke – immer im doppelten Einsatz: Sie müssen ihr Leben und ihre Krankheit meistern.

26.2 Einführung in die familienzentrierte Pflege

Krankheit ist immer auch eine Familienangelegenheit. „Chronische Krankheit spielt sich nie in einem luftleeren Raum ab, sondern ist immer eingebettet in vielfältige systemische Zusammenhänge", so bringt Arist von Schlippe die Bedeutung der familienzentrierten Medizin und Pflege auf den Punkt (Keller 2018).

Im Versorgungskontext chronisch kranker neurologischer Patienten sind Patientenorientierung und Ganzheitlichkeit alleine nicht ausreichend, denn sie haben typischerweise nur den Patienten im Fokus, Familienmitglieder spielen kaum eine Rolle. Die Familie kann aber bei chronisch Kranken nie unbeachtet bleiben, denn sie und ihr chronisch krankes oder behindertes Mitglied beeinflussen sich gegenseitig in vielfältiger Weise. Chronische Krankheit bzw. Behinderung kann zu einem entscheidenden Bestandteil familiärer Interaktionen werden und das gesamte soziale Geschehen beeinflussen, ja zum „organisierenden Prinzip" innerhalb des Familiensystems werden, um das sich jede Kommunikation dreht (von Schlippe 2003).

Die Notwendigkeit, Familienmitglieder in die Versorgung mit einzubeziehen, erscheint daher unabdingbar. Aber die Familie ist mehr als nur ein soziales Unterstützungssystem, in dem Pflege- und Behandlungsaufgaben übernommen werden. Vielmehr teilt sie gemeinsame Überzeugungen über Familie, Krankheit und Gesundheit und über die Welt insgesamt. Und die Familie gibt dem Kranken ganz praktisch Fürsorge, Liebe und Unterstützung. „Die Einbeziehung bei der Krankenversorgung bedeutet für Familienangehörige in vielen Fällen die Möglichkeit, ein Gefühl von Kontrolle in einer von ihnen primär nicht kontrollierbaren Situation zurückzugewinnen" (Kröger et al. 2002).

Und in diese familiären Interaktionen kommen die professionellen Helfer. Sie sind nicht neutrale Beobachter des Geschehens, vielmehr greifen sie in dieses „Gewebe von Interaktionen" direkt mit ein. Oftmals wird ihnen sogar eine vermittelnde Rolle zwischen den Familienangehörigen zugeschrieben (von Schlippe 2003).

26.2.1 Grundhaltungen und -annahmen in der familienzentrierten Pflege

Die Veröffentlichung des Buches „Nurses and Families – a Guide to Family Assessment and Intervention" von Lorraine M. Whrigt und Maureen Leahey 1984 in Kanada und Nordamerika ist ein Meilenstein der familienzentrierten Pflege[1]. Die wichtigsten theoretischen Grundannahmen für Pflegende, übertragbar auf das gesamte professionelle Team, sind:

- Das Familiensystem ist Teil größerer Systeme und setzt sich aus vielen Subsystemen zusammen. Pflegende bzw. das professionelle Team erforschen in diesem Zusammenhang, wer zum Familiensystem gehört, welche Subsysteme es gibt und in welche größeren Systeme die Familie eingebettet ist, z. B. Verwandtschaft, Nachbarschaft, Wohnort.
- Die Familie als Ganzes ist größer als die Summe ihrer Teile. Das professionelle Team weiß, dass die Beobachtung einzelner Familienmitglieder nicht das Gleiche ist wie die Beobachtung der Familie insgesamt, weil immer auch die Interaktionen zwischen den Familienmitgliedern eine Rolle für ein System spielen.
- Die Veränderung eines Familienmitglieds beeinflusst alle anderen Familienmitglieder. Jedes Ereignis, jedes Verhalten eines Familienmitglieds hat immer auch Auswirkungen auf alle anderen, weil sich die Familienmitglieder nun nicht mehr in gewohnter Weise verhalten können, wenn einer aus der Familie ein abweichendes Verhalten zeigt.
- Die Familie ist in der Lage eine Balance zwischen Veränderung und Stabilität zu schaffen. Jede Familie – wie jedes andere System auch – ist beständig in Veränderung, sodass Veränderung und Stabilität selbstverständlich nebeneinander existieren. Jede Veränderung ist der Anfang von einem neuen, anderen Gleichgewicht, von einer Neuorganisation innerhalb der Familie.
- Zirkuläre Kausalität erklärt das Verhalten von Familienmitgliedern besser als lineare Kausalität. Lineare Kausalität beschreibt Ursache-Wirkungs-Muster. In Familien, wie in jedem anderen sozialen System, herrschen aber rekursive Muster, d. h. wechselseitige Beziehungen. Das bedeutet, das Verhalten des kranken Familienmitglieds bewirkt Verhalten bei allen anderen, was wiederum das Verhalten des Kranken beeinflusst. Im Fazit bedeutet das auch, dass nie ein Familienmitglied für die Probleme der ganzen Familie verantwortlich gemacht werden darf.
- Familiensysteme haben die Fähigkeit zur Selbstregulation. Dadurch erhalten sie sich selbst und sind von außen nicht steuerbar. In dieser Aussage findet sich auch die zentrale Annahme, dass die Familie bereits über alle Ressourcen verfügt, die sie zur Lösung ihrer Probleme benötigt – auch wenn sie diese im Moment nicht nutzt. Aufgabe des professionellen Teams ist es, den Kranken und seine Familie bei der Nutzung von Ressourcen und der Lösungssuche zu unterstützen. Dafür ist es nicht notwendig, sich mit Problemen zu beschäftigen.

1 Die deutsche Übersetzung „Familienzentrierte Pflege" ist in 1. Auflage 2009 im Huber Verlag erschienen, die 2. Auflage 2014.

- Veränderung ist abhängig von der Wahrnehmung des Problems. Die Beobachtung einer bestimmten Situation innerhalb der Familie wird vom professionellen Team oft als „wahr" betrachtet im Sinne von „objektiv richtig". Im systemischen Denken gilt aber die Grundannahme, dass jegliche Beobachtung immer durch die eigene „Brille der Wahrnehmung" geschieht. Oft werden Familien so Probleme zugesprochen, die sie selbst so gar nicht sehen. Zum anderen besteht die Gefahr, dass Pflegende Partei für die „Wirklichkeit" eines Familienmitglieds ergreifen und damit die wichtige Position von Allparteilichkeit und Neutralität verlassen.
- Veränderung ist abhängig von der gemeinsamen Entwicklung der Behandlungs- bzw. Pflegeziele. Das setzt voraus, dass Patient, Familie und professionelles Team gemeinsame Ziele erarbeiten. Nur so kann es überhaupt gelingen, unangemessene und unrealistische Ziele auf beiden Seiten zu vermeiden. Patienten und Angehörige beklagen oft, dass Pflegende ihre professionellen Ziele unbedingt durchsetzen wollen, ohne ihre Bedürfnisse und Ziele zu erfragen und zu berücksichtigen. Pflegende beklagen häufig, dass v. a. Angehörige unrealistische Erwartungen an den Heilungs- und Rehabilitationsprozess haben, Maßnahmen fordern, die den Kranken offensichtlich überfordern.

Mit diesen Grundhaltungen und -annahmen beginnt familienzentrierte Pflege – sie sind die ersten Interventionen.

26.2.2 Interventionen in der familienzentrierten Pflege

Weitere Interventionen sind das Geno- und Ökogramm, interventionsorientierte Fragen und Familiengespräche. Familienzentrierte Pflege betont die Stärken und Resilienz der Familie. Maßnahmen zielen darauf ab, Gesundheitsförderung und Selbstmanagement der Familien zu fördern (Wright und Leahey 2014). Das professionelle Team kann Familien die Interventionen nur anbieten, niemals anordnen, befehlen, verlangen oder erzwingen (Wright und Leahey 2014). Häufig wird mit der professionellen Fachlichkeit oder mit haftungsrechtlichen Sorgen argumentiert, wenn immer wieder (ungefragte) Ratschläge geben werden oder Maßnahmen gegen die Wünsche der Familie durchgesetzt werden. „Die Offenheit für Interventionen hängt außerdem entscheidend von der Beziehung zwischen den Pflegenden und der Familie ab […]."(Wright und Leahey 2014). Für eine gute Beziehungsgestaltung ist das professionelle System verantwortlich.

Eine systemisch-familienzentrierte Perspektive setzt eine entsprechende Qualifikation des professionellen Teams und strukturelle Rahmenbedingungen voraus, die sich in Form von dauerhaften Angeboten zur Psychohygiene, wie Supervisionen und regelmäßigen kollegialen Beratungen, zeigt. Schwierige Zusammenhänge können so reflektiert und das Verständnis für den Patienten und seine Angehörigen gefördert werden. Ein familienzentrierter Ansatz ist mehr als ein bloßes Lippenbekenntnis im Leitbild. Das professionelle Team muss in den Grundsätzen einer familienzentrierten Pflege und Medizin und in den besonderen Methoden der Gesprächsführung geschult sein. Nur mit diesen Vorbedingungen lässt sich ein Beziehungsprozess zwischen Pflegenden und chronisch erkrankten Patient und ihren Familien nachhaltig, human und wertschätzend gestalten (Limberger 2017).

26.2.2.1 Genogramm und Ökogramm

Geno- und Ökogramm (Wright und Leahey 2014) sind zentrale strukturelle Assessments zur Darstellung der inneren und äußeren Strukturen eines Familiensystems. Ihre Erstellung ist der Beginn der Beziehungsgestaltung zwischen Pflegenden/professionellem Team und Familiensystem.

Ein **Genogramm** kann komplexe Familienstrukturen, Beziehungen und Grenzen sichtbar machen. Ausgehend vom Patienten (Indexperson) kann es bis zu drei Generationen umfassen. Die im Haushalt gemeinsam lebenden Personen können zusätzlich betrachtet werden. Das Genogramm gibt eine Grundstruktur für das Erstgespräch vor und ist wichtiges Instrument im Überleitungsmanagement. Zentral sind die Fragenstelllungen:

- In welchem sozialen und familiären Kontext ist der Patient eingebettet?
- Welche kulturellen, religiösen und sozialen Bedingungen spielen eine Rolle?
- Welche familiären Ressourcen können für einen zielführenden Therapie- und Pflegeprozess genutzt werden?

Weitere wichtige Familienfaktoren können ergänzend in das Genogramm eintragen werden, z. B. Namen, Alter, Hochzeiten, Scheidungen, Todesdaten.

Das Assessment kann auch berücksichtigen:

- Angaben zur generationalen Struktur der Familie,
- wesentliche Lebensereignisse der Familie,
- Beziehungen der Familienmitglieder untereinander,
- Angaben zu stattgehabten, auch genetischen Krankheiten,
- evtl. Angaben zu Gesundheitsüberzeugungen und Krankheitsverhalten der Familie,
- evtl. Angaben zum Umgang mit Stress, sozialen Belastungen, Schmerz und Verlust in der Familie oder Konfliktstrukturen.

Darüber hinaus können auch sog. weiche Informationen durch z. B. folgende Fragen erhoben werden:

- Wie gelingt es der Familie Privatheit aufrechtzuerhalten und wo kann das professionelle Team Unterstützungen anbieten?
- Welche Veränderungen hat es im Alltagsleben gegeben?
- Welche Veränderungen haben in der Partnerschaft und Familie stattgefunden, um sich auf die Krankheit/Behinderung einzustellen?
- Was hilft der Familie mit der Krankheit/Behinderung und ihren Folgen fertig zu werden?

Das **Ökogramm** stellt den Kontakt der Familie zu größeren Systemen her, es bildet die wichtigsten Beziehungen der Familie zur „Außenwelt“, z. B. Nachbarschaft, Gemeinde, Arbeitsplatz, ab. Es zeigt auch, wo Ressourcen sind oder wo sie fehlen. Wie im Genogramm können auch Konflikte dargestellt werden. Anders als das Genogramm, welches auch auf die Vergangenheit ausgerichtet ist, stellt das Ökogramm die Gegenwart dar.

Prinzipien für die Erstellung

- Geno- bzw. Ökogramm werden mit dem Patienten und seinen Angehörigen im Rahmen der (Pflege) anamnese erstellen. Sie können „das Eis brechen", die Struktur des Gesprächs vorgeben und ein zielgerichtetes Gespräch einleiten:
  - Der Familie zunächst den Sinn des Geno- bzw. Ökogramms erklären
  - Prioritäten setzen, die sich an der Familiensituation orientieren
  - Darstellung von zwei Generationen sind i. d. R. ausreichend
  - Nach Möglichkeit für das erste Gespräch möglichst viele Familienmitglieder einladen, Interesse an jedem Familienmitglied zeigen
  - Zunächst mit „leichten" Fragen (Fakten, Berufe, Hobbys/Interessen usw.) beginnen, dann genauer in die Subsysteme bzw. die erweiterte Familie eintauchen
  - Stieffamilien/Patchworkfamilien sind wichtig, z. B. wegen Sorgerecht, Besuchsregelungen,

Beziehungen innerhalb der Stieffamilie
- Verbale und nonverbale Äußerungen/familiäre Interaktionen beobachten, darauf eingehen bzw. daran anschließen, „Was wird gesagt und wie wird es gesagt und wie reagieren weitere Familienmitglieder?"
- Nach Familiengrundsätzen/Familiencredos, Überzeugungen zu Gesundheit und Krankheit fragen, ggf. gezielt nach Krankheiten nachfragen („Gibt es in Ihrer Familiengeschichte Alkoholmissbrauch?")

- Patient und Familienmitglieder bestimmen, was im Geno- bzw. Ökogramm vermerkt wird.
- Das Geno- bzw. Ökogramm stellt eine Momentaufnahme dar und kann sich verändern oder weiterentwickeln.
- Interpretationen der Pflegenden werden nicht notiert, Aussagen der Familienmitglieder sehr wohl.
- Das Geno- bzw. Ökogramm kann durch schriftliche Formulierungen in der Dokumentation ergänzt werden.

26.2.2.2 Interventionsorientierte Fragen

Fragen sind ein zentrales Elemente in der familienzentrierten Pflege (Wright und Leahey 2014). Sie haben in der systemischen Sichtweise nicht nur die Funktion zur Informationssammlung, sondern sind insbesondere auch Interventionen. (Interview-) Fragen beruhen auf der kommunikationstheoretischen Annahme, dass es unmöglich sei, Fragen zu stellen, ohne damit zugleich bei der befragten Person eigene Ideen anzustoßen.

Der Fragende entscheidet, ob sich durch die Fragen ein problemzentrierter Fokus eröffnet oder ob lösungsorientierte Fragen den Patienten und seine Familie von belastenden individuellen Sichtweisen wegführen.

Typische Schritte einschließlich Fragen im Prozess eines Familiengesprächs bzw. einer Beratung

Grundsätzlich sollte gelten: Keine Beratung ohne Auftrag, d. h. das professionelle System bietet diese an und respektiert, wenn die Familie momentan keine Beratung möchte (von Schlippe und Schweitzer 2016). Jedes Gespräch, jede Beratung hat ihren eigenen Verlauf. Nachfolgende Schritte können als Orientierung dienen (von Schlippe und Schweitzer 2016).

1. Kontext des Gesprächs klären, z. B.
   - Welche Bedeutung hat das Gespräch für Sie?
   - Welche Erwartungen haben Sie?
2. Problemdefinitionen und -muster erfragen, z. B.
   - Was genau ist das Problem?
   - Wann ist/war es am schlimmsten?
   - Wie stark ist das Problem auf einer Skala von 1–10?
   - Was sind Ihre schlimmsten Befürchtungen? Wie geht es Ihnen dann?
   - Was tun Sie/Andere, wenn das Problem auftritt?
   - Wie wirkt sich das Problem aus auf Sie/auf Andere aus, in welcher Weise?
3. Fragen nach der „inneren Landkarte". Menschen geben jeder Situation und jedem Erleben eine bestimmte Bedeutung, z. B. gut oder schlecht, bedrohlich, herausfordernd, motivierend. Damit erhält das Geschehene einen ganz individuellen Sinn. Sind verschiedene Menschen an einer Situation beteiligt, so ist die Sinngebung durchaus unterschiedlich. Es ist entscheidend im Miteinander, die Bedeutung einer Situation für den Anderen zu erkennen, sich in seinen Bedeutungsrahmen zu begeben, seine Sichtweisen zu erkennen, z. B.
   - Welche Bedeutung hat das für Sie?
   - Was macht die Situation mit Ihnen?

- Was ist Ihre schlimmste Befürchtung?
- Warum regt Sie das so auf?
- Was denken Sie über die Entscheidung?

5. Erklärungen für das Problem erfragen und Ausnahmen, z. B.
   - Was meinen Sie, ist die Ursache des Problems?
   - Wie sehen es Andere? Sehen es Andere auch so?
   - Was würde XY zum Problem sagen?
   - Wann war das schon einmal anders?
   - Gibt es Zeiten, in denen das Problem nicht so stark ist?

6. Erwartungen und Ziele klären z. B.
   - Welche Erwartungen haben Sie an wen?
   - Was würde passieren, wenn die Erwartungen erfüllt werden/nicht erfüllt werden?
   - Welches Ziel möchten Sie erreichen („Wunderfrage“)?
   - Wie genau soll die Lösung aussehen?
   - Was würden Sie als erstes Zeichen für eine wichtige, wenn auch geringfügige Verbesserung halten?
   - Woran werden Sie erkennen/Andere erkennen, dass das Problem verschwunden ist?
   - Wo wäre ein Kompromiss für Sie möglich?
7. Nach der Zukunft fragen, z. B.
   - Was wünschen Sie sich für Ihr krankes Familienmitglied?
   - Was wollen Sie bis nächstes Jahr erreichen?
   - Wo sehen Sie sich in 3 Jahren? Ihre Familie?
8. Bisherige Lösungsversuche erfragen, Erklärungen für das Ausbleiben von Lösungen erfragen, z. B.
   - Was haben Sie bisher schon unternommen, um zu einer Lösung zu kommen?
   - Was passiert, wenn Sie Lösungsversuche unternehmen?
   - Welche Lösungsvorschläge haben Andere gemacht?
   - Auf einer Skala von 1–10: Wo stehen Sie momentan? Was hat Ihnen geholfen, damit Sie an diesem Punkt stehen? Was braucht es, um einen Schritt weiter zu kommen? Welche Stärken/Ressourcen können Sie nutzen? Was brauchen Sie konkret von anderen? Was ist dann anders? Beschreiben Sie die Situation.
   - Haben Sie eine Erklärung für das Ausbleiben einer Lösung?
   - Wer trägt Verantwortung wofür, für welche Veränderung?

Werden funktionierende Lösungen genannt, dann bleibt der Berater an diesen und baut sie gemeinsam mit dem Familienmitglied aus, solange bis praktikable Lösungsschritte entstanden sind.

26.2.2.3 Familiengespräche

(Pflegerische) Familiengespräche (Wright und Leahey 2014) beginnen mit der Versorgungsübernahme und sollen dann regelmäßig stattfinden. Das Erstgespräch dient in erster Linie dazu, die Familie kennenzulernen. Zukünftige Gespräche erhalten und fördern die Beziehung zwischen professionellem System und Familiensystem, Unstimmigkeiten können angesprochen und ausgeräumt werden, ehe sich Konflikte daraus entwickeln. Das professionelle Team zeigt seine Wertschätzung für die Leistungen der Familie. Und dafür braucht es nicht mal viel Zeit (Wright und Leahey 2014):

> » Wir glauben, dass das Wissen über familienzentrierte Pflege auch in sehr kurzen Familiensitzungen effektiv angewendet werden kann, und behaupten, dass ein 15-minütiges oder sogar kürzeres Familiengespräch zielgerichtet, wirkungsvoll, informativ und sogar heilend sein kann. Jeder Einbezug von Familienmitgliedern, und sei er noch so kurz, ist besser als keiner.

Jedes Familiengespräch lässt sich in vier Phasen einteilen: Beziehungsaufbau, Assessment,

Intervention und Abschluss. Ein standardisiertes Vorgehen, zumindest am Anfang, schafft für alle Beteiligten Sicherheit und Nachvollziehbarkeit.

Leitfaden für ein (pflegerisches) Familiengespräch

Indikation, Anlass, Zielsetzung

- Regelmäßiges Familiengespräch im Rahmen der (pflegerischen) Versorgung
- Spezieller Anlass
- Jemand wünscht das Gespräch
- …

Beteiligte Personen

- Von der Familie anwesend:
- Vom Pflegeteam anwesend:
- Sonstige:

Vorbereitungen

- Örtlichkeit
- Wer lädt wen ein?
- Dokumentation vorbereiten
- Eigene Zielsetzungen überlegen

Gesprächsablauf

- *Begrüßung und Beziehungsaufbau*
  - Struktur, Ziele und Dauer des Familiengesprächs erklären
  - Thema und Erwartungen für das Familiengespräch herausfinden
    - „Welches ist die wichtigste Frage, die Sie im Verlauf des Gesprächs geklärt haben wollen?"
    - „Welche Bedeutung hat das Gespräch für Sie?"
    - „Welche Erwartungen haben Sie an das Gespräch?"
    - …
- *Thema bzw. Problem durch Fragen konkretisieren, Wirklichkeit der Familie bzw. einzelner Familienmitglieder erfassen*
  - Interventionsorientierte Fragen nutzen
    - „Wie könnte ich/könnten wir Sie unterstützen?"
    - …
- *Familie loben und individuelle Stärken herausstellen, Wertschätzung ausdrücken, Ressourcen aufzeigen*
  - „Ich muss Ihnen zunächst einmal sagen, dass mich Ihr Engagement für Ihren Mann sehr beeindruckt."
  - „Ihre Familie zeigt viel Kraft und Courage im Umgang mit der Behinderung."
  - „Ich bin sehr beeindruckt, wie Ihre Familie zusammenhält und die Situation gemeinsam trägt."
  - …
- *Gemeinsame Ziele und Maßnahmen erarbeiten*
  - Interventionsorientierte Fragen nutzen
    - „Was können Sie dazu beitragen, um das Problem zu lösen?"
    - „Was wünschen Sie sich von uns?"
    - „Wo wäre ein Kompromiss für Sie möglich?"
    - „Wie könnten folgendes anbieten …"
    - …
- *Abschluss*
  - Vereinbarungen zusammenfassen
  - Aufgaben verteilen, delegieren
  - Folgegespräch verabreden, vereinbaren
  - Wertschätzenden persönlichen Abschluss finden
  - Nach aktuellem Befinden fragen

Eigene Reflexion zum Gesprächsverlauf

- Wie ist das Gespräch verlaufen?
- Wie ist es mir ergangen? Was könnte optimiert werden?
- Was möchte ich an meinem Verhalten, an meiner Gesprächsführung verändern?

26

26.3 Bewältigungshandeln bzw. Muster in Familien mit chronischer Krankheit und Behinderung

Dem Familiensystem kommt beim Bewältigungshandeln und der Anpassung an die neue Situation mit Krankheit/ Behinderung eine entscheidende Funktion zu. Nicht immer gelingt es der Familie ein „guter" Umgang mit der Krankheit oder Behinderung. Arist v. Schlippe hat 11 Muster („zehn plus eins") in Familien mit chronisch kranken Kindern beobachtet, die sich auch auf Familien mit chronisch kranken Erwachsenen übertragen lassen. Zu jedem Muster hat er ein „Familiencredo" formuliert, das die „innere Landschaft" der Familie repräsentiert (von Schlippe 2003).

- **Große Nähe und starke Bindungen in der Familie**
  - **Enge Bindungen:** „Nun müssen wir zusammenhalten! Wir können uns nur aufeinander verlassen, alleine ist keiner lebensfähig!"
  - **Eingefrorene Rollenkonstellationen:** „Jeder Veränderung ist bei der Bedrohung, unter der wir stehen, gefährlich! Den eingeschlagenen Lösungsweg beibehalten!"
  - **Probleme bei Trennungen/Distanzierungen:** „Distanzierung ist gefährlich!"
  - **Isolation nach außen:** „Die Außenwelt ist bedrohlich! Wir haben weder Zeit noch Energie, uns mit der Außenwelt zu beschäftigen!"
  - **Enge Beziehung zwischen Bezugsperson und Patient:** „Ich bin verantwortlich für die Erkrankung!"
- **Verdecktes Konfliktpotenzial in den Familien**
  - **Verantwortungsdiffusion:** „Wenn Mama und Papa sich nicht kümmern, mache ich auch nichts!"
  - **Tabuisierung und Bagatellisierung:** „Solange wir es nicht aussprechen, haben wir es noch gebannt."
  - **Harmonisierung:** „Wir können uns keine weiteren Konflikte leisten!"
  - **Suche nach der Ursache:** „Was habe ich/wir/du falsch gemacht?"
  - **Eingefrorene Rollenkonstellation:** „Jeder Veränderung ist bei der Bedrohung, unter der wir stehen, gefährlich! Den eingeschlagenen Lösungsweg beibehalten!"
  - **Isolation nach außen:** „Die Außenwelt ist bedrohlich! Wir haben weder Zeit noch Energie, uns mit der Außenwelt zu beschäftigen!"
- **Bedrohliche Familiengeschichten-Mehrgenerationsmuster**
  - Ungute Muster im Umgang mit Gesundheit und Krankheit werden als „Geschichten" über Generationen weitergegeben.
- **Reibungsloser Umgang**
  - „Die Krankheit ist zwar wichtig, bestimmt aber nicht unser Leben." „Illnes is at its place."

26.4 Zusammenfassendes Fazit

Die Aufgabe des professionellen Teams ist die Unterstützung und Begleitung der Familie und des Patienten – ohne Bewertung, auch wenn Verhaltensmuster „einen Preis" für das Familiensystem oder einzelne Familienmitglieder haben. Dazu gehört auch, die verschiedenen Konzepte und Theorien zu kennen und in den täglichen Alltag zu integrieren:

1. Wissen über die somatischen Aspekte der jeweiligen chronischen Krankheit, also was die konkrete Krankheit ausmacht, was ihre spezifischen Anforderungen sind, die Bedingungen eines guten Krankheitsmanagements.
2. Wissen um individuelle Bewältigungsprozesse, hier ist das gesamte Spektrum der psychologischen Bewältigungsforschung nutzbar, wie: Widerstandsfähigkeit (Hardiness), Kohärenzgefühl,

Selbstwirksamkeit/Kontrollüberzeugung, kindliche Krankheitskonzepte bzw. Krankheitstheorien Erwachsener, familienzentrierte Pflege.

3. Wissen um die Qualität der Systeme, die um die Krankheit herum „semantische Umwelten" gebaut haben, also im Laufe von Jahren bedeutsame Interaktionsnetze gebildet haben – Familien, Familien in ihren sozialen Lebenswelten und die Netzwerke professioneller Helfer.
4. Wissen um die Kommunikationsgestaltung der jeweiligen Arzt-Patienten-Beziehung bzw. Pflegekraft-Patienten-Beziehung im Sinne einer Haltung von geteilter Verantwortung – „shared responsibility".
5. Wissen über Kooperationsgestaltung und Kontrakte, die die beteiligten Versorgungssysteme einbeziehen. Hier geht es um die Kommunikation der Mitglieder des professionellen Teams untereinander und die Kommunikationsstrukturen in den Versorgungssystemen, dazu gehört eine bewusste Orientierung an Interdisziplinarität, die etwas anderes ist als Delegation.

Literatur

Keller C (Hrsg) (2017) Fachpflege Außerklinische Intensivpflege. Elsevier, München

Keller C (2018) Krankheit ist immer auch einen Familienangelegenheit – Einführung in die familienzentrierte Pflege (2). Gepflegt Durchatmen, Ausgabe 39 (Januar 2018)

Kröger F, Altmeyer S, Hendrischke A (2002) Systemische Familienmedizin. Kontext 33(4):267–287

Limberger R (2017) Beziehungsprozess in der außerklinischen Intensivpflege. In: Keller C (Hrsg) Fachpflege Außerklinische Intensivpflege. Elsevier, München

Schaeffer D, Moers M (2008) Überlebensstrategien – ein Phasenmodell zum Charakter des Bewältigungshandelns chronisch Erkrankter. Pflege Ges 13(1):6–31

Schaeffer D (Hsrg) (2009) Bewältigung chronischer Krankheit im Lebenslauf. Huber, Bern

Schaeffer D (2010) Erwartungen an die Gesundheitsversorgung aus Patientensicht. Vortrag von Prof. Doris Schaeffer an der Universität Bielefeld. ► www.vfa.de/download/round-table-psg-2010-vortrag-schaeffer.pdf. Zugegriffen: 28. Jan. 2018

von Schlippe A (2003) Chronische Krankheit im Kontext sozialer Systeme. Systema 17(1):20–37

von Schlippe A, Schweitzer J (2016) Lehrbuch der systemischen Therapie und Beratung I, 3. Aufl. Vandenhoeck & Ruprecht, Göttingen

Wright ML, Leahey M (2014) Familienzentrierte Pflege – Lehrbuch für Familien-Assessment und Interventionen, 2. Aufl. Huber, Bern

Leben und Teilhabe mit Beatmung – Die Sicht der Betroffenen

Jan Grabowski, Nathalie Scheer-Pfeifer und Jean-Marc Scheer

M. Groß (Hrsg.), *Neurologische Beatmungsmedizin*, https://doi.org/10.1007/978-3-662-59014-0_27

27.1 Starker Wille im schwachen Körper – Meine Zeit mit ALS und Beatmung

Jan Grabowski

Im Mai 2004 erhielt ich mit der Diagnose „amyotrophe Lateralsklerose“ (ALS) einen heftigen Schlag in die Magengrube. Gut, dass ich nach der Liquorentnahme noch liegen musste und nicht stand, als die Empfehlung folgte, ich solle mich lieber auf eine Restlebenszeit von drei bis fünf Jahren einrichten. Das saß und wollte mir den Magen umdrehen.

Tausende Gedanken schossen mir durch den Kopf. Gleichzeitig fühlte er sich leer an. Plötzlich war mein unerschütterlicher Glaube weg, ich würde einmal mit 100 Jahren lächelnd aus dem Leben scheiden. Was nun? Der erste Impuls schrie: Betäuben… Aber wo? Kaum wieder stehend, wankte ich mehr als ich ging zum Ausgang der Neurologie der Charité. Paradoxerweise schien draußen die Sonne, als wären die Untersuchungen den ganzen Vormittag lang ein Traum gewesen. Aber leider hatte ich noch Schmerzen im Oberschenkel vom Messen der Nervenleitgeschwindigkeit. Da schwappte wieder nach oben: Betäuben …

▪▪ Erwachen aus der Schockstarre

Ich wollte weder Bescheid sagen noch telefonieren. Irgendwie fand ich in der Nähe eine Kneipe, die am Nachmittag bereits offen war. Hauptsache es dröhnt, sagte ich wohl zum Kneipier. Ich habe mich zwei Tage von einer Kneipe zur nächsten gehangelt und sobald ich wach wurde, wieder nachgeschüttet. Irgendwie bin ich so nach Hause gelangt. Jedenfalls wachte ich in meinem Bett mit einem außerordentlichen Kater auf.

Das komatöse Gefühl dauerte etwa drei Tage. Dann meldete sich unter all der Trauer meine Neugier. Hey – da war wohl noch Optimismus? Fünf Jahre wollen schließlich auch noch gelebt werden. Aber wie? Ich begann zu recherchieren. Im Internet fand ich eine Menge an Informationen. Doch nirgendwo etwas Positives. Im Gegenteil – Leute mit ALS, die darüber schrieben, dass man mit dieser Diagnose nur noch das Leben selber verkürzen könne. Ich habe lange Zeit überlegt – will ich mir wirklich antun, selbst zuzusehen, wie mein Körper nacheinander jede Fähigkeit zur Bewegung wieder verliert? Das sollte noch ein halbes Jahr immer wieder Mal als Gedanken durch meinen Kopf schwirren. Aber im Grunde hatte ich mich bereits im Juni entschieden, nicht einfach aufzugeben. Ich wollte wissen, wie es weitergeht.

▪▪ Alles wird anders

Im Prinzip begann mein Leben neu! Ich zog aus Berlin zu meiner Schwester nach Potsdam. Instinktiv schien mir Berlin zu hektisch. Arbeiten mit der Diagnose? Nicht wirklich. Ich wollte meine restliche Kraft für mich und mein Leben mit ALS einsetzen. Keine Arbeit, keine Frau. Nichts mehr als mich.

Ich las im Internet von einer Rehaklinik, die sich auch auf neuromuskuläre Erkrankungen spezialisiert hatte. Kurze Zeit später hatte ich die Bewilligung und einen Termin. Im September 2004 war ich das erste Mal zur Rehabilitation in Bad Sooden-Allendorf. Die Zeit dort hat mich nach der Diagnose sinnbildlich wieder auf die Füße gestellt. Ich hatte wieder ein Ziel, ein gutes Stück Optimismus zurück und einen Plan erhalten, der die Übungen und Umfang einzelner Therapien enthielt, geeignet um Funktionsverluste auszugleichen und Kontrakturen zu vermeiden.

Wieder zuhause, suchte ich mir gleich eine barrierefreie kleine Wohnung und Therapeuten. Im Jahr darauf ging mein monatliches Einkommen vom Krankengeld zur Erwerbsminderungsrente über. Ich hatte ein Ziel erreicht: Geld bekommen ohne Arbeiten zu müssen. Es ist zwar kein Reichtum zu erwarten, aber das Geld reicht, um auskömmlich zu leben.

Das Leben in die Hand nehmen

Ich hatte jetzt Zeit, mein Leben auf die ALS einzurichten. Die Therapie hatte ich organisiert, gleich als Hausbesuch. Einen Hausarzt in der Nähe hatte ich auch gefunden. Ich ging zu ihm, erzählte von der Krankheit, dem wahrscheinlich zu erwartetem ärztlichen Zusatzaufwand für mich und fragte ihn, ob er sich meine hausärztliche Betreuung vorstellen könne. Kann er bis heute. Ich erzähle ihm über ALS, er ordnet die allgemein medizinischen Sorgen und ist ein guter Ratgeber geworden. Ich habe die Verordnung der Heilmittel auf die ALS-Ambulanz der Charité übertragen. Das entlastete das Budget des Hausarztes.

Ich befand mich in dem Stadium der Krankheit, der wesentlich von Kraftverlust in Armen und Füßen gekennzeichnet war. Mein Kinn und die Ellenbogen zeugen noch heute von Verletzungen durch Stürze. Mein erster Rollstuhl wurde notwendig. Anfangs tat ich mich schwer, Hilfsmittel zu akzeptieren. Je länger ich mit der ALS lebte, je mehr ich andere Betroffene, auch über den Verein ALS-mobil e. V. kennenlernte, begriff ich, dass technische Hilfsmittel mir helfen können, mein Leben mit ALS zu verbessern oder gar zu verlängern. Der Rollstuhl war mein Anfang.

Technische Hilfsmittel sollten eine zunehmend wichtige Funktion in meinem Leben bekommen und ich kann aus heutiger Sicht allen Betroffenen nur empfehlen, diese als Chance frühzeitig zu erkennen und in den Alltag zu integrieren. Im Bereich der Kommunikationshilfen lässt sich der Nutzen beispielhaft zeigen: Ich verlor im Laufe der Erkrankung besonders die Kräfte in den Armen und Händen. Schreiben und Computerarbeit wurden zunehmend schwerer. Eine Zeit lang konnte ich dies mit einem speziellen Mousepad und einer ergonomisch geformten Tastatur ausgleichen. Relativ schnell reichte das jedoch nicht mehr aus, ich ermüdete immer häufiger. Mein Sanitätshaus empfahl mir daraufhin eine „Kopfmaus“ und mit einiger Übung konnte ich bald wieder den ganzen Computer durch Kopfbewegungen steuern. Auf Dauer schmerzte aber der Hals – daher erschien eine Augensteuerung mit Sprachausgabe als nächster sinnvoller Schritt. Das war eine gute Entscheidung, da ich zwar noch verwaschen sprechen konnte, aber schon zu einem sehr frühen Zeitpunkt durch regelmäßiges Üben lernte, mit den Augen den Computer zu bedienen. Jetzt, wo keine andere Variante der Bedienung mehr möglich ist, steuere ich den Computer deshalb ziemlich fix mit den Augen, fast wie damals mit den Händen. Es hat sich für mich absolut gelohnt, ohne falschen Stolz antizipierend immer schon „heute“ die notwendigen unterstützenden Techniken für „morgen“ zu erlernen.

Aus Gesetzen Realität machen

Regelmäßig ließ ich mich in der ALS-Ambulanz der Charité untersuchen. Im Sommer 2007 fingen die Werte meiner Vitalkapazität dramatisch zu sinken. Bei etwa 60 % riet man mir, einen Termin beim Centrum für Außerklinische Beatmung der Charité (CABS) zu machen. Ich hatte genug gelesen, um zu wissen, jetzt war auch bei mir die Atmung betroffen. Dreieinhalb Jahre nach der Diagnose, dass passte leider zur Prognose. Ich ließ mich aber nicht wieder runterziehen. Diesmal hatte ich eine Idee.

Ich hatte gelesen, dass die Bundesregierung beschlossen hatte, dass jeder Pflegebedürftige ab Jahresanfang 2008 einen gesetzlichen Anspruch auf ein Pflegebudget hat. Im Alltag musste ich immer wieder feststellen, dass mein Pflegedienst zwar immer behauptete, individuelle Pflege zu betreiben, in der Praxis sollte ich aber um 20.00 Uhr ins Bett oder musste auf Wäsche und Essen verzichten. Das Pflegebudget mindestens mit der Chance, meine Pflege selbst zu organisieren, klang da vielversprechend. Pflegestufe und Leistungen des Sozialamts reichten dafür leider nicht aus. Doch die Beatmung, die ich geplant hatte, entsprach der Leistung für ein Pflegebudget.

Es dauerte ein halbes Jahr vom Antrag bis zur Bewilligung und eine Menge Kontakte zur Krankenkasse, Erklärung und Überzeugung bis es soweit war. Mittlerweile habe ich mein Budget und organisiere meine Pflege erfolgreich selbst schon knapp zehn Jahre. Von der Verordnung des Beatmungsgeräts zur regelmäßigen nächtlichen Beatmung über eine passende Maske war der Weg nicht nur ein Organisieren. Ein Atmungstherapeut hatte mich zwar von einem zeitigen Beginn einer zusätzlichen Beatmung überzeugt, um die Muskulatur vom Dauersportler Atmung zu entlasten, aber die eigene Atmung auf Fremdsteuerung einzustellen, bedurfte einiger Zeit und Überzeugungskraft. Nach einigen erfolglosen Versuchen stellte ich fest: Bewusst im Rhythmus des Geräts mit atmen, hilft nach längerer Zeit sogar beim Einschlafen.

▪▪ Unverhoffte neue Liebe

Etwa drei Monate brauchte mein Körper, sich an die Maske und die Fremdbestimmung nachts zu gewöhnen. Die Geräusche wurden zur Gewohnheit, ich war morgens nicht mehr müde und die Tatkraft kam zurück. Nur die Therapien am Tage waren nicht besonders abwechslungsreich – auch wenn ich von meinem Pfleger zwar dann, wann ich wollte, gewaschen und mit Essen versorgt wurde. So war ich viel unterwegs, besuchte andere Betroffene oder traf Freunde, u. a. regelmäßig in Cafés zu Backgammon-Spielen oder Partys. Bei diesen Gelegenheiten lernte ich meine spätere Frau kennen. Sie war zufällig Altenpflegerin und arbeitete bei einem Pflegedienst in der Nähe. Nicht mehr lange! Je öfter wir uns trafen, umso mehr schwand meine Überzeugung, mich und meine Krankheit nie wieder einem geliebten Menschen anzutun. Inzwischen arbeitete sie für mich und hob meine Pflege auf ein hohes Niveau. Eines Tages fasste ich allen Mut zusammen und fragte sie, ob sie sich ein Leben mit mir vorstellen kann, trotz der ALS, dem vermutlich zu erwartenden Verlauf und einer möglichen kurzen Restlebenszeit. Sie küsste mich und strahlte. Plötzlich waren meine Sorgen verflogen. Eine Reise nach Mallorca besiegelte die Beziehung. Sie zog zu mir und natürlich musste ich mir deshalb einen neuen Pfleger suchen und das Sozialamt wollte nach meiner Einladung zur Verlobung nach Paris auch keinen Anteil mehr zum Pflegebudget beitragen. Im Oktober 2009 haben wir geheiratet. Ich konnte zwar noch ja hauchen, benötigte aber schon Hilfe bei der Unterschrift.

▪▪ Invasive Beatmung akzeptieren und organisieren

In den Folgejahren verschlechterte sich meine Atmung immer mehr. Ich hatte mir inzwischen mit der Verordnung für eine 24-h-Pflege die Grundlage geschaffen für eine Pflege rund um die Uhr. Aber meine nächtliche Beatmung mit der Maske reichte nicht mehr, tagsüber war ich wieder öfter müde und ich verschluckte mich immer häufiger beim Essen. Gegen die drohende Gewichtsabnahme hatte ich mir bereits 2012 eine PEG – also einen künstlichen Magenzugang – legen lassen. Ich wollte aber schon für den Geschmack und als Therapie für die Zunge und das Schlucken noch weiter essen.

Mir war natürlich bewusst, dass die Gefahr einer Lungenentzündung durch Aspiration und folgender Komplikationen mit jedem Tag größer wurde. Aber ich saß ja nicht rum und wartete, dass es passierte. Ich hatte durch die langjährige Maskenbeatmung, durch die Zeit voller Erlebnisse und Reisen, die Gespräche mit meiner Frau, anderen Betroffenen, ja, auch Trauer um andere „ALS-ler“, die sich gegen die Beatmung entschieden hatten, genügend Zeit gehabt, um über meinen Weg nachzudenken. Auch in unserem Verein ALS-mobil e. V., in dem ich mich inzwischen als Schatzmeister um die Finanzen kümmere, sehe ich regelmäßig Vorbilder, die erfolgreich mit invasiver Beatmung leben. Mit den Erfahrungen und lebenden Beispielen, fiel es mir nicht so schwer, mich auch für die Tracheotomie zu entscheiden.

Zwar wurde es auch langsam Zeit Anfang 2014, aber ich nahm mir trotzdem Zeit, die Operation, den Aufenthalt im Krankenhaus, ein neues Beatmungsgerät und die Versorgung danach zuhause zu organisieren. Ich besuchte zwei Krankenhäuser um Berlin und entschied mich für das Klinikum in Potsdam, letztlich wegen der Entfernung, des kürzer notwendigen Aufenthalts und der möglichen Mitnahme meiner Pflegekräfte. Ich organisierte die anschließende Versorgung zuhause mit zwei Versorgern und eine Erstversorgung gleich im Krankenhaus. Ein Pfleger war sogar bei der OP dabei. Die Zeit nach dem Aufwachen von der Narkose, der erste Wechsel der Kanüle mit starken Schmerzen und viel Blut war schlimmer als gedacht. Aber meine „Jungs" kümmerten sich rührend um mich, versuchten mir jeden Wunsch von den Lippen abzulesen. Meine Vorbereitung trug Früchte. Bereits nach zehn Tagen war ich zuhause mit voller Erstausstattung. Den ersten Wechsel erledigte noch eine Ärztin des Klinikums und unser Versorger-Betreuer überwachte die ersten Wechselversuche meiner Pfleger.

▪▪ Bessere Lebensqualität mit Trachealkanüle

Inzwischen sind vier Jahre Beatmung mittels Trachealkanüle vergangen. Anfängliche Granulome und Blutungen beim Wechsel der Kanüle verschwanden nach einem halben Jahr. Mittlerweile erfolgt etwa alle zehn Tage der Wechsel durch meine Pfleger ganz routiniert. Dank des gestiegenen Vertrauens in meine restliche Eigenatmung und der Fertigkeiten meiner Jungs, kann ein Wechsel – mit Säubern, Trocken- und Nassrasieren sowie dem Vorbereiten und Einsetzen der neuen Kanüle – bis zu zehn Minuten dauern, ohne dass die O_2-Sättigung unter 93 % sinkt.

Es gibt in der Medizin hinsichtlich Lebensqualität und Überlebensdauer unterschiedliche Auffassungen über die Vorteile invasiver oder nichtinvasiver Beatmung. Aus der Sicht und der Alltagserfahrung eines Betroffenen, der beide Varianten kennt, kann ich sagen, dass für mich die invasive Beatmung eindeutig besser ist. Die Mimik ist verständlicher und das Essen und Trinken wesentlich angenehmer. Außerdem wird die Nase geschont und es gibt keinen Fremdkörper im Gesicht – das erhöht nebenbei auch die Akzeptanz der Umgebung deutlich. Gleichwohl ist die Entscheidung dafür eine psychische Herausforderung. Direkt nach der Tracheotomie sind Familien und Betreuer mit dem Blut und dem ungewohnten Aufwand belastet. Aber je besser man sich vorbereitet, ja vielleicht sogar Hilfe organisiert, umso besser lässt sich die Zeit überstehen. Ein Lächeln des Betroffenen hilft in der Situation sehr – und auch das sieht man ohne Maske viel besser!

▪▪ Nach 14 Jahren lebe ich immer noch!

Das Fortschreiten meiner ALS ist seit der Tracheotomie quasi zum Stillstand gekommen. Ich esse noch immer, am liebsten nur was schmeckt, und habe zur Steuerung des Gewichts die PEG. Mein Geschmack nähert sich ohne die Nase zwar wieder der Kinderzeit an und an Alkohol schmecken nur noch wenige Cocktails, aber es bleibt genug Geschmackvolles. Zuviel Alkohol ist außerdem der Kommunikation und Computersteuerung mit den Augen eher abträglich. Also mal einen Schluck Wein für den Geschmack zum Essen, bloß nicht mit dem Strohhalm, wie anderes, oder mal ein Gin-Tonic. Mehr macht keinen Spaß.

Ich kommuniziere per Sprachausgabe, Mail oder bei Facebook ausschließlich mit den Augen, bin Betreuer eines anderen und meines Budgets, bin gerne auf Reisen und letztes Jahr sogar wieder geflogen. Ich berate viele andere Betroffene, organisiere für den Verein den Kommunikationstag, vertrete ihn auf Kongressen und Symposien und halte Vorträge. Wir haben eine größere Wohnung mit Garten gefunden und ich bin noch immer glücklich verheiratet und Opa.

> **Mein Leben mit ALS und Beatmung ist schön.**

27.2 ALS: Es gibt ein Leben nach der Diagnose

Nathalie Scheer

Ich bin Nathalie Scheer-Pfeifer, verheiratet, Mutter einer wundervollen Tochter und seit dem Jahr 2000 an einer ALS erkrankt. Diese unheilbare neuromuskuläre Krankheit hat bewirkt, dass ich im eigenen Körper „lebendig einbetoniert" wurde. Ich spüre zwar alles, aber ich kann mich nicht mehr bewegen. Reagieren kann ich nur durch Bewegungen mit den Augen und mit den Augenbrauen. Sprechen, schlucken usw. geht schon lange nicht mehr. Ich werde über eine Magensonde ernährt und zudem künstlich beatmet. Alle Texte schreibe ich über meinen augengesteuerten Kommunikationscomputer.

▪▪ Klarheit als Schock

Im Mai 2000 begann ich, mein linkes Bein nachzuziehen. Beim Treppenabsteigen zitterte mein linker Fuß unkontrolliert. Im September suchte ich endlich einen Neurologen auf und musste sofort für eine Woche ins Krankenhaus, um mich verschiedenen Untersuchungen zu unterziehen. Es wurde auch versucht, ob eine Woche intensive intravenöse Behandlung mit Kortison helfen würde. Obwohl der Verdacht auf ALS schon am Anfang bestand, waren die ersten Tests negativ gewesen.

Anfang 2002 bekam ich dann schlussendlich die Diagnose ALS – ein Schock für die ganze Familie. Anfangs war Verzweiflung unser ständiger Begleiter. So begann in Luxemburg, Bonn, Lüttich und Paris die Suche nach dem Wunderarzt, der mich entgegen aller Prognosen hätte heilen können. In Paris boten sie mir sogar an, ihr „Versuchskaninchen" zu werden, ohne Hoffnung für mich, aber zum Wohl der zukünftigen ALS-Patienten. Ich lehnte dankend ab. Wir begriffen sehr schnell, dass die Ärzte uns damals nicht wirklich helfen und/oder beraten konnten. Wir mussten uns selber helfen.

ALS ist nicht sichtbar – das war anfangs wirklich schwierig. Ist man von einer neuromuskulären Erkrankung betroffen, bekommt man sehr schnell einen Stempel aufgedrückt. Die einen denken, man sei depressiv, die anderen denken, man hätte ein Alkohol- und/oder Medikamentenproblem. Die Unsicherheit beim Gehen und die undeutliche Artikulation geben das Bild einer betrunkenen und/oder tablettenabhängigen Person ab. Ich schämte mich für die Unsicherheit beim Gehen und fühlte mich vom eigenen Körper schrecklich verraten. So zog ich mich auch aus dem Leben zurück und vergrub mich in Bücher. Heute sehe ich diesen „Verrat" gelassener, ich versuche gut gepflegt zu sein und fertig. Im fortgeschrittenen Zustand einer ALS-Erkrankung meinen Viele, durch die schwache Gesichtsmimik und die Unfähigkeit zu sprechen, man sei schwer von Begriff oder schwerhörig. Heute kann ich nur schmunzeln, wenn Menschen, welche mich zum ersten Mal sehen, mich in einfacher Sprache ansprechen oder anschreien. Ich habe gelernt, die Reaktionen mit Humor zu nehmen, denn eigentlich sind diese nur ein Zeichen von Unsicherheit Die meisten Menschen sind überfordert, wenn ihr Gegenüber scheinbar nicht reagiert oder es fehlt ihnen an Kenntnis, Geduld, Feingefühl oder schlichtweg an Zeit.

▪▪ Alltag als Herausforderung

Wir mussten uns vollkommen neu organisieren – z. B. bei der Kommunikation mit dem ABC, wenn Sprechen, Laute, Schreiben oder Gestikulieren nicht mehr möglich ist. Beim Buchstabieren mit der Person, mit der ich kommunizieren wollte, öffnete ich anfangs die Augen und schloss sie dann beim richtigen Buchstaben. So setzten wir die Wörter zusammen. Dann merkte ich, dass das forcierte Augenaufhalten meinen Lidschlag beeinträchtigte. Danach fing ich an mit den Augenbrauen beim richtigen Buchstaben zu zucken – das geht sogar mit geschlossenen Augen. Außerdem entwickelten wir ein System, bei dem ich mit den Augenbewegungen zeige, wenn ein Fehler im Wort ist oder wenn man mit dem Buchstabieren am Buchstaben „vorbeigerannt" ist. Kommunikationstafeln konnten uns leider nicht helfen, weil ich ein mehrsprachiges Pflegeteam habe.

Es ist sehr wichtig, den normalen Alltag mit seinen Höhen und Tiefen weitestgehend beizubehalten. Wenn ich schon bald an ALS sterben sollte, durchschnittliche Lebenserwartung normalerweise zwischen drei und fünf Jahren, so wollte ich die Zeit, die uns bleibt, nicht mit Depressionen oder Jammern vergeuden. Dies war erst einmal nur Theorie, denn ich sah, wie meine Liebsten unter der Belastung meiner immer komplizierter werdenden Pflege zugrunde gingen. Ich fragte mich, warum meine nächste Umgebung so leiden muss, nur weil ich leben möchte. Es kann doch nicht sein, dass ich mir meinen Tod herbeiwünschen muss, um meine geliebte Familie zu erlösen. Wir nahmen uns deshalb vor, nicht mehr die Krankheit in den Vordergrund zu stellen, sondern unsere kleine Familie. Wir wollten solange wie möglich zusammenbleiben.

Wie in jeder Familie müssen wir tagtäglich uns bemühen, aufeinander zuzugehen, sich in Respekt und Toleranz zu üben. Wir streiten uns auch und dann knallen Sturkopfe aufeinander. Mein Mann Jean-Marc und meine Tochter Jil haben zum Glück gelernt, nicht mehr ALS zu sehen, wenn sie mich anschauen, sondern mich als Menschen. Mitleid hilft keinem, nur Mitgefühl, Empathie, Toleranz und Respekt vermögen dies.

▪▪ Emotionen als Begleitung

Es liest sich einfacher, als es ist: Natürlich bin ich gezeichnet von ALS und damit kam ich anfangs überhaupt nicht klar. Ich war als Vorschullehrerin gewohnt, vor Menschen zu sprechen und zu handeln. Wenn man von der Unabhängigkeit mehr oder minder schnell zur kompletten physischen und sozialen Abhängigkeit gleitet, braucht man schon sehr viel Vertrauen in seine Mitmenschen und in die Gesellschaft, um nicht den Lebensmut zu verlieren. Anfangs wagte ich nicht mal eine Pflegeperson zu kritisieren, denn ich musste doch mein Leben in ihre Hände geben. Heute habe ich so viel Vertrauen in meine „Mädels", dass ich über alles ruhig und ehrlich reden kann. Ich hatte am meisten dran zu knabbern, als ich mich nach dem Toilettengang nicht mehr selbst abputzen konnte. Vom Pflegepersonal ist dann sehr viel Professionalität gefordert, um der kranken Person zu helfen, ihr Schamgefühl zu überwinden.

Was meiner Meinung nach sehr wichtig ist, ist das Beibehalten am normalen Alltag, mit seinen Höhen und Tiefen. Es ist vollkommen verständlich, dass man anfangs von allem überfordert ist und dass man Nabelschau betreibt. Man muss aber nach einer Zeit wieder davon wegkommen, sonst wird man noch „ganz kirre" im Kopf. Auch wenn man sich auf den Kopf stellt und laut brüllt, so ändert dies nichts an der Situation.

Natürlich habe ich mir mein Leben nie und nimmer als behinderter, chronisch-kritisch kranker Mensch vorgestellt. Meine Oma sagte immer „Man muss sich der Decke nach strecken. Ist die Decke nun mal zu kurz, muss man die Knie anziehen!" Ich wurde so geprägt durch diesen Satz, dass ich ihn auf alle Lebensbereiche anwende. Es bringt nur unnötiges Leid und Pein, wenn man sich fragt „Warum ich?".

▪▪ Geben und Nehmen als Prinzip

Der Verlauf meiner ALS war so langsam, dass wir die notwendige Zeit hatten, uns immer wieder an die neuen Umstände anzupassen. Das war und ist ein Glück. Wir alle haben unseren Teil beigetragen: Meine

Familie hilft und unterstützt mich von Anfang an und schenkt mir Unmengen von Liebe, wofür ich unendlich dankbar bin. Dafür hadere ich nicht verbittert mit meinem Schicksal, versuche meine Verantwortungen so gut wie möglich zu erfüllen.

Lebenswichtig war und ist für mich, weiter zu Hause mit meinen Liebsten zu leben und von Vertrauenspersonen gepflegt zu werden. Ich brauche eine Rund-um-die-Uhr-Disponibilität von Personen, die mich auch ohne Sprachcomputer verstehen. Unsere Sturheit und Ausdauer im Umgang mit den zuständigen Behörden hatte Erfolg: Wir bekamen die Möglichkeit einer häuslichen 24-h-Pflege durch geschulte Laien. Ich konnte mich zurücklehnen und meine Verpflichtungen wieder wahrnehmen. Als kranke Person wird man leider schnell entmündigt – das ist oft gut gemeint, aber tut dem Betroffenen nicht gut. „Helfen" und „sich helfen lassen" will schließlich gelernt sein.

Ich setzte mir selbst immer wieder kleine überschaubare Ziele in nächster Zukunft vors Auge. Zum Beispiel noch zu leben bei der Kommunion meiner Tochter, den letzten Teil der Trilogie „Lord of the Rings" zu sehen, die Vorfreude auf den Frühling, auf ein Fest, …

„Wäertvollt Liewen" als Forum

Lebensziele und Projekte helfen einem über sein eigenes Leid hinweg. Im Februar 2012 gründeten mein Ehemann Jean-Marc, Freunde, Betroffene und ich den eingetragenen Verein „Wäertvollt Liewen" in Luxemburg. Übersetzt bedeutet dies „Wertvolles Leben". Unser Bestreben ist es, Menschen, welche von ALS oder ähnlichen Erkrankungen betroffen sind, zu unterstützen, insbesondere im Zusammenhang mit persönlicher Assistenz und häuslicher Intensivpflege, falls dies der Wunsch des oder der Betroffenen sein sollte. Damit wollen wir auch anderen Betroffenen die Möglichkeit geben, so wie wir „nun eben etwas andere Menschen oder Familien" zu werden.

Als Vorstandsvorsitzende von „Wäertvollt Liewen" sehe ich es heute als meine Pflicht an zu zeigen, dass man als ALS-Betroffener oder chronisch-kritisch kranker Mensch immer noch Spaß und Freude am Leben haben kann. So kam auch mein Kochbuch „Wäertvollt Iessen, das etwas andere Kochbuch" zustande, um zu zeigen, dass das Leben nicht mit einer Diagnose wie ALS aufhört und durchaus lebenswert sein kann. Neben der Arbeit im Verein, habe ich am Kochen immer noch Spaß, am Entwickeln von neuen Rezepten, am Einlegen und Haltbarmachen und am Gärtnern … Langeweile ist ein Luxusartikel, den ich mir nicht leisten will.

Heimbeatmung als Premiere

Nach meinem Herz- und Lungenstillstand Ende Oktober 2009, setzte Jean-Marc Himmel und Hölle in Bewegung, um mich wieder nach Hause zu bekommen. Dank der wunderbaren Zusammenarbeit mit meinem Pflegedienst „Help" vom luxemburgischen Roten Kreuz konnten wir ein Pilotprojekt auf die Beine stellen: Ich war die erste Heimbeatmete mit persönlicher Assistenz in Luxemburg.

Heute ist es alltäglich, aber damals begaben wir uns alle auf unbekanntes Terrain. Mein Krankenhaus ermöglichte uns, meine Vertrauenspersonen, allesamt Laien, in der Kanülenpflege, dem fachgerechten Umgang mit der Beatmung und dem Hustenassistenten usw. zu schulen. Jeder hatte Respekt, sogar Angst, vor der Technik der nun vollständig umgeänderten Pflege. Ich bin mir schon bewusst, dass in der häuslichen Intensivpflege in einem Notfall viel mehr wertvolle Zeit verloren geht als in einem Pflegeheim oder Krankenhaus. Dieses Risiko trage ich wegen der viel höheren Lebensqualität in einer auf mich angepassten Pflege im häuslichen Umfeld.

Wichtig für alle Betroffenen ist, dass wir nicht von „Almosen" sprechen, sondern explizit von einem Menschenrecht:

Die Länder, die die UN-Behindertenrechtskonvention (UNBRK) unterschrieben haben, sind dazu verpflichtet, Menschen mit Behinderungen die dringend benötigte persönliche Assistenz und/oder häusliche Pflege zu ermöglichen.

Entscheidend dabei ist eine gute Ausbildung der Pflegenden: Die Methodik von Notfallmaßnahmen muss so oft geübt werden, dass sie im Fall der Fälle automatisch abgespielt werden kann. Die Sicherheit in der Pflege chronisch-kritisch kranker Menschen, die den Wunsch hegen, weiterhin zuhause leben zu können, ist sehr wichtig. Ein multiprofessionelles Therapiezentrum, wo Betroffene und ihr Pflegeteam auf den neuesten Stand geschult werden, ist das große Bestreben von „Wäertvollt Liewen".

ALS als Bereicherung

Nun ist es 2019 und ich habe schon mehr als viermal so lange gelebt, als meine Ärzte vorausgesagt haben oder hatten. 19 Jahre nach Beginn meiner Erkrankung kann ich heute sagen, dass wir ALS als Bereicherung ansehen. Die Krankheit hat jeden von uns so gefordert und überfordert, dass wir zusammenwachsen mussten zum Überleben. In all den Jahren haben wir wunderbare Menschen kennengelernt, denen wir ohne ALS nie begegnet wären. Es hat sich Vertrauen entwickelt und es entstanden auch richtige Freundschaften.

Wir haben „Wäertvollt Liewen" gegründet, um ALS-Betroffenen zu helfen, die genau wie wir durch die Hölle gehen mussten und nicht so viel Glück hatten. Unser Ziel ist es, die für chronisch kritisch kranke Menschen notwendige Infrastruktur Schritt für Schritt aufzubauen. Dazu gehört nicht nur ein persönliches Unterstützungsnetzwerk und eine ambulante Intensivpflege, sondern auch ein multiprofessionelles Therapiezentrum.

Viele Menschen behaupten, wir wären eine Ausnahmefamilie. Dies schmeichelt uns zwar, entspricht aber nicht der Realität. Ohne die uns gebotene Hilfestellung und Unterstützung wären wir von der Verzweiflung überrannt worden. So konnten wir uns aber zurücklehnen, durchatmen und zu dem werden, was wir heute sind, trotz oder vielleicht sogar gerade wegen ALS.

Eine der wichtigsten Erkenntnisse, welche ich in den Jahren mit ALS gewonnen habe, ist: Ärzte, Heilpraktiker, Therapeuten oder Medikamente können helfen, aber „sich heil fühlen" liegt in der Selbstverantwortung eines jeden Menschen. Jeder Mensch hat mehr oder minder schwere Schicksalsschläge erlebt. Wir alle können frei und selbstbestimmt in unserem Innersten wählen, ob wir unser Leben in der Rolle des aktiv Handelnden oder des hilflosen Opfers gestalten möchten.

Dank der Liebe und Unterstützung, welche mir geschenkt werden, schätze ich meine Lebensqualität als sehr hochwertig ein. Ich fühle mich heute „heiler" als zu der Zeit, in der ich scheinbar noch „gesund" war.

> **Ich kann es nur unterstreichen: Es gibt ein Leben nach der Diagnose!**

27.3 ALS heißt für mich: „Aus Liebe Standhaft"

Jean-Marc Scheer

Mein Name ist Jean-Marc Scheer. Nathalie Scheer-Pfeifer ist meine geliebte Ehefrau. 1998 lernten wir uns kennen. Ich war damals beeindruckt von der Art und Weise, wie diese liebevolle junge, alleinerziehende Mutter ihr Leben meisterte und Liebe schenken konnte. Ich war mir sicher, dass Nathalie und Jil die richtigen Personen an meiner Seite sein würden. Wir zogen zusammen, waren glücklich und standen fest mit beiden Beinen im Leben – auch beruflich klappte alles. Aber dieser Zustand hielt nicht lange an. Ich beklagte mich manchmal, ich hätte keine Herausforderung, und so forderte ich anscheinend das Schicksal heraus. In diesem Text beschreibe ich erstmals meine persönlichen Empfindungen eines langen, schweren, aber letztlich glücklichen Wegs.

▪▪ Klare Entscheidung in unklaren Zeiten

Anfang 2000 bekam Nathalie ein unkontrolliertes Zittern im linken Bein. Ich hatte schon seit Beginn den Verdacht, dass sie neurologische Probleme haben könnte, die wahrscheinlich ihr zukünftiges Leben beeinträchtigen würden. Ich konnte mir aber damals nicht mal ansatzweise vorstellen, was auf uns zukommen sollte. Es folgte eine Odyssee von Krankenhaus zu Krankenhaus, von Mediziner zu Mediziner – leider suchten wir vergeblich den „Wunderarzt". Trotz Nathalies gesundheitlichen Problemen und Einschränkungen planten wir unsere Hochzeit und haben im Juli 2001 geheiratet. In den Wochen davor fragte mich mein bester Freund mit ganz ernster Miene: „Bist du dir im Klaren, was du tust? Dieser Schritt hat weitreichende Konsequenzen auf dein eigenes Leben. Willst du das? Sei Dir bewusst, du sollst dich nicht verpflichtet fühlen, Nathalie zu heiraten." Aber für mich war dieser Schritt klar.

▪▪ ALS als schicksalhafte Herausforderung

Anfangs arbeitete Nathalie noch als Kindergartenlehrerin – die fortschreitende Krankheit zwang sie aber, den Beruf an den Nagel zu hängen. Nathalies Gesundheitszustand verschlechterte sich stetig, sie brauchte immer mehr Hilfe und Assistenz. Im Februar 2002 kam schließlich die zerschmetternde Diagnose ALS. Unser ganzes Leben brach in diesem Moment zusammen! Laut unseren Ärzten waren Nathalies Tage gezählt und niemand bereitete uns auf ein Leben oder nur Überleben mit ALS vor. So stürzten wir uns ganz unvorbereitet in unser kleines Familienleben und wussten, dass es früher oder später mit Nathalies Tod enden würde. Ich höre heute noch immer folgende Sätze der Ärzte in meinem Kopf: „Es ist sinnlos sich die Frage zu stellen: Warum ich?" oder „Gehen sie nicht zu Scharlatanen die ihnen Heilung versprechen, die ziehen ihnen nur das Geld aus der Tasche. Es gibt keine Rettung."

Verschiedene Dinge wurden uns jetzt schmerzhaft bewusst – die zeitliche Begrenzung unseres Zusammenseins und der vor uns liegende steinige Weg, bei dem uns die „Schulmedizin" nicht weiter helfen konnte. Nathalies Schicksal schien besiegelt und wir standen alleine da. Trotzdem hatten wir entschieden, die Krankheit nicht mehr in den Mittelpunkt unseres Lebens zu setzen, sondern unser gemeinsames restliches Zusammensein. Wir mussten das gemeinsame Familienleben fortlaufend an Nathalies Gesundheitszustand anpassen. Die ganze Familie mitsamt Eltern war gefordert. Und alle waren überfordert – aber jeder half uns.

▪▪ Alternative Wege statt Schulmedizin

Ich hatte v. a. mit der Hilflosigkeit gegenüber dieser schrecklichen Krankheit zu kämpfen. Ich sah, wie sie fort schritt und konnte dem nichts entgegen setzen. Viele Fragen plagten mich: Wie geht es weiter? Wie werden wir unser Leben organisieren und finanzieren können? Kann ich neben der Pflege weiter arbeiten? Wird Nathalie bald sterben? Nur in einem Punkt war ich mir sicher: Ich werde an Nathalies Seite sein.

Anfangs hatte ich viele Ängste und dachte, als Mann an Nathalies Seite durfte ich diese nicht zeigen. Ich war ihre Stütze und wollte stark sein. Aber mit der Zeit wuchs mir alles über den Kopf. Meine Hilflosigkeit war so riesig, dass ich auf Nathalies Stürze mit dem Rollator nur mit krassem Beschimpfen reagieren konnte. Als Nathalie sich nach einem Sturz auch noch bei mir bedankte, weil ich erstmals nicht geschimpft hätte, wurde mir mein erbärmliches Verhalten bewusst – ich schämte mich.

Mit dem Rücken zur Wand wurde uns die Notwendigkeit bewusst, eine neue Richtung einzuschlagen. Ende 2002 lernten wir Hans kennen, einen Heilpraktiker aus dem Allgäu. Wir fuhren jedes Wochenende zu ihm und dank seiner Hilfe wurde Nathalies physischer Körper entgiftet. Unter seiner Aufsicht stellten wir unsere Ernährung (Öl-Eiweiß-Kost nach Dr. Johanna Budwig) um, er behandelte Nathalie mit Akupunktur, Akupressur und speziellen Energieanwendungen. Wir hatten vollstes Vertrauen in Hans, dank seiner Unterstützung und liebevollen Strenge folgten wir immer seinen Ratschlägen. Nach und nach erkannten wir dass er ein großes, ein „anderes" Wissen hatte und es war sicherlich keine Abzocke. Durch ihn wurden wir aktiv und der Verlauf der Krankheit schien sogar zeitweise gebremst. Ich wollte auch so ein Wissen erlangen und von ihm lernen. Dazu kam es leider nicht, Hans verstarb im Frühjahr 2004. Kurz bevor er von uns ging, sagte er mir noch: „Wenn du suchst, wirst du finden". Wir behalten Hans als liebevollen, aber strengen Menschen voller Empathie in Erinnerung. Seine außergewöhnliche Art, Menschen zu helfen, hatte uns geprägt.

Prana bedeutet Leben und Energie

Damals ging ich zur Arbeit und übernahm danach zuhause Nathalies Pflege, auch in der Nacht. Wir haben Unterstützung von einem Pflegedienst bekommen, jedoch Nachtwachen oder Rund-um-die-Uhr Betreuung gab es in Luxemburg nicht. So schlief ich immer weniger, war übermüdet, funktionierte nur noch und wurde immer aggressiver. Der psychologische, organisatorische und finanzielle Druck war enorm und Hilfe war nicht mal ansatzweise in Sicht. Natürlich musste Nathalie mit ansehen, wir ihre Liebsten unter ihrer Pflege zu Grunde gingen. Das war für Nathalie manchmal schlimmer als die Krankheit selbst – sie hatte sicherlich große Schuldgefühle.

Wir mussten unbedingt jemanden finden, der die Funktion von unserem „Hans" übernahm. Für mein eigenes Wohlergehen beschloss ich, mich einem Geistheiler anzuvertrauen – und das als bodenständiger Betriebswirt. Aber er half mir und ich kam langsam aus meiner persönlichen Krise heraus. Mein unbändiges Suchen nach Wissen brachte mich schlussendlich zur Prana-Heilung nach Grandmaster Choa Kok Sui. Das war schon sehr bemerkenswert: Als Mann einer beatmeten Frau half mir ausgerechnet Prana, das im Sanskrit Lebensatem bedeutet und in der hinduistischen Lehre für „Leben" und „Lebensenergie" steht. Ich erlernte diese verblüffend einfache Methode zur Aktivierung der Selbstheilungskräfte, machte unzählige Prana-Anwendungen an Nathalie und wir meditierten täglich.

Es ging uns besser und unser innovatives Pflegekonzept klappte nach Anfangsschwierigkeiten hervorragend. Es entstand eine Zusammenarbeit zwischen professionellem Pflegepersonal und speziell ausgebildeten Vertrauenspersonen, die sich unter meiner Verantwortung um Nathalie kümmerten. Ich lebte und erlebte Prana-Heilung von morgens bis spät abends, jede einzelne Minute.

Existenzielle Grenzerfahrungen

In den Jahren zwischen 2005 und Oktober 2009 mussten wir jedoch ständig unser Pflegekonzept an Nathalies Pflegezustand anpassen. Im Sommer 2007 sind wir aus unserem Appartement in ein behindertengerechtes Haus gezogen, das wir nach Nathalies Pflegebedürfnissen gebaut haben.

In der Nacht des 20.10.2009 erlitt Nathalie einen Atemstillstand. Was ich in dieser Nacht erlebte, werde ich nie vergessen. Nathalie zitterte am ganzen Körper, sie rang nach Luft. In Panik machte ich Mund-zu-Nase-Beatmung, sah jedoch, wie Nathalie von den Händen und Füßen aufwärts ganz blau wurde, dann überfiel ein nichtleuchtendes Grau ihren Körper, von den Füßen aufwärts zum Kopf hin rollte diese gräuliche Wolke, es war als ob sie alles natürliche Licht ihres Körpers verschlang. Nathalies Lebensenergie schien zu schwinden und das natürliche Leuchten ihrer Aura verschwand. Mir wurde bewusst dass Nathalies Seele den physischen Körper verlassen wollte, genauso wie es Master Choa Kok Sui beschrieb. Ich schrie Nathalie an: „Nein Nathalie, so wirst du uns nicht verlassen, das ist nicht fair, du bleibst hier." Es geschah das Unglaubliche, vom Kopf abwärts wurde dieses hässliche Grau verdrängt, ein Lichttsunami rollte, vom Kopf abwärts, über den Hals, den Brustkorb, die Arme bis zu den Fingerspitzen. Zurück war wieder dieses „Leuchten". Automatisch fuhr ich mit der Mund-zu-Nase-Beatmung weiter bis der Notarzt eintraf. Später im Krankenhaus verstand ich was Nathalie mir gelegentlich mitteilen wollte, indem sie sagte, dass ich den wahren Menschen „Nathalie" nicht sehe, sondern nur ihren kranken Körper, der gepflegt werden muss.

Die Ärzte erklärten mir schonend, falls Nathalie jemals wieder aufwachen würde, wäre sie mit Sicherheit nicht mehr ansprechbar, da ihr Gehirn über längere Zeit nicht ausreichend mit Sauerstoff versorgt wurde. Das war aber nicht so. Nathalies Gehirn hatte anscheinend gar nicht unter O_2-Mangel gelitten und nach zwei Wochen Koma lag vor mir im Bett eine Nathalie, die leben wollte, die wieder nach Hause wollte.

▪▪ Neue Ärzte und neuer Mut

Bis zu diesem Zeitpunkt gab es keine heimbeatmete Patienten in Luxemburg. Die Lungenabteilung des „Centre Hospitalier du Luxembourg" (CHL) war bereit, mich selbst und natürlich auch Nathalies Team für die außerklinische Intensivpflege inkl. Beatmung auszubilden. Zusammen mit unserem langjährigen Pflegedienst „HELP – Aides et Soins" wurde Nathalies Heimkehr vorbereitet. Nach all den Jahren, wo es langsam, aber stetig bergab ging, lebte Nathalie schließlich als heimbeatmete Patientin inmitten ihrer Familie. Es ging bergauf! Ihre positive Einstellung in allen Lebenslagen, ihr starker Wille, ihr ständiges Trainieren, tägliches Meditieren sowie Prana-Anwendungen erlaubten es Nathalie ihr Leben in den Griff zu bekommen. Sie erlangte sogar wieder die Fähigkeit während 10–15 min am Stück selbstständig zu atmen.

Nathalie war wie neu geboren. Sie wäre fast gestorben, jedoch Lebenswille, Disziplin und die Gewissheit sich voll und ganz auf ihre Familie, ihr Team, ihre Ärzte und den Pflegedienst verlassen zu können, erlaubten es ihr, über sich hinaus zu wachsen. Wir schöpften neuen Mut und hatten auch wieder Vertrauen in die Schulmedizin. Das neue Ärzteteam war sogar an unserem Pflegekonzept interessiert. Falls es bei Nathalie klappte, müsste es auch bei anderen lebenswilligen ALS-Patienten funktionieren. So durften wir unser Wissen und unsere Erfahrungen weiter geben. Mit Freunden und Betroffenen haben wir im Jahre 2012 den Verein „Wäertvollt Liewen e. V." gegründet und unterstützen seitdem hilfsbedürftige chronisch-kritisch kranke Menschen.

▪▪ Gemeinsam gewachsen

Seit über 18 Jahren begleite ich nun Nathalie und unsere Tochter Jil. Wir gingen gemeinsam diesen steinigen Weg, den wir sicherlich nie freiwillig gewählt hätten. Das Schicksal wollte es so und wir haben dieses Schicksal akzeptiert. Rückblickend kann ich sagen, dass wir uns in einer scheinbar aussichtslosen Lage durchgebissen haben. Wir mussten uns ständig den Gegebenheiten anpassen, nur so konnten wir uns weiter entwickeln. Mir persönlich gefällt der Vergleich mit dem Hummer sehr. Um zu wachsen, muss ein Hummer seinen zu eng gewordenen Panzer ablegen, er ist schutzlos seinen Feinden ausgeliefert und riskiert sein Leben. Auch wir mussten unseren alten starren Panzer ablegen, die Krankheit machte uns verletzlich und unter riesigem Stress legten wir unsere Gewohnheiten ab, um einen neuen Weg einzuschlagen. ALS stahl

Nathalie ihre jegliche Mobilität und Beweglichkeit – doch paradoxerweise setzt Nathalie jetzt so einiges in Bewegung.

Die Bedeutung dieser schrecklichen 3 Buchstaben „ALS“ hat sich auch im Laufe der Jahre verändert. Anfangs waren stets „Angst Leid Schmerz“ in unserem Leben. Zur Entlastung ihrer pflegenden Familie wollte Nathalie sogar „Aus Liebe Sterben“, doch wir alle zusammen waren, sind und bleiben „Aus Liebe Standhaft“. Ohne ALS wären wir nie so zusammen gewachsen.

Organisation, Ökonomie, Strukturen und Herausforderungen

Inhaltsverzeichnis

Ökonomie, Ethik und Medizin

Martin Groß und Klaus Schäfer

M. Groß (Hrsg.), *Neurologische Beatmungsmedizin*, https://doi.org/10.1007/978-3-662-59014-0_28

28.1 Herausforderungen und Chancen

Die Kostenentwicklung im Gesundheitswesen und die daraus resultierende Diskussion über die Finanzierung der Krankenhausversorgung beeinflussen Managemententscheidungen ebenso wie der Fortschritt der Medizin, der demographische Wandel und die wachsenden Möglichkeiten der Schwerstkrankenversorgung. In der neurologischen Beatmungsmedizin fokussieren sich diese unterschiedlichen Aspekte – hier bieten sich betriebswirtschaftliche Chancen, hier verbergen sich allerdings auch Risiken. Es geht um die richtige Balance.

Spannungen zwischen der Gewichtung medizinischer und ökonomischer Aspekte bestimmen zunehmend das Denken und Handeln der Akteure des Gesundheitssystems über die Professionen und Hierarchiestufen hinweg. Eine Befragung von Chefärzten und Geschäftsführern kam beispielsweise zu dem Ergebnis, dass „die aktuellen wirtschaftlichen Rahmenbedingungen und das betriebswirtschaftliche Management die Medizin zulasten der Patienten und Ärzte, aber auch der Pflegenden beeinflussen" und kam zu dem Schluss, dass wirtschaftliche Rahmenbedingungen und Steuerungskonzepte auf dieser Grundlage zu verändern seien (Wehkamp und Naegler 2017). Schließlich können vorausschauende ökonomische Entscheidungen und gezielte Investitionen dafür sorgen, eine verlässliche Grundlage zu schaffen, um eine technisch wie personell hochqualifizierte Versorgung langfristig auf gleichbleibend hohem Niveau anbieten zu können.

In diesem Kapitel werden die Auswirkungen der ökonomischen Rahmenbedingungen der neurologischen Beatmungsmedizin vor dem Hintergrund medizinethischer Prinzipien diskutiert. Wenn fachliche Expertise und verantwortungsvolle Zusammenarbeit von Ärzten, Pflegekräften, Therapeuten und Geschäftsführern zusammenkommen, sind in diesem Fachgebiet optimale Patientenversorgung und auskömmliche Erlöse vereinbar.

28.2 Definitionen und Positionen

Eine Diskussion über das Spannungsfeld zwischen Ethik, Medizin und Ökonomie kann nur geführt werden, wenn ein Konsens über die Begrifflichkeiten besteht.

Ethik und *Moral* sind als philosophische Grundbegriffe schon seit Jahrtausenden Gegenstand von Diskursen, sodass die folgenden Definitionen nicht als abschließend gelten dürfen. *Ethik* lässt sich als „philosophische Reflexion auf Moral" (Düwell et al. 2011) oder systematisches Nachdenken über die Prinzipien des menschlichen Handelns definieren (Thies 2006). „Was soll ich tun?" ist die Leitfrage der Ethik (Kant 1781). *Moral* wiederum bezeichnet „die Gesamtheit akzeptierter und durch Tradition stabilisierter Verhaltensnormen einer Gesellschaft oder Gruppe (Honecker 1990)".

Medizin ist vom lateinischen Begriff „medicina" abgeleitet und bedeutet Heilkunde. Sie umfasst die Prävention, Heilung, Linderung von Beschwerden und Rehabilitation. *Medizinethik* ist als Begriff in der Literatur bis zum Kodex der American Medical Association aus dem Jahre 1847 zurückzuverfolgen (Hays et al. 1847). „Medizinethik, als ein Teilbereich der Ethik, befasst sich mit Fragen nach dem moralisch Gesollten, Erlaubten und Zulässigen speziell im Umgang mit menschlicher Krankheit und Gesundheit" (Schöne-Seifert 2007). Der Begriff der Medizinethik ist ebenso stetiger Gegenstand der Diskussion (World Medical Association 2005; Nortveth 2006; Tsai 2006) und Forschung wie die von Beauchamp u. Childress in ihrer bahnbrechenden Arbeit „Principles of Biomedical Ethics" im Jahre 1979 benannten grundsätzlichen medizinethischen Prinzipien (Beauchamp und Childress 1979; Page 2012; Christen et al. 2014):

- Respekt vor der Autonomie des Patienten („autonomy").
- Nicht-Schaden („non-maleficence").
- Fürsorge und Hilfeleistung („beneficence").
- Gerechtigkeit („justice").

Behandler müssen vor diesem Hintergrund immer wieder abwägen, wie die Risiken und Folgen von Therapien mit den Wünschen, Werten und Zielen des Patienten in zwischen „non-maleficience" und „beneficience" in Einklang zu bringen sind.

Die Bedeutung der ***Ökonomie*** im Gesundheitswesen wurde vom Gesetzgeber im Wirtschaftlichkeitsgebot SGB 5, § 12, Absatz 1 klar beschrieben:

> Die Leistungen müssen ausreichend, zweckmäßig und wirtschaftlich sein; sie dürfen das Maß des Notwendigen nicht überschreiten. Leistungen, die nicht notwendig oder unwirtschaftlich sind, können Versicherte nicht beanspruchen, dürfen die Leistungserbringer nicht bewirken und die Krankenkassen nicht bewilligen.

Das zeigt: In der neurologischen Beatmungsmedizin bestehen Spannungsfelder zwischen **Ethik, Medizin** und **Ökonomie,** deren Auflösung über das Wohlergehen von Patient und Personal und den ökonomischen Erfolg der Organisation entscheidet (▣ Abb. 28.1). Dabei muss der kranke Mensch in den Mittelpunkt der Betrachtung gerückt werden, seine Lebensqualität, sein Recht auf Teilhabe und uneingeschränkten Entscheidungsfreiheit, die Linderung seines Leids und – wenn vorhanden – sein Wunsch zu überleben.

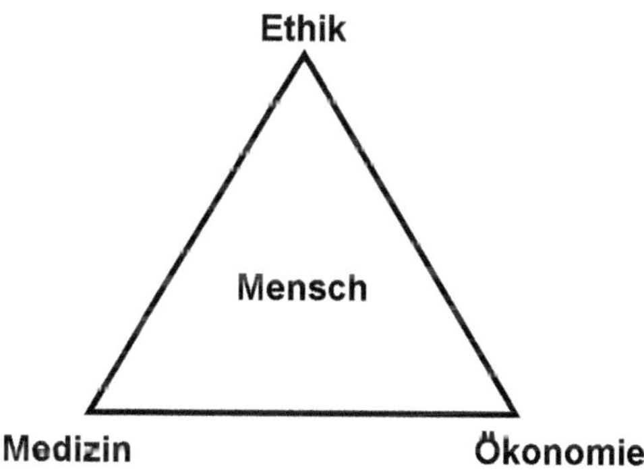

▣ **Abb. 28.1** Ethik, Medizin und Ökonomie – Spannungsfeld oder Synergie? (Mit freundl. Genehmigung von Armin Sülberg)

28.3 Patientenzahlen und Bettenangebot

Die ökonomischen Rahmenbedingungen fördern die Leistungsausweitung in der ambulanten Intensivpflege ebenso wie in der stationären Medizin. Im Jahre 2005 gab es 1000, 2017 bereits 15.000–30.000 tracheotomierte Patienten in der außerklinischen Intensivpflege; die Versorgung kostet jährlich 2–4 Mrd. EUR. Der Zunahme der Fallzahlen in der ambulanten Intensivpflege liegen die steigende Zahl von Akutintensivstationen entlassener tracheotomierter und beatmeter Menschen und die günstige Erlössituation v. a. in Intensivpflegewohngemeinschaften zugrunde (Rousseau 2017). In deutschen Krankenhäusern findet eine zur ambulanten Intensivpflege analoge Entwicklung statt: Angebot und Inanspruchnahme von Intensivbetten wachsen kontinuierlich (Thattil et al. 2012). Neben der zunehmenden Leistungsfähigkeit der modernen Medizin ist die günstige Erlössituation ursächlich: Seitdem die Abrechnung von Krankenhausleistungen auf der Basis der Diagnosis related groups (DRG) eingeführt wurde, haben Zahl und Alter der Patienten sowie die Zahl der Beatmungsstunden zugenommen (Biermann und Geissler 2016). Trotzdem gibt es noch immer Unterkapazitäten im Bereich spezialisierter stationärer Behandlungsplätze für die Beatmungsentwöhnung und ca. 85 % der Patienten werden nicht dort behandelt, sondern von Akutintensivstationen direkt in die ambulante Intensivpflege verlegt (Rousseau 2017).

28.4 Leistungen und Erträge

Die Abrechnung im Krankenhaussystem erfolgt mittels der Abrechnung von sog. DRG. Patienten mit Beatmung >95 Stunden werden i. d. R. über eine sog. Beatmungs-DRG (A-DRG) abgerechnet. Voraussetzung für die Erfassung der Beatmungsstunden ist die intensivmedizinische Versorgung der Patienten. Mit zunehmender Beatmungsdauer verändert sich stufenweise die Zuordnung zu einer bestimmten A-DRG und die erlösrelevante Fallschwere erhöht sich. Weitere erlössteigende Faktoren sind die Zahl der im Rahmen der intensivmedizinischen Komplexbehandlung (OPS 8-980) oder der aufwändigen intensivmedizinischen Komplexbehandlung (OPS 8-98f) erfassten Aufwandspunkte (SAPS II, TISS) sowie die Fallschwere erhöhende Sachverhalte wie z. B. Operationen. Verbleiben Patienten über die obere Grenzverweildauer hinaus im Krankenhaus, kann zusätzlich zur DRG für jeden Tag ein tagesgleiches Entgelt in Rechnung gestellt werden, was die Kombination von neurologischer Frührehabilitation mit und ohne Beatmung an einem Krankenhaus ökonomisch attraktiv macht. Dies wiederum kann eine erhebliche ökonomische Leistungssteigerung eines Krankenhauses zur Folge haben.

28.5 Ökonomie und Ethik

Aus Sicht des Managements sind Beatmungs-DRG einer der entscheidenden Faktoren für den ökonomischen Erfolg eines Krankenhauses. Hieraus resultiert in vielen Kliniken ein erheblicher Druck, Behandlungskapazitäten für beatmete Patienten zu schaffen und zu erhalten oder auszuweiten.

Spannungsfelder können sich in verschiedenen Zusammenhängen manifestieren:

- Insbesondere in der aktuellen Situation des pflegerischen und ärztlichen Personalmangels können aufgrund zu niedriger Personalschlüssel Defizite in der Patientensicherheit und der Qualität der Pflege auftreten (Aiken et al. 2012). Beispielsweise resultiert eine pflegerische Unterbesetzung in einer erhöhten Rate nosokomialer Infektionen (Rogowski et al. 2013).
- Da verbindliche Zertifizierungskriterien für neurologische Beatmungszentren fehlen, gibt es keinen Konsens zu den Anforderungen in den Bereichen „Qualifikation des Personals", „apparative und räumliche Ausstattung" sowie „medizinische Leistungen". Dies birgt das Risiko, dass beim vorrangig ökonomisch motivierten Neuaufbau von Strukturen der neurologischen Beatmungsmedizin Strukturdefizite in Kauf genommen werden und eine optimale Patientenversorgung nicht gewährleistet ist. Spezialisierte Einheiten der neurologischen Beatmungsmedizin berichten über hohe Rückverlegungsraten in Krankenhäuser der Akutversorgung (Oehmichen et al. 2012).

Der systematische Aufbau eines interdisziplinär tätigen und personell stabil ausgestatteten Teams mit hoher fachlicher Expertise ist neben einer angemessenen räumlichen und technischen Ausstattung eine essenzielle Voraussetzung, um nicht nur medizinisch und ethisch verantwortlich zu handeln, sondern auch durch ein nachweisbar hohes Qualitätsniveau dauerhaft ökonomisch gute Ergebnisse zu erreichen.

28.6 Medizin und Ethik

Die Leistungsfähigkeit der modernen Medizin und der wissenschaftliche Erkenntnisgrad steigen kontinuierlich an. Aufgrund der Komplexität medizinischer Therapien sind das Verständnis von Erkrankungssituationen und damit assoziierte Entscheidungsfindungsprozesse für Patienten und ihre gesetzlichen Vertreter eine große Herausforderung. Familienmitglieder und gesetzliche Vertreter von Patienten in der Intensivmedizin erleben erlernte Hilflosigkeit angesichts für sie unkontrollierbarer Ereignisse (Sullivan et al. 2012). Die Behandlung auf der Intensivstation ist für Patienten, Angehörige und Personal eine erhebliche Belastung, sodass die Indikation für eine solche Behandlung kritisch evaluiert werden muss (Deja et al. 2006; Le Gall et al. 2011; Petrinec und Martin 2017; Bienvenu et al. 2018; Choi et al. 2018; Rodriguez-Rev et al. 2018).

Ein wesentlicher Schritt zwischen Diagnostik und Therapie ist der gemeinsame Meinungsbildungsprozess von Ärzten und Patienten bzw. Angehörigen über einerseits technisch mögliche und andererseits persönlich gewünschte Behandlungsmaßnahmen. Die Berücksichtigung von Patientenverfügungen und Gesundheitsvollmachten spielt hier eine große Rolle. In jedem einzelnen Fall gilt es, medizinische, ethische und rechtliche Aspekte abzuwägen. Übergeordnetes Ziel ethischer Entscheidungsfindung muss sein, einerseits Patienten unter Berücksichtigung ihrer Autonomie eine in Art und Umfang angemessene intensiv- und beatmungsmedizinische Therapie zukommen zu lassen und andererseits Patienten, die keine intensivmedizinische Therapie mehr wünschen oder nicht mehr von einer solchen profitieren, einer Palliativtherapie zuzuführen. Dezidierte Empfehlungen zur Gestaltung der Schnittstelle von Intensiv- und Palliativmedizin werden in ▶ Kap. 22 vorgestellt.

▪▪ Fazit und Ausblick

Die neurologische Beatmungsmedizin findet im Krankenhaus unter günstigen ökonomischen Rahmenbedingungen statt. Dieses ermöglicht dem Versorger, der medizinethischen Verpflichtung nachzukommen und für die besonders vulnerable Klientel der neurologischen Beatmungspatienten optimale Behandlungsangebote vorzuhalten.

Voraussetzungen für ein sowohl wirtschaftliches wie auch ethisch verantwortbares medizinisches Engagement sind allerdings neben einer vollständigen technischen und angemessenen räumlichen Ausstattung die fachspezifische Expertise eines multiprofessionellen Teams und die konzeptuelle Ausrichtung auf beatmungspflichtige Patienten. Diese Strukturkriterien werden ▶ Abschn. 29.2 im Detail ausgeführt.

Zudem gründet sich ein ökonomisch, medizinisch und ethisch erfolgreiches Handeln auf einen intensiven und wertschätzenden Austausch zwischen dem Krankenhausmanagement und dem ärztlichen, pflegerischen und therapeutischen Führungspersonal. Grundsätzlich ist von allen genannten Fachbereichen ein besonders hohes Maß an Einsatz und Verantwortungsbewusstsein gefordert, damit die Synergien zwischen Ökonomie, Ethik und Medizin die Spannungen überwiegen.

Sind diese Voraussetzungen dauerhaft erfüllt, ergeben sich durch die Implementation der neurologischen Beatmungsmedizin für Krankenhaus und Patienten mehr Chancen als Risiken.

Literatur

Aiken LH et al (2012) Patient safety, satisfaction, and quality of hospital care: cross sectional surveys of nurses and patients in 12 countries in Europe and the United States. Br Med J 344:1–14

Beauchamp TL, Childress JF (1979) Principles of biomedical ethics. Oxford University Press, New York

Bienvenu OJ et al (2018) Psychiatric symptoms after acute respiratory distress syndrome: a 5-year longitudinal study. Intensive Care Med 44:38–47

Biermann A, Geissler A (2016) Cases and duration of mechanical ventilation in German hospitals: an analysis of DRG incentives and developments in respiratory medicine. Anaesthesist 65(9):663–672

Choi KW et al (2018) Early risk and resiliency factors predict chronic posttraumatic stress disorder in caregivers of patients admitted to a neuroscience ICU. Crit Care Med 46:713–719

Christen M et al (2014) How "moral" are the principles of biomedical ethics? – a cross-domain evaluation of the common morality hypothesis. BMC Medical Ethics 15(1):47

Deja M et al (2006) Social support during intensive care unit stay might improve mental impairment and consequently health-related quality of life in survivors of severe acute respiratory distress syndrome. Crit Care 10:1–12

Düwell M et al (2011) Handbuch Ethik. Springer, Stuttgart

Hays I et al (1847) Code of ethics of the American medical association. T.K. & P.G. Collins, Philadelphia

Honecker M (1990) Einführung in die theologische Ethik. De Gruyter, Berlin

Kant I (1781) Kritik der reinen Vernunft. Hartknoch, Frankfurt a. M.

Le Gall JR et al (2011) Burn out syndrome among critical care workers. Bull Acad Natl Med 195(2):389–397

Nortveth P (2006) Medical ethics manual: does it serve its purpose? J Med Ethics 32(3):159–160

Oehmichen F et al (2012) Weaning from prolonged mechanical ventilation in neurological weaning units:

an evaluation of the German working group for early neurorehabilitation. Nervenarzt 83(10):1300–1307

Page K (2012) The four principles: can they be measured and do they predict ethical decision making? BMC Med Ethics 13:10

Petrinec AB, Martin BR (2017) Post-intensive care syndrome symptoms and health-related quality of life in family decision-makers of critically ill patients. Palliat Support Care 16(6):719–724

Rodriguez-Rev R et al (2018) Burnout and posttraumatic stress in paediatric critical care personnel: prediction from resilience and coping styles. Aust Crit Care 32(1):46–53

Rogowski JA et al (2013) Nurse staffing and NICU infection rates. JAMA Pediatr 167(5):444–450

Rousseau S (2017) Tracheostomy home care of patients after long term ventilation on the ICU – a position paper. Pneumologie 71(4):204–206

Schöne-Seifert B (2007) Grundlagen der Medizinethik. Kröner, Stuttgart

Sullivan DR et al (2012) Learned helplessness among families and surrogate decision-makers of patients admitted to medical, surgical, and trauma ICUs. Chest 142(6):1440–1446

Thattil R et al (2012) Intensive care capacities in Germany: provision and usage between 1991 and 2009. Anaesthesist 61(1):56–62

Thies C (2006) Allgemeine Ethik. Lehrbrief der Universität Rostock. ► https://www.phil.uni-passau.de/fileadmin/dokumente/fakultaeten/phil/lehrstuehle/thies/Lehrbrief_Ethik_1.pdf. Zugegriffen: 31. Okt. 2018

Tsai DFC (2006) The WMA medical ethics manual. J Med Ethics 32(3):163

Wehkamp KH, Naeger H (2017) Ökonomisierung patientenbezogener Entscheidungen im Krankenhaus. Dtsch Arztebl Int 114(47):797–804

World Medical Association (2005) Medical ethics manual. J Med Ethics 32(3):134

Neurologische Beatmungszentren

Martin Groß, Marcus Pohl, Jens Rollnik, Jörg Dombrowski, Thomas Müser, Anette Weigel und Andreas Wille

M. Groß (Hrsg.), *Neurologische Beatmungsmedizin,* https://doi.org/10.1007/978-3-662-59014-0_29

29.1 Entwicklungen und zukünftige Anforderungen

Martin Groß, Marcus Pohl und Jens Rollnik

An vielen Rehabilitationskliniken und Akutkrankenhäusern in Deutschland wurden in den letzten Jahrzehnten auf die – insbesondere rehabilitativen – Bedürfnisse schwerkranker neurologischer Patienten spezialisierte Intensiv- und Beatmungsstationen aufgebaut (Rollnik et al. 2017a). Intensivmedizinische Behandlung, Beatmungsentwöhnung und Rehabilitation müssen dort gleichzeitig geleistet werden, was hohe Anforderungen an alle beteiligten Fachdisziplinen und deren interdisziplinäre Zusammenarbeit stellt. Zudem ist die Anzahl der behandelten Patienten mit ausgeprägter Multimorbidität hoch und lebenserhaltende Technologien wie Nierenersatzverfahren und linksventrikuläre Unterstützungssysteme („Kunstherz") kommen immer häufiger zum Einsatz (Oehmichen et al. 2012).

Mit der Leitlinie „Besonderheiten des prolongierten Weanings bei Patienten in der neurologisch-neurochirurgischen Frührehabilitation" wurden erstmals konsentierte Behandlungsempfehlungen für die Beatmungsentwöhnung bei diesen Patienten etabliert. Allerdings existiert für außerklinisch beatmete neurologische Patienten noch keine flächendeckende Anbindung an neurologische Beatmungszentren. Außerdem sind bisher keine Qualitätskriterien für stationäre Einrichtungen, die beatmete neurologische Patienten behandeln, etabliert worden. Es besteht jedoch nach SGB 5, § 136 eine Verpflichtung zur Bestimmung von „Kriterien für die indikationsbezogene Notwendigkeit und Qualität der durchgeführten diagnostischen und therapeutischen Leistungen".

Im Fachgebiet der Pneumologie wurden bereits Beatmungszentren mit verschiedenen Aufgabengebieten definiert:

- Weaningzentren sind auf die Entwöhnung von der Beatmung spezialisiert. Die Zertifizierung von pneumologischen Weaningzentren ist etabliert.
- Als Beatmungszentren gelten des Weiteren das Zentrum für außerklinische Beatmung mit Expertise in der invasiven außerklinischen Beatmung und
- das Zentrum für außerklinische Beatmung mit dem Schwerpunkt der nichtinvasiven Beatmung.

Laut der Leitlinie „Nichtinvasive und invasive Beatmung als Therapie der chronischen respiratorischen Insuffizienz" (Windisch et al. 2017) soll:

> … die außerklinische Beatmung … um ein Zentrum für außerklinische Beatmung organisiert sein. Der außerklinisch beatmete Patient benötigt dieses Zentrum für Einstellung, Kontrollen und Optimierung der Beatmungstherapie sowie zur Notaufnahme im Falle einer Verschlechterung und als Ansprechpartner für das außerklinische Pflegeteam und den behandelnden niedergelassenen Arzt.

Für das anästhesiologische Fachgebiet wurden ebenfalls Qualitätskriterien erarbeitet, welche Voraussetzung für die Zertifizierung „Entwöhnung von der Beatmung" durch die Deutsche Gesellschaft für Anästhesiologie und Intensivmedizin sind (Bingold et al. 2013).

Die zukünftig für neurologische Beatmungszentren zu definierenden Qualitätskriterien sind nicht vergleichbar mit denen für anästhesiologische und pneumologische Organisationseinheiten, da die Versorgung neurologischer Patienten spezielle klinische Erfordernisse mit sich bringt: Der i. d. R. prolongierte klinische Verlauf in Bezug auf die funktionellen Einschränkungen und der hohe Bedarf an rehabilitativen Maßnahmen bedingen, dass Intensiv- und Beatmungsstationen über ein differenziertes rehabilitatives Konzept verfügen und dass Einheiten der neurologischen (Früh)rehabilitation direkt angeschlossen sein müssen. Zusammenfassend ergibt sich unter Berücksichtigung des Fehlens einer flächendeckenden, fachbezogenen Versorgungsstruktur für außerklinisch beatmete neurologische und

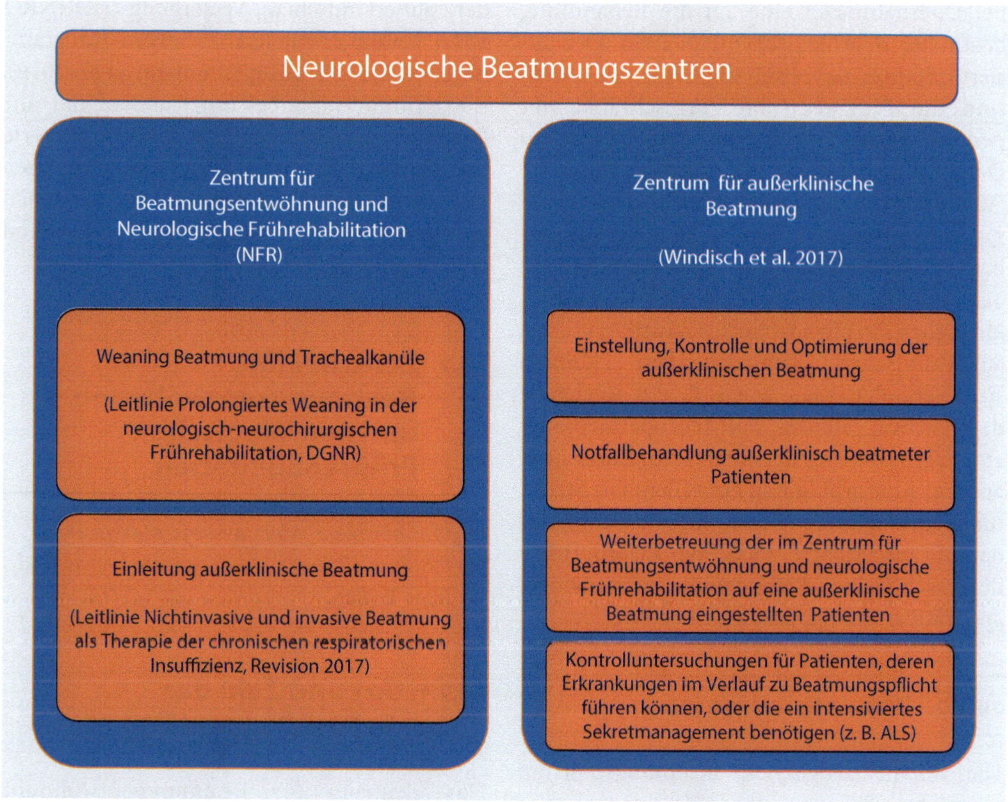

Neurologische Beatmungszentren

Zentrum für Beatmungsentwöhnung und Neurologische Frührehabilitation (NFR)

Weaning Beatmung und Trachealkanüle

(Leitlinie Prolongiertes Weaning in der neurologisch-neurochirurgischen Frührehabilitation, DGNR)

Einleitung außerklinische Beatmung

(Leitlinie Nichtinvasive und invasive Beatmung als Therapie der chronischen respiratorischen Insuffizienz, Revision 2017)

Zentrum für außerklinische Beatmung

(Windisch et al. 2017)

Einstellung, Kontrolle und Optimierung der außerklinischen Beatmung

Notfallbehandlung außerklinisch beatmeter Patienten

Weiterbetreuung der im Zentrum für Beatmungsentwöhnung und neurologische Frührehabilitation auf eine außerklinische Beatmung eingestellten Patienten

Kontrolluntersuchungen für Patienten, deren Erkrankungen im Verlauf zu Beatmungspflicht führen können, oder die ein intensiviertes Sekretmanagement benötigen (z. B. ALS)

Abb. 29.1 Neurologische Beatmungszentren

neurochirurgische Patienten somit ein Bedarf an neurologischen Beatmungszentren mit zwei Schwerpunkten (Abb. 29.1):

1. Zentrum für Beatmungsentwöhnung und neurologische Frührehabilitation und
2. Zentrum für außerklinische Beatmung.

29.1.1 Patienten

Die Zahl schwerstkranker, trachealkanülierter und langzeitbeatmeter Patienten in der neurologischen Beatmungsmedizin und Frührehabilitation steigt stetig. Zurzeit schätzt die Deutsche interdisziplinäre Gesellschaft für außerklinische Beatmung die Gesamtzahl außerklinisch intensivpflegeabhängiger, tracheotomierter, beatmeter und nicht beatmeter Patienten auf 15.000 bis 30.000 mit jährlich damit verbundenen Kosten von 2 bis 4 Mrd. EUR für die außerklinische Intensivpflege (Rosseau 2017). Besonderes Charakteristikum neurologischer Beatmungspatienten ist die Heterogenität der vorliegenden Erkrankungsbilder mit u. a. Hirninfarkten, intrakraniellen Blutungen, hypoxischen Enzephalopathien, Schädel-Hirn-Traumata, neuromuskulären Erkrankungen und Critical Illness Polyneuropathien. Ihre klinischen Probleme sind komplex: Die Patienten können u. a. an Störungen von Schlucken, Husten, Atmung, Bewusstsein, Antrieb, Kognition, Sprache, Sprechen und Vegetativum sowie an Epilepsien, Lähmungen, Schmerzen und Spastik leiden. Zusätzlich bestehen häufig schwere Begleiterkrankungen, wie z. B. Wunden, renale und kardiale Erkrankungen oder eine COPD.

Die neurologische, internistische oder chirurgische Primärdiagnostik kann zudem bei Übernahme in eine auf die Behandlung beatmeter neurologischer Patienten spezialisierte Station unvollständig sein. Außerdem sind die Prognosen oft eingeschränkt mit persistierenden schweren neurologischen Defiziten sowie fehlender kardiopulmonaler Stabilisierung. Es kann ein Zustand chronisch kritischer Krankheit mit dauerhafter Abhängigkeit von lebenserhaltenden Technologien und Notwendigkeit der außerklinischen Intensivpflege auftreten. Im außerklinischen Langzeitverlauf können sich Veränderungen wie z. B. ein Rückgang der Critical Illness Polyneuropathie oder eine Verbesserung der Schluckfunktion oder anderer Komorbiditäten einstellen. Die Struktur neurologischer Beatmungszentren muss darauf ausgerichtet sein, die Erfordernisse der geschilderten Patientenklientel personell, apparativ und organisatorisch zu erfüllen.

29.1.2 Patientenzimmer

Die im neurologischen Beatmungszentrum versorgten Patienten sind in einem hohen Maße von Hilfsmitteln und apparativen Maßnahmen abhängig. Es werden eine behindertengerechte Zimmergestaltung, eine ausreichende Raumgröße (unter Berücksichtigung eines großen Lagerungsrollstuhls sowie von Sitzgelegenheiten für Besuch) und geeignete Ablageflächen und Halterungen zum sicheren Betrieb und Transport von Geräten und Zubehör benötigt. Das Vorhandensein ausreichender Anschlüsse (Stromversorgung, Sauerstoff, Absaugung), geeigneter Überwachungsmöglichkeiten sowie benötigter Verbrauchsmaterialien ist unabdingbar. Es sollte ausreichend Platz und Möglichkeit zur Erprobung von Hilfsmitteln in Bezug auf Mobilität und Kommunikation vorhanden sein. Einzelzimmer mit Nasszelle sind vorteilhaft angesichts der zunehmenden Zahl von Besiedelungen mit multiresistenten, isolierungspflichtigen Erregern – insbesondere multiresistenten gramnegativen Keimen – in Krankenhäusern ebenso wie in der außerklinischen Versorgung (KRINKO 2012; Nationales Referenzzentrum für gramnegative Erreger 2016; Neumann et al. 2016). Einzelzimmer verbessern außerdem die Patientenzufriedenheit, schaffen optimierte Bedingungen für apparative Untersuchungen und bieten die Möglichkeit, Begleitpersonen in den Aufenthalt einzubeziehen (van de Glind et al. 2007).

29.2 Zentrum für Beatmungsentwöhnung und neurologische Frührehabilitation

Jörg Dombrowski, Martin Groß, Marcus Pohl, Jens Rollnik, Thomas Müser, Anette Weigel und Andreas Wille

29.2.1 Art und Zahl der Behandlungsplätze

Das Zentrum für Beatmungsentwöhnung und neurologische Frührehabilitation muss die Behandlung beatmeter Patienten auf einer Station mit intensivmedizinischen Behandlungsmöglichkeiten gewährleisten. Die an die Beatmungsentwöhnung anschließende neurologische Frührehabilitation muss unter besonderer Berücksichtigung tracheotomierter Patienten gewährleistet werden. Pro Intensivbehandlungsplatz sind ca. zwei Behandlungsplätze auf einer monitorüberwachten Frührehabilitationsstation erforderlich (eigene, unveröffentlichte Daten).

29.2.1.1 Apparative Ausstattung

Das Zentrum für Beatmungsentwöhnung und neurologische Frührehabilitation muss die **Grundausstattung der Intensivmedizin** wie z. B. Intensivrespiratoren, Perfusoren, Infusomaten, Ernährungspumpen, Gasanschlüsse und ein Zentralmonitoring ebenso wie die internistische Basisdiagnostik (Labor, EKG, Langzeit-EKG, Langzeit-RR) aufweisen (◘ Abb. 29.2).

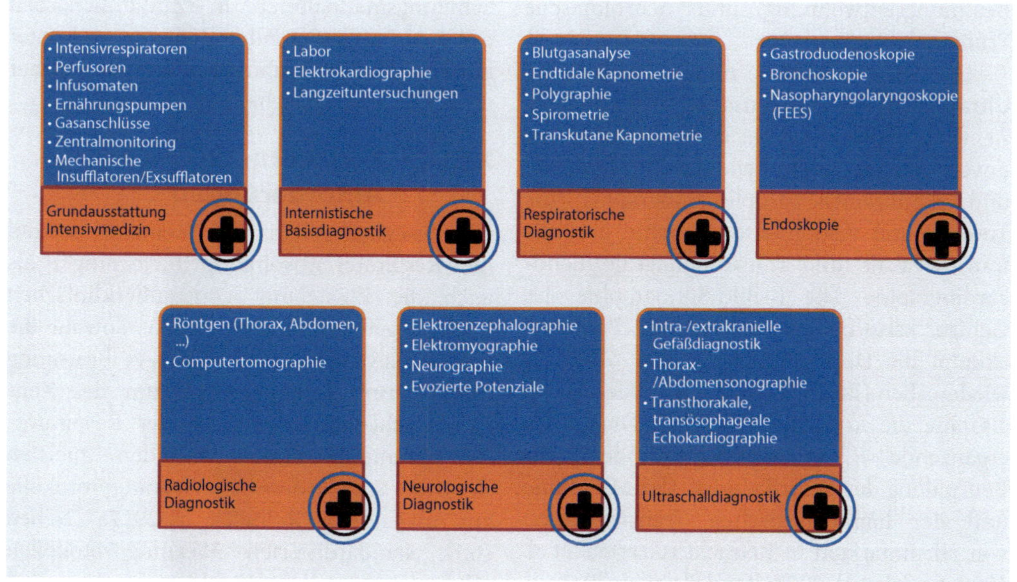

Abb. 29.2 Apparative Ausstattung eines Zentrums für Beatmungsentwöhnung und neurologische Frührehabilitation

Unabdingbar ist das Vorhalten **respiratorischer Diagnostik.** Basisdiagnostik sind die Blutgasanalyse und die Überwachung des endtidalen Kohlendioxids ($etCO_2$). Spezielle Methoden der neurorespiratorischen Diagnostik kommen ebenfalls zum Einsatz: Zur Diagnostik früher Stadien der respiratorischen Insuffizienz sowie zur Einstellung außerklinischer nichtinvasiver Beatmungen ist die transkutane Kapnometrie erforderlich (Boentert et al. 2018). Die Spirometrie ist zur Erfassung der Vitalkapazität und des Hustenspitzenflusses sowie der Diagnostik häufiger pulmonaler Begleiterkrankungen wie der COPD erforderlich. Die Polygraphie sollte zur Diagnostik von Störungen der Atemregulation sowie zur Kontrolle von Beatmungs- und CPAP-Einstellungen vorgehalten werden.

Im Bereich der **Endoskopie** muss die Gastroduodenoskopie zur Anlage von Ernährungssonden sowie zur Notfallbehandlung bei Blutungen des oberen Gastrointestinaltrakts vorgehalten werden. Ebenso ist die Bronchoskopie z. B. zur effektiven Therapie von Sekretverhalt, Aspiration und tracheobronchialen Blutungen und zur Durchführung der Dilatationstracheotomien erforderlich. Die Tracheoskopie dient der Lagekontrolle von Kanülen, dem Erkennen trachealer und laryngealer Früh- und Spätkomplikationen sowie Erkrankungen und der Überprüfung des Sekretmanagements.

Die **fiberendoskopische Schluckdiagnostik** (FEES) ist als Goldstandard der Schluckdiagnostik ebenfalls unverzichtbar.

Im Bereich der **radiologischen Diagnostik** sind die konventionelle Röntgendiagnostik und – zur Komplettierung der Diagnostik und Überwachung der oft dynamischen Behandlungsverläufe (mögliches Auftreten von Hydrozephalus, suboptimaler Einstellung ventrikuloperitonealer und ventrikuloatrialer Shunts, zerebraler Vasospasmus, Reinfarkt, intrakranielle Blutung sowie Infektion) – die Computertomographie essenziell. Das Vorhalten der Magnetresonanztomographie vermeidet Intensivtransporte für Patienten, die eine solche benötigen, ist jedoch kein grundsätzliches Erfordernis an Zentren für

Beatmungsentwöhnung und neurologische Frührehabilitation.

Die neurologische und internistische **Ultraschalldiagnostik** muss vollumfänglich im Zentrum abgebildet sein. Hierzu gehören als unverzichtbare Bestandteile die intrakranielle und extrakranielle Duplexsonographie, die Thorax- und Abdomensonographie und die transthorakale und transösophageale Echokardiographie. Die B-Bild-Sonographie des Gehirns kann bei kraniektomierten Patienten akkurat die Dimensionen der vier Ventrikel wiedergeben (Bendella et al. 2017). Sie kommt als eine die konventionelle CCT-Diagnostik ergänzende bettseitige Methode zur Beurteilung der Ventrikelweite, der Mittellinie und der hämorrhagischen Transformation von Hirninfarkten in Betracht (Gerriets et al. 1999; Seidel et al. 2005; Bendella et al. 2017).

Zur Standardausstattung gehört die **neurologische Elektrophysiologie**. Die Elektroenzephalographie dient der Identifikation von Epilepsien, insbesondere des nichtkonvulsiven Status epilepticus sowie der diagnostischen und prognostischen Einordnung von Bewusstseinsstörungen. Elektromyographie und -neurographie sind zur diagnostischen Einordnung und Verlaufsbeurteilung neurologischer Krankheitsbilder erforderlich. Des Weiteren wird die Ableitung der evozierten Potenziale benötigt, um die Integrität von Sinnesbahnen zu prüfen und Prognosen zu stellen.

Das zunehmende Aufkommen dialysepflichtiger Patienten sowie die hohe Prävalenz der Niereninsuffizienz führen dazu, dass Zentren zunehmend auch die Möglichkeit von **Nierenersatzverfahren** anbieten. Diese kann auch über ein Kooperationsmodell mit einer nephrologischen Abteilung oder Praxis erfolgen.

Außerdem besteht ein zunehmendes Aufkommen von Patienten mit **linksventrikulären Unterstützungssystemen** („left vetriculär assist devices", LVAD, „Kunstherz") (Deutsche Herzstiftung 2017). Die Behandlung dieser oft an neurologischen Komplikationen leidenden Patienten im neurologischen Beatmungszentrum ist nach umfangreiche Schulungsmaßnahmen in Zusammenarbeit mit dem implantierenden Zentrum und unter kontinuierlicher Einbindung kardiologischer und kardiochirurgischer Expertise möglich.

29.2.1.2 Konzeptuelle Anforderungen

Grundsätzlich müssen im Zentrum sowohl die Respiratorentwöhnung („Weaning") als auch die Einstellung von außerklinischen Beatmungen angeboten werden. Sowohl die nichtinvasive als auch die invasive Beatmung müssen zum Methodenspektrum des Zentrums gehören. Im Bereich der Respiratorentwöhnung kommen in den meisten Zentren standardisierte Weaningprotokolle zur Anwendung (Rollnik et al. 2017a). Neben stark standardisierten Weaningprotokollen (Oehmichen et al. 2013) können aber auch individualisierte Protokolle verwendet werden. Entscheidend ist die strukturierte Kommunikation im multidisziplinären Team, in welchem Tempo die Spontanatmungsphasen des Patienten erhöht werden können.

Die Häufigkeit von Schluckstörungen (Dysphagien) und die hohe Prävalenz der Tracheotomie bedingen die Notwendigkeit von Konzepten für Screening, Diagnostik und Behandlung von Dysphagien sowie strukturiertes Trachealkanülenmanagement.

Ein atmungstherapeutisches Konzept kann das Sekretmanagement – z. B. durch die Implementierung des mechanischen Insufflator-Exsufflators –, die leitliniengerechte und differenzierte Einstellung der außerklinischen Beatmung, z. B. Beatmungsprofile für das Sprechen unter invasiver Beatmung oder körperliche Belastung, NIV- bzw. CPAP-Masken-Anpassungen, das Auslesen von Geräten, Schulungsmaßnahmen und das Management von Schnittstellen wie die Überleitung in die außerklinische Versorgung umfassen (Groß 2017).

Aufgrund der Erkrankungsschwere und Mortalität der im Zentrum für Beatmungsentwöhnung und neurologische Frührehabilitation aufgenommenen Patienten sowie der mannigfaltigen Symptome und des damit verbundenen hohen Leidensdrucks der Patienten sind palliativmedizinische Konzepte unverzichtbar (Groß et al. 2017). Dementsprechend empfiehlt die Leitlinie „Prolongiertes Weaning in der neurologisch-neurochirurgischen Frührehabilitation" ausdrücklich ein multidisziplinär erstelltes Palliativkonzept (Rollnik et al. 2017a). Proaktive Palliativmedizin kann Intensivliegedauern verkürzen und führt zu einer verbesserten Akzeptanz der Behandlungskonzepte durch das therapeutische Team (Norton et al. 2007). Ein klinisches Ethikkomitee zur Fallberatung ist empfehlenswert. Als weitere Instrumente stehen die Verwendung standardisierter Gesprächsprotokolle und Behandlungspfade, die Schulung des rehabilitativen Teams in Palliativmedizin, die Etablierung eines Palliativdienstes und ggf. das Vorhalten von Palliativbetten zur Verfügung. Ein multidisziplinär erstelltes Palliativkonzept wird in den aktuellen Leitlinien ausdrücklich empfohlen (Rollnik et al. 2017a).

Ein Zentrum für Beatmungsentwöhnung und Frührehabilitation sollte aufgrund oft schwerwiegender Kommunikationsstörungen der Patienten über ein Konzept für unterstützte Kommunikation (UK; ► Kap. 23) verfügen. In der UK geht es darum, Alternativen zur Lautsprache anzubieten oder diese selbst zu verwenden, wodurch Frustrationen und Missverständnisse in der Kommunikation mit und für den Patienten reduziert werden können. Dies ermöglicht dem Patienten in seiner aktuellen Situation größtmögliche Teilhabe, Selbstbestimmung, sozialen Austausch und eine Steigerung der Lebensqualität. Unterstützte Kommunikation erhöht die Patientensicherheit auf Intensivstationen und kann das Wohlbefinden und die erfahrene Selbstwirksamkeit der Patienten steigern sowie die Liegezeiten auf Intensivstationen reduzieren (Happ et al. 2004; Patak et al. 2006, Bartlett et al. 2008; Costello et al. 2010; Guttormson et al. 2015).

29.2.1.3 Hygiene

In der neurologisch-neurochirurgischen Frührehabilitation ist etwa jeder vierte Patient bei Aufnahme mit einem methicillinresistenten Staphylococcus aureus (MRSA) und/oder multiresistenten gramnegativen Stäbchen (MRGN) besiedelt (Rollnik et al. 2014). Mit multiresistenten Erregern (MRE)-besiedelte Frührehabilitanden haben generell ein schlechteres Outcome bei längerer Verweildauer (Rollnik 2014; Rollnik 2015; Rollnik et al. 2017b) – und das trotz eines deutlich höheren Ressourceneinsatzes (Roukens et al. 2017). Da diese kritisch Kranken im Setting eines Zentrums für Beatmungsentwöhnung und neurologische Frührehabilitation intensivmedizinisch betreut werden, ist eine Isolierung unumgänglich. Dies stellt besondere bauliche Anforderungen an ein Weaningzentrum, mit dem Vorhalten einer ausreichenden Zahl von Einzelzimmern. Zudem ist eine enge Einbindung der Krankenhaushygiene nach den Vorgaben des Robert-Koch-Instituts (RKI) zur Infektionsprophylaxe zwingend erforderlich. Im Team sollten Standards erarbeitet werden, die eine Senkung der Inzidenz nosokomialer Infektionen bewirken können, insbesondere der ventilator-assoziierten Pneumonie (VAP). Infektiologische Visiten als Teil eines umfassenden „Antibiotic Stewardship" sind wünschenswert, um dem Einsatz von Antibiotika und damit der Resistenzentwicklung entgegen wirken zu können.

29.2.2 Das multiprofessionelle Team

Zur Versorgung der komplex kranken Patienten ist ein multiprofessionelles Team erforderlich. Hierzu gehören unter anderem Ärzte, Pflegekräfte, Atmungstherapeuten

Physiotherapeuten, Logopäden, Ergotherapeuten, Masseure, Sozialdienstmitarbeiter und Neuropsychologen. Einrichtungsspezifisch können weitere Berufsgruppen hinzukommen (◘ Abb. 29.3). Da die beschriebenen Erkrankungsbilder nicht nur das Leben der Patienten selbst, sondern auch das ihrer Familien stark beeinflussen, ist es aus ethischen Gründen dringend erforderlich die Angehörigen umfassend zu informieren, aufzuklären und in den Behandlungsverlauf mit einzubeziehen. Der Einsatz von Neurorehabilitationspädagogen für die Beratung und Begleitung der Angehörigen kann daher ein ergänzender und wichtiger Baustein der Interdisziplinären Zusammenarbeit sein.

29.2.2.1 Kommunikation, Koordination, Kooperation und Delegation

Aufgrund der Komplexität der Patienten sind dokumentierte wöchentliche interdisziplinäre Fallbesprechungen zwischen

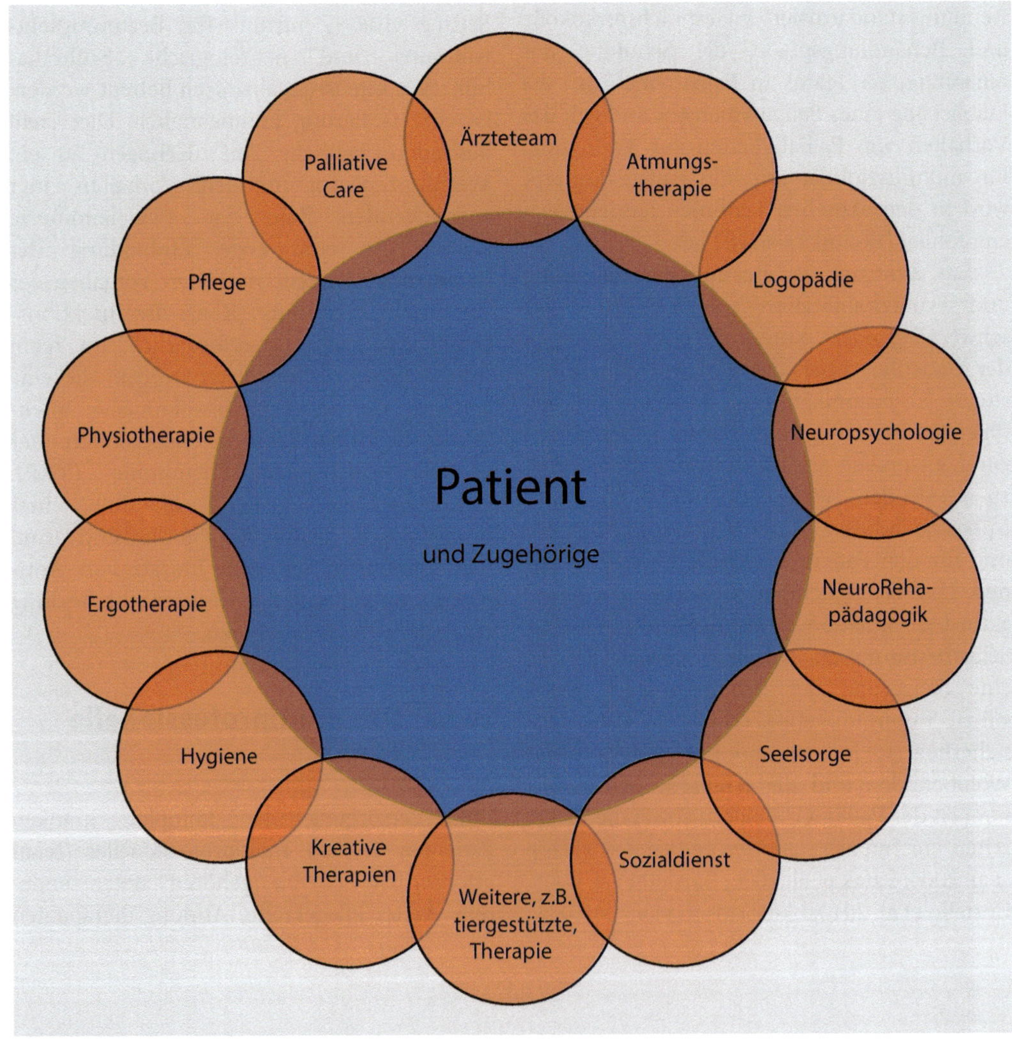

◘ **Abb. 29.3** Interdisziplinär und multiprofessionell – Das klinische Behandlungsteam

Ärzten, Pflegekräften, Physiotherapeuten, Logopäden, Ergotherapeuten, Neuropsychologen, Atmungstherapeuten und weiteren Mitarbeitern des multiprofessionellen Behandlungsteams erforderlich. Zusätzlich sind tägliche Kurzbesprechungen zur Koordination von Terminen, zur Verteilung der Aufgaben und zur effektiven Versorgung der Patienten erforderlich.

Krankenpflegekräfte und Therapeuten (z. B. Logopäden, Physiotherapeuten, Ergotherapeuten) arbeiten bei Bedarf in berufsgruppenübergreifender Kooperation. Die Effektivität der Arbeit wird dadurch erhöht, dass Aufgaben unabhängig von der Berufsgruppe von demjenigen, der über die entsprechenden Kompetenzen verfügt, ausgeführt werden. Aufgaben, die von verschiedenen Berufsgruppen übernommen werden können, sind z. B. Lagerung und Mobilisation, Wasch- und Anziehtraining und Esstraining bzw. Essbegleitung.

Speziell geschulte Pflegefachkräfte, Logopäden, Physiotherapeuten und Ergotherapeuten können zur Verbesserung der Arbeitsabläufe und der Kompetenz im multiprofessionellen Team auch ärztlicherseits delegierte Aufgaben übernehmen, wie z. B. das Trachealkanülenmanagement, das Absaugen kanülierter Patienten sowie den Umgang mit mechanischen Insufflator-Exsufflatoren und Beatmungsgeräten.

29.2.2.2 Ärztlicher Dienst

Die Stellenschlüssel des ärztlichen Personals variieren aufgrund der unterschiedlichen Strukturvoraussetzungen verschiedener Zentren. Intensivstationen neurologischer Beatmungszentren haben aufgrund der schwerstkranken Patientenklientel grundsätzlich einen hohen Personalbedarf. Internistische Begleiterkrankungen und komplexes Atemwegsmanagement bedingen das Erfordernis einer interdisziplinären Zusammensetzung des Behandlungsteams mit Fachärzten für Neurologie und zusätzlich Fachärzten für Anästhesiologie bzw. Innere Medizin oder der Möglichkeit, kurzfristig auf Konsile durch anästhesiologische und internistische Kooperationspartner zurückgreifen zu können. Zusätzlich müssen aufgrund des Schweregrads der zu behandelnden Erkrankungsbilder und der oft eingeschränkten Prognosen Mitglieder des ärztlichen Behandlungsteams über palliativmedizinische Expertise verfügen, welche z. B. über einen Arzt mit Zusatzbezeichnung Palliativmedizin dargestellt werden kann. Expertise in der Auswertung von Polygraphien sowie Kompetenz in der Einstellung nichtinvasiver Beatmungen, CPAP-Therapien, außerklinischer Beatmungen und mechanischer Insufflator-Exsufflatoren ist vorzuhalten.

Erforderlich ist das Vorhandensein HNO-ärztlicher Expertise, z. B. für operative Tracheotomien und Tracheaostomarevisionen, und neurochirurgischer Expertise mit der Möglichkeit neurochirurgischer Eingriffe, z. B. Shuntanlagen. Wenn neurochirurgische und HNO-ärztliche Expertise nicht im Team vorgehalten wird, muss die diesbezügliche fachärztliche Versorgung über Kooperationen sichergestellt werden. Sinnvoll ist auch eine plastisch-chirurgische Expertise, insbesondere bei der Behandlung chronischer Wunden.

29.2.2.3 Pflege

Um den fachlichen Herausforderungen im Umgang mit komplexen Intensivpatienten gewachsen zu sein, muss ein Teil der Mitarbeiter der Intensivstation die Zusatzqualifikation Fachkraft für Intensiv- und Anästhesiepflege besitzen. Wie im ärztlichen Dienst besteht im pflegerischen Dienst aufgrund der schwerkranken Patientenklientel ein hoher Personalbedarf, der jedoch von Zentrum zu Zentrum aufgrund der unterschiedlichen Einbindung anderer therapeutischer Disziplinen wie Physiotherapie, Ergotherapie und Logopädie unterschiedlich sein kann. Neben der medizinisch-pflegerischen Versorgung erfüllen die Pflegefachkräfte als Teil des Gesamtteams interdisziplinär therapeutische Aufgaben.

Neue Mitarbeiter müssen durch ein dezidiertes Einarbeitungskonzept mit den Themenfeldern vertraut gemacht werden und die Einarbeitung sollte durch ausgebildete Praxisanleiter begleitet werden. Alle mit beatmeten Patienten befassten Fachpflegekräfte sind speziell in der Beatmung fortzubilden. Ein Teil der Mitarbeiter muss Zusatzqualifikationen aufweisen, wie z. B. die Weiterbildungen „Gesundheits- und Krankenpfleger/-in für neurologisch-neurochirurgische Frührehabilitation", „Fachkraft für Intensiv- und Anästhesiepflege", „Praxisanleiter" und „Palliativmedizin". Eine kontinuierliche Weiterqualifizierung und fachspezifische Fortbildung des Pflegepersonals ist erforderlich, um die Qualität der Versorgung und die Entwicklung der Mitarbeiter zu fördern.

29

29.2.2.4 Logopädie

In den Zuständigkeitsbereich der Logopädie fallen klinische und – gemeinsam mit dem ärztlichen Dienst – fiberendoskopische Schluckdiagnostik (FEES), funktionelle Dysphagietherapie, Trachealkanülen- und Sekretmanagement, Empfehlungen für die nichtorale Ernährung, oraler Kostaufbau, Aufbau von Kommunikation und Behandlung von Dysarthrie und Aphasie.

29.2.2.5 Physiotherapie

Physiotherapeuten arbeiten mit dem Ziel der größtmöglichen Selbständigkeit des Patienten. Aufgaben sind z. B. Mobilisation und Lagerung, Sekretmanagement und Atemphysiotherapie, Hilfsmittelversorgung, Spastiktherapie und die Anlage spezialisierter Casts und Schienen.

29.2.2.6 Ergotherapie

Ergotherapeuten tragen dazu bei, dass Patienten ihre Handlungsfähigkeit und Unabhängigkeit von Hilfen/Hilfspersonen mit dem Ziel der Wiedereingliederung in den alltagspraktischen Bereich wiedererlangen. Gefördert werden die Fähigkeiten bei Störungen von Motorik, Wahrnehmung und Kognition sowie Störungen im Versorgungsbereich der Hirnnerven. Ergotherapeuten übernehmen Aufgaben im Bereich der Mobilisation und Lagerung, des Trachealkanülenmanagements, des Sekretmanagements und des oralen Kostaufbaus.

29.2.2.7 Neuropsychologie/Psychologie

Neuropsychologen sind zuständig für die neuropsychologische Diagnostik und Therapie bei angeborener oder erworbener Hirnschädigung. Weitere Aufgaben sind die Stimulation schwer bewusstseinsgestörter Patienten, der Aufbau eines Reizreaktionsverhaltens, der körpernahe Dialogaufbau sowie die sensorische Stimulation. Es erfolgen zudem eine psychologische Unterstützung bei der Krankheitsverarbeitung und bei affektiven Beeinträchtigungen, eine Anleitung und psychologische Unterstützung oder Beratung von Angehörigen sowie die palliative Begleitung von Patienten und Angehörigen.

29.2.2.8 Sozialdienst

Der Sozialdienst ist zuständig für die Begleitung von Patienten und Angehörigen während der Rehabilitation unter den Aspekten des Case Managements und der klinischen Sozialarbeit. Des Weiteren obliegt dem Sozialdienst das Entlassungsmanagement unter Berücksichtigung der gesundheitlichen, sozialen, beruflichen und wirtschaftlichen Situation des Patienten. Weitere Aufgabengebiete sind Netzwerkarbeit, Qualitätssicherung und -verbesserung sowie zeitgerechte Nachsorgegestaltung.

29.2.2.9 Atmungstherapie

Atmungstherapeuten sind darauf spezialisiert, Menschen mit Erkrankungen der Atmungsorgane und respiratorischer Insuffizienz zu betreuen und zu beraten. Die Weiterbildung zum Atmungstherapeuten wird primär von der Deutschen Gesellschaft für Pneumologie und Beatmungsmedizin (DGP) und von der Deutsche Gesellschaft für pflegerische

Weiterbildung (DGpW) angeboten. Teilnehmer müssen einen Gesundheitsberuf (Gesundheits- und Krankenpfleger, Kinderkrankenpfleger, Altenpfleger, Physiotherapeut, Logopäde) erlernt haben und über Berufserfahrung verfügen.

Die Delegation von ärztlichen Tätigkeiten an Atmungstherapeuten ist unter Berücksichtigung der gesetzlichen Vorgaben vorgesehen. Atmungstherapeuten haben in diesem Fall die Durchführungsverantwortung für diagnostische und therapeutische Maßnahmen und sollten daher unter der fachlichen und organisatorischen Verantwortung eines Facharztes arbeiten (Deutsche Gesellschaft für Pneumologie und Beatmungsmedizin 2015).

Ihnen können u. a. folgende Tätigkeiten übertragen werden:

- Schulung und Fortbildung von Ärzten, Pflegekräften, Therapeuten, Patienten und Angehörigen in Bezug auf die Nutzung von atmungsbezogener Medizintechnik und atmungstherapeutische Techniken,
- Durchführung, Auswertung und Befundung respiratorischer Diagnostik, z. B. Spirometrie und Polygraphie,
- Beatmungsmanagement und Respiratorentwöhnung,
- Sekretmanagement, inkl. therapeutische Bronchoskopie,
- Inhalations- und Atemtherapie
- Atemwegsmanagement inkl. Trachealkanülenmanagement,
- O_2-Therapie,
- Gerätemanagement,
- Überleitungsmanagement.

Bereits auf der Intensivstation sollte eine atmungstherapeutische Befundung angefordert werden können. Der Bedarf für die Notwendigkeit von atmungstherapeutischen Interventionen kann durch systematisch implementierte Scoringsysteme kategorisiert werden (Weber 2017). Details zur Atmungstherapie in der neurologischen Beatmungsmedizin werden im ▶ Kap. 10 beschrieben.

Die Ausbildung oder Beschäftigung mindestens eines Atmungstherapeuten wird in den Zertifizierungskriterien der Deutschen Gesellschaft für Pneumologie und Beatmungsmedizin für Weaningzentren gefordert. Aufgrund der fehlenden Fähigkeit vieler neurologischer Patienten zur aktiven Mitarbeit in den Therapien, könnte der Bedarf an Atmungstherapeuten in Zentren für Beatmungsentwöhnung und neurologische Frührehabilitation sogar höher sein als in Weaningzentren.

29.2.2.10 Schnittstellen

Das Zentrum für Beatmungsentwöhnung und neurologische Frührehabilitation verfügt über eine Vielzahl an Schnittstellen zu Bereichen innerhalb und außerhalb des Krankenhauses, deren Relevanz für den Patienten sich im Laufe eines Aufenthalts ändern kann (◘ Abb. 29.4). Eine optimale kommunikative Vernetzung im Bereich dieser Schnittstellen ist erforderlich, um einerseits gute organisatorische Abläufe und andererseits eine bedarfsgerechte und kontinuierliche Versorgung der Patienten sowie eine strukturierte Weitergabe relevanter Informationen zu ermöglichen. Hierdurch ergibt sich eine optimierte Versorgung von der Aufnahme bis in die außerklinische Versorgung. Das „Entlassmanagement zur Unterstützung einer sektorenübergreifenden Versorgung" wurde im Versorgungsstärkungsgesetz (SGB 5 § 39 Abs. 1a) als Teil der Krankenhausbehandlung definiert. Für die Koordination der Entlassung ist ein fester Ansprechpartner erforderlich. Diese Aufgabe ist in der Regel dem Sozialdienst zugeordnet.

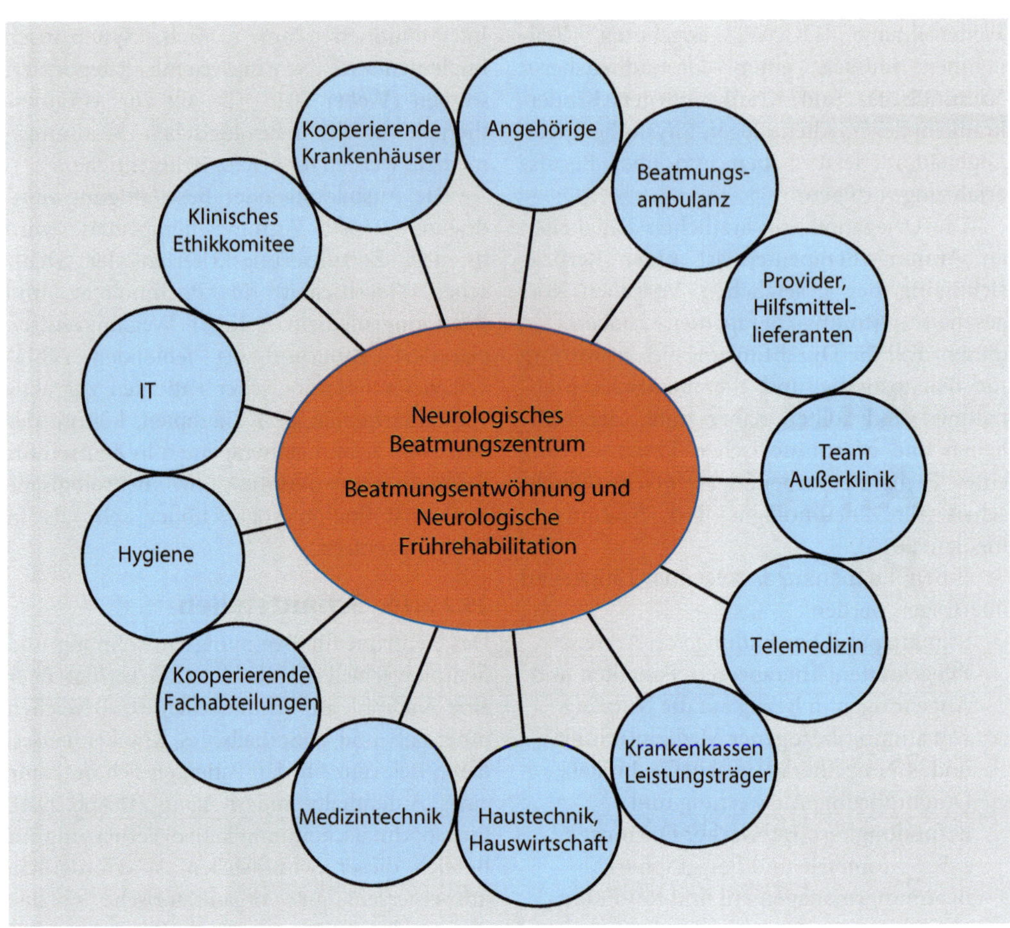

Abb. 29.4 Schnittstellen

29.3 Zentrum für außerklinische Beatmung

Martin Groß, Marcus Pohl, Jens Rollnik und Anette Weigel

» Die Außerklinische Beatmung soll um ein Zentrum für außerklinische Beatmung organisiert sein. (Windisch et al. 2017)

Dieses übernimmt:

- Einstellung, Kontrolle und Optimierung der außerklinischen Beatmung,
- Notfallbehandlung außerklinisch beatmeter Patienten,
- Weiterbetreuung der im Zentrum für Beatmungsentwöhnung und neurologische Frührehabilitation auf eine außerklinische Beatmung eingestellten Patienten
- und Kontrolluntersuchungen für Patienten mit Erkrankungen, die im weiteren Verlauf zu Beatmungspflichtigkeit führen können, oder die ein intensiviertes Sekretmanagement benötigen (z. B. ALS).

Die Gewährleistung von Kontrollen außerklinischer Beatmungen, Notfallbehandlungen außerklinisch beatmeter Patienten sowie Beatmungsentwöhnung für außerklinisch beatmete Patienten mit Besserung im Erkrankungsverlauf ist für viele neurologische Beatmungseinheiten v. a. an Fach- bzw. Rehabilitationskliniken zurzeit nicht möglich.

So muss die Anbindung der Patienten an Zentren für außerklinische Beatmung erfolgen, welche zumeist an pneumologischen Kliniken angesiedelt sind. Die Etablierung standardisierter Versorgungsstrukturen für die hochvulnerablen außerklinisch beatmeten Patienten kann jedoch auch an neurologischen Beatmungszentren erfolgen. Die Kostenträger sind gefordert, die auskömmliche Finanzierung von Zentren für außerklinische Beatmung mit den im Folgenden geschilderten strukturellen Anforderungen sicherzustellen.

29.3.1 Räumliche, apparative und personelle Ausstattung

Spezielle Behandlungsplätze für auf ein außerklinisches Beatmungsgerät eingestellte Patienten sind erforderlich. Dort werden „Diagnostik, Indikation, Einleitung und Verlaufskontrollen elektiver Beatmungstherapie bei allen hierfür wesentlichen Grunderkrankungen durchgeführt." (Deutsche Gesellschaft für Pneumologie und Beatmungsmedizin).

Die erforderliche apparative Basisausstattung ist grundsätzlich analog der eines Zentrums für Beatmungsentwöhnung und neurologische Frührehabilitation zu betrachten, sodass Zentren für außerklinische Beatmung an Zentren für Beatmungsentwöhnung und neurologische Frührehabilitation angegliedert werden sollten. Grundsätzlich müssen zusätzlich Beatmungsgeräte für außerklinische Beatmung, insbesondere solche mit Zulassung für die lebenserhaltende, invasive Beatmung, Atemgasbefeuchter, CPAP-Geräte und mechanische Insufflator-Exsufflatoren vorhanden sein. Zum erweiterten Methodenspektrum, welches an vielen Zentren allerdings nicht vorgehalten werden kann, gehören die Polysomnographie und die Bodyplethysmographie. Die Polysomnographie ermöglicht die leitliniengerechte Diagnose schlafbezogener Atmungsstörungen, erfordert aber einen hohen technischen und personellen Aufwand und ist bei schwer betroffen Patienten nicht durchführbar. Die Bodyplethysmographie ermöglicht die akkurate Beurteilung der Funktion der Atempumpe, ist bei schwer betroffenen Patienten jedoch ebenfalls nicht anwendbar.

Es sind neben der apparativen Ausstattung Softwareprogramme zum Auslesen der in den medizintechnischen Heimtherapiegeräten gespeicherten Daten zu außerklinischer Beatmung, CPAP-Therapie und mechanischer Insufflation-Exsufflation erforderlich.

Es muss spezialisiertes Personal (z. B. Pflegefachkräfte für außerklinische Beatmung, Fachpflegekräfte für Intensivpflege und Anästhesie, Atmungstherapeuten, speziell auf die Behandlung beatmeter Patienten geschulte Therapeuten) vorhanden sein.

29.3.2 Schnittstellen und Fallsteuerung

Der Patient darf nach Ersteinleitung einer außerklinischen Beatmung erst aus der Klinik entlassen werden, wenn die außerklinische Versorgung vollständig gewährleistet und finanziert ist. Die Voraussetzungen für ein Zusammenspiel der klinischen und außerklinischen Versorgung werden über eine koordinierte Informationsweitergabe z. B. mit einem standardisierten Überleitungsprotokoll erfolgen (Windisch et al. 2017).

Patienten mit primärem Weaningversagen, aber auch anderen Beatmungsindikationen, benötigen eine nahtlose Fortführung von in der Klinik begonnenen Therapien außerhalb der Klinik. Art und Umfang der Verordnung kann durch die Empfehlungen des Zentrums für außerklinische Beatmung unterstützt werden. Um eine qualitativ hochwertige Versorgung sicherzustellen, sind eine reibungslose Zusammenarbeit und eine enge Kommunikation durch Vernetzung aller an der Versorgung beteiligten Akteure unabdingbar.

Regelmäßige ambulante oder stationäre Follow-up-Untersuchungen der Patienten sind notwendig und müssen neben der reinen Beatmungskontrolle ganzheitliche, teilhabeorientierte Versorgungsaspekte berücksichtigen

(z. B. Mobilität, Kommunikation, palliative Behandlung). Den DGP-Leitlinien folgend sollten beatmet entlassene Patienten z. B. nach 3 bzw. 12 Monaten zu einem erneuten Weaningversuch stationär einbestellt werden.

Aufgrund der dynamischen Erkrankungsverläufe kann z. B. eine Tracheotomie notwendig, oder ein Wechsel von invasiver auf nichtinvasive Beatmung möglich werden. Ein stationärer Aufenthalt im Zentrum mit dem Schwerpunkt „außerklinische Beatmung" wird zwingend notwendig bei geplanter Dekanülierung oder Platzhaltereinsatz, Versuch eines teilweisen oder vollständigen Weanings oder Umstellung von invasiver auf nichtinvasive Beatmung. Ebenso sollte der Wechsel auf andere Trachealkanülenmodelle und Beatmungsmasken nur in enger Abstimmung mit dem Zentrum für außerklinische Beatmung und i. d. R. unter stationären Bedingungen erfolgen, da der Wechsel die Qualität der Beatmung und des Sekretmanagements mitunter massiv beeinflussen kann.

Frühzeitig sollte eine dokumentierte, bedarfsgerechte und individuelle Anleitung der Angehörigen durchgeführt werden (Windisch et al. 2017). Hier ist ebenfalls der interdisziplinäre, teilhabeorientierte Ansatz unter Einbezug des multiprofessionellen Teams sinnvoll. Zum Aufgabengebiet des Zentrums für außerklinische Beatmung gehören im Bedarfsfall die patientenbezogene Anleitung und Schulung weiterversorgender Teams. Eine Überprüfung regionaler Versorgungsstrukturen kann ebenfalls zum Aufgabengebiet gehören, da das Krankenhaus verpflichtet ist, „für eine sachgerechte Anschlussversorgung des Versicherten" zu sorgen (SGB 5, § 11, Abs. 4.2).

Eine kontinuierliche Ansprechbarkeit des Zentrums (z. B. Telefonhotline für außerklinische Beatmung) dient der Klärung von Fragen der außerklinischen Versorgung. Das Zentrum kann darüber die Rolle als patientenbezogener Ansprechpartner für das außerklinische Pflege- und Therapieteam sowie Angehörige und den verantwortlichen niedergelassenen Arzt erfüllen. Neben patientenfokussierten Themen können über die Telefonhotline auch Fragestellungen von weiteren Personen wie Rettungsdienst, Fachärzten, Providern oder Krankenkassen zum allgemeinen Umgang mit neurologischen, chronisch kritisch kranken Patienten qualifiziert beantwortet werden.

Eine Beatmungsambulanz dient dem Follow-up bezüglich Beatmungstherapie (Übersicht), mit der Beatmungstherapie assoziierter Probleme des Patienten und seiner Angehörigen und der Prüfung seiner Teilhabesituation. Sie kann der Indikation und Planung von stationären Aufenthalten dienen.

Ambulante Kontrolle

- Kontakt zu Pflegedienst und Provider
- Beatmungs-/Teilhabeanamnese
- Beratung (z. B. Teilhabe, Beatmung, Tracheotomie, Sekretmanagement, Palliativmedizin)
- Schulung von Zugehörigen und Pflegediensten
- Klinische Kontrolle
- Auslesen der Gerätedaten von Beatmungsgeräten und mechanischen Insufflator-Exsufflatoren
- BGA-Kontrolle
- Spirometrie
- Messung des (assistierten) Peak Cough Flow
- Beurteilung Atemweg, Trachealkanülenwechsel, Tracheostomakontrolle

Bei darüber hinausgehendem Diagnostik- oder Therapiebedarf (z. B. Tracheoskopie, Botulinumtoxininjektion in die Speicheldrüsen etc.) ist eine stationäre Aufnahme erforderlich. Hier sind im Vorfeld eine gute Organisation und ein strukturiertes Vorgehen zu erarbeiten, um den Aufenthalt so kurz wie nötig, jedoch auch so effektiv wie möglich zu gestalten. Aufgrund der komplexen Bedarfe vieler Beatmungspatienten (z. B. unterstützte Kommunikation, Spastiktherapie, Dysphagie und Trachealkanülenmanagement) könnte die

Integration ambulanter Beatmungskontrollen in multidisziplinäre medizinische Zentren für Erwachsene mit Behinderung (MZEB) sinnvoll sein.

Krankenhausaufenthalte zum Follow-up stellen für außerklinisch beatmete Patienten mit neurologischen Erkrankungen eine besondere logistische und organisatorische Belastung dar, u. a. durch das Fehlen von Bezugspersonen (v. a. bei kommunikationsgestörten Patienten), den veränderten Tagesablauf und den Wegfall gewohnter, regelmäßiger Therapien. Bei lebenserhaltend beatmeten und in der Mobilität eingeschränkten Patienten stellt auch der Transport eine Herausforderung dar. Speziell für außerklinische Beatmung ausgestattete und mit diesbezüglich speziell geschultem Personal bestückte Transportmittel sind nicht flächendeckend verfügbar. Häufig werden daher Rettungsmittel durch vital stabile, außerklinisch beatmete Patienten gebunden. Erfolgversprechend ist die Erarbeitung regionaler Transportkonzepte in Absprache mit dem Rettungsdienst.

Außerdem müssen Kapazitäten und Strukturen für die Notaufnahme im Falle einer akuten Verschlechterung vorhanden sein. Bei akutstationären Aufenthalten, die nicht in direktem Zusammenhang mit der Beatmungssituation stehen, besteht ein enger Kooperationsbedarf zwischen der versorgenden Fachabteilung und dem Zentrum für außerklinische Beatmung. So besteht ggf. die Möglichkeit, einen Bettplatz auf der betroffen Fachabteilung zu belegen, jedoch den ärztlichen oder atmungstherapeutischen Konsildienst des Zentrums für außerklinische Beatmung in die Behandlung einzubeziehen (◘ Abb. 29.5).

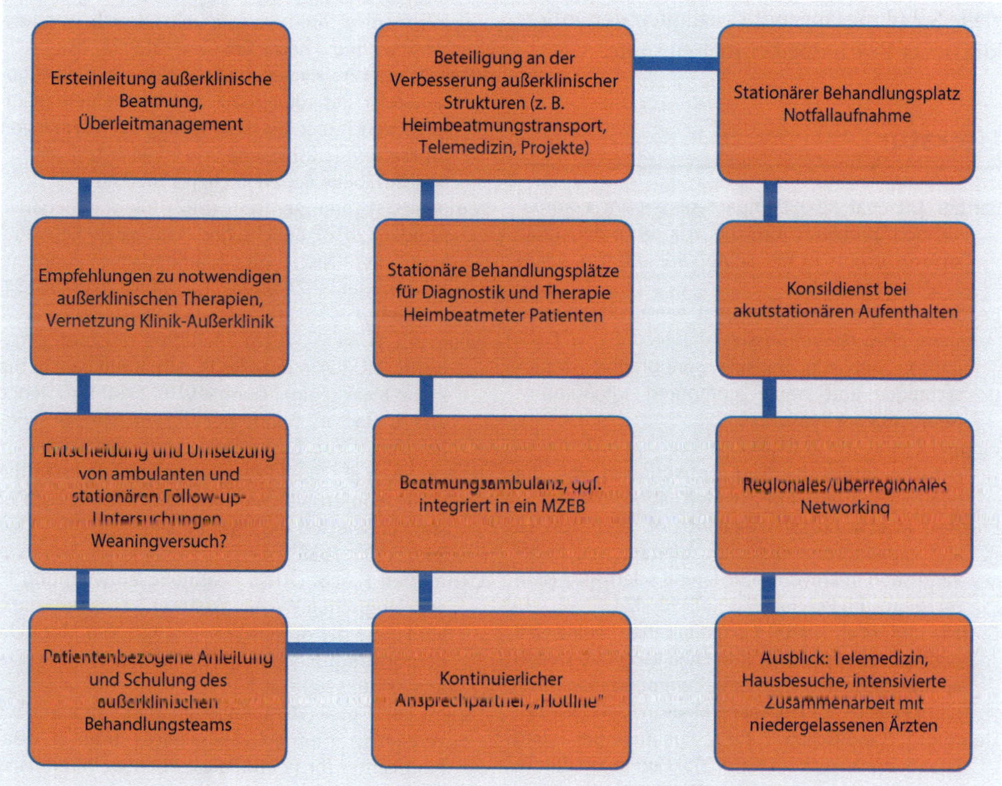

◘ **Abb. 29.5** Kompetenzen und Herausforderungen im Zentrum für außerklinische Beatmung

> **Ziel muss es sein, regionale und überregionale Netzwerke zu bilden, um die intersektoralen Kompetenzen zu verknüpfen. Eine besondere Beachtung verdienen dabei klinische und außerklinische Strukturen für in der außerklinischen Intensivpflege versorgte beatmete und tracheotomierte Patienten, die sich sekundär bessern und ggf. dekanüliert und sogar vollständig von der Beatmung entwöhnt werden können.**

Telemedizin könnte zukünftig ein hilfreicher Baustein für die außerklinische Versorgung sein (Windisch et al. 2017). Des Weiteren könnten auch Hausbesuche durch Atmungstherapeuten, Ärzte und andere Mitarbeiter des Zentrums für außerklinische Beatmung ein Schritt zu Verbesserung der Versorgung sein, ebenso wie die intensivierte Zusammenarbeit mit den niedergelassenen Ärzten, welche spezielle Schulungsangebote bezüglich der außerklinischer Beatmung beinhalten sollte.

Literatur

Bartlett GR et al (2008) Impact of patient communication problems on the risk of preventable adverse events in the acute care settings. CMAJ 178(12):1555–1562

Bendella H et al (2017) Cerebral ventricular dimensions after decompressive craniectomy: a comparison between bedside sonographic duplex technique and cranial computed tomography. Neurocrit Care 26(3):321–329

Bingold T et al (2013) DGAI-Zertifizierung anästhesiologische Intensivmedizin: Entwöhnung von der Beatmung. Anästh Intensivmed 54:522–524

Boentert M et al (2018) Prevalence of sleep apnoea and capnographic detection of nocturnal hypoventilation in amyotrophic lateral sclerosis. J Neurol Neurosurg Psychiatry 89(4):418–424

Costello JM et al (2010) Communication vulnerable patients in the pediatric ICU: Enhancing care trough augmentative and alternative communication. Journal of Pediatric Rehabilitation Medicine 3(4):289–301

Deutsche Gesellschaft für Pneumologie und Beatmungsmedizin – DGP (2015) Curriculum für die Weiterbildung zum Atmungstherapeuten der DGP

Deutsche Herzstiftung (2017) Deutscher Herzbericht 2016. ▶ https://www.bvmed.de/download/herzbericht-2016.pdf. Zugegriffen: 03. Nov. 2019

Deutsche Gesellschaft für Pneumologie und Beatmungsmedizin – DGP. Erhebungsbogen zur Zertifizierung von Weaningzentren. ▶ https://pneumologie.de/fileadmin/user_upload/Erhebungsbogen_zur_Zertifizierung_Weaning-Zentren_Version_06.pdf. Zugegriffen: 03. Nov. 2019

Gerriets H et al (1999) Sonographic monitoring of midline shift in hemispheric infarctions. Neurology 52(1):45–49

Groß M (2017) Neurologie. In: Keller C (Hrsg) Außerklinische Intensivpflege. Elsevier, München

Groß M et al (2017) Palliative Intensivmedizin versus intensive Palliativmedizin bei neurologischen Erkrankungen. Gepflegt Durchatmen (38):37–40. ▶ https://www.heimbeatmung.com/fileadmin/user_upload/Fachzeitung/GD38ONLINE.pdf. Zugegriffen: 03. Nov. 2019

Guttormson JL et al (2015) "Not being able to talk was horrid": A descriptive, correlational study of communication during mechanical ventilation. Intensive Crit Care Nurs 31(3):179–186

Happ MP et al (2004) Electronic voice-output communication aids for temporarily nonspeaking patients in a medical intensive care unit: a feasibility study. Heart & Lung: J Acute Crit Care 33(2):92–101

KRINKO (2012) Hygienemaßnahmen bei Infektionen oder Besiedlung mit multiresistenten gramnegativen Stäbchen – Empfehlung der Kommission für Kranken-haushygiene und Infektionsprävention (KRINKO) beim Robert Koch-Institut (RKI)

Nationales Referenzzentrum (NRZ) für gramnegative Erreger (2016) Bericht des Nationalen Referenzzentrums (NRZ) für gramnegative Krankenhauserreger – Zeitraum 1. Januar 2015 bis 31. Dezember 2015

Neumann N et al (2016) Multidrug-resistant organisms (MDRO) in patients in outpatient care in the Rhine-Main region, Germany, in 2014: Prevalence and risk factors. Bundesgesundheitsblatt, Gesundheitsforschung, Gesundheitsschutz 59(2):292–300

Norton SA et al (2007) Proactive palliative care in the medical intensive care unit: effects on length of stay for selected high-risk patients. Crit Care Med 35(6):1530–1535

Oehmichen F et al (2012) Beatmungsentwöhnung in neurologischen Weaningzentren – Eine Bestandsaufnahme der Arbeitsgemeinschaft Neurologisch-neurochirurgische Frührehabilitation. Der Nervenarzt 83(10):1300–1307

Oehmichen F et al (2013) Application of a sponaneous ventilation protocol. Experiences from a weaning center for neurological diseases. Nervenarzt 84(8):962–972

Patak L et al (2006) Communication boards in critical care: patients' views. Appl Nurs Res 19(4): 182–190

Rollnik JD (2014) Outcome of MRSA carriers in neurological early rehabilitation. BMC neurology 14(1):34

Rollnik JD (2015) Outcome of neurological early rehabilitation patients colonized with extended-spectrum beta-lactamase (ESBL) producing bacteria. Open Journal of Therapy and Rehabilitation. 3(1):1–8

Rollnik JD et al (2014) Multiresistente Erreger in der neurologisch-neurochirurgischen Frührehabilitation (2004–2013). Die Rehabilitation 53(05):346–350

Rollnik JD et al (2017a) Prolongiertes Weaning in der neurologisch-neurochirurgischen Früh-rehabilitation. Der Nervenarzt 88(6):652–674

Rollnik JD et al (2017b) Outcome of neurological early rehabilitation patients carrying multi-drug resistant bacteria: results from a German multi-center study. BMC neurology 17(1):53

Rosseau (2017) Positionspapier zur aufwendigen ambulanten Versorgung tracheotomierter Patienten mit und ohne Beatmung nach Langzeit-Intensivtherapie (sogenannte ambulante Intensivpflege). Pneumologie 71:204–206

Roukens R et al (2017) Mehrkosten durch multiresistente Erreger in der Neurorehabilitation. Bundesgesundheitsblatt-Gesundheitsforschung-Gesundheitsschutz 60(10):1075–1082

Seidel G et al (2005) Transcranial sonographic monitoring of hemorrhagic transformation in patients with acute middle cerebral artery infarction. J Neuroimaging 15(4):326–330

Van de Glind I (2007) Do patients in hospitals benefit from single rooms? A literature review. Health Policy 84(2–3):153–161

Weber D (2017) Organisation der Atmungstherapie. In: Keller C (Hrsg) Außerklinische Intensivpflege. Elsevier, München

Windisch W et al (2017) S2k-Leitlinie – Nichtinvasive und invasive Beatmung als Therapie der chronischen respiratorischen Insuffizienz. Pneumologie 71(11):722–795

Aktuelle und zukünftige strukturelle Herausforderungen

Christiane Lehmacher-Dubberke

M. Groß (Hrsg.), *Neurologische Beatmungsmedizin*, https://doi.org/10.1007/978-3-662-59014-0_30

Einleitung

Vor dem Hintergrund der steigenden Versorgungszahlen außerklinisch langzeitbeatmeter Patienten, besonders der Zunahme ambulanter Versorgungsmodelle und Spezialisierung in der häuslichen Krankenpflege, müssen die Ergebnisse und Empfehlungen von Forschungsprojekten wie „Shape" und „Vela-Regio" auf ihre Bedeutung für die Versorgungsrealität geprüft werden.

Der Versorgungspfad der Patienten muss von der innerklinischen Versorgung, über die Rehabilitation bis zur außerklinischen Langzeitpflege betrachtet werden und Gegenstand von sektoren- und professionsübergreifenden Konzepten sein.

Es muss eine kritische Überprüfung der aktuellen Versorgungsstrukturen und Versorgungssettings erfolgen mit dem Ziel einer sicheren Umsetzung der S2k-Leitlinie „Nichtinvasive und invasive Beatmung als Therapie der chronisch respiratorischen Insuffizienz". Maßgebliche Leitlinien für die ärztliche Therapie von Patienten mit einer chronischen respiratorischen Insuffizienz liegen vor, es fehlt in Analogie ein interdisziplinärer-sektorenübergreifender Standard, der insbesondere auch den pflegerischen Standard für neurologische Krankheitsbilder beschreibt.

30.1 Hintergrund

Die Zahl der Pflegebedürftigen in der Langzeitpflege, die einen besonders hohen pflegerischen und medizinisch-technischen Unterstützungsbedarf haben, steigt seit Jahren kontinuierlich an. Zu dieser Gruppe von Pflegebedürftigen gehören insbesondere auch Patienten mit neurologischen Erkrankungen und einer bestehenden Ateminsuffizienz. Diese werden kontinuierlich bzw. zeitweise beatmet. Aufgrund der Art, Schwere und Dauer der Erkrankung werden besondere Anforderungen an die medizinisch-pflegerische und therapeutische Versorgung gestellt. Genaue Fallzahlen zu dieser Patientengruppe liegen bisher aufgrund fehlender amtlicher statistischer Erhebung nicht vor. In Deutschland werden geschätzt 15.000–20.000 beatmete Patienten in ihrer Häuslichkeit versorgt, dazu gehören Babys und Kinder ebenso wie Erwachsene.

30.1.1 Aktuelles Versorgungssetting und seine Herausforderungen

Durch die demografische Entwicklung und den medizinisch-technischen Fortschritt kommt der beschriebenen Patientengruppe aus diesen Gründen eine zunehmende Bedeutung zu (Bickenbach 2015). In den letzten Jahrzehnten hat sich für die Patienten ein hochgradig ausdifferenziertes außerklinisches Versorgungsangebot entwickelt. Besonders die städtischen und stadtnahen Regionen sind durch ein dichtes Versorgungsnetz geprägt. Neben den spezialisierten Beatmungs- und Weaningzentren sowie Rehabilitationseinrichtungen hat sich ein umfassendes pflegerisches Angebot an häuslicher Einzelversorgung und spezialisierten organisierten Wohneinheiten entwickelt, ergänzt durch Plätze in Phase-F-Einrichtungen sowie in der stationären Langzeitpflege (Lehmann et al. 2016c). Diese Entwicklung wird im Fazit der VELA-Regio-Studie zu den Bedarfen und Strukturen der Versorgung invasiv langzeitbeatmeter Patienten unter regionalen Gesichtspunkten mit „naturwüchsig, zum Teil aufgrund spezifischer Anreize und zugleich dynamisch entwickelnde Anbieterstruktur, wenig transparente Angebots- und Leistungsprofile sowie kaum kontrollierbare Qualitätsstandards …" beschrieben (Lehmann et al. 2016a).

In den vergangenen 10 Jahren hat das Modell der ambulanten Intensivpflege – insbesondere das der organisierten Wohneinheiten – an Bedeutung gewonnen. Die Weiterentwicklung und Zunahme von Plätzen in der stationären Langzeitversorgung (Phase-F-Einrichtungen bzw. stationäre Pflegeeinrichtungen) hat demgegenüber stagniert bzw.

ist eher rückgängig, sodass die Mehrzahl der Patienten ambulant durch spezialisierte Pflegedienste in organisierten Wohneinheiten versorgt wird. Die bestehenden gesetzlichen Rahmenbedingungen haben in den vergangenen Jahren verstärkt ökonomische Anreize für eine ambulante Versorgung geschaffen und damit die Entwicklung vollstationärer Angebote geschwächt. Das ist bedauerlich, da insbesondere die Phase-F-Einrichtungen durch ihren rehabilitativen Ansatz konsequent das Ziel verfolgen, beatmete Patienten so zu stabilisieren, dass z. B. erneut ein Weaningversuch in einem Weaningzentrum unternommen werden kann und/oder mittel- bis langfristig eine Dekanülierung (Entfernung der Trachealkanüle) erfolgt. Dieses kann jedoch nur durch eine enge Kooperation mit entsprechend qualifizierten Ärzten bzw. einem Netzwerk an Ärzten/Fachärzten, Therapeuten, einem Weaning- oder einem Beatmungszentren, gelingen (Lehmacher-Dubberke 2018). Erhebungen im Rahmen des Kompetenznetzwerks „Weannet" unter den Weaningzentren zeigen, dass ca. 60–70 % der Patienten, die auf Akutintensivstationen nicht von der Beatmung entwöhnt wurden, doch noch ein erfolgreiches Weaning erreichen können, wenn sie in einem spezialisierten Weaningzentrum betreut werden. Die Hälfte dieser Patienten wird erfolgreich von der invasiven Beatmung entwöhnt mit Hilfe der Umstellung auf eine nichtinvasive Beatmung mittels Maske. Diese Form der Beatmung ermöglicht in der Regel eine Entlassung nach Hause (▶ http://www.digab.de/informationen/positionspapier/). Die außerklinische Versorgung von Patienten mit invasiver Beatmung erfordert ein intersektorales Betreuungskonzept, das sich an aktuellen medizinischen Standards und Leitlinien orientiert (▶ http://www.awmf.org/uploads/tx_szleitlinien/020-015l_S2k_Prolongiertes_Weaning_2014_01_verlaengert.pdf).

Beatmungs- und Weaningzentren
Ein Weaningzentrum ist eine Einrichtung, die sich auf das Abtrainieren von einem Beatmungsgerät spezialisiert hat.
Meist liegt eine Langzeitbeatmung vor. Das Hauptziel ist die vollständige Beendigung der künstlichen Beatmungstherapie und die Dekanülierung. Aufgrund moderner Weaningkonzepte, auf Weaning spezialisierten Personals und eines multidisziplinären Ansatzes, gelingt es in solchen Zentren oder auf spezialisierten Intensivstationen mit dem Schwerpunkt Weaning, einen Großteil der Patienten in relativ kurzer Zeit (meist 10–30 Tage) wieder zur natürlichen Atmung ohne maschinelle Unterstützung zurückzuführen. Falls eine Atmungsschwäche (ventilatorische Insuffizienz) verbleibt, kann diese zumeist durch intermittierende nichtinvasive Beatmung (NIV) soweit stabilisiert werden, dass eine Entlassung nach Hause möglich wird.

30.1.2 Außerklinische Beatmung im stationären oder ambulanten Versorgungssetting

Selbstbestimmt kann der Patient oder seine Angehörigen bzw. sein Betreuer über den Ort seiner Versorgung entscheiden. Zur Auswahl stehen die eigene Häuslichkeit, organisierte Wohneinheiten oder vollstationäre Einrichtungen (◘ Tab. 30.1). Das oben beschriebene umfassende medizinisch-therapeutischen-pflegerische Versorgungssetting der vollstationären pflegerischen Versorgung in einem ambulanten Setting darzustellen, gelingt dagegen häufig nicht. Das hat unterschiedliche Gründe: zum einen sind es fehlende einheitliche „Versorgungsstandards oder Leitlinien", zum anderen auch infrastrukturelle Defizite, wie z. B. ein Mangel an entsprechend qualifizierten Fachärzten und Therapeuten. Ambulant tätige Ärzte sind häufig aufgrund fehlender Ausbildung und Erfahrung nicht in der Lage, ein angepasstes

Tab. 30.1 Ambulantes und stationäres Setting

Ambulantes Setting	
Häusliche Pflege	Leistungen der Pflegeversicherung im Rahmen häuslichen Pflege § 36 SGB XI bei bestehendem Pflegegrad; als Pflegesachleistungen werden diese durch eine zugelassenen Pflegedienst erbracht. In der Regel wird der Leistungsbetrag bei Bewilligung von häuslicher Krankenpflege im Rahmen einer 24-h-Betreuung durch den Pflegedienst mit angerechnet
Häusliche Krankenpflege	Häusliche Krankenpflege nach § 37 SGB V ist eine Leistung der gesetzlichen Krankenversicherung; Leistungen der „Intensivpflege in der Häuslichkeit" sind Leistungen der häuslichen Krankenpflege, die im außerklinischen Bereich in der Häuslichkeit des Versicherten erbracht werden und die eine Interventionsbereitschaft aus unmittelbarer vitaler Indikation (bei lebensbedrohlichen Zuständen) sicherstellen. Diese Leistungen erfordern eine ständige Anwesenheit einer geeigneten Pflegefachkraft zur individuellen Kontrolle und Einsatzbereitschaft oder einen vergleichbaren intensiven Einsatz einer Pflegefachkraft. Die Leistungen der häuslichen Krankenpflege werden durch einen zugelassenen Pflegedienst erbracht
Organisierte Wohneinheiten	Um eine organisierte Wohneinheit handelt es sich, wenn ein Pflegedienst diese Leistungen für mindestens zwei Versicherte in einer durch den Leistungserbringer oder einen Dritten organisierten Wohneinheit versorgt. Die organisierten Wohneinheiten sind häufig spezialisiert, so z. B. auf beatmete Pflegebedürftige. Synonym für organisierte Wohneinheiten: Wohngemeinschaft, Wohngruppe, Intensivpflegewohngemeinschaft o. ä **Es handelt sich i. d. R. um die ambulante Rund-um-die-Uhr-Versorgung in der Häuslichkeit und nicht um eine stationäre Pflegeeinrichtung**
Persönliches Budget	Bei der Inanspruchnahme eines persönlichen Budgets wird ein Geldbetrag oder Leistungsgutscheine direkt vom Leistungsträger (Krankenkasse, Pflegeversicherung bzw. Sozialhilfeträger) an den Betroffenen ausgezahlt oder herausgegeben. Der Budgetnehmer kann dann selbst entscheiden, ob er im Rahmen eines Arbeitgebermodells z. B. selbst Pflegekräfte zu seiner Versorgung beschäftigt oder verschiedene Leistungserbringer beauftragt. Bei einem trägerübergreifenden Budget, wenn der Betroffene den Antrag auf ein trägerübergreifendes Budget bei einer Stelle gestellt hat, klären die Kostenträger untereinander die Zuständigkeit(en)
Vollstationäres Setting	
Phase-F-Einrichtung	Vollstationäre Spezialpflegeeinrichtung zur Versorgung von Menschen mit schweren und schwersten neurologischen Schädigungen in Phase F und/oder Beatmungspflicht und Menschen mit organisch bedingten Persönlichkeitsstörungen in Phase F. In der Phase F sind dauerhaft unterstützende, betreuende und/oder zustandserhaltende Leistungen erforderlich. Für Patienten mit schwersten neurologischen Schädigungen und/oder Beatmungspflicht stehen ca. 2200 Plätze für die Versorgung bundesweit zur Verfügung
Vollstationäre Pflegeeinrichtung	Es gibt vollstationäre Pflegeeinrichtungen, die sich auf die Betreuung und Versorgung von beatmeten Menschen spezialisiert haben. Häufig handelt es sich um einzelne Wohnbereiche, die diese spezialisierte Form der stationären Versorgung anbieten. Seltener werden nur vereinzelt Patienten aufgenommen

intensivmedizinisches Monitoring zu gewährleisten. Selbst wenn ein qualifizierter Pflegedienst die Versorgung eines Patienten übernimmt, kommt es durch fehlende strukturierte ambulante Nachsorgemöglichkeiten vermehrt zu nicht notwendigen Krankenhauseinweisungen. Das wird insbesondere auch von den Fachgesellschaften wie z. B. der DIGAB (Deutsche Interdisziplinäre Gesellschaft für die Außerklinische Beatmung, ► http://www.digab.de/informationen/positionspapier/) angemerkt.

Der Aufbau eines optimalen häuslichen Versorgungssettings ist daher nicht selten eine Herausforderung. Rund um den Pflegebedürftigen muss die gesamte pflegerisch-medizinisch-therapeutische Versorgung im Zusammenspiel mit Angehörigen organisiert werden und dieses mitunter unter schwierigen sozialen und räumlichen Bedingungen. Unabhängig von den strukturellen Voraussetzungen in der Versorgung wie Wohnraum, technische Hilfen usw. ist ebenfalls eine mangelnde Compliance bzw. Adhärenz von Pflegebedürftigen und Angehörigen häufiger ein Problem. Aber in den Fällen, in denen komplexe medizinisch-pflegerische Anforderungen an den Pflegedienst gestellt werden, sind gute strukturelle und prozessuale Bedingungen wesentlich. Aktuell werden geschätzt 2/3 aller Patientinnen und Patienten ambulant versorgt, obwohl hier deutlich höhere Herausforderungen an eine stabile und sichere Versorgung gestellt sind (Lehmacher-Dubberke 2018).

30.2 Patientensicherheit im ambulanten Versorgungssetting

Das Thema Patientensicherheit im ambulanten Versorgungssetting war in Deutschland bisher nicht bzw. ist nur sehr zurückhaltend Gegenstand wissenschaftlicher Forschung. Erstmalig hat sich das Institut für Gesundheits- und Pflegewissenschaft der Charité dem Thema Patientensicherheit beatmeter Patienten in der häuslichen Versorgung gewidmet. In dem Forschungsprojekt „Shape" geht es um die Exploration und Analyse der Erfahrungen und des Sicherheitsempfindens von beatmeten Patienten und ihren Angehörigen in der häuslichen Versorgung und die darauf gründende diskursive (Weiter)entwicklung patientenzentrierter Sicherheitsleitlinien und konsentierbarer Risikomanagementstrategien. Dabei steht das Acronym „Shape" für den englischen Titel des Forschungsprojektes „Safety in Home Care for ventilated Patients". Das Forschungsprojekt hat deutliche Hinweise auf erhebliche Defizite in der ambulanten Versorgung gefunden (Ewers et al. 2016; Lehmann et al. 2016b): So entstehen u a. häufig Risikosituationen aus strukturellen Problemen heraus, wie z. B. Personalwechsel, Kompetenzdefizite, Überforderung und fehlende Absprachen oder aber, dass das intime häusliche Lebensumfeld durch die dauernde Präsenz von häufig wechselnden Pflegenden und die dominierende Technik überlagert wird.

Grundsätzlich kann festgestellt werden, dass weder mögliche Sicherheitsdimensionen in der Häuslichkeit in Bezug auf einen so hohen pflegerischen und medizinisch-technischen Unterstützungsbedarf in der Versorgung bisher öffentlich diskutiert worden sind oder diese aktuell einer systematischen Prüfung im Einzelfall unterliegen. Dabei wären hier mindestens ähnliche Sicherheitsdimensionen für die räumlich-technische Ausstattung zu beschreiben, wie sie auch für eine stationäre Versorgung gelten, wie z. B. die Raumgröße, technische Sicherheit, Schadstoffe, Innenraumluftqualität und Hygiene. Besonders schwierig ist die Verortung von möglichen Vorgaben für Privatwohnungen. Das Gefährdungspotenzial kann als kritisch-hoch einschätzt werden, weil der Zustand der Wohnung oder des Pflegebereiches nur einem beschränkten Kreis von Personen zugänglich ist. Wahrscheinlich kann aktuell die Situation so beschrieben werden, dass das Gefährdungspotenzial zwar richtig eingeschätzt wird, aber aufgrund von bestehenden Abhängigkeiten, z. B. der Pflegedienst möchte den Patienten als Kunden gewinnen oder die Angehörigen möchten den Pflegebedürftigen unbedingt in der Häuslichkeit versorgen, keine Konsequenzen erfolgen. Es kann auch der Fall sein, dass das Gefährdungspotenzial durch die Beteiligten nicht korrekt eingeschätzt werden kann. Daher ist der Gesetzgeber aufgefordert, über Lösungen nachzudenken, die das Grundrecht sichern – den persönlichen Lebensraum jedes Menschen zu schützen – aber in diesen speziellen Fällen die Sicherheit des Patienten über die Unverletzlichkeit der Wohnung stellen.

Die Ergebnisse von Forschungsprojekten wie „Shape" oder „Vela-Regio" beschreiben das deutliche Verbesserungspotenzial und Strategieansätze für die verschiedenen Dimensionen von Versorgungsstrukturen bzw. Versorgungsqualität dieser vulnerablen Patientengruppe ebenso wie das DIGAB-Positionspapier (Deutsche Interdisziplinäre Gesellschaft für die Außerklinische Beatmung, ► http://www.digab.de/informationen/positionspapier/). Aber auch Leitinien, wie die S2k-Leitlinie zur nichtinvasiven und invasiven Beatmung als Therapie der chronischen respiratorischen Insuffizienz bieten einen strukturierten Handlungsrahmen.

Der Gesetzgeber hat mit dem dritten Pflegestärkungsgesetz (PSG III) zwei wesentliche Änderungen für die häusliche Krankenpflege im Krankenversicherungsrecht vorgenommen. Es wurden Qualitätsprüfungen durch den MDK für Pflegedienste eingeführt, die ausschließlich einen Vertrag zur häuslichen Krankenpflege mit den Krankenkassen haben; dabei handelt es sich fast ausschließlich um Pflegedienste, die beatmete Patientinnen und Patienten versorgen. Grundlage der Prüfung sind die Empfehlungen der S2k-Leitlinie zur nichtinvasiven und invasiven Beatmung als Therapie der chronischen respiratorischen Insuffizienz, wie empfohlen Maßnahmen zur Qualitätssicherung, Qualifikationsvoraussetzungen der Pflegefachkräfte, da diese die intensivpflegerischen Aufgaben selbständig ohne Anwesenheit eines Arztes durchführen.

Alle Pflegefachkräfte, die eigenverantwortlich mit beatmeten Patienten arbeiten (fachpflegerische Versorgung), sollen zusätzlich zum Abschluss eines staatlich anerkannten Pflegefachberufs (Gesundheits- und Krankenpfleger, Gesundheits- und Kinderkrankenpfleger oder Altenpfleger) eine Zusatzqualifikationen aufweisen, z. B. Atmungstherapeut, Fachgesundheits- und Krankenpflege für Anästhesie- und Intensivpflege oder Pflegefachkraft mit Zusatzqualifikation mit Basiskurs zur „Pflegefachkraft für außerklinische Beatmung" (mindestens 120 h). Krankenpflegehelfer, Arzthelfer und Heilerziehungspflegende dürfen nur als Teil eines Pflegeteams zusammen mit Pflegefachkräften (z. B. in Wohngemeinschaften oder vollstationären Pflegeeinrichtungen) in der Beatmungsversorgung tätig werden. Für die Versorgung von Kindern gelten ähnliche Empfehlungen, die Qualifikationsvoraussetzungen sind auf die Versorgung von Kindern angepasst.

Die S2k-Leilinie gibt zahlreiche Empfehlungen und Hinweise zur Zusammenarbeit mit allen an der Versorgung Beteiligten, aber eine differenzierte Vorgehensweise für die pflegerische Versorgung wird nicht abgebildet.

30.2.1 Innerklinische Versorgung und Wege in die außerklinische Versorgung

Strategisch müssen für eine optimale Versorgungsqualität bereits vor der außerklinischen Versorgung im innerklinischen Sektor entsprechende Weichen gestellt werden.

Seit der Einführung der DRG hat die Zahl der Beatmungspatienten, ebenso die der Beatmungsstunden zugenommen und die Altersverteilung hat sich zu höheren Altersgruppen hin verschoben (Biermann und Geissler 2013). Leitlinien wie die S2k-Leitlinie Prolongiertes Weaning und die S2k-Leitlinie zur nichtinvasiven und invasiven Beatmung als Therapie der chronischen respiratorischen Insuffizienz geben zur Behandlung in und zur Überleitung von Patienten und Patientinnen aus der stationären Akutversorgung zahlreiche Empfehlungen. Allerdings ist aktuell die Entlassung eines Patienten mit Weaningversagen ohne jedes Risiko für ein Krankenhaus und die Anzahl der Beatmungsstunden ist erlösrelevant. Die kontinuierlich steigenden Versorgungszahlen in der außerklinischen Beatmung lassen hier einen Fehlanreiz vermuten, von größerer Relevanz scheinen aber auch stationsspezifische Abläufe zu sein (Biermann und Geissler 2013). Beide genannten Aspekte machen das Verbesserungspotenzial für die innerklinische intensivmedizinische Versorgung deutlich.

Für den Weg in die außerklinische Versorgung sieht die S2k-Leitlinie zur nichtinvasiven und invasiven Beatmung als Therapie der chronischen respiratorischen Insuffizienz den erstverordnenden Klinikarzt in der Organisationsverantwortung der außerklinischen medizinischen und pflegerischen Versorgung bis zum Zeitpunkt der Übernahme durch den im ambulanten Bereich und den weiterbehandelnden Arzt. Dazu gehört ebenso die Aufklärung des Betroffenen bzw. der Angehörigen über die verschiedenen Möglichkeiten der Versorgungsformen. Als ein wesentlicher Qualitätsindikator vor der Entlassung in die außerklinische Versorgung empfiehlt die Leitlinie u. a. auch die Abklärung und Dokumentation, z. B. ob vorhandenes Weaningpotenzial genutzt oder der Patient dekanüliert werden kann. Ein weiterer wichtiger Aspekt ist, dass der Patient bereits auf das für die außerklinische Beatmung vorgesehene Beatmungsgerät umgestellt wurde und ein Termin für eine erste Kontrolluntersuchung in einem Zentrum für außerklinische Beatmung festgelegt worden ist.

Das Entlassmanagement der Krankenhäuser weicht bedauerlicherweise häufig von den Leitlinienprozessen ab. Die strukturierte Vorgehensweise fordert eine Abklärung von vorhandenem Weaningpotenzial und ggf. Rehabilitationsmaßnahmen. Falls das nicht möglich ist, empfiehlt sie, den Patienten auf alternative Formen der Beatmung umzustellen. Die Leitlinie empfiehlt darüber hinaus, wenn eine Überprüfung des Weaningspotenzials nicht möglich war, dass diese Beurteilung innerhalb von drei Monaten durch einen Beatmungszentrum oder einen niedergelassenen Arzt mit Beatmungserfahrung in Rücksprache mit einem Beatmungszentrum erfolgen soll. Im Ergebnis würde das bereits dazu führen, dass in die außerklinische Beatmung tatsächlich nur die Patienten entlassen werden würden, bei denen momentan keine Verbesserung der Situation möglich scheint und diese gesichert von einem erfahrenen Experten zur Abklärung von vorhandenem Weaningpotenzial erneut vorgestellt werden würden. Diese Maßnahme greift so auch den Hinweis des Kompetenznetzwerks Weannet auf, dass Patienten, die auf Akutintensivstationen nicht von der Beatmung abtrainiert wurden, in weit über 50 % der Fälle noch ein erfolgreiches Weaning erreichen können.

Die Leitlinie empfiehlt in diesem Fall sogar den Krankenkassen, ausschließlich die Leistung der häuslichen Krankenpflege bis zum Zeitpunkt der Überprüfung zu befristen. So soll unterstützend auf eine Wiedervorstellung hingewirkt werden. Hierdurch wird deutlich die Chance erhöht, dass der Patient perspektivisch ein Leben ohne Beatmung und Trachealkanüle führen kann und somit an Lebensqualität gewinnt.

30.2.2 Palliativmedizinische und pflegerische Aspekte

> Intensivmedizin und Palliativmedizin wurden lange Zeit als widersprüchliche Konzepte in der Therapie angesehen, da die Intensivmedizin auf die Verlängerung des Lebens gerichtet ist und die Palliativmedizin sich auf die Linderung von Leid bei fortschreitenden Erkrankungen in der letzten Lebensphase konzentrierte. Heute rücken beide Konzepte zunehmend zusammen und

> palliative Aspekte gewinnen insbesondere in der Intensivmedizin – zunehmend an Bedeutung. (Byock et al. 2006)

Aufgrund der rapiden Ausweitung der Bettenkapazitäten der Intensivmedizin und Zunahme der Fallzahl chronisch kritisch kranker Menschen mit dauerhafter Abhängigkeit von lebenserhaltenden Technologien oder Überwachung wird die Anzahl intensivpflichtiger Patienten mit palliativem Behandlungsbedarf zukünftig noch zunehmen. Die Notwendigkeit palliativmedizinischer Konzepte in der Intensivmedizin besteht insbesondere bei neurologischen Erkrankungen, aufgrund des häufig langsamen zeitlichen Verlaufs dieser Erkrankungen (vgl. Byhahn et al. 2017). Ebenso verweisen die Empfehlungen der S2k-Leitlinie auf den hohen Stellenwert der palliativmedizinischen Versorgung von Patienten und ihren Familien.

30

Die Handlungsempfehlungen im Rahmen einer Nationalen Strategie der Charta zur Betreuung schwerstkranker und sterbender Menschen in Deutschland merken dazu an, dass die allgemeine Palliativversorgung im Krankenhaus außerhalb von Palliativstationen sehr unterschiedlich entwickelt ist. Sie ist abhängig von den jeweiligen strukturellen Bedingungen des einzelnen Krankenhauses und vom persönlichen Engagement motivierter Mitarbeiter. Die Handlungsempfehlungen fordern, dass Krankenhäuser ihren palliativ-hospizlichen Auftrag wahrnehmen. In besonders sensiblen Bereiche (z. B. pädiatrischen und kinderonkologischen Abteilungen und Stationen, Intensiv- und Notfallmedizin, Notaufnahme, Neonatologie, Dialyse), in denen zunächst der Lebenserhalt und die Lebensverlängerung im Mittelpunkt der Therapie steht, unterstützt aus Sicht der Charta ein palliativer Ansatz in der Entscheidungsfindung bei ethischen Fragestellungen, z. B. zu Therapiezieländerungen, zur Beendigung lebenserhaltender Maßnahmen, bei Fragen zum Patientenwillen oder bei schwer behandelbaren Symptomen, und hilft, die Betreuung in besonderen Sterbesituationen angemessen zu gestalten, z. B. Reanimation, Beatmung, nach Beendigung lebenserhaltender Therapien. In diesen Teams sollten Palliativmediziner und -pflegekräfte mitarbeiten oder beratend und/oder mitbehandelnd als feste externe Ansprechpartner für spezifische Fragestellungen zur Verfügung stehen (▶ https://www.charta-zur-betreuung-sterbender.de/files/bilder/neu2%20RZ_161004_Handlungsempfehlungen_ONLINE.pdf).

Nach wie vor ist die Auseinandersetzung mit dem Thema Palliativversorgung schwierig. Es mangelt nicht an Konzepten, aber die Implementierung ist schwierig. Das hat sehr unterschiedliche Ursachen. Ein Aspekt ist z. B. die generelle Sicht auf die „gesundmachende" Medizin. Diese auch gesellschaftlich manifestierte Sicht trägt dazu bei, dass aktuell i. d. R. die strukturierte Auseinandersetzung mit palliativmedizinischen und -pflegerischen Konzepten gemieden wird. Perspektivisch wird eine gesamtgesellschaftliche Auseinandersetzung mit dem Thema erfolgen müssen. Der medizinisch-technische Fortschritt wird weitere Optionen eröffnen, sodass implementierte palliativmedizinische und -pflegerische Konzepte zwingend erforderlich sein werden.

30.3 Fazit

Eine Verbesserung der Versorgungsqualität von Patienten mit einem hohen pflegerischen und medizinisch-technischen Unterstützungsbedarf in der Langzeitpflege kann nur gelingen, wenn das vorhandene Verbesserungspotenzial nicht nur ausschließlich sektoral betrachtet wird. Der Weg der Patienten muss von der innerklinischen Versorgung über die Rehabilitation bis zur außerklinischen Langzeitpflege ganzheitlich betrachtet werden und Gegenstand von sektoren- und professionsübergreifenden Konzepten sein. So muss insgesamt die allgemeine innerklinische Weaningqualität verbessert werden. Perspektivisch werden die Qualitätsverträge nach § 110a SGB V diesen Aspekt sicherlich aufgreifen und z B. in diesem Prozess die klinischen stationsspezifischen Abläufe in der intensivmedizinischen Versorgung verbessern.

In der außerklinischen Versorgungspraxis stellt die ärztliche Versorgung oftmals eine der Herausforderung dar. Gründe können die mangelnde ärztliche Qualifikation sein und/ oder Bereitschaft, diese Patienten zu übernehmen bzw. es gibt keine Ärzte mit der entsprechenden notwendigen Qualifikation im näheren bzw. angemessenen Umkreis der Versorgung. Davon sind besonders strukturschwache Regionen betroffen. Durch die vorhandenen sektoralen Strukturen wirken sich verändernde Strukturen immer unmittelbar auch auf die pflegerische Versorgungssituation aus. Pflege kann nur innerhalb eines Gesamtversorgungssettings dauerhaft gelingen, daher muss vor Entlassung des Patienten die ambulante ärztliche Versorgung, wie bereits oben beschrieben, zwingend sichergestellt sein. Schon heute bestehen gesetzliche Möglichkeiten, über Gesamtversorgungsverträge oder Modellvorhaben andere und neue Konzepte zu entwickeln. Zukünftig müssen vermehrt sektorenübergreifende Konzepte entwickelt werden. Die DIGAB sieht perspektivisch regional organisierte, intersektoral ausgerichtete und multiprofessionell aufgestellte Netzwerke, die bei der Sicherstellung der Betreuung durch ärztliche Spezialisten und weitere spezialisierte Therapeuten Unterstützung in der Versorgung Beatmeter leisten. Dieses Konzept würde insbesondere die Versorgung in strukturschwachen Regionen unterstützen.

Es gibt bereits maßgebliche Leitlinien für die ärztliche Therapie von Patienten mit einer chronischen respiratorischen Insuffizienz, es fehlt in Analogie jedoch ein verbindlicher interdisziplinärer-sektorenübergreifender Standard, der insbesondere auch den pflegerischen Standard aufgreift und mit patientenzentrierten Sicherheitsleitlinien und konsentierten Risikomanagementstrategien beschreibt. Diese Leitlinie bzw. diesen Standard zu entwickeln, muss als eine Forderung an die Berufsorganisationen und Fachgesellschaften gehen (Lehmacher-Dubberke 2018).

Aber auch der Gesetzgeber bzw. die Länder sind gefragt, z. B. in Fragen der Anpassung der Wohn- und Teilhabegesetze. Hier müssen dringend Kriterien zum Schutz Patienten entwickelt werden, die auf diese besonderen Versorgungssettings in der Häuslichkeit im Rahmen der Patientensicherheit ausgerichtet sein müssen.

Literatur

Bickenbach J (2015) Prolongiertes Weaning – Die neue S2k-Leitlinie. Georg Thieme, Stuttgart

Biermann A, Geissler A (2013) Beatmungsfälle und Beatmungsdauer in deutschen Krankenhäusern- Eine Analyse von DRG-Anreizen und Entwicklungen in der Beatmungsmedizin, Working Paper, 2016

Byhahn C, Groß M, Tajvarpour M (2017) Palliative Intensivmedizin versus intensive Palliativmedizin bei neurologischen Erkrankungen. Fachz Gepfl Durchatmen 10:2–26

Byock I (2006) Improving palliative care in intensive care units: identifying strategies and interventions that work. Crit Care Med 34(11 Suppl):302–305

Ewers M, Shaepe C, Hartl J (2016) Luft fürs Leben daheim. Gesundheit und Gesellschaft 9(3/16):23–25

Handlungsempfehlungen im Rahmen einer Nationalen Strategie der Charta zur Betreuung schwerstkranker und sterbender Menschen in Deutschland. ▶ http://www.charta-zur-betreuung-sterbender.de/files/bilder/neu2%20RZ_161004_Handlungsempfehlungen_ONLINE.pdf. Zugegriffen: 21. Jan. 2018

Lehmacher-Dubberke C (2018) Agenda Pflege 2021 – Grundlagen für den fachpolitischen Diskurs – Versorgungsqualität verbessern: Außerklinische Beatmung mit einem hohen pflegerischen und medizinischen Unterstützungsbedarf. KomPart Verlagsgesellschaft mbH & Co. KG, Berlin

Lehmann Y, Stark S, Ewers M (2016a) Versorgung invasiv langzeitbeatmeter Patienten unter regionalen Gesichtspunkten – VELA-Regio. Teil 1: Kommentierte Bibliografie. No. 16-01. Working Paper, 2016

Lehmann Y, Stark S, Ewers M (2016b) Versorgung invasiv langzeitbeatmeter Patienten unter regionalen Gesichtspunkten VELA-Regio. Teil 2:Bedarf und Strukturen. No. 16-02. Working Paper, 2016

Lehmann Y, Stark S, Ewers M (2016c) Versorgung invasiv langzeitbeatmeter Patienten unter regionalen Gesichtspunkten – VELA-Regio. Teil 3: Strukturen und Prozesse aus Akteurssicht. No. 16-03. Working Paper, 2016

Leitlinie: Prolongiertes Weaning. ► http://www.awmf.org/uploads/tx_szleitlinien/020-015l_S2k_Prolongiertes_Weaning_2014_01_verlaengert.pdf. Zugegriffen: 16. Juni 2017

Leitlinie: Nichtinvasive und invasive Beatmung als Theapie der chronischen respiratorischen Insuffizienz Revision 2017. ► http://www.awmf.org/uploads/tx_szleitlinien/020-008l_S2k_NIV_Nichtinvasive_invasive_Beatumung_Insuffizienz_2017-07.pdf. Zugegriffen: 31. Juli 2017

Serviceteil

M. Groß (Hrsg.), *Neurologische Beatmungsmedizin*, https://doi.org/10.1007/978-3-662-59014-0

Stichwortverzeichnis

B

C

D

E

F

H

L

Q

R

S

T

U

Z

GPSR Compliance

The European Union's (EU) General Product Safety Regulation (GPSR) is a set of rules that requires consumer products to be safe and our obligations to ensure this.

If you have any concerns about our products, you can contact us on ProductSafety@springernature.com

In case Publisher is established outside the EU, the EU authorized representative is:

Springer Nature Customer Service Center GmbH
Europaplatz 3
69115 Heidelberg, Germany

Batch number: 10035676

Printed by Printforce, the Netherlands